胸部影像问题解析

Problem Solving in Chest Imaging

Subba R. Digumarthy, MD

Radiologist

Massachusetts General Hospital;

Assistant Professor of Radiology

Harvard Medical School

Boston, Massachusetts

Suhny Abbara, MD

Chief, Cardiothoracic Imaging Division

Professor, Department of Radiology

UT Southwestern Medical Center

Dallas, Texas

Jonathan H. Chung, MD

Section Chief, Thoracic Radiology

Associate Professor

The University of Chicago Medicine

Chicago, Illinois

人民卫生出版社

·北 京·

ELSEVIER

Elsevier（Singapore）Pte Ltd.

3 Killiney Road，#08-01 Winsland House I，Singapore 239519

Tel：（65）6349-0200；Fax：（65）6733-1817

This Translation of Problem Solving in Chest Imaging by Subba R. Digumarthy, Suhny Abbara, and Jonathan H. Chung was undertaken by People's Medical Publishing House and is published by arrangement with Elsevier（Singapore）Pte Ltd.

Problem Solving in Chest Imaging by Subba R. Digumarthy, Suhny Abbara, and Jonathan H. Chung 由人民卫生出版社进行翻译，并根据人民卫生出版社与爱思唯尔（新加坡）私人有限公司的协议约定出版。

《胸部影像问题解析》（田树平 刘文亚 李涛 主译）

ISBN：978-7-117-36087-6

胸部影像问题解析

Problem Solving in Chest Imaging

主　审　杨　立　赵绍宏　孙立军

主　译　田树平　刘文亚　李　涛

副主译　邢　艳　王新疆　董佳佳　邢　宁

人民卫生出版社
·北京·

图书在版编目（CIP）数据

胸部影像问题解析/（美）苏巴·R. 迪古玛西
（Subba R. Digumarthy），（美）苏尼·阿巴拉
（Suhny Abbara），（美）乔纳森·H. 郑
（Jonathan H. Chung）主编；田树平，刘文亚，李涛主
译. —北京：人民卫生出版社，2024.8
　　ISBN 978-7-117-36087-6

　　Ⅰ.①胸…　Ⅱ.①苏…②苏…③乔…④田…⑤刘
…⑥李…　Ⅲ.①胸腔疾病–影像诊断　Ⅳ.①R560.4

　　中国国家版本馆 CIP 数据核字（2024）第 057901 号

人卫智网	www. ipmph. com	医学教育、学术、考试、健康，
		购书智慧智能综合服务平台
人卫官网	www. pmph. com	人卫官方资讯发布平台

图字：01-2021-0242 号

胸部影像问题解析
Xiongbu Yingxiang Wenti Jiexi

主　　译：田树平　刘文亚　李　涛
出版发行：人民卫生出版社（中继线 010-59780011）
地　　址：北京市朝阳区潘家园南里 19 号
邮　　编：100021
E - mail：pmph @ pmph. com
购书热线：010-59787592　010-59787584　010-65264830
印　　刷：天津市光明印务有限公司
经　　销：新华书店
开　　本：889×1194　1/16　印张：43
字　　数：1332 千字
版　　次：2024 年 8 月第 1 版
印　　次：2024 年 8 月第 1 次印刷
标准书号：ISBN 978-7-117-36087-6
定　　价：398.00 元
打击盗版举报电话：010-59787491　E - mail：WQ @ pmph. com
质量问题联系电话：010-59787234　E - mail：zhiliang @ pmph. com
数字融合服务电话：4001118166　E - mail：zengzhi @ pmph. com

译者名单（以姓氏笔画为序）

王　玮　中国人民解放军总医院第一医学中心
王　倩　中国医学科学院肿瘤医院
王剑杰　北京大学首钢医院
王新疆　中国人民解放军总医院第二医学中心
方　瑞　贵州省人民医院
甘　露　首都医科大学附属北京天坛医院
古丽娜·阿扎提　新疆医科大学第一附属医院
叶　梅　新疆医科大学第一附属医院
田树平　徐州全景医学影像诊断中心
邢　宁　中国人民解放军总医院第一医学中心
邢　艳　新疆医科大学第一附属医院
任俊玲　江苏恒瑞医药股份有限公司
任爱军　中国人民解放军总医院第六医学中心
刘　刚　北京莱佛士医院有限公司
刘　烨　中国人民解放军总医院第一医学中心
刘　辉　广东省人民医院
刘文亚　新疆医科大学第一附属医院
齐丽萍　北京大学肿瘤医院
孙立军　空军军医大学西京医院
杜　鹏　中国人民解放军总医院第六医学中心
李　军　中国人民解放军总医院第六医学中心
李　涛　中国人民解放军总医院第一医学中心
李　颖　航卫通用电气医疗系统有限公司

李春平　中国人民解放军总医院第六医学中心
李婷婷　厦门医学院附属第二医院
杨　立　中国人民解放军总医院第二医学中心
杨　欣　中国人民解放军新疆军区总医院
邹　颖　中国人民解放军总医院海南医院
张　燕　贵州医科大学附属医院
张兴华　中国人民解放军总医院第一医学中心
张铁亮　新疆医科大学第一附属医院
尚立群　中国人民解放军总医院第六医学中心
罗春材　中国人民解放军总医院第一医学中心
帕提曼·阿不都热依木　新疆医科大学第一附属医院
周致远　海军军医大学基础医学院
赵　倩　中国人民解放军总医院第七医学中心
赵绍宏　中国人民解放军总医院第一医学中心
胡春艾　徐州市中心医院
贾　新　空军军医大学西京医院
陶雪敏　国家电网公司北京电力医院
符永瑰　中国人民解放军总医院第六医学中心
董佳佳　北京美中爱瑞肿瘤医院
景　瑞　山东医科大学附属第二医院
蒲朝煜　北京一脉阳光医学影像诊断中心
熊　昆　全景医学影像诊断中心
熊鑫鑫　新疆医科大学第一附属医院

Suhny Abbara, MD
Chief, Cardiothoracic Imaging Division, Professor, Department of Radiology, UT Southwestern Medical Center, Dallas, TX
Normal Anatomy of the Lungs
Mediastinum, Chest Wall, and Diaphragm
Imaging Anatomy of the Heart and Thoracic Great Vessels
Introduction to Terminology
Acquired Diseases of the Aorta
Cardiac and Vascular Tumors

Gerald F. Abbott, MD
Associate Radiologist, Department of Imaging, Massachusetts General Hospital, Boston, MA
The Pleura

Jeanne B. Ackman, AB, MD, FACR
Assistant Professor, Harvard Medical School; Radiologist, Massachusetts General Hospital, Boston, MA
Problem Solving in the Mediastinum

Saurabh Agarwal, MD
Assistant Professor, Department of Diagnostic Imaging, The Warren Alpert Medical School of Brown University, Providence, RI
Imaging of Thoracic Trauma

Mukta D. Agrawal, MD
Assistant Professor of Radiology, Oklahoma University Hospital Medical Sciences, Oklahoma City, OK
Introduction to Terminology

Tami J. Bang, MD
Assistant Professor, Department of Radiology, University of Colorado School of Medicine, Aurora, CO
Acquired Diseases of the Aorta

Dhiraj Baruah, MD
Assistant Professor and Chief, Cardiothoracic Radiology; Program Director, Scanlon Cardiothoracic Fellowship; Co-Director, Cardiac MRI; Medical Director, Emergency Radiology, Medical College of Wisconsin, Milwaukee, WI
Radiographic Techniques

Kiran Batra, MD
Assistant Professor, Department of Radiology, UT Southwestern Medical Center, Dallas, TX
Normal Anatomy of the Lungs

Adam Bernheim, MD
Assistant Professor of Radiology, Icahn School of Medicine at Mount Sinai, New York, NY; Adjunct Assistant Professor of Radiology, Emory University School of Medicine, Atlanta, GA
Differential Diagnosis Based on Imaging Findings

Sanjeev Bhalla, MD
Professor of Radiology, Mallinckrodt Institute of Radiology, St. Louis, MO
Imaging of Thoracic Trauma

Michael Bolen, MD
Cardiothoracic Radiology, Cleveland Clinic, Cleveland, OH
Step-by-Step Analysis of Cardiac Chambers in CT
Cardiac Valves

Christopher G. Brown, MD
Research Analyst, Department of Diagnostic Radiology, University of Maryland Medical Center, Baltimore, MD
Cardiac CT for the Evaluation of Acute Coronary Syndrome in the Emergency Department

Julia Capobianco, MD
Chest Radiologist, Fleury Group, São Paulo, Brazil
Collagen Vascular Diseases and Vasculitis

Brett W. Carter, MD
Diagnostic Radiology, University of Texas MD Anderson Cancer Center, Houston, TX
Neoplasms of the Lung and Airways

Nihara Chakrala, MD
Formerly of the Department of Radiology, Beth Israel Deaconess Medical Center, Boston, MA
Trachea and Bronchi

Jay Champlin, MD
Resident, Department of Radiology, University of Washington, Seattle, WA
Hypersensitivity Pneumonitis

Thanissara Chansakul, MD
Neuroradiology Fellow, Radiology, Brigham and Women's Hospital/Harvard Medical School, Boston, MA
Cystic Lung Disease

Jonathan H. Chung, MD
Section Chief, Thoracic Radiology, Associate Professor, The University of Chicago Medicine, Chicago, IL
Interstitial Lung Disease
Acquired Diseases of the Aorta

Pierluigi Ciet, MD, PhD
Thoracic Radiologist and Postdoc at Radiology-Nuclear Medicine and Pediatric Pulmonology Departments of the Erasmus Medical Center, Rotterdam, Netherlands
Trachea and Bronchi

Christian W. Cox, MD
Department of Radiology, Mayo Clinic, Rochester, MN
Occupational and Inhalational Lung Diseases

Subba R. Digumarthy, MD
Radiologist, Massachusetts General Hospital; Assistant Professor of Radiology, Harvard Medical School, Boston, MA
Differential Diagnosis Based on Imaging Findings
Infection
The Pleura

Sharmila Dorbala, MD, MPH, FACC, FASNC
Associate Professor, Radiology, Harvard Medical School; Director, Nuclear Cardiology, Division of Nuclear Medicine and Molecular Imaging, Department of Radiology, Division of Cardiology, Department of Medicine, Brigham and Women's Hospital, Boston, MA
Problem-Oriented Radionuclide Myocardial Perfusion Imaging

Rachel Edwards, MD
Assistant Professor, Diagnostic Radiology, University of Washington, Seattle, WA
Cardiovascular CT
Cardiac MRI

Brett M. Elicker, MD
Professor of Clinical Radiology, Department of Radiology and Biomedical Imaging, University of California, San Francisco, San Francisco, CA
Lung and Heart Transplantation

Ahmed H. El-Sherief, MD
Health Sciences Associate Clinical Professor, David Geffen School of Medicine at UCLA; Division of Cardiothoracic Imaging, Veterans Administration Greater Los Angeles Healthcare System, Los Angeles, CA
Step-by-Step Analysis of Cardiac Chambers in CT
Cardiac Valves

Tony Hany Fattouch, MD
Assistant Professor, Department of Radiology, University of Cincinnati, Cincinnati, OH
Congenital Heart and Vascular Disease

Florian J. Fintelmann, MD, Dr. med.
Assistant Professor of Radiology, Harvard Medical School; Staff Radiologist, Department of Radiology, Division of Thoracic Imaging and Intervention, Massachusetts General Hospital, Boston, MA
Thoracic Interventions

Stephen Fisher, MD
Fellow, Department of Radiology, UT Southwestern Medical Center, Dallas, TX
Normal Anatomy of the Lungs
Mediastinum, Chest Wall, and Diaphragm

Christopher J. François, MD
Professor, Department of Radiology, University of Wisconsin–Madison, Madison, WI
Pulmonary, Mediastinal, Vascular, and Chest Wall MRI

Brian B. Ghoshhajra, MD, MBA
Service Chief, Cardiovascular Imaging, Department of Radiology, Massachusetts General Hospital, Harvard Medical School, Boston, MA
Imaging of Cardiomyopathy and Myocarditis

Matthew Gilman, MD
Division of Thoracic Imaging and Intervention, Massachusetts General Hospital, Boston, MA
Congenital and Developmental Diseases of the Lungs and Airways

Lawrence R. Goodman, MD, FACR
Professor, Department of Radiology, Medical College of Wisconsin, Milwaukee, WI
Radiographic Techniques

Cameron Hassani, MD
Assistant Professor, Department of Radiology, Keck Hospital of the University of Southern California, Los Angeles, CA
Diaphragm and Chest Wall

Sandeep S. Hedgire, MD
Instructor of Radiology, Massachusetts General Hospital, Boston, MA
Introduction to Terminology

Benedikt H. Heidinger, MD
Resident in Radiology, Department of Biomedical Imaging and Image-guided Therapy, Vienna General Hospital, Medical University of Vienna, Vienna, Austria
Trachea and Bronchi

Travis S. Henry, MD
Associate Professor of Clinical Radiology, Department of Radiology and Biomedical Imaging, University of California San Francisco, San Francisco, CA
Radiation, Medication, and Illicit Drug–Related Lung Disease

Stephen B. Hobbs, MD, FSCCT
Assistant Professor, Department of Radiology,
University of Kentucky, Lexington, KY
Smoking-Related Lung Diseases

Bruno Hochhegger, MD, PhD
Thoracic Radiologist and Professor of Radiology,
Pontifical Catholic University, Rio de Janeiro, Brazil
Collagen Vascular Diseases and Vasculitis

Jared Isaacson, MD
Resident, Department of Radiology, UT Southwestern
Medical Center, Dallas, TX
Mediastinum, Chest Wall, and Diaphragm

Daniel Jeong, MD, MS
Assistant Member, Department of Radiology, Moffitt
Cancer Center, Tampa, FL
Pulmonary, Mediastinal, Vascular, and Chest Wall MRI

Robert Joodi, MD
Faculty Radiologist, M&S Radiology Associates Pa, San
Antonio, TX
Introduction to Terminology

Kirk Jordan, MS, MD
Department of Radiology, UT Southwestern Medical
Center, Dallas, TX
Normal Anatomy of the Lungs

Mannudeep K. Kalra, MBBS, MD, DNB
Radiologist, Division of Thoracic and Cardiac Imaging,
Massachusetts General Hospital; Professor, Harvard
Medical School, Boston, MA
Pulmonary CT: The Scanner, the Protocol, and the Dose

Sanjeeva P. Kalva, MD, RPVI, FSIR
Chief, Interventional Radiology; Professor, Department
of Radiology, UT Southwestern Medical Center, Dallas,
TX
Angiography and Interventions

Jeffrey P. Kanne, MD
Professor, Department of Radiology, University of
Wisconsin School of Medicine and Public Health,
Madison, WI
Eosinophilic Lung Disease
Collagen Vascular Diseases and Vasculitis

Gregory A. Kicska, MD, PhD
Associate Professor, Department of Radiology,
University of Washington, Seattle, WA
Cardiovascular CT
Cardiac MRI

Seth Kligerman, MD
Associate Professor, Division Chief of Cardiothoracic
Imaging, Department of Diagnostic Radiology,
University of California, San Diego, La Jolla, CA
Imaging of the Pericardium

Jerry Kovoor, MD
Associate Professor of Clinical Radiology, Indiana
University, Indianapolis, IN
Angiography and Interventions

Christopher Lee, MD
Associate Professor, Department of Radiology, Keck
School of Medicine of USC, Los Angeles, CA
Interstitial Lung Disease
Diaphragm and Chest Wall

Marie-Helene Levesque, MD, FRCP
Clinical Fellow in Cardiothoracic Imaging,
Department of Radiology, Division of Cardiac
Imaging, Massachusetts General Hospital, Harvard
Medical School, Boston, MA
Imaging of Cardiomyopathy and Myocarditis

Diana Litmanovich, MD
Associate Professor, Radiology, Harvard Medical
School; Attending, Department of Radiology, Beth
Israel Deaconess Medical Center, Boston, MA
Trachea and Bronchi

Brent P. Little, MD
Radiologist, Department of Radiology, Division of
Thoracic Imaging and Intervention, Massachusetts
General Hospital, Boston, MA
Diffuse Lung Disease With Calcification and Lipid

Michael T. Lu, MD, MPH
Assistant Professor of Radiology, Harvard Medical
School; Director of Research, Division of
Cardiovascular Imaging, Massachusetts General
Hospital, Boston, MA
Pulmonary Vascular Diseases

Rachna Madan, MD
Associate Radiologist and Instructor, Radiology,
Harvard Medical School; Thoracic Imaging, Brigham
and Women's Hospital, Boston, MA
Cystic Lung Disease

Nagina Malguria, MD
Assistant Professor, Department of Radiology, Johns
Hopkins University, Baltimore, MD
Cardiac and Vascular Tumors

Gustavo Meirelles, MD, PhD
Medical Manager and Head of Thoracic Imaging,
Radiology, Fleury Group, São Paulo, Brazil
Collagen Vascular Diseases and Vasculitis

Matthew P. Moy, MD
Clinical Assistant, Department of Radiology,
Massachusetts General Hospital, Boston, MA
The Pleura

Venkatesh Arumugam Murugan, MD
Radiology Resident, University of Massachusetts
Medical School, Worcester, MA
Pulmonary CT: The Scanner, the Protocol, and the Dose

Scott K. Nagle, MD, PhD
Associate Professor, Department of Radiology,
University of Wisconsin–Madison, Madison, WI
Pulmonary, Mediastinal, Vascular, and Chest Wall MRI

Prashant Nagpal, MD
Clinical Assistant Professor, Co-Director Cardiac CT,
Department of Radiology, Division of Cardiovascular
and Thoracic Radiology, University of Iowa Hospitals
and Clinics, Iowa City, IA
Imaging Anatomy of the Heart and Thoracic Great Vessels

Karen Ordovas, MD, MAS
Professor in Residence, Department of Radiology and
Biomedical Imaging, University of California, San
Francisco, San Francisco, CA
Lung and Heart Transplantation

Atul Padole, MD
Research Fellow, Department of Radiology,
Massachusetts General Hospital, Boston, MA
Pulmonary CT: The Scanner, the Protocol, and the Dose

Anil K. Pillai, MD, FRCR
Associate Professor of Radiology, University of Texas
Health Science Center, Houston, TX
Angiography and Interventions

Sudhakar Pipavath, MBBS, MD
Professor of Radiology, Cardiothoracic Imaging
Section, Department of Radiology, University of
Washington Medical Center, Seattle, WA
Hypersensitivity Pneumonitis

Prabhakar Rajiah, MBBS, MD, FRCR
Associate Professor of Radiology, Associate Director of
Cardiac CT and MRI, Department of Radiology,
Division of Cardiothoracic Imaging, UT Southwestern
Medical Center, Dallas, TX
Imaging Anatomy of the Heart and Thoracic Great Vessels

Rishi Ramakrishna, MD
McHenry Radiologists and Imaging Associates, S.C.,
McHenry, IL
Intensive Care Imaging

Constantine Raptis, MD
Associate Professor of Radiology, Mallinckrodt
Institute of Radiology, St. Louis, MO
Imaging of Thoracic Trauma

Guatham P. Reddy, MD, MPH
Professor of Radiology and Vice Chair for Education,
Department of Radiology, University of Washington
School of Medicine, Seattle, WA
Cardiovascular CT
Cardiac MRI

Rahul Renapurkar, MD
Cardiothoracic Radiology, Cleveland Clinic, Cleveland,
Ohio
Cardiac Valves

Carlos A. Rojas, MD
Cardiothoracic Section, Department of Radiology,
Mayo Clinic Florida, Jacksonville, FL
Step-by-Step Analysis of Cardiac Chambers in CT
Congenital Heart and Vascular Disease

Sachin S. Saboo, MD, FRCR
Associate Professor of Radiology, UT Health Science
Center, San Antonio, TX
Imaging Anatomy of the Heart and Thoracic Great Vessels
Introduction to Terminology

Mohammad Sarwar, MD, FACR
Associate Professor of Radiology, Cardiothoracic
Division, UT Southwestern Medical Center, Dallas, TX
Mediastinum, Chest Wall, and Diaphragm

**U. Joseph Schoepf, MD, FACR, FAHA, FNASCI,
FSCBT-MR, FSCCT**
Professor of Radiology, Medicine, and Pediatrics,
Director, Division of Cardiovascular Imaging, Vice
Chair for Research Development, Department of
Radiology and Radiological Science, Medical
University of South Carolina, Charleston, SC
Ischemic Cardiac Disease

Kaushik Shahir, MD
Associate Professor, Cardiothoracic Radiology,
University of South Florida, Tampa, FL
Radiographic Techniques

Amita Sharma, MD
Assistant Professor of Radiology, Harvard Medical
School; Staff Radiologist, Department of Radiology,
Division of Thoracic Imaging and Intervention,
Massachusetts General Hospital, Boston, MA
Thoracic Interventions

Jo-Anne O. Shepard, MD
Professor of Radiology, Harvard Medical School;
Director, Thoracic Imaging and Intervention,
Massachusetts General Hospital, Boston, MA
Thoracic Interventions

Girish S. Shroff, MD
Diagnostic Radiology, University of Texas MD
Anderson Cancer Center, Houston, TX
Neoplasms of the Lung and Airways

Arlene Sirajuddin, MD
National Institutes of Health, National Heart, Lung, and Blood Institute, Bethesda, MD
Eosinophilic Lung Disease

Pedro Vinícius Staziaki, MD
Research Fellow, Department of Radiology, Cardiac MR PET CT Program, Massachusetts General Hospital, Harvard University; Radiology Resident, Department of Radiology, Boston Medical Center, Boston University School of Medicine, Boston, MA
Pulmonary Vascular Diseases
Imaging of Cardiomyopathy and Myocarditis

Pal Spruill Suranyi, MD, PhD
Associate Professor of Radiology and Medicine/Cardiology, Department of Radiology and Radiological Science, Division of Cardiovascular Imaging and Department of Medicine, Division of Cardiology, Medical University of South Carolina, Charleston, SC
Ischemic Cardiac Disease

Azadeh Tabari, MD
Research Fellow, Department of Radiology, Massachusetts General Hospital, Boston, MA
Pulmonary CT: The Scanner, the Protocol, and the Dose

Attila Tóth, MD
Radiologist and Cardiac MR Specialist, Heart and Vascular Center, Semmelweis University, Budapest, Hungary
Cardiac and Vascular Tumors

Hsiang-Jer Tseng, MD
Assistant Professor, Department of Radiology, Advent Health Medical Group, University of Central Florida College of Medicine, Orlando, FL
Diffuse Lung Disease With Calcification and Lipid

Akos Varga-Szemes, MD, PhD
Assistant Professor, Division of Cardiovascular Imaging, Department of Radiology and Radiological Science, Medical University of South Carolina, Charleston, SC
Ischemic Cardiac Disease

Vikas Veeranna, MD
Director of Cardiac Imaging, Division of Cardiology, Department of Medicine, Berkshire Health Systems, Pittsfield, MA
Problem-Oriented Radionuclide Myocardial Perfusion Imaging

Paul von Herrmann, MD
Lauderdale Radiology Group, Florence, AL
Smoking-Related Lung Diseases

Christopher M. Walker, MD
Associate Professor of Radiology, Department of Radiology, The University of Kansas Medical Center, Kansas City, KS
Infection

Lara A. Walkoff, MD
Department of Radiology, Mayo Clinic, Rochester, MN
Occupational and Inhalational Lung Diseases

Yingbing Wang, MD
Radiologist, Department of Radiology, Massachusetts General Hospital, Boston, MA
Thoracic Nuclear Imaging

Charles S. White, MD
Department of Diagnostic Radiology and Nuclear Medicine, University of Maryland School of Medicine, Baltimore, MD
Cardiac CT for the Evaluation of Acute Coronary Syndrome in the Emergency Department

Julian L. Wichmann, MD
Visiting Instructor, Division of Cardiovascular Imaging, Medical University of South Carolina, Charleston, SC, United States; Resident, Department of Diagnostic and Interventional Radiology, University Hospital Frankfurt, Frankfurt, Germany
Ischemic Cardiac Disease

Lindsay E. Wright, MD
Assistant Professor, Department of Radiology, The Ohio State University Wexner Medical Center, Columbus, OH
Smoking-Related Lung Diseases

Carol C. Wu, MD
Associate Professor, Diagnostic Radiology, University of Texas MD Anderson Cancer Center, Houston, TX
Differential Diagnosis Based on Imaging Findings
Neoplasms of the Lung and Airways

Steven Zangan, MD
Associate Professor of Radiology, University of Chicago, Chicago, IL
Intensive Care Imaging

Evan James Zucker, MD
Clinical Assistant Professor of Radiology, Department of Radiology, Stanford University School of Medicine, Stanford, CA
Pulmonary Vascular Diseases

主审寄语

在以田树平、刘文亚、李涛教授为主译的团队努力下,《胸部影像问题解析》一书即将面世。在阅读和参与审阅本书后,深感审译团队知识结构的完整、翻译工作的精细、语言运用的到位和在忠实原文的基础上、以更符合汉语习惯的叙述方式,将这一胸部疾病影像诊断和介入诊疗相关的翔实的基础、全面的疾病特征和周密的诊断思路,呈现给读者,相信对相关专业人员、初入医学影像学门槛的年轻医生们在专业技术的提高方面,可以取得事半功倍的作用。

在知识结构极度扩展、知识传播多元、以数字化为代表的知识承载媒体极易获得的背景下,一本从解剖、生理、病理和疾病影像特征全面、综合、专门介绍胸部疾病的参考书籍,是临床工作中必需的案头工具书之一,是各种碎片化知识和信息所不能代替的。特别是在疾病的影像诊断工作中,需要综合上述解剖、病理、生理等知识加以判断,其内在的逻辑关系紧密关联,本书的结构、内容和思路,就是以培训这种逻辑关系为主线,构成我们在临床工作中分析疾病的习惯和做法。从本人从事影像诊断40余年的经历来看,培养以系统为轴线的诊断逻辑,要比认识一个征象更为重要,而前者恰恰是初入影像诊疗门槛的青年医师和非影像专业医师的必修课程。

上述寄语仅为个人观点,不妥之处敬请广大读者批评指正。

再次对全体审译人员的工作表示深切的敬意,对广大读者深表衷心的祝福。

杨　立
2023 年冬月

首先向本书的三位主编 Subba R. Digumarthy、Suhny Abbara、Jonathan H. Chung 教授以及诸位编者表示崇高的敬意，没有你们就不可能有这本指导当今胸部影像诊断实战的参考书问世。本书的编著者均为有着丰富经验的放射学专家，他们专注于在胸部影像诊断中可能遇到的问题，给予快速、权威的指导；通过研读本书有助于进一步提升胸部影像诊断的准确性。

本书专注于胸部影像问题解析所需的核心知识，包括解剖学、成像技术、成像方法、按病理和解剖区域以及特殊情况划分的病种。主要主题包括弥漫性肺病、肺和气道肿瘤、间质性肺病、吸烟相关肺部疾病和心血管疾病。本书着力于最新的成像技术，实现可靠的诊断。全书编排按器官系统和常见问题，由浅入深、清晰阐述，并将解析问题的技术方法贯穿始终。同时书中精选 1 500 余张高质量图像，以图文并茂的形式，清晰阐释解析问题，演示了如何避免可能导致错误诊断的常见问题。全书采用精炼要点、归纳易错问题以及其他教学知识点的表格和图例向您展示要所需的内容，所提供的精准问题解析的建议有助于得出合理的临床决策。总之，本书聚焦于解决胸部影像诊断的实用问题，关键问题，易于误、错判断的问题等——非常适用于胸、心影像诊断专业以及胸心相关临床专科从业者、研究人员，特别是对各级住院医师快速提高诊疗水平尤为有益。

有幸邀请到了中国人民解放军总医院著名放射学家杨立教授、赵绍宏教授，空军军医大学西京医院孙立军教授作为主审，衷心感谢德高望重的三位教授倾心付出；翻译团队专家分别来自中国人民解放军总医院、新疆医科大学、全景医学影像诊断中心等全国各专业医疗机构；我们还特邀了广东省人民医院刘辉教授、北京大学肿瘤医院齐丽萍教授、中国人民解放军总医院第三医学中心（原武警总医院）蒲朝煜教授等参加相关章节的翻译工作。各位专家在翻译过程中既忠于原文，又揉进自己多年医学影像诊断的实践经验和教训，可以说为本书的内容加上了双保险，使本书更加贴近于临床诊断实战。本书的出版更离不开编辑老师们的辛勤付出，这里代表翻译团队和广大读者向上述专家和编辑老师表达深深的谢意！

尽管我们倾心于把本书译好，力求完美呈现给您，但由于水平有限，错漏之处在所难免，真诚希望各位读者批评指正，谢谢！

田树平　刘文亚　李　涛

2023 年 12 月

原著前言

我们很荣幸能成为《胸部影像问题解析》一书的编者,心胸成像领域的问题解析系列近年来经历了实质性的发展。当今的胸部放射科医生应该对解剖学和病理学有深刻的理解,并对影响肺部、胸膜、心脏、纵隔、血管、膈和胸壁相关疾病的管理策略有深刻的见解。这些知识应用于各种成像技术,包括 X 线摄片、CT、MRI、核医学和介入技术,以最有效的方式指导管理。胸部成像已经见证了迅速适应临床实践的变革性发展,如双能量 CT 和快速 MRI,以及较新的介入技术,如胸部肿瘤消融。许多较新的治疗技术,如腔内主动脉支架移植修复、肺静脉隔离、经导管人工主动脉瓣和二尖瓣植入以及支气管瓣膜植入,在很大程度上依赖于精确成像。间质性肺疾病和肿瘤患者的诊断和治疗主要取决于影像学表现。

本书内容的组织旨在为读者提供解剖学基础知识、成像技术、基于常见成像模式的鉴别诊断,并最终导致基于病理学和介入的讨论,对胸部成像常用

术语提供规范性建议。在针对具体疾病的讨论之后,我们还讨论了临床上越来越常见的新问题,如紧急情况下的心脏 CT。

我们有幸邀请到心脏或胸部成像领域的诸多顶级专家来共同组织本书的内容。非常感谢这些同事们,他们牺牲了与家人、患者的相处以及其他投身于学术研究的时间。真的非常感谢!

我们希望本书有助于心胸疾病患者的诊疗,为对心胸部疾病和成像感兴趣的受训人员、放射学家、临床医生和科学家提供有用的参考。我们真诚地希望各位读者喜欢阅读本书并确实有益于专业技术水平的提高。

Subba R. Digumarthy,MD
Suhny Abbara,MD
Jonathan H. Chung,MD

致　谢

致敬我们的家人:感谢我亲爱的妻子 Nagamani 和可爱的女儿 Reethika,感谢他们不懈的支持和鼓励。

——S. R. D.

致 Cory,Tyler 和 Amanda;还有 Mona,Susu,Marlene 和 Yasser,由衷感谢你们的友谊、爱和支持。

——S. A.

致 Aimee 和 Alexandra:感谢你们无尽的爱和支持。

——J. H. C.

感谢所有的住院医师、研究员、同事、导师和患者们,感谢他们的睿智的问题和好奇心,这让我们不断思考和学习。

目　录

第一部分

解剖

第1章

肺的正常解剖

Kiran Batra,Kirk Jordan,Stephen Fisher,Suhny Abbara

■ 引言

　　肺由肺实质、血管、支气管树(气管、支气管、细支气管)以及广泛连接的网状纤维结缔组织构成。正常肺体积大,质地软,是血液和空气交换的重要器官。肺表面覆盖脏胸膜,胸壁、膈肌等表面覆盖壁胸膜,两层胸膜之间潜在的腔隙称为胸膜腔。了解肺部疾病,首先要有坚实的肺部解剖基础,对正常的肺部解剖应当了然于胸。本章内容详述了肺的大体解剖学及放射解剖学。尽管目前计算机体层成像(computed tomography,CT)已经普及,但是胸片仍广泛用于胸部影像检查。

■ 肺表面

　　每侧肺都有三个面:肋面、纵隔面、膈面。肋面朝向肋骨和椎骨,为光滑的凸面。纵隔面贴于纵隔,右侧纵隔面可见右锁骨下动脉、上腔静脉、气管旁软

组织、食管、奇静脉、右心房、下腔静脉等结构,左侧纵隔面则可见左锁骨下动脉、腹主动脉、左心房和心室等结构。膈面也称为肺底,为膈肌的接触面(图1.1)。

肺门

　　肺门(也称肺根)由主支气管、肺动静脉、支气管神经和血管以及经纵隔进出的淋巴管构成(图1.2)。右肺门位于上腔静脉后方,右心房的上方,奇静脉的下方。左肺门位于主动脉弓的下方,降主动脉的前方。

肺叶

　　脏胸膜移行为肺裂,并将肺分为各叶。右肺分为三叶:上叶、中叶、下叶,斜裂将下叶与中、上叶分开。水平裂将上叶与中叶分开。左肺体积较右肺小,只有斜裂将其分为上、下叶。

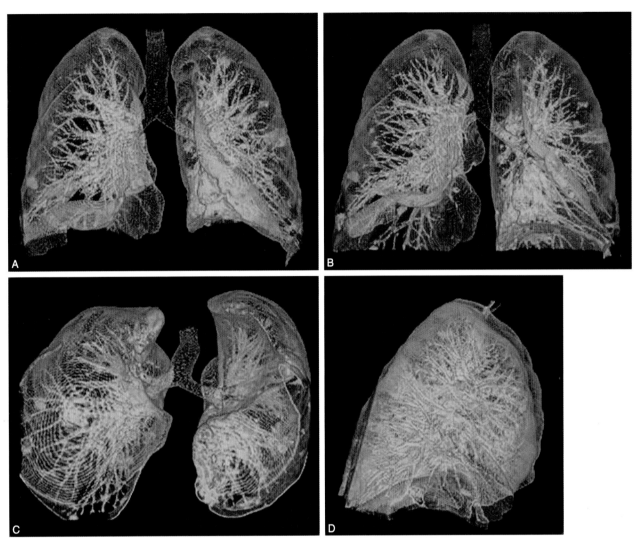

图 1.1　CT 三维重建影像示肺表面。(A)正面。(B)左后斜位。(C)膈面(右侧位)。(D)肋面(肺结节为结肠转移灶)

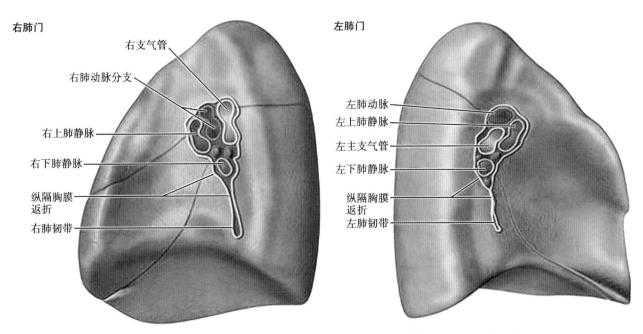

图 1.2　左右肺门示意图,示主支气管,肺动脉,肺静脉。注意两侧肺动脉和支气管位置的差异

■ 肺段

　　肺叶由若干肺段构成,肺段具备独立的三级支气管、肺段动静脉,并有淋巴管沿肺段边缘走行。学习肺段解剖有重要意义,每个肺段在功能和解剖上是相对独立的,因此可以进行独立的肺段手术,而不影响周围肺段功能。右肺常见 10 个肺段,上叶 3个,中叶 2 个,下叶 5 个,左肺常见 8 个肺段,上下叶各 4 个。表 1.1 列出了常见的肺段(图 1.3)。肺段水平支气管变异较少,最常见的是异常起源的下叶

表 1.1　肺段的命名

右肺	左肺
上叶	
尖段	尖后段
前段	前段
后段	上舌段
	下舌段
中叶	
外侧段	
内侧段	
下叶	
背段	背段
前基底段	前内侧基底段
内侧基底段	
外侧基底段	外侧基底段
后基底段	后基底段

前基底段和内侧基底段,发生率为 4% ~ 10%,左侧较右侧多见,而 CT 可以清晰显示肺裂、支气管及血管,辨识变异肺段。应重视肺段解剖的临床应用,如支气管镜检时可以准确定位不同肺段,外科医生可以判断需要切除及可以保留的肺段,内科医生则可以评估疾病演变过程,比如支气管肺炎、分枝杆菌感染、肿瘤、误吸、肺栓塞、肺隔离症等,这些都可以表现肺段分布特征。

■ 肺间质:肺的骨架

　　肺间质为广泛连接的网状纤维结缔组织,包绕并支撑呼吸道。

　　肺间质分为两个相通的腔隙,一是中央间质或称支气管血管周围间质,二是外周区间质或称胸膜下间质和小叶间隔。中央间质包绕支气管血管束,自肺门向肺外周走行,并与包绕小叶动脉和细支气管的次级肺小叶中心间质相邻。外周区间质位于脏胸膜下,形成次级肺小叶的边界,即小叶间隔。次级肺小叶中心间质和小叶间隔之间的纤维结缔组织,称为实质区间质或小叶内间质、肺泡间质(图 1.4)。肺气体交换单位包括呼吸道、肺泡管、肺泡等,与小叶间隔关系密切。

　　理解不同位置的间质结构,对于评估肺间质病变过程、鉴别肺间质病变性质有重要意义。肺间质结构在影像上不易辨认,肺间质疾病的诊断容易忽略,而高分辨率 CT(high resolution CT, HRCT)可以清晰显示中央及外周的肺间质结构,可作为肺间质疾病的首

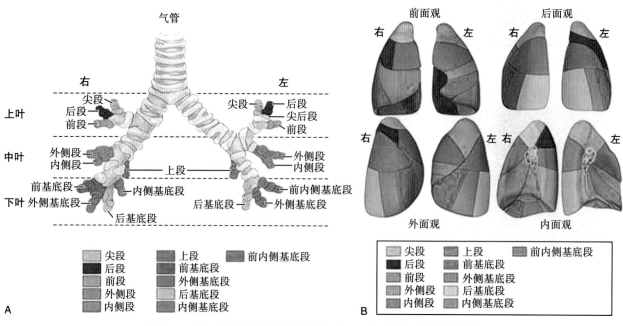

图 1.3　(A)右肺 10 肺段和左肺 8 肺段。(B)双侧肺叶和肺段投影

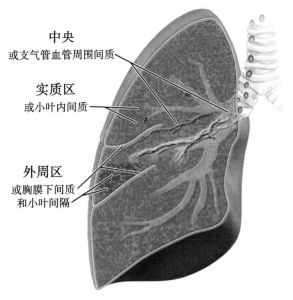

中央
或支气管血管周围间质

实质区
或小叶内间质

外周区
或胸膜下间质
和小叶间隔

图 1.4　中央及外周间质示意图。中央间质包绕支气管血管束，和包绕次级肺小叶核心结构的小叶中心间质相邻，外周区间质形成小叶间隔，而实质区间质位于小叶中心间质与小叶间隔之间

选检查。正常的支气管血管边缘光滑，而伴发水肿、炎症、淋巴管扩张等时可表现为边缘模糊，纤维化时可见形态不规则，肉芽肿及肿瘤则可见异常结节。

■ 肺的血液供应和肺泡解剖

　　肺的结缔组织、支气管、胸膜等处由双重方式供血，小部分来自肺动静脉，大部分来自支气管动静脉。支气管动脉由主动脉发出，数量不一，一般右侧较多。多伴气道走行，且与支气管分支相似。支气管动脉与肺动脉在胸膜下及邻近小支气管处有广泛吻合，许多慢性疾病如肺纤维化、肺曲霉病、肺结核等在 CT 上可表现为血管异常增宽。支气管静脉血可经肺静脉入

左心房，或经纵隔静脉进入腔静脉。淋巴引流区域为胸膜下小叶间隔及动脉、支气管周围的疏松结缔组织，淋巴液经淋巴管引流至支气管、气管和纵隔淋巴结。

■ 胸膜

　　胸膜分为壁胸膜和脏胸膜。胚胎发育期，壁胸膜起源于体壁中胚层，脏胸膜起源于脏壁中胚层。壁胸膜厚约 0.1mm，脏胸膜厚 0.1 ~ 0.2mm。壁胸膜附于胸壁，脏胸膜紧贴于肺。胸膜腔位于壁胸膜和脏胸膜间，呈负压，通常含有 10 ~ 20mL 浆液。壁胸膜沿颈、肋骨、膈肌及纵隔等处的肺表面走行，并返折成纵隔、肋膈和肋膈隐窝间隙。壁胸膜由肋间血管及分支供血，神经支配大部来自肋间神经，少量自膈神经，对痛觉非常敏感。脏胸膜由支气管动脉供血，回流入肺静脉系统，脏胸膜受迷走神经支配，参与肺反射，对痛觉不敏感。25 ~ 75mL 的胸膜腔积液需经侧位或卧位检查发现，而 100 ~ 200mL 的积液在后前位 X 线片上即可发现。

■ 肺裂

　　肺大裂和肺小裂由两层相邻的脏层胸膜组成，并将肺实质分为不同肺叶，有时可以见到副裂。下叶的下副裂是最常见的副裂，在 40% ~ 50% 的病理标本中都可以见到，下叶副裂的深度和范围变异很大，约 13% 是完全的。后前位胸片上可以显示下副裂，而 CT 检查可清晰显示副裂将内侧基底段与其他基底段分开，上叶塌陷或切除后，下叶扩张，下副裂则向外侧移动。发生于膈肌附近的副裂容易发现，影像表现为膈上尖峰（图 1.5）。下叶上副裂将背段

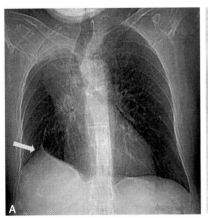
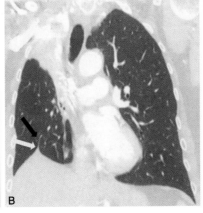
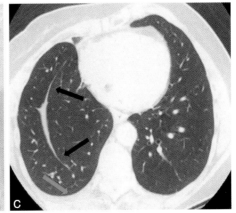

图 1.5　女性，65 岁，因肺恶性肿瘤行放射治疗。（A）正位片及 CT（B，C）显示右肺上叶体积减小，右侧膈肌抬高及膈上尖峰征（黄色箭）。（B）冠状位 CT 重建示下副裂（黑色箭）向外侧移位，可见由液体和胸膜外脂肪构成的膈上尖峰（黄色箭）。（C）轴位 CT 影像示曲线状下副裂（黑色箭），内含积液，右肺下叶内侧基底段相对膨胀。注意少量胸腔积液（蓝色箭）

与基底段分开,右侧比左侧常见,侧位片可见上副裂位于斜裂后方、水平裂水平或以下,角度微斜。左肺上叶水平裂及其他副裂较少见(图1.6)。奇叶为正常变异,发生率为0.4%～1.0%,影像表现为胸膜线跨过右肺尖。奇静脉包裹于奇裂中,位置不固定,常见是在最下方形成泪滴状结构。奇叶是在胚胎期右后主静脉发育成奇静脉过程中,奇静脉未能移向正中,而是跨过并压迫右肺尖而形成。奇裂较为特殊,除了偶见的左侧奇裂,其余是由四层胸膜而不是通常的两层胸膜构成。下肺韧带有两层脏胸膜,从肺门向下延伸至膈肌,将纵隔与肺连接,包绕血管、神经和淋巴管等。40%～70%正常人的轴位CT影像中可以看到下肺韧带。下肺韧带呈类三角形,位于下肺静脉下方的肺组织外,有时可见肺内线状或曲线状条带影,位于下肺韧带前方,提示膈神经处胸膜返折(图1.7)。

拍摄胸片时,X射线与肺裂不垂直,观察肺裂作用有限,而CT则可以清楚显示肺裂结构(图1.8),而斜裂相对于扫描平面有倾斜,成像可能随着层厚和平均体积不同而有差异。邻近肺裂的肺组织内血管细小,影像上表现为无血管区,因此可以用来识别肺裂结构(图1.9)。在正常人中,可以看到胸膜或肺裂表面的点状影,多为胸膜下静脉或小叶间隔与胸膜表面的交汇点。

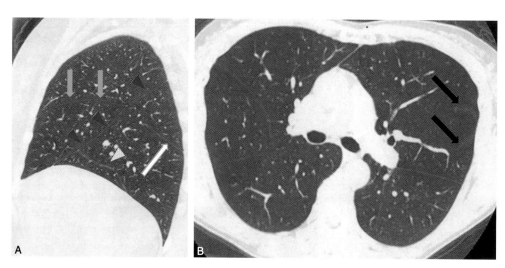

图1.6　(A)矢状位多平面重组图像显示右肺下叶(RLL)上副裂。上副裂(白色箭)将背段与基底段分开,位于斜裂(红色箭头)后方、水平裂(蓝色箭)下方。同时可见下副裂(黄色箭头)。(B)轴位CT示左肺上叶副裂(箭)为一曲线状无血管区,同层面右肺可见斜裂及水平裂

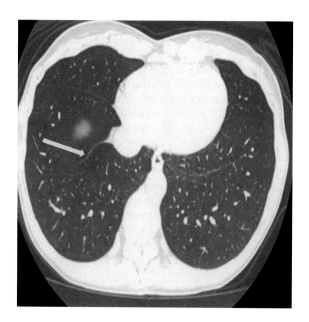

图1.7　轴位CT显示右侧胸膜返折(黄色箭),位于右膈神经上方、下腔静脉外侧

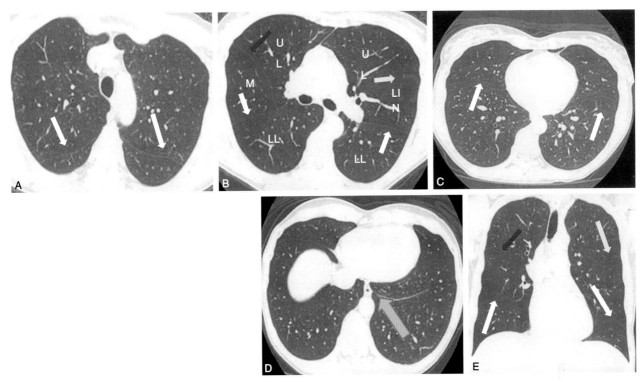

图 1.8　（A-D）轴位 CT 图像显示左侧和右侧斜裂（白色箭）。在自头侧向尾侧连续移动的图像中，可见线状的斜裂自后向前移动，注意右肺自内向外走行的水平裂（红色箭）。（B）肺裂将右肺分为上叶（U）、中叶（M）、下叶（L）。在（B）和（E）中显示少见的左肺不全水平裂（黄色箭），将舌段与左肺上叶的其他部分分开。（D）下肺韧带为食管外侧的三角形结构（蓝色箭）。胸膜返折从下肺韧带向外延伸

■ 胸部影像学表现

正常胸部 X 线表现

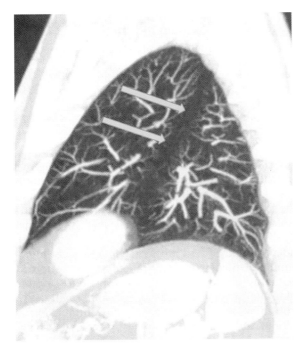

图 1.9　矢状面最大密度投影图像显示左肺斜裂无血管区（蓝色箭）

胸部 X 线检查是一种经济高效、便捷的检查方法。最常见的三种视角是直立后前位、侧位、前后位，首选的检查视角是后前位和侧位。约 25% 的肺和 40% 的胸膜位于正位视角的盲区，包括纵隔后的心脏后区及膈肌后的肋膈角区，而侧位视角有助于发现心脏后、纵隔、胸骨旁和肋膈角等区的异常情况。单视角 X 线和床旁 X 线检查约占所有胸部 X 线检查的一半。前后位视角中，心脏纵隔影比后前位宽约 15%，导致诊断心脏肥大的假阳性率增加，而便携式正位 X 线摄像则受到检查体位、图像放大率、低能量等问题的困扰。

在后前位影像上，纵隔影由心脏、肺门、脂肪和大血管等构成，邻近肺组织的纵隔结构包括无名和锁骨下血管、主动脉、右上腔静脉旁软组织、奇静脉弓、左主肺动脉、左心室等（图 1.10A）。侧位片上，纵隔边界结构包括右心室、肺动脉流出道、主动脉、气管后组织（气管和食管后壁）、左心房、左心室和下腔静脉（图 1.10B）。正位和侧位片上，肺动脉及其

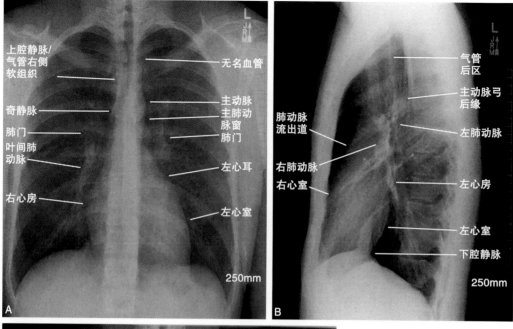

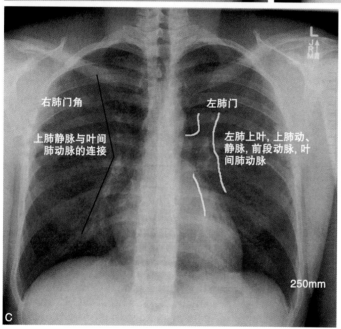

图 1.10 后前位（A）和侧位（B）胸片显示纵隔与肺交界部的结构。正位片（C）影像显示右肺门角和左肺门边界形成的结构

伴行支气管是肺门影的重要组成部分。两侧肺门的密度和大小基本对称，侧位呈凹型，左肺门位于右肺门的头侧，肺门角的顶点居中，由上肺静脉和肺叶间动脉相接构成。正位片上，右肺门的上缘由肺动脉干及上肺静脉构成，下缘由叶间肺动脉（≤16mm）和支气管构成（图 1.10C），左肺门上缘由上肺动、静脉构成，下缘则由叶间肺动脉构成（图 1.10C）。正位片上，上肺静脉位置居中，通常难以辨认，下肺静脉位置偏后，位于心脏轮廓的后方，而侧位片上述结构位于肺门的后下方。淋巴结在 X 线片上往往难以辨

认，若明显可见，如出现轮廓突出、密度增加、成团等征象，则提示淋巴结肿大，为异常淋巴结影像。侧位片上，肺动脉走行如抛物线，右肺动脉位于右肺上叶支气管和中间段支气管处，左肺动脉位于左主支气管处（图 1.11），中间干支气管后壁的厚度不超过 3mm。

根据肺叶和肺段的大体解剖，定位肺内病变并不困难，胸片上不同肺叶的解剖位置，可通过肺裂确定。正侧位胸片都可见右肺水平裂，其将右肺上叶和右肺中叶分隔开，侧位片可见斜裂，其将下叶与其

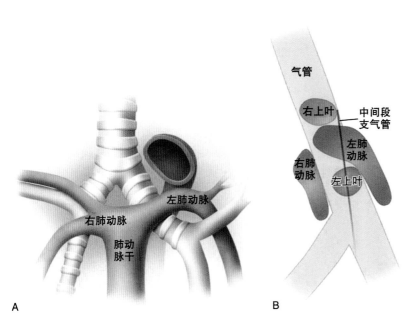

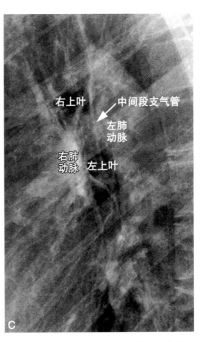

图 1.11　正位图（A）和侧位图（B）显示肺动脉和气管、上叶支气管、中间干支气管的关系。右肺动脉走行向前,和右主支气管、右上叶（RUL）支气管及中间干支气管相邻,右主支气管被称为动脉外支气管。左肺动脉跨过左主支气管,并位于左主支气管的后方,左主支气管称为动脉下支气管。因此,左右肺门解剖结构差异较大。在（B）和（C）中,可见左主支气管位于左肺动脉和右肺动脉下方,右肺叶间动脉与中间干支气管毗邻。侧位片影像（C）显示左右肺门解剖结构的关系,在未旋转的图像上,中间干支气管后壁通常将左上叶（LUL）支气管的透明区域一分为二

他肺叶分隔。右侧斜裂可根据右侧水平裂和斜裂交汇定位,左侧斜裂则通过左侧膈肌与心尖交汇处定位,但心尖位于纵隔影中,有时显示不清。斜裂起始部位于脊柱后方,右侧通常较左侧低平（图 1.12）。

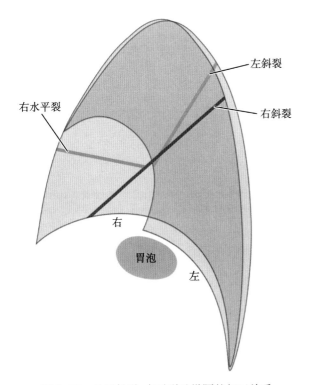

图 1.12　显示斜裂、水平裂及纵隔的相互关系

正常 CT 表现

　　普通和增强螺旋 CT 可分别用于评估肺实质、气道情况,以及辨识纵隔组织、血管、肺部肿块等。CT 的数据以容积为单位采集,可便捷地创建最大密度和最小密度投影图像,前者可用于血管评估和肺结节检测,后者可用于评估肺内空气、肺气肿和气管支气管病变,多平面重组图像则一般用于矢状和冠状投影定位以及图像说明（图 1.13）。

　　薄层重建（1~1.25mm）和高频空间算法可获得高分辨率 CT（HRCT）图像,评估患者已患或可疑的肺间质疾病、灌注异常和小气道疾病。

　　相比传统胸片,CT 扫描尤其是高分辨率 CT 扫描,可以精确地显示肺叶和肺间质的解剖,准确描述肺部疾病的特点、分布,以及判断异常肺实质的范围。

　　肺动脉直径和邻近的支气管管径通常相近,但重力作用使肺血管血流量增加,肺血管往往较粗。正常患者的肺动脉壁边界锐利,与肺组织界限清晰,支气管壁边界光滑,厚度相似,支气管影可以追踪到靠近胸膜约 1cm 处。

肺门支气管的 CT 扫描

　　支气管、血管和淋巴结的显像以及相互关系将

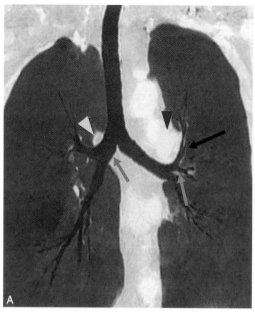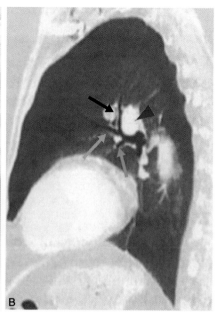

图 1.13   支气管解剖图像。冠状面（A）和矢状面（B）图像显示正常的支气管。右主支气管（蓝色箭）比左主支气管短，左主支气管分为左上叶和左下叶支气管，左上叶支气管分为固有段和舌段，固有段再分为尖后段（长黑色箭）和前段（橘色箭），舌段（绿色箭）分为上舌段和下舌段。奇静脉（黄色箭头）为椭圆形结构，位于右主支气管的上方（A）。左肺动脉（红色箭头）位于左支气管上方（B）。中箭和长箭分别显示前段及尖后段支气管

在下一部分中描述。理论上，层厚为 3~5mm 的螺旋 CT 应看到所有的肺叶和肺段支气管。

　　轴位长轴扫描显示支气管包括：①右肺上叶支气管，包括前段和后段支气管；②左肺上叶支气管，包括前段支气管；③部分右肺中叶支气管；④两个下叶的上段支气管。

　　短轴位上的支气管类似圆形结构，包括：右肺上叶尖段，左肺上叶尖后段支气管，两肺下叶支气管近端，下叶内侧基底段、后基底段支气管。

　　其他支气管影像呈椭圆形。

■ 支气管解剖

右侧支气管解剖

　　右主支气管较短，分右肺上叶支气管和中间干支气管。上叶支气管分为尖段、前段和后段，尖段气管的起始部与前、后段支气管发出位置相同或稍早，偶尔可见气管支气管变异，即支气管直接发自气管（图 1.14A）。中间干支气管自右上叶支气管以下分出，长度为 3~4cm，CT 横轴位影像可见其后壁薄

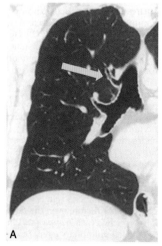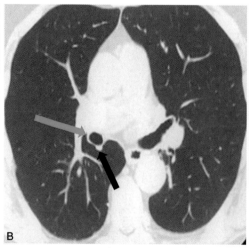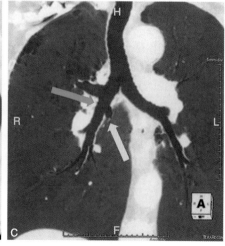

图 1.14   （A）气管支气管变异（黄色箭）。一例右侧血胸病例的冠状位重组图像上，可见一支来自右上叶后部的异常短支气管，直接与气管相通。（B）中间干支气管（绿色箭）后方可能存在异常的细小肺静脉分支，该静脉通常引流右上叶后部区域。（C）黄色箭示副心支气管，冠状位最小密度投影图像可见异常支气管发出，并以盲端终止。注意肺气肿表现

且锐利,有 0.5~2mm,一般不超过 3mm(图 1.14B)。副心支气管是异常变异的支气管,起自中间干支气管或下叶支气管,位于支气管内侧(图 1.14C),根据解剖盲端的有无,通气功能不一。中间干支气管分为右肺中叶支气管和右肺下叶支气管,右肺中叶支气管较短,有 1~2cm,分为内侧段及外侧段支气管,段支气管呈椭圆形,内侧段和外侧段体积相近,但内侧段支气管较外侧段粗大者约占 40%。

右肺下叶支气管非常短,上段支气管在其开口处不远即分出,长约 1cm,向背侧走行,后再分为内、前、外、后四个基底段,基底段呈逆时针方向,自内向外排列(图 1.15)。

左侧支气管解剖

左肺上叶支气管长 2~3cm,分为固有上叶和舌段支气管。固有上叶支气管长约 1cm,分为前段、尖后段支气管(图 1.16A 和 B),约 25% 的正常人中,左肺上叶支气管直接分为尖后段、前段和舌段支气管三支。肺组织和左主支气管、左上叶支气管重叠,影像上可形成支气管后细长的条状影,约 10% 的正常人因为肺动脉下行时更偏向内侧,左肺没有与支气管壁接触,故条状影不可见。条状影的增厚可能提示肺门和气道的病理改变,须加注意。在轴位影像上,左肺上叶前段支气管呈纵向走行,在横轴位影

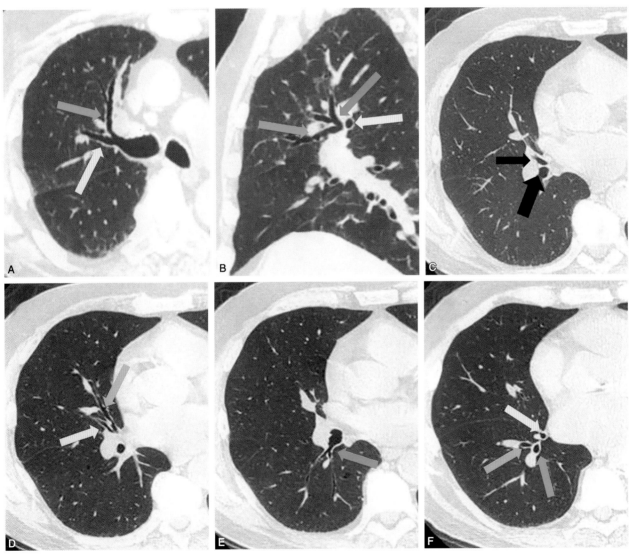

图 1.15　右肺肺段支气管解剖的轴位和冠状位图像。(A)和(B)图显示右上叶各段支气管。(A)右上叶支气管层面可见前段(蓝色箭)、后段(黄色箭)支气管。(B)可见右上叶后段支气管开口(黄色箭)、尖段和亚段支气管(绿色箭)、前段支气管(蓝色箭)。(C)图示中间干支气管分为右中叶支气管(细箭)和右下叶支气管(粗箭)。(D)图示右下叶外侧基底段(黄色箭)和内侧基底段(橘色箭)支气管。(E)图示右下叶背段支气管(绿色箭)发自右肺下叶,向后外侧走行。(F)右下叶支气管开口以下层面,逆时针旋转,可见右下叶内侧基底段支气管(黄色箭)、前基底段支气管(橘色箭)及后基底段和外侧基底段共干支气管(蓝色箭)呈逆时针排列

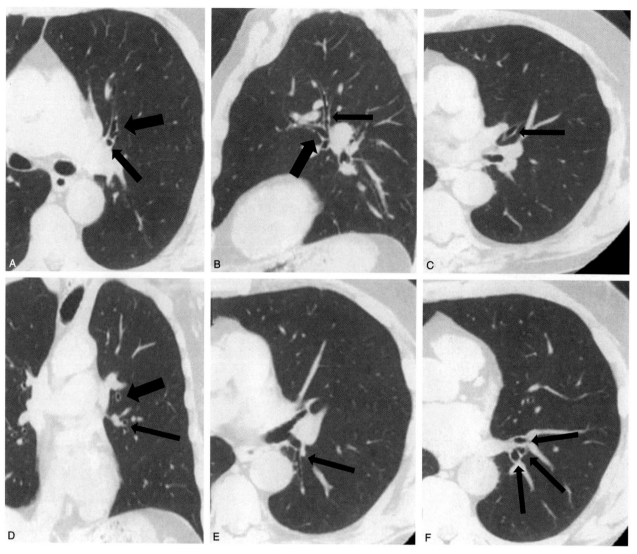

图 1.16　轴位（A）和矢状位（B）图像显示左上叶尖后段（细箭）和前段（粗箭）支气管。（C）轴位图像显示舌段支气管（箭）。（D）冠状位图像示左上叶前段支气管（粗箭）和左下叶上段支气管（箭），高出舌段支气管的分叉（箭）。（E，F）左下叶层面的轴位图像显示下叶背段支气管（箭，E），前内侧基底段、外侧基底段和后基底段支气管（顺时针排列；箭，F）

像上，可以观察到尖后段支气管。

　　舌段支气管在轴位 CT 上呈椭圆形（图 1.16C），自上叶支气管下方斜行，长度为 2~3cm，分为上、下舌段支气管。多数左下叶基底段支气管分为三支，内侧和前基底段支气管共干，外侧和后基底段各单独发出（图 1.16E）。

肺门血管的 CT 表现

　　通常，肺门血管与支气管有固定的位置关系，变异多集中于肺静脉系统，根据正常的解剖位置关系可以判断鉴别。

右肺门

　　前干是右肺动脉最重要的分支，管径与右主支

气管相近。气管隆嵴层面，尖段动脉位于支气管的内侧，上肺静脉的后支位于支气管的外侧（图 1.17A），上肺静脉外侧支位于上叶前、后段支气管分叉形成的夹角处。在中间干支气管层面，叶间肺动脉位于支气管的前外侧，下叶肺动脉位于中下叶支气管的外侧，右肺中叶动脉与右肺中叶支气管走行基本平行，下叶肺动脉分为两支，继续分为四支基底段动脉，位于相应的基底段支气管后外侧。上肺静脉位于叶间动脉的前方，向内前方向走行至中下叶支气管位置（图 1.17B），下肺静脉走行于下叶支气管和下叶动脉后方，最终汇入左心房。

左肺门

　　左侧的解剖变异远比右侧常见。在上段支气管

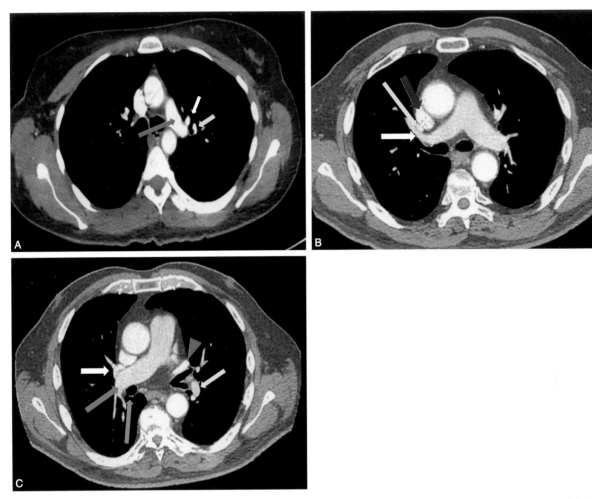

图 1.17　（A）左肺动脉（蓝色箭）上缘层面的轴位 CT 图像,可见位于前方的左上肺静脉（白色箭）,和位于后外侧的左上叶尖后段支气管和尖后段肺动脉（黄色箭）。（B）轴位图示右肺动脉的第一支即前干（白色箭）,位于右上叶前段支气管的内前方、上腔静脉（红色箭）的外侧,紧邻右上肺静脉的前支（黄色箭）。（C）轴位图示右肺叶间动脉（绿色箭）位于中间干支气管（蓝色箭）的外前方。在同一层面,可看到右上肺静脉前支和外侧支汇入,并进入肺门（白色箭）,后方可见右下肺背段动脉分支。在左侧,可见左上肺静脉（蓝色箭头）位于左心耳和左上叶支气管之间,左叶间动脉位于后方（黄色箭）

层面,前段动脉位于前段支气管的内侧。在左上叶支气管层面,叶间动脉形成肺门的后凸缘,而上肺静脉则形成前凸缘。在舌段支气管层面,叶间动脉位于下叶支气管的外侧,并立即向后外侧走行至舌段支气管。上肺静脉走行在支气管的内前方,进入左肺门（图 1.17C）,上肺静脉分支沿内下方向斜行到达肺门,而下肺静脉分支在汇入肺门之前,走行较上肺静脉水平,左肺静脉在肺动脉前下方走行,进入心包后成为心包内静脉,然后汇入左心房。

肺门淋巴结的 CT 表现

在主肺动脉、中间干支气管内前侧、上肺静脉三者交汇层面,普通 CT 扫描可见无强化的软组织影,由淋巴结和脂肪组成,范围一般不超过 1.5cm。正常淋巴结长径在 3mm 左右,部分位置淋巴结体积较大,如:在右肺动脉和中间干支气管的分叉处,淋巴结长径可达 1.5cm;邻近右肺中叶支气管处,淋巴结长径可达 1cm;邻近左肺上叶和舌段支气管处,淋巴结长径可达 1cm。

■ 支气管与伴行动脉内径比值和支气管壁厚度

支气管与伴行动脉内径比值是指支气管的腔内直径除以邻近肺动脉的直径得出的值,正常在 0.65 到 0.70 之间,除了高龄和高海拔地区人群,大于 1 通常被认为是支气管扩张的临界点。支气管壁厚度与支气管直径（thickness-to-diameter, TD）之比在肺窗上容易测量,约为 20%（图 1.18）。气道的显影程度取决于气道本身管径和选用的 CT 成像技术,

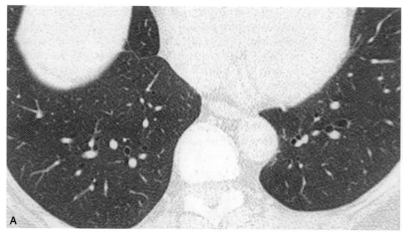
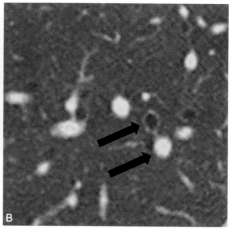

图 1.18 （A）轴位高分辨率 CT 图像上正常支气管与伴行动脉内径比值小于 1。（B）图为右下叶后基底段影像放大，显示正常的亚段支气管及其伴行动脉（箭）

HRCT 可以更清晰地显影小气道，胸膜下区域为射线透亮区，5mm 以内为无血管区，10mm 以内范围为无支气管区。

正常情况下，次级肺小叶支气管管壁厚度小于0.1mm，CT 上不易识别。如果在肺外周区域可见支气管结构（胸膜下 1cm 范围内），表明支气管壁增厚或小气道扩张。

■ 肺密度

肺实质的密度大于空气，肺体积越大，密度越低。肺组织含气较多，成分不均一，加之肺小血管内血红蛋白分布不均匀，形成肺实质的密度差异。由于重力作用及下叶肺血管数量增加，下肺的密度一般较高，且由前向后逐渐增加，但须注意舌段后侧和下叶背段支气管血管分支少，故该区域密度较低。HRCT 上，肺密度的正常范围在 -860 ~ -700HU，肺的后三分之一区域平均密度可能与前部区域相差100HU，但在深呼吸时差异不明显。

呼气相高分辨率 CT 可用于检测小气道阻塞和肺气肿患者的气体滞留。呼气相 CT 可见正常的气道内径减小，肺密度增加，与吸气相扫描相比，CT 值可相差 80~300HU 甚至更多，用力呼气可引起气管、主支气管、叶支气管等的后壁凸向管腔，横截面积也会随之减少（图 1.19）。呼气相扫描时，气管的前后径减少一般不超过 50%。气道阻塞或肺顺应性异常可导致肺内气体滞留，呼气相 CT 表现肺实质的密度增加低于正常值，呼气相的最小密度投影图像可以用来判断气体滞留的范围。在吸烟者、老年人和正常患者中可以看到不明显的空气滞留，最常见于依赖性肺和下叶的背段。正常患者中，气体滞留的肺组织不应超过 25%，如果涉及三个或更多肺叶，则具有临床意义。

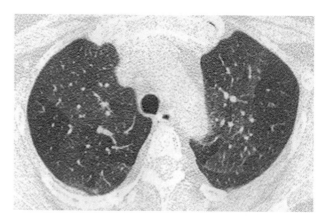

图 1.19 主动脉弓层面的呼气相高分辨率 CT 轴位图像，可见继发于闭塞性细支气管炎或气体滞留的肺内磨玻璃密度改变

■ 次级肺小叶

次级肺小叶（图 1.20）是胸部 CT 扫描中最小的功能和解剖单位。次级肺小叶为多边体，直径为10~25mm，边界由小叶间隔构成。小叶间隔厚度为0.1~0.2mm，长度为 1~2.5cm，从胸膜表面向内垂直延伸，内有肺静脉和淋巴管，在肺的边缘和前内侧区域最为密集。肺外周的次级肺小叶呈立方体或锥形，中心区则多呈六角形，CT 下的次级肺小叶形态受扫描时小叶所处位置的影响。正常情况下，肺外周少见小叶分隔结构，通常只在肺尖部和肺纵隔面可以见到（图 1.21）。小叶间隔也可以通过肺静脉分支来识别，有时可见到一排或一串小至 0.5mm

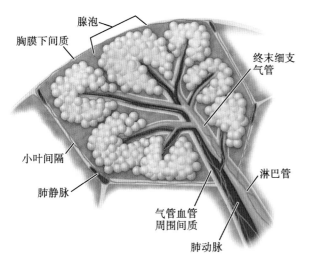

图1.20　次级肺小叶。胸膜下间质位于脏胸膜下，小叶间隔构成次级肺小叶的边界。小叶间隔包含肺静脉分支和淋巴管。每个次级肺小叶由终末细支气管通气，终末细支气管是肺内的最小通气道。终末细支气管和伴随的肺血管分支由支气管血管间质支撑。每个次级肺小叶都有小叶中心结构，即小叶中心动脉和细支气管，并由小叶中心间质支撑。每个小叶包含多个腺泡，每个腺泡含有独立的呼吸性细支气管，是腺泡内最大的气道，与气体交换有关。小叶内间质将小叶中心间质和胸膜下间质充分连接，并形成网络结构

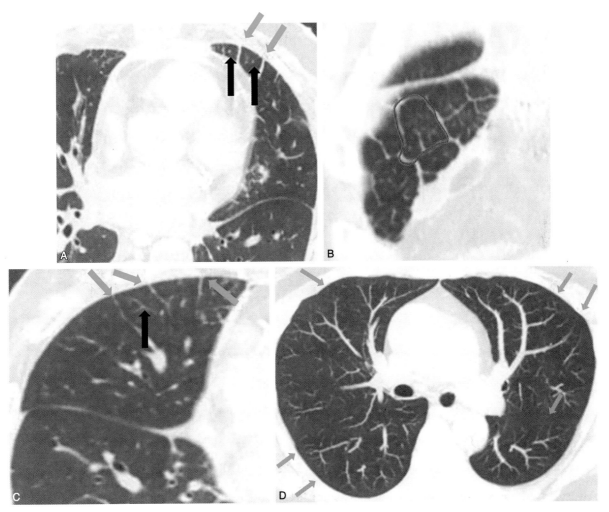

图1.21　轴位(A,C,D)和冠状位(B)CT图像上显示不同的次级肺小叶，小叶间隔增厚(蓝色箭)。冠状位图像(B)上用红色勾画出小叶间隔的网状结构。小叶中心动脉(黑色箭)位于小叶中央，在(A)中呈点状结构，在(C)中呈分支状结构。在胸膜表面下 5~10mm 处可见肺动脉分支。轴位CT图像(D)显示胸膜下范围约5mm的无血管区，包括毗邻的左侧斜裂(橘色箭)

的点状结构或分支结构,小的静脉分支与较大的分支呈直角。

　　每个小叶含有 4~12 个肺腺泡,肺腺泡大小为 4~8mm,由呼吸性细支气管通气。次级小叶经肺动脉分支供血,细支气管通气。距胸膜表面 1cm 内的小叶中央有点状或分支状结构,提示小叶内动脉或其分支,供应肺腺泡的动脉分支约 0.5mm,可以在 HRCT 上识别。正常受检者中,细支气管识别度取决于其壁厚而不是直径,在胸膜表面下 1cm 区域,HRCT 可见的最小小叶支气管壁厚度为 0.1mm,而其对应直径约 1mm,终末细支气管和小叶内支气管过于细小,CT 上通常不可见。

　　小叶内间质是指支持肺泡和毛细血管床的肺泡间隔中的结缔组织,在 HRCT 上通常不可见,而在次级肺小叶水平,CT 可以显示轴位、外周和小叶间隔等处的肺间质异常变化。胸膜下间质内含有小血管,参与胸膜浆液和淋巴液的形成,肺间质性疾病可能影响小叶间隔功能,导致胸膜下间质异常。

■ 胸膜-胸壁交界

　　胸膜和胸膜腔液体的总厚度一般小于 0.5cm。胸内筋膜厚约 0.25mm,位于壁胸膜外,紧贴壁胸膜,二者之间是疏松结缔组织或胸膜外脂肪。胸内筋膜外侧是肋间肌,肋间肌连接肋骨,但不延伸至椎旁区域。椎旁线位于椎旁区域,肉眼可见,由脏胸膜、壁胸膜和胸内筋膜共同叠加形成,故可测量三层结构的厚度。胸膜增厚或胸腔积液可表现为椎旁区域的软组织密度影。

参考书目

Bergin C, Roggli V, Coblentz C, et al. The secondary pulmonary lobule: normal and abnormal CT appearances. AJR Am J Roentgenol. 1988;151:21–25.

Berkmen T, Berkmen YM, Austin JH. Accessory fissures of the upper lobes of the left lung: CT and plain film appearance. AJR Am J Roentgenol. 1994;162: 1287–1293.

Boyden EA. Segmental Anatomy of the Lungs. New York: McGraw-Hill; 1955.

Brant WE, Helms CA. Fundamentals of Diagnostic Radiology. Philadelphia: Lippincott Williams & Wilkins; 2006.

Froudarakis ME. Diagnostic work-up of pleural effusions. Respiration. 2008;75: 4–13.

Godwin DJ, Tarver RD. Accessory fissures of the lung. AJR Am J Roentgenol. 1985;144:39–47.

Hansell DM. Small-vessel diseases of the lung: CT-pathologic correlates. Radiology. 2002;225:639–653.

Jardin M, Remy J. Segment bronchovascular anatomy of the lower lobes. CT analysis. AJR Am J Roentgenol. 1986;147:457–468.

Kang EY, Miller RR, Müller NL. Bronchiectasis: comparison of preoperative thin-section CT and pathologic findings in resected specimens. Radiology. 1995;195:649–654.

Kattan KR, Eyler WR, Felson B. The juxtaphrenic peak in upper lobe collapse. Semin Roentgenol. 1980;15:187–193.

Ketai L, Lofgren R, Meholic A. Fundamentals of Chest Radiology. 2nd ed. Philadelphia: Saunders; 2006.

Kim JS, Müller NL, Park CS, et al. Cylindrical bronchiectasis: diagnostic findings on thin-section CT. AJR Am J Roentgenol. 1997;168(3):751–764.

Lee KW, Chung SY, Yang I, et al. Correlation of aging and smoking with air trapping at thin-section CT of the lung in asymptomatic subjects. Radiology. 2000;214:831–836.

Matsuoka S, Uchiyama K, Shima H, et al. Bronchoarterial ratio and bronchial wall thickness on high-resolution CT in asymptomatic subjects: correlation with age and smoking. AJR Am J Roentgenol. 2003;180:513–518.

McGuinness G, Naidich DP, Garay SM, et al. Accessory cardiac bronchus: CT features and clinical significance. Radiology. 1993;189(2):563–566.

Otsuji H, Uchida H, Maeda M, et al. Incomplete interlobar fissures: bronchovascular analysis with CT. Radiology. 1993;187:541–546.

Raghu R, Collard HR, Egan JJ, et al. The official ATS/ERS/JRS/ALAT statement: idiopathic pulmonary fibrosis: evidence-based guidelines for diagnosis and management. Am J Respir Crit Care Med. 2011;183:788–824.

Tanaka N, Matsumoto T, Miura G, et al. Air trapping at CT: high prevalence in asymptomatic subjects with normal pulmonary function. Radiology. 2003; 227(3):776–785.

Webb WR. High-Resolution CT of the lung parenchyma. Radiol Clin North Am. 1989;27(6):1085–1097.

Webb WR, Higgins CB. Thoracic Imaging: Pulmonary and Cardiovascular Radiology. Philadelphia: Lippincott Williams & Wilkins; 2010.

Webb WR, Hirji M, Gamsu G. Posterior wall of the bronchus intermedius: radiographic-CT correlation. AJR Am J Roentgenol. 1984;141:907–911.

Wittram C, Batt J, Rappaport DC, Hutcheon MA. Inspiratory and expiratory helical CT of normal adults: comparison of thin section scans and minimum intensity projection images. J Thorac Imaging. 2002;17:47–52.

Wong CL, Holroyd-Leduc J, Straus SE. Does the patient have a pleural effusion? JAMA. 2009;301:309–317.

第2章

纵隔、胸壁和膈肌

Mohammad Sarwar, Jared Isaacson, Suhny Abbara

■ 引言

纵隔、胸壁和横膈可以通过多种成像方式进行评估,如 X 线、计算机体层成像(CT)和磁共振成像(magnetic resonance imaging, MRI)。胸片通常是评估这些结构及其异常的最初成像方式。CT 和 MRI 是重要的横断面成像方式,可用于评估和表征这些结构的异常。透彻了解正常的解剖结构对准确诊断心肺疾病是很有必要的。

在这一章中,我们将回顾纵隔、胸壁和横膈的影像解剖。

■ 纵隔

纵隔是胸腔的中央隔室,为左右两侧的胸膜、前方的胸骨和后方的椎体所包围。其包含疏松结缔组织和几个重要的结构,包括心脏、大血管、食管、气管、膈神经、心脏神经、胸导管、淋巴结和胸腺。自上而下地,从靠上的胸廓入口延伸到靠下的膈肌。纵隔根据不同的分类方案分为不同的腔室。然而,这些腔之间并没有真正的解剖学界限。因此,疾病过程可能从一个腔延伸到另一个腔。此外,这些分类方案与 CT 和 MRI 的使用相关性较小,CT 和 MRI 可以准确定位肿块,并对其进行合理的表征。

在传统的解剖四腔分类中,纵隔分为上纵隔和下纵隔,下纵隔又分为前纵隔、中纵隔和后纵隔。上纵隔从胸廓入口延伸至主动脉弓上段,即在侧位 X 线片或矢状位 X 线片上位于胸骨柄角与 $T_4 \sim T_5$ 椎间盘之间的假想线之上。下纵隔从这一水平延伸至横膈。前纵隔前与胸骨相连,后与心包相连。前纵隔内含胸腺,淋巴结,内乳动脉分支和脂肪。中纵隔位于心包前后之间。心脏、主动脉、肺动脉、肺静脉、上腔静脉(superior vena cava, SVC)、下腔静脉(inferior vena cava, IVC)、膈神经、气管及近端支气管、食管、纵隔脂肪、淋巴结等均位于中纵隔。后纵隔位于心包后方,包括椎体、神经、脂肪和淋巴结。

有几种三腔分类。Felson 分类基于侧位片。前纵隔位于胸骨和一条假想线之间,假想线是从横膈沿着心脏的后面和气管的前面绘制的。中纵隔位于上述线与胸椎前缘后 1cm 处的另一条假想线之间,后纵隔位于该线后方(图 2.1A)。Zylak 的分类也很相似,中间的血管空间包含心包及其内容物,主动脉前及其分支和大静脉,血管前间隙包含胸腺、甲状腺和甲状旁腺,血管后间隙包含气管、食管、降主动脉和奇静脉。

Shield 的三分法包括心包前区,位于胸骨和心包前及大血管之间;内脏区在心包前和脊柱前表面之间,以及椎旁沟中的内脏后区。在 Whitten 分类中,前纵隔在前由胸骨界定,在后由心包前、主动脉和头臂血管界定。中纵隔的前界是心包前,后界是心包后和气管。后纵隔在前面由心包后和气管后界定,在后面由脊柱界定。在 Sone 分类中,纵隔分为前(心血管前)和中央(心血管后)区,后者分为隆突上和隆突下区域。Heitzman(1988)将纵隔分为胸廓入口、

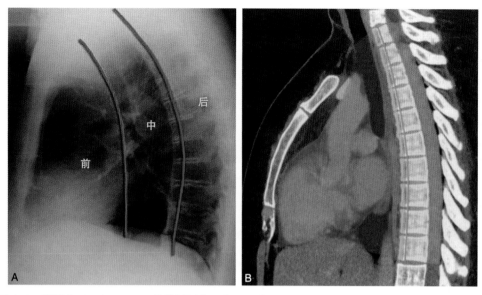

图 2.1　纵隔分区。（A）Felson 的纵隔划分。前纵隔位于胸骨和一条假想线之间,假想线是从横膈沿着心脏的后面和气管的前面绘制的。中纵隔位于两线之间。另一条假想线位于胸椎前缘后 1cm,后纵隔位于这条线的后方。（B）国际胸腺肿瘤协作组织（ITMIG）纵隔腔的划分。前纵隔前方为胸骨,后方为心包前侧。中纵隔前方为心包前缘,后方为椎体前缘后 1cm 处的假想线

前纵隔、主动脉上区（主动脉弓上方）、主动脉下区、奇静脉上区（主动脉弓上方）和奇静脉下区（主动脉弓下方）。日本胸外科研究协会（JART）系统基于轴位断层图像中的标志将纵隔分为上、前部、中部和后部。国际胸腺纵隔兴趣组（ITALY）分类是 JART 系统的改良;根据 CT 标志将纵隔分为前（血管前）、中（内脏）和后（椎旁）。在该图示中,中纵隔和后纵隔的分界线是脊柱前缘后 1cm 处的一条垂线（见图 2.1B）。

胸腺位于前纵隔甲状腺和心包之间的间隙。胸腺的形态和大小存在很大变异,尤其是小孩和年轻人。胸腺在出生时很大,通常大于心脏,随着年龄的增长,呈进行性减小,腺体逐渐由脂肪浸润取代。胸腺在 40 岁时萎缩,但在超过 40 岁的人中,有不到 50% 的人可以通过 CT 扫描看到胸腺。正常胸腺在 20 岁以下最大厚度为 18mm,而年龄较大的为 13mm。正常胸腺是一个均质的双叶结构,左叶通常大于右叶。先天性缺叶罕见。在 CT 上,胸腺通常表现为软组织密度（图 2.2A）;在 MRI 上,胸腺为中等信号（图 2.2B）。然而,随着年龄增长,由于脂肪浸润,胸腺的 T_1 信号增加。在 T_2 图像上,胸腺在所有

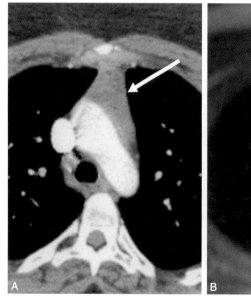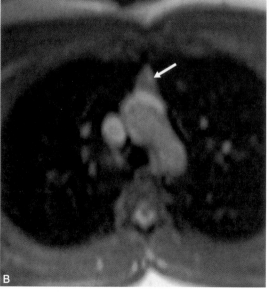

图 2.2　胸腺。（A）轴位 CT 扫描显示前纵隔内正常的三角胸腺组织（箭）。（B）周围 MRI 扫描显示位于前纵隔的正常胸腺组织（箭）

年龄组都表现为高信号。20 岁以下患者的正常胸腺通常在正电子发射体层成像（positron emission tomography，PET）上呈现弥漫性增加的氟代脱氧葡萄糖（fluorodeoxyglucose，FDG）摄取。在 20 岁之后，显著的 FDG 摄取很少见。

气管连接着喉部和肺。它从颈部环状软骨的下缘延伸到隆嵴，标志着主支气管的起源。气管位于中线，但也可能位于主动脉弓的右侧。成人的气管长 10~11cm，其中 6~9cm 位于胸腔内。然而，气管的长度随呼吸和颈部屈伸而变化。正常气管腔呈圆形、椭圆形或马蹄形（图 2.3）。男性的气管直径在冠状面上为 13~25mm，矢状面为 13~27mm；女性的气管直径在冠状面为 10~21mm，矢状面为 10~23mm。气管壁在 CT 上为 1~3mm，由内侧的黏膜层、黏膜下层、软骨、肌肉和外膜组成。后壁比前壁和侧壁薄。气管有 22 个 C 形软骨，由纤维和结缔组织的环状韧带纵向连接。

软骨由气管肌支撑的膜性气管壁向后连接。随着呼气，后膜向前凸，导致前后径减少了 32%。主支气管起源于隆嵴水平的气管，在轴位平面上向两侧斜伸。气管支气管树的正常变异很少见，仅在不到 2.3% 的病例中可见。其中包括气管支气管（图 2.3D）、副心支气管、支气管发育不全和不发育。在男性中比较常见，通常位于右侧。

食管是连接咽和胃的肌肉管道。食管长 23~37cm，分颈部、胸部和腹部三部分。胸段从 T_1 水平延伸至 T_{10} 的食管裂孔。食管与胸部的几个重要结构关系密切。后方毗邻降主动脉、胸导管、半奇静脉和副半奇静脉（图 2.4）。前方与气管、气管食管沟内的喉返神经、左主支气管、左心房相邻。右侧毗邻胸膜和奇静脉，而左侧与胸膜、主动脉、左锁骨下动脉和胸导管相邻。食管上段靠近气管，而下段靠近胸（降）主动脉。胸段食管最初位于中线左侧，在 T_5 水平回到中线，然后在后纵隔再次走行于中线左侧。在胸腔的下部分，食管向前弯曲通过食管裂孔。胸段食管在 T_4~T_5 主动脉弓水平有一个收缩。当扩张时，食管厚度在 1.9~2.7mm 之间。

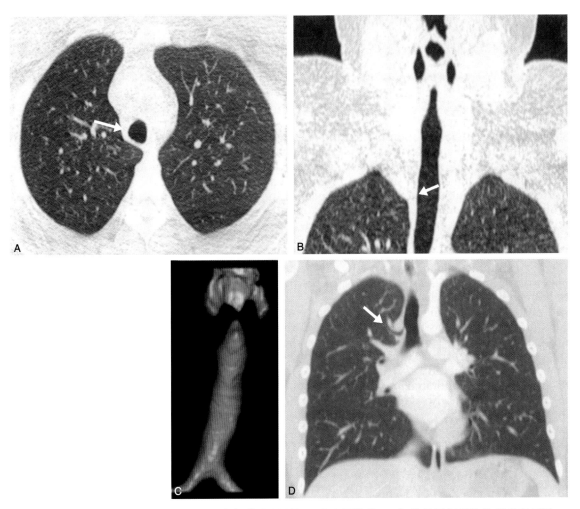

图 2.3　气管。（A）轴位 CT 扫描显示正常气管表现（箭）。（B）冠状位 CT 扫描显示气管整体观表现（箭）。（C）气管的三维体积渲染图像。（D）冠状位 CT 扫描显示气管支气管（箭）起源于气管并供应右上叶

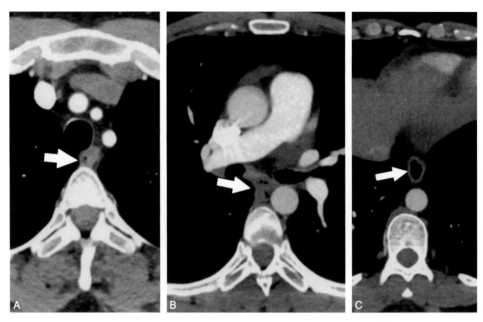

图 2.4   食管。(A)主动脉弓分支血管水平的轴位 CT 扫描显示上胸段食管(箭)。(B)隆嵴水平的轴位 CT 扫描显示中间胸段食管(箭)。(C)膈肌水平的轴位 CT 显示下胸段食管(箭)

　　淋巴结位于纵隔的不同位置。一般来说,正常的淋巴结小于 10mm,有一个脂肪淋巴门。准确地描述淋巴结是非常重要的,尤其是肺癌患者,因为它是分期的重要组成部分。国际肺癌研究协会(International Association for the Study of Lung Cancer, IASLC)定义了有助于肺癌分期的淋巴结图(表 2.1和图 2.5)。共有 14 个淋巴结站点。

表 2.1   IASLC 淋巴结图中的淋巴结站点

站点	淋巴结
1R	右下颈部,锁骨上,胸骨切迹淋巴结
1L	左下颈部,锁骨上,胸骨切迹淋巴结
2R	右上气管旁
2L	左上气管旁
3A	血管前
3P	气管后
4R	右下气管旁
4L	左下气管旁
5	主动脉弓下
6	主动脉旁
7	隆嵴下
8	食管旁
9	肺韧带
10	肺门
11	叶间
12	叶
13	肺段
14	亚段

注:IASLC,国际肺癌研究协会。

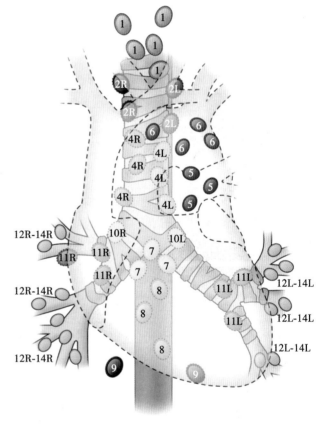

图 2.5   图中显示了胸腔内不同的淋巴结位置。详情见正文

- 1R:右下颈部、锁骨上、胸骨切迹淋巴结,位于环状软骨上部的下缘和胸骨柄上缘和双侧锁骨的下缘之间,右侧。
- 1L:左下颈部、锁骨上、胸骨切迹淋巴结,位于环

状软骨的下缘与胸骨柄之上,以及双侧锁骨下缘之间,左侧。气管中线是 1R 和 1L 的分界线。

- 2R:右上气管旁。其上缘为胸骨柄,右肺尖和胸膜的上边界,下边界为无名静脉尾侧与气管的交界处(图 2.6A)。
- 2L:左上气管旁,其上缘为胸骨柄,左肺尖,胸膜的上边界,下缘为主动脉弓的上缘。2L 与 2R 的边界为气管左侧壁(图 2.6B)。
- 3A:前部的血管前淋巴结,肺尖。下边缘是隆嵴,前边缘是胸骨的后部,后边缘是右侧的 SVC,左侧为颈动脉(图 2.6C)。
- 3P:后部的气管后淋巴结,位于气管后方。上缘是肺尖,下缘是隆嵴。
- 4R:右下气管旁。上缘为无名静脉尾部与气管的交点,下缘为奇静脉底缘(图 2.6D)。
- 4L:左下气管旁。上边界为主动脉弓的上缘,下边界为左肺动脉的上缘,4L 和 4R 的边界是气管左侧壁(图 2.6E)。
- 5:主动脉弓下(主肺动脉窗)。上界为主动脉弓的下缘,下界为左肺动脉的上缘,内侧是动脉韧带(图 2.6F)。
- 6:主动脉旁,升主动脉和主动脉弓的前方和外侧。上边界与主动脉弓上缘相切,下界为主动脉弓下缘(图 2.6G)。
- 7:隆嵴下。上界为气管隆嵴,左侧的下界为下叶支气管的上缘,右侧的下界为中叶支气管的下缘(图 2.6H)。
- 8:食管旁,毗邻食管。左侧的上边界为下叶支气管的上缘,右侧的上边界为中叶支气管的上缘,下边界为横膈(图 2.6I)。
- 9:肺韧带。在肺韧带内,上边界是下肺静脉,下边界是横膈。

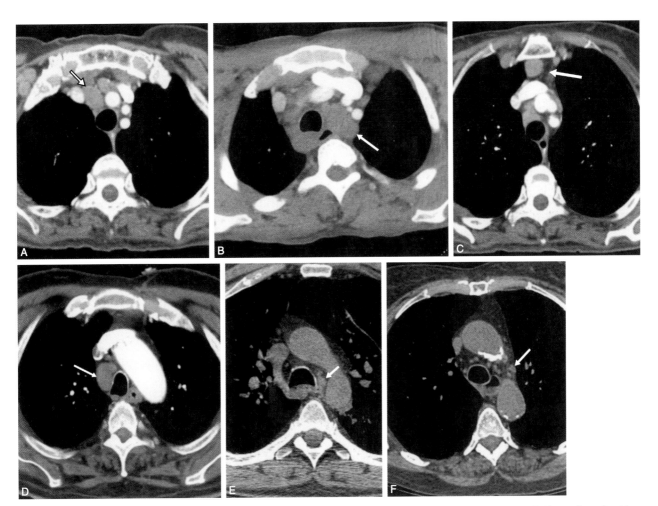

图 2.6　淋巴结示例。不同水平的多个轴位 CT 扫描显示右上气管旁(A;箭),左上气管旁(B;箭),血管前(C;箭),右下气管旁(D;箭),左下气管旁(E;箭),主肺动脉窗(F;箭)

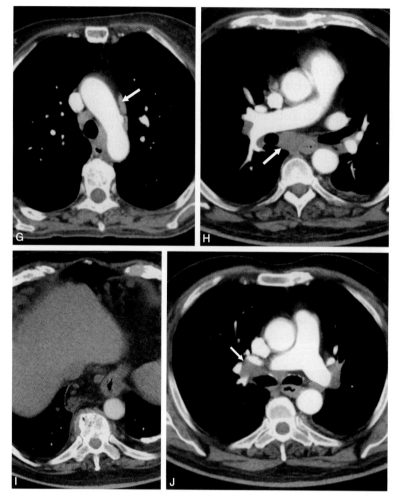

图 2.6(续)　主动脉旁(G;箭),隆嵴下(H;箭),食管旁(I),以及右肺门 (J;箭)淋巴结

- 10:肺门,毗邻肺门血管和主支气管。10R(右)的 上边界为左肺动脉的上缘,下边界为双侧叶间区 (图 2.6B)。
- 11:叶间,位于肺叶支气管的起源之间,右侧的 11R(11rs 位于右上叶支气管和中叶支气管之间, 11Ri 位于右中叶和右下叶支气管之间),和左侧 的 11L。
- 12:肺叶,毗邻叶支气管。右侧的 12R 和左侧 的 12L。
- 13:肺段,毗邻段支气管。右侧的 13R 和左侧 的 13L。
- 14:亚段,毗邻亚段支气管,右侧的 14R 和左侧 的 14L。

胸导管是淋巴系统最大的导管。它通常起始于 L_2 水平下,沿脊柱右缘上升,在 $T_5 \sim T_6$ 水平向左侧 跨越,并在左侧颈内静脉止点附近流入左侧锁骨下 静脉(图 2.7)。胸导管引流身体的大部分淋巴液, 除了由右淋巴管引流的部分,包括右侧胸腔,头颈部 和右臂。右侧乳糜胸继发于 $T_5 \sim T_6$ 水平以下的损 伤,而左侧乳糜胸则与 $T_5 \sim T_6$ 水平以上的损伤相关。 每天通过胸导管的淋巴引流量为 $4 \sim 6L$。胸导管的 平均大小约为 5mm。

交感神经节在胸腔的自主神经支配中起重要作 用。许多神经节位于双侧肋骨头部深处,并被肋胸 膜覆盖。来自这个自主神经系统的神经支配着主动 脉,构成了供应腹腔脏器的内脏网络。大、小内脏神 经沿胸腔下行,进入腹腔,与交感神经节汇合。内脏 大神经连接腹腔神经节,内脏小神经连接主动脉肾 神经节,内脏最下神经连接到肾丛。

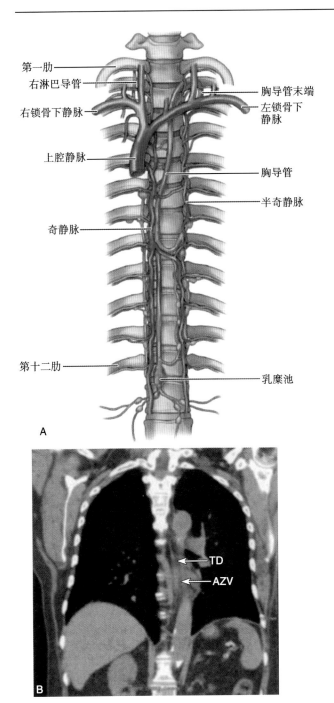

A

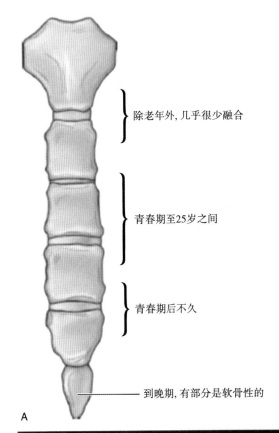

体、剑突三部分组成。胸骨柄为四边形骨,其上有一个中央胸骨上切迹,两侧有与锁骨相连的侧切迹。第一肋骨与胸骨柄上外侧相连,而第二肋骨与胸骨柄下外侧和胸骨体的上外侧相连。胸骨柄与胸骨体由位于两者间的纤维软骨连接,称胸骨角。胸骨体比胸骨柄狭窄。第二肋骨的下半部分和第三至第七肋骨与胸骨体的侧缘相连。胸骨体向下与剑突相连,胸骨体的大小、形态、长度变化较大(图 2.8)。

除老年外,几乎很少融合

青春期至25岁之间

青春期后不久

到晚期,有部分是软骨性的

A

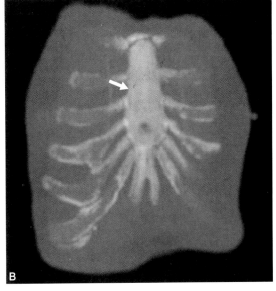

图 2.7 胸导管。(A)它通常起始于 L_2 水平下,沿脊柱右缘上升,在 $T_5 \sim T_6$ 水平向左侧跨越,流入左锁骨下静脉。(B)冠状位重建 CT 图像显示胸导管(TD)与奇静脉(AZV)相邻

B

图 2.8 胸骨。(A)胸骨的骨化中心。(B)冠状位 CT 图像显示胸骨体(箭)

■ 胸壁

胸壁由骨骼、肌肉、脂肪、结缔组织、血管、神经和淋巴结组成。

骨骼结构

胸壁的骨骼结构包括胸骨,肋骨,脊柱和肩胛骨。胸骨是一种松质扁平骨,它作为肋骨附着的支柱起着重要作用。胸骨长 15~20cm,自上至下由柄、

胸锁关节位于胸骨柄外侧和锁骨头内侧之间。其具有一个宽 2.5~4mm 的纤维软骨盘。它的囊是由胸锁韧带稳定的。附近的肋锁韧带连接了第一肋骨内侧和锁骨。

胸骨由六个骨化中心发育而来。胸骨柄有一个单一的骨化中心，在胎儿出生后 6 个月开始发育。胸骨体有四个骨化中心，第一个中心在出生后 6 个月内发育，第二个和第三个中心在胎儿出生后 7 个月发育，第四个中心在出生后 1 年以前发育。剑突有一个骨化中心，在 5~18 岁骨化。副胸骨和胸骨柄骨化中心和发育性骨化中心的缺失也会发生。第一个和第二个，第二个和第三个胸骨骨化中心通常在青春期和 25 岁之间融合。第三和第四胸骨骨化中心实际上融合较早，通常在青春期后不久就会融合（图 2.8）。胸骨柄骨化中心和第一胸骨骨化中心（在胸骨柄与胸骨联合处）直到老年都很少融合。

先天性异常是由于胸骨骨化中心融合失败。中间线融合缺损如胸骨裂、中间线有孔、剑状裂偶尔可见。其他的胸骨变异包括单独或融合的胸骨上的骨头，胸骨柄下端的结点（在第三肋骨水平），肋骨与胸骨交替连接（而不是成对），附属的骨化中心，双胸骨柄骨化中心，先天性的叉状肋，先天性叉状肋伴远端愈合，发育性胸骨骨化中心缺失，不分段的胸骨，上胸骨的突起，分割的剑突和明显的剑突前屈。双胸骨柄骨化中心与唐氏综合征有关。双骨化中心和发育性骨化中心的缺乏会被误以为是骨折。

一共有 12 对肋骨。每一根肋骨都有头、颈和体。肋骨头通过滑膜关节，既与横突相连（肋横突关节），也与椎体相连（肋椎关节）；既在该肋骨水平与之相连，也在高于该肋骨水平与之相连。结节形成于肋颈和肋体之间，代表竖脊肌的插入部位。如上所述，第一至第七肋骨的前部与侧胸骨相连。第八到第十肋骨互相连接，然后连接到第七肋骨的前软骨部分来连接胸骨。第十一和第十二肋被称为浮肋，因为它们前面没有骨或软骨附着物（图 2.9）。

肋骨为膜内成骨。肋骨体有一个骨化中心，肋骨结节有两个骨化中心，肋骨头有一个骨化中心。第一肋通常在早期就骨化。第二至第十肋骨钙化，在之后几乎没有骨化。常见的肋骨变异包括多肋，可以在正常肋骨之上或之下发现，即在 C_7 或 L_1 处。第一肋骨特有的变异包括先天性第一肋骨缺如和第一肋前部的正常透亮区。额外的肋骨变异包括从第一肋向第二肋延伸的发育性融合或骨刺，肋骨后部分的融合，肋骨前部的分叉或叉状，以及肋骨结节状透亮区。有时，可以出现胸廓内的肋骨。颈肋（C_7）很重要，因为它可能导致胸廓出口综合征，胸片上可以类似于上叶的病变。

神经血管结构位于肋骨下表面和内表面的凹槽内，静脉位于上表面，动脉位于中间，神经位于下表面（记忆：VAN）。肋间内肌和肋间外肌在神经血管结构周围形成一个表面的屏障。在血管和肋间神经的内侧是最里层的肋间肌。在前，上六肋间动脉起源于胸廓内动脉，后三肋间动脉起源于肌膈动脉，其中一分支起源于胸廓内动脉远端。在后，有 12 根肋骨，因此有 11 个肋间隙。上两根肋间动脉分支起源于锁骨下动脉的颈静脉干，下两根肋间后支直接起源于降主动脉。

胸椎由 12 个胸椎组成。胸椎最上方，T_1 与 C_7 椎骨相连，最下方，T_{12} 与 L_1 椎骨相连。每个椎体有一个中央的椎体，以及后方的椎弓根和椎板，椎弓根

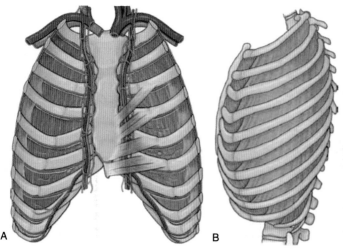
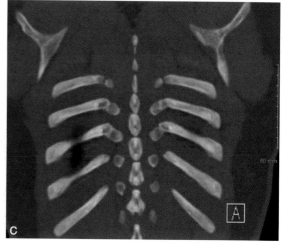

图 2.9 肋骨。（A）12 对肋骨的前面端。（B）12 对肋骨的斜面观。（C）冠状位最大密度投影图像显示后肋

和椎板围绕着中央椎管。横突从椎体侧面突出,而后方的棘突起源于椎板交界处(图 2.10)。上、下关节突位于椎板外侧角,由关节间肌部连接。关节突关节是连接下一椎体的上关节突和上一椎体下关节突的小关节。上椎体的下关节突总是位于下椎体上关节突的后方。椎体异常包括半椎、块状椎、融合椎、非融合椎、蝶形椎;椎弓的变异体包括弓状孔、过渡椎骨(例如颈肋和腰肋)和副小骨。

肩胛骨是一种三角形的扁平骨,与肱骨头在肩胛盂关节处和肩锁关节处与锁骨外侧端相连。其具有面向前方和内侧、与胸壁邻接的肋面,以及面向后方和侧面的背侧面。背面有肩胛冈,将肩胛骨分为较小的冈上窝和较大的冈下窝,冈下窝由脊柱根部外侧的肩胛盂切迹相连。肩胛骨有两个突起:前面

的喙突和后面的肩峰。

肌肉组织

肌肉也是胸壁的重要组成部分。呼吸肌包括吸气肌群,吸气肌群包括胸锁乳突肌,胸锁乳突肌紧靠胸腔,在需要辅助呼吸机时,帮助抬高胸腔上缘。呼气肌群包括腹直肌和斜方肌,它们通过减少收缩时胸腔的容积来增加呼气。胸大肌群起源于锁骨内侧、胸骨、上方的 6 根肋软骨和腹外斜肌腱膜,并插入肱二头肌沟外唇(图 2.11A)。胸小肌起源于第三至第五肋骨的肋软骨附近,插入肩胛骨的喙突(图 2.11A)。前锯肌起源于第八至第九肋骨外表面,并沿肩胛骨内侧边缘的肋侧插入(图 2.11B)。顾名思义,肋间肌在肋骨之间伸展。11 块肋间外肌位于外

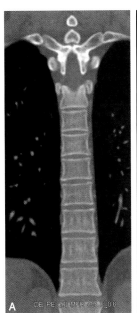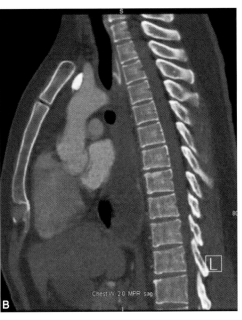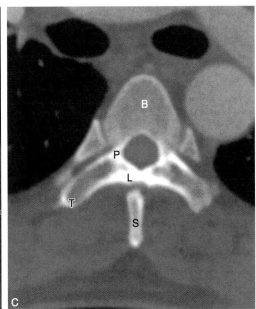

图 2.10　胸椎。(A)冠状位重建。(B)矢状位重建。(C)轴位 CT 扫描显示椎体(B),椎弓根(P),椎弓板(L),横突(T)和棘突(S)

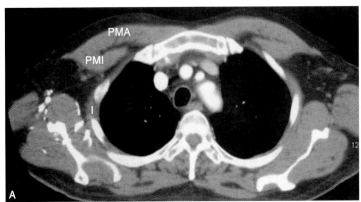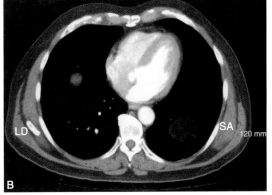

图 2.11　肌肉。(A)靠上的胸部水平轴位 CT 显示胸大肌(PMA)、胸小肌(PMI)和肋间肌(I)。(B)较低水平的轴位 CT 显示前锯肌(SA)和背阔肌(LD)

部,插入第二至第十二肋骨。肋间肌位于肋骨之间,起源于第二到第十二肋骨,并分别插入第一到第十一肋骨。胸横肌从胸骨体的后表面的下三分之一、从剑突的后表面、从三至四个真正肋骨的胸骨缘和第二到第六肋骨上插入而出现在两侧。

后上锯肌起源于颈背韧带下段、第七颈椎棘突和上二或三胸椎棘突、脊上韧带和第二至第五肋骨上缘的四个肉质指状突起的薄而宽的腱膜。后下锯肌起源于T_{11}至L_2椎体,在第九至第十一肋骨下缘插入。背阔肌起源于T_7至L_5的棘突、胸腰筋膜、髂嵴、下三四肋、肩胛骨下角,并嵌入于肱沟结节间部上(图2.11B)。大圆肌是另一块胸壁后肌,起着内旋肌和内收肌的作用。大圆肌起源于肩胛骨下角的后部,插入肱骨结节间沟的内侧。斜方肌分布在颈内侧和后胸的上部和中部。斜方肌起源于枕外隆凸、颈项韧带、颈项上内侧线和C_7至T_{12}椎骨棘突,并在锁骨外侧三分之一的后缘、肩峰和肩胛冈插入。

斜方肌支撑手臂并收缩,向内侧旋转,并压迫肩胛骨。

淋巴结

胸壁可见少许淋巴结。内乳(胸廓内、胸骨旁)淋巴结在肋间隙的前端沿内乳血管分布(图2.12A)。后肋间淋巴结位于后肋的头部和颈部附近。椎旁(椎前或椎旁)淋巴结位于椎体的前面和外侧,通常在T_8~T_{12}。

胸部CT扫描也发现腋窝淋巴结(图2.12B)。有五组:①外侧群或臂群,位于腋静脉的中下部;②前胸肌群,在胸大肌后面沿着胸小肌的下边缘,形成一条沿着胸外侧血管的链;③肩胛下后群,沿肩胛下血管在小圆肌和肩胛下肌之间的沟内走行;④中央群,位于先前描述的链之间的中央腋窝脂肪组织;⑤腋尖群,可见于腋窝的顶部,腋窝上部后方和胸小肌的上面。

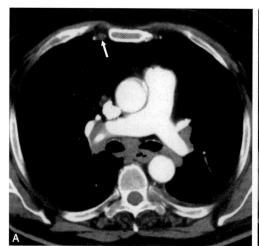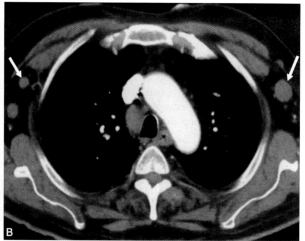

图2.12　(A)轴位CT扫描显示增大的右侧内乳淋巴结(箭)。(B)轴位CT扫描显示双侧增大的腋窝淋巴结(箭)

■ 膈肌

膈肌是主要的呼吸肌,是一个将胸腔与腹部分开的穹窿或伞状的纤维肌肉结构。膈肌从妊娠4~12周之间开始发育,由四种主要胚胎结构融合而成,即成对(左右)的胸膜腹膜皱褶、横隔、肌体壁和食管肠系膜。横隔位于前方,外侧与肌壁融合,后方与食管肠系膜融合,后外侧与胸膜腹膜皱褶融合。膈肌的中央腱是一个起源于横隔的不可收缩结构。Morgagni疝是由于横隔与侧壁融合缺陷,而Bochdalek疝是由于胸膜腹膜皱褶的缺陷或胸膜腹膜皱褶和横隔与肋间肌融合失败。

膈肌在体壁上有多个附着物(图2.13)。在前方和侧面,连接胸骨,剑突,下六肋骨和它们的肋软骨。在CT上可见膈肌滑脱或肌束附着于前肋。在后方,有两个附着在上腰椎前面的纤维性脚,并由纤维性的中间弓状韧带连接。内侧弓状韧带是另一种后附着,它作为连接L_1或L_2椎体和L_1横突之间的附着(纤维性)延伸至腰肌前方(图2.14A~C)。外侧弓状韧带是另一个后附着,增厚的筋膜带位于腰方肌前方,从T_{12}横突延伸至第十二肋的中部。弓形韧带可与淋巴结或腹膜沉积物混淆。

有三个膈肌间隙或开口,允许胸腔和腹部之间的结构通过(图2.14D)。腔静脉裂孔位于T_8水平,

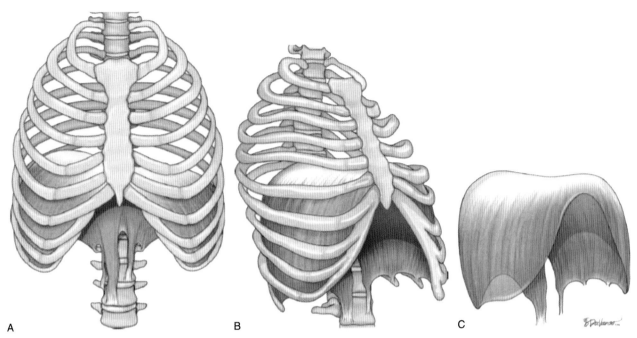

图 2.13　膈肌。(A)膈肌起源于下肋和剑突。(B)膈肌起源于下肋和剑突,斜视图。(C)伞形圆顶的膈肌

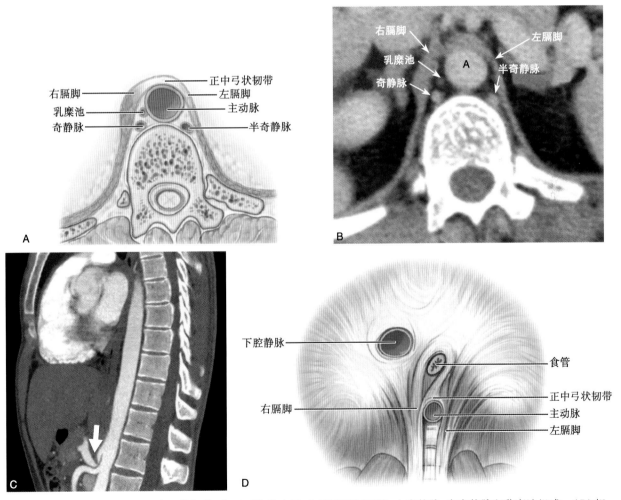

图 2.14　膈肌。(A)膈肌正中弓状韧带,位于下胸腔水平,包围着脚后间隙,由奇静脉、半奇静脉和乳糜池组成。(B)相应的轴位 CT 扫描显示左右膈脚及包含奇静脉、半奇静脉、乳糜池的脚后间隙。(C)矢状位 CT 图像显示突出的正中弓状韧带(箭),压迫腹腔动脉,产生正中弓状韧带综合征。(D)不同的膈肌裂孔。腔静脉裂孔在 T_8 水平,食管裂孔在 T_{10} 水平,主动脉裂孔在 T_{12} 水平

穿过中央腱,包含下腔静脉和右侧膈神经。吸气时,腔静脉裂孔下降并接近 T_{10} 水平。此外,裂孔随着吸气扩大,因此到心脏的静脉回流增加。食管裂孔是位于 T_{10} 水平的一个卵圆形或椭圆形开口,穿过右膈肌纤维;通过的结构包括食管、迷走神经、交感神经丛分支、胃左动脉食管分支和左膈下动脉。这个裂孔的肌肉纤维在食管周围形成一个环,起到括约肌的作用,防止胃食管反流。主动脉裂孔位于 T_{12} 水平,位于膈脚的内侧和后部,包含了主动脉、胸导管、奇静脉、半奇静脉、淋巴结和内脏神经。因为其位于膈脚后,所以开口不受膈肌收缩的影响。

膈肌由左右膈神经支配。这些神经起源于颈神经 $C_3 \sim C_5$,穿过颈外侧后方,向前通过胸腔,然后沿着心包的前表面到达膈肌,在膈肌的上、下侧面分开。膈神经提供传入感觉支和传出运动支。膈肌由心包膈动脉、肌膈动脉、膈上动脉和膈下动脉灌注。心包动脉是胸廓内动脉的一个分支,位于膈神经附近,与心包一起供应上膈肌。肌膈动脉分支起源于胸廓内动脉和腹壁上动脉,并供应膈肌上段。膈上动脉是胸主动脉下段的一个分支,供应膈肌的后上部分。膈下动脉是腹主动脉的一个分支,供应膈下部分。膈肌的静脉和动脉一起流入奇静脉。

膈肌的右穹窿比左穹窿高出一至一个半肋间隙;然而,有时可能与左侧相同水平,也可能更高。在 CT 和 MRI 上,膈肌是平滑的,前方和后方更厚,而中央较薄,特别是肝上方。在矢状位 CT 图像上平均厚度为 5mm,范围为 $7 \sim 10$mm。右膈脚的厚度一般在 $5 \sim 7$mm,比左侧厚。膈肌左侧的下外侧部分,位于脾上方,通常有扇形的外观,而膈肌右侧不常见。

如上所述,膈肌是主要的呼吸肌,吸气时它与辅助吸气肌协同工作,导致胸腔扩张,降低胸内负压,从而使气流进入肺部。在膈肌放松的过程中,肺经历弹性回缩,导致呼气。正常的膈肌移动,或在吸气时膈肌收缩发生的膨胀,范围为 $3 \sim 5$cm。然而,在条件良好的个体中,如运动员,膈肌的移动可能增加到 $7 \sim 8$cm。膈肌也可通过提高腹内压而用于呕吐、排尿和排便。它可以通过收缩膈肌裂孔来防止胃食管反流。

在膈肌的上部和中央有几个淋巴结。前膈肌的淋巴结——心膈角、心包、心包旁——位于剑突、第七肋和肋软骨后面,心包前面,在心膈脂肪垫中。在 CT 上,正常人最多可看到两个淋巴结,通常小于 5mm。膈肌中央的淋巴结(膈上或外侧群)位于膈上

方和膈穹窿的内侧,常与右侧的下腔静脉相邻。正常个体在 CT 上通常看不到这些淋巴结。后膈(膈脚后)淋巴结位于后纵隔的下侧,位于膈脚后间隙,膈脚后方,脊柱前方。通常,这些淋巴结小于 6mm。

■ 总结

纵隔、胸壁和膈肌可以通过多种影像学检查来评估。胸片通常是评估这些结构及其异常的初始成像方式。CT 和 MRI 是重要的横断面成像方式,可用于评估和表征这些结构的异常。对正常解剖结构的深入了解对心肺疾病的准确诊断至关重要。

参考书目

Aronberg DJ, Peterson RR, Glazer HS, et al. Superior diaphragmatic lymph nodes: CT assessment. *J Comput Assist Tomogr*. 1986;10:937–941.

Baron RL, Lee JK, Sagel SS, Peterson RR. Computed tomography of the normal thymus. *Radiology*. 1982;142:121–125.

Breatnach E, Abbott GC, Fraser RG. Dimensions of the normal human trachea. *AJR Am J Roentgenol*. 1983;141:903–906.

Carter BW, Tomiyama N, Bora FY, et al. A modern definition of mediastinal compartments. *J Thorac Oncol*. 2014;9(9):S97–S101.

Clemens MW, Evans KK, Mardini S, et al. Introduction to chest wall reconstruction: anatomy and physiology of the chest and indications for chest wall reconstruction. *Semin Plast Surg*. 2011;25(1):5–15.

de Geer G, Webb WR, Gamsu G. Normal thymus: assessment with MR and CT. *Radiology*. 1986;158:313–317.

El-Sherief AH, Lau CT, Wu CC, et al. International Association for the Study of Lung Cancer (IASLC) lymph nodal map: radiologic review with CT illustration. *Radiographics*. 2014;34:1680–1691.

Felson B. The mediastinum. *Semin Roentgenol*. 1969;4(1):41–58.

Ferdinand B, Gupta P, Kramer EL. Spectrum of thymic uptake at 18F-FDG PET. *Radiographics*. 2004;24:1611–1616.

Francis IR, Glazer GM, Bookstein FL, Gross BH. The thymus: reexamination of age-related changes in size and shape. *AJR Am J Roentgenol*. 1985;145:249–254.

Fujimoto K, Hara M, Tomiyama N, et al. Proposal for a new mediastinal compartment classification of transverse plane images according to Japanese Association for Research on Thymus (JART) general rules for the study of mediastinl tumors. *Oncol Rep*. 2014;31(2):565–572.

Gamsu G, Webb WR. Computed tomography of the trachea: normal and abnormal. *AJR Am J Roentgenol*. 1982;139:321–326.

Gatzoulis MA. Mediastinum. In: Standring S, ed. *Gray's Anatomy: The Anatomical Basis of Clinical Practice*. 40th ed. Philadelphia: Churchill Livingstone; 2008:939–957.

Gawande RS, Khurana A, Messing S, et al. Differentiation of normal thymus from anterior mediastinal lymphoma and lymphoma recurrence at pediatric PET/CT. *Radiology*. 2012;262:613–622.

Goldstraw P, Crowley J, Chansky K, et al. The IASLC lung cancer staging project: proposals for the revision of TNM stage group ins in the forthcoming (seventh) edition of TNM classification of malignant tumors. *J Thorac Oncol*. 2007;2(8):706–714.

Goodman LR, Teplick SK, Kay H. Computed tomography of the normal sternum. *AJR Am J Roentgenol*. 1983;141:219–223.

Guttentag AR, Salwen JK. Keep your eyes on the ribs: the spectrum of normal variants and diseaes that involve the ribs. *Radiographics*. 1999;19(5):1125–1142.

Harisinghani MG. Chest lymph node anatomy. In: Harisinghani MG, ed. *Atlas of Lymph Node Anatomy*. New York: Springer; 2013.

Heitzman ER. *The Mediastinum: Radiologic Correlations With Anatomy and Pathology*. 2nd ed. Berlin/New York: Springer-Verlag; 1988.

Holbert JM, Strollo DC. Imaging of the normal trachea. *J Thorac Imaging*. 1995;10:171–179.

Kuhlman JE, Bouchardy L, Fishman EK, Zerhouni EA. CT and MR imaging evaluation of chest wall disorders. *Radiographics*. 1994;14:571–595.

Liu ME, Branstetter BF, Whetstone J, et al. Normal CT appearance of the distal thoracic duct. *AJR Am J Roentgenol*. 2006;187:1615–1620.

Nason LK, Walker CM, McNeeley ME, et al. Imaging of the diaphragm: anatomy and function. *Radiographics*. 2012;32:E51–E70.

Nasseri F, Eftekhari F. Clinical and radiologic review of the normal and abnormal thymus: pearls and pitfalls. *Radiographics*. 2010;30:413–428.

Noh HM, Fishman EK, Forastiere AA, et al. CT of the esophagus: spectrum of disease with emphasis on esophageal carcinoma. *Radiographics*. 1995;15:1113–1134.

Shields TW. Primary tumors and cysts of the mediastinum. In: Shields TW, ed. *General Thoracic Surgery*. 1st ed. Philadelphia: Lea and Febiger; 1972:908.

Sone S, HIgashihara T, Morimoto S, et al. Potential spaces of the mediastinum: CT pneumomediastinography. *AJR Am J Roentgenol*. 1982;138(6):1051–1057.

Spritzer C, Gamsu G, Sostman HD. Magnetic resonance imaging of the thorax: techniques, current applications, and future directions. *J Thorac Imaging*. 1989;4:1–18.

Suwatanapongched T, Gierada DS. CT of thoracic lymph nodes. Part I: anatomy and drainage. *Br J Radiol*. 2006;79:922–928.

Taneoue LT. Staging of non-small cell lung cancer. *Semin Respi Crit Case Med*. 2009;29(3):28–260.

Vock P, Spiegel T, Fram EK, Effmann EL. CT assessment of the adult intrathoracic cross section of the trachea. *J Comput Assist Tomogr*. 1984;8:1076–1082.

Whitten CR, Khan S, Munneke GJ, Grubnic S. A diagnostic approach to mediastinal abnormalities. *Radiographics*. 2007;27:657–671.

Wittram C, Fischman AJ, Mark E, Ko J, Shepard JA. Thymic enlargement and FDG uptake in three patients: CT and FDG positron emission tomography correlated with pathology. *AJR Am J Roentgenol*. 2003;180:519–522.

Xia F, Mao J, Ding J, et al. Observation of normal appearance and wall thickness of esophagus on CT images. *Eur J Radiol*. 2009;72(3):406–411.

Zylak CJ, Pallie W, Jackson R. Correlative anatomy and computed tomography; a module on mediastinum. *Radiographics*. 1982;2(4):555–592.

第3章

心脏和胸部大血管的影像解剖学

Sachin S. Saboo，Prabhakar Rajiah，Prashant Nagpal，Suhny Abbara

本章概要

■ 引言

　　多种成像技术可用于评价心脏和大血管的正常解剖和病理。胸部 X 线检查是最常用的方式，它往往是可疑心血管疾病患者的首次影像检查。随着横断面成像技术的进展，如计算机体层成像（CT）和磁共振成像（MRI），人们能够专业且精确地评价心脏形态和功能。CT 和 MRI 可对心腔、冠状动脉和瓣膜进行全方位成像，通过常规使用的回顾性心电门控或前瞻性触发和先进的后处理技术，可以在多个层面上评价心脏结构，且无运动伪影。

传统 X 线上的心脏解剖

　　传统的后前位和侧位胸片可以通过心脏、大血管与肺组织的交界面来评价正常和异常的心血管结构。在后前位 X 线片上，形成心血管-纵隔右侧边缘轮廓的结构自上而下依次是右侧无名静脉、上腔静脉（superior vena cava，SVC）、右心耳（right atrial appendage，RAA）、右心房（right atrium，RA）和下腔静脉（inferior vena cava，IVC）（图 3.1A）。形成心血管-纵隔左侧边缘轮廓的结构自上而下依次是左锁骨下动脉、主动脉结、主肺动脉窗、主肺动脉（main pulmonary artery，MPA）、左心耳（left atrial appendage，

LAA）和左心室（left ventricle，LV）。

　　在 X 线侧位片上，心脏轮廓的前缘由右心室（right ventricle，RV）、右心室流出道（right ventricular outflow tract，RVOT）和 MPA 组成。心脏轮廓后缘的上半部分为左心房（left atrium，LA），下半部分为 LV 后壁。在 X 线侧位片上，右肺动脉（right pulmonary artery，RPA）表现为紧邻右肺上叶支气管前方的椭圆形致密影，而左肺动脉（left pulmonary artery，LPA）则位于左肺上叶支气管的上方（图 3.1B）。

心脏成像的技术因素及成像平面

心电门控扫描

　　心脏运动导致 CT 和 MRI 图像边缘模糊，使用心电门控可实现在心动周期的特定时间段进行图像采集，能够提供心脏、冠状动脉和主动脉近端相对静止的影像。心电门控分为回顾性或前瞻性心电门控。回顾性心电门控是一种回顾性技术，在整个心动周期进行图像采集，随后选择最佳时相进行重建。在前瞻性触发中，只是在心动周期的某一个特定时段进行图像采集，最典型的是在舒张末期，因为它是整个心动周期中运动最弱的时段。前瞻性心电门控辐射剂量较低，但若要评价 LV 壁或瓣膜运动，则需要采用回顾性心电门控。可选择用于电影成像的整

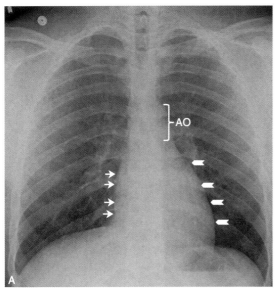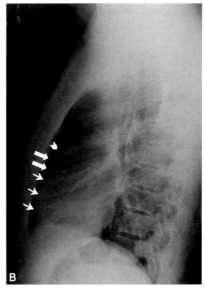

图 3.1 胸部 X 线片。(A)后前位 X 线片显示,形成心血管-纵隔右侧边缘轮廓的结构自上而下依次为右侧无名静脉、上腔静脉、右心房(RA)和下腔静脉。扩张的 RA(小箭)和下腔静脉可导致右侧心脏轮廓扩大。形成心血管-纵隔左侧边缘轮廓的结构自上而下依次为左锁骨下动脉、主动脉节(AO)、主肺动脉窗、主肺动脉(MPA)、左心耳和左心室(LV)(箭头)。主动脉窗(AP)结节样增大和 MPA 增粗是 AP 窗凸出的常见原因;LV 增大导致心左缘轮廓向左、下或后移位。(B)X 线侧位片显示,心脏轮廓的前缘由右心室(RV;细白箭)、右心室流出道(RVOT;粗白箭)和 MPA(箭头)形成。扩张的 RVOT 和 RV 会导致侧位像上胸骨后间隙闭塞。心脏轮廓后缘的上半部分由左心房形成,下半部由 LV 后壁形成。在 X 线胸部侧位片上,左心房增大导致左主支气管后移以及心脏后上部轮廓突出

个心动周期的特定时间点进行图像重建。电影成像也可用于评价 LV 壁增厚并定量 LV 功能参数(例如心室体积、每搏输出量、射血分数)。

心脏成像平面

多种成像技术已用于心脏成像,如超声心动图、单光子发射计算机体层摄影(single photon emission computed tomography,SPECT)、正电子发射断层扫描(positron emission tomography,PET)、CT 和 MRI。为了保证各种技术的标准化,多采用标准的成像平面:短轴位、垂直长轴位(两腔心位)和水平长轴位(四腔心位)。这些定向平面也有助于匹配不同心肌节段与对应的供血冠状动脉。在 LV 长轴位[平面通过二尖瓣(mitral valve,MV)的顶点和中心]的垂直方向可获得短轴、水平长轴和垂直长轴位图像。

虽然 CT 图像是垂直于身体长轴获得的,但较新的扫描设备采集的图像具有各向同性的分辨率,从而可以使用容积数据重组四腔心、三腔心和两腔心平面。具有心脏分析功能的三维(3D)工作站可以很容易地重组出标准平面图像。这些平面简要概括如下:

两腔心位(平行室间隔位)

两腔心或垂直长轴位为 LV 腔的斜矢状面,最适合于观察 LA 和 LV 腔、MV 以及 LV 前下壁(图 3.2A)。

三腔心位

三腔心位是一个斜的平面,可用于评价 MV、主动脉瓣、LA、LV 腔以及主动脉根部。该平面可在多平面图像上通过三个点定位手动获取:MV 的中心、LV 心尖部和主动脉瓣中心。在这一平面上还可以评价的其他结构包括:LV 下外侧及前部节段心肌、后内侧乳头肌及腱索(图 3.2B)。

四腔心位

四腔心位是一个斜的平面,可显示所有四个心腔。此平面可在多平面图像上通过特定的点来手动重建,包括 MV 中心点、LV 心尖部和三尖瓣(tricuspid valve,TV)中点。这个平面可以评价心腔大小、MV 和 TV 以及 LV 下壁、前外侧壁和左室心尖部(图 3.2C)。

短轴位

短轴位是一组在四腔心位和平行室间隔的长轴

位上垂直于 LV 腔长轴的斜面(图 3.2D)。在短轴平面上,左室心肌可分为基底、中间和心尖节段。短轴位用于评价 LV 腔、局部室壁运动和基于 17 段模型的心肌结构(图 3.2E)。

主动脉瓣:短轴位

该平面用于评价主动脉瓣形态、狭窄、反流、瓣膜假体或肿块。主动脉瓣短轴位是三腔心位上左心室流出道(left ventricular outflow tract,LVOT)长轴和主动脉根部之间的正交平面。

右心室流入-流出道平面

该平面用于评价右侧心腔、三尖瓣(TV)和肺动脉瓣。它可以通过连接 TV 中点、RV 尖和肺动脉瓣

中点来手动重建(图 3.3A~C)。

双腔静脉位

双腔静脉位是超声心动图的标准位置,可观察 SVC 和 IVC 流入以及房间隔(interatrial septum,IAS)上部的情况,主要用于房间隔缺损(atrial septal defect,ASD)(图 3.3D)的评价和治疗计划制订。在 CT 上,该平面可由多平面技术手动重建得到。

心腔

右心房

在胸部 X 线片上,心脏右缘大部分由 RA 构成。静脉心房交界处形成 RA 的近侧边缘,RA 的

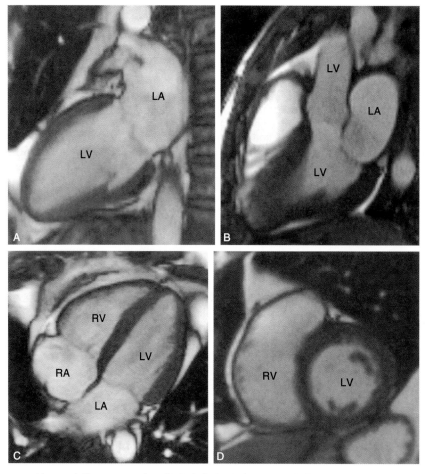

图 3.2　心脏 MR 成像。(A)两腔心位稳态自由进动(SSFP)成像显示左心室(LV)、左心房(LA)和二尖瓣(MV)。这一平面有助于评价 LV 心尖部和前下侧壁的病理性改变,包括梗死和动脉瘤。(B)三腔心位 SSFP 可显示 LA、LV 和左心室流出道,MV 和主动脉瓣也可显示;这个平面能够很好地评价肥厚型心肌病的左心房扩大和 MV 的收缩前向运动以及前壁和下侧壁异常。(C)四腔心位 SSFP 平面可以显示所有四个心脏腔以及二尖瓣和三尖瓣,是评价房室瓣、心腔和室壁运动异常较好的平面,包括致心律失常型右心室心肌病的右心室游离壁运动功能减弱和 LV 动脉瘤。RA,右心房;RV,右心室。(D)短轴位 SSFP 显示 LV 和 RV 以及二者间的室间隔,是电影序列中评价室壁运动异常和心功能的标准平面

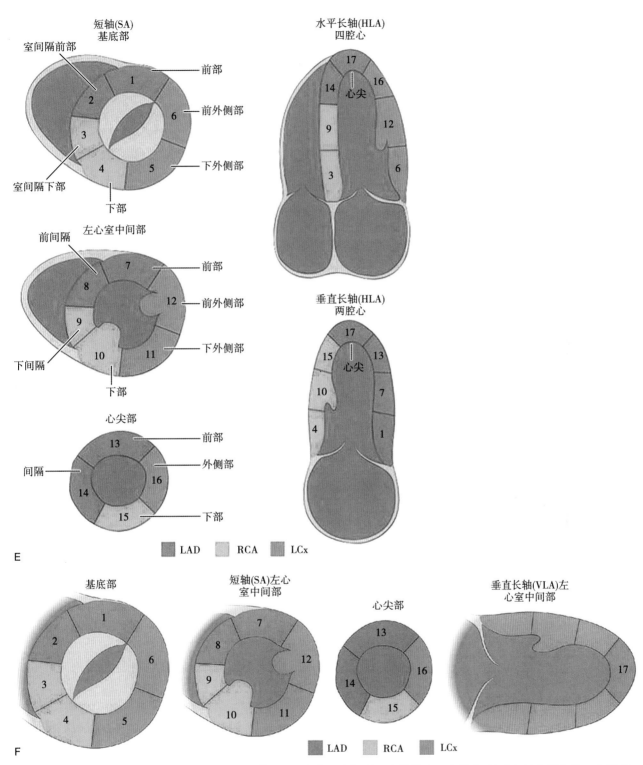

图 3.2(续) （E）二维经胸超声心动图的 17 段模型。心室从基底部到心尖部分为三个部分，然后在每个部分进一步进行轮辐状的分段并赋予名称和数字。基底部范围包括舒张末期的二尖瓣环至乳头肌尖端，中间部为通过乳头肌的层面，余下心腔为尖端的第三部分，自乳头肌末端向远侧延伸；真正的心尖部是单独一个节段。LAD，左前降支；LCx，左旋支；RCA，右冠状动脉。（F）负荷试验的 17 段模型（F from Abbara S，Kalva S. Problem Solving in Cardiovascular Imaging. St. Louis：Elsevier；2012）

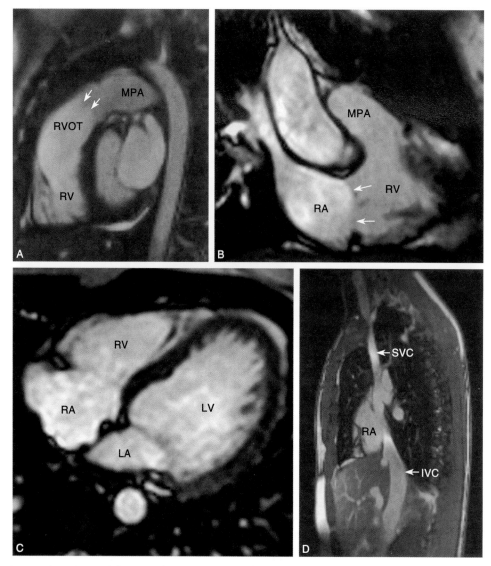

图 3.3　右心腔 MR 成像。(A)右心室(RV)流出道平面 SSFP 显示右心室流出道(RVOT)、肺动脉瓣(箭)和主肺动脉(MPA)。该平面有助于评价 RVOT 狭窄、肺动脉瓣膜异常、肺动脉扩张和狭窄。(B)RV 流入道显示右心房(RA)、三尖瓣(箭)、RV、肺动脉瓣和 MPA。(C)RV 水平长轴位,显示所有四个心腔和前部的 RV 游离壁。LA,左心房;LV,左心室。(D)双腔静脉位显示上腔静脉(SVC)和下腔静脉(IVC)回流入 RA,有助于评价其引流模式和充盈缺损

远侧终止于房室交界的纤维脂肪组织平面。可分为三部分:静脉部分,心耳和前庭。RA 接受来自 SVC 和 IVC、冠状窦(coronary sinus,CS)、心小静脉和心前静脉的脱氧血液。RA 体积比 LA 更大,但壁较薄,约 2mm。RA 的显著特征是存在一个内嵴,称为界嵴(外侧,界沟),将具有光滑内壁的静脉性 RA 与粗糙内壁的心耳相分隔。RA 起自 SVC 开口,延伸至 IVC 开口的前面。窦房结是心脏的起搏点,通常位于界嵴和 SVC 的交界处。最准确地评估心腔偏侧性以确定位置是基于梳状肌与房室交界处的距离。前庭是与三尖瓣环相邻的光滑肌肉环。

RA 中可以通过横轴面成像来评价的其他重要解剖标志,包括三尖瓣峡部和科赫三角,三尖瓣峡部在冠状位上最清晰,代表三尖瓣环和 IVC 之间的区域。该区域是射频消融的良好靶点,因为它有助于维护折返环路。科赫三角代表房室结的解剖位置;它是位于托达罗(Todaro)腱(下腔静脉瓣的纤维性延伸)、TV 间隔小叶和冠状窦口之间的区域。LA 和 RA 的形态学特征详见表 3.1。

右心室

RV 是心脏最前部的心腔。它比 LV 具有更复杂的几何结构和方向。从解剖上来讲,它可分为三部分:①流入道,由 TV、腱索和乳头肌组成;②小梁化的心尖部心肌;③平滑的漏斗-肺动脉圆锥(也称

为 RVOT)。与 LV 相比,RV 壁更薄(3~4mm),但具有明显的肌小梁。RV 另一个明显的特征是在心尖部附近存在自室间隔向游离壁延伸的中等大小的肌束,可以防止心室过度扩张。RV 有三组乳头肌(前、后和间隔),有时甚至更多,它们分别附着在 TV(前、后和间隔)的各小叶上。前乳头肌最大,起源于 RV 的前游离壁。隔侧乳头肌是 RV 变异最大的乳头肌,常与心室壁不能区分。肺动脉来自 RV 的圆锥,位于主动脉的左前方。另一个有助于识别形态学 RV 的特征是,肌性漏斗部分隔三尖瓣和肺动脉瓣,二者间没有纤维连接(图 3.4)。表 3.2 中强调了 LV 和 RV 的形态学特征。

表 3.1　右心房和左心房的形态学特征

右心房	左心房
1. 更大和更多的三角形心耳,与 RA 光滑部分间的连接部较宽	1. 尖状和指状心耳,与 LA 主体间以窄孔相连
2. 突出的界嵴位于心耳和平滑的静脉成分之间	2. 常位于双叶肺的同侧
3. 常位于三叶肺的同侧	
4. 腔静脉-右心房和谐法则:接受 IVC 回流的心腔几乎总是 RA	

注:IVC,下腔静脉;LA,左心房;RA,右心房。

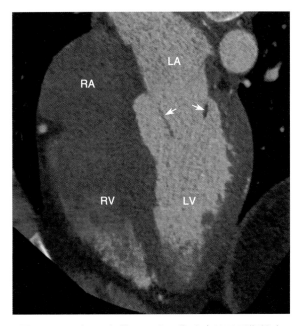

图 3.4　心腔 CT 扫描。四腔心位重建显示了期望中呈现的低密度的右心房(RA)和右心室(RV),而左心房(LA)、左心室(LV)、主动脉和冠状动脉对比增强明显。注意,在这种情况下,二尖瓣瓣膜小叶清晰可见(箭),而三尖瓣小叶可能无法显示

表 3.2　右心室和左心室的形态学特征

右心室	左心室
1. 三尖瓣瓣膜小叶较二尖瓣更锐利	1. 小梁薄而纤细,间隔表面光滑
2. 心腔包括心尖有粗大的肌小梁和中等大小的肌束	2. 乳头肌(通常是两个)只附着在游离壁上
3. 乳头肌(常为三个)附着于游离壁和室间隔	3. 二尖瓣和主动脉瓣之间有纤维性连接
4. 三尖瓣和肺动脉瓣间以漏斗样的肌性结构分隔	

左心房

LA 是位于最后部的心腔,由于 IAS 是倾斜的,它的位置高于 RA。LA 通过 IAS 与 RA 相分隔,IAS 结构菲薄,在 MRI 上可能很难准确评价。具有更高空间分辨率的新型多排螺旋 CT(multidetector computed tomography, MDCT)扫描仪可对 IAS 进行更好的评价,特别当有脂肪堆积时。最重要的是鉴别相对良性的脂肪瘤样增生的 IAS 和其他含脂肪的心脏肿块。IAS 的脂肪瘤样增生常与间隔增厚有关,间隔厚度通常超过 1.5cm,但不累及卵圆窝,从而形成典型的哑铃-沙漏样外观。因为 LA 导管消融术越来越多地用于治疗心房颤动,所以深入了解 LA 及左心耳是很重要的。

心包横窦和主动脉根部位于 LA 的前方,而气管分叉、食管和降主动脉位于包绕 LA 后壁的心包后方。LA 壁是肌性结构,内壁光滑。LA 的壁厚度变异较大,而位于主动脉弓后方的前壁最薄,被认为是无保护区,穿孔的风险更高。因为消融过程中可能会损伤食管,所以电生理学家对 LA 后壁以及食管相对于肺静脉(pulmonary vein, PV)开口的关系会特别关注。LA 有一个手指状的心耳,位于 LA 主体的前外侧,毗邻左上肺静脉(left superior pulmonary vein, LSPV)。解剖学上,LA 主体可分为肺静脉部、间隔部和前庭——与二尖瓣口相邻的部分。

LA 大小的临床意义仍是研究的热门课题。研究证实 LA 增大与急性心肌梗死患者的不良预后相关;随着 LA 体积的增大,老年人群心房颤动的发生率也会增高。在心室收缩期末期测量 LA 的大小,并通过在 MV 及其上部层面手动绘制 LA 的内外轮廓,可以在三维工作站上计算出 LA 的面积和体积。表 3.3 突出显示了 LA 的参考界限。

表 3.3　左心房和右心房面积参考值[a]

面积/cm²	意义
<20	正常
20~30	轻度异常
30~40	中度异常
>40	重度异常

[a] 男女通用。

左心耳

从胚胎学的角度,左心耳(left atrial appendage, LAA)是 LA 的一部分,起源于小梁化的原始 LA,而 LA 起源于肺静脉芽,具有平滑的内壁。LAA 位于 LA 的上外侧部,在胸部 X 线片上构成部分左心缘。LAA 向上紧邻肺动脉主干,向下紧邻位于房室沟和 LV 游离壁的左冠状动脉(left coronary artery, LCA)。通常,LAA 为前上方走行,易形成血栓栓塞。LAA 内部梳状肌的厚度会随着年龄的增长而增加;在超过 90% 的 20 岁以上人群中,其厚度可超过 1mm。断层成像和超声心动图上,这些梳状肌可能被误认为血栓。解剖学上,LAA 可进一步分为口部、颈部和体部。根据其大体形态,分为四种类型:仙人掌型、鸡翅型、风向袋型和菜花型(图 3.5)。总的来说,鸡翅型是最常见的亚型,其血栓栓塞的发生率最低。对 LAA 进行封堵可有效预防血栓栓塞,因此了解各种解剖参数及其变异,对术中定位非常重要。与

LAA 相比,RAA 的口部更宽,呈三角形和金字塔形。在复杂的先天性心脏病患者中,这种形态学差异有助于定位。

肺静脉

通常情况下,有四支 PV,每侧两条,可将肺组织内的氧合血液运送回 LA。了解 PV 的解剖及其变异是非常重要的,因为肺静脉引流的变异可能是症状性的,而且 PV 开口常是导管消融治疗的靶点。大概 60%~70% 的人群,其 PV 及开口部结构是正常的(图 3.6A)。左侧 PV 的变异更常见,最常见的变异是上下 PV 通过一个共同的主干(可短或长;图 3.6B 和 C)引流到 LA。右肺静脉系统的变异不太常见,包括:一支右中副 PV(图 3.6D);两支右中副 PV;一支右中副 PV,和一支右上副 PV(图 3.6E)。

LA 肌层向远侧延续为 PV 壁。心房心肌的延伸长度与心包沿着 PV 的延伸有关。在大多数患者中,LSPV 具有最长的心包内行程(11~13mm),是心房颤动的来源。LSPV 与 LAA 间为心房侧壁褶皱,即左侧嵴、左终末嵴或法华林嵴。当它突出时,易被误认为是血栓或肿块。认识 PV 的异常引流同样重要,因为可能直到成年以后,患者出现进行性呼吸急促时,才会被发现。如果 PV 引流到不是 LA 的任何血管结构,则定义为肺静脉异位引流。如果至少有一支 PV 引流到 LA 中,则称为部分性肺静脉异常连

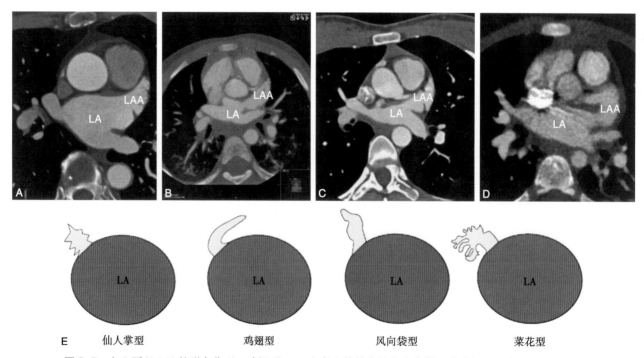

| A | B | C | D |
| E | 仙人掌型 | 鸡翅型 | 风向袋型 | 菜花型 |

图 3.5　左心耳(LAA)的形态分型。鸡翅型 LAA 患者血栓栓塞的发生率低于非鸡翅型患者。LA,左心房

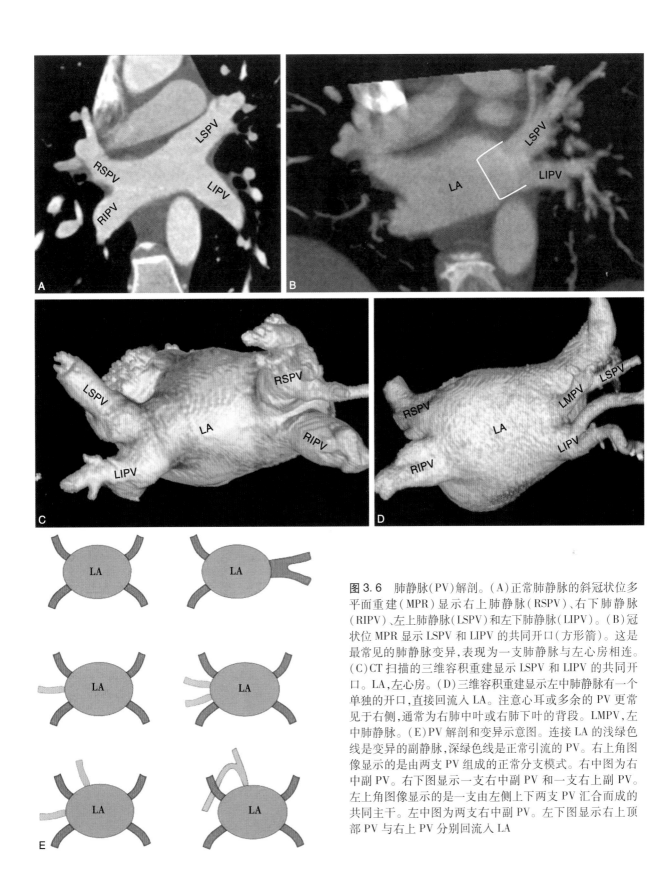

图 3.6　肺静脉（PV）解剖。（A）正常肺静脉的斜冠状位多平面重建（MPR）显示右上肺静脉（RSPV）、右下肺静脉（RIPV）、左上肺静脉（LSPV）和左下肺静脉（LIPV）。（B）冠状位 MPR 显示 LSPV 和 LIPV 的共同开口（方形箭）。这是最常见的肺静脉变异，表现为一支肺静脉与左心房相连。（C）CT 扫描的三维容积重建显示 LSPV 和 LIPV 的共同开口。LA，左心房。（D）三维容积重建显示左中肺静脉有一个单独的开口，直接回流入 LA。注意心耳或多余的 PV 更常见于右侧，通常为右肺中叶或右肺下叶的背段。LMPV，左中肺静脉。（E）PV 解剖和变异示意图。连接 LA 的浅绿色线是变异的副静脉，深绿色线是正常引流的 PV。右上角图像显示的是由两支 PV 组成的正常分支模式。右中图为右中副 PV。右下图显示一支右中副 PV 和一支右上副 PV。左上角图像显示的是一支由左侧上下两支 PV 汇合而成的共同主干。左中图为两支右中副 PV。左下图显示右上顶部 PV 与右上 PV 分别回流入 LA

接,否则称为完全性肺静脉异位引流。在 CT 成像方面,PV 成像可以不使用心电门控,但如果 CT 用于射频消融术前计划,则需要使用心电门控(如有条件可使用低剂量采集),因为它有助于进行心外膜和心腔的精准容积重建。

左心室

LV 是心脏的流出腔室,它将氧合血液泵入体循环。LV 位于 RV 的后部偏左。与 RV 不同,在所有心腔中 LV 的心肌最厚,其内表面为细小的肌小梁,使其具有相对光滑的外观。二尖瓣和主动脉瓣之间的纤维连续性也有助于区分 LV 和 RV。LV 的另一个特征是存在前(外侧)和后(内侧)乳头肌,它们只附着在 LV 的游离壁上。每组乳头肌分别连接来自 MV 两个瓣膜小叶的腱索,可以防止心室收缩期血液反流回 LA。前外侧乳头肌有更丰富的血液供应,来自左前降支(left anterior descending artery,LAD)和左旋支(LCx)的小分支。因为 LCx 和后降支动脉(posterior descending artery,PDA)的血液供应相对较差,后内侧乳头肌更容易坏死。

心脏瓣膜

随着 CT 和 MRI 时间和空间分辨率的提高,心脏瓣膜结构和功能的无创性评价逐渐成为可能。影像学上常评价的瓣膜包括主动脉瓣、二尖瓣、肺动脉瓣和三尖瓣。

三尖瓣

TV 由三个瓣膜小叶组成,分隔 RA 与 RV。TV 由瓣膜小叶、瓣环、联合部、腱索和乳头肌组成。瓣膜小叶分别标记为前瓣、后瓣和隔瓣,并与称为瓣环的纤维环相连接,这三个瓣膜小叶在基底部是连续的,形成了联合部。由于右侧压力较低,TV 的瓣叶通常比 MV 的瓣叶薄。腱索附着在 TV 瓣膜小叶的游离缘并与两组乳头肌相连。TV 的一个显著特征是存在室嵴上,这是一个分隔 TV 与肺动脉瓣的肌嵴(图 3.7)。

肺动脉瓣

肺动脉瓣由三个半月瓣组成,分隔 RVOT 与肺动脉。它的三个尖(或小叶)被标记为右、左和前半月瓣。解剖学上,肺动脉瓣位于主动脉瓣的前上部偏左(图 3.8)。与 TV 间缺乏纤维性连接,这一点有助于区分肺动脉瓣和主动脉瓣。瓣膜小叶的中心部分局灶性增厚,也称为半月瓣结,而边缘较薄,称为半月瓣弧缘。正常情况下,肺动脉瓣的测量值为 $2.0cm^2$ 每平方米体表面积。

二尖瓣

MV 是心脏瓣膜中唯一的双瓣膜,是瓣膜病的常见部位。MV 由两个小叶(前和后)、二尖瓣环、腱索和乳头肌组成。MV 可使血液在舒张期从 LA 流向 LV,并防止收缩期的任何回流。二尖瓣环是 D 形结构,是 MV 瓣膜小叶的附着点。"D"中直的部分是前面,前小叶附着其上。瓣环的前正中部分连接 MV 和心脏的纤维骨架。因为二尖瓣环的前(直)和后(弯曲)部分是不对称的,MV 瓣叶的大小也不相等,较宽的前瓣面积更大,而后瓣较窄,前、后 MV 瓣叶

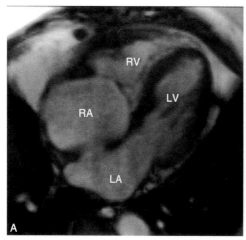
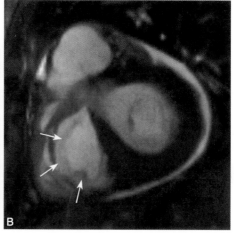

图 3.7　正常三尖瓣(TV)。(A)四腔心位稳态自由进动序列 MR 图像显示 TV 的三叶形态。注意,正常 TV 的间隔小叶连接点通常比二尖瓣的间隔小叶更接近心脏先端(通常在 1cm 内)。(B)短轴位稳态自由进动 MR 图像显示 TV 前、后和间隔瓣(箭)。LA,左心房;LV,左心室;RA,右心房;RV,右心室

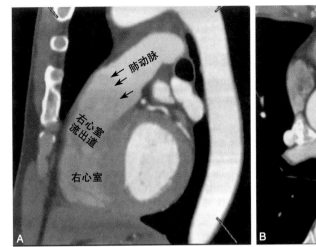
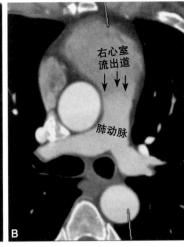
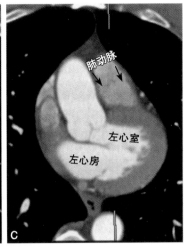

图 3.8　正常二尖瓣。(A)矢状位重建 CT 图像显示肺动脉(箭)分隔右心室流出道(RVOT)与肺动脉(PA)。(B)轴斜位 CT 图像显示肺动脉瓣(箭)。肺动脉瓣水平是肺动脉狭窄最常见的部位,瓣膜呈纤维性穹顶样增厚并相互粘连,收缩期形成鱼嘴样狭窄;瓣膜下和瓣膜上水平是肺动脉狭窄的少见部位。(C)轴位图像上的肺动脉瓣(箭)

可进一步分为三段(扇形)——A1、A2、A3 和 Pl、P2 和 P3(图 3.9)。前瓣和后瓣最靠头侧的扇形部分分别为 A1 和 P1,尾侧的扇形部分分别为 A3 和 P3。MV 瓣膜厚度通常小于 5mm,瓣口面积为 4~5cm^2。瓣膜小叶通过多个腱索附着在乳头肌上。在心室收缩期,这些乳头肌收缩以关闭 MV 瓣膜,可防止瓣膜脱垂和血液反流。后内侧乳头肌的单一血供(前外侧乳头肌为双重血供)使其更容易发生缺血和破裂。

主动脉瓣

主动脉瓣分隔 LVOT 和升主动脉,主动脉瓣环呈特征性的曲线环状。它有三个瓣膜,两个瓣膜连接在一起的部位被称为结合部。主动脉瓣膜在瓣环上呈等距分布,因为主动脉瓣膜是半月形的,所以有时也被称为半月瓣(图 3.10)。在瓣膜小叶的主动脉侧,主动脉根部有三个突出,称为主动脉窦。右主动脉窦位于最前方,正常情况下发出右冠状动脉(right coronary

图 3.9　正常二尖瓣。短轴稳态自由进动 MR 图像显示了正常的二尖瓣前叶和后叶(箭头所示)与纤维环相连的横截面。LVOT,左心室流出道

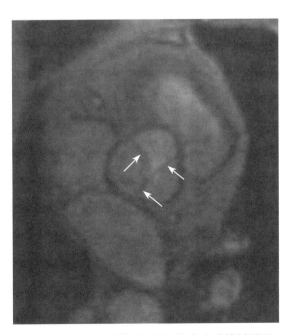

图 3.10　正常主动脉瓣。通过闭合主动脉瓣层面的短轴位稳态自由进动 MR 图像显示,其接合的三个正常瓣尖(箭头,右,左和后冠状瓣尖),形成基于冠状动脉起源的右、左和无冠窦

artery,RCA)。无冠窦位于最后方,顾名思义,冠状动脉通常不是从这个窦中发出的。左主动脉窦发出LCA。右侧分离三尖瓣和肺动脉瓣的是肌性漏斗,与右侧不同的是,主动脉和二尖瓣之间为纤维性连接。

冠状动脉

冠状动脉起源于主动脉窦,并供应心脏的全层(图3.11)。因为冠状动脉走行于室间沟和房室沟的心外膜脂肪内,因此也被称为心外膜动脉。冠状

动脉的分支供应心包内层、心肌和心内膜。RCA和LCA分别起源于右主动脉窦和左主动脉窦。RCA及其分支几乎恒定供应RV。

左冠状动脉

LCA也被称为冠状动脉左主干(left main coronary artery,LMCA)。它起源于左冠状窦,走行于RVOT后方(肺动脉干和LA之间),位于LAA下方(图3.12)。在心外膜脂肪中走行一定距离(通常<

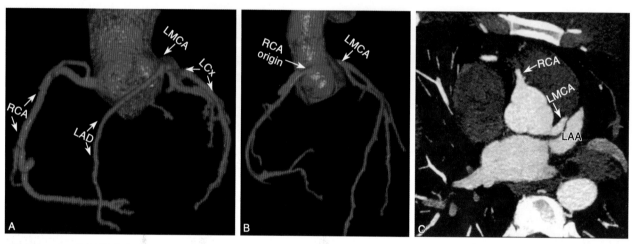

图3.11　正常冠状动脉起源。(A)三维容积重建冠状动脉CT血管造影(CTA)图像显示右冠状动脉(RCA)和左冠状动脉(LCA)(箭)的正常起源、走行、分支和终止。LCx,左旋支;LMCA,左冠状动脉主干。(B)斜位的三维容积重建的CTA图像显示RCA和LCA的起源(箭)。(C)轴位冠状动脉CTA图像显示,RCA和LCA(箭)分别起自主动脉根部的右冠状窦和左冠状窦,没有冠状动脉起源的无冠窦位于房间隔前部。注意,冠状动脉变异分为良性或恶性,这取决于异常起源和位于主、肺动脉之间的行程,后者为恶性走行。LCx起源异常是最常见的良性变异,其次是LMCA和RCA的起源异常;RCA起源于左冠状窦是最常见的恶性变异,而LCA起源于右冠状窦或RCA的死亡率最高。LAA,左心耳

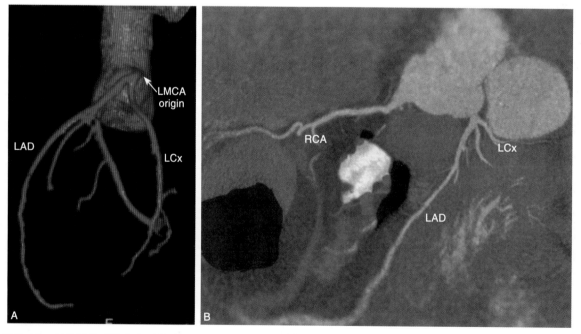

图3.12　正常冠状动脉左主干(LMCA)。(A)三维容积重建CT血管造影图像显示LMCA正常分为左前降支(LAD)和左旋支(LCx)。(B)最大密度投影冠状动脉CT血管造影显示LMCA分出LAD、LCx和中间支。RCA,右冠状动脉

2cm)后,LMCA 通常分出 LAD(图 3.13)和 LCx(图 3.14)。在大约 15% 的人群中,LAD 和 LCx 之间额外出现第三个分支,称为中间支(图 3.15);这支血管可向通常由 LAD 的对角线分支或 LCx 的钝缘支(obtuse marginal branch,OM)供血的区域供血。当其他冠状动脉狭窄程度超过 70% 时为显著狭窄,而在 LMCA 中,任何 50% 或更多的狭窄都被认为是显著的。

右冠状动脉

RCA 来自右主动脉窦(图 3.16)。RCA 走行于肺动脉后方和 RA 下部的右侧房室沟内。在 50% ~ 60% 的病例中,圆锥支是 RCA 的第一个分支,供应 RVOT,并与 LAD 循环(称为 Vieussens 循环)形成吻合。除了起源于 RCA 外,圆锥支在大多数情况下直接起自主动脉。在大约 55% 的病例中,RCA 的下一个分支是窦房结动脉。在其余人群中,窦房结支起自 LCx。顾名思义,窦房结支供应窦房结,窦房结位于界沟的最上端,靠近 SVC 开口处。当 RCA 沿房室沟向心膈面走行时,向 RV 心肌发出分支,其中最粗大的是 RV 缘支或锐缘支。RCA 可分为近段、中段和远段,具体如下:①近段 RCA,RCA 开口处至与锐

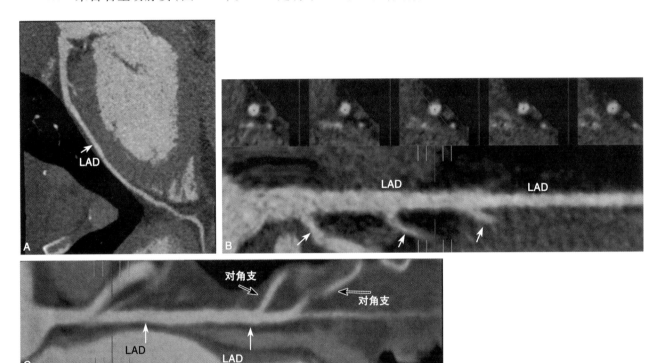

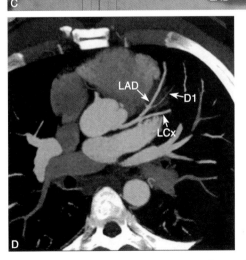

图 3.13 正常左前降支(LAD)。(A)曲面重建显示走行于前室间沟心外膜脂肪内的 LAD 全程。(B)拉直的曲面重建像显示 LAD 的多个正常口径的穿通分支(箭)。(C)拉直的重建图像显示 LAD 两个正常口径的对角支(箭)。评价来自 LAD 的对角支开口非常重要,因为如果没有适当的重建图像,这一段的动脉粥样硬化性病变可能被遗漏。(D)轴位最大密度投影显示起源于正常 LAD 的第一对角支(D1)。注意左旋支(LCx)的正常近段部分

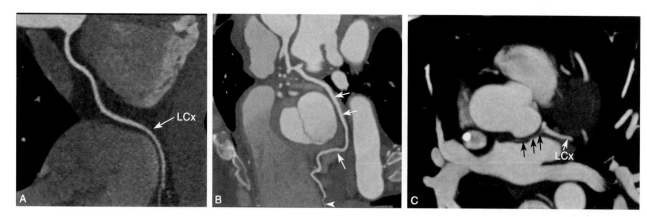

图 3.14　(A)正常左旋支(LCx)。曲面重建显示左房室沟心外膜脂肪中 LCx 的正常行程和口径。(B)曲面重建图像显示左优势系统中,LCx(箭)沿左房室沟向下延伸,并发出后降支(箭头)。而在一般的右优势系统中,LCx 远端口径通常较小,不会发出后降支。(C)轴位最大密度投影图像显示正常口径的窦房结支来自 LCx,并走行于主动脉后区。窦房结动脉可由右冠状动脉或 LCx 发出;在接受左心房手术的患者中,识别窦房结动脉(黑箭)是非常重要的,以避免其损伤

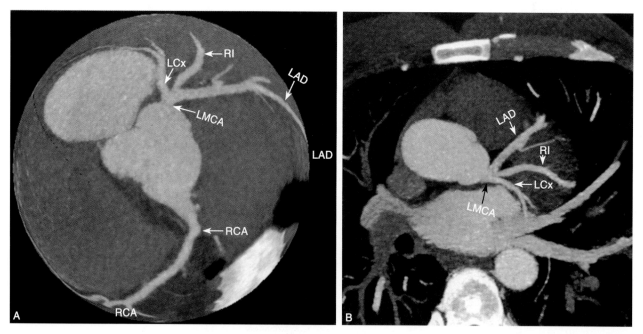

图 3.15　正常的中间支(RI)。全局视图(A)和轴位最大密度投影图像(B)显示来自冠状动脉左主干(LMCA)的 RI 动脉,位于左前降支(LAD)和左旋支(LCx)之间,后者供应左室侧壁。RCA,右冠状动脉

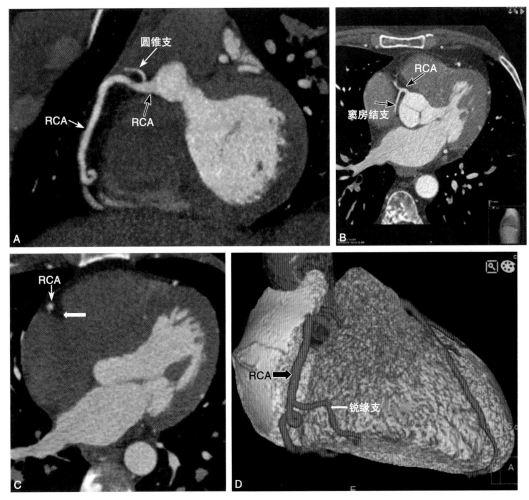

图 3.16　正常右冠状动脉(RCA)。(A)斜冠状位多平面重建显示起源于右主动脉窦的正常 RCA 和圆锥支。(B)轴位重建 CT 血管造影(CTA)图像显示窦房结支起源于 RCA 近端,并向房间隔延伸。(C)轴位 CTA 图像显示右侧房室沟心外膜脂肪内正常走行的 RCA(粗箭)。(D)三维容积重建图像显示来自 RCA 的正常口径锐缘支

缘支间的中点;②中段 RCA,近段 RCA 终点至锐缘支;③远段 RCA,锐缘支到 PDA 起始处。

冠状动脉优势

发出 PDA(图 3.17)和后外侧支(posterolateral branch,PLB)的冠状动脉被标记为优势冠状动脉。在 80% ~ 85% 的病例中,冠状动脉循环为右优势型,即 RCA 发出 PDA 和 PLB,后者供应室间隔、下壁间隔壁和 LV 下部节段。在 15% ~ 20% 的病例中,LCx 发出 PDA 和 PLB,因而冠状动脉循环呈左优势型。

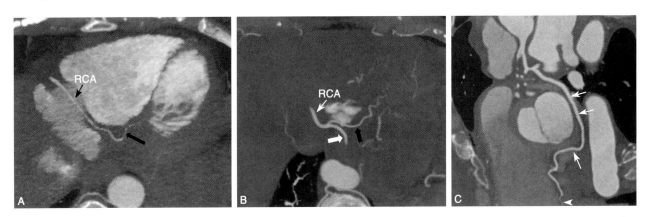

图 3.17　正常后降支(PDA)。(A)轴位最大密度投影重建图像显示在右优势系统中,PDA(粗箭)起源于 RCA。(B)心底层面轴位最大密度投影重建图像显示,在右优势系统中,PDA(黑粗箭)和后侧支(白粗箭)起源于 RCA。(C)曲面重建图像显示在左优势系统中,正常口径的 PDA(箭头)起源于 LCx(箭)

在大约 5% 的情况下,循环为均衡优势型,其中 PDA 来自 RCA,PLB 来自 LCx。罕见情况下,LCx 发育细小,而 RCA 异常发达,同时供应 LCx 供血区。

左前降支

LAD 通常是 LMCA 中较大的分支,位于房室沟前部,沿室间隔走行。LAD 的主要分支是对角支和穿通支。对角支供应 LV 前壁,它们按从近到远的顺序编号,如 D1、D2 和 D3。穿通支供应室间隔的前三分之二,同样从近端到远端依次编号。第一穿通支通常供应房室结和房室束的分支。在慢性 LAD 疾病患者中,可能存在从 RCA 到 LAD 区域的侧支血管,如通过 Vieussens 循环(RCA 的圆锥支和 LAD 的漏斗前动脉之间的吻合)或来自 PDA 的穿通支。LAD 可分为近段、中段和远段,具体如下:①近段 LAD,从 LMCA 末端到第一个较大的穿通支或对角支,以较大者为准;②中段 LAD,近段 LAD 的末端到 LAD 末端一半的距离;③远端 LAD,中段 LAD 末端至 LAD 末端。

左回旋动脉

从 LMCA 中发出的 LCx 走行于左房室沟内,沿途发出分支来供应部分 LA、LV 后及外侧游离壁和前外侧组乳头肌。在大概 40% 的情况下,它向窦房结发出分支,但 LCx 比较恒定的主要分支包括 OM,供应左室侧壁。OM 同样也按从近端到远端的顺序编号,如 OM1、OM2 和 OM3。通常非优势型 LCx 的 OM 分支细小,或者它终止于钝缘支。如果为左优势型,LCx 延续为 PDA 和 PLB。LCx 可分为以下几类:①近段 LCx,从 LMCA 终点到第一钝缘支;②中段 LCx,近端 LCx 终点到第二钝缘支起点;③远段 LCx,LCx 中段的终点至 LCx 末端。

为实现报告的可重复性和交流的标准化,国际心血管 CT 协会的指南中提出了一个用来分割 MDCT 上冠状动脉的 18 段模型。

冠状静脉

了解冠状静脉的解剖是很重要的,因为成像越来越多地被用于规划起搏器和植入型心律转复除颤器的导联放置、电生理学程序、心肌干细胞治疗和逆行停搏。冠状静脉位于心外膜脂肪中,与冠状动脉伴行(图 3.18)。这些静脉将来自心肌的脱氧血液运输到 RA。心脏静脉可分为三个主要亚组:CS 及其分支,心前静脉(引流 RV 前部和右心缘),心最小静脉(从心内膜下直接引流到两侧心室)。

CS 是心脏静脉中恒定的结构,存在于近 100%

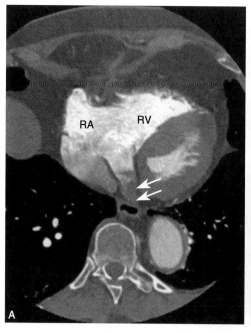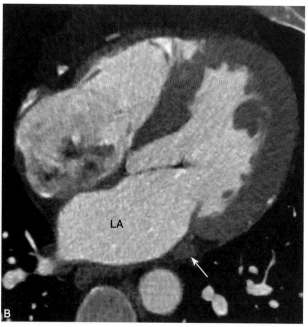

图 3.18　正常心脏静脉。(A)轴位 CT 图像显示正常大小的冠状窦(CS)(箭头)引流到右心房(RA)。不到一半的 RA 患者在 CS 终止时的窦口处可见 Thebesian 瓣膜,可干扰 CS 插管。当在 CS 口近端 3cm 处测量时,CS 扩张大于 11mm 被视为异常。请注意,冠状窦血流动力学显著异常的诊断,如无顶冠状窦、异常肺静脉连接至冠状窦和冠状动脉-冠状窦瘘,在冠状动脉图像采集后约 8s 定时采集,心脏静脉系统显影最佳。RV,右心室。(B)轴位 CT 图像显示,由于图像的动脉相位采集,左房室沟(箭头)中的心脏大静脉未显影。LA,左心房

的人群中。该 CS 位于心脏内表面,在左房室沟内,并回流到 RA,毗邻 IVC 开口。在大多数情况下,冠状窦口有冠状窦瓣,纤薄且有孔。在大约 15% 的情况下,瓣膜也可能是无孔的,或肌性、纤维肌性的;这些通常与在不同情形下 CS 插管的难度有关。CS 的主要分支包括前室间静脉,心大静脉(great cardiac vein,GCV),左缘静脉(left marginal vein,LMV)和左室后静脉(posterior vein of left ventricle,PVLV),以及心中静脉。前室间静脉与 LAD 伴行,并在左前侧房室沟内延续为 GCV 与 LCx 伴行。GCV 继续走行于左房室沟中,然后回流入 CS。Marshall LA 斜静脉是 CS 和 GCV 间的外部边界标志,而 Vieussens 瓣是内部边界的标志。LA 斜静脉位于 LA 的后部,在一个叫为 Marshall 韧带的褶皱内。Marshall 韧带是左 SVC 的发育残余。LMV 与 LCx 的钝缘支伴行,引流 LV 侧壁,终止于 CS。LMV 通常是多支的,且可能引流入 GCV。PVLV 引流 LV 侧壁和膈肌表面,终止于 CS(在大多数情况下)。LMV 和 PVLV 解剖结构变异较大,因为这些静脉是常见的放置起搏器导线的靶点,因此了解这些变异非常重要。心中静脉,即后室间静脉,与 PDA 伴行,可将脱氧血液从 LV 和 RV 后部引流到 CS。

心包

　　心包是位于胸部中纵隔包裹心脏的一层薄膜,将心脏与外部结构(胸骨和膈肌)相固定;它还包裹心腔和主要的大血管,包括两部分:外部的纤维心包和双层的浆膜腔(分内外两层)(图 3.19)。纤维心包是结缔组织层,向前与胸骨相连,向上与大血管外膜相延续,向下延续为膈肌中心腱。纤维心包下即为浆膜心包的外层,在一些文本中,这些结构统称为心包。影像上测量其总的厚度约为 2mm。如心包厚度超过 3mm,即为心包增厚。心腔表面的浆膜心包内层(也叫心包脏层或心外膜)紧密贴附于心外膜、大血管和腔静脉。心包脏层和壁层之间存在一个潜在的腔隙,可容纳 15~50mL 液体。由于纤维心包是心包内的相对不可延展层,当出现心包内急性积液、积血、积气和积脓时,可导致心腔受压——心脏压塞。

　　心包脏层包绕两组血管:主动脉和肺动脉干为一组,SVC、IVC 和 PV 为另一组。心包返折形成不同的窦和凹。心包横窦是心包脏层包绕的两个血管之间的腔隙,位于主动脉和肺动脉干后方,LA 上方。心包斜窦位于心包横窦下方,这个盲管状结构位于

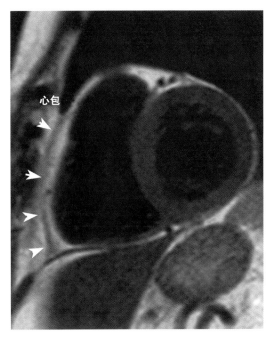

图 3.19　正常心包。短轴位黑血 MR 图像显示正常线样、1~2mm 无增厚的心包。注意,厚度超过 4mm 即为心包异常增厚

LA 后方和 LSPV 中后部。心包横窦进一步分为主动脉上、下窦和肺动脉左、右窦。主动脉上窦是横窦向上延伸形成,占据大部分主动脉后方区域。该区域存在液体时易被误认为主动脉壁内血肿或伴血栓形成的主动脉夹层。有时,该窦可向上延伸至气管旁区域,此时窦内液体易误为支气管囊肿或肿大淋巴结。主动脉下窦位于升主动脉和 SVC 或 RA 的下部。肺动脉左、右窦是心包横窦向两侧延伸形成的,分别与 RPA 和 LPA 关系紧密。下腔静脉窦是固有心包的憩室,位于 SVC 与 RA 相连处一侧。这些潜在腔隙存在的少量生理性液体易被误认为肿大淋巴结,因此了解这些心包窦是非常重要的。

胸主动脉

　　胸主动脉是人体内最大的动脉,起源于 LV,走行于胸腹部。主动脉分为四部分:主动脉根部、升主动脉、主动脉弓和降主动脉(图 3.20)。主动脉根部由三个部分组成:瓣环、主动脉窦以及主动脉瓣与升主动脉连接处。主动脉瓣上方三个局部膨出的结构为主动脉窦:左冠状窦、右冠状窦和无冠窦。冠状动脉起源于左、右冠状窦。冠状动脉窦向上逐渐变浅,在主动脉瓣与升主动脉连接处并入升主动脉。升主动脉起自主动脉瓣与升主动脉连接处,止于头臂动脉开口。主动脉弓起自头臂动脉开口,止于左锁骨下动脉开口,主动脉弓进一步分近侧和远侧部,近侧

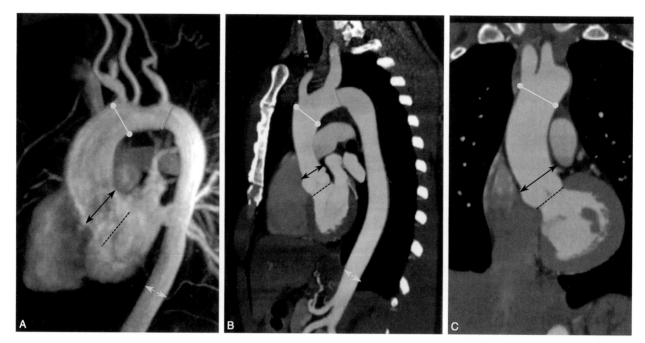

图 3.20　正常胸主动脉。(A)矢状位最大密度投影 MR 重建图像显示胸主动脉全长,包括主动脉根部(虚线与双箭头黑线间)、升主动脉(双箭头黑线与黄线间)、主动脉弓(黄线与蓝线间)、主动脉峡部和降主动脉(蓝线与虚线双箭头黄线间)。(B)矢状位 CT 重建图像也可显示胸主动脉全程,标示同 A 图。(C)冠状位 CT 重建图像显示主动脉根部(虚线与双箭头黑线间)、主动脉瓣-升主动脉连接部(双箭头黑线)和升主动脉(双箭头黑线与黄线间)

部为头臂动脉开口到左颈总动脉开口处,远侧部为左颈总动脉开口到左锁骨下动脉开口。主动脉峡部位于左锁骨下动脉起始部远侧动脉韧带处。降主动脉起自动脉韧带,向下延伸至膈肌主动脉裂孔处。

　　CT 和 MRI 可对胸主动脉进行评价和测量。双斜位短轴投影上可测量胸主动脉(图 3.21),直径为一侧管壁到对侧管壁的距离。最大密度投影图像不

能用于测量大小。使用心电门控 CT 扫描,可准确测量主动脉根部和升主动脉大小,前瞻性心电门控可有效减少辐射剂量。MRI 多个序列可用于主动脉测量,如 3D 对比增强磁共振血管成像(contrast-enhanced MR angiography, CEMRA)、非增强导航和心电门控 3D-稳态自由进动(steady-state free procession, SSFP)、2D 黑血 T_2WI 图像等。研究发现,其中

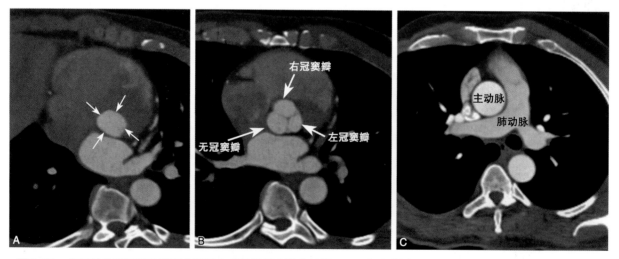

图 3.21　在短轴位图像标准平面上测量主动脉根部和胸主动脉。(A)主动脉瓣环(箭)。此平面对于经导管主动脉瓣置换术前的瓣膜测量至关重要。在这个平面上,可测量短径、长径、周长和面积。(B)主动脉根部主动脉窦。从结合部到对侧窦进行三次测量。该平面用于评价马方综合征患者的主动脉环扩张症及主动脉瘤。(C)在右肺动脉水平的降主动脉中部测量升主动脉及降主动脉直径

3D 导航-门控 SSFP 序列得到的结果最优:操作简单、图像边缘轮廓清晰且观察者间一致性较好。3D CEMRA 由于没有心电门控,图像边缘锐利度差。在 3D SSFP 和 3D CEMRA 的测量值偏大,而 T_2WI 黑血图像的测量值最小。

胸主动脉的测量值和测量技术存在很大的差异,直径大小也受到多种因素的影响。一项研究在分析了各种因素后发现,主动脉直径与患者年龄、性别、降主动脉和肺动脉直径之间存在显著的线性相关性,而与体表面积、心室体积和胸部直径之间无显著相关性。正常主动脉环在冠状面上的测量值约为 (26.3 ± 2.8) mm,在矢状面上的测量值约为 (23.5 ± 2.7) mm,收缩和舒张期间没有明显变化。正常主动脉根部和升主动脉的测量值分别为女性 3.6cm 和男性 3.8cm。主动脉根部直径可以测量冠状窦到对侧接合部的距离,也可以测量两冠状窦间的距离。研究证实,在舒张期 SSFP 序列 MRI 图像上测量的冠状窦值偏小 $2\sim3$ mm,但与年龄、体表面积以及超声心动图和 Framingham 研究中的测量值具有更好的相关性。通常,取冠状窦三次测量的平均值,如存在根部形态不对称,则三个测量值都要取。婴幼儿时,主动脉弓和峡部节段长度不应超过 5mm,主动脉弓近段、主动脉弓远段和峡部的直径至少分别为升主动脉直径的 60%、50% 和 40%。降主动脉近端宽度超过 2.6cm 即为增宽,降主动脉远端宽度超过 2.4cm 即为增宽。简单来说,升主动脉超过 4cm 和降主动脉超过 3cm 即为增宽。升主动脉超过 5cm 和降主动脉超过 4cm 可诊断主动脉瘤。对于儿童,可使用 z 评分来诊断主动脉扩张和主动脉瘤。z 评分代表评价主动脉直径的标准差,并调整了患者的年龄和体表面积。正常胸主动脉壁厚度为 $1\sim2$ mm。

胸主动脉分支为成对分支(图 3.22),包括支气管动脉、食管动脉、心包动脉、纵隔动脉、肋间动脉、肋下动脉和膈上动脉分支。动脉导管是正常连接降主动脉近端(紧邻左锁骨下动脉开口远端)和 LPA 近端(与 MPA 的结合部)的结构。动脉导管常在出生后 $18\sim24$ h 完成功能性闭合,并在 1 月龄时完成结构闭合。每 2 000 名儿童中,有 1 例出生 1 个月后动

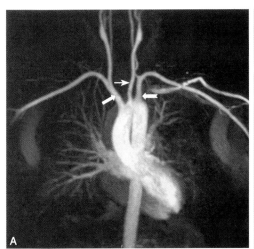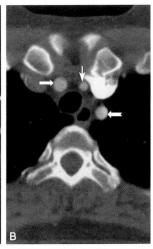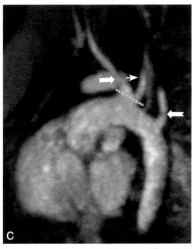

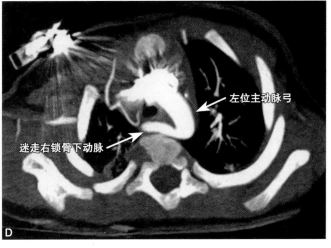

图 3.22　主动脉弓分叉模式。(A)最大密度投影(MIP)重建 MR 图像显示正常的三支血管分叉模式,第一支为右头臂动脉(左侧粗箭),向后依次是左颈总动脉(中间细箭)和左锁骨下动脉(右侧缺口粗箭)。(B)轴位 CT 图像显示主动脉弓以上层面正常三支血管,标示同 A 图。(C)斜矢状位 MIP 重建 MR 图像显示牛型主动脉弓,包括右头臂动脉(左侧粗箭)和左颈总动脉(细箭)的共干(黑色虚线),偶可见左侧椎动脉起源于共干与左锁骨下动脉(右侧缺口粗箭)之间的主动脉弓。(D)斜轴位 MIP 重建 CT 血管造影图像显示左位主动脉弓伴迷走右锁骨下动脉,起源于主动脉弓最后一个分支,这是最常见的一种变异。患者常无症状,若血管压迫食管后壁可引起吞咽困难。迷走动脉起始部的 Kommerell 憩室增加了手术干预的可能性

左位主动脉弓

迷走右锁骨下动脉

脉导管未闭持续存在。

弓上血管

正常人的主动脉弓位于左侧。最常见的模式（发生率约70%）是分出三个分支:右头臂动脉、左颈总动脉、左锁骨下动脉。随后右头臂动脉分为右颈总动脉和右锁骨下动脉。这些分支血管的起源存在多种变异。最常见的变异是牛型主动脉弓（约13%），右头臂动脉和左颈总动脉共同起源于主动脉弓,这在非裔美国人中更为普遍,发生率为25%,而在白人为8%。另一个变异是双颈动脉干:左颈总动脉起源于头臂动脉近端1~2.5cm,有些学者也称之为牛型主动脉弓;发生率约9%,在非裔美国人中的发生率（10%）同样比白人（5%）更高。牛型主动脉弓这个词使用并不恰当,因为这两种模式在牛身上并不存在。牛的主动脉弓是发出单一的头臂干,随后分叉形成两支锁骨下动脉和单一的双颈动脉主干。另一个常见的变异是左侧椎动脉直接起源于左颈总动脉和左锁骨下动脉之间的主动脉弓,见于1%~3%的人群。甲状腺最下动脉也可能起源于头臂动脉和左颈总动脉之间的主动脉弓。罕见情况下,右锁骨下动脉和右颈总动脉可能分别起源于主动脉弓。

还有几种由主动脉弓发育异常引起的先天性异常。伴有迷走右锁骨下动脉的左位主动脉弓,弓上

第一分支是右颈总动脉,第二支是左颈总动脉,第三支是左锁骨下动脉。迷走右锁骨下动脉是起源于主动脉弓的最后一个分支,走行于食管后方到达右侧。其他异常包括双主动脉弓,左侧及右侧主动脉弓,右侧主动脉弓发出右颈总动脉和右锁骨下动脉,左侧主动脉弓发出左颈总动脉和左锁骨下动脉。右位主动脉弓可呈现镜像的血管分支模式,其中第一支是左头臂动脉,向后依次是右颈总动脉和右锁骨下动脉。左头臂动脉分为左锁骨下动脉和左颈总动脉。伴有异常迷走左锁骨下动脉的右位主动脉弓中,第一个分支是左颈总动脉,然后是右颈总动脉和右锁骨下动脉;左锁骨下动脉是最后起源的分支,并在食管后面延伸至左侧。这是伴异常迷走右锁骨下动脉的左位主动脉弓的镜像图像。

肺动脉

肺循环可以将脱氧血液从右心运输到肺组织。MPA起源于RV,在心包内向上后方走行。MPA在T5水平分为RPA和LPA（图3.23）。RPA比LPA更长,穿过纵隔位于右主支气管后下方,随后分为上、下（叶间）干。上干供应右肺上叶,叶间干供应右肺中下叶。LPA是MPA的延续,位于左主支气管的前上方,分为左上和左叶间动脉。两侧肺动脉叶的分支进一步分出段和亚段分支,分别与段及亚段支气管伴行,段的动脉分支以伴行的支气管肺段命名。

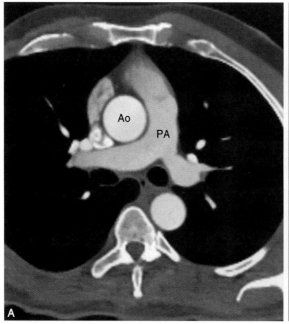
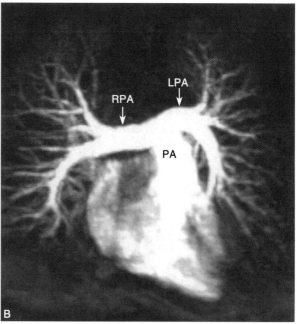

图3.23　正常肺动脉。（A）轴位重建CT图像显示正常大小的主肺动脉（PA）发出右肺动脉（RPA）和左肺动脉（LPA）。注意,主肺动脉直径超过3cm或超过同一水平升主动脉（Ao）大小,是肺动脉高压较具特异性和敏感性的征象。（B）冠状位最大密度投影重建MR血管造影图像显示正常大小的主肺动脉发出左右肺动脉和周围分支

在 CT 和 MRI 上,正常肺动脉的直径小于 28mm。肺动脉直径大于 29mm(男性)和 27mm(女性)被认为是增宽。肺动脉增宽的另一个征象是同一层面上 MPA 与升主动脉的比值超过 0.9。

目前肺动脉的最佳测量方法还不统一。如果 MPA 是直的,MPA 轴向径线的测量可沿着升主动脉中心线的延长线进行,并且这条线在肺动脉分叉部垂直于 MPA 长轴。如果 MPA 不直,则可以测量轴位层面 MPA 分叉水平的最大短轴。其他测量方法还包括在矢状位上测量 MPA 的最大短径以及沿着升主动脉中心到 LPA 开口的连线进行短轴的测量。

支气管动脉

支气管动脉仅向肺组织供应很小一部分血液,占整个心输出量的 1%。它们同时还供应气管、气道、支气管血管束、神经、支持结构、局域淋巴结、胸膜、食管、主动脉滋养血管和肺静脉,支气管动脉和肺动脉间在毛细血管水平存在吻合。

正常支气管动脉(常位的)起源于 $T_5 \sim T_6$ 水平的降主动脉(图 3.24),有四种正常分支模式。

- 1 型(40.6%):左侧两支支气管动脉,右侧一支肋间支气管动脉干(intercostobronchial trunk,LCBT)
- 2 型(21%):左侧一支支气管动脉,右侧一支 LCBT
- 3 型(20%):左侧两支支气管动脉,右侧两支动脉(一支 LCBT,一支支气管动脉)
- 4 型(9.7%):左侧一支支气管动脉,右侧两支支气管动脉

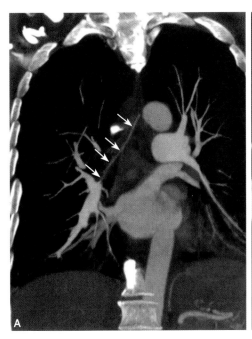
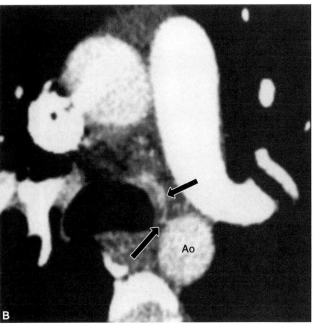

图 3.24　正常支气管动脉。(A)冠状位 CT 最大密度投影图像显示一支起源于降主动脉的正常大小的右肋间支气管动脉干(箭)。(B)轴位 CT 图像显示气管隆嵴水平一支小的支气管动脉(箭)起源于降主动脉(Ao)中部。支气管动脉大小超过 4mm 即为增粗

左侧支气管动脉通常起自降主动脉前壁并向左肺门延伸。在右侧,LCBT 起源于胸主动脉右侧壁中后部并向头侧延伸,分出肋间动脉和右侧支气管动脉,随后转向头侧到达右主支气管。

当支气管动脉起源于降主动脉的不典型节段或主动脉分支时,称之为异位或迷走。支气管动脉起源最常见的异位点是主动脉弓的凹陷处(74%)、锁骨下动脉同侧或对侧(10.5%)、降主动脉(8.5%)、头臂干同侧(2%)、内乳动脉同侧(2.5%)和甲状颈干同侧(2.5%)。

上腔静脉

上腔静脉可将身体上半部的脱氧血液运输到 RA。SVC 由左右头臂静脉在第一肋软骨水平汇合而成(图 3.25)。头臂静脉由颈内静脉和锁骨下静脉汇合而成。SVC 向下及前内侧延伸,在第三肋软骨水平进入 RA。SVC 长 5~7cm,下半部分位于心包内。奇静脉、心包和纵隔的小静脉回流入 SVC。

永存左 SVC(图 3.26)见于 0.3% ~0.5% 的人群,在大多数(80% ~90%)有永存左 SVC 的人群中,

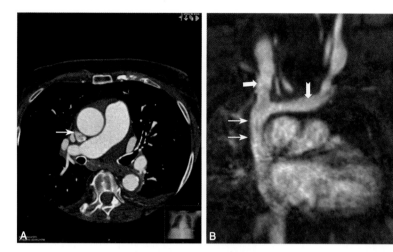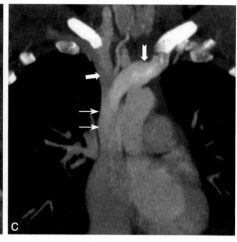

图 3.25　正常右侧上腔静脉(SVC)。(A)轴位 CT 图像显示正常 SVC(箭)管腔中心混合密度伪影,来自奇静脉的低密度血液易误为充盈缺损。(B)冠状位 MR 血管造影重建图像。(C)冠状位重建 CT 静脉造影图像显示正常 SVC(细箭)由右头臂静脉(左侧白箭)和左头臂静脉(右侧缺口粗箭)汇合而成,并回流入 RA

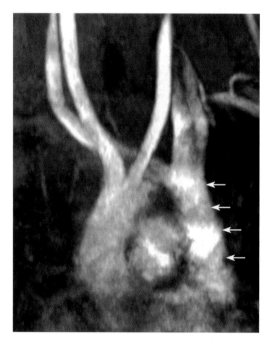

图 3.26　左上腔静脉(SVC)。冠状位 MR 血管造影图像显示左 SVC(箭)位于主动脉弓一侧向下穿行,经过扩张的冠状窦(未显示)引流入右心房。右 SVC 缺如。注意,永存 SVC 可对心脏起搏器、植入型心律转复除颤器导联、Swan-Ganz 导管置入造成困难。而在胸部 X 线片上,左 SVC 中心静脉置管可误为主动脉、纵隔或胸膜占位

右 SVC 同时存在,形成双 SVC,它们是由永存左、右前主静脉形成的(图 3.27)。在 35% 的人群中,左、右永存 SVC 间有桥静脉相连。在 10% 左 SVC 的患者中,右前主静脉退化,导致右 SVC 缺如。左 SVC 引流入 CS(占 80%)和 LA(占 20%)。双侧 SVC 缺如罕见。右 SVC 偶可引流入 LA 或双侧心房(van Praagh 分类)。左侧无名静脉向后下走行至主动脉

弓(而不是向前上走行),并在头臂静脉下方与 SVC 相连。在 80% 的病例中,这通常与 RVOT 有关。食管左后侧无名静脉和重复左无名静脉也有报道。

奇静脉、半奇静脉和副半奇静脉系统

奇静脉系统为胸腹部大部分区域提供静脉引流途径。在后胸部有成对的椎旁静脉系统。大约在 T_{12} 椎体水平,右侧腰升静脉和肋下静脉汇合形成奇静脉(图 3.28)。其他汇入该系统的静脉包括肋间静脉、椎静脉丛、食管静脉、心包静脉、气管静脉、支气管静脉和右膈上静脉。它经主动脉裂孔进入胸腔并沿胸椎前侧面向上走行,约在 $T_5 \sim T_6$ 水平,即右主支气管上方的奇静脉弓向前汇入 SVC。偶尔,奇静脉可表现为一种变异形态并汇入右头臂静脉、右锁骨下静脉、心包内 SVC 或 RA。当右后主静脉,即奇静脉的胚胎学前体,不能穿过右肺上叶,而卷入肺膜内时,常伴发肺动脉的形态学异常。这种卷入导致形成所谓的奇叶,可见于约 1% 的患者的右肺上内侧。

半奇静脉(图 3.29)与奇静脉类似,但位于左侧椎旁区域。半奇静脉起源于左侧腰升静脉与左侧肋下静脉汇合处,接收左肾静脉和 IVC 的分支。半奇静脉沿椎体左前侧向上走行,在 $T_8 \sim T_9$ 水平,穿过降主动脉背侧在奇静脉弓水平下方汇入奇静脉。从这一点,一支副半奇静脉可沿左侧椎旁向头侧延伸并在不同水平汇入奇静脉。

肋间静脉和纵隔分支引流入奇静脉,半奇静脉和副半奇静脉系统。右肋间上静脉引流奇静脉弓近侧的右第 2~4 肋间静脉。在约 75% 的患者中,左肋间上静脉引流左第 2~4 肋间区域并与副半奇静

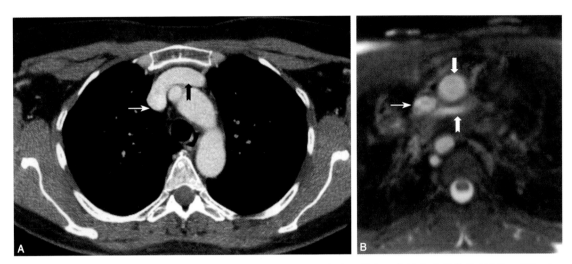

图 3.27　头臂静脉。(A)主动脉弓水平轴位 CT 图像显示主动脉弓前方正常的左头臂静脉(黑缺口箭),它与右头臂静脉汇合为上腔静脉(SVC;细白箭)。(B)降主动脉远侧水平轴位 MR 血管造影图像显示主动脉后左头臂-无名静脉(底部缺口箭),走行于主动脉后方(顶部粗箭)形成 SVC(左侧细箭)。注意右肺上叶不张形成的异常强化

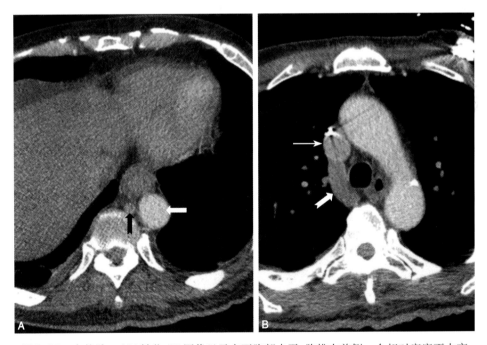

图 3.28　奇静脉。(A)轴位 CT 图像显示在下胸部水平,胸椎右前侧一个相对密度不太高的正常大小的奇静脉(黑缺口箭)和高密度的降主动脉(白粗箭)。(B)轴位 CT 图像显示在气管隆嵴上方高密度的正常大小的奇静脉弓(缺口箭),汇入上腔静脉(细箭)远端的后面

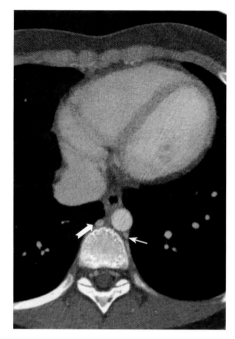

图3.29　半奇静脉。轴位 CT 图像显示在下胸部水平,胸椎前缘左侧的半奇静脉(细箭)和位于胸椎右前侧的奇静脉(粗缺口箭)

系统相连,其前方紧邻主动脉弓左侧边缘并回流入左头臂静脉,因而在胸部平片上形成"主动脉乳头征"。左右肋间最上静脉引流第一肋间区域并汇入头臂静脉,它们还可能与相应的肋间上静脉相连。

■ 总结

本章回顾了在传统 X 线、CT 和 MRI 上心脏和大血管的正常解剖和变异。

参考书目

Abbara S, Cury RC, Nieman K, et al. Noninvasive evaluation of cardiac veins with 16-MDCT angiography. *AJR Am J Roentgenol.* 2005;185:1001–1006.

Agarwal PP, Chugtai A, Matzinger FRK, et al. Multidetector CT of thoracic aortic aneurysms. *Radiographics.* 2009;29:537–552.

Baron MG. The cardiac silhouette. *J Thorac Imaging.* 2000;15:230–242.

Beinart R, Boyko V, Schwammenthal E, et al. Long-term prognostic significance of left atrial volume in acute myocardial infarction. *J Am Coll Cardiol.* 2004;44:327–334.

Bennett CJ, Maleszewski JJ, Araoz PA. CT and MR imaging of the aortic valve: radiologic-pathologic correlation. *Radiographics.* 2012;32:1399–1420.

Bogaert J, Francone M. Pericardial disease: value of CT and MR imaging. *Radiology.* 2013;267:340–356.

Cabrera JA, Saremi F, Sánchez-Quintana D. Left atrial appendage: anatomy and imaging landmarks pertinent to percutaneous transcatheter occlusion. *Heart.* 2014;100:1636–1650.

Cauldwell EW, Siekert RG, Lininger RE, et al. The bronchial arteries: an anatomic study of 105 human cadavers. *Surg Gynecol Obstet.* 1948;86:395–412.

Cerqueira MD, Weissman NJ, Dilsizian V, et al. Standardized myocardial segmentation and nomenclature for tomographic imaging of the heart. A statement for healthcare professionals from the Cardiac Imaging Committee of the Council on Clinical Cardiology of the American Heart Association. *Int J Cardiovasc Imaging.* 2002;18:539–542.

Chen JJ, Manning MA, Frazier AA, Jeudy J, White CS. CT angiography of the cardiac valves: normal, diseased, and postoperative appearances. *Radiographics.* 2009;29:1393–1412.

Dasler EH, Anson BJ. Surgical anatomy of the subclavian artery and its branches. *Surg Gynecol Obstetrics.* 1959;108:149–174.

Demos TC, Posniak HV, Pierce KL, et al. Venous anomalies of the thorax. *AJR Am J Roentgenol.* 2004;182:1139–1150.

Di Biase L, Santangeli P, Anselmino M, et al. Does the left atrial appendage morphology correlate with the risk of stroke in patients with atrial fibrillation? Results from a multicenter study. *J Am Coll Cardiol.* 2012;60:531–538.

Etesami M, Ashwath R, Kanne J, et al. Computed tomography in the evaluation of vascular rings and slings. *Insights Imaging.* 2014;5(4):507–521.

Faletra FF, Muzzarelli S, Dequarti MC, Murzilli R, Bellu R, Ho SY. Imaging-based right-atrial anatomy by computed tomography, magnetic resonance imaging, and three-dimensional transoesophageal echocardiography: correlations with anatomic specimens. *Eur Heart J Cardiovasc Imaging.* 2013;14:1123–1131.

Freman LA, Young PM, Foley TA, et al. CT and MRI assessment of the aortic root and ascending aorta. *AJR Am J Roentgenol.* 2013;200:W581–W592.

Galea N, Carbone I, Cannata D, et al. Right ventricular cardiovascular magnetic resonance imaging: normal anatomy and spectrum of pathological findings. *Insights Imaging.* 2013;4:213–223.

Goo HW, Park IS, Ko JK, et al. CT of congenital heart disease: normal anatomy and typical pathologic conditions. *Radiographics.* 2003;23(Spec No):S147–S165.

Gopalan D. Right heart on multidetector CT. *Br J Radiol.* 2011;84(Spec 3):S306–S323.

Gupta S, Plein S, Greenwood JP. The coumadin ridge: an important example of a left atrial pseudotumour demonstrated by cardiovascular magnetic resonance imaging. *J Radiol Case Rep.* 2009;3:1–5.

Ho SY. Anatomy of the mitral valve. *Heart.* 2002;88(suppl 4):iv5–iv10.

Ho SY, Cabrera JA, Sanchez-Quintana D. Left atrial anatomy revisited. *Circ Arrhythm Electrophysiol.* 2012;5:220–228.

Hoey ET, Ganeshan A. Multi-detector CT angiography of the aortic valve-part 1: anatomy, technique and systematic approach to interpretation. *Quant Imaging Med Surg.* 2014;4:265–272.

Kanmanthareddy A, Reddy YM, Vallakati A, et al. Embryology and anatomy of the left atrial appendage: why does thrombus form? *Interventional Cardiol Clin.* 2014;3:191–202.

Kimura-Hayama ET, Melendez C, Mendizabal AL, et al. Uncommon congenital and acquired aortic diseases: role of multidetector CT angiography. *Radiographics.* 2010;30:79–98.

Kini S, Bis KG, Weaver L. Normal and variant coronary arterial and venous anatomy on high-resolution CT angiography. *AJR Am J Roentgenol.* 2007;188:1665–1674.

Kulkarni S, Jain S, Kasar P, et al. Retroaortic left innominate vein: incidence, association with congenital heart defects, embryology, and clinical significance. *Ann Pediatr Cardiol.* 2008;1(2):131–141.

Lacomis JM, Goitein O, Deible C, Schwartzman D. CT of the pulmonary veins. *J Thorac Imaging.* 2007;22:63–76.

Lacomis JM, Wigginton W, Fuhrman C, Schwartzman D, Armfield DR, Pealer KM. Multi-detector row CT of the left atrium and pulmonary veins before radio-frequency catheter ablation for atrial fibrillation. *Radiographics.* 2003;23(Spec No):S35–S48, discussion S48–S50.

Lang RM, Bierig M, Devereux RB, et al. Recommendations for chamber quantification: a report from the American Society of Echocardiography's Guidelines and Standards Committee and the Chamber Quantification Writing Group, developed in conjunction with the European Association of Echocardiography, a branch of the European Society of Cardiology. *J Am Soc Echocardiogr.* 2005;18:1440–1463.

Layton KF, Kallmes DF, Cloft HJ, et al. Bovine aortic arch variant in humans. Clarification of a common misnomer. *AJNR Am J Neuroradiol.* 2006;27:1541–1542.

Lipton MJ, Boxt LM. How to approach cardiac diagnosis from the chest radiograph. *Radiol Clin North Am.* 2004;42:487–495, v.

Litmanovich D, Bankier AA, Cantin I, et al. CT and MRI in diseases of the aorta. *AJR Am J Roentgenol.* 2009;193(4):928–940.

Mao SS, Ahmadi N, Shah B, et al. Normal thoracic aorta diameter on cardiac computed tomography in healthy asymptomatic adults: impact of age and gender. *Acad Radiol.* 2008;15:827–834.

Ming Z, Ajmin S, Rui H. Evaluation of anomalous retroesophageal left brachiocephalic vein in Chinese children using multidetector CT. *Pediatr Radiol.* 2009;39(4):343–347.

Morris MF, Maleszewski JJ, Suri RM, et al. CT and MR imaging of the mitral valve: radiologic-pathologic correlation. *Radiographics.* 2010;30:1603–1620.

Muhammed A, Oshmyansky A, Hassoun PM, et al. Pulmonary artery measurements in pulmonary hypertension. The role of computed tomography. *J Thoracic Imaging.* 2013;28(2):96–103.

Nadra N, Dawson D, Schmitz SA, Punjabi PP, Nihoyannopoulos P. Lipomatous hypertrophy of the interatrial septum: a commonly misdiagnosed mass often leading to unnecessary cardiac surgery. *Heart.* 2004;90:e66.

Nagpal P, Khandelwal A, Saboo SS, Bathla G, Steigner ML, Rybicki FJ. Modern imaging techniques: applications in the management of acute aortic pathologies. *Postgrad Med J.* 2015;91:449–462.

Navaratnam V. Design of heart valves: a review. *Clin Anatomy.* 1993;6:327–332.

O'Brien JP, Srichai MB, Hecht EM, Kim DC, Jacobs JE. Anatomy of the heart at multidetector CT: what the radiologist needs to know. *Radiographics.* 2007;27:1569–1582.

Pappone C, Oral H, Santinelli V, et al. Atrio-esophageal fistula as a complication of percutaneous transcatheter ablation of atrial fibrillation. *Circulation.* 2004;109:2724–2726.

Peebles CR, Shambrook JS, Harden SP. Pericardial disease—anatomy and function. *Br J Radiol.* 2011;84(Spec 3):S324–S337.

Porres DV, Morenza OP, Pallisa E, Roque A, Andreu J, Martínez M. Learning from the pulmonary veins. *Radiographics.* 2013;33:999–1022.

Pothast S, Mitsumori L, Stanescu LA, et al. Measuring aortic diameter with different MR techniques: comparison of three-dimensional navigated steady-state free precession (SSFP), 3D contrast enhanced magnetic resonance angiography,

2D T2 black blood and 2D cine SSFP. *J Magn Reson Imaging*. 2010;31(1):177–184.

Povoski SPI, Khabiri H. Persistent left superior vena cava: review of the literature, clinical implications, and relevance of alterations in thoracic ventral venous anatomy as pertaining to the general principles of central venous access device placement and venography in cancer patients. *World J Surg Oncol*. 2011;9:173.

Raff GL, Abidov A, Achenbach S, et al. SCCT guidelines for the interpretation and reporting of coronary computed tomographic angiography. *J Cardiovasc Comput Tomogr*. 2009;3:122–136.

Roberts WC, Cohen LS. Left ventricular papillary muscles. Description of the normal and a survey of conditions causing them to be abnormal. *Circulation*. 1972;46:138–154.

Saboo SS, Hedgire S, Joglar J, Abbara S. Emerging CT Applications in Electrophysiology (EP). 2014 CCT-SAP3. American College of Cardiology Guidelines.

Saboo SS, Juan YH, Khandelwal A, et al. MDCT of congenital coronary artery fistulas. *AJR Am J Roentgenol*. 2014;203(3):W244–W252.

Saremi F, Torrone M, Yashar N. Cardiac conduction system: delineation of anatomic landmarks with multidetector CT. *Indian Pacing Electrophysiol J*. 2009;9:318–333.

Shah SS, Teague SD, Lu JC, Dorfman AL, Kazerooni EA, Agarwal PP. Imaging of the coronary sinus: normal anatomy and congenital abnormalities. *Radiographics*. 2012;32:991–1008.

Shuman WP, Branch KR, May JM, et al. Prospective versus retrospective ECG gating for 64-detector CT of the coronary arteries: comparison of image quality and patient radiation dose. *Radiology*. 2008;248:431–437.

Singh JP, Houser S, Heist EK, Ruskin JN. The coronary venous anatomy: a segmental approach to aid cardiac resynchronization therapy. *J Am Coll Cardiol*. 2005; 46:68–74.

Sun Z, Ng KH. Prospective versus retrospective ECG-gated multislice CT coronary angiography: a systematic review of radiation dose and diagnostic accuracy. *Eur J Radiol*. 2012;81:e94–e100.

Tops LF, Wood DA, Delgado V, et al. Non invasive evaluation of aortic root with multi-slice computed tomography. *JACC Cardiovasc Imaging*. 2008; 1(3):321–330.

Truong MT, Erasmus JJ, Gladish GW, et al. Anatomy of pericardial recesses on multidetector CT: implications for oncologic imaging. *AJR Am J Roentgenol*. 2003;181:1109–1113.

Truong QA, et al. Reference values for normal pulmonary artery dimensions by non-contrast cardiac computed tomography: the Framingham Heart Study. *Circ Cardiovasc Imaging*. 2012;5(1):147–154.

Tsang TS, Barnes ME, Bailey KR, et al. Left atrial volume: important risk marker of incident atrial fibrillation in 1655 older men and women. *Mayo Clin Proc*. 2001;76:467–475.

Valsangiacomo Buechel ER, Mertens LL. Imaging the right heart: the use of integrated multimodality imaging. *Eur Heart J*. 2012;33:949–960.

Van Praagh S, Geva T, lock JE, et al. Biatrial or left atrial drainage of the right superior vena cava: anatomic, morphogenetic, and surgical considerations-report of three new cases and literature review. *Pediatric Cardiol*. 2003;24(4): 350–363.

Veinot JP, Harrity PJ, Gentile F, et al. Anatomy of the normal left atrial appendage: a quantitative study of age-related changes in 500 autopsy hearts: implications for echocardiographic examination. *Circulation*. 1997;96:3112–3115.

Wang ZJ, Reddy GP, Gotway MB, Yeh BM, Hetts SW, Higgins CB. CT and MR imaging of pericardial disease. *Radiographics*. 2003;23(Spec No):S167–S180.

Wu W, Budovec J, Foley WD. Prospective and retrospective ECG gating for thoracic CT angiography: a comparative study. *AJR Am J Roentgenol*. 2009;193:955–963.

Yildiz AE, Anyurek OM, Akpinar E, et al. Multidetector CT of bronchial and non-bronchial systemic arteries. *Diagn Interv Radiol*. 2011;17:10–17.

第 4 章

CT 心腔分步分析

Ahmed H. El-Sherief，Michael Bolen，Carlos A. Rojas

■ 引言

心脏病是全世界发病率和病死率最高的疾病。非侵入性影像学检查在心脏病的诊断、监测和治疗中起着重要作用。因此，放射科医生要提高他们影像诊断报告的临床效用，以及增加在专业的心血管和常规胸部成像方案的计算机体层成像（CT）上进行心腔评估的基本知识。虽然许多 CT 扫描的分析可以仅用常规轴位、冠状位和矢状位的图像进行（在许多情况下，仅轴位图像可能就足够了），但仅用这种方法将限制成像仪在心脏评估中的应用。这是由可以从多平面重新格式化图像获得的标准化平面定义的。

为了在断层图像上分析心腔，放射科医生必须首先了解心腔解剖。心腔解剖可以通过多平面重建图像获得。标准化的心脏成像平面，包括四腔心、三腔心、两腔心和短轴位，用于评估心脏的形态、大小和功能。这些标准化成像平面在多个断层成像模态之间共享。在 CT 上创建这些平面需要使用多平面重建（multiplanar reconstruction，MPR）软件以及基于解剖标志的精确和可重复的分步分析方法的知识。

本章将说明使用 MPR 软件在 CT 上创建标准化心脏成像平面的一种循序渐进的方法。本章还将说明如何使用这些标准化的心脏平面来评估心腔的形态、大小和功能。对这些成像平面和相关解剖学的了解不仅为放射科医生在 CT 扫描上分析心脏结构奠定了基础，而且还使放射科医生可以开始使用共享的成像平面和解剖与其他心脏成像方式进行分析。

■ 标准化心脏成像平面

心脏垂直长轴和真两腔心位

左心室的垂直长轴位是穿过二尖瓣中心和左心室尖端的平面而得到的，该平面平行于室间隔的中部。左心室垂直长轴位是一个单一的斜位心成像平面，并且近似于左心室两腔心位。真正的左心室间隔旁（平行于间隔）两腔心位是一种双斜心脏成像平面，与左心室垂直长轴位略有不同，不同之处在于通过短轴位的直垂线的离轴倾斜。这两种视图均可用于评估二尖瓣形态和功能，左心房形态、大小和功能，以及左心室腔形态、大小和功能，真正两腔心位用于评估左心室前壁和下壁，以及垂直长轴位用于评估典型的前壁和下间隔壁。

图 4.1 展示了获得左心室垂直长轴视图的分步分析方法。图 4.2 展示了可以用此视图所描绘的病理改变。

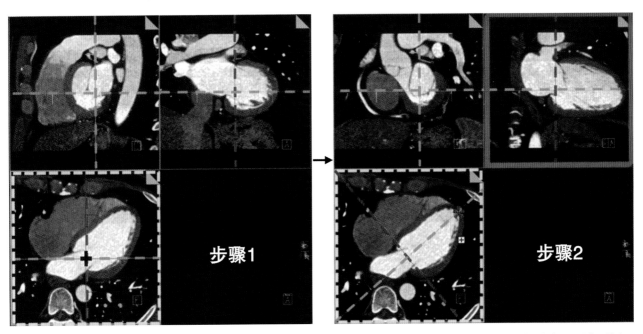

图 4.1　左心室垂直长轴位,分步方法。步骤 1,在二维-三维多平面重建浏览器(轴位、冠状位和矢状位)中打开图像,并翻找到二尖瓣水平。识别轴位图像(左下角图像),并通过二尖瓣中心放置十字准线(黑色十字)。步骤 2,在十字准线固定的情况下,旋转绿线,直到它与室间隔平行并穿过左心室心尖部(红色星号)。右上角的图像现已转换为左心室的垂直长轴位

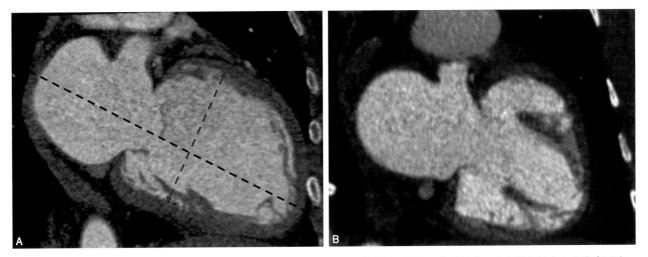

图 4.2　使用左心室的垂直长轴位描绘的病理改变。(A)扩张型心肌病背景下的左心室腔扩张。(B)孤立性左心室发育不良

心脏短轴位

左心室的短轴位(双斜心脏成像平面)是从与左心室的垂直长轴正交的平面获得的。此视图可用于评估整体左心室功能、局部左心室壁运动和左心室心肌壁厚度。

图 4.3 展示了关于获得左心室短轴位的分步分析方法。图 4.4 展示了可以用此视图所描绘的病理改变。

心脏四腔心位

四腔心位(双斜位心脏成像平面)是从沿水平面通过短轴透视进行切片的平面获得的。此视图包括三尖瓣和二尖瓣平面。四腔心位图像可用于评估房间隔和室间隔形态、心腔形态、左心室间隔壁、左心室侧壁、右心室游离壁和心包。

图 4.5 展示了关于获得左心室四腔心位图像的分步方法。图 4.6 展示了可以用左心室四腔心位图

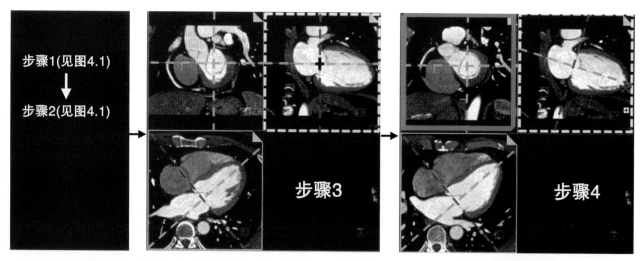

图 4.3 左心室短轴位,分步方法。按照步骤 1 和 2 操作(图 4.1)。步骤 3,选定左心室垂直长轴位图像(右上方图像),并将十字准线(黑色十字)穿过二尖瓣中心。步骤 4,在十字准线固定的情况下,旋转蓝线,直到它穿过左心室心尖(红色星号)。左上角的图像现已转换为左心室的短轴位

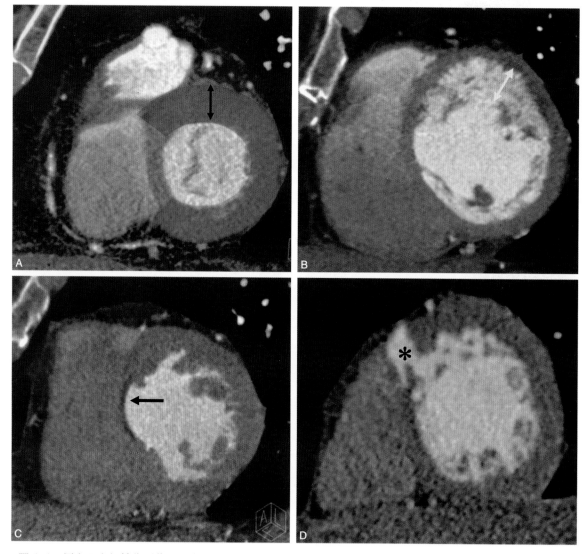

图 4.4 用左心室短轴位图像显示病理改变。(A)肥厚型心肌病,部分节段舒张末期壁厚超过 15mm(双头黑箭)。(B)非致密性心肌病,舒张末期未致密化(双头黄箭)与致密(双头红箭)心肌的比率超过 2.3。(C)陈旧性心肌梗死后间隔变薄伴脂肪替代和轻度动脉瘤形成状态。(D)肌型室间隔缺损(星号)

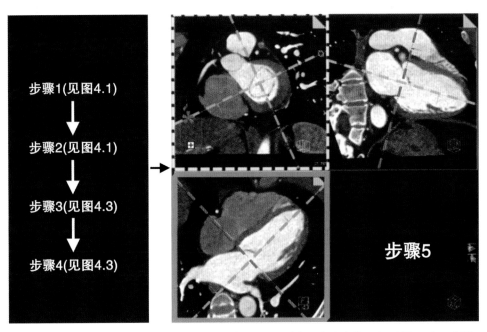

图 4.5　左心室四腔心位,分步方法。遵循步骤 1 和 2(图 4.1)及步骤 3 和 4(图 4.3)。步骤 5,确定生成的短轴位(左上角图像),并在十字准线固定的情况下,旋转蓝线,使其横穿二尖瓣中心和右心室锐缘(红色星号)。左下角的图像现已转换为四腔心位图像

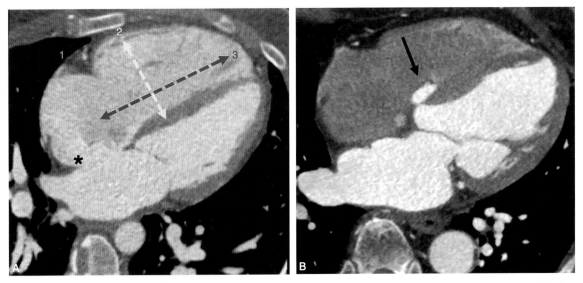

图 4.6　使用四腔心位描绘的病理改变。(A)房间隔缺损(星号)背景下的右心室(RV)扩张。1,RV 基底部直径;2,RV 中径;3,RV 基底至心尖长度。(B)膜性室间隔瘤(箭)

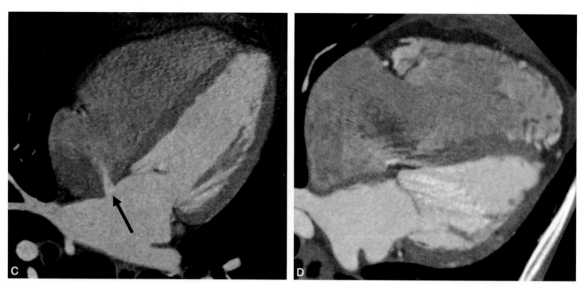

图 4.6(续) （C）具有从左向右分流的卵圆孔未闭（箭）。（D）致心律失常型右心室心肌病时的 RV 腔扩张

像所描绘的病变。

心脏三腔心位

左心室三腔心位是从一个包括左心室长轴和通过左心室流出道和主动脉根部的中线的平面得到的。左心室三腔心位图像可用于评估二尖瓣形态和功能，左心室流出道形态，左心室前间隔和下外侧壁，以及主动脉根部的形态、大小和功能。

图 4.7 展示了关于获得左心室三腔心位图像的分步方法。图 4.8 展示了可以用此视图所描绘的病变。

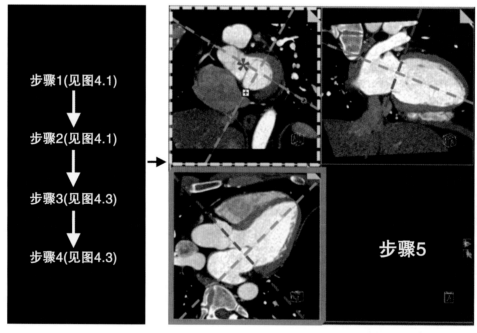

图 4.7 左心室三腔心位，分步方法。遵循步骤 1 和 2（图 4.1），以及步骤 3 和 4（图 4.3）。步骤 5，确定生成的短轴位图像（左上角图像），并在十字准线固定的情况下，旋转蓝线，直到它与左心室流出道相交（红色星号）。左下角的图像现已转换成左心室三腔心位

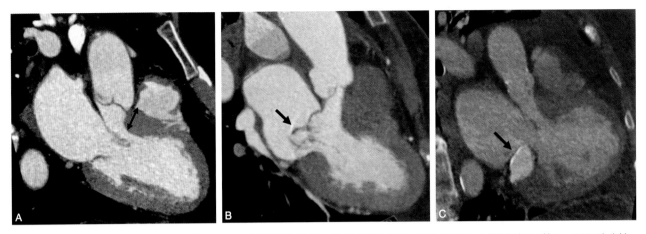

图 4.8　左心室三腔心位所描绘的病变。(A)梗阻性肥厚型心肌病(双头箭)。(B)连枷状二尖瓣脱垂(箭)。(C)干酪性二尖瓣环钙化(箭)

■ 心室形态学

心室由流入道、流出道和肌梁部构成。流入道是从房室瓣延伸到乳头肌,肌梁部分是从乳头肌延伸到心室尖,流出道是由通向大血管的心室部分构成。右心室和左心室的流入道、流出道及肌梁部分在形态学上是截然不同的(图 4.9)。

右心室入口部分由三叶(三尖瓣)房室瓣组成。心尖小梁部分由粗糙的小梁组成,出口部分(漏斗)是光滑的肌肉结构。隔膜包含隔膜乳头肌附着物。左心室入口部分由双叶(二尖瓣)房室瓣组成。心尖小梁成分由呈纵横交错的细小梁组成,出口成分部分为纤维性结构,与主动脉—二尖瓣相延续。与右心室相比,上室间隔相对光滑,尽管在某些情况下,少数副前乳头肌腹可能插入该区域。

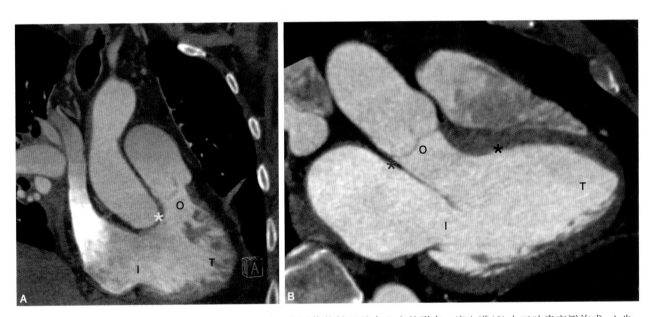

图 4.9　右心室和左心室形态学。(A)右心室三腔心位图像能够显示右心室的形态。流入道(I)由三叶房室瓣构成,心尖部肌小梁部分(T)由粗大的肌小梁组成,流出道(O)由平滑的肌肉组织构成。右心室流入道和流出道没有连续的纤维结构;它们被称为室上嵴(黄色星号)的肌肉组织嵴分开。隔膜由隔膜乳头肌附着物组成。(B)左心室三腔心位图能够显示左心室的形态。I 组分由双叶房室瓣组成;T 组分由交错排列的细小肌小梁组成;O 组分部分为纤维性,与主动脉-二尖瓣纤维相连续(红色星号)。上隔膜通常是光滑的(黑色星号)

■ 标准化左心室心肌节段与命名

把左心室腔可分为 17 个节段,从而形成标准化命名法。该 17 节段模型将左心室分为基底、中间和心尖三部分(图 4.10)。基底部从二尖瓣环延伸至左心室乳头肌尖端,由 6 个节段组成——基底前、前

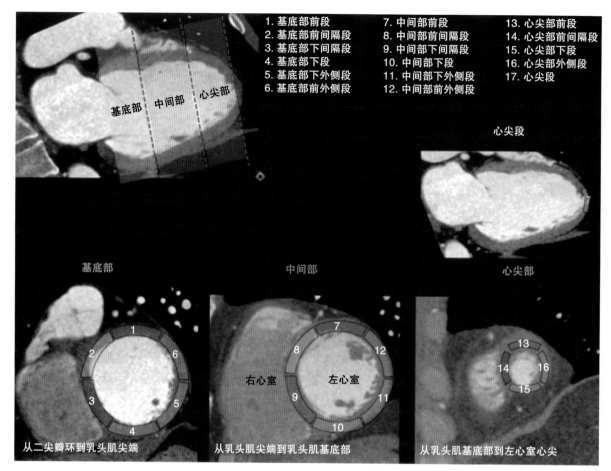

图4.10 标准化的心肌节段和命名。左心室(LV)腔可分为17个节段。17节段模型将LV分为基底部、中间部和心尖部

间隔、下间隔、下段、下外侧段和前外侧段。中间部分从左心室乳头肌的尖端延伸到左心室乳头肌的基底部,由前段、前间隔段、下间隔段、下段、下外侧段和前外侧段组成。心尖部分从左心室乳头肌的基底部延伸到左心室的心尖部,由4个节段组成——前段、隔段、下段和侧段。左心室心尖部本身被认为是17个节段中的最后一个段。

■ 心房形态学

右心房和左心房的心耳在形态学上有差异。形态学上,右心耳较宽阔,具有丰富的梳状肌,而左心耳为狭窄的管状,梳状肌较少。除了心耳的差异外,膈上下腔静脉或冠状窦通常汇入右心房。

■ 心腔量化

左心室大小的量化

通过左心室舒张末期直径(left ventricular end-diastolic diameter, LVEDD)[也称左心室内径(left ventricular internal diameter, LVID)]的线性测量来估计胸部心电门控CT上的左心室大小。用于测量LVEDD的公认的标准化心脏成像平面包括左心室的三腔心和两腔心位。在左心室的三腔心位上,在左心室短轴的水平,大约在垂直于心室长轴的二尖瓣腱索-瓣叶交界处测量LVEDD(图4.11);在左心室的两腔心位上,LVEDD是在长轴的基底部和中间部三分之一的交界处以垂直于心室长轴的直线上测量的(图4.11)。如果没有舒张末期影像(如胸部的前瞻性心电门控CT或非心电门控CT),则测得的LVEDD大于正常参考值的上限,则左心室扩大。但如果测量的LVEDD在正常范围内,则不一定意味着左心室不扩大,因为没有在舒张末期进行测量。

右心室大小的量化

通常通过胸部心电门控CT图像定性,评估右心室大小。在健康者四腔心位中,右心室中间部直径

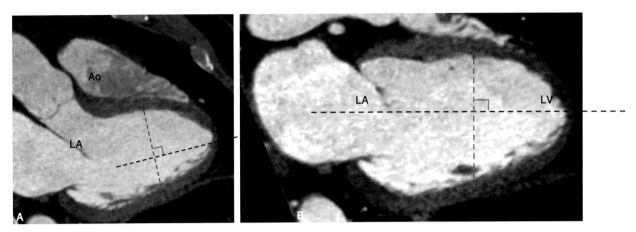

图 4.11　量化左心室(LV)腔大小。LV 大小可以通过舒张末期直径(LVEDD;也称为 LV 内径)的线性测量来估计。(A)在三腔心位中,LVEDD 是在 LV 短轴水平上测量的,大约在与心室长轴垂直直线上的二尖瓣腱索-瓣叶交界处(红色虚线)。(B)在两腔心位中,LVEDD 在垂直于心室的长轴的线(红色虚线)上长轴的基底部和中间部三分之一的交界处测量的。Ao,主动脉;LA,左心房

通常应小于左心室的直径(假设左心室的大小正常),而与心动周期的相位无关。为了定量评估右心室腔的大小,需要从四腔心位在舒张末期左心室乳头肌水平得到三个线性测量值:(1)右心室基底部直径,(2)右心室中间部直径,(3)基底部至心尖部的长度(图 4.12)。

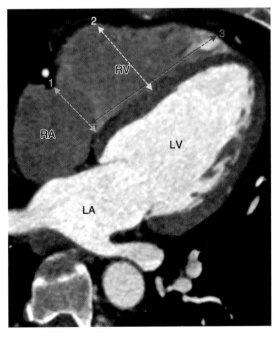

图 4.12　右心室(RV)大小的量化。RV 大小可通过在舒张末期左心室(LV)乳头肌水平处的四腔心位通过三个线性测量来估计:(1)基底部 RV 直径,(2)中间部 RV 直径,(3)基底部至心尖部长度。LA,左心房;RA,右心房

左心房大小的量化

左心房大小通常在收缩末期测量。胸骨和椎体在前后方向上的限制会导致左心房腔的不均匀扩张,因此左心房的线性测量可能会产生误导。常规评估中,在心电门控 CT 上量化左心房面积或左心房体积比较繁琐。因此常采用快速的线性测量方法评估左心房腔大小(尽管不精确)。线性测量值包括前后(从三腔心位中获得)、上下(从四腔心位中获得)和内外(从四腔心位中获得)径大小(图 4.13)。如果收缩末期图像不可用(如:前瞻性 ECG 门控或非 ECG 门控胸部 CT),测得的左心房径线尺寸大于正常参考值,则左心房增大。然而,如果测得的左心房径线尺寸在正常范围内,这并不一定意味着左心房没有扩大。一些研究者认为,在左心室流出道和二尖瓣瓣叶水平测量轴位图像上的左心房面积是一种可重复的方法,与左心房容积有更好的相关性(见图 4.13)。

右心房大小的量化

通常在心电门控的胸部 CT 上对右心房大小进行定性量化。假设左心房大小正常,如右心房大于左心房则认为是扩大的。右心房的定量评估包括从心脏收缩末期的四腔心位中得到的右心房短轴大小。右心房的短轴是从右心房的侧缘到房间隔的垂直于右心房长轴的径线的长度(图 4.14)。

左心室壁厚度

在心电门控心脏 CT 上评估左心室壁厚度,需要

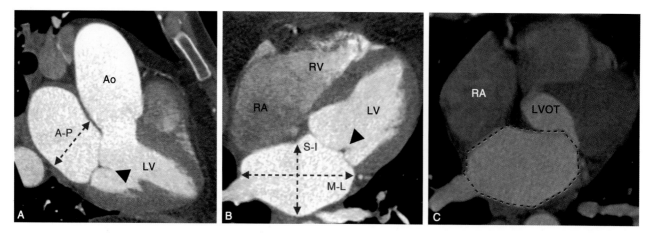

图 4.13　左心房大小的量化。(A,B)线性测量包括前后(A-P,从三腔心位得到),上下(S-I,从四腔心位得到)和内外(M-L,从四腔心位得到)径。注意,二尖瓣关闭(黑色箭头),表示心脏收缩期。(C)在左心室流出道(LVOT)和二尖瓣瓣叶水平的轴位图像(红色虚线)上测量左心房面积。LV,左心室;RA,右心房;RV,右心室

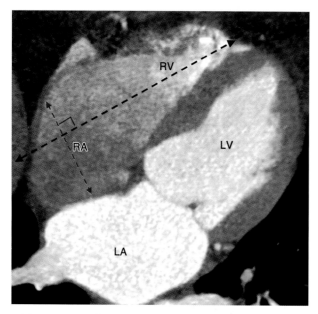

图 4.14　右心房(RA)大小的量化。定量评估 RA 大小需要从收缩末期的四腔心位中得到 RA 短轴大小。RA 短轴定义为从 RA 的侧缘到房间隔(带有箭头的红色虚线)的垂直于 RA 的长轴(黑色虚线)径线的大小。LA,左心房;LV,左心室;RV,右心室

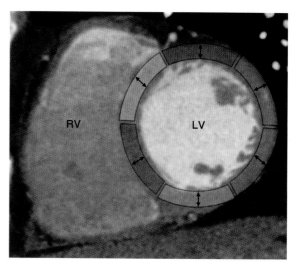

图 4.15　左心室(LV)中间段的短轴位。LV 壁厚度的评估需要测量 17 个 LV 节段中每个节段内最厚的 LV 心肌壁厚度。RV,右心室

测量 17 个左心室节段中每个节段的最大左心室壁厚度。舒张末期左心室的短轴位用于获得这些测量值(图 4.15)。放射科医生必须确保短轴位与要评估的部分(尤其是基底部和心尖部)真正正交。角度倾斜将导致对壁厚的错误评估(高估)。

评估左心室功能和局部室壁运动或室壁厚度

　　左心室功能和左心室局部室壁运动或室壁增厚通常在心电门控心脏 CT 上进行定性评估(通过 CT 心脏电影目测评估),需要动态评估心动周期。一般

来说,使用后处理软件定量评估心电门控心脏 CT 上的整体左心室功能,这需要回顾性心电门控采集。通常在左心室的短轴位对心动周期中室壁运动和收缩期壁增厚进行主观评估,17 个左心室节段中的每一个节段都要评估。正常的局部左心室增厚被认为至少增加 40%,运动减退时增厚程度较小。运动性左心室壁运动定义为收缩期壁厚度的增加可忽略不计;运动异常的左心室壁运动定义为收缩期间壁的向外运动,以及相关的收缩期壁变薄。

■ CT 心腔参考值

　　心腔量化的正常参考值有所不同,具体取决于所使用的成像方式(例如超声心动图、CT、MRI)。以

前,CT 上的心腔定量依赖于超声心动图参考值(表4.1);然而,现在逐渐积累了 CT 上心腔根据性别和年龄特定的标准化参考值。

表 4.1　超声心动图心腔参考值

参数	女性	男性
LV 舒张末期直径	3.9~5.3cm	4.2~5.9cm
LV 舒张末期直径/BSA	2.4~3.2cm/m²	2.2~3.1cm/m²
RV 大小		
基底部 RV 直径	2.0~2.8cm	2.0~2.8cm
中间部 RV 直径	2.7~3.3cm	2.7~3.3cm
基底至心尖长度	7.1~7.9cm	7.1~7.9cm
LA 收缩末期直径	2.7~3.8cm	3.0~4.0cm
LA 收缩末期直径/BSA	1.5~2.3cm/m²	1.5~2.3cm/m²
LA 面积	≤20cm³	≤20cm³
RA 短轴大小	2.9~4.5cm	2.9~4.5cm
RA 短轴大小/BSA	1.7~2.5cm/m²	2.9~4.5cm/m²

资料来源:Lang RM,Bierig M,Devereux RB,et al.;Chamber Quantification Writing Group;American Society of Echocardiography's Guidelines and Standards Committee;European Association of Echocardiography. Recommendations for chamber quantification:a report from the American Society of Echocardiography's Guidelines and Standards Committee and the Chamber Quantification Writing Group,developed in conjunction with the European Association of Echocardiography,a branch of the European Society of Cardiology. J Am Soc Echocardiogr. 2005;18(12):1440-1463。

注:BSA,体表面积;LA,左心房;LV,左心室;RA,右心房;RV,右心室。

■ 总结

心电门控和非心电门控 CT 期间,可以在工作站上使用基本算法从轴位数据集中导出心室的标准化成像平面。这些成像平面与心腔解剖学知识相结合,对于临床相关的和可重复的心脏形态、大小和功能评估是至关重要的。

参考书目

Alfakih K, Thiele H, Plein S, Bainbridge GJ, Ridgway JP, Sivananthan MU. Comparison of right ventricular volume measurement between segmented k-space gradient-echo and steady-state free precession magnetic resonance imaging. *J Magn Reson Imaging*. 2002;16(3):253–258.

Cerqueira MD, Weissman NJ, Dilsizian V, et al. American Heart Association Writing Group on Myocardial Segmentation and Registration for Cardiac Imaging. Standardized myocardial segmentation and nomenclature for tomographic imaging of the heart: a statement for healthcare professionals from the Cardiac Imaging Committee of the Council on Clinical Cardiology of the American Heart Association. *Circulation*. 2002;105(4):539–542.

Ho SY. Cardiac morphology and nomenclature. In: Gatzoulis MA, Webb GD, Daubeney PEF, eds. *Diagnosis and Management of Adult Congenital Heart Disease*. New York: Elsevier; 2003:9–10.

Lang RM, Bierig M, Devereux RB, et al Chamber Quantification Writing Group; American Society of Echocardiography's Guidelines and Standards Committee; European Association of Echocardiography. Recommendations for chamber quantification: a report from the American Society of Echocardiography's Guidelines and Standards Committee and the Chamber Quantification Writing Group, developed in conjunction with the European Association of Echocardiography, a branch of the European Society of Cardiology. *J Am Soc Echocardiogr*. 2005;18(12):1440–1463.

Lee VL, Cardiovascular MRI. Physical principles to practical protocols. In: Lee VS, eds. *Cardiac Imaging Planes*. Philadelphia: Lippincott Williams & Wilkins; 2006:268.

Mahabadi AA, Truong QA, Schlett CL, et al. Axial area and anteroposterior diameter as estimates of left atrial size using computed tomography of the chest: comparison with 3-dimensional volume. *J Cardiovasc Comput Tomogr*. 2010;4(1):49–54.

Nevsky G, Jacobs JE, Lim RP, Donnino R, Babb JS, Srichai MB. Sex-specific normalized reference values of heart and great vessel dimensions in cardiac CT angiography. *AJR Am J Roentgenol*. 2011;196(4):788–794.

Schallert EK, Danton GH, Kardon R, Young DA. Describing congenital heart disease by using three-part segmental notation. *Radiographics*. 2013;33(2):E33–E46.

Shinebourne EA, Macartney FJ, Anderson RH. Sequential chamber localization: logical approach to diagnosis in congenital heart disease. *Br Heart J*. 1976;38(4):327–340.

Standardization of cardiac tomographic imaging. From the Committee on Advanced Cardiac Imaging and Technology, Council on Clinical Cardiology, American Heart Association; Cardiovascular Imaging Committee, American College of Cardiology; and Board of Directors, Cardiovascular Council, Society of Nuclear Medicine. *Circulation*. 1992;86:338–339.

Stojanovska J, Cronin P, Patel S, et al. Reference normal absolute and indexed values from ECG-gated MDCT: left atrial volume, function, and diameter. *AJR Am J Roentgenol*. 2011;197(3):631–637.

Wilkinson JL, Acerete F. Terminological pitfalls in congenital heart disease: reappraisal of some confusing terms, with an account of a simplified system of basic nomenclature. *Br Heart J*. 1973;35(11):1166–1177.

第二部分

影像学检查技术

第 5 章

X 射线影像技术

Dhiraj Baruah, Kaushik Shahir, Lawrence R. Goodman

■ 传统胸部 X 线片

胸部 X 线片是影像科最常见的影像学检查方法,也是有胸部症状患者的最初筛查方法。在过去的 100 年里,胸部摄影的基本技术并没有发生显著的变化。然而,与传统的胶片技术相比,大多数中心现在主要使用数字成像技术。

初步考虑

◇ 为什么选择数字而不是模拟?

1. 图像的采集和显示功能可以分别控制。

2. 在工作站中进行后处理可以获得最佳的显示效果。

3. 归档、分发和复制都比较容易。

4. 同一设备可用于采集和处理。

◇ 什么是标准视图?

后前位片和侧位片是胸部病变评价的基本视图。

◇ 如何拍摄一张后前位片?

1. X 射线源(管)位置在患者后方(标准距离为 6ft)(1ft=0.304 8m)。

2. 探测器(胶片)的位置就在患者的正前方。

3. 患者站在探测器前,肩膀向前转动,手腕背放在髂嵴上,使肩胛骨尽可能远离肺野。

◇ 专用的胸部 X 线检查设备有什么要求?

1. 距离——获取 X 线片的摄影距离为 6ft。

2. 高千伏设备[140kV$_p$(千伏峰值)技术]。

3. 滤线栅(减少散射)。

4. 曝光控制装置(控制曝光长度)。

通常用 15cm 深的气隙替代滤线栅,用于高千伏技术。这种方法的效果和辐射剂量与滤线栅相似。

◇ 如何知道正面的后前位胸片是最佳的选择?

1. 曝光。一张具有合适曝光度的正面 X 线片是指胸椎椎间盘间隙隐约可见以及能分辨出心脏后区域的分支血管(图 5.1)。在侧位 X 线片上,应该

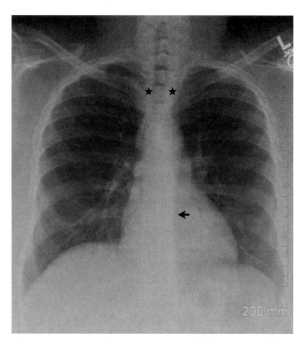

图 5.1 合适的曝光和居中的后前位胸片。合适的曝光是通过下椎间盘间隙的隐约可见来定义的(箭)。从锁骨内侧末端(前结构)到胸椎棘突中线(后结构)的距离两边相等(五角星),表示正确居中

有适当的对比度和密度,以便透过心脏、肺纹理和偏侧膈的清晰轮廓来观察肋骨(图 5.2)。

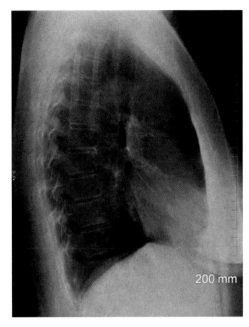

图 5.2　合适的曝光和居中的侧位胸片。合适的定位需要注意的是胸骨的轮廓,椎间孔的开放,两侧前后肋骨的重叠,证明是正确的侧位定位。手臂的软组织和骨骼与肺野不重叠。合适的曝光是指透过心脏、肺纹理和偏侧膈的清晰轮廓可见肋骨

2. 中心。两侧锁骨内侧端(前结构)至胸椎棘突中线(后结构)的距离应相等(图 5.1)。

3. 恰当的吸气效果。确定右侧的膈顶低于第十根后肋水平。

4. 患者的呼吸运动。肺血管、膈肌和心纵隔轮廓的边界应该清晰显示出来。

◇ 为什么充分吸气时要屏住呼吸?

充分吸气,可以获得肺总量的 X 线片。屏气可以减小呼吸相关的伪影。

◇ 如果在呼气时拍摄 X 线片会发生什么?

这会错误地增强间质征象,使心纵隔轮廓变宽(图 5.3)。

◇ 如何知道正面 X 线片的正确定位?

胸椎棘突应与锁骨的内侧末端保持相同的距离。肩膀向前转动,使肩胛骨置于侧旁(图 5.1)。

◇ 如何知道侧位 X 线片的正确定位?

可以观察到胸骨的侧面,开放的椎间孔,两侧的前、后肋骨重叠,提示是正确的侧位。软组织和手臂骨不应重叠在肺野上(图 5.2)。上胸的倾斜可以通过胸椎的局部、狭窄的椎间盘间隙来观察。

◇ 如何选择屏片成像的千伏?

由于放射线胶片呈陡峭的 S 形剂量-反应曲线,很难获得合适的曝光量来评价单个胶片中的软组织和肺。在使用屏片成像时,使用不同的技术来获得最佳的 X 线片。一种有用的方法是使用高千伏电压技术(>120kV)和宽纬度的胶片。

◇ 高千伏电压技术的优点是什么?

1. 由于骨骼和软组织在 X 线吸收系数上的差异被减到最小,因此肺实质被骨结构遮蔽的情况较少。

2. 纵隔有更好的穿透力,改善了呼吸道的视觉效果。

3. 曝光时间减少,减少了运动伪影。

◇ 低千伏电压技术的优点是什么?

1. 充气的肺和充血的血管之间增强的对比能更好地显示肺实质的细节——肺实质的一部分不会

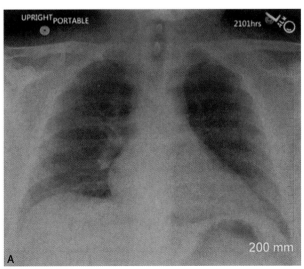

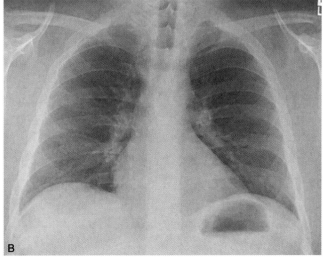

图 5.3　(A)前后位 X 线片显示心脏轮廓明显增宽,间质征象增强。(B)1 小时内的后前位 X 线片显示较小的心脏轮廓

被覆盖的骨所遮挡。

2. 一些病变在低千伏时更容易看到,如钙化(例如胸膜斑)和肺结节。

◇ 目前使用的屏片组合是什么?

稀土荧光屏优于钨酸钙晶体荧光屏,因为稀土荧光屏提高了发光能力,减少了曝光时间,并提供了更清晰的图像。

宽的曝光范围、低对比度的胸片是首选的,因为它具有高度衰减的纵隔和高度透射的肺野。否则,在处理过的胶片上,心脏轮廓会太白,肺实质会太黑。研究表明,使用双屏片盒提供了一个宽的曝光范围,这有助于正确地显示纵隔软组织和充气的肺。

◇ 什么是扫描均衡放射学?

充气的肺与纵隔、膈肌等软组织的 X 线衰减有显著差异,不能均匀曝光,增加了散射。获得均匀曝光的一种方法是使用均衡扫描 X 线照相(scanning equalization radiography,SER)。这是一种计算机辅助、电子增强的放射成像技术,在这种技术中,对患者进行窄 X 射线束扫描,并测量其衰减。然后根据这些信息调整光束强度,使局部 X 射线胶片曝光平衡。在高对比度的界面,如膈肌-肺界面,会产生一个人为的暗带。

◇ 什么是 AMBER?

AMBER 是先进的多线束均衡 X 线摄影术(advanced multiple-beam equalization radiography)的缩写,是应用最广泛的 SER 技术之一。此单元的水平方向的狭缝光束用于扫描胸部。探测器通过电子连接接收反馈信息,以改变不同组织厚度的曝光变量。

◇ 如果后前位和侧位的视图是最好的,为什么要使用其他方位的视图?

并不总是能够获得后前位的视图,例如在重症监护病房(intensive care unit,ICU);有时可以使用附加的视图来解决特定的临床问题。然而,许多以前常用的视图由于 CT 更容易获得而不再使用,这给出了一个更明确的答案。值得注意的是,额外的 X 线检查的费用仍然比 CT 扫描低得多,并且额外的检查可以快速、经济地解决特定的临床问题。

标准视图

◇ 目前还在执行哪些视图,为什么?

前后位的视图

大多数便携式 X 线片(例如,在 ICU 环境中)采用前后位摄影。这种体位的主要优点是不需要改变患者的体位。

◇ 为什么不在所有患者中使用前后位的视图?

1. 由于摄影距离更短,前后位胸片的放大倍数比后前位胸片大。心脏是一个前结构,因此被放大,会提示明显的心脏增大(图 5.3)。前后位的体位时,心脏的视径可增加 15% ~ 20%。

2. 人们不能将高千伏技术用于便携式 X 射线机,因为便携式机器的千伏电压设置有限。同样,与固定的机器相比,最大毫安数也是有限的。

3. 滤线栅用来减少散射的效果不是很好。

4. 由于最大千伏电压能力有限,便携式机器需要更长的曝光时间才能获得合适的穿透能力,从而增加了与运动相关的伪影。

5. 由于危重患者很难定位,图像经常被旋转。

6. 仰卧位抬高了膈肌,压迫了下肺叶,从而减少肺容量。

7. 由于在上、下肺区存在重力效应,在仰卧位图像上评价肺血管充血往往是困难的。

8. 上纵隔扩大变宽,仰卧位全身静脉回流增加。

9. 仰卧位患者可能由于分层效应而漏掉小的积液。

10. 因为游离的空气往往会移动到前内侧或下侧,仰卧位患者可能会漏掉小的气胸。

◇ 经常在哪里使用前后位摄影?

它通常用于评估住院患者的心肺状态和各种监测设备,特别是在 ICU 环境中。更锐利的重建算法常用于评估 X 线片上支撑线的定位(图 5.4)。

侧卧位的视图

在侧卧位视图中(不叫侧位,因为这个名字可能会让人混淆),患者侧卧着,正面的 X 线片是用水平光束拍摄的。人们可以用这个视图来看胸膜液分层(并可区分局限性液体或其他不透明的原因)到肺和胸壁之间的相互位置(图 5.5)。这一视图也被用于记录非依赖性肺中的小气胸(图 5.6)。根据文献记载,侧卧位摄影能发现 5mL 液体或 15mL 空气。

脊柱前弓位

脊柱前弓位可以用来评估肺尖。肺尖在后前位胸片中被锁骨和第一肋软骨连结所遮挡。脊柱前凸的视图也改善了中叶肺不张的可视化。目前,由于 CT 很容易用于评估整个肺,包括肺尖,因此很少进

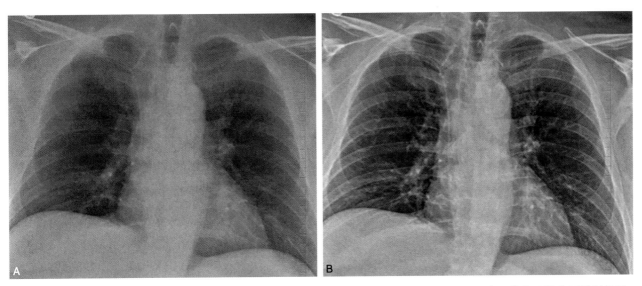

图 5.4　更锐利的重建算法通常有助于评估支持设备。(A)常规重建算法。(B)与 A 图相比,中心线的远端在更锐利的重建上显示得更好

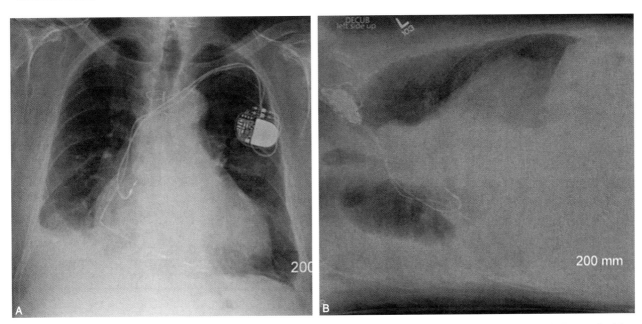

图 5.5　(A)正面 X 线片显示右肋膈角变钝。(B)右侧卧位 X 线片可见自由分层胸膜液。注意,在正面 X 线片上左肋膈角轻微变钝,右侧卧位明显,提示胸腔积液轻微分层

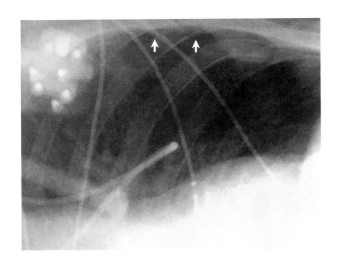

图 5.6　右侧卧位胸片示左侧小气胸(箭),正面胸片未见(未显示)

行这种检查。这一视图可以通过两种方式来实现——在直立位患者中使用15°的颅管角度,或者在患者向后倾斜时使用水平管角度。因此,通过这样做,锁骨和第一肋骨投射于肺尖之上(图5.7)。

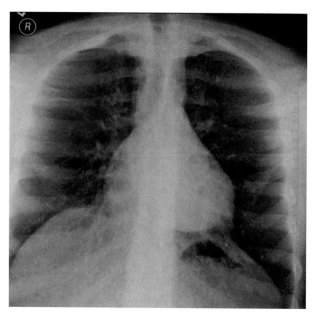

图 5.7 正常脊柱前弓位片,患者的正面 X 线片有可疑异常(未显示)。注意,锁骨和第一肋骨投射于肺尖之上

在脊柱前凸的视图中,水平裂与 X 射线束相切,从而改进了其可视化效果。同时,在此视图上,肺膨胀不全的中叶的前后厚度也增加了。

呼气相视图

这些视图是在最大用力呼气末(残气量)时获得的。在呼气末获得的这张图有助于检测气体陷闭(局灶性或弥漫性)和小气胸。

◇ 为什么小气胸被认为在呼气 X 线片上显示得更好?

肺实质内的空气体积随呼气而减少。然而,胸膜腔内的空气体积是不变的,因为没有与支气管树直接相通。因为肺是从胸壁向内移位的,所以脏胸膜的视觉效果更好。然而,许多研究表明,与常规吸气片相比,呼气片并不能提高小气胸的检出率。此外,仅在呼气片上看到很小的气胸可能没有临床意义。

肋骨的视图

这些是评估肋骨骨折和少见的肋骨病变的斜位图(图5.8)。

X 射线透视检查的使用

胸部透视检查的主要用途是评估膈肌麻痹。在胸部 CT 出现之前,X 射线透视检查的早期应用只能从一个角度评估肺结节和重叠的异常,如椎体骨赘、愈合或愈合的肋骨骨折、乳头阴影和心脏运动。

胸部 X 线摄影的视野

与其他身体部位相比(例如肢体 X 线片),胸部 X 线摄影需要覆盖相对较大的区域。

◇ 如果要覆盖很大的区域,会出现哪些问题?

1. 一个统一的和一致响应的影像接收器是必

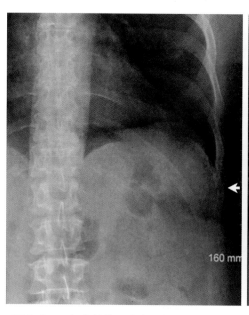
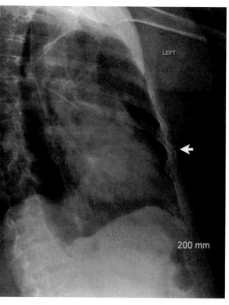

图5.8 已知有外伤和胸痛患者的专用肋骨片显示左侧肋骨轻度移位骨折(箭),正位胸片上未见(未显示)

要的。

2. 有更多的散射辐射。

◇ 除了大视野外,在胸片上增加散射辐射的其他原因是什么?

1. 高千伏峰值。

2. 厚的身体部位。

◇ 为什么担心散射?

1. 减少了对比度。

2. 增加了噪声。

◇ 什么是解剖噪声?

胸片上解剖结构的重叠称为解剖噪声。在胸片上可能模糊或错误地描绘肺部病变的结构如下:

1. 肋骨和胸骨(图 5.9)——这些在正面 X 线片上投影出大约 75% 的肺面积。

2. 心脏。

3. 膈肌。

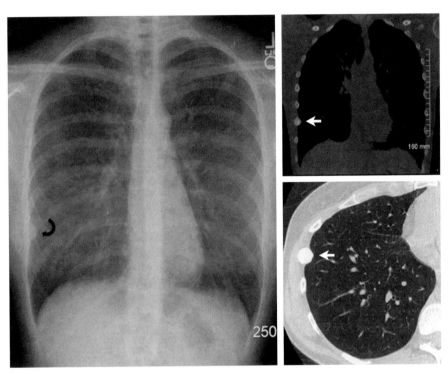

图 5.9　右半胸外侧有一个结节突出于第六肋骨(弯曲箭)。CT 扫描显示右侧第七肋骨骨折愈合,有骨痂形成(直箭)

◇ 什么是感知错误?

胸片包括大视野和各种各样的组织。观察特定区域(例如,在心脏后区域的肺部症状或肱骨头)是非常重要的,这称为搜索任务。一个不完整的搜索任务可能会导致遗漏病变明显增加。关于这个主题已经做了许多研究。遗漏的病变(主要是结节)可能是由于没有注意到某个特定的区域或者被观测区域的停留时间小于 0.3s。图像噪声取决于探测器噪声和光子缺陷。

■ 数字胸部 X 线检查的基础知识

◇ 什么是数字成像技术?

1. 计算机 X 射线摄影(computed radiography,CR)。

2. 平板探测器(flat panel detector,FPD)技术。

计算机 X 射线摄影的步骤

1. 暗盒中含有一种荧光体(卤化钡),可被 X 射线照射。

2. CR 阅读器使用激光束来读取 X 射线。

3. 荧光屏根据 X 射线的局部能量沉积发出荧光。

4. 释放出来的光通过计算机系统形成图像。

平板探测器技术

平板探测器(FPD)技术基于非晶硅薄膜晶体管(thin-film transistor,TFT)结合 X 射线吸收层。该技术可分为直接法和间接法两种。

在间接 FPD 系统中,荧光屏用于将 X 射线能量转换为可见光子。这些光子由 TFT 层中的光电二极管阵列检测。每个 TFT 都有一个电容,用来检测光能产生的电荷。

在直接 FPD 系统中,使用光电导体层代替荧光屏。光电导体层将 X 射线释放的能量转化为电荷,在强磁场的帮助下,电荷被导向 TFT-电容组合。TFT-电容阵列中的电荷形成原始数字图像数据,用于处理和显示。

获取数字胸部 X 线片的其他方法包括使用电荷耦合器件(charge-coupled device,CCD)和闪烁晶体/互补金属氧化物半导体(complementary metal oxide semiconductor,CMOS)照相机。闪烁体用于将 X 射线能量转换为光,这种光通过 CCD 或 CMOS 相机创建图像(X 射线照片)。CCD 和 CMOS 探测器的主要局限性是尺寸较小,需要缩小荧光屏的光图像。透镜系统或光纤耦合器用于缩小光图像,但这种缩小过程降低了效率。

数字数据的处理

在数字系统中获取的图像通常在发送到显示系统之前进行处理。

◇ 处理的步骤是什么?

1. 校正原始数据中探测器的不均匀性。

2. 将原始数据的动态范围转换为人眼的感知能力范围。

3. 后处理:

a. 灰度处理——将探测器信号信息转换为灰度值。这主要是通过窗宽窗位来完成的。

b. 边缘增强——用来增强图像的细节。有不同的非锐化掩模技术;一般规则是创建一个模糊版本的图像,并从原始图像中减去一部分模糊版本。

c. 多频处理——这有助于处理频谱的多个部分。

数字图像的显示

数字 X 射线摄影图像通常以软拷贝格式在计算机屏幕上显示。

◇ 有哪些不同类型的软拷贝显示?

1. 阴极射线管显示器。

2. 有源矩阵液晶显示器(liquid crystal display,LCD)。

与 LCD 相比,阴极射线管显示器的优点是视角宽,结构噪声小。然而,LCD 提供了更好的分辨率、更少的反射、更大的发光范围、更轻的重量和更好的色彩深度。

◇ 彩色显示器有何用处?

彩色显示器可能对查看灰阶图像没有什么用处。然而,彩色显示器有助于使用不同的应用程序,这有助于工作流。

◇ 数字胸部 X 线检查有什么好处?

1. 它提高了常规 X 线检查所遗漏的微小病变的检测。

2. 可以在查看图像时改变算法,这类似于改变常规胸部 X 线片上的千伏峰值和毫安秒(milliampere-second,mAs)等参数,而且还可以提高病变的显著性(能见度)。

3. 数字成像的双能量成像技术有助于生成减法图像。

4. 采用数字技术可进行时间减法和数字合成。

◇ 什么是双能量减影法?

该技术使用低能和高能光子(通常分别为 60keV 和 120keV)获得不同的图像,主要生成两种不同组织类型的 X 线片。在胸部成像中,主要关注的是骨骼和软组织。该技术利用骨骼和软组织的 X 射线衰减特性的差异,生成仅有骨骼或软组织的图像(图 5.10)。

◇ 双能量减影法在临床上是如何应用的?

1. 研究表明,使用双能量减影术,去除覆盖的骨结构,可以提高检测肺结节的能力。

2. 这项技术也可以记录肺病变中的钙化。

3. 其他用途包括检测胸壁胸膜病变、胸膜线和胸膜管。

◇ 什么是时间减影法?

这项技术是从现在的 X 线片中减去以前的同一患者的 X 线片,以确定新的发现。有许多不同的配准技术用在两个不同的时间段的患者的定位,以减少人为异常有关的差异。

◇ 时间减影法如何帮助日常实践?

1. 增强对细微变化的检测。

2. 减少读取时间。

◇ 什么是数字化断层摄影?

数字化断层摄影(digital tomosynthesis,DT)是一种利用从离散角度拍摄的一个物体的多个 X 射线来生成三维(3D)图像的技术。

◇ DT 与 CT 相比如何?

断层摄影的主要区别在于 DT 使用的角度范围有限(通常为 15°~60°)。在 CT 中,球管或检测器至少需要 180°旋转。

◇ DT 和 CT 有什么不同?

在 DT 中,对多个投影得到的数据进行数字处

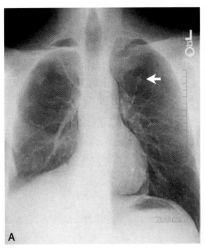
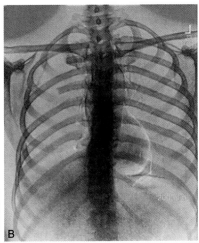
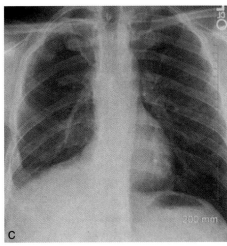

图 5.10　双能量减影 X 线片,仅显示该开胸手术前患者的软组织(A)和骨骼(B)。非钙化性结节仅在软组织 X 线片中可见(A;箭)。(C)在常规的非减影片上很难将此结节与骨性病变区分开

理,得到一个平面内的多个薄层图像。由于图像处理是数字化的,可以从一组单一的采集图像中改变切片的厚度和深度。与传统的 X 射线断层摄影相比,这节省了时间并减少了辐射。

　　◇ DT 是如何工作的?

　　断层摄影的基本原理是通过在被成像物体周围以已知的方式移动射线源和/或探测器来获取一组图像,然后用数学方法重建三维图像。在 X 线球管运动过程中获得的图像称为投影图像。通过改变位移量可以获得不同的采集深度。聚焦平面外的结构是模糊的。

计算机辅助检测

　　计算机辅助检测(computer-aided detection,CAD)是利用计算机的人工智能来减少观测疏漏、降低假阴性率的数字成像技术。这项技术通常用于数字乳腺 X 射线摄影,许多前瞻性研究表明,在 CAD 的帮助下,乳腺癌的检出率有所提高。利用计算机对检测到的异常进行诊断或鉴别诊断,称为计算机辅助诊断(computer-aided diagnosis,CADx)。据报道,CAD 可用于检测肺结节;然而,这一领域还需要进一步的验证和监管批准。

　　大多数 CAD 应用涉及肺结节的检测。通常,基于形态的图像处理被应用于检测出现结节的结构;更详细的形态和纹理分析可以消除假阳性的结节样结构。文献中描述的 CAD 和 CADx 的其他潜在应用领域包括:评估肺结节的恶性性质、鉴别肺间质性疾病、检测胸膜病变(例如气胸、心脏轮廓)和感染性疾病(例如结核病)。

参考书目

Abe K, Doi K, MacMahon H, et al. Computer-aided diagnosis in chest radiography. Preliminary experience. *Invest Radiol.* 1993;28:987–993.

Abe H, MacMahon H, Engelmann R, et al. Computer-aided diagnosis in chest radiography: results of large-scale observer tests at the 1996-2001 RSNA scientific assemblies. *Radiographics.* 2003;23:255–265.

Balassy C, Prokop M, Weber M, Sailer J, Herold CJ, Schaefer-Prokop C. Flat-panel display (LCD) versus high-resolution gray-scale display (CRT) for chest radiography: an observer preference study. *AJR Am J Roentgenol.* 2005;184: 752–756.

Bontrager KW, Lampignano JP. *Textbook of Radiographic Positioning and Related Anatomy.* 6th ed. St. Louis: Mosby; 2005:75–107.

Carlton RR, McKenna A. *Principles of Radiographic Imaging: An Art and a Science.* 5th ed. Boston: Cengage Learning; 2012.

Carmody DP, Nodine CF, Kundel HL. An analysis of perceptual and cognitive factors in radiographic interpretation. *Perception.* 1980;9:339–344.

Chotas HG, Floyd CE, Dobbins JT, Lo JY, Ravin CE. Scatter fractions in AMBER imaging. *Radiology.* 1990;177:879–880.

Dobbins JT, McAdams HP, Godfrey DJ, Li CM. Digital tomosynthesis of the chest. *J Thorac Imaging.* 2008;23:86–92.

Heelan RT, Rothenberg LN, Caravelli JF, Fleischman RC, Castellino RA. Low-density supradiaphragmatic band artifact on advanced multiple-beam equalization radiography of the chest. *Invest Radiol.* 1994;29:777–780.

Ishida T, Ashizawa K, Engelmann R, Katsuragawa S, MacMahon H, Doi K. Application of temporal subtraction for detection of interval changes on chest radiographs: improvement of subtraction images using automated initial image matching. *J Digit Imaging.* 1999;12:77–86.

Kakeda S, Nakamura K, Kamada K, et al. Improved detection of lung nodules by using a temporal subtraction technique. *Radiology.* 2002;224:145–151.

Kano A, Doi K, MacMahon H, Hassell DD, Giger ML. Digital image subtraction of temporally sequential chest images for detection of interval change. *Med Phys.* 1994;21:453–461.

Kelcz F, Zink FE, Peppler WW, Kruger DG, Ergun DL, Mistretta CA. Conventional chest radiography vs dual-energy computed radiography in the detection and characterization of pulmonary nodules. *AJR Am J Roentgenol.* 1994; 162:271–278.

Kelsey CA, Moseley RD, Mettler FA, Garcia JF, Parker TW, Briscoe DE. Comparison of nodule detection with 70-kvp and 120-kvp chest radiographs. *Radiology.* 1982;143:609–611.

Khan AN, Al-Jahdali H, Al-Ghanem S, Gouda A. Reading chest radiographs in the critically ill (part I): normal chest radiographic appearance, instrumentation and complications from instrumentation. *Ann Thorac Med.* 2009;4:75–87.

Kido S, Ikezoe J, Naito H, et al. Clinical evaluation of pulmonary nodules with single-exposure dual-energy subtraction chest radiography with an iterative noise-reduction algorithm. *Radiology.* 1995;194:407–412.

Marten K, Seyfarth T, Auer F, et al. Computer-assisted detection of pulmonary nodules: performance evaluation of an expert knowledge-based detection system in consensus reading with experienced and inexperienced chest radiologists. *Eur Radiol.* 2004;14:1930–1938.

McAdams HP, Samei E, Dobbins J, Tourassi GD, Ravin CE. Recent advances in chest radiography. *Radiology.* 2006;241:663–683.

McLean D, Gray JE, Swensen SJ, Vrieze TJ. Technical aspects of twin screen-film chest radiography: cost effective lung and mediastinal imaging. *Eur J Radiol.* 1998;27:53–60.

Monnier-Cholley L, MacMahon H, Katsuragawa S, Morishita J, Ishida T, Doi K. Computer-aided diagnosis for detection of interstitial opacities on chest radiographs. *AJR Am J Roentgenol.* 1998;171:1651–1656.

Morgan RA, Owens CM, Collins CD, Evans TW, Hansell DM. Detection of pneumothorax with lateral shoot-through digital radiography. *Clin Radiol.* 1993;48:249–252.

Oestmann JW, Greene R, Rhea JT, et al. "Single-exposure" dual energy digital radiography in the detection of pulmonary nodules and calcifications. *Invest Radiol.* 1989;24:517–521.

Oschatz E, Prokop M, Scharitzer M, Weber M, Balassy C, Schaefer-Prokop C. Comparison of liquid crystal versus cathode ray tube display for the detection of simulated chest lesions. *Eur Radiol.* 2005;15:1472–1476.

Parry RA, Glaze SA, Archer BR. The AAPM/RSNA physics tutorial for residents. Typical patient radiation doses in diagnostic radiology. *Radiographics.* 1999;19:1289–1302.

Plewes DB, Wandtke JC. A scanning equalization system for improved chest radiography. *Radiology.* 1982;142:765–768.

Revesz G, Shea FJ, Kundel HL. The effects of kilovoltage on diagnostic accuracy in chest radiography. *Radiology.* 1982;142:615–618.

Samei E, Flynn MJ. An experimental comparison of detector performance for direct and indirect digital radiography systems. *Med Phys.* 2003;30:608–622.

Samei E, Flynn MJ, Eyler WR. Detection of subtle lung nodules: relative influence of quantum and anatomic noise on chest radiographs. *Radiology.* 1999;213:727–734.

Shiraishi J, Abe H, Engelmann R, Aoyama M, MacMahon H, Doi K. Computer-aided diagnosis to distinguish benign from malignant solitary pulmonary nodules on radiographs: ROC analysis of radiologists' performance—initial experience. *Radiology.* 2003;227:469–474.

Trout ED, Kelley JP, Larson VL. A comparison of an air gap and a grid in roentgenography of the chest. *Am J Roentgenol Radium Ther Nucl Med.* 1975;124:404–411.

Vlasbloem H, Kool LJ. AMBER: a scanning multiple-beam equalization system for chest radiography. *Radiology.* 1988;169:29–34.

第 6 章

肺部 CT：扫描仪、扫描协议和 X 射线辐射剂量

Venkatesh Arumugam Murugan，Atul Padole，Azadeh Tabari，Mannudeep K. Kalra

■ 引言

目前,CT 成像已经成为医学影像诊断中必不可少的一部分。在甲壳虫乐队为 EMI 录制唱片的资金的资助下,诺贝尔奖获得者 Godfrey Hounsfield 爵士在 1972 年发明了 CT 扫描仪,这项影像技术一经发明就取得了迅速的发展。第一台 CT 扫描仪只支持轴位扫描模式,每采集一幅图像大约需要 5min。20世纪 70 年代初到中期的后续研究开发了四代步进式 CT 扫描仪。采用锥形 X 射线束和旋转的 X 射线球管-探测器配置的第三代 CT 扫描仪,成为目前最广泛使用的设计模式。轴位扫描的主要缺点就是时间分辨率低以及不能生成容积数据。CT 扫描仪第二阶段技术上的革新发生在 1989 年,CT 扫描仪引进了滑环技术,这项技术无须中断扫描或中断探测器阵列和 X 射线管耦合,从而实现了连续的螺旋模式的容积数据采集。20 世纪 90 年代,单排螺旋 CT（single-detector row helical CT,SDCT）的发明重新激起了人们对 CT 扫描仪的兴趣。

CT 技术的革命性变革始于 20 世纪 90 年代后期多排探测器 CT（multidetector-row CT,MDCT）的发明。MDCT 扩展了 Z 轴覆盖范围,加快了数据采集速度以及 Z 轴分辨率（在整个扫描范围内获得薄层图像）。由多排探测器采集数据,MDCT 可以在几秒内进行大范围的体部 CT 成像。现在的 MDCT 可以实现低于 0.4s 旋转速度并且每次旋转可以覆盖16cm 的扫描范围。在各个生产商争相增加探测器宽度的时候,一些生产商研发了增加一套球管和探测器的技术,即双源 MDCT 技术,对时间分辨率的提高和双千伏扫描模式产生了革命性的影响。近年来,CT 成像技术的发展速度已经远远超过其他医疗技术的发展。

随着 CT 检查在临床应用中的增多,CT 检查中患者接收的射线辐射剂量也逐渐被人们所关注。美国在 2006 年就完成了近 6 700 万次 CT 检查。虽然CT 检查的数量只占了整体放射学检查和核医学检查的 17%,但是大约 49% 的射线辐射剂量来自 CT检查。美国国家辐射防护委员会（National Council for Radiation Protection,NCRP）的 160 号报告指出,CT 检查的临床应用频率每年以 8% ~ 15% 的速度增长,而且每个个体检查的有效剂量从 20 世纪 80 年代的 3.6mSv 增加到 2006 年的 6.2mSv,这很大程度

上是因为放射影像成像在临床诊断中利用率的提高。选择相同或者不同的扫描协议，患者接收的射线辐射剂量差异也很大。例如美国的胸部扫描协议中，胸部非增强扫描的容积 CT 剂量指数（CT dose index volume，CTDIvol）是 11mGy，而 CT 引导下的肺部活检扫描的 CTDIvol 是 26mGy。与老旧的 CT 扫描仪相比，现代 MDCT 一方面能够以较低的射线辐射剂量评估更多的临床应用，另一方面，现代 CT 扫描仪令人惊叹的成像细节和高功率 X 射线管也带来了过度使用和滥用的风险。所以要根据不同的患者和适应证设置个性化的扫描协议。这一章，我们将讨论以射线辐射剂量为前提，设计和定制 CT 扫描协议时可用的各种选项。

■ CT 技术

胸部 CT 成像中多排 CT 与单排 CT 的主要区别

多排探测器（MDCT）的发明给 CT 成像带来了革命性的变化。与 SDCT 相比，MDCT 的主要优势包括更高的空间分辨率，更快的扫描速度，更大的扫描范围，重构三维（3D）各向同性图像，双千伏扫描模式和有效射线辐射剂量。空间分辨率是 CT 扫描仪分辨平面内相邻两点的能力，以像素为单位进行测量。与 Hounsfield 爵士发明的第一代 CT 相比，现代的 MDCT 的空间分辨率从 80×80 像素发展到 1 024×1 024 像素。现代 MDCT 的机架旋转速度达到了 250ms，如果进行半扇区重建，时间分辨率可以达到 125ms。对于双源 CT 而言，每个球管旋转四分之一圈就可以获得半扇区重建的数据，所以时间分辨率就达到了 63ms。

MDCT 采集的各向同性图像可以进行后处理重构，如多平面重组（multiplanar reformation，MPR），最大密度投影（maximum intensity projection，MIP），最小密度投影（minimum intensity projection，MinIP），以及容积再现技术（volume rendering technique，VRT）。这些后处理重构显示完美的细节的同时，不会产生如 SDCT 那样的阶梯状伪影。这些重构的图像对于血管和解剖结构复杂器官的检查的帮助尤其明显。

相较 SDCT，MDCT 对于增强扫描中的对比剂的应用更加有效。这些改进意味着 SDCT 扫描一个胸部检查需要 15～20s，而 MDCT 可以在 1s 内完成。

沿着扫描方向超快扫描生成亚毫米图像的能力可以使常规扫描同样能够生成漂亮的多平面 3D 重构图像。不同的 MDCT 技术具有同时进行两种千伏水平下成像的能力，从而生成单能图和物质分离图，同时减轻高密度金属带来的金属伪影。幸运的是，与 SDCT 相比，对射线辐射剂量的高度关注使 MDCT 显著提高了有效射线辐射剂量。现代的 MDCT 配备了多种硬件和软件技术，可在确保图像质量的同时减少射线辐射剂量。

随着 MDCT 的推出，CT 扫描仪的三个主要硬件组件都有了很大的改进。这三种硬件包括 X 射线管，探测器和数据采集及处理系统。

大范围快速扫描并获得各向同性的图像的需求推动了 X 射线管技术的发展。现代的 X 射线管功率高（100～120kW），体积小。一些 X 射线管支持 70～150kV 的球管电压，最大球管电流达到 1 300mA，使低千伏的常规扫描成为可能。低千伏能量更接近碘的 K-缘，可以提供更好的对比效果，从而减少强化扫描中对比剂的使用量。有的 CT 扫描仪的球管在旋转中进行快速千伏切换，从而获得双能量 CT 图像（dual-energy CT，DECT）。X 射线束蝴蝶结式过滤器调整了穿过扫描视场中不同路径长度的射线束流的强度，从而使图像的噪声分布均匀，并减少患者外围较薄部位的射线辐射剂量。

X 射线源处的特殊的 X 射线过滤器（例如双源 CT 的锡过滤器）为双能量 CT 扫描仪提供了更好的能量分离成像功能。使用特殊的锡过滤器对 100kV 产生的 X 射线进行选择性的射线过滤，使肺结节随访患者的射线辐射剂量低至 0.1mSv。

X 射线管输出的光子分布是一条连续的光谱。尽管 SDCT 的低能光子是患者的辐射剂量的主要来源，但是低能光子对投影成像没有任何贡献。典型的扫描平面中 X 射线光子的穿过路径是椭圆形的，所以 X 射线光子在扫描平面边缘区域的衰减是最小的，而在扫描中心区域的衰减是最大的。这就导致了不必要的射线辐射剂量的吸收和伪影的产生（例如硬化伪影）。为了减少低能量光子的吸收和硬化伪影的产生，采用金属过滤器（平板过滤器和蝴蝶结式过滤器）来改善 X 射线管输出的光子的质量。蝴蝶结式过滤器中间薄，两边厚，这样就可以过滤边缘部位的高能量光子，既提高了图像的均一性，也减少了射线的辐射剂量。使用过滤器的弊端就是可能损失一部分中等能量的光子，从而影响投影成像。使用蝴蝶结式过滤器时一定要把患者放到扫描野中心。一些生产商提供可选择的过滤等级,用户可以根据临床需求选择合适的过滤等级。大部分现代的 CT 扫描仪都采用蝴蝶结式过滤器。

现代最先进的多排探测器 CT 扫描仪的主要特征

CT 技术已经进入飞速发展阶段。由于 CT 生产商不断地推出更新更好的技术,任何关于先进的 CT 扫描仪的讨论也在不断地变化。

到目前为止,最先进的双源 CT(Siemens SOMA-TOM Force)球管的功率达到 120kW,每个球管的最大电流达到 1 300mA。这种高毫安输出使常规的低千伏(70~100kV)扫描应用成为可能,既提高了对比分辨率,又减少了射线辐射剂量和对比剂的使用量。大部分的胸部增强 CT 扫描可以使用 70~80kV 进行扫描。另外,两套球管和较宽的探测器配置可以采用非重叠大螺距扫描[(1.6~3.4):1],这样高速的扫描模式可以在亚秒内完成整体胸部的检查。

其他的 CT 生产商发明了宽体探测器(例如 GE Revolution,Toshiba Aquilion One),沿着扫描方向探测器排列达到 256~320 排。这些 CT 扫描仪球管每旋转一圈可以覆盖 16cm 的扫描范围。现在大部分的 CT 设备球管的旋转速度都低于 0.4s,大大缩短了扫描时间。更快的数据采集系统以及更高的时间分辨率几乎可以完成实时成像(四维成像)。

为了降低射线辐射剂量,大部分的 CT 生产商配备了射线准直器来提高有效辐射剂量,即探测器接收的辐射剂量与球管发射的总的辐射剂量的比值。后准直散射网格可以阻挡散射光子到达探测器,从而降低图像噪声,同时也减少患者的辐射剂量。此外,大部分 CT 生产商发明了迭代重建(iterative reconstruction,IR)技术重建低剂量扫描的数据,取代了传统的滤波反投影(filtered back projection,FBP)图像重建。

另一个 CT 生产商(Philips Healthcare)发明了多层探测器技术,实现单千伏曝光生成 CT 能谱图像。这个系统的优势是多方面的:通过消除必须同时进行高-低能量采集的需求来提高有效辐射剂量,获得全视野图像(探测器组件之间的视野没有差异),消除不同球管光子的交叉散射现象。

现代 CT 技术持续发展。后面将讨论现代 MDCT 在硬件方面的一些重要特征。

更好的探测器成分

在过去的十年中,CT 扫描仪中没有任何原件像探测器一样变化如此之多。随着探测器阵列纵向宽度的增加,球管每次旋转的覆盖范围有了极大的提高,同时有效射线辐射剂量也大大提高。宽体探测器 MDCT(大于 64 排)与以前的 4 排或 8 排探测器 MDCT 相比,有效射线辐射剂量接近完美。现代 MDCT 有的是 256~320 排探测器,有的是两个探测器阵列(双源 CT),有的是双层探测器(三明治探测器 CT)。不同于 SDCT 的氙探测器,典型的 MDCT 采用了固态探测器,它由闪烁体组成,可以将入射的 X 射线转换为可见光。可见光通过相邻的光电二极管转换为电势。由此产生的电势被放大,并通过复杂的数学算法生成 CT 投影。因此探测器的衰减时间及余晖时间是决定 CT 扫描仪时间分辨率的主要因素。现代 CT 扫描仪的探测器常规由氧化钆和陶瓷材料构成。这种构成使探测器的余晖和衰减时间减低到几毫秒以内,这大大提高了投影数据的采集速度,以及双能扫描仪千伏的快速切换。

有效 X 射线辐射剂量

两个因素会影响到有效射线辐射剂量(见上文)。波束过宽指的是在探测器外面没有被吸收的且不能用于图像重建的部分。现代 MDCT 使用实时准直器凸轮(摄像头)将 X 射线束聚焦在探测器上,并减少波束过宽的范围。

超范围曝光指的是螺旋模式采集数据时 X 射线束的实际覆盖范围大于设置的起始位置和结束位置。当代许多的 MDCT 都配备了自适应屏蔽作用的前准直器来减少螺旋扫描模式引起的超范围曝光。

■ 扫描参数

CT 成像中影响平面内空间分辨率的参数

影响 CT 成像空间分辨率的参数可以分成两类:一类是数据采集相关的,一类是数据处理相关的。X 射线焦点尺寸,探测器孔径,扫描野和层厚是数据采集相关的参数设置。因为 CT 图像的生成是一个复杂的数学内插和计算技术,生成图像的算法是影响图像分辨率的主要因素。图像像素的大小决定于扫描视野和矩阵大小,计算公式如下:像素大小=扫描视野/矩阵大小。

一般来说,较小的扫描视野能获得比较好的空间分辨率,但是对于体型较大的患者而言,较小的扫描视野可能会显示不全整个体表软组织。因此,胸部常规 CT 扫描应尽可能包括体表视野跨度。然而,对一些特殊的扫描协议,如主动脉和弥漫性肺部疾病的检查,需要采用较小的扫描视野来增强空间分辨率。例如,对于弥漫性肺部疾病,只覆盖骨性胸廓范围的较小扫描视野足够观察肺部病变,也能够提高平面内的空间分辨率。

SDCT 的层厚是由 X 射线束的宽度决定的,而 MDCT 的标称层厚是由探测器的设置决定的,而不是由 X 射线束的宽度决定的。现代的 MDCT 扫描仪的单元探测器宽度(≥32 排)因不同的生产商而异,通常单元探测器的宽度从 0.5mm 到 0.625mm 不等(图 6.1 和图 6.2)。应用多排探测器的优势之一就是允许客户选择标称层厚。例如,一台 MDCT 的单元探测器宽度是 0.625mm,一共 40 排,用户在使用

时可以根据用户习惯和临床需求选择不同的标称层厚:0.625mm,1.25mm,2.5mm,3.75mm 或者 5mm。但是需要注意的是,早先的 MDCT(≤16 排)的单元探测器的宽度设置是可变的,需要先确定扫描的层厚然后选择合适的探测器宽度设置。例如,一台 16 排的 MDCT,如果探测器的宽度设置是(16×1.25)mm,那么扫描的层厚只能是 1.25mm 或者更厚的层厚,不能重建出 0.625mm 层厚的图像[0.625mm 的层厚需要选择(16×0.625)mm 的设置]。对于弥漫性肺部疾病,理想的诊断层厚是 1mm 或者更薄的层厚。而其他的肺部疾病的扫描可以选择 1.25mm 或者较厚的层厚。获得各向同性的图像是 SDCT 的一大挑战。而现代 MDCT 的探测器设置可以通过较薄的准直器增强图像的 Z 轴分辨率。这可以减少图像的阶梯状伪影,提高空间分辨率。薄层准直器还可以通过减少像素的大小降低部分容积效应。尽管薄层准直器提高了图像噪声(如果管电流-时间乘积保持恒定),

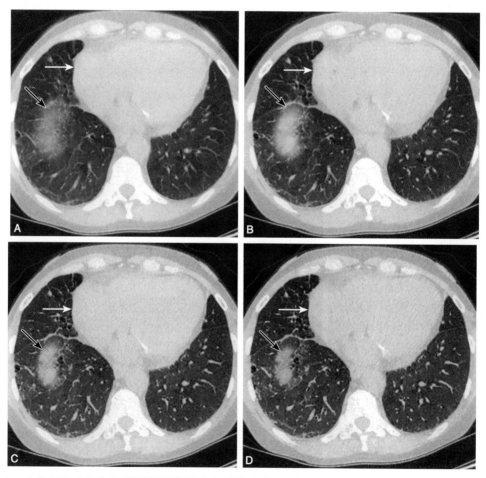

图 6.1　61 岁(64kg)女性患者低剂量胸部检查在不同层厚上的表现。(A)5mm。(B)2.5mm。(C)1.3mm。(D)0.6mm,120kV,固定毫安,CTDIvol 为 2mGy,长度辐射剂量(DLP)为 68(mGy·cm)。断层图像显示右肺中叶外围结节(黑色箭)和支气管扩张(白色箭)。因为部分容积效应较轻,薄层图像(0.6mm;D)上显示的肺部病灶和结构更清晰,更容易发现病灶

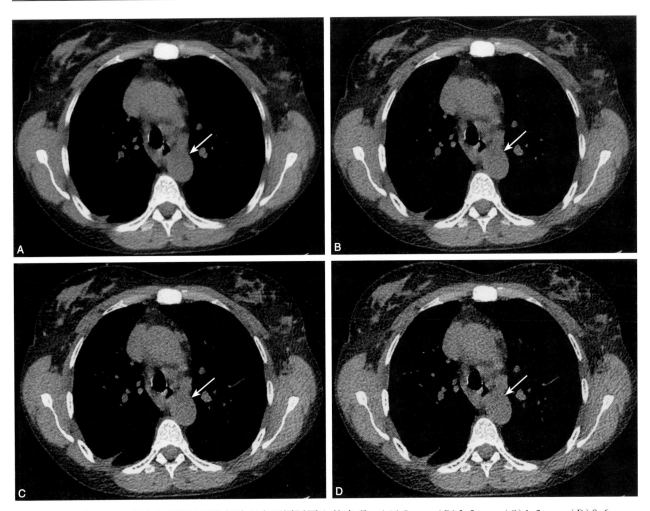

图 6.2　61 岁(64kg)女性患者低剂量胸部检查在不同层厚上的表现。(A)5mm。(B)2.5mm。(C)1.3mm。(D)0.6mm,120kv,固定毫安,CTDIvol 为 2mGy,剂量长度乘积(DLP)为 68(mGy·cm)。断层图像显示纵隔肿大淋巴结(箭)。薄层图像(0.6mm;D)的噪声较高

但是薄层厚图像的对比度和空间分辨率比厚层图像更好。

影响扫描持续时间的因素

　　与窄体探测器配置相比,要进行如全肺这样的大范围扫描,宽体探测器或者较宽的 X 射线束配置具有更高的有效辐射剂量。如果其他的扫描参数保持不变,宽体探测器可以快速完成扫描。所以(64×0.625)mm 探测器的扫描速度就会比(32×0.625)mm 的探测器快。对于可能产生运动伪影而影响病变评估的扫描部位,如胸部,快速扫描模式更加有利。

　　除了探测器的设置,螺距(机架旋转一周检查床移动的距离与准直孔径之比)同样会影响扫描持续时间。如果探测器的设置和旋转速度不变,没有重叠的大螺距(>1:1)的扫描速度比有重叠的小螺距(<1:1)的扫描速度快。对于大部分胸部检查,最好

选择 1:1 的螺距或者更大的螺距进行快速扫描。一些 CT 扫描仪使用小螺距扫描会增加射线辐射剂量,另一些 CT 扫描仪采用小螺距扫描不会增加射线辐射剂量。另外需要注意的是,有的 MDCT 扫描仪采用大于 1:1 的螺距扫描,实际有效的切片层厚会比设置的层厚厚。所以,在这些 CT 扫描仪上设置弥漫性肺部疾病扫描协议时要特别注意。一些双源 CT 扫描仪采用非重叠大螺距(>1.5:1)扫描时,完成一个肺部扫描只需要 0.5s。对于不能屏气的患者,这种扫描模式可以在自主呼吸的情况下快速完成扫描。

　　机架旋转时间同样影响扫描持续时间。大部分现代的 MDCT 的机架旋转时间达到了 0.5s。对于大部分胸部扫描,扫描速度越快越好。如果患者的体重比较大(≥125kg),而 CT 扫描仪的球管电流强度有限(特别是探测器宽度≤16 排的 CT 扫描仪),较慢的机架旋转速度(≥0.5s)获得的图像质量很好。

如果 CT 扫描仪(≥16 排探测器)的球管电流足够高,即使是体重较大的患者也不需要降低机架旋转速度。一些 CT 扫描仪(例如 Siemens Definition Force)可以实现半扇区重建,患者在自主呼吸的情况下 0.25s 就可以完成肺部扫描。

总之,现代的 MDCT 进行胸部检查时应该在一次屏气的时间内尽快完成扫描以减轻呼吸运动伪影。

■ 双能量 CT

简介

在特定的 X 射线光子能量下,不同的组织可能表现为类似的 X 射线衰减特征。X 射线与物质的相互作用有两种不同的方式:康普顿散射和光电效应。静脉注射对比剂最能体现光电效应。光电效应指的是电子与足够能量的 X 射线光子相互作用并从原子的最内层移出的现象。被置换的电子被外层的电子取代从而产生特征辐射。每种元素都有特定的能量值(K-缘),即入射光子必须具备取代最内层电子的能力。该值(K-缘)取决于元素的原子序数。如果 X 射线光子的能量与原子的 K-缘相似,则它们的能量将最大程度被衰减。80kV 产生的 X 射线光子能量接近于碘的 K-缘能量,所以应用碘对比剂进行增强扫描时 80kV 衰减最大,这是大多数 CT 扫描仪允许的最低电压值。然而,鉴于大多数 CT 扫描仪的最大球管电流的限制,如此低的千伏只能在少数患者中使用。体重较小的患者可以使用低千伏进行 CT 成像扫描,对于体重比较大的患者使用低千伏扫描图像的噪声会比较高,而且会带来潜在的伪影。降低图像高噪声和减少伪影就需要提高球管的电流量。这些限制对大多数 MDCT 而言,使用低千伏扫描是不可行的或者不实际的。

双能量或者说双千伏扫描模式能够几乎同步采集低千伏和高千伏扫描数据,把低千伏采集的高对比度高噪声的图像与高千伏采集的低噪声和少伪影的图像融合在一起。另外,双能量 CT(DECT)有助于识别不同光子能量水平下组织衰减特性的细微差别。尽管双能量 CT 声称只有两种能量水平 X 射线用于成像,实际上从 X 射线管输出的 X 射线光子是一个连续的多色光谱。球管电压代表了光子的最高

能量(kV_p 为峰值电压),但是光谱中的平均能量常常明显低于能峰。所以,当使用两种不同的球管电压同时采集数据时,输出的光子在能量光谱中有明显的重叠。大多数 CT 扫描仪使用 80kV 和 140kV 采集数据,一些新的 CT 扫描仪可以使用 80/90/100kV 与 150kV 配对采集数据。不同厚度的锡滤过器已被用于滤除高管电压光谱中的低能 X 射线输出,以减少光谱重叠并增强图像对比度。目前双能量数据采集的方法有很多种。最常用的方法见表 6.1。

表 6.1　双能量 CT 采集的常用方法

技术	生产商
高低电压快速切换	GE Healthcare
双源 CT	Siemens Healthcare
顺序采集	Toshiba Healthcare
分层探测器(三明治探测器)	Philips Healthcare
量子计数探测器	其他(研发中)

双能量 CT 在胸部成像中的应用

临床研究已经阐明了 DECT 在胸部异常中的应用。通常 DECT 应用于疑似或者确诊的肺栓塞患者。能谱扫描在胸部的应用还包括肺动脉高压,肺结节定性和肺气肿定量分析。早期的小样本的研究表明,能谱扫描可以鉴别肺部的良性肿瘤与恶性肿瘤,特别是延迟增强扫描时良恶性肿瘤的鉴别征象更明显。但是,这些应用还需要大样本数据的进一步验证。20 世纪 90 年代,尽管临床上使用不同千伏设置分别进行数据采集对肺结节的特征进行了广泛的评估,但是在 Fleischner 协会声明其缺乏准确性后,这种做法没有被临床接受。随着同步双能量数据采集的研发,重新燃起了临床对肺结节特征研究的兴趣。最近的一项研究表明,双能量 CT 在注射对比剂 180s 后的延迟增强扫描对肺结节良恶性鉴别的准确率达到 90%。另一项研究报道了双能量 CT 检查对进行抗血管生成治疗的肺癌患者的早期效果的评估。这些研究指出了双能量 CT 检查在组织特征鉴别中的潜在应用。图 6.3 显示了双能量 CT 在 CT 肺动脉造影(computed tomographic pulmonary angiography,CTPA)中对肺栓塞的诊断应用。

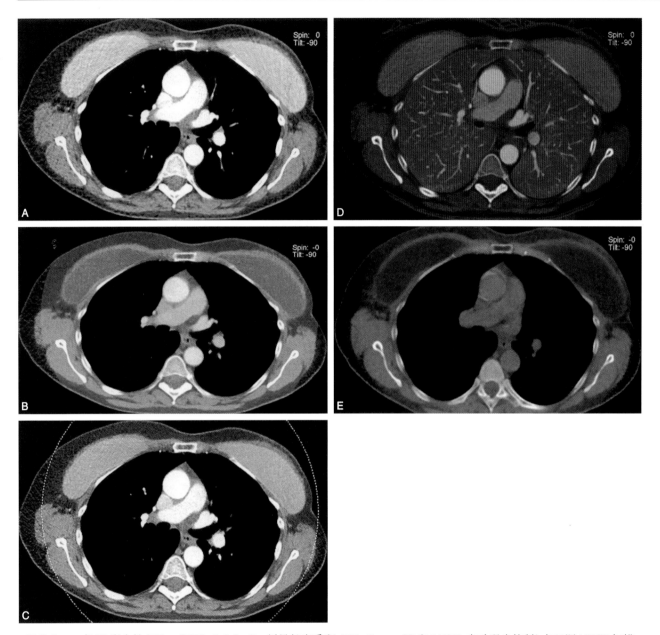

图 6.3　一名 55 岁女性（73kg；CTDIvol，6.8mGy；剂量长度乘积，227mGy-cm；80 和 140kV，自动曝光控制）在双源 MDCT 扫描仪上扫描的双能量 CT 图像。在以下设置下重建轴位（3mm）图像：虚拟单能量水平（A，60keV 图像；B，100keV），（C）混合图像（混合因子为 0.6），（D）肺血容量图，（E）水或虚拟非造影图像

■ 扫描协议

CT 扫描协议的关键参数

　　肺部 CT 扫描协议的关键参数包括：球管电流，球管电压，螺距，探测器设置，扫描范围，机架旋转速度，机架倾斜角度（如果需要），对比增强（例如对比剂类型，注射模式，对比剂的容量，注射速率，注射时间，盐水的注射量与速率，注射部位），重建算法（FBP 或者 IR），重建的层厚特性（层厚和间隔）和图像重构（例如图像重构的类型，层厚和图像间隔）。

胸部 CT 扫描协议分类

　　适应证是胸部 CT 扫描协议选择的基础。根据适应证选择扫描协议可以保证重建的参数设置，保证图像质量以及恰当的射线辐射剂量。表 6.2 列出了常规胸部 CT 扫描协议与适应证的对应关系。图6.4 至图 6.6 是常规胸部 CT 扫描示例。

对比增强扫描在胸部 CT 扫描中的应用

　　胸部 CT 对比增强扫描的强化效果主要取决于两个因素——患者方面的因素和对比剂方面的因素。

表6.2 胸部的扫描协议与适应证

扫描协议	适应证
胸部常规	肺炎,肺癌的诊断和分期,纵隔的病理评估,肺结节的检测和表征,不明原因发热,胸腔积液,肺气肿,恶性肿瘤,气道疾病
肺结节随访	不确定的肺结节随访
肺动脉造影	肺栓塞和血管畸形
弥漫性肺疾病	不明原因的慢性呼吸困难的评估,特发性间质性肺炎
肺癌筛查	高危人群的肺癌筛查
肺癌随访	肺癌的长期随访(图6.13)
气管相关	气管狭窄,支气管狭窄,气管软化症,气管支气管软化症,气管食管瘘,疑似气管支气管损伤
胸腔胸壁	胸壁外伤,畸形,恶性肿瘤

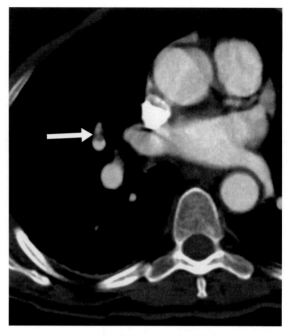

图6.4 69岁女性患者,CT肺动脉造影。52kg,80kV,自动照射量控制,CTDIvol为3.2mGy,剂量长度乘积为106(mGy·cm),在128排CT扫描仪上扫描,断层图像显示右肺中叶肺栓塞(箭)

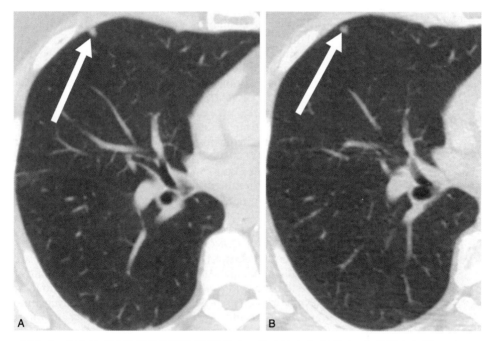

图6.5 (A)66岁女性患者常规胸部CT检查。首次检查在64排CT扫描仪上扫描。71kg,120kV,自动照射量控制,CTDIvol为9mGy,剂量长度乘积为354(mGy·cm),可见右肺中叶一个直径3mm的结节。(B)肺结节低剂量随访。120kV,60mAs,CTDIvol为3.8mGy,剂量长度乘积为140(mGy·cm),右肺中叶仍可见边界清楚的肺结节

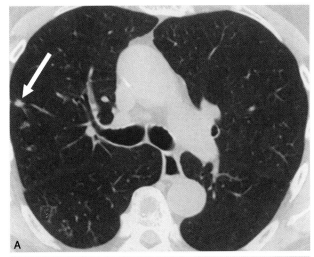

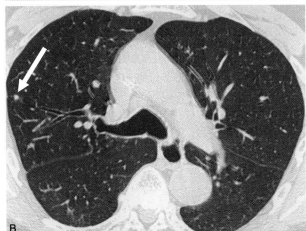

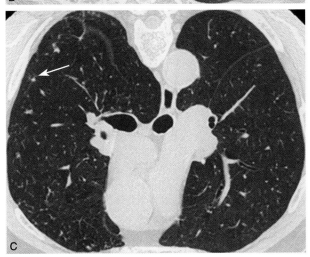

图 6.6　80 岁男性患者，79kg。在 64 排 CT 扫描仪上以弥漫性肺部疾病扫描协议进行扫描，未发现明显的间质性肺部疾病改变。分别进行吸气相和呼气相的扫描，在右肺上叶可见一直径约 4mm 的非钙化性结节（箭）。（A）吸气相螺旋模式扫描。120kV，自动照射量控制，CTDIvol 为 15mGy，剂量长度乘积为 567（mGy·cm）。（B）呼气相断层扫描。120kV，200mAs，CTDIvol 为 2.3mGy，剂量长度乘积为 66（mGy·cm），层间距 10mm。（C）俯卧位断层扫描，层间距 10mm

患者因素

体重。因为体重比较大的患者的血容量比较大，静脉注射的对比剂会被稀释得更多，所以相对于体重较轻的患者，获得相同的强化效果需要注射更大容量的对比剂。如果对比剂注射的容量和注射速率一样，强化的效果与患者的体重成反比。

肥胖患者体内的脂肪占比比较大，血容量相对较少，所以这些患者按照体重计算对比剂容量时可能会超量。有几项研究报告了使用体表面积和瘦体重作为更准确的指标来计算患者对比剂容量的需求。虽然体重的大小决定了强化扫描对比强化的程度，但这并不影响强化扫描的峰值时间。这是因为对比强化的峰值时间主要取决于心输出量和患者的血容量，随着患者体重的增加，心输出量和血容量都会相应增加。

与腹部 CT 检查相比，通常情况下胸部增强 CT 扫描可以少注射一些对比剂。另一个需要考虑的是增强扫描的临床适应证。通常胸部 CT 增强扫描需要 50～80mL 对比剂，对比剂的浓度 300～370mg/mL。

对于肾功能不全的患者，一些先进的 CT 扫描仪可以采用低千伏扫描或者双能量扫描，只需要注射 20～30mL 对比剂就可以评估肺栓塞的情况。

心输出量。患者的心输出量是影响强化扫描到达峰值时间和强化持续时间的最重要的因素。心输出量少的患者，增强扫描时对比剂到达目标器官和廓清的时间都比较慢，导致达峰时间延迟，并延长了对比增强的持续时间。预注射试验和智能跟踪是两种预测达峰时间的方法，而智能跟踪的应用更广泛。

年龄与性别。女性的血容量一般比男性少，所以女性患者增强扫描时达峰时间更快，而且强化程度更高。因为老年患者的心输出量减少，增强扫描时达峰时间较年轻人延后。

注射部位。肘前静脉是最常用的注射部位。由于肘前静脉的直径较小，不适合高浓度对比剂及高速率注射的增强扫描。研究表明从中央静脉注射对比剂具有明显的优势，例如更加可预测、更快的强化达峰时间。偶尔前臂静脉也可以作为注射部位。

肝肾功能障碍。肝硬化可以导致对比剂到达门静脉的时间延迟，肝实质强化程度降低，动脉期一般不受影响。这是因为肝硬化患者肝脏纤维化且肝内血管减少。碘化对比剂具有引起对比剂肾病的危险。虽然静脉注射碘对比剂没有一个安全的阈值，对比剂肾病专家共识工作组建议，如果患者的肾小球滤过率每 $1.73m^2$ 小于 60mL/min，静脉注射对比剂的容量最好小于 100mL。

对比剂相关因素

注射持续时间。 注射持续时间指的是从注射开始到注射结束的持续时间。适当的注射持续时间取决于临床适应证及扫描条件。影响注射持续时间的主要因素包括患者的体重，目标器官的血管状况以及理想的强化程度。如果对比剂的容量不变，注射持续时间越长，达到强化峰值的时间越慢；注射持续时间越短，达到强化峰值的时间越快。对于正常心输出量的患者，注射终止后会很快就达到强化峰值。所以，根据注射持续时间来决定扫描延迟时间非常重要。注射持续时间是确定扫描延迟时间的关键因素。例如，注射持续时间延长会使强化峰值时间延后，所以扫描的延迟时间也应该延长。虽然注射持续时间短，注射速率快能获得理想的动脉期强化效果，但对静脉期和实质期的强化没有那么重要。对于 CT 血管造影，注射持续时间应该至少与扫描持续时间一样或稍长。

注射速率。 如果对比剂的浓度、容量和注射持续时间不变，注射速率越大，动脉强化的幅度越大。注射速率由小到大增加到 10mL/s，主动脉的强化幅度呈线性增强。通常快速的注射速率更适合较短的扫描持续时间，反之亦然。如果对比剂的容量不变，加大注射速率能增强峰值强化幅度，同时也减少了峰值的持续时间。

对比剂浓度。 市场上在售的对比剂浓度有很多规格。当注射的对比剂的容量，注射持续时间和注射速率不变，较高的对比剂浓度使相同时间内血管内的对比剂的浓度增加，强化的幅度也会增加，并且延长了对比增强的时间间隔。如果注射速率与注射持续时间不变，强化的达峰时间不变。

盐水冲洗。 一般在注射对比剂后会注射 15~20mL 的盐水进行冲刷。这是因为注射对比剂后，会有少量对比剂滞留在注射管和外周静脉内，没有到达目标器官。盐水冲刷的好处还包括避免对比剂的分散来增强团注效果，减少上腔静脉和头臂静脉内高密度对比剂产生的伪影，以及减少那些不能接受大容量对比剂注射的患者的对比剂的容量（不同的研究有不同的报道）。盐水的容量取决于注射管和外周静脉的容积，一般叫作扫描死角。

扫描方向和持续时间。 扫描的方向和持续时间决定了注射持续时间，注射速率及注射容量。现代的 MDCT 可以在 5~10s 内完成一个胸部的 CT 扫描。CT 肺动脉造影检查，扫描方向是从足侧到头侧。这是因为大部分肺栓塞发生在肺下叶，而且与肺上叶相比，肺下叶的呼吸漂移更明显。另外，从足侧开始扫描，可以避免上腔静脉与右心房内高密度对比剂引起的伪影。

对比剂到达峰值的时间决定了扫描的开始时间。目前有两种方法。一种方法是预注射试验，即放置一个感兴趣区（一般选主动脉），以同样的速率团注少量对比剂来计算感兴趣区对比剂到达峰值的时间，然后用这个时间来计算正式团注对比剂时的扫描延迟时间。另一种方法是智能追踪技术，即小射线辐射剂量持续采集感兴趣区的实时数据，当感兴趣区的对比强化达到峰值时，系统触发正式扫描。正式扫描在预设的延迟后开始（触发后延迟）。

■ X 射线辐射剂量

CT 检查的辐射安全

确保辐射安全的第一步是确定适当的诊断程序。这会避免一些不必要的射线辐射。CT 成像在胸部影像检查中使用广泛。框 6.1 总结了胸部 CT 成像的临床适应证。

框 6.1　胸部 CT 成像的临床适应证
■ 胸片异常
■ 癌症分期
■ 肺结节检测和随访
■ 间质性肺疾病
■ 弥漫性肺疾病
■ 气道疾病
■ 重症肌无力（胸腺）
■ 咯血评估
■ 肺血管病变（例如肺栓塞，动静脉畸形）
■ 免疫功能低下引起的不明原因肺部感染
■ 纵隔病变（例如占位，纵隔增宽）
■ 胸膜病变（例如胸腔积液，钙化）
■ 胸壁病变（例如肿瘤，外伤，畸形）
■ 肺癌筛查

影响胸部 CT 成像辐射剂量的参数

表 6.3 总结了影响 CT 成像辐射剂量的参数。

表 6.3　影响 CT 成像辐射剂量的参数

扫描参数	影响辐射剂量的模式
球管电流	线性，直接关系；球管电流减少 50% ＝射线的辐射剂量减少 50%。球管电流是最常用的控制射线辐射剂量的参数；低球管电流＝低辐射剂量＝高图像噪声（图像对比度不变；图 6.7 和图 6.8）
球管电压	直接影响射线辐射剂量；射线辐射剂量的改变与球管电压的改变成平方关系；低电压＝低辐射剂量＝高图像噪声＝高图像对比度（特别是对比增强 CT 扫描）
螺距	螺距是机架旋转一周检查床移动的距离与准直器孔径之比。一些 CT 厂商的 CT 扫描仪的射线辐射剂量与螺距无关，这是由于球管电流随着螺距的变化自动调整以保证辐射剂量不变。其他 CT 生产商的 CT 扫描仪采用大螺距扫描就会降低射线辐射剂量，反之亦然。胸部 CT 成像一般采用大于 1∶1 的螺距，从而确保快速完成扫描，避免呼吸运动伪影
探测器准直	指的是探测器原件的宽度以及沿患者长度方向的探测器的排数。如果其他扫描参数不变，宽体探测器就意味着快速扫描。宽体探测器是大多数 CT 扫描仪（≥64 排的 MDCT）的首选
机架旋转时间	其他扫描参数不变，机架旋转时间越短，扫描速度越快，运动伪影越少，射线辐射剂量越低；胸部 CT 首选小于 0.5s 的机架旋转时间
扫描范围	扫描范围越大，接受射线辐射的范围越大，射线辐射剂量越高。肺结节随访，肺癌筛查和肺栓塞的 CT 检查，扫描范围只包括肺底就足够了。对于癌症分期和其他适应证的 CT 检查，扫描范围一般要包括肾上腺
扫描重叠	扫描范围重叠越多，射线辐射剂量越大。多器官联合扫描时，尽量减少不同序列扫描范围的重叠
扫描期相	多数胸部 CT 扫描只需要平扫或者只扫描强化后期相。对于需要多期相扫描的患者，呼气相和/或俯卧位扫描的设置射线辐射剂量应该显著低于吸气相的射线辐射剂量水平
CT 扫描的频率	胸部 CT 的随访扫描应遵循既定准则进行。尽量避免不必要的随访扫描
呼吸指导和对比剂注射	不恰当的屏气和对比剂注射协议可导致扫描失败而进行重复 CT 扫描，这会增加射线辐射剂量
手臂体位	如果可以，扫描时尽量将手臂举到头顶，这既可以避免伪影的产生，也能够减少自动照射量控制技术带来的射线辐射剂量的增加
重建算法设置	重建算法不会直接影响射线辐射剂量。但是不同的重建算法，图像质量可能大大不同。高频重建算法图像清晰度更好，可以减少射线辐射剂量

设置球管电流

球管电流是影响图像质量和射线辐射剂量的最重要的参数。大部分胸部 CT 成像采用自动照射量控制（automatic exposure control，AEC）技术。一般情况下，图像质量取决于射线辐射剂量的高低，扫描范围内的尺寸大小及组织的衰减程度。身体的尺寸和组织的衰减可用于估计 AEC 技术适用的患者的体型。如果射线辐射剂量不变，与衰减程度较高的腹部和盆腔内的器官相比，衰减程度较低的胸部器官成像的图像质量更好。所以，与腹部 CT 成像相比，胸部 CT 成像可以采用更低的射线辐射剂量。AEC 技术可以根据定位扫描评估人体局部衰减的大小，并根据人体衰减的变化来调整球管电流的大小。所以，胸部 CT 成像中，肩部的射线辐射剂量较高（骨骼的衰减较高），其他部位的射线辐射剂量较低（肺组织的衰减较低）（图 6.7 和图 6.8）。

目前有三种 AEC 技术。横向调制技术根据人体的几何横截面的不对称性来调节球管电流的大小。如果射线辐射剂量不变，图像质量随着 X 射线穿过身体的长度（厚度）而变化。所以，利用横向调制技术，身体横截面比较薄的部位（前后位或者后前位）扫描时需要的球管电流较低，而身体横截面较厚的部位（侧位）球管电流较高。

纵向 AEC 技术根据患者的扫描范围从一个横截面到下一个横截面（部分）调整球管电流的大小。这种技术是根据患者体内不同组织的衰减不同自动调整球管电流。第三种 AEC 技术就是合并横向与纵向调整技术。

大多数 AEC 技术需要用户设定图像质量要求［例如噪声指数（GE Healthcare），质量 mAs（Siemens Healthcare），标准差（Toshiba Healthcare），mA 和层厚（Philips Healthcare）］。所有的 AEC 技术都是根据患者的体型（组织衰减和横截面大小）来自动调整球管电流的大小。所以，如果其他的扫描参数保持不变，应用 AEC 技术可以降低体型较小患者所需的球管电流和射线辐射剂量，而适当增加体型较大的患者所需的球管电流和射线辐射剂量。在应用 AEC 技术前应根据患者的体型的不同首先设置图像质量的需求。然而，对于习惯性体型极端的患者，会有很大的变化。

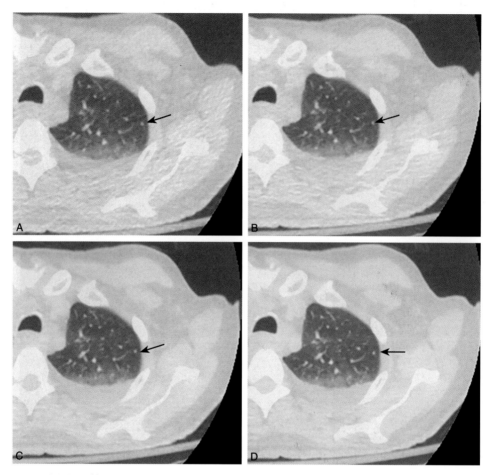

图 6.7　67 岁男性尸体(79kg)在 64 排 CT 扫描仪(GE Discovery CT750 HD)上进行胸部 CT 扫描,120kV,自适应统计迭代重建算法 50% 的水平,不同的球管电流水平。(A)36mA,CTDIvol 为 1.4mGy,剂量长度乘积(DLP)为 62(mGy・cm)。(B)68mA,CTDIvol 为 12.6mGy,DLP 为 114(mGy・cm)。(C)207mA,CTDIvol 为 6mGy,DLP 为 267(mGy・cm)。(D)351mA,CTDIvol 为 14mGy,DLP 为 606(mGy・cm)。左肺上叶肺结节(黑色箭)在四个不同的剂量水平上都可以发现

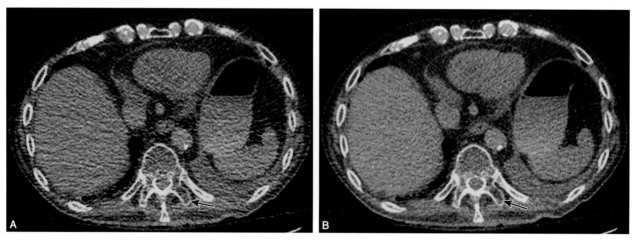

图 6.8　82 岁男性尸体(57kg)在 64 排 CT 扫描仪(GE Discovery CT750 HD)上进行胸部 CT 扫描,120kV,自适应统计迭代重建算法 50% 的水平,不同的球管电流水平。(A)21mA,CTDIvol 为 0.8mGy,长度剂量值(DLP)为 38(mGy・cm)。(B)37mA,CTDIvol 为 1.5mGy,DLP 为 68(mGy・cm)

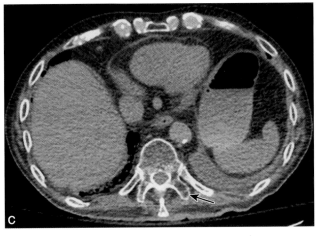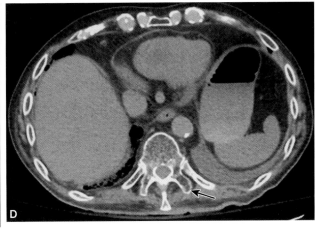

图 6.8(续)　(C)85mA,CTDIvol 为 3.4mGy,DLP 为 145(mGy·cm)。(D)341mA,CTDIvol 为 13mGy,DLP 为 608(mGy·cm)。左侧胸腔积液在 A 图上显示不清楚。射线辐射剂量的降低大大提高了图像的噪声水平,影响了纵隔病变的显示

一般来说,胸部 CT 扫描可以采用低于常规腹部 30%~50% 的射线辐射剂量。图像质量需求的设置相应也要低于腹部常规 CT 扫描。以此类推,与常规胸部 CT 扫描相比,肺结节随访和肺癌筛查可以在满足诊断需求的情况下采用更低剂量 CT 扫描。

除了患者的体型大小以及临床适应证,还应调整 AEC 技术以获得 IR 技术带来的射线辐射剂量的降低。相对于 FBP 重建技术,IR 技术的新应用可以降低 25%~30% 的射线辐射剂量。这种降低射线辐射剂量的方法可以通过适当调整 AEC 技术或者降低球管电压来实现。IR 技术[例如自适应统计迭代重建(GE Healthcare)]最多可以降低 65% 的射线辐射剂量。

在应用 AEC 前设置图像质量需求时,一定要牢记扫描目的及剂量的期望值。例如,大多数肺结节随访检查的 CTDIvol 可以控制在 1~3mGy。然后目标 CTDIvol 可以帮助用户根据 AEC 技术设置正确的图像质量需求。

选择恰当的球管电压

对于胸部 CT 检查,不能过分强调选择适当的千伏的重要性,特别是具有较高功率的 X 射线管(具备低千伏扫描时达到较高球管电流的能力)和 IR 技术的扫描仪。球管电压对辐射剂量和图像对比度有着重要的影响,特别是胸部增强 CT 扫描。胸部增强 CT 扫描,包括 CTPA,正常体型或较小体型的患者都应该选择低于 120kV 的球管电压,既降低辐射剂量,又能增强图像对比度。除了病态肥胖的患者,大部分胸部 CT 扫描可以应用 80~100kV 进行扫描。对病态肥胖患者,可以采用 120kV 进行扫描。应用低千伏进行 CTPA,不仅可以获得很好的图像对比度,而且有利于诊断较小的或者节段性肺栓塞。

胸部平扫 CT 检查,如果系统支持 IR 技术,也可以选择 80~100kV 来降低射线辐射剂量。最近推出的一款 CT 扫描仪(Definition Force,Siemens Healthcare)结合锡滤过器和 IR 技术,采用 100kV 进行胸部 CT 扫描,射线辐射剂量降到 1mSv 以下。

目前只有几款 CT 扫描仪支持自动选择千伏技术。这些千伏的自动选择技术可以让用户个性化设置扫描类型(例如平扫,强化后扫描,CTPA)。这样在相同或较低的射线辐射剂量的扫描条件下,保持图像对比度噪声比的一致性。用户可以根据不同的临床适应证和身体解剖部位控制千伏的调整范围。这项技术与调整球管电流的 AEC 技术同步发挥作用。

另外,选择低千伏进行胸部 CT 扫描,还可以减少增强扫描时对比剂的注射容量。一般来说,与高千伏扫描相比,低千伏扫描可以减少 25%~50% 的对比剂的注射容量。

迭代重建技术在胸部 CT 成像中的应用

IR 技术在现代的 MDCT 扫描仪中已经替代了传统的 FBP 重建技术。IR 技术就是将测量的原始投影数据与估计的原始数据按顺序进行比较,从而生成 CT 图像。Hounsfield 在研发的第一台 CT 扫描仪中就采用了 IR 技术进行数据重建。但是,现代 CT 扫描仪中像素配置的逐步增加要求更快的计算能力。FBP 重建技术对计算能力要求相对较低而受到关注。最近,更快速数据处理器的发展重新激起了人们对 IR 技术的兴趣。现在大多数 CT 生产商都融入了 IR 技术。IR 技术能够针对不同的临床适应证和不同年龄阶段的患者群,既能降低患者的射线辐射剂量,又能提高图像质量。

简单来说,与 FBP 重建技术相比,IR 技术在较

低射线辐射剂量的扫描中既可以降低图像噪声又能减轻图像伪影。所以,用户应当采用适当的较低射线辐射剂量进行图像采集,以便彰显 IR 技术的优势。大部分 IR 技术的所需的重建时间与传统的 FBP 重建技术类似。但是基于模型的迭代重建(model-based iterative reconstruction,MBIR)技术(GE Healthcare)是一个例外,MBIR 重建一个系列的图像需要 30~60min。如前所述,用户可以通过调整球管电流和球管电压来降低射线辐射剂量。用户可以根据射线辐射剂量的降低幅度,患者体型的大小以及放射科医生阅图的习惯来设置 IR 技术应用的强度。IR 技术应用的强度越高,图像的噪声越低,而且图

像的显示模式也很独特。但是这种图像的显示模式并不能被所有的诊断医生接受。

第一次应用 IR 技术时,最好先选择较低强度的 IR 技术,只降低 25%~30% 的射线辐射剂量。积累了一定的经验和信心后,医生可以逐步提高 IR 技术的强度,并把射线辐射剂量降低到理想的低剂量水平。除了降低低剂量 CT(Low Dose CT,LDCT)扫描时的图像噪声,IR 技术还能够应用于更多的低千伏扫描条件,既可以降低射线辐射剂量,又可以提高图像的对比度。图 6.9 至图 6.13 显示了 IR 技术对图像质量与射线辐射剂量的影响,这些胸部 CT 的图像是从不同的 CT 生产商处收集的。

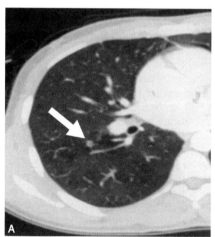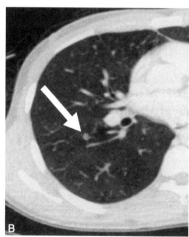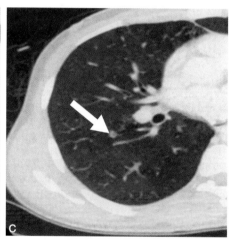

图 6.9　26 岁男性患者(57kg)在 64 排螺旋 CT(GE Discovery CT750 HD)上分别进行标准剂量的 FBP 重建[A;120kV,自动照射量控制技术,CTDIvol 为 5mGy,长度剂量值(DLP)为 191(mGy·cm)],低剂量扫描的 FBP 重建[B;120kV,20mA,CTDIvol 0.8mGy,DLP 为 30(mGy·cm)]和 70% 自适应统计迭代重建(C)。两种剂量水平都可见右肺下叶上段 6~7mm 大小的结节(白色箭)

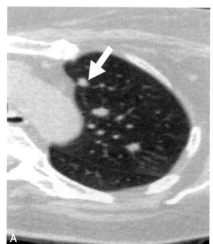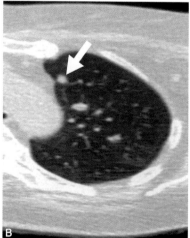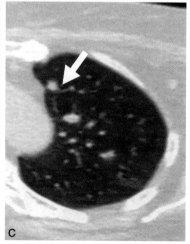

图 6.10　66 岁女性患者(57kg)在 128 排螺旋 CT(Philips iCT)上分别进行标准剂量的 FBP 重建[A;120kV,自动照射量控制技术,CTDIvol 为 5mGy,长度剂量值(DLP)为 171(mGy·cm)],低剂量扫描的 FBP 重建[B;120kV,55mA,CTDIvol 为 0.7mGy,DLP 为 28(mGy·cm)]和 iDose(C)。两种剂量水平都可见左肺上叶 8mm 大小的结节(箭)

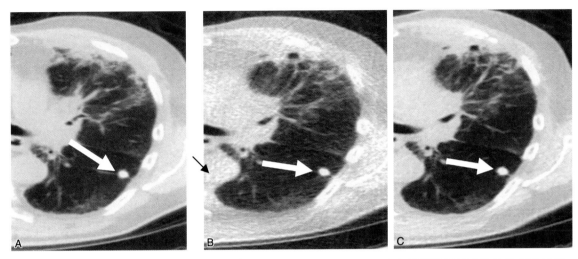

图 6.11　67 岁男性患者(60kg)在 64 排螺旋 CT(Siemens Definition Flash)上分别进行标准剂量的 FBP 重建[A;120kV,自动照射量控制技术,CTDIvol 为 8.6mGy,长度剂量值(DLP)为 267(mGy·cm)],低剂量扫描的 FBP 重建[B;120kV,36mA,CTDIvol 为 1.1mGy,DLP 为 35(mGy·cm)]和 SAFIRE(Siemens Healthineers)(C)。两种剂量水平都可见左肺下叶 8mm 大小的钙化结节

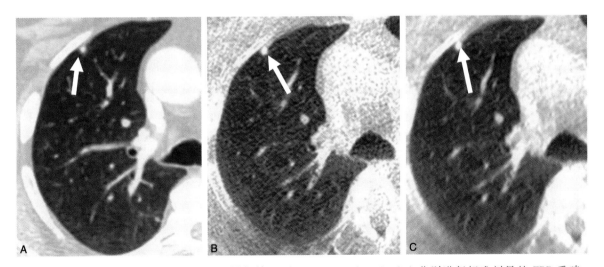

图 6.12　78 岁男性患者(82kg)在 320 排螺旋 CT(Toshiba Aquilion One)上分别进行标准剂量的 FBP 重建[A;120kV,自动照射量控制技术,CTDIvol 为 22.2mGy,长度剂量值(DLP)为 774(mGy·cm)],低剂量扫描的 FBP 重建[B;135kV,10mA,CTDIvol 为 0.3mGy,DLP 为 11(mGy·cm)]和 AIDR3D(Canon Medical system)(C)。两种剂量水平都可见右肺上叶 4mm 大小的结节(箭)

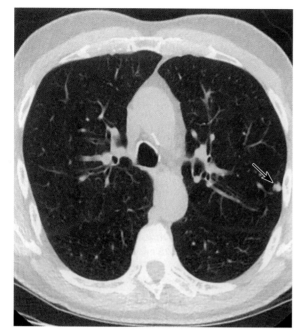

图 6.13 73 岁男性患者(69kg)在 64 排螺旋 CT 上进行肺癌筛查扫描。120kV,固定 mAs,CTDIvol 为 1.3mGy,剂量长度乘积为 56(mGy·cm)。可见左肺上叶实性肺结节(箭)

■ 总结

CT 技术的发展日新月异。胸部 CT 检查可在自由呼吸,低剂量扫描下进行。现代 MDCT 扫描仪拥有大量提高图像质量的技术,并将射线辐射剂量降低到前所未有的水平。

参考书目

American Cancer Society. *Cancer Facts & Figures*. Atlanta: American Cancer Society; 2013:2013.

Bae KT, Heiken JP. Scan and contrast administration principles of MDCT. *Eur Radiol*. 2005;15:e46–e59.

Bae KT, Tao C, Gurel S, et al. Effect of patient weight and scanning duration on contrast enhancement during pulmonary multidetector CT angiography. *Radiology*. 2007;242:582–589.

Bae KT. Intravenous contrast medium administration and scan timing at CT: consideration and approaches. *Radiology*. 2010;256:32–61.

Braun FM, Johnson TRC, Sommer WH, et al. Chest CT using spectral filtration: radiation dose, image quality and spectrum of clinical utility. *Eur Radiol*. 2015;25:1598–1606.

Eller A, Wuest W, Scharf M, et al. Attenuation-based automatic kilovolt (kV)-selection in computed tomography of the chest: effects on radiation exposure and image quality. *Eur J Radiol*. 2013;82:2386–2391.

GE Healthcare. Revolution CT. http://www3.gehealthcare.com/en/Products/Categories/Computed_Tomography/Revolution_CT#tabs8CB733F2821249EDA32FB25F78A47A70. Accessed January 28, 2015.

Goldman LW. Principles of CT: radiation dose and image quality. *J Nucl Med Technol*. 2007;35:213–225.

Gordic S, Morsbach F, Schmidt B, et al. Ultralow-dose chest computed tomography for pulmonary nodule detection: first performance evaluation of single energy scanning with spectral shaping. *Invest Radiol*. 2014;49:465–473.

Henzler T, Fink C, Schoenberg SO, et al. Dual energy CT: radiation dose aspects. *AJR Am J Roentgenol*. 2012;199:s16–s25.

Hu XH, Ding XF, Wu RZ, et al. Radiation dose of non-enhanced chest CT can be reduced 40% by using iterative reconstruction in image space. *Clin Radiol*. 2011;66:1023–1029.

Ichikawa Y, Kitagawa K, Nagasawa N, et al. CT of the chest with model-based, fully iterative reconstruction: comparison with adaptive statistical iterative reconstruction. *BMC Med Imaging*. 2013;13:27.

Jan SC, Weiland S, Klement N, et al. Dual energy CT of the chest: how about the dose? *Invest Radiol*. 2010;45:347–353.

Johnson TRC. Dual-energy CT: general principles. *AJR Am J Roentgenol*. 2012;199:s3–s8.

Johnson TRC, Kraub B, Sedlmair M, et al. Material differentiation by dual energy CT: initial experience. *Eur Radiol*. 2007;17:1510–1517.

Kalender W. X-ray computed tomography. *Phys Med Biol*. 2006;51:R29–R43.

Kalra MK, Maher MM, Toth TL, et al. Techniques and applications of automatic tube current modulation for CT. *Radiology*. 2004;233:649–657.

Kalra MK, Maher MM, Toth TL, et al. Strategies for CT radiation dose optimization. *Radiology*. 2004;230:619–628.

Kalra MK, Rizzo S, Maher MM, et al. Chest CT performed with z-axis modulation: scanning protocol and radiation dose. *Radiology*. 2005;237:303–308.

Kubo T, Lin PJP, Stiller W, et al. Radiation dose reduction in chest CT: a review. *AJR Am J Roentgenol*. 2008;190:335–343.

Leipsic J, Nguyen G, Brown J, et al. A prospective evaluation of dose reduction and image quality in chest CT using adaptive statistical iterative reconstruction. *AJR Am J Roentgenol*. 2010;195:1095–1099.

Lu GM, Zhao Y, Zhang LJ, et al. Dual energy CT of the lung. *AJR Am J Roentgenol*. 2012;199:s0–s53.

Mayer C, Meyer M, Fink C, et al. Potential for radiation dose savings in abdominal and chest CT using automatic tube voltage selection in combination with automatic tube current modulation. *AJR Am J Roentgenol*. 2014;203:292–299.

McCollough CH, Bruesewitz MR, Kofler JM. CT dose reduction and dose management tools: overview of available options. *Radiographics*. 2006;26:503–512.

Mettler FA, Bhargavan M, Faulkner K, et al. Radiologic and nuclear medicine studies in the United States and worldwide: frequency, radiation dose, and comparison with other radiation sources—1950-2007. *Radiology*. 2009;253:520–531.

Mulkens TH, Bellinck P, Baeyaert M, et al. Use of an automatic exposure control mechanism for dose optimization in multi-detector row CT examinations: clinical evaluation. *Radiology*. 2005;237:213–223.

National Cancer Institute. *Cancer of the Lung and Bronchus: SEER Stat Fact Sheets* [database online]. Bethesda, MD: National Cancer institute; 2014.

Pan X, Siewerdsen J, La Riviere P, et al. Development of x-ray computed tomography: the role of *Medical Physics* and *AAPM* from the 1970s to present. *Med Phys*. 2008;35:3728–3739.

Pontana F, Pagniez J, Duhamel A, et al. Reduced-dose low-voltage chest CT angiography with sinogram-affirmed iterative reconstruction versus standard-dose filtered back projection. *Radiology*. 2013;267:609–618.

Siemens. SOMATOM Force. http://www.healthcare.siemens.com/computed-tomography/dual-source-ct/somatom-force/technical-specifications. Accessed January 28, 2015.

Singh S, Kalra MK, Gilman MD, et al. Adaptive statistical iterative reconstruction technique for radiation dose reduction in chest CT: a pilot study. *Radiology*. 2011;259:565–573.

Singh S, Kalra MK, Khawaja RD, et al. Radiation dose optimization and thoracic computed tomography. *Radiol Clin North Am*. 2014;52:1–15.

Singh S, Kalra MK, Shenoy-Bhangle AS, et al. Radiation dose reduction with hybrid iterative reconstruction for pediatric CT. *Radiology*. 2012;263:537–546.

Yu L, Li H, Fletcher JG, et al. Automatic selection of tube potential for radiation dose reduction in CT: a general strategy. *Med Phys*. 2010;37:234–243.

第7章

心血管 CT

Rachel Edwards, Gregory A. Kicska, Guatham P. Reddy

■ 引言

心脏 CT 成像在心脏和冠状动脉的解剖和功能评估中起着重要的作用。冠脉心脏 CT 血管成像(computed tomography angiography,CTA)已经得到了广泛的应用,特别是在紧急护理环境下对急性胸痛进行成像,可以更快速地排除急性冠脉综合征(acute coronary syndrome,ACS)以及对冠状动脉搭桥术(coronary artery bypass graft,CABG)手术前后的患者进行成像。并且,在影像学专家解释心脏 CT 检查的图像之前,准确理解图像获取相关的基础知识是很重要的。

■ 心脏 CT 基础

心电门控

心电门控允许在心动周期的特定时间点进行图像采集。通常,图像是在 R-R 间期的后三分之一获得的,这相当于心脏舒张期,此时图像受到的运动伪影较少。心电图同步有三种主要类型:预触发(轴向、顺序),回顾性门控(螺旋形、桨叶形),回顾性门控管调制技术(图 7.1)。一个较新的成像类型是利用双源扫描设备通过高螺距螺旋式前瞻性触发成像。

在前瞻性触发模式中,图像是通过步进触发的方式来获得的。管电流只适用于特定比例的 R-R 区间,通常是舒张末期。在心动周期内,患者能被辐射的最小时间是由机架旋转时间决定的。在单源扫描设备上,这个经典的时间是 135~210ms,而在双源扫描设备上,这可能小于 70ms,这取决于具体的扫描设备类型。当使用最小的图像采集时间时,就会产生一个单独的图像(帧),它来自心动周期的一个单一时间点。如果该图像被运动伪影所模糊,那么来自心动周期中其他时间点的图像就无法重建。一个患者在心动周期内受到辐射的时间可以增加,因此

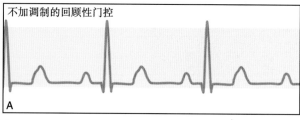

不加调制的回顾性门控

A

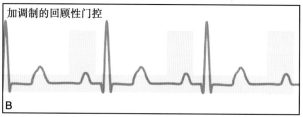

加调制的回顾性门控

B

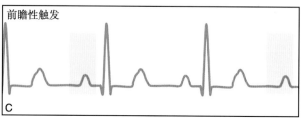

前瞻性触发

C

图 7.1 三种最常用的门控和触发技术。灰色区域表示在心脏循环中所应用的管电流的量。(A)在不加调制的回顾性门控中,连续获取数据,在整个心动周期内将管电流设置为相同值。(B)在采用管电流调制的回顾性门控中,管电流在心动周期的次优期(通常为收缩期和舒张早期)下降。(C)在前瞻性触发中,数据的获取是不连续的,每隔一次心跳,管电流只在最佳心跳时相,通常是舒张期时使用

可以重建更多的图像或帧数,但这也会增加辐射剂量。

因此,前瞻性门控理论上可应用于心率较低、规律的患者,理想情况下心率低于 60 次/min,尽管有些地方在心率低于 65 次/min 时使用这种模式。

当前瞻性触发被执行时,患者可能会每隔一次心跳被扫描,与回顾性门控不同,回顾性扫描是在每次心跳都采集。在每次心跳间隔,CT 机架会移动到下一个图像采集的位置。因此,前瞻性检查通常需

要更长的时间,导致稍长的屏气时间和更多剂量的静脉引入的对比剂。

在回顾性门控中,通过螺旋采集在整个心动周期中获取图像,从而产生心脏运动的动态图像。在心动周期的许多点获得的图像可以用来测量功能。此外,心动周期不同阶段的图像可以显示某些心脏期运动伪影模糊的解剖结构。

有一种称为带调制的回顾性门控技术,也可以获得心脏图像,但管电流是根据心动周期而变化的。这种方法通常可在心脏舒张期获得低噪声的图像,也可以在心动周期的其余时间里以低辐射剂量、高噪声,可视化冠状动脉。这种方法最大限度地减少了辐射剂量,同时还可以评估心脏功能。

图像重建与分析

成像重建方法取决于是否使用前瞻性门控或回顾性门控。例如,使用最小层厚为 0.625mm 的 CT 扫描设备进行检查时,可以在 0.625mm 层厚(间隔为 0.625mm)的情况下重建前瞻性触发。当使用回顾性门控时,图像可在 0.625mm 层厚下重建且重建间距为 0.312 5mm。在这两种情况下,视野都应该局限在感兴趣的解剖区域,但是在小于 15cm 的视野下毫无益处。同时,图像应该使用适当的平滑核进行重建,这些重建算法基于不同 CT 生产商的不同命名。

重建后的图像在三维工作站上可以被实时重组。对于冠状动脉狭窄来说,最佳诊断方法就是多平面重建(MPR),血管的截面图可清楚地呈现在 MPR 重组的图像上。与此同时,轴位图像,在诊断冠状动脉狭窄方面几乎与 MPR 影像一样有效。需要指出一点,在诊断冠状动脉狭窄时,应谨慎使用最大密度投影图像(图 7.2)。

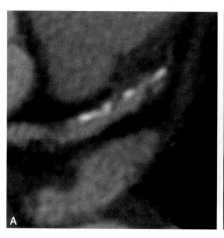

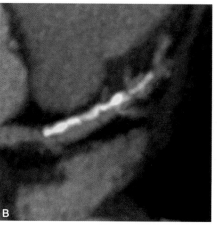

图 7.2 与多平面重建(MPR)图像相比,使用最大密度投影(MIP)图像来评估冠状动脉狭窄的诊断是有缺陷的。0.6mm MPR 图像(A)和 1.5mm MIP 图像(B)显示近端冠状动脉粥样硬化。在 MIP 图像(B)中狭窄的数量被高估了

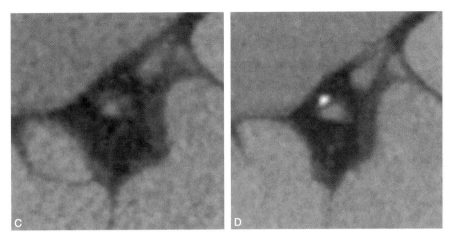

图 7.2（续）　0.6mm MPR 图像（C）和 1.5mm MIP 图像（D）上显示相同狭窄的图像。在 MIP 图像（D）上狭窄程度被低估了

■ 影像学检查的常见适应证

胸痛

胸痛是心脏 CT 检查最常见的适应证之一。最近，多项随机试验表明，心脏 CTA 对急诊胸痛患者排除冠状动脉疾病具有极好的阴性预测值。对于低危到中危的患者，当冠状动脉狭窄不大于 50% 时，ACS 可以被有效地排除（图 7.3）。

此外，在非诊断性心脏压力测试中，心脏 CTA 所提供的信息，也可以避免不必要的常规冠状动脉造影。如果在非诊断性压力测试中心脏 CTA 是正常的，患者通常不需要进行常规的冠状动脉造影。

心源性猝死

心源性猝死（sudden cardiac death，SCD）是指在发病后短时间内发生的意外死亡。在已成功终止 SCD 的患者中，心脏 CTA 可用于诊断与结构性心脏病相关的原因。年龄在 35 岁以上的 SCD 患者通常是由冠状动脉粥样硬化和心肌缺血引起的。在 35 岁以下的患者中，冠状动脉异常或心肌病，如致心律失常型右心室心肌病（arrhythmogenic right ventricular cardiomyopathy，ARVC）、心律失常性右心室发育不全（arrhythmogenic right ventricular dysplasia，ARVD）或肥厚型心肌病，则更为常见。在大约 20% 的不存在结构性心脏病的 SCD 患者中，以通道性心脏病为代表，心脏 CT 不能成功地做出诊断。

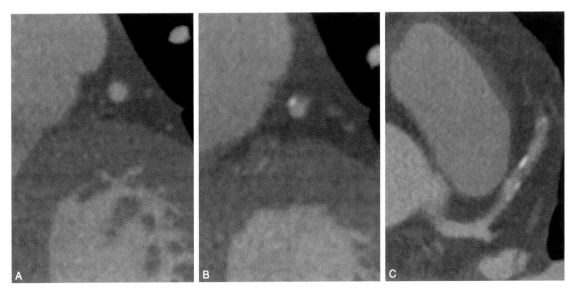

图 7.3　通过平面（A，B）和平面内（C）的图像显示左前降支腔狭窄小于 50%。A 图显示的是正常的管腔直径，以供比较。B 图位于病变水平，管腔狭窄小于 50%

冠状动脉疾病风险分层

不引入对比剂的心脏 CT 获得的冠状动脉钙化积分(coronary artery calcium score,CACS)已被证明有助于不典型胸痛患者和具有心血管疾病危险因素的无症状患者的风险分层。CACS 已被证明与未来不良心脏事件和死亡的风险密切相关。

CACS 与诊断冠状动脉狭窄的心脏 CTA 性能呈负相关。在某些情况下,如果正在评估 ACS 的患者的钙化积分>1 000AU(Agatston unit),心脏 CTA 很可能是不可靠的,所以,患者还需要进行常规的冠状动脉造影,而不能仅仅依据心脏 CTA 的结果做出判断。

心导管检查禁忌证

心脏 CTA 可以安全地用于那些对心导管检查有禁忌的患者。心导管检查的禁忌证很少,如凝血病(医源性和内源性)、不能有效控制的系统性高血压、原因不明的发热和/或未经治疗的感染。

冠状动脉搭桥术通畅性

心脏 CTA 是一种非侵入性方法,用于判定 CABG 的通畅性以及监测 CABG 后的并发症,如移植血管的动脉瘤。利用多排探测器 CT(MDCT),心脏 CTA 在判断旁路搭桥或远端径流血管狭窄方面具有极好的灵敏度(97%~100%)和特异度(98%)。由于高密度的钙化和支架,固有血管的评估反而比较困难。

手术前计划

心脏 CTA 通常在首次胸外科手术干预和再次手术之前进行。在最初的手术干预前,心脏 CTA 提供解剖信息,使外科医生能够确定最佳的手术方法,以达到理想的干预位置。对接受再次手术的患者,术前心脏 CTA 提供了前一次手术的相关信息,以及一些减少术中和术后在胸腔内和手术入径区域(通常是胸骨切开术或开胸术)的并发症风险的信息。

■ 问题解析

急性胸痛的病因

确定冠状动脉粥样硬化是否存在

心脏 CTA,特别是 CT 冠脉造影,可用于急诊科,

明确那些预知有低至中等 ACS 风险的急性胸痛患者。ACS 的风险通常是通过心肌梗死溶栓(Thrombolysis In Myocardial Infarction,TIMI)评分来计算的。TIMI 分值≤4 分,被认为存在低到中等风险。CT 冠脉造影检查结果阴性的患者,也就是说,没有明显的冠状动脉狭窄(定义为小于 50% 的管腔狭窄)的患者中 99% 都可以明确排除 ACS(图 7.3)。如果 CT 冠脉造影发现大于 50% 的明显冠状动脉狭窄,则 ACS 发生的可能性增加,患者应立即进行缺血性胸痛的检查,如心导管检查(图 7.4)。在所有病例中,可疑狭窄区域应通过将其与相邻正常节段进行比较来测量(图 7.5)。心脏 CTA 也可用于识别缺血后遗症,如真性和假性心脏动脉瘤(图 7.6)。

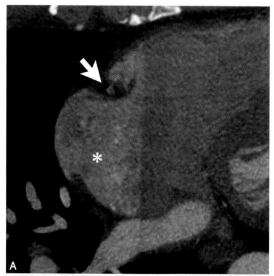

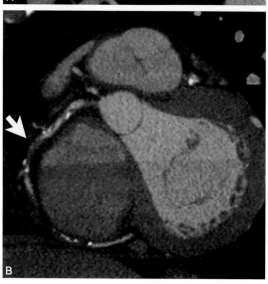

图 7.4　平面内(A)和通过平面(B)的多平面重建图像显示右冠状动脉(RCA)闭塞(箭)。A 图中 RCA 的异常增强可以通过对比右心房的增强(星号)来确定。注意对比增强存在于远端 RCA,这是由侧支血流引起的

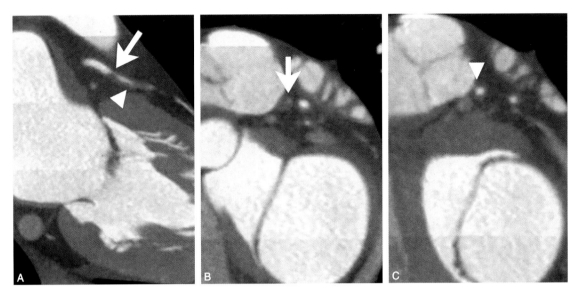

图 7.5　平面内（A）和通过平面（B）的图像显示，由于未钙化的斑块，左前降支（LAD）近端冠状动脉狭窄（箭）。狭窄程度是通过比较腔与离 LAD 最近的无病段（箭头）来确定的

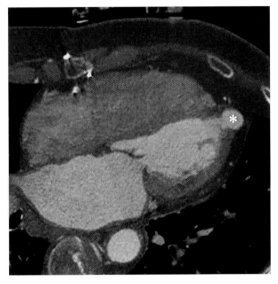

图 7.6　心脏四腔心位图显示罕见的左心室顶端假性动脉瘤（星号）。注意动脉瘤的最大内径大于颈部的内径。假性动脉瘤多见于心脏后外侧基底部

心功能评价

　　心脏 CTA 采用回顾性心电门控，可在整个心动周期的均匀间隔时间点生成多个心脏解剖快照，从而评估心脏功能。这允许测量整体心室功能，以及局灶性心室壁运动情况。收缩期和舒张期图像可用于计算每搏输出量和射血分数。在急性胸痛的情况下，与冠状动脉供血区域相对应的局灶壁运动异常，通常可提示急性心肌缺血。室壁运动情况可以描述为运动正常，运动减弱（收缩期增厚减

少），无运动（收缩期无增厚）或运动障碍（收缩期心肌向外运动）。

　　心脏瓣膜功能可用于评价瓣膜赘生物、肿块或狭窄。主动脉瓣功能可用于评估是否有反流。主动脉不完全重合瓣膜尖作为一个中心点征象可提示主动脉反流，但是不能确定具体的反流量。

心源性猝死

冠状动脉解剖学

　　传统的冠状动脉解剖学描述为左冠状动脉起源于左冠状窦，右冠状动脉起源于右冠状动脉尖。而实际情况是，在传统解剖学的基础上，存在很多变异。这些解剖变异可分为两大类：冠状动脉异常起源于相反的冠状动脉尖，以及冠状动脉异常起源于肺动脉。SCD 的发生与冠状动脉的走行和冠状动脉的起源有关。因此，决定纠正任何冠状动脉畸形的手术包括其动脉走行和起源形态。

　　与 SCD 或心脏症状相关的最常见的异常是左冠状动脉起源异常，从右冠状动脉冠脉间段开始，也称为恶性病变（图 7.7）。

　　冠状动脉起源也与 SCD 的风险相关。如果冠状动脉起源呈锐角或在主动脉壁内穿行，则认为有较高的 SCD 风险。

肥厚型心肌病

　　肥厚型心肌病是一种常染色体显性遗传病，其

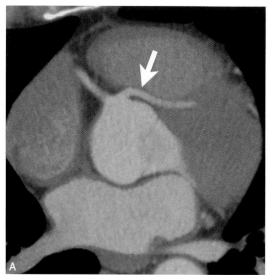

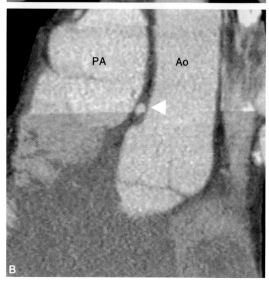

图 7.7　异常的左冠状动脉起源于右冠状动脉尖（箭）。平面内（A）和双斜位多平面重建（B）图像上显示动脉间走行（箭头）。Ao，主动脉；PA，肺动脉

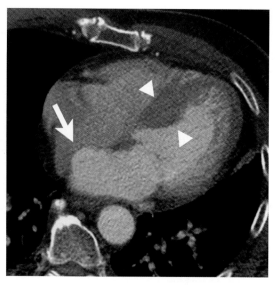

图 7.8　舒张末期图像，四腔心位 CT 扫描在非对称性室间隔肥厚型心脏病中的应用。基底隔厚度超过 15mm（箭头）。该患者可以用回顾性门控 CT 成像来观察二尖瓣收缩期前向活动，最好在三腔心位观察（未显示），CT 成像可见房间隔动脉瘤（箭）

如运动员的心脏，也可能与对称性肥厚型心肌病混淆。在这种情况下，患者必须符合持续心血管活动的历史，通常是篮球运动员、自行车运动员和长跑运动员。运动员心脏的诊断可以通过让患者停止所有的运动并在 3~6 个月后再次心脏 CT 检查来完成。随访时，舒张容积通常会恢复到正常范围。

替代诊断应该被排除，因为与肥厚型心肌病患者相比，这些诊断的管理方式不同。

冠状动脉搭桥术和支架

冠状动脉搭桥术的通畅性

心脏 CTA 是一种无创的方法，用来确定 CABGs 的通畅性。在理想情况下，在进行心脏搭桥术的心脏 CTA 检查之前，影像学专家应确定患者的外科手术史。头尾位的扫描范围必须包括移植物的起源和吻合点。如果患者有内乳动脉移植，CT 应该从锁骨下动脉开始。如果患者接受了静脉旁路移植术，CT 应该从升主动脉旁的旁路移植标记物开始。如果搭桥移植物标记物不能在 CT 图像上很好地观察，那么扫描应该包括整个主动脉弓。

搭桥的内乳动脉在其生长过程中可发生狭窄或闭塞，但通常在吻合口处发生狭窄。偶尔，在吻合口处的桥血管附近有手术夹，这可能导致条状伪影，限制了对该区域的评估（图 7.9）。在这些病例中，尽管由于条状伪影的存在无法清楚地观察吻合口，但

特征是心肌异常增厚，常呈高动力状态（图 7.8）。心脏 CTA 通过测量左心室壁厚度的舒张末期图像，可用于肥厚型心肌病的诊断。肥厚可呈弥漫性或节段性分布。壁厚>12mm 为异常，壁厚>15mm 为肥厚型心肌病可疑。厚度大于 30mm 被认为是 SCD 的危险因素。

对肥大的表型分布有多种描述。在不对称的中隔表型中，最常见的形式是肥厚局限于基底隔。对收缩期由肥厚导致主动脉瓣下狭窄的患者进行鉴别是很重要的。主动脉瓣下狭窄可导致二尖瓣前叶在收缩期被拉向左室间隔（二尖瓣收缩期前向活动），引起进一步的流出道梗阻和二尖瓣反流。肥厚的对称或同心表型分布较少见，可与高血压、主动脉狭窄、淀粉样变等其他疾病混淆。长时间重体力负荷，

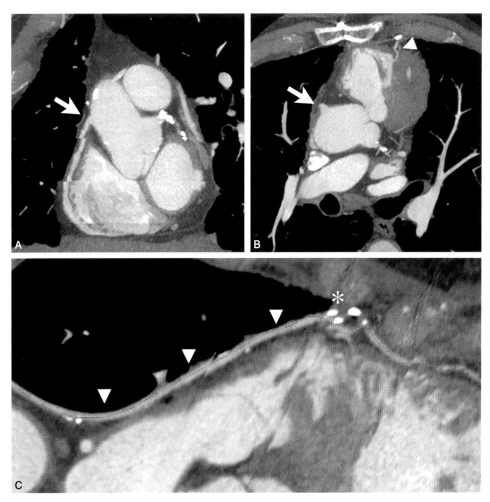

图 7.9　一名同时进行隐静脉(箭)旁路和左内乳动脉(LIMA;箭头)旁路搭桥的患者接受 CT 检查。(A,B)双斜位多平面重建图像显示了隐静脉桥血管的起源(箭)。前胸壁的手术夹提示桥血管的位置(箭头)。(C)曲面重组图像显示了 LIMA(箭头)的走行。最后的手术夹在动脉走行中(星号)显示与左前降支的吻合口

这并不能排除局限性的狭窄。整个移植血管中有造影剂充填可以用来提示移植干通畅。

　　由隐静脉反向段取材的旁路移植物通常起源于升主动脉前表面。应用 CTA 评估旁路移植物的通畅性在大隐静脉移植物中被证明是 100% 准确的。但是,固有血管评估是比较困难的,且准确性较低。

　　除了准确评估通畅性,术后并发症也能够通过 CTA 检查发现,包括旁路移植动脉瘤。旁路移植动脉瘤通常在隐静脉移植后被描述;它们通常是无症状的,在首次 CABG 术后数年可检测到(图 7.10)。

冠状动脉支架的通畅性

　　由于增加了运动伪影和金属支架产生的晕纹伪影,与旁路移植术相比,冠状动脉支架的通畅性更难解释。在传统意义上,冠状动脉造影用于评估冠状

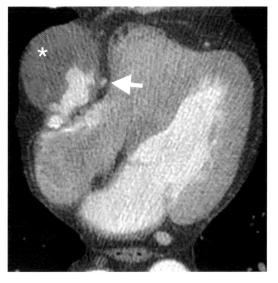

图 7.10　旁路移植动脉瘤。该 CT 检查显示了一个假性动脉瘤(星号),位于右冠状动脉附近的后降支(箭)

动脉支架内的狭窄或血栓形成,但这是一种侵入性操作。

腔内直径小于 3mm 的支架很难被 CTA 有效评估,但是,对于支架≥3mm 的狭窄,CTA 可以有效诊断,可以直接通过测量支架内腔的对比剂的不透明度,准确判断支架的通畅性。支架近端和远端冠状动脉段的对比剂不透明度不能用来确定支架的通畅性,因为远端冠状动脉可能被侧支血管模糊。

传统的冠状动脉造影可以在 CTA 检查设备不足的情况下用来评估支架的通畅性。

手术前计划

决定血运重建最好的位置

那些将要在胸骨切开术后进行心脏再手术的患者,特别是 CABG 患者的最佳血运重建位置,通常需要术前心脏成像,其中很可能包括心脏 CTA。再次心脏手术的潜在危险与 CABG、主动脉相关的损伤,以及位于深处的右心室的重做胸骨切开术的预先位置有关(图 7.11)。

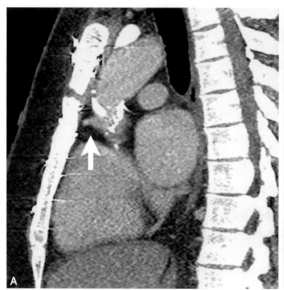
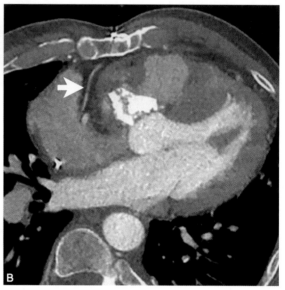

图 7.11　计划再次胸骨切开术的两例不同患者的 CT 图像。(A)右冠状动脉(RCA)位于胸骨后方(箭),在胸骨切开术中存在损伤的危险。(B)一条 RCA 锐缘支(箭)紧靠胸骨后方

术前 CTA 允许观察 CABG 及其与预期手术入路的大体距离,这可能影响手术计划,并可能影响外科医生从非手术入路转向开胸。此外,还可以测量胸骨与主动脉和右心室之间的距离,这将有助于确定重复胸骨切开术的损伤风险。

■ 影像诊断的陷阱

鉴别缺血性和非缺血性心肌脂肪

缺血性左心室脂肪几乎总是位于心内膜下,呈线状,多局限于冠状动脉分布(图 7.12)。这种脂肪也可能与线性钙化、壁变薄或运动异常有关。冠状动脉钙化出现或狭窄进一步严重,更加证实了脂肪是先前的梗死造成的。

非缺血性左心室心肌脂肪也可以位于心内膜下,但通常情况下,正常的心肌厚度与正常的左心室功能是相关联的。这种非缺血性脂肪通常位于经心尖的基底室下段,以及左心室的心尖段,同时,它与肥胖、类固醇药物的使用以及衰老有关。

右心室心肌脂肪通常是非缺血性的,可见于隔缘肉柱,或较少同时出现于右心室的其他小梁处。在某些情况下,可出现弥漫性脂肪浸润的右心室前壁,这种情况也称为心脏积脂病。

心肌脂肪较少见于其他非缺血性疾病。ARVD 或 ARVC 可表现为右心室游离壁、右心室流出道、隔缘肉柱、右心室小梁处或左心室游离壁的心肌脂肪,通常位于心外膜下。然而,在这里需要指出的是,心肌脂肪的存在不是 ARVD 诊断的标准。ARVC 的诊断依据是右心室舒张容积和射血分数,以及局部心肌壁的运动异常。

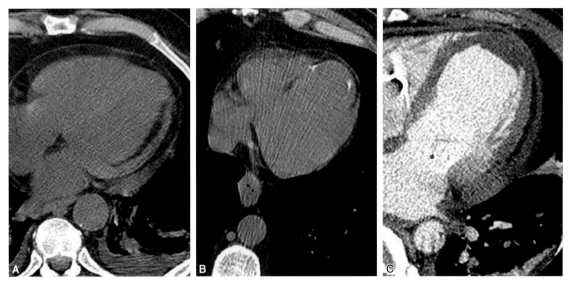

图 7.12　不同患者的 CT 图像显示心肌缺血和梗死的后遗症。(A)平扫轴位图像显示,与先前左旋支分布区域(侧壁)梗死后的脂肪化生相一致的心内膜下脂肪。(B)平扫轴位图像显示,由于先前的左前降支区域梗死,心尖壁变薄并伴有心内膜下脂肪和钙化。(C)增强轴位图像显示,另一名心肌梗死患者有心尖血栓

阶梯伪影误判为冠状动脉狭窄

当患者的 R-R 间隔在扫描过程中发生变化时,就会产生 CT 阶梯伪影。当心动周期的不同阶段出现在相邻的轴位图像上时,它就会出现。由此产生的冠状动脉运动可被误解为狭窄或闭塞(图 7.9)。这种缺陷可以通过多平面重组的冠状动脉检查来避免,如果所有的解剖结构都显示两个轴位的偏移,就可以证实存在阶梯状伪影。冠状面和矢状面在鉴别伪影存在时非常有帮助。

邻近钙化或手术夹的解剖区域解读的局限性

由于射线束硬化所致的放射状伪影,评估毗邻钙或金属手术夹的心脏结构(特别是血管)是有局限性的(图 7.13)。利用增强边缘的卷积核可以有效改善冠状动脉等血管的可视化能力,但对血管自身的评价仍存在一定的局限性。这种放射状伪影可能导致在冠状动脉支架的近端和远端(金属支板所在的位置)出现人为的狭窄,或者在金属手术夹(用于标记后续常规冠状动脉的手术吻合的金属手术夹)附近的 CABG 视觉效果不佳造影。

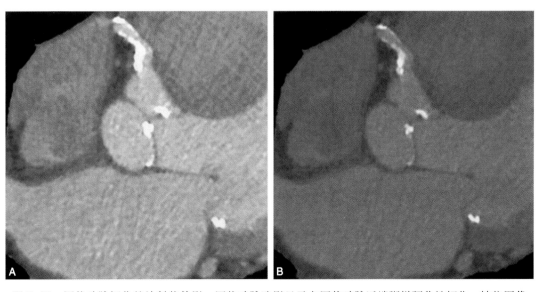

图 7.13　冠状动脉钙化的放射状伪影。冠状动脉造影显示右冠状动脉近端粥样硬化性钙化。轴位图像利用软组织算法(A)和骨算法(B)重建。在软组织算法图像中,钙化产生的放射状伪影更为明显

■ 克服技术障碍

屏气障碍的患者

　　与前几年相比,随着采集时间的缩短、机架旋转时间的加快、探测器数量的增加和表速度的提高,患者不能屏住呼吸的技术障碍也减少了。目前,已有报道 320 层 CT 扫描仪或双源、大螺距扫描设备,可在患者自由呼吸模式下完成扫描。如果患者无法屏住呼吸,可以使用回顾性门控来减少屏气时间(图 7.1)。限制 Z 轴的覆盖范围也会减少屏气时间。

胸腔内有金属异物的患者

　　患者胸腔内的金属(例如手术夹、起搏器引线、弹片)会导致放射状伪影和影响 CT 检查的诊断质量。CABG 术中放置在纵隔内的外科手术夹以及心脏内的导线和来自除颤器、起搏器的脉冲发生器是心脏 CTA 上最常见的金属物体。如果在检查前不能明确患者的手术史,这些金属物体可在 CT 扫描时被识别出来。

　　在 CT 检查中,如果金属物体邻近待评估的结构,有一些技术可以改善图像质量。使用边缘增强卷积滤波器可以减少金属物体的晕动现象。在较高的管电压下成像也会减少晕渲现象。双能量或光谱 CT 成像也可用于减少金属条纹伪影(图 7.14)。一般来说,高电子伏水平的虚拟单色重建是非常有用的。

肾功能差的患者

　　急性或慢性肾功能受损的患者可能有发展成对比剂肾病的风险,但对这些个体使用碘化对比剂的指导方针各不相同,目前尚未形成全球共识。

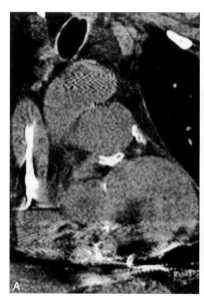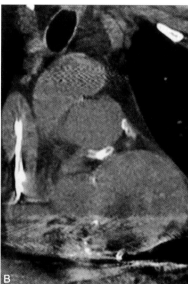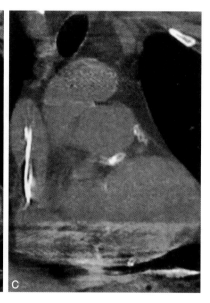

图 7.14　一位携带心脏内起搏器患者的双能量 CT 检查图像。在 50keV(A)、70keV(B)和 140keV(C)不同电子伏能量的成像水平,不同质量的冠状位重组被显示。随着能量的增加,起搏器所在位置的条状伪影越来越少

心动过速患者

　　在进行心脏 CT 之前,需要对心电节律进行解释。理想情况下,心率应低于 60 次/min。如果心率高于 65 次/min,可以使用 β 受体阻滞剂来降低心率。美托洛尔可在心脏 CT 前经静脉或口服,以降低心率并有助于控制心律。如果不能控制心率,可以调整脉冲宽度,增加所有冠状动脉段显像的机会(表 7.1)。

表 7.1　基于心率的推荐脉冲宽度

心率/(次·min⁻¹)	双层 CT 脉冲宽度(占 RR 比例)/%	单层 CT 脉冲宽度(占 RR 比例)/%
<60	60~70	60~77
60~70	60~80	30~77
70~80	55~80	30~77
>80	30~46	30~46

注:RR,R-R 间期。

非窦性心律患者

在进行心脏 CT 之前,应在心电图上解释心律。如果心律不规则,尽管已经使用了 β 受体阻滞剂阻断,也应考虑回顾性门控,因为这将提供在多个阶段重建心脏和恢复模糊解剖的能力。

参考书目

Agrawal H, Mery CM, Krishnamurthy R, Molossi S. Anatomic types of anomalous aortic origin of a coronary artery: a pictorial summary. *Congenit Heart Dis.* 2017;12(5):603–606.

Ashrafpoor G, Danchin N, Houyel L, Ramadan R, Belli E, Paul JF. Anatomical criteria of malignancy by computed tomography angiography in patients with anomalous coronary arteries with an interarterial course. *Eur Radiol.* 2015;25(3):760–766.

Beck KS, Kim JA, Choe YH, et al. 2017 multimodality appropriate use criteria for noninvasive cardiac imaging: expert consensus of the Asian Society of Cardiovascular Imaging. *Korean J Radiol.* 2017;18(6):871–880.

Chan M, Ridley L, Dunn DJ, et al. A systematic review and meta-analysis of multidetector computed tomography in the assessment of coronary artery bypass grafts. *Int J Cardiol.* 2016;221:898–905.

Chheda SV, Srichai MB, Donnino R, Kim DC, Lim RP, Jacobs JE. Evaluation of the mitral and aortic valves with cardiac CT angiography. *J Thorac Imaging.* 2010;25(1):76–85.

Cury RC, Budoff M, Taylor AJ. Coronary CT angiography versus standard of care for assessment of chest pain in the emergency department. *J Cardiovasc Comput Tomogr.* 2013;7(2):79–82.

Earls JP, Woodard PK, Abbara S, et al. ACR appropriateness criteria asymptomatic patient at risk for coronary artery disease. *J Am Coll Radiol.* 2014;11(1): 12–19.

Gasparovic H, Rybicki FJ, Millstine J, et al. Three dimensional computed tomographic imaging in planning the surgical approach for redo cardiac surgery after coronary revascularization. *Eur J Cardiothorac Surg.* 2005;28(2): 244–249.

Kalisz K, Buethe J, Saboo SS, Abbara S, Halliburton S, Rajiah P. Artifacts at cardiac CT: physics and solutions. *Radiographics.* 2016;36(7):2064–2083.

Kim SS, Ko SM, Choi SI, Choi BH, Stillman AE. Sudden cardiac death from structural heart diseases in adults: imaging findings with cardiovascular computed tomography and magnetic resonance. *Int J Cardiovasc Imaging.* 2016;32(suppl 1):21–43.

Nasis A, Meredith IT, Sud PS, Cameron JD, Troupis JM, Seneviratne SK. Long-term outcome after CT angiography in patients with possible acute coronary syndrome. *Radiology.* 2014;272(3):674–682.

Opolski MP. Cardiac computed tomography for planning revascularization procedures. *J Thorac Imaging.* 2018;33(1):35–54.

Roobottom C. Radical changes to the investigation of stable chest pain following the 2016 NICE update. *Br J Radiol.* 2018;91(1087):20170694.

Shambrook JS, Chowdhury R, Brown IW, Peebles CR, Harden SP. Cross-sectional imaging appearances of cardiac aneurysms. *Clin Radiol.* 2010;65(5): 349–357.

Sun Z, Almutairi AM. Diagnostic accuracy of 64 multislice CT angiography in the assessment of coronary in-stent restenosis: a meta-analysis. *Eur J Radiol.* 2010;73(2):266–273.

Sundaram B, Patel S, Agarwal P, Kazerooni EA. Anatomy and terminology for the interpretation and reporting of cardiac MDCT: part 2, CT angiography, cardiac function assessment, and noncoronary and extracardiac findings. *AJR Am J Roentgenol.* 2009;192(3):584–598.

Winchester DE, Wymer DC, Shifrin RY, Kraft SM, Hill JA. Responsible use of computed tomography in the evaluation of coronary artery disease and chest pain. *Mayo Clin Proc.* 2010;85(4):358–364.

第 8 章

肺、纵隔、血管和胸壁 MRI

Daniel Jeong, Scott K. Nagle, Christopher J. François

本章概要

■ 引言和背景：使用 MRI 的考虑

　　磁共振成像(magnetic resonance imaging, MRI)是纵隔、胸壁和胸部血管成像的重要手段,发挥着越来越广泛的作用。MRI 具有极好的软组织对比度,成为许多恶性肿瘤的诊断、分期、手术计划及治疗反应评估的有用工具。MRI 没有电离辐射,利用对血流的敏感性成像,对多期血管成像尤其有价值。当怀疑胸壁、纵隔或脊柱侵犯时,多平面成像可以精确评估胸部病变的形态和边缘。

　　尽管 CT 是胸部常用的主要成像方法,MRI 的作用在逐渐加强。本章将综述胸部 MRI 和磁共振血管成像(magnetic resonance angiography, MRA)的适应证和应用,同时强调常见胸部疾病的 MRI 表现。

最新技术进步使胸部 MRI 更为可行

　　表 8.1 总结了临床上已有的和常出现在肺 MRI

表 8.1　常使用的肺 MRI 序列总结

序列	应用	注释
市面上有售		
T_1	肿块评价	造影前或造影后
T_2	肿块评价,放射性纤维化或复发	
DCE T_1W 灌注	肺动脉高压,慢性阻塞性肺疾病,肺栓塞	3D 全胸覆盖
ASL 灌注	肺动脉高压,慢性阻塞性肺疾病	不需要静脉注射对比剂;比 DCE 更好的量化分析;2D 有限的层数评估
弥散加权成像	结节或肿块	
研究序列		
极化 ^{3}He, ^{129}Xe	慢性阻塞性肺疾病、哮喘和支气管痉挛的通气缺损	需要宽带处理能力的硬件、极化器和专业的物理学支持
超短 TE	肺癌,弥漫性肺疾病,肺水肿,空气潴留	还没上市

注:2D,二维;3D,三维;ASL,动脉自旋标记;DCE,动态对比增强;TE,回波时间。

研究中的 MRI 序列。由于较短屏气时间的快速序列和更有前景的心电门控技术的应用，MRI 在胸部疾病成像中发挥的作用在增加。扫描时间的显著进步部分归功于多通道相控阵 MR 线圈和并行成像技术的实现。另外，新的钆对比剂（例如大环药物）降低了肾脏系统纤维化的风险。

较新的基于质子的序列，包括超短回波时间（echo time，TE）和使用商业化硬件的肺灌注，正在提高 MRI 对肺实质评价的能力。极化气体的使用也增加了肺 MRI 的能力。这些应用使得间质性肺病和慢性阻塞性肺疾病（chronic obstructive pulmonary disease，COPD）能够用 MRI 评价。

使用快速成像，MRA 在评价急性和慢性血管性疾病包括肺栓塞（pulmonary embolism，PE）中变得更有前景。与 CT 血管成像（computed tomography angiography，CTA）对比，MRA 的好处是没有电离辐射，并且一次注药后能多次扫描。另外，非增强的 MRA 序列正在改进提高，能够不使用对比剂为脉管系统提供诊断性评价。

■ 肺 MRI

用于评价肺实质和肺肿块的序列

肺肿块（图 8.1）的单独 T_1 和 T_2 信号特征区分良恶性疾病并不可靠。然而，更多最新研究显示扩散加权成像扩散受限（图 8.2）在定性良恶性病变上提供保证。

使用超短 TE 的三维（3D）MRI 能实现高分辨力全肺成像。在快速自旋回波序列缩短 TE 对保存肺图像质量非常关键，并在非小细胞肺癌、弥漫性肺疾病及肺水肿的评价方面显示临床应用价值。

超极化药物（例如 ^{3}He 和 ^{129}Xe）肺成像能够在 MRI 上进行肺功能分析，已证实对哮喘、COPD 和囊性纤维化疾病有用处。尽管这些药物的图像质量很高，但成像需要专业的硬件、技术专家和昂贵的气

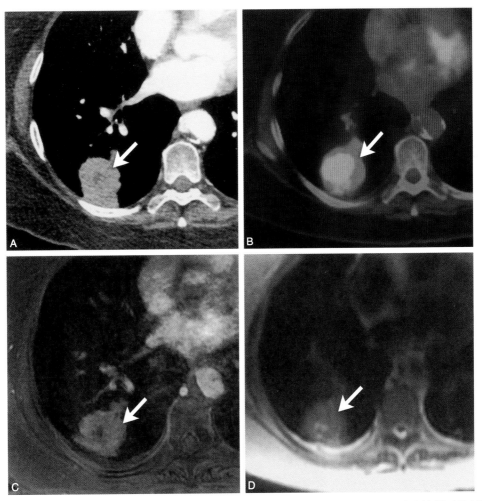

图 8.1　67 岁女性，右肺下叶原发性肺腺癌（箭）。（A）增强 CT。（B）FDG-PET/CT。（C）注射对比剂后抑脂 T_1 图像。（D）不抑脂 T_2 图像。肿块强化不均（C），有低强化坏死区，在 T_2 加权图像上呈高信号

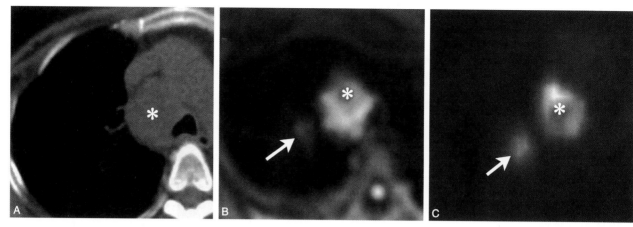

图 8.2   48 岁女性,肺低分化腺癌伴有气管旁淋巴结转移(星号)。(A)胸部 CT 平扫。(B)MRI 弥散加权图像(DWI;箭)。(C)FDG-PET(箭)。淋巴结转移在 DWI 上受限,在 FDG-PET 上高代谢。右肺上叶原发肿瘤边缘(箭)具有同样的影像特征

体,这些技术仅在一些学术中心使用。

一项最近的研究显示,相较于高分辨率 CT(HRCT),3T MRI[包括 T_2 半傅里叶采集单次激发涡轮自旋回波(half-Fourier acquisition single-shot turbo spin-echo,HASTE)和 3D 梯度回波(gradient echo,GRE)序列]检出肺异常的灵敏度为 82%,特异度为 79%。MRI 足以检出白细胞减少的急性髓系白血病患者感染性结节和实变。然而 MRI 不能显示 HRCT 显示的磨玻璃密度病灶。

与增强前的 T_1 和 T_2 成像对比,MRI 增强后强化模式已经证实对肺内良性和恶性病灶的评价更有价值。恶性肺病灶比良性病灶具有更高的最大强化值,强化斜坡增加和更早的峰值强化(图 8.3)。恶性病变延迟强化也高于良性病变。

在 COPD 患者,肺 MRI 灌注与肺功能具有很好的相关性,能用于鉴别轻度和重度 COPD。使用动态对比增强(DCE)或动脉自旋标记(ASL)可获得肺灌注数据。采用动态增强,平扫和多期强化后能测量肺实质的强化。用钆贝葡胺(莫迪司)增强肺实质的强化要比钆二甲基葡胺(马根维显)强化高。在动脉输入函数,对比剂浓度与 MRI 信号强度间存在非线性关系,因此非线性矫正方法对使用 DCE 技术做灌注量化分析非常有用。ASL 是另一种得到认可的技术,不需要静脉注射对比剂评价肺实质灌注。ASL 包括一次屏气期间获得心脏门控图像,图像间唯一的区别因素是血液流入图像射频标记。剪影图像能提供信号,其与一个心动周期期间运送到肺的动脉血成比例,可进行量化分析。然而 ASL 比 DCE

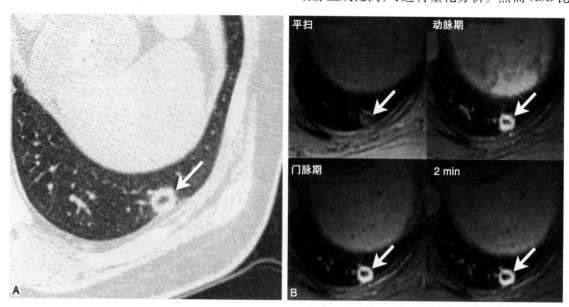

图 8.3   61 岁男性,肝细胞癌转移到左肺下叶(箭)。(A)胸部 CT 显示胸膜下结节边缘不规则,中心具有磨玻璃密度。(B)平扫、动脉期、门脉期和 2min 延迟期 T_1 加权梯度回波图像显示左下叶结节动态强化。结节快速增强,轻度延迟流出

具有更多技术性的挑战,通常只能获得少量的二维图像。

何时使用 MRI 进行肺肿瘤的定性

传统上,由于肺实质质子缺乏、成像时间较长、有呼吸运动及肺内气体-组织界面磁场不均匀性,肺 MRI 非常受限。大部分情况下,由于有较高的空间分辨力和扫描时间短,运动伪影较少,CT 较 MRI 能提供较好的肺部成像。

孤立性肺结节

使用 DCE 方法和流出比,已显示孤立性肺结节 MRI 能可靠地鉴别肺癌和肺结核及错构瘤。肺恶性肿瘤(图 8.3)具有快速强化伴有 8min 轻度延迟流出,而结核球和错构瘤具有缓慢渐进强化超过 8min、峰值强化低。然而,动态 MRI 不能鉴别肺癌和局灶性机化性肺炎,因为二者均呈现相对快速强化和轻度延迟流出改变。其他有助于鉴别良恶性结节的征象包括病灶周边的强化环(薄环状强化模式),可能是良性病变的征象。类似的,不均匀强化伴有不规则线状强化区,即所谓的网状强化,在错构瘤较其他孤立性肺结节更为常见。

评价肺外侵犯

由于有极好的软组织对比,MRI 是肺上沟瘤的主要成像手段(图 8.4)。另外,在 CT 诊断模棱两可的病例,MRI 能明确评价肿瘤对大血管、纵隔、心包、胸壁(图 8.5)和脊柱有无侵犯。MRI 也适合评价肿瘤胸膜侵犯情况或鉴别胸膜转移瘤与胸膜原发肿瘤,例如孤立性纤维瘤(图 8.6)。不能注射碘对比剂的患者除了平扫 CT 外可进行 MRI 检查,以评价肺门和纵隔侵犯及淋巴结转移。

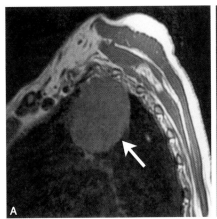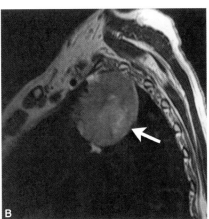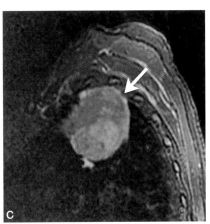

图 8.4　50 岁女性,左肺尖巨大原发性肺腺癌(箭)。(A)无抑脂 T_1 自旋回波。(B)注射对比剂后不抑脂 T_1 自旋回波。(C)T_2 加权显示在平扫 T_1 加权与骨骼肌等信号、不均匀强化的肿块,在 T_2 加权图像相对骨骼肌呈不均匀高信号。而且 MRI 证实肿瘤没有胸壁侵犯

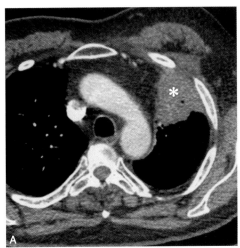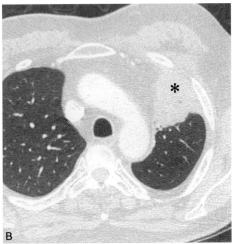

图 8.5　63 岁男性患左肺上叶肺腺癌(星号)。增强 CT 显示软组织窗(A)和肺窗(B)

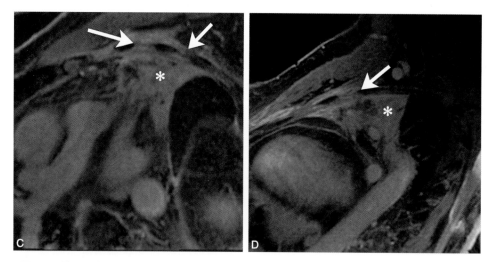

图8.5(续)　增强后 T_1 加权抑脂梯度回波成像轴位(C)和斜矢状位(D)。肿块不均匀强化(C,D)并侵犯到相邻肋骨间的胸壁(箭)

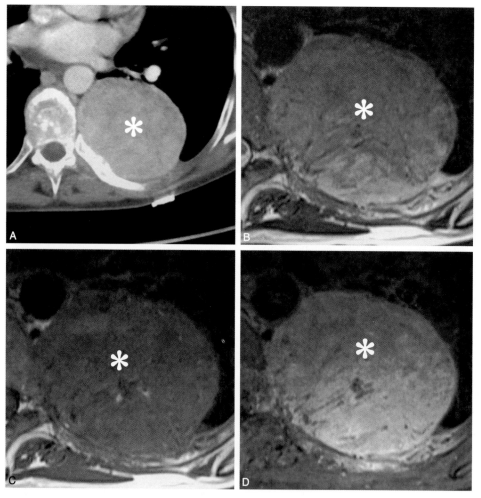

图8.6　47 岁女性患有胸膜孤立性纤维瘤(星号)。(A)增强 CT。(B) T_2 加权。(C) T_1 加权平扫。(D) T_1 加权增强。图像显示一个巨大不均匀肿块, T_2 加权呈中等信号, T_1 平扫呈低信号, T_1 增强图像呈弥漫强化

使用 MRI 可以很好地评价臂丛侵犯。薄层(3~4mm)轴位、冠状位和斜矢状位 T_1 和 T_2 抑脂成像是合适的成像方案。一些作者推荐使用短反转时间反转恢复(short tau inversion recovery,STIR)方法做 T_2 成像,以增强异常信号与邻近脂肪的差别;但是,STIR 具有相对低的信噪比和低的组织对比,比其他方法更易产生流动伪影。在 MRI 上,正常臂丛所有序列都呈现中到低信号,周围被脂肪包绕。异常神经通常表现为局限性或弥漫性增大、移位或不连续。异常神经显示高 T_2 信号,这与神经周围脂肪层消失相关。肿瘤或感染时,增强后 T_1 成像显示节段性或融合性强化。

评价转移

据报道,肺癌是引起心包转移最常见的恶性肿瘤。发现 17%~31% 支气管肺癌有心脏和心包侵犯。心脏转移与威胁生命的并发症相关,包括传导破坏,例如完全性房室传导阻滞或心室颤动。因此心脏转移的检出在患者临床管理中非常重要。

在 MRI 上,心脏转移通常显示 T_1 低信号(图 8.7)、T_2 高信号并有钆强化。因为慢性血栓可显示周围强化,所以必须通过增强来鉴别真性肿瘤与血栓。建议采用非常长的反转时间(TI = 600ms)的反

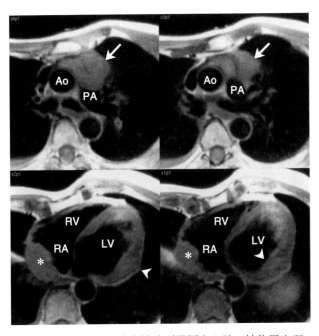

图 8.7　63 岁男性,腺癌转移到纵隔和心脏。轴位黑血双反转恢复图像纵隔(上排)和心脏层面(下排)显示,前纵隔巨大分叶状肿块毗邻大血管(箭)并位于右心房(RA;星号)和左心室(LV;箭头)壁内。Ao,主动脉;PA,主肺动脉;RV,右心室

转恢复延迟强化序列作为最佳成像技术来显示肿瘤的强化,与血栓区分开。侵犯心室的转移瘤在黑血成像上可以显示高信号充盈缺损。另外,可能存在继发的血流动力学改变,包括心室或瓣膜流入或流出阻塞。当存在肿瘤浸润时可见瓣膜反流,在电影成像或相位对比成像表现为血流喷射征。

一些研究显示使用 T_2 成像能鉴别肿瘤复发和放射性纤维化。慢性纤维化呈 T_2 低信号,而肿瘤组织倾向为 T_2 较高信号。但是,病变内低信号不能排除残余肿瘤。另外,高信号也见于放射治疗后、早期纤维化和急性炎症。

增强后 MRI 可鉴别肿瘤和肺不张。由于血供较好,肺不张显示信号强度高于肿瘤。而且,可见肺不张的峰值信号强度早于肿瘤。如果存在血管阻塞,这种信号关系会有改变。

MRI 在肺癌患者肾上腺病变的定性方面很有价值。在肺癌分期 CT 检查中,高达 21% 可以检出肾上腺病变,良性腺瘤占有很高的比例。当 MRI 显示在反相位成像或脂肪饱和序列病灶内信号减低,可以很明确地做出腺瘤诊断。

肺 MRI 在弥漫性肺疾病中的新兴作用

当运用传统的 MRI 序列进行肺检查,由于肺组织 T_2^* 短(约 1.5ms),在能被观察到之前,信号产生快速衰减。然而新的成像技术通过缩短有效 TE 可以实现充足的信号采集。运用多层面、交叉存取、亚毫米回波时间的梯度回波序列,使一次屏气实现在体全肺实质成像成为可能。该技术包括部分的信号采样、高带宽、缩短射频脉冲使 TE 最小化。并且,使用 3D 放射的 TE 小于 $100\mu s$ 的超短 TE 序列能显著地改善对肺实质的显示。3D 放射技术上的变动,能够通过一次屏气同时进行肺实质成像和增强后灌注成像。

COPD 患者 MRI 肺灌注成像与肺功能试验相关。已经显示 MRI 灌注数据(包括肺信号强度及患病肺和正常肺的信号比)与肺功能检查具有相关性。另外,信号强度在轻度和严重的 COPD 患者间可见显著差别。

使用 ³He 和 ¹²⁹Xe 超极化气体提高了 MRI 对肺通气的评价。使用超极化 ³He 能够在大约 8.16s 屏气期间检测出局部通气缺损。使用超极化 ³He 的初步研究已经显示,在运动诱发的支气管痉挛患者通气缺损成像方面有望获得成功。在哮喘和 COPD 患者也观察到通气缺损。在哮喘甚至无症状患者,可

见累及中央气道的不均匀通气缺损。

不幸的是,由于^{3}He 不是自然存在的,而是从氚衰变中获得的,超极化^{3}He 价格昂贵并且供给受限。^{3}He 根据用量不同,花费估计为 800～2 000 美元/L,这个价格过高。成像需要技术复杂的极化器、专业的 MRI 线圈和宽带转换-接收能力,导致超极化气体成像仅在几个科研中心可用。

■ 肺 MRA

用于评价肺动脉的序列

用于诊断 PE 的 MRI 方案包括联合平扫和增强 MRA 序列,动态对比增强灌注序列和稳态梯度回波序列。出于充分提高空间分辨力和减少采集时间的考虑,采用并行采集成像和团注示踪技术,3D 增强 MRA 已被证实为最有前途的方法,在文献中广为报告。采用目前的加速方法,现在能够在 15～18s 内进行全胸 MRA,体素分辨力在 1.0～1.5mm^3。在笔者机构,使用 0.1mmol/kg 钆贝葡胺,用正常盐水稀释到 30mL,以 1.5mL/s 的速度注射。这样确保对比剂在整个扫描期间存留在肺动脉内,使伪影的风险最小化(当使用椭圆的、中心 k 空间编码次序时尤其模糊)。

不需要担心电离辐射,MRA 可以重复采集;因此 3D MRA 序列通常静脉注射对比剂后重复 2 或 3 次采集(图 8.8)以获得更多稳态图像。使用与首过采集同样的参数采集或优化血池或软组织对比矫正的参数采集。除了标准的 GRE 3D MRA 序列,抑脂的 T$_1$ GRE 采集有助于非血管结构成像。如果对于某一患者来说屏气时间太长,以下几个方法可供选择:增加层厚,降低相位视野,减少矩阵大小,增加带宽和减少信号平均数。不必要进行心脏门控以获得高质量肺动脉成像。MRA 上 PE 的表现与 CTA 类似,通常表现为在肺动脉中心低信号的充盈缺损(图 8.9)。

何时使用 MRA 评价肺栓塞和其他肺血管异常

肺栓塞 MRA

在前瞻性肺栓塞诊断(Prospective Investigation of Pulmonary Embolism Diagnosis,PIOPED) II 期研究中,高达 24% 的患者具有 CTA 禁忌证。对临床怀疑

PE 并有 CTA 禁忌证的患者,通气灌注扫描和 MRA 都可作为 PE 诊断的可选成像方法。MRA 好处在于可以重复检查,也可以二次静脉注射对比剂,检查没有射线辐射或对比剂肾病风险。并且,不需要额外静脉给药,下肢 MRA 能评估深静脉血栓形成。

肺动脉高压 MRA

多种原因可引起肺动脉高压,横轴位成像的表现为主肺动脉扩张(>29mm)。关于 MRI 在评估肺

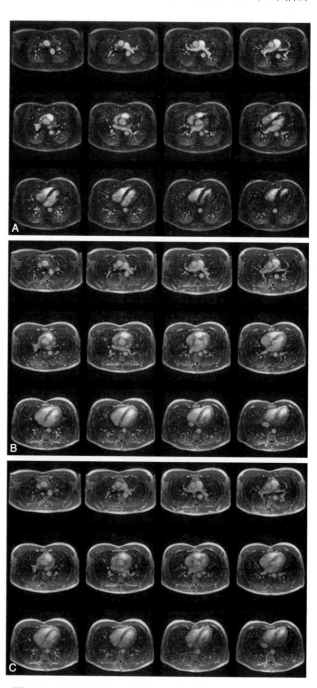

图 8.8　28 岁女性,正常肺 MRA。增强 MRA 由动脉期(A)、延迟早期(B)和延迟晚期(C)采集组成。延迟晚期采集使用小的翻转角来增加血池与周围软组织的对比

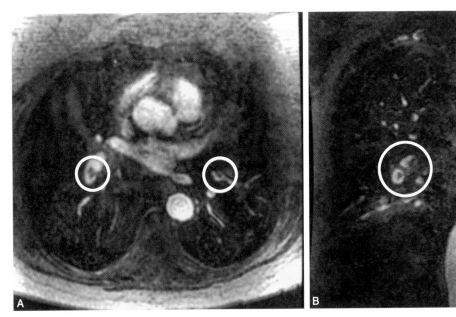

图 8.9　67 岁女性,双肺下叶段级肺动脉栓子(圆圈)。增强 MRA 轴位(A)和冠状位(B)重建图像

动脉高压的作用的早期研究显示,与健康志愿者相比,患者肺动脉电影 GRE 信号增加。也可见扩张的中央肺动脉和外周分支显影(图 8.10)。右肺动脉收缩期扩张和舒张期塌陷消失,提示肺动脉顺应性下降。

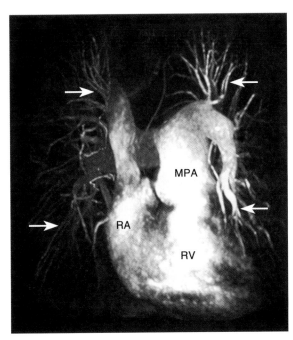

图 8.10　32 岁女性,肺动脉高压。MRA 最大密度投影图像显示典型肺动脉高压特点,包括主肺动脉(MPA)扩张和肺动脉分支残根征表现(箭)。RA,右心房;RV,右心室

血管炎 MRA

MRA 对累及肺动脉的血管炎评价有价值。大动脉炎可侵犯主动脉、主动脉分支和肺动脉。MRI 评价大动脉炎的一项研究显示,70% 具有肺动脉异常,其中扩张占 17%,血栓占 3%,外周分支枯树枝样改变提示外周阻塞性疾病占 66%。白塞综合征是自身免疫性血管炎,包括复发性口腔和生殖器溃疡伴复发性葡萄膜炎。MRI 上相关肺动脉血管炎可表现为血栓形成、肺动脉瘤和动脉瘤破裂。T_2 抑脂成像对评价血管炎非常必要。在血管壁内高 T_2 信号提示水肿和活动性血管炎。

先天性变异 MRA

MRA 可用于评价先天性心肺变异(图 8.11),包括诊断、术前计划和术后随访。尽管标准动态增强后 MRA 会提供总体解剖评价,具有时间分辨率的 3D MRA 能更敏感地评价血管解剖和血流模式。具有时间分辨率的 3D MRA 通过显示血管充盈和血流方向性也利于评价完全性和部分性异常肺静脉连接。

法洛四联症(tetralogy of Fallot,TOF)患者常规在早年进行手术矫正,缓解右心室流出道狭窄、室间隔缺损关闭、肺动脉瓣修补和右心室流出道修补。修补 TOF 患者的监测非常依赖心室容积大小。使用相位对比 MRI 的血流定量能计算分流率,即在主肺动脉里的肺血流量与主动脉根部体循环血流量之比(Qp∶Qs)。从相位对比数据也可计算肺动脉反流率。另外,现有较新的四维(4D)血流技术,在心动周期内获得 3D 容积相位对比数据,能够回顾性测量任意平面的血流。

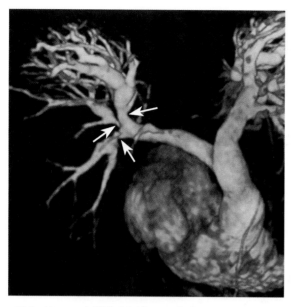

图8.11 28岁男性患阿拉日耶综合征（Alagille syndrome）。肺动脉MRA显示多发肺动脉狭窄（箭）

证据支持使用MRA的适应证

2006年，Kluge等的一个62例研究对比了3个MRI序列［实时平衡稳态自由进动（balanced steady-state free procession，bSSFP），增强MRA和MRI灌注］与CTA对PE的检出情况。他们发现根据序列的不同，每个患者PE评估的灵敏度是77%～100%，特异度是91%～100%。2012年，Kalb等的研究报道，联合呼吸触发的bSSFP、增强MRA和稳态GRE成像对PE评估提供了最高的灵敏度。Ohno等建议，动态MRI灌注在评价疾病的严重性和预测临床结果方面比MRA和CTA更准确。

PIOPED Ⅱ报道增强MRA在检出PE的灵敏度和特异度分别为78%和99%。当与下肢MRI静脉造影结合时灵敏度升至92%。据报道，25%的MRA检查被认为技术上不充分。基于此，作者推荐仅在能很好进行MRI检查的机构并且CTA禁忌的情况下进行肺动脉MRA。

Schiebler等回顾性评价190例增强MRA进行PE评估后1年血栓栓塞发生率。他们报道MRA诊断PE，3个月随访的阴性预测值是97%，1年随访的阴性预测值是96%。

■ 纵隔MRI

何时使用MRI评价纵隔病变

尽管CT具有较高的空间分辨力，MRI相比CT具有极好的软组织对比度。使用MRI可以准确地评价病变的边缘（图8.12和图8.13），可影响病变的可切除性和手术计划。MRI对病变椎管内侵犯程度的评价尤其有用。MRI能很好地识别心包肿瘤，比CT更能区别心包积液和软组织边界。在CT上呈现实性表现的病变，MRI能证实病灶本质是囊性的。MRI也可以在不能接受碘增强的患者中评价血管浸润。另外，双/三反转恢复技术能用于评价心外膜和心包脂肪垫及侵犯。然而与CT对比，MRI的不利方面包括显示钙化能力降低和相对低的空间分辨力。

MRI是评价前纵隔病变的有效方法，其中包括胸腺囊肿（图8.14和图8.15）和肿瘤（图8.16和图8.17）。尽管CT是前纵隔病变的主要成像手段，MRI

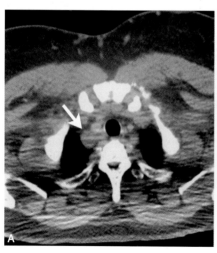
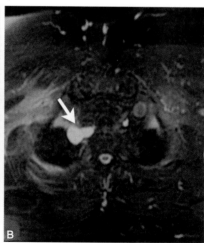
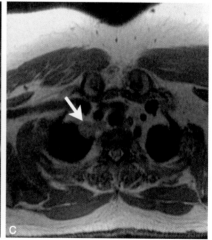

图8.12 43岁男性，上纵隔重复囊肿。（A）CT。（B）抑脂T$_2$。（C）不抑脂T$_1$。显示前纵隔内边界清楚的T$_1$中等信号、T$_2$高信号病变（箭）

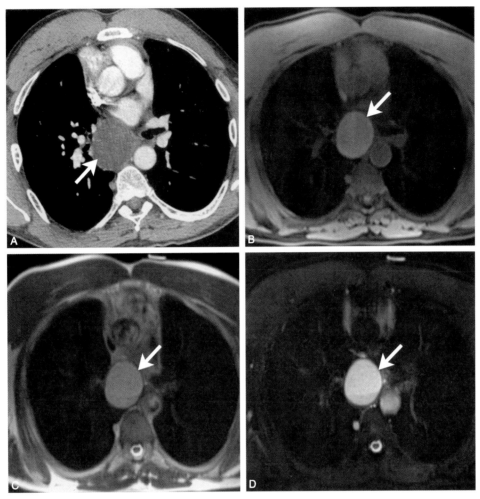

图 8.13　57 岁男性患肠道重复囊肿。(A)增强 CT。(B)抑脂 T_1。(C)不抑脂 T_2。(D)抑脂 T_2。显示前纵隔内边界清楚的 T_2 高信号、T_1 中等信号病变(箭)

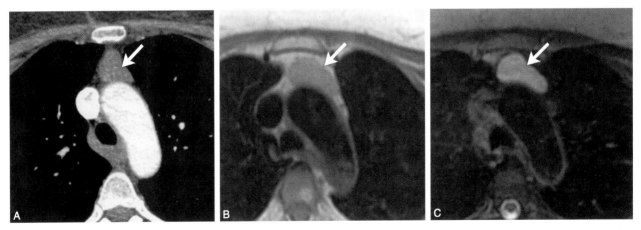

图 8.14　63 岁男性,胸腺囊肿。(A)增强 CT。(B)不抑脂 T_1。(C)抑脂 T_2。显示前纵隔内边界清楚的 T_2 高信号、T_1 中等信号病变(箭)

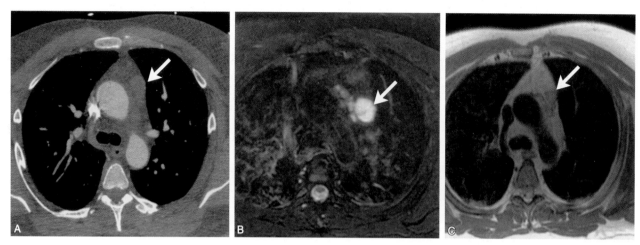

图 8.15 44 岁男性,胸腺囊肿。(A)增强 CT。(B)抑脂 T_2。(C)不抑脂 T_1。显示前纵隔内边界清楚的 T_2 高信号、T_1 中等信号病变(箭)

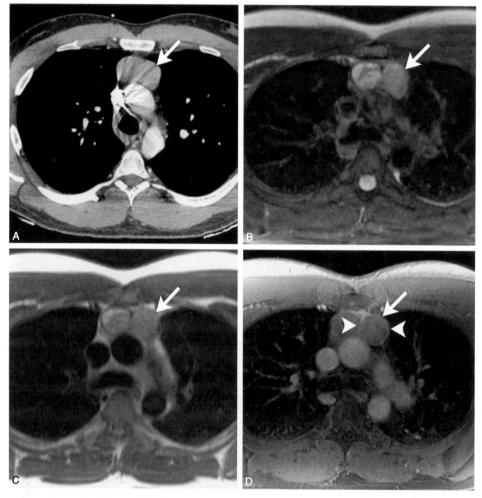

图 8.16 26 岁男性,胸腺瘤(箭)。(A)轴位 CT。(B)轴位抑脂 T_2。(C)轴位不抑脂 T_1。(D)静脉注射对比剂后轴位抑脂 T_1。胸腺瘤呈非常高的 T_2 信号,呈轻度 T_1 高信号,增强后分隔和壁强化(箭头)

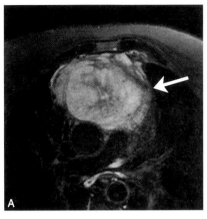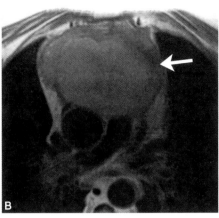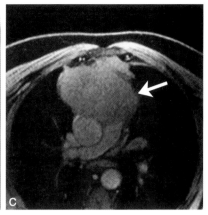

图 8.17　68 岁男性患胸腺类癌（箭）。（A）轴位抑脂 T_2。（B）轴位不抑脂 T_1。（C）静脉注射对比剂后轴位抑脂 T_1 显示前纵隔肿块，在 T_2 上不均匀高信号，T_1 上轻度高信号，弥漫强化（箭）

对胸腺评价别有益处。MRI 在鉴别囊实性病变（图 8.14 至图 8.17）方面优于 CT，MRI 化学位移成像能检出正常胸腺内散在脂肪。正常胸腺在 12～19 岁间质量达到最大。此后慢慢退化，直到 40 岁大部分脂肪化，到 60 岁时完全脂肪化。早年胸腺表现为软组织肿块，轮廓外突。整个青春期轮廓变直，晚年完全退化前轮廓变得凹陷。正常胸腺 MR 信号反映了贯穿一生的缓慢脂肪替代过程，T_1 和 T_2 信号逐渐向着脂肪信号升高。在退化过程中，残余胸腺组织网格结节带影或小圆形岛改变（≤7mm）被认为是正常的。胸腺增生应该有正常胸腺组织的信号特点，但在胸腺外形上有所不同。例如，软组织分叶征，19 岁后轮廓外凸，20 岁后过度增厚超过 1.3cm 或超过 7mm 圆形结节均提示增生。另外，某些诊断与胸腺增生相关，包括甲状腺功能亢进、毒性弥漫性甲状腺肿（图 8.18）、肢端肥大症、原发性慢性肾上腺皮质功能减退症（艾迪生病）和甲状腺恶性肿瘤。近期化学治疗、激素或手术可能是胸腺反弹增生的原因。

Inaoka 等（2007）提出，同相位和反相位 GRE 成像能鉴别正常胸腺、胸腺增生与胸腺肿瘤。正常胸腺和胸腺增生由于有散在脂肪，在反相位图像上可见一致信号减低；而胸腺肿瘤不含脂肪，因此信号不受抑制。反转恢复（黑血）成像有助于评价血管侵犯。

胸腺瘤呈低到中等 T_1 信号和高 T_2 信号，显示均匀强化。抑脂 T_2 序列能区分胸腺瘤和邻近纵隔脂肪。病灶内出血根据慢性程度可见灶状的 T_1、T_2 信号变化。胸腺瘤可有内部囊性改变伴坏死、纤维分隔和结节。Sadohara 等（2006）显示低风险胸腺瘤倾向于有完整包膜和分隔，伴均匀增强后强化，而高风险胸腺癌表现为坏死、囊性成分、不规则边缘和不均匀强化。

MRI 能对心包和心包病变提供综合评价。联合使用 T_1、T_2 和电影 GRE 序列，MRI 对心包积液和肿块能很好地定性。正常心包表现为菲薄中等 T_1、低 T_2 信号结构，大部分人在右心房和右心室上容易识别。左心室侧壁和后壁上心包不能显示，左心房仅

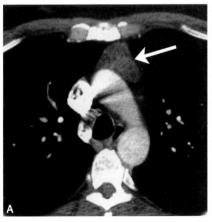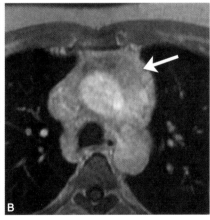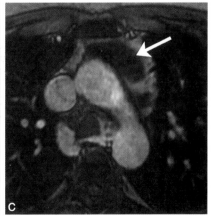

图 8.18　51 岁女性患毒性弥漫性甲状腺肿和胸腺增生。（A）静脉注射对比剂的胸部 CT 扫描。（B）轴位同相位图像。（C）轴位反相位图像。图像显示边界清楚的前纵隔肿块（箭），含有大量肉眼可见的脂肪，在反相位图像尤为明显

部分被覆心包。电影成像在收缩末更易于识别心包。急性炎症时,心包显示两层均增厚,呈 T_2 高信号、增强后强化。因化学位移或删除伪影,心包也可变得模糊。

在超声心动图不能定性,或心包肿块、复杂心包积液或心包增厚的情况下,适合进行 MRI 检查。先天性心包囊肿通常具有光滑囊壁,内部无分隔,并且显示均匀低到中等 T_1、高 T_2 信号,不强化。心包血肿显示信号与出血时间相关。原发性心包肿瘤罕见,包括良性和恶性。相对常见的良性肿瘤包括脂肪瘤、畸胎瘤、纤维瘤和血管瘤。恶性肿瘤包括间皮瘤、淋巴瘤、肉瘤和脂肪肉瘤。

急性期心包积液常常用超声心动图评价,但是 MRI 能提供进一步的定性。当心包积液继发于恶性肿瘤,会见到心包增厚伴心包结节。除了黑色素瘤由于含黑色素可见高 T_1 信号,转移瘤趋向为低 T_1 信号、高 T_2 信号并有强化。心脏压塞由大量心包积液引起,特征为舒张早期右心室游离壁塌陷、舒张晚期右心房倒流,心脏摆动,异常室间隔运动和房室大小随呼吸变化。

纵隔成像(尤其在隆嵴和膈肌间)非常依赖心脏门控来对跳动的心脏成像,减小心脏运动伪影,因此心律失常可能引起明显伪影。另外,纵隔肿瘤心脏侵犯可以使用电影标记图像显示。电影标记图像通过使用射频前脉冲以特异的模式(平行线或网格)选择性空化信号获得。运动期间,组织运动,空化线随着组织运动变形。在组织界面没有剪断意味粘连或侵犯。在正常纵隔心包界面,可见干净的标记线剪断影,在纵隔肿瘤邻近心包的情况下,该表现能排除侵犯。

最后一点,MRI 不像 CT,没有电离辐射。这对儿科患者非常重要。儿科患者非心血管的纵隔 MRI 主要集中在前纵隔肿瘤成像、先天畸形和后纵隔病变。

用于评价纵隔疾病的序列

多平面 T_1 和 T_2 抑脂自旋回波成像可以对纵隔软组织做基本的评价。然而,由于心血管搏动伪影,这些序列在下纵隔和血管周区域受限,可以通过应用心电门控来减轻。呼吸门控应用于更长 T_2 序列,也可减少运动伪影。心电门控的反转恢复序列有极好的软组织对比,能抑制血池信号(二次反转)、心外膜和纵隔脂肪(三次反转)。根据临床需求可以增加其他序列,如 MRA 或相位对比成像序列评价血管异常。同反相位的 GRE 成像,对评价胸腺正常或增生胸腺内散在脂肪有价值。静注钆对比剂用于进一步定性纵隔病变。另外,如果关注肿块侵犯心包,电影标记成像可用于评价侵犯或粘连。

■ 胸壁 MRI

用于评价胸壁病变的序列

胸壁 MRI 评价(图 8.19)包括多平面 T_1、呼吸门控 T_2 抑脂、T_1 抑脂平扫及增强检查。T_1 序列呈亮血信号可以很好地评价血管包埋或血管侵犯。T_2 序列适合特异病变定性,以及显示囊性变、感染和水肿。如果怀疑骨病变或骨侵犯,STIR 成像非常有用,轻微骨髓水肿可变得非常明显。脂肪抑制序列可用于证实病变内脂肪的存在(图 8.20)。

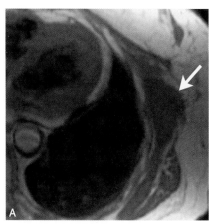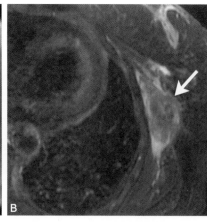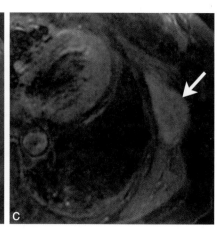

图 8.19 71 岁女性患左胸壁未分化多形性肉瘤(箭)。(A)T_1 快速自旋回波不抑脂。(B)注射对比剂后 T_1 快速自旋回波抑脂。(C)T_2 快速自旋回波抑脂。肿块增强前 T_1 加权图像与骨骼肌等信号,不均匀强化,在 T_2 加权呈不均匀高信号

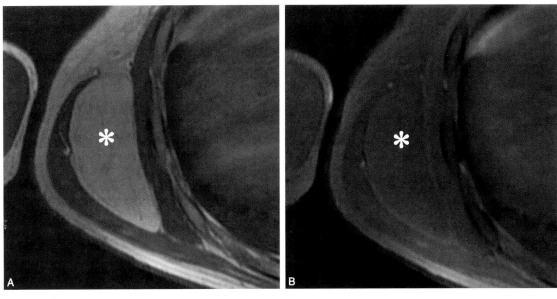

图 8.20 56 岁女性,右侧背阔肌单纯脂肪瘤。(A)T₁ 不抑脂。(B)T₂ 抑脂。图像显示边界清楚的均匀脂肪信号肿块(星号)

如果需要对原发病变定性,例如胸壁转移还是良性结节,检查中可加入扩散加权成像。另外,涉及胸壁肿块对纵隔粘连或侵犯的问题时,可应用电影标记。

MRI 多平面成像本身允许用户进行任意平面成像,在评价复杂区域(例如肺尖、膈肌和脊柱)时优于 CT。

何时使用 MRI 评价胸壁疾病

在显示原发肺癌胸壁侵犯或感染(包括放线菌病)胸壁侵犯时,首选 MRI(图 8.21)。另外,原发胸壁肿块(例如神经外胚层 Askin 肿瘤)胸壁侵犯程度,在 MRI 上可很好地显示。T₁ 增强序列勾画肿瘤边缘对活检或肿瘤切除计划的制订都有帮助。

MRI 善于对脊柱旁病变成像。使用多平面成像,疾病上下侵犯范围显而易见,并且在 T₁ 和 T₂ 序列能显示椎管内侵犯程度。尽管 CT 能更好地显示骨皮质的破坏,MRI 能更敏感地确定肿瘤骨髓侵犯特征。通过骨髓水肿样异常信号,可清楚显示椎体侵犯范围,而在 CT 上很难确定的骨皮质破坏,可能是椎体病变的唯一证据。CT 也受高密度脊柱产生的射线硬化伪影的影响,而 MRI 不存在这个问题。肋骨病变成像也有同样的好处。在 CT 上肋骨病变可能仅表现为轻微骨皮质破坏,而 MRI 上水肿的表现通常非常明显。使用 MRI 有益处的一些疾病情况强调如下。

良性胸壁疾病

脂肪瘤是累及胸壁的最常见的良性软组织病变(图 8.20)。在 MRI 上,脂肪瘤呈现均匀 T₁、T₂ 高信号,可含有几个低信号内部纤维分隔。含有明显不均匀脂肪信号或脂肪肿块内含有强化软组织区时,应引起脂肪肉瘤的怀疑。侵犯胸壁或有近端神经血管结构侵犯的有症状的脂肪瘤,MRI 能辅助进行手术计划制订。

肋软骨炎(蒂策病,Tietze syndrome)是累及一个或更多肋软骨的良性炎性疾病,表现为肋软骨、肋胸和/或胸锁关节局限性疼痛肿胀。MRI 上,在主诉部位没有明确肿块,但有透明软骨肿大、增厚,表现为明显强化增厚的 T₁ 低信号和 T₂ 高信号。在受累软骨的软骨下骨质可见潜在的骨髓水肿。大部分情况下,单个肋软骨受累,最常见于第二或第三肋水平。

恶性胸壁肿瘤

在 MRI 上可以很好地评估肺癌侵犯胸壁(图 8.4 和图 8.5)。MRI 在显示肿瘤侵犯胸膜外脂肪和胸壁肌肉方面优于 CT。胸壁侵犯时,MRI 显示正常 T₁ 高信号胸膜外脂肪缺失伴软组织层破坏和替代正常肌肉的 T₂ 高信号。然而 T₂ 高信号也见于炎症或水肿。在胸部 MRI 上可发现乳腺癌,但需要专门的乳腺成像评价,可能需要乳腺 MRI 扫描计划。分类为低级别纤维肉瘤的侵袭性纤维瘤,可以有局部

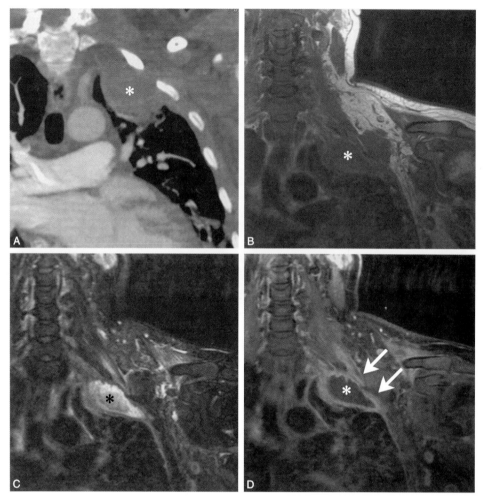

图 8.21　40 岁男性,肺脓肿(星号)并胸壁侵犯。(A)增强 CT。(B)T$_1$ 不抑脂。(C)T$_2$ 抑脂。(D)T$_1$ 抑脂增强。脓肿在 T$_2$ 加权成像呈高信号,在 T$_1$ 加权成像呈低信号。增强 T$_1$ 加权图像显示脓肿在胸壁、肋间(箭)和沿着臂丛延伸

侵袭性表现。在 MRI 上,侵袭性纤维瘤显示 T$_1$ 等信号和 T$_2$ 各种不同信号,具有不同的强化。

起源于胸部骨结构的肿瘤也能侵犯胸壁。转移瘤和多发性骨髓瘤占胸壁肿瘤大部分,伴有相关肋骨破坏。原发胸壁肿瘤包括骨肉瘤、纤维肉瘤、软骨肉瘤和骨软骨瘤(图 8.19)。Askin 瘤和尤因肉瘤是不常见的肿瘤,但可见于胸部并有骨质破坏。

Askin 瘤是神经外胚层肿瘤,表现为年轻患者胸壁或椎旁病变。在 MRI 上,存在一个软组织肿块伴相关骨侵蚀。T$_1$ 相对于骨骼肌呈高信号、T$_2$ 呈高信号很常见,由于出血和坏死伴有不均匀信号。

尤因肉瘤最常见于青春期男孩,表现为快速增大的疼痛性肿块。尽管在年轻组(10~20 岁出头)通常起源于长骨骨干或干骺端,在年长组(30 岁左右)尤因肉瘤也可起源于肩胛骨和胸壁骨。在 MRI 上,尤因肉瘤表现为从骨发生的肿块,T$_1$ 等低信号,

在液体敏感序列呈不均匀高信号,不均匀强化。也可出现浸润性骨破坏和骨髓水肿。

胸壁感染

患者患糖尿病、手术或创伤病史和免疫功能低下状态是胸壁感染的高风险因素,虽然罕见,但可能具有高发病率和潜在病死率。得益于冠状位和矢状位成像,MRI 即使不注射对比剂也能显示软组织感染的范围。然而静脉注射对比剂增加诊断的特异度。脓肿表现为 T$_1$ 低信号和 T$_2$ 高信号积液伴周围强化。但 CT 在显示积液内的气体时更敏感。胸部骨结构的骨髓炎在 MRI 上成像最好。MRI 将显示 T$_1$ 低信号、T$_2$ 高信号或 STIR 的骨髓水肿表现伴局部强化。

在评价胸膜疾病方面,MRI 是 CT 的补充。胸膜脂肪瘤通常位于侧胸膜,信号在所有序列均显示与

皮下脂肪信号一致。胸膜纤维瘤出现在老年，表现为 T_1 与胸肌等信号、T_2 高信号伴增强后强化（图 8.6）。间皮瘤表现为单侧结节样胸膜增厚，伴有胸腔积液。肿瘤可以是弥漫性，并包裹肺，伴有向叶裂侵犯。在 MRI 上，表现为 T_1 轻度增高、T_2 中等增高信号。最常见累及胸膜的肿瘤是转移癌，肺、乳腺、胃和卵巢是常见的原发肿瘤部位。

证据支持使用 MRI 的适应证

许多研究显示扩散加权成像在病变和淋巴结定性方面具有实用性。恶性肿瘤平均表观扩散系数（apparent diffusion coefficient，ADC）低于良性肿瘤。另外，恶性淋巴结的 ADC 值较良性淋巴结低，而结核性淋巴结肿大也显示低 ADC 值。

参考书目

肺 MRI

Attenberger UI, Morelli JN, Henzler T, et al. 3 tesla proton MRI for the diagnosis of pneumonia/lung infiltrates in neutropenic patients with acute myeloid leukemia: initial results in comparison to HRCT. *Eur J Radiol*. 2014;83(1): e61–e66.

Bell LC, Johnson KM, Fain SB, et al. Simultaneous MRI of lung structure and perfusion in a single breathhold. *J Magn Reson Imaging*. 2015;41(1):52–59.

Bell LC, Wang K, Munoz Del Rio A, Grist TM, Fain SB, Nagle SK. Comparison of models and contrast agents for improved signal and signal linearity in dynamic contrast-enhanced pulmonary magnetic resonance imaging. *Invest Radiol*. 2015;50(3):174–178.

Fain SB. Functional lung imaging using hyperpolarized gas MRI. *J Magn Reson Imaging*. 2007;25:910–923.

Fain S, Schiebler ML, McCormack DG, Parraga G. Imaging of lung function using hyperpolarized helium-3 magnetic resonance imaging: review of current and emerging translational methods and applications. *J Magn Reson Imaging*. 2010;32(6):1389–1408.

Fujimoto K. Usefulness of contrast-enhanced magnetic resonance imaging for evaluating solitary pulmonary nodules. *Cancer Imaging*. 2008;8:36–44.

Hatabu H, Stock KW, Sher S, et al. Magnetic resonance imaging of the thorax. *Clin Chest Med*. 1999;4:775–803.

Koenigkam-Santos M, Optazaite E, Sommer G, et al. Contrast-enhanced magnetic resonance imaging of pulmonary lesions: description of a technique aiming clinical practice. *Eur J Radiol*. 2015;84(1):185–192.

Li B, Li Q, Chen C, et al. A systematic review and meta-analysis of the accuracy of diffusion-weighted MRI in the detection of malignant pulmonary nodules and masses. *Acad Radiol*. 2014;21(1):21–29.

Lilburn DM, Pavlovskaya GE, Meersmann T. Perspectives of hyperpolarized noble gas MRI beyond 3He. *J Magn Reson*. 2013;229:173–186.

Webb WR, Gatsonis C, Zerhouni EA, et al. CT and MRI imaging of staging non-small cell bronchogenic carcinoma: report of the radiologicl diagnostic oncology group. *Radiology*. 1991;178:705.

Xia Y, Guan Y, Fan L, et al. Dynamic contrast enhanced magnetic resonance perfusion imaging in high-risk smokers and smoking-related COPD: correlations with pulmonary function tests and quantitative computed tomography. *COPD*. 2014;11:510–520.

肺 MRA

Bannas P, Schiebler ML, Motosugi U, et al. Differentiation of pulmonary embolism from truncation artefact. *Eur Radiol*. 2014;24(8):1942–1949.

Kalb B, Sharma P, Tigges S, et al. MRI imaging of pulmonary embolism: diagnostic accuracy of contrast-enhanced 3D MRI pulmonary angiography, contrast-enhanced low-flip angle 3D GRE, and nonenhanced free-induction FISP sequences. *Radiology*. 2012;263(1):271–278.

Kluge A, Mueller C, Strunk J, et al. Experience in 207 combined MRI examinations for acute pulmonary embolism and deep vein thrombosis. *Am J Roentgenol*. 2006;186(6):1686–1696.

Ohno Y, Koyama H, Matsumoto K, et al. Dynamic MRI perfusion imaging: capability for quantitative assessment of disease extent and prediction of outcome for patients with acute pulmonary thromboembolism. *J Magn Reson Imaging*. 2010;31(5):1081–1090.

Schiebler ML, Nagle SK, Francois CJ, et al. Effectiveness of MR angiography for the primary diagnosis of acute pulmonary embolism: clinical outcomes at 3 months and 1 year. *J Magn Reson Imaging*. 2013;38(4):914–925.

Stein PD, Chenevert TL, Fowler SE, et al. Gadolinium enhanced magnetic resonance angiography for pulmonary embolism. *Ann Intern Med*. 2010;152:434–443.

Yamada I, Numano F, Suzuki S. Takayasu arteritis: evaluation with MR imaging. *Radiology*. 1993;188:89.

纵隔 MRI

Ackerman JB, Wu CC. MRI of the thymus. *AJR Am J Roentgenol*. 2011;197:W15–W20.

Inaoka T, Takahashi K, Mineta M, et al. Thymic hyperplasia and thymus gland tumors: differentiation with chemical shift MR imaging. *Radiology*. 2007;243: 869–876.

Sadohara J, Fujimoto K, Muller NL, et al. Thymic epithelial tumors: comparison of CT and MR imaging findings of low-risk thymomas, high-risk thymomas, and thymic carcinomas. *Eur J Radiol*. 2006;60:70–79.

Tamura A, Matsubara O, Yoshimura N, Kasuga T, Akagawa S, Aoki N. Cardiac metastasis of lung cancer: a study of metastatic pathways and clinical manifestations. *Cancer*. 1992;70:437–442.

Wang ZJ, Reddy GP, Gotway MB, et al. CT and MRI imaging of pericardial disease. *Radiographics*. 2003;23:S168–S180.

胸壁 MRI

El-Badrary A, Elzaafarany M, Youssef TF, et al. Role of diffusion-weighted MRI imaging in chest wall masses. *Egyptian J Radiol Nuclear Med*. 2011;42:147–151.

Padovani B, Mouroux J, Seksik L, et al. Chest wall invasion by bronchogenic carcinoma: evaluation with MRI imaging. *Radiology*. 1993;187:33.

第 9 章

心脏 MRI

Rachel Edwards, Gregory A. Kicska, Guatham P. Reddy

本章概要

■ 引言

　　心脏磁共振成像(心脏 MRI)是一种用于评估和诊断多种获得性或先天性心脏病的常用检查方法。心脏 MRI 有良好的软组织分辨率,有助于评估心脏肿瘤和浸润性心肌疾病。心电门控和呼吸门控技术大大提高了心脏 MRI 时间分辨率,有助于检测心脏运动异常,评估邻近心肌的微小结构,如冠状动脉。除了可显示解剖结构外,心脏 MRI 还可通过电影序列来计算心室功能,并利用相位对比流速编码电影(velocity-encoded cine, VEC)成像技术来获得血流信息。

■ 心脏 MRI 基础

MRI 脉冲序列

　　心脏 MRI 成像序列可分为两大类:黑血成像和亮血成像序列。黑血成像主要用于评估心脏解剖及区别组织 T_1、T_2 特性。该序列之所以被称为黑血,是因为在双反转脉冲中,快速流动的血液在成像平面中呈现为黑色。黑血图像可以用自旋回波(spin-echo, SE)、涡轮自旋回波(turbo spin-echo, TSE)或快速自旋回波(fast spin-echo, FSE)脉冲序列获得,并通过改变回波时间(echo time, TE)和重复时间(repetition time, TR)来产生 T_1 或 T_2 加权图像。

　　亮血成像可用于评估心脏解剖和运动功能,包括心脏收缩、瓣膜功能以及发现瓣膜狭窄或反流。该序列之所以被称为亮血序列,是因为与黑血序列相反,血池比心肌更亮。亮血图像通常采用平衡稳态自由进动(balanced steady-state free procession, bSSFP)序列,但也可采用损毁稳态自由进动(spoiled steady-state free procession, sSSFP)序列获得。

　　VEC 相位对比成像可用于测量完整心动周期的血流流速,常用于主动脉和肺动脉评估,流速测量可用于计算净前向血流量、反流分数、峰值流速和压力梯度。通过 VEC MRI 计算获得的肺循环/体循环血流量比值（Qp∶Qs）可用于判断是否存在左心系统和右心系统间的分流。

延迟对比增强（delayed contrast enhancement，DCE）成像可以用于检测血管外间隙扩张的病因，如心肌缺血和心肌病中的心肌纤维化，心肌炎患者心肌细胞损伤。DCE 还可以通过检测心脏肿物是否有血供来区分血栓和肿瘤。

成像平面

标准心脏成像平面包括：短轴位、四腔心（水平长轴）位和两腔心（垂直长轴）位。其他常用心脏平面包括右心室流出道、左心室流出道、右心室水平长轴，以及用于评估主动脉弓和降主动脉的斜矢状位

（图 9.1）。在呼吸门控成像中，只有当膈肌处于可接受位置，且心室处于舒张期时，才能进行成像数据采集（图 9.2）。在示例中，只能是在第一次心室舒张期成像（灰色框），ECG（蓝色线），膈肌位移（红色线），可接受膈肌位置（点线）。

心电门控和呼吸门控

应用心电门控技术可获得完整心动周期的心脏运动电影，也可以获得心动周期内选定时段的图像，最常获取的是 R-R 间期内舒张晚期图像，此时心脏运动幅度最小。通常情况下，患者需要在屏气状态下进行扫描。

当患者自由呼吸时，可采用呼吸门控来进行呼吸运动补偿（图 9.2）。扫描仪可以根据磁共振

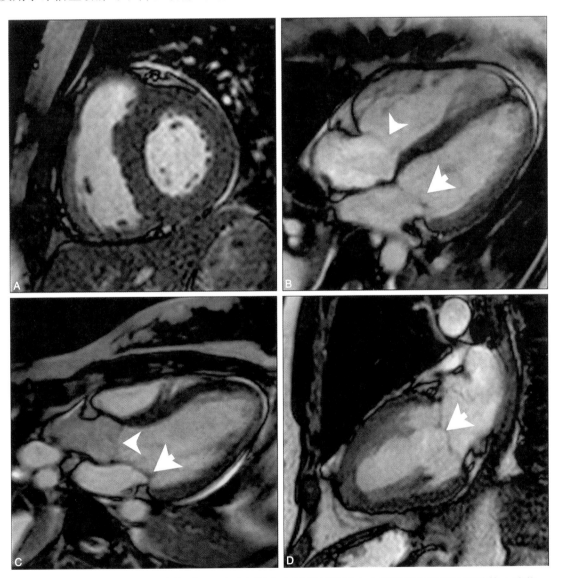

图 9.1　最常用的心脏 MRI 成像平面。（A）短轴位主要用于评估左心室室壁异常运动和计算心功能。（B）四腔心位用于评估二尖瓣（箭）和三尖瓣（箭头）功能。（C）左心室流出道平面用于观察主动脉瓣（箭头）和二尖瓣（箭）功能。（D）垂直长轴位用于评估二尖瓣（箭）和左心室收缩功能

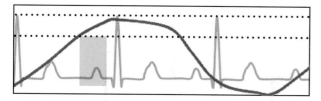

图 9.2 在呼吸门控中,只有当膈肌处于可接受位置,且心室处于舒张期时,才进行成像数据采集。在该示例中,只能是在第一次心室舒张期成像(灰色框),ECG(蓝色线),膈肌位移(红色线),可接受膈肌位置(点线)

(magnetic resonance, MR)信号来监视膈肌位置,当膈肌处于可接受位置时进行数据采集。呼吸门控的另一种替代方法是使用呼吸风箱,呼吸风箱是一种环绕腹部和胸部的装置,能够将腹壁或胸壁运动与呼吸相位相关联。

■ 心脏 MRI 常见适应证

缺血性心脏病

心脏 MRI 在急性和慢性心肌缺血评估中起重要作用。心脏 MRI 可用于评估心肌水肿、心肌梗死(myocardial infarction, MI)和室壁运动异常。心肌缺血的重要特征是病变节段性分布,与冠状动脉供血区分布一致,且纤维化应位于心内膜下心肌。

心肌水肿在 T_2 加权黑血序列上呈高信号。异常增高的 T_2 信号难以被肉眼评估,目前被定义为较远处假定正常心肌信号高两个标准差(standard de-viation, SD),或者较同层面骨骼肌信号高两个 SD。在急性 MI 发生时,如心肌表现为 T_2 高信号但无心肌延迟强化(late gadolinium enhancement, LGE),当该处心肌供血未得到及时恢复,则有很高风险发生 MI。

MI 一般开始于心内膜,并逐渐向外延伸至心外膜。LGE 模式也反映了这种生理变化,其强化模式始于心内膜下,并逐渐向心外膜发展。若心肌缺血持续存在,最终会导致透壁性强化。LGE 占心肌壁厚度的比例越大,血运重建后局部功能恢复的可能性就越小。通常认为,如果患者心肌壁厚度的 50%以上显示 LGE,心肌收缩很难恢复。

另一个非存活心肌的影像学特征是微血管阻塞。这种情况发生在严重 MI 中,心肌坏死和血管损伤产生的细胞碎屑堵塞了心肌毛细血管,从而导致微血管阻塞。由于微血管阻塞,钆对比剂无法渗透至该区域,在 LGE 图像上显示为低信号。影像学特征高信号(LGE)的梗死心肌内出现低信号区,通常认定为"无复流区"(图 9.3)。

MI 常伴随出现室壁运动异常,冬眠心肌表现为相应区域室壁运动异常但无 LGE,其功能可在血运重建术后恢复。室壁运动可以分为正常、运动减少、无运动或运动障碍。通常采用 17 节段心脏命名法报告运动异常的发生部位,且最好在亮血电影图像上进行评估(图 9.4)。一系列短轴电影图像可用于观察室壁运动和室壁增厚率(后者更为重要,在正常情况下,舒张期至收缩期的室壁增厚率至少为

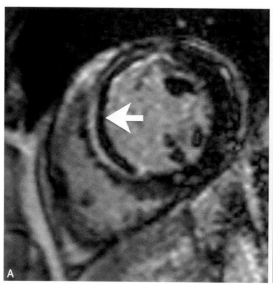
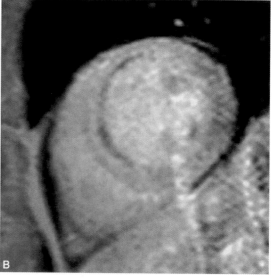

图 9.3 左前降支供血区心肌梗死患者,心室中部短轴幅度(A)和相位(B)心肌延迟强化图像。A 图中,心内膜下低信号区(箭)代表微血管阻塞;B 图相位图可用于增加结果的可信度,相对于正常心肌,该区域表现为更低信号强度(T_1 值较长)

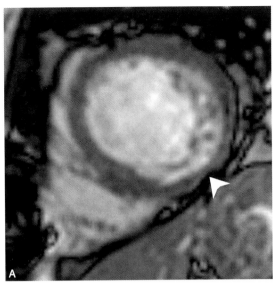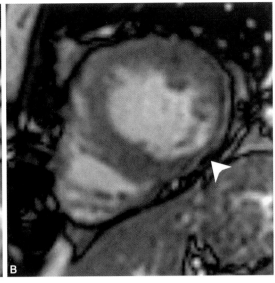

图 9.4　短轴位亮血电影序列,舒张期(A)和收缩期(B)图像显示心室中部下壁心肌无运动(箭头)。注意观察左心室其他部分心肌从舒张期到收缩期的室壁增厚幅度

50%)。一些中心过去常采用网格电影序列来测量心肌应变,目前则更多应用组织特征追踪技术测量应变。

心脏 MRI 在慢性 MI 成像中也起着重要作用。除上述的心肌缺血表现外,心肌变薄提示该缺血是一长期过程。冬眠心肌可通过存在室壁运动异常,但是无 LGE 来识别,该类患者如果进行及时血运重建,心肌运动功能则可能恢复。

心肌病

心脏 MRI 可用于诊断和评估心肌病对心脏功能的影响,例如肥厚型心肌病(hypertrophic cardiomyopathy,HCM)、心律失常性右心室发育不全(arrhythmogenic right ventricular dysplasia,ARVD)。心肌病包含了多种累及心肌并伴随心脏功能障碍的心肌疾病。常用心脏 MRI 成像且具有一定特征性表现的心肌病,包括 HCM、ARVD、扩张型心肌病(dilated cardiomyopathy,DCM)、结节病,以及心肌淀粉样变。

HCM 是一种不完全外显的常染色体显性遗传病。影像学诊断标准主要为舒张末期测得的左心室室壁厚度≥15mm。而室间隔与左心室侧壁厚度之比大于 1.3 是经常涉及的诊断标准之一,但尚未得到广泛接受。

心脏 MRI 还可提供额外的信息,有助于患者的危险分层和制订治疗计划。如 HCM 患者增厚心肌内存在 LGE,则患心律失常的风险增加。心肌厚度超过 30mm 会增加突发心源性猝死的风险。左心室

心肌质量可通过心脏 MRI 测得,并与总体风险有关。根据肥厚心肌的分布模式,HCM 可分为几种形态学亚型,包括室间隔肥厚型、心室中部肥厚型、心尖部肥厚型和对称性肥厚型。与超声心动图相比,心脏 MRI 可以更好地显示心肌肥厚的分布特征。室间隔肥厚型 HCM 通常会引起主动脉瓣下狭窄,并导致二尖瓣收缩期前向活动(systolic anterior motion,SAM),而运动会加剧该效应。

ARVD 是一种自身心肌逐渐被纤维脂肪组织替代的进展性疾病。ARVD 与室性心律失常和心源性猝死有关。成年患者 ARVD 的诊断,通常根据主要和次要标准综合评估,包括影像学特征、心电图表现、组织病理学结果和家族史等。心脏 MRI 检查结果也是 ARVD 诊断的主要和次要标准之一:右心室局部室壁运动异常,结合右心室射血分数减低或异常的右心室舒张末期容积指数,根据具体数值所代表的严重程度,构成了主要或次要诊断标准。虽然常常会利用心脏 MRI 检测心肌的脂肪浸润,但该表现已经不再是心脏 MRI 诊断标准之一。更常见的表现是右心室扩张伴局部室壁运动异常。此外,ARVD 患者中可出现右心室室壁瘤。异常纤维脂肪组织替代不仅仅局限于右心室,左心室心肌亦可出现。

针对病因而言,DCM 通常分为缺血性或非缺血性。缺血性心肌病是由于冠状动脉疾病和心肌缺血而出现心肌变薄和收缩功能降低。非缺血性心肌病包含多种不同病因,包括家族性心肌病、心肌炎、酒精中毒、毒素和妊娠期心肌病等。由于心室腔扩张

以及心肌收缩功能降低,DCM 通常表现为收缩功能受损。在这些患者中,舒张末期和收缩末期心室容积的计算至关重要,他们常常需要进行连续评估以监测心室扩张程度和射血分数的变化。在计算心室功能时,测量方法前后保持一致尤为重要。

心肌淀粉样变的组织学特征是心肌细胞外间隙糖蛋白(淀粉样蛋白)沉积。心脏 MRI 表现为心肌弥漫性增厚和运动功能降低。通常来说,淀粉样蛋白在心肌中沉积会导致钆对比剂廓清延迟,从而导致 T_1 弛豫时间缩短。因此,T_1 图像上,左心室心肌 MR 信号以与血池相同的速率归零。LGE 表现为心内膜下环周强化。心肌淀粉样变亦可表现为斑片状 LGE,其既不按冠状动脉供血区分布,也不局限于心内膜下(图 9.5)。

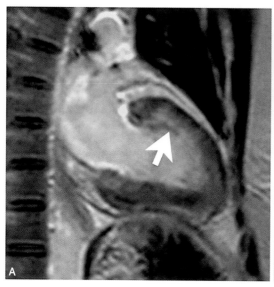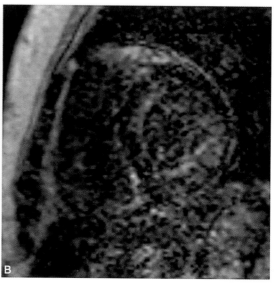

图 9.5　两例不同心肌淀粉样变患者。(A)左心室垂直长轴心肌延迟强化(LGE)图像显示弥漫性心内膜下强化(箭),是心肌淀粉样变的典型强化模式。(B)不同患者的心室中部短轴 LGE 图像,显示心室心肌和血池具有相同的信号强度,这是钆对比剂在整个心肌中弥漫性滞留所致。

先天性心脏病

先天性心脏病(congenital heart disease,CHD)涵盖一组广泛的先天畸形。CHD 最常出现在儿科患者中,但随着新的手术方式和一些可以延长寿命的干预措施的出现,影像学专家遇到了越来越多患有 CHD 的成人。影像学在这些患者的诊断和管理中起着不可或缺的作用。超声心动图通常应用于胎儿和新生儿成像;心脏 MRI 无电离辐射,具有无创性,其对 CHD 的评估受到了广泛欢迎。心脏 MRI 可提供这些复杂病变的解剖和功能信息,有助于医疗处置和制订手术计划。

心脏肿物

与其他成像方法相比,心脏 MRI 评估心脏肿物具有独特优势。心脏肿物影像评估中,首先需要解决的问题是鉴别心脏肿瘤与血栓。由于血栓没有血供,LGE 图像上显示其信号较心肌低。在仅有 LGE 幅度图时,可以通过采用较长反转时间(通常为 550~600ms)进一步重复 LGE 扫描序列,若是血栓,则图像上表现为更低的信号强度。平扫图像上,根据血栓形成的时间长短不同,可表现为高信号或等信号。

心脏 MRI 也可用于呈现心脏肿瘤的特征,从而确定在超声心动图或 CT 上可能无法显示的心肌浸润和血管侵犯。大多数心脏肿瘤是转移瘤,心脏中出现任何肿瘤时,首先要询问患者是否有癌症病史及排除是否为转移。原发性心脏肿瘤很罕见,良性心脏肿瘤较恶性心脏肿瘤更常见。黏液瘤是成人最常见的良性心脏肿瘤,而横纹肌瘤是儿童最常见的良性心脏肿瘤。绝大多数原发性恶性心脏肿瘤为肉瘤。

■ 问题解析

缺血性心脏病

评估心肌活性

心脏 MRI 越来越多地用于评估血运重建前后

心肌组织的存活。LGE 序列用于检测 MI 和纤维化。钆螯合物对比剂之所以被称为细胞外对比剂,是因为钆对比剂离开血管后在细胞外间隙积聚,而正常细胞能够排出钆剂。梗死区受损的心肌细胞不能排出钆剂,导致梗死区钆剂存留,而邻近正常心肌组织心肌细胞完整,能够排出钆剂,因而梗死区与非梗死区钆剂浓度存在差异,表现为梗死区组织在 LGE 序列上呈现强化。

梗死范围可通过两种方法进行评估:确定哪些冠状动脉供血区受累,以及 LGE 心肌厚度占比。冠状动脉受累区域可以使用美国心脏协会 17 节段模型进行描述。

LGE 扩展到 100% 心肌厚度(透壁性)时说明心肌无存活,且血运重建后收缩功能得到改善的可能性很小。如果受累心肌 LGE 的厚度在 51%~75% 之间,则血运重建后,梗死心肌约 90% 不能恢复收缩功能。基于上述结果,LGE 超过 50% 心肌厚度的节段,可认为有很低的可能性从血运重建治疗中获益,因而通常不行介入治疗,而只进行药物治疗。与此相反,如果高危心肌中不存在 LGE,即便出现壁运动异常,该处心肌组织在血运重建后亦有很大可能性恢复功能。

评估心脏功能

电影 SSFP 序列可用于评估相应冠状动脉供血区的室壁运动异常。在急性和慢性心肌缺血中均可出现节段性室壁运动异常。室壁运动可分为运动正常,运动减弱,无运动或运动障碍(图 9.4)。心肌收缩能力异常可导致心脏运动功能低下,可以通过心脏 MRI 测量舒张末期容积和收缩末期容积来计算射血分数,从而进行定量评估。

此外,LGE 结合 SSFP 序列可以检测急性 MI 时的顿抑心肌和慢性缺血时的冬眠心肌。顿抑心肌是指存在节段性心肌运动功能障碍,但其仍为存活心肌,心脏 MRI 表现为注射对比剂后,心肌对比剂动力学正常因而无 LGE,但存在节段性室壁运动异常。

冬眠心肌是指由于冠状动脉血流量慢性减少,其供血区心肌受损,如果心肌血流灌注得到改善,则病变心肌功能可恢复至正常或接近正常(图 9.6)。由于冬眠心肌发生于慢性心肌缺血,因此心脏 MRI 表现为病变节段心肌可存在 LGE,且 LGE 与之前发生的 MI 相关。因此,如果同时存在梗死和冬眠心肌,LGE 常累及小于 50% 心肌厚度。

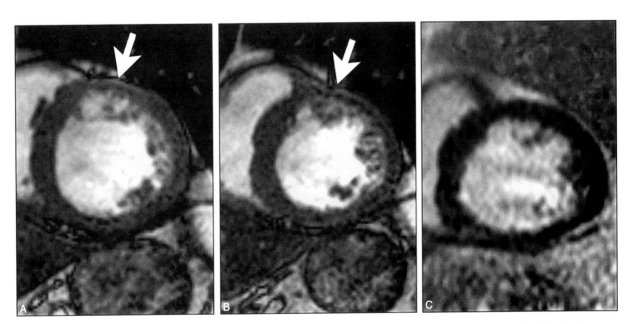

图 9.6　冬眠心肌。亮血短轴舒张期(A)和收缩期(B)图像显示左心室前壁无收缩运动(箭)。(C)相应部位无 LGE。心脏 MRI 表现与冬眠心肌相符,如果该处心肌血流灌注得以恢复,其运动功能将恢复

心肌病

疑似肥厚型心肌病患者评价

当使用心脏 MRI 对疑似 HCM 患者进行评估时,左心室所有节段室壁厚度均需要在舒张末期进行测量(图 9.7)。有两种影像学标准用于诊断 HCM:①舒张末期左心室室壁厚度 ≥15mm;②左心室间壁与侧壁厚度之比大于 1.3,且无其他导致心肌厚度增加的病因,如 DCM。左心室间壁与左心室侧

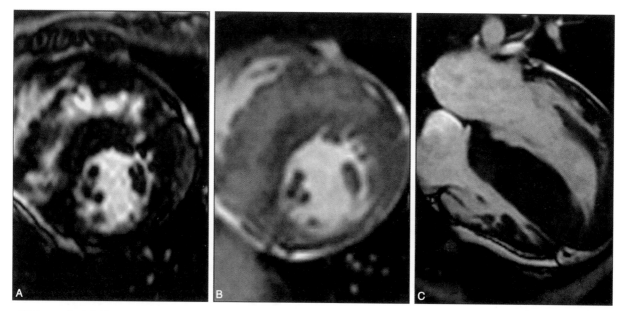

图9.7　非对称性室间隔肥厚型心脏病。(A)心肌延迟强化序列显示肥厚心肌中层内存在片状强化,但非增厚区域无强化。左心室短轴(B)和四腔心心位(C)亮血图像显示左心室心肌非对称增厚

壁厚度之比用于评价 HCM 在临床并不常用,且尚未得到广泛认可。

此外,应使用心脏 MRI 计算左心室心肌质量。左心室心肌质量增加与 HCM 患者预后不良有关。

不要单独用这些影像标准来诊断 HCM,应将其与患者遗传特征、家族史及临床病史等信息结合起来做出综合性诊断。

判断二尖瓣瓣叶收缩期前向活动存在与否

电影 SSFP 序列上二尖瓣瓣叶(通常为前叶)在收缩期向室间隔侧前向活动时,可确定存在二尖瓣

瓣叶 SAM 征(图9.8)。静息或仅在负荷状态下,发生二尖瓣 SAM 征会引起左心室流出道狭窄及梗阻。跨左心室流出道压力梯度≥30mmHg 为临床有意义狭窄,可通过 VEC 磁共振相位对比法来进行测量和计算。

判断延迟强化存在与否

与超声心动图相比,心脏 MRI 的优点之一是能够评估 HCM 患者是否存在 LGE。HCM 心肌纤维化的确切发病机制目前尚不明了,但与无 LGE 的 HCM 患者相比,LGE 与心源性猝死和预后不良密切相关。

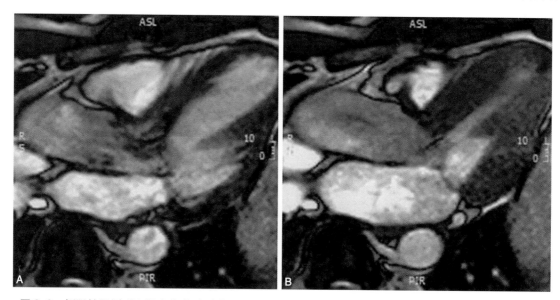

图9.8　梗阻性肥厚型心肌病患者,舒张期(A)和收缩期(B)左心室流出道切面显示二尖瓣前叶收缩期前向活动(SAM 征)

HCM 患者如存在 LGE,常需要预置心脏除颤器以预防心血管不良事件的发生。HCM 患者的 LGE 表现为心肌中层的斑片状强化,且仅发生于异常增厚心肌内及左、右心室交叉点。左、右心室交叉点强化是 HCM 典型强化模式,除了发生于 HCM 患者外,也可见于右心室高压。此外,HCM 患者 LGE 不按照冠状动脉供血区域分布(即非缺血性心肌病模式)。

先天性心脏病

评估心功能

亮血电影成像序列通过计算舒张末期和收缩末期容积来评估心功能。在一些复杂的心脏解剖结构(例如功能性单心室)中,可利用多平面成像来校正心脏轮廓勾画正确与否。

判断是否存在分流

VEC 相位对比电影成像可通过测量流经肺动脉(Qp)和主动脉(Qs)的血流量来检测分流存在与否。Qp 与 Qs 的比值大小反映分流的严重程度。一般认为,10% 的测量误差是临床可接受的结果,因此 Qp:Qs 为 1.0~1.1 时,实际上患者可能不存在分流。经手术矫正的 CHD 患者,相位对比成像可通过其他血管或管道来检测血流信息。

判断是否出现术后并发症

CHD 包含了多种心血管畸形,且多可通过外科手术修复。手术修复常涉及血管吻合和人工血管或其他外科装置的放置。使用何种 MR 序列取决于特定的临床问题,但可能的话,联合使用亮血序列、VEC 相位对比电影成像和三维(3D)增强 MRA 成像会更好。

例如,VEC 相位对比电影成像可用于检测分流存在与否,从而判断是否存在术后并发症(例如吻合口瘘或形成侧支循环)。亮血电影成像可以检测动脉瘤存在与否(常发生于心室切开部位或血管吻合部位)。

心脏肿物

判断肿物是否存在强化

心内血栓是最常见的心脏内肿物样改变,无恶性肿瘤病史的情况下更是如此。超声心动图通常无法根据肿物回声特性来鉴别心脏肿瘤和心腔内血栓,常需要通过心脏 MRI 检查来确定肿物的组织特性。

血栓不会强化或持续强化。注射钆对比剂后,需要行首过灌注扫描,且应在每一帧图像中测量肿物的信号强度。首过灌注扫描序列依据 MR 设备不同而有所区别。

首过灌注扫描后需要行 LGE 扫描,在同一幅图像中需要同时包括肿物和左心室心肌,因为肿物的强化幅度需要与心肌信号相比较来进行评估。如果没有相位敏感 LGE 序列,则需要扫描更长反转时间(通常为 550~600ms)的 LGE 序列来评价肿物是否强化(图 9.9)。

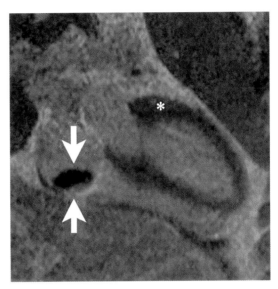

图 9.9 右心房血栓(箭),双斜位心肌延迟强化(LGE)图像。成像反转时间为 550ms,较常用的 320ms 反转时间长。在长反转时间的 LGE 序列中,心肌呈中等信号强度(星号),但血栓仍为低信号

如肿物表现为动态或延迟强化,则可排除血栓诊断。

判断肿物是否具有特征性 T_1 或 T_2 信号

某些心脏肿物具有特征性信号改变。如脂肪瘤在 T_1 加权图像上表现为高信号,而在抑脂序列上表现为低信号。先天性囊肿 T_2 加权图像上呈高信号但无强化。血管瘤 T_2 呈高信号且可见强化(图 9.10)。

判断肿物是否具有恶性肿瘤影像学征象

恶性肿瘤的影像学特征包括肿瘤边界模糊,并侵犯邻近组织结构。此外,恶性肿瘤常伴有心包积液。良性和恶性肿瘤均可见钙化,但如果与肿瘤相比,钙化较大,则心脏骨肉瘤的诊断需要包含在鉴别诊断中,尽管其更为罕见(图 9.11)。

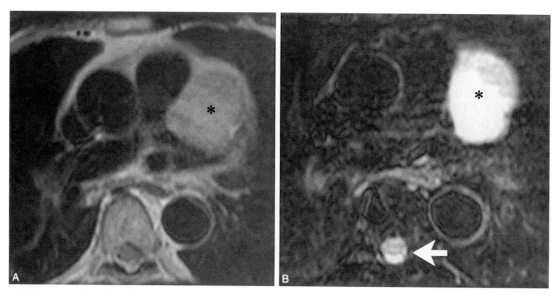

图 9.10　主肺动脉水平轴位 T_2 非脂肪饱和(A)和脂肪饱和(B)黑血图像。(A)非脂肪饱和 T_2 序列,肿物(星号)表现为与脂肪相似的中等信号。(B)脂肪饱和 T_2 序列中脂肪呈低信号,而肿物(星号)表现为与脑脊液相似的高信号(箭)。增强扫描序列(图中未展示)显示肿物强化,此例肿物最终诊断为血管瘤

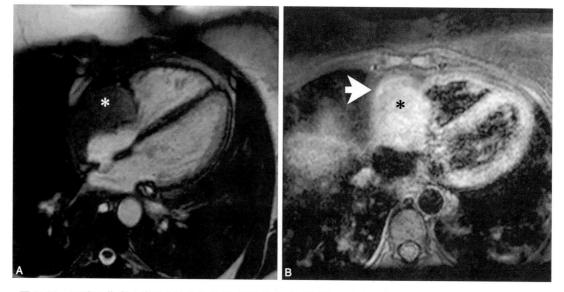

图 9.11　四腔心位亮血序列(A)及轴位 T_1 脂肪饱和序列图像显示右心房内强化肿物(星号),突破右心房边界进入心外膜脂肪,且可能累及心包(箭)。这些征象提示为恶性肿瘤。最后的病理诊断为血管肉瘤

■ 影像诊断的陷阱

区分心肌延迟强化与血池高信号

　　静脉注射钆对比剂后,由于血池信号升高,很难与心内膜下 LGE 区分开来。此时,需要通过与亮血电影序列结合,仔细观察同一层面的 LGE 图像加以鉴别,从而避免这一诊断陷阱(图 9.12)。

对心律失常患者心脏运动功能的误判

　　在解读心律失常患者的影像资料时,影像学专家应注意该类患者存在误诊为室壁运动功能降低的陷阱。尽管扫描时使用了心电门控技术,如果患者心律不规则,则一幅心脏 MRI 图像可能是由多个心动周期中不同时间点获取的信号构成。当进行电影播放和评估时,可能会显示为室壁运动异常的假象。

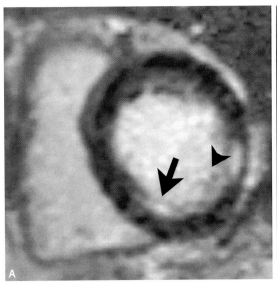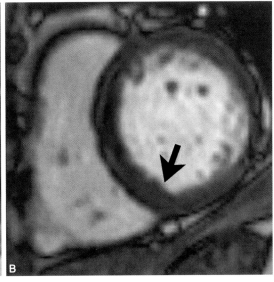

图 9.12　避免心肌延迟强化（LGE）假阴性诊断。（A）LGE 序列中，下间壁心内膜下心肌存在延迟强化（箭）。由于心内膜下心肌强化的信号强度与血池的信号强度相似，因此容易被漏诊。（B）如果 LGE 序列图像结合同一层的亮血序列图像一起观察，则很容易诊断下间壁 LGE。注意，该患者左心室侧壁同时存在 LGE（箭头；A）

放射科医生可以通过观察扫描仪控制面板上患者心律曲线来警惕这一陷阱。对于心率变异性高的患者，可采用实时成像技术来评估其心功能，不过实时成像后处理技术较为复杂。

鉴别缺血性与非缺血性强化模式

正如前面章节所讨论的那样，在解读 LGE 图像时，心肌强化模式可提示其损伤为缺血性或非缺血性损伤。缺血性损伤表现为 LGE 沿冠状动脉供血区分布，且典型表现为心内膜下强化，以及由心内膜下向心外膜延伸（图 9.3）。而非缺血性损伤表现为 LGE 不局限于冠状动脉供血区，常位于心肌中层，呈斑片状分布。

室间隔增厚造成主动脉瓣下狭窄的误读

当 HCM 患者进行心脏 MRI 检查和评估时，一个经常遇到的问题是判断二尖瓣 SAM 征是否存在，并需要与室间隔增厚导致的主动脉瓣下狭窄相鉴别。为了避免误读，放射科医生应选择三腔心位亮血电影序列进行评估，三腔心位电影序列可同时观察室间隔、二尖瓣及左心室流出道。当在 SSFP 电影图像上观察到二尖瓣叶（通常是前叶）在收缩期向左心室流出道的前向活动时，则说明存在 SAM 征。SAM 常导致流出道血流形成涡流，引起二尖瓣自旋失相位伪影，表现为低信号。如果仅观察单一的静态图像，室间隔肥大造成主动

脉瓣下狭窄，导致自旋失相位，同样可以误读为 SAM 征。

评估心脏肿瘤时未将左心室包括在图像中

与 CT 不同，MRI 的信号强度是相对的。心脏肿瘤患者在扫描时，成像视野应同时包括肿瘤和左心室心肌，左心室心肌为内部参考。如果未将左心室心肌 MRI 信号强度作为参考，则很难确定心脏肿瘤的组织构成，因为无法准确解释组织固有的 MRI 信号特征，如正常心肌信号归零和强化的反转时间。

选择正确反转时间评估心肌淀粉样变

心脏淀粉样变的诊断与 MRI 特征性表现息息相关，特别是确定 LGE 序列心肌信号归零的最佳反转时间。诊断医生和技师应该知晓，由于淀粉样蛋白弥漫沉积于心肌内，LGE 序列心肌信号归零的反转时间选择往往短于预期时长，甚至淀粉样蛋白沉积的心肌组织信号归零早于血池（图 9.5）；正常情况下，血池信号归零晚于心肌组织。

■ 克服技术障碍

屏气障碍的患者

当所扫描的患者不能屏气时，可使用呼吸门控

以减少运动伪影。但呼吸门控可明显增加扫描时间。如果患者忍受不了长时间检查,可选择实时成像技术完成扫描。

心律失常患者

如前所述,心律失常容易产生运动伪影,从而干扰影像诊断。在患者心律失常的情况下,心电门控触发扫描并非最优扫描方案。放射科医生应首先评估心电图,以发现异常心律,并清楚图像是在心动周期的哪个时间点获得的。如果不规则心律导致心电门控 MRI 图像伪影太大而影响诊断,则可以采用实时成像技术进行数据采集,但实时成像会降低时间和空间分辨率。

肾功能差的患者

对肾功能损伤患者使用钆对比剂,不同机构标准亦不同。然而,如果患者已知有终末期肾病[肾小球滤过率<30mL/(min·1.73m^2)],由于存在肾源性系统性纤维化(nephrogenic systemic fibrosis,NSF)风险,通常情况下不使用钆对比剂。尽管一些新的钆对比剂使用后患 NSF 的风险很小,而且也未得到很好的研究,NSF 所致的严重发病率和病死率导致许多机构建议,当患者肾小球滤过率小于 30mL/(min·1.73m^2)时,不要使用含钆对比剂。

参考书目

Biglands JD, Radjenovic A, Ridgway JP. Cardiovascular magnetic resonance physics for clinicians: part II. *J Cardiovasc Magn Reson*. 2012;14:66.

Bogaert J, Francone M. Pericardial disease: value of CT and MR imaging. *Radiology*. 2013;267(2):339–355.

Hansen MW, Merchant N. MRI of hypertrophic cardiomyopathy: part I. MRI appearances. *AJR Am J Roentgenol*. 2007;189(6):1335–1343.

Hoey ETD, Mankad K, Puppala S, Gopalan D, Sivananthan MU. MRI and CT appearances of cardiac tumours in adults. *Clin Radiol*. 2009;64(12):1214–1230.

Indik JH, Gimbel JR, Abe H, et al. 2017 HRS expert consensus statement on magnetic resonance imaging and radiation exposure in patients with cardiovascular implantable electronic devices. *Heart Rhythm*. 2017;14(7):e97–e153.

Ishida M, Kato S, Sakuma H. Cardiac MRI in ischemic heart disease. *Circ J*. 2009;73(9):1577–1588.

Jackson E, Bellenger N, Seddon M, Harden S, Peebles C. Ischaemic and non-ischaemic cardiomyopathies—cardiac MRI appearances with delayed enhancement. *Clin Radiol*. 2007;62(5):395–403.

Jordan JH, Todd RM, Vasu S, Hundley WG. Cardiovascular magnetic resonance in the oncology patient. *JACC Cardiovasc Imaging*. 2018;11(8):1150–1172.

Maraj S, Pressman GS, Figueredo VM. Primary cardiac tumors. *Int J Cardiol*. 2009;133(2):152–156.

Messroghli DR, Moon JC, Ferreira VM, et al. Clinical recommendations for cardiovascular magnetic resonance mapping of T1, T2, T2* and extracellular volume: a consensus statement by the Society for Cardiovascular Magnetic Resonance (SCMR) endorsed by the European Association for Cardiovascular Imaging (EACVI). *J Cardiovasc Magn Reson*. 2017;19(1):75.

O'Donnell DH, Abbara S, Chaithiraphan V, et al. Cardiac tumors: optimal cardiac MR sequences and spectrum of imaging appearances. *AJR Am J Roentgenol*. 2009;193(2):377–387.

Rajiah P, Bolen MA. Cardiovascular MR imaging at 3 T: opportunities, challenges, and solutions. *Radiographics*. 2014;34(6):1612–1635.

Ridgway JP. Cardiovascular magnetic resonance physics for clinicians: part I. *J Cardiovasc Magn Reson*. 2010;12:71.

Schulz-Menger J, Bluemke DA, Bremerich J, et al. Standardized image interpretation and post processing in cardiovascular magnetic resonance: Society for Cardiovascular Magnetic Resonance (SCMR) board of trustees task force on standardized post processing. *J Cardiovasc Magn Reson*. 2013;15:35.

Shinbane JS, Colletti PM, Shellock FG. Magnetic resonance imaging in patients with cardiac pacemakers: era of "MR conditional" designs. *J Cardiovasc Magn Reson*. 2011;13:63.

Wieben O, Francois C, Reeder SB. Cardiac MRI of ischemic heart disease at 3 T: potential and challenges. *Eur J Radiol*. 2008;65(1):15–28.

第 10 章

血管造影和介入术

Anil K. Pillai, Jerry Kovoor, Sanjeeva P. Kalva

■ 引言

胸部的骨性轮廓以及胸腔内重要器官的聚集使开放外科手术变得困难和具有挑战性。基于同样的原因,胸腔是影像引导介入的理想部位。除了操作技能外,还需要对解剖学、生理学、病理学、影像学、术前和术后护理有全面的了解,这样才能成功地实施各种介入手术。胸部介入治疗大致可分为血管介入治疗和非血管介入治疗两类。非血管介入术包括影像引导的活检和引流、肿瘤消融、淋巴介入、食管和气管支气管介入术。其中一些手术在本文的其他部分有所涉及。血管介入术涉及主动脉及其分支、肺动脉和静脉结构,包括血管再通术(血管成形术、支架置入)、血管闭塞术(栓塞和分离术)和静脉介入术。本章为放射科医生提供了一个关于血管和淋巴介入的概述。

■ 肺动脉造影

多年来,以导管为基础的肺动脉造影是评价肺动脉的标准成像技术。横断面成像技术的进步,特别是多排计算机体层摄影(multidetector computed tomography,MDCT)的引入,对肺动脉的成像产生了重大的影响。CT 肺动脉造影是目前评价包括急性肺栓塞(pulmonary embolism,PE)在内的肺动脉疾病的第一线成像技术。基于导管的肺动脉造影现在基本上被用作解决问题的工具,或作为血管内介入治疗的先验成像技术。目前进行基于导管的肺动脉造影的适应证如下:

1. 临床怀疑为急性 PE,但 CT 肺动脉造影不能诊断时

2. 慢性 PE,尤其是外科动脉内膜切除术前

3. 疑似肺血管异常,如血管炎,先天性和获得性异常以及肿瘤包膜

4. 作为肺动脉介入治疗的一部分

患者行肺动脉造影检查

应检查患者的临床病史,实验室检查和药物治疗史。在给肺动脉插管的时候,既往左束支传导阻滞的病史会使患者面临完全性心脏传导阻滞的风险。手术前可考虑择期置入临时心脏起搏器以降低这一风险。中度肺动脉高压是肺动脉造影的相

对禁忌证。已知含碘对比剂会引起肺血管收缩和肺水肿,增加右心负担。使用低渗对比剂和限制注射量可以降低这种风险。与使用对比剂的其他血管手术相似,应检查肾功能、凝血功能和血小板计数。

肺动脉造影的实施

手术可以在局部麻醉下安全地进行。适度的镇静常用于减轻患者的焦虑。进行肺动脉造影时,不能平躺或屏气 10s 以上或气道条件不良的患者最好插管。若患者有左束支传导阻滞,则应置入临时起搏器。局部麻醉后应建立颈静脉或股静脉通路。静脉通路的选择取决于术者的偏好和手术中预期使用的导管或设备的长度。较短的导管和装置需要颈静脉通道。大多数用于肺动脉造影的导管在 6~8Fr 之间。标准的肺造影导管(Grollman, Van Aman, Berman)有一个 90° 的弧线,便于操作通过右心。猪尾导管和尖端可偏转导丝,也可用于肺动脉置管。

肺动脉压的测量方法是将导管置于右主肺动脉或左主肺动脉。很少行非选择性肺动脉干造影术。行选择性动脉造影术时,导管头的典型位置是在左右肺动脉的正面和侧面的突出部位。注射对比剂的速度为 15~20mL/s,总体积为 30~40mL(图 10.1 和图 10.2)。在一次屏息中,图像以 6 帧/s 的速度通过数字减影血管造影获取。

肺动脉造影的并发症

5% 的患者出现轻度并发症,包括穿刺点并发

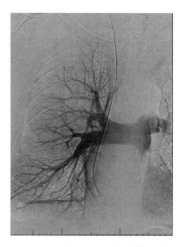

图 10.1　导管位于右肺动脉内的正位数字减影血管造影,显示了动脉正常分支解剖

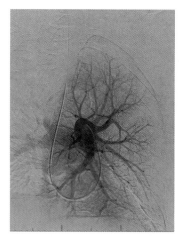

图 10.2　导管头位于右肺动脉内的右前斜位数字减影血管造影,显示了正常解剖

症、短暂性心律失常和对比剂过敏。主要并发症包括对比剂肾病(1%)和死亡(0.5%)。随着柔性导管和非离子对比剂的出现,并发症的发生率更低。

■ 肺动脉介入

影像引导的肺动脉介入治疗包括肺动静脉畸形(pulmonary arteriovenous malformation,PAVM)、肺动脉瘤、假性动脉瘤、肺动脉栓塞和肺动脉狭窄。

肺动静脉畸形

PAVM 是罕见的肺血管异常,异常扩张的血管在肺动脉和静脉之间提供了直接的高流量及低阻力的从右到左的分流。PAVM 通常是遗传性出血性毛细血管扩张症(hereditary hemorrhagic telangiectasia,HHT)的一部分,尽管只散发于 30% 的患者。相反,三分之一的 HHT 患者存在 PAVM。罕见的原因包括创伤、恶性肿瘤和肝肺综合征。患者可能无症状,尤其是小的 PAVM,但更大的病变可能出现从右到左分流引起的缺氧或心力衰竭。其他表现通常继发于系统性栓子,其中包括短暂性脑缺血发作(37%)、脑卒中(18%)、脑脓肿(9%)和癫痫发作(8%)。破裂导致肺出血或血胸是一种罕见但广为人知的可怕并发症。诊断通常采用 CT 肺动脉造影和超声造影心动图。采用弹簧圈或血管栓栓塞供养动脉是主要的治疗方法。

治疗适应证

PAVM 分为简单型(单肺动脉与单肺静脉直接

相连,有或无动脉瘤)、复杂型(有两条或多条为 PAVM 供血的动脉)和毛细血管扩张型。后者不需要治疗。非毛细血管扩张型 PAVM 的治疗适用于所有有症状的患者,且当 PAVM 的供血动脉直径为 3mm 或更大时,无论症状如何,都应予以治疗。尽管进行了治疗,患者终身需要在行牙科或外科手术时预防性使用抗生素。

实施栓塞

依据 CT 肺动脉造影上 PAVM 的位置,进行选择性肺动脉造影。确定滋养肺动脉(图 10.3 和图 10.4)。在笔者机构,采用 7.0/5.0Fr 的 Lumax 导引导管(Cook Medical,Bloomington,IN)行滋养动脉插管。如果需要选择位置插管,则使用微导管。滋养动脉被弹簧圈或血管栓堵塞(图 10.5)。根据滋养动脉的大小选择弹簧圈或血管栓,通常弹簧圈尺寸大于血管 2mm 或 20%,血管栓较血管直径增大 30%~50%。动脉瘤节段未见栓塞。在进行高流量 PAVM 栓塞时,通常运用锚定技术来防止弹簧圈的非正常栓塞。在这种技术中,长弹簧圈的初始段首先被部署在近端分支血管中(将其锚定在分支上),然后弹簧圈的其余部分脱垂到供应 PAVM 的滋养动脉中。使用可拆卸的血管栓塞要简单得多,特别是栓塞具有大且短的滋养动脉的 PAVM 时。

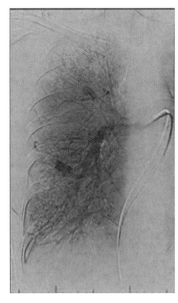

图 10.4 导管位于右肺动脉内的数字减影血管造影,静脉相显示伴有早期过度增生肺静脉的肺动静脉畸形

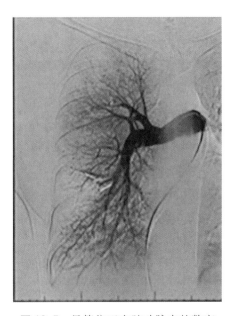

图 10.5 导管位于右肺动脉内的数字减影血管造影,动脉相显示采用弹簧圈栓塞后肺动静脉畸形完全闭塞

栓塞治疗的结果

栓塞手术成功率非常高(接近 100%),但在 5%~19% 的病例中会发生再通。随着血管栓的使用,再通率大大降低。此外,随着时间的推移,小的 PAVM 可能会增大,在随访期间可能需要治疗。治疗后,6~12 个月内进行增强 CT 检查,然后至少每 3 年对 PAVM 的再灌注或生长情况评估一次。次要并

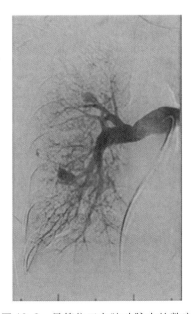

图 10.3 导管位于右肺动脉内的数字减影血管造影,动脉相显示两处肺动静脉畸形

发症包括胸痛和胸膜反应,这会在 10%～14% 的患者中发生。在门诊进行支持护理治疗和抗炎治疗的基础上,这些并发症可自限或在 1 周内好转。其他并发症包括血胸、肺梗死、弹簧圈移位、非靶部位栓塞、脑卒中、严重肺动脉高压、穿刺部位并发症和持续性心律失常。

肺栓塞

全身性抗凝是治疗急性 PE 的主要方法。已经证实全身性溶栓治疗可以治疗大面积或次大面积 PE。静脉滴注组织型纤溶酶原激活物(tissue-type plasminogen activator,tPA)并全身抗凝,降低了死亡和复发的风险(与单纯抗凝相比降低 41%)。然而,如果近期发生过脑卒中或颅内损伤、颅内恶性肿瘤、身体任何部位的出血以及近期手术史,则不宜进行全身性溶栓治疗。颅内出血是全身性溶栓最具危险性的并发症,发生率为 2%～5%。主要的出血并发症包括腹膜后出血和消化道出血,占 9%。由于限制了溶栓的全身副作用,导管接触性溶栓(catheter-directed thrombolysis,CDT)已被广泛接受,用于治疗大面积或次大面积 PE。

导管接触性溶栓治疗肺栓塞的适应证

急性大面积和次大面积 PE 可采用全身或局部溶栓药物或机械碎栓的积极治疗方法(图 10.6)。大面积 PE 是一种急性 PE,可引起全身低血压,即收缩压低于 90mmHg 超过 15min 或循环衰竭需要离子

支持,或收缩压较基线下降超过 40mmHg。次大面积 PE 也是一种急性 PE,不引起全身低血压,导致超声心动图、胸部 CT 扫描或两者均显示的右心室扩张(RV/LV 比值≥0.9)和运动减弱,心脏生物标志物[肌钙蛋白和/或 B 型利尿钠肽(B-type natriuretic peptide,BNP)]升高。

经皮肺栓子切除术的实施

肺栓子切除术有两种方法:药物机械溶栓和机械溶栓。前者是最常用的技术。当使用溶栓疗法有禁忌时,可进行机械碎栓。药物机械溶栓是指将溶栓药物依次或同时注入血栓中,对血栓进行机械破坏。机械碎栓是通过使用各种设备来实现的,包括各种吸入设备(Greenfield embolectomy device,Angio-Vac,Penumbra Indigo)、导管或气球碎裂技术和其他机械破坏浸渍技术(Trerotola device,Impella cathe-ter,Amplatz aspiration thrombectomy device)。由于在肺循环中使用可导致严重的心动过缓,流变溶栓导管(AngioJet)并不常用。CDT 的优点是在提供高血栓溶解率的同时减少了全身并发症。这是通过将多侧孔导管直接置入血栓内注入溶栓药物来实现的(重组 tPA,通过一根导管以 1mg/h 的速度灌注,或通过两根导管分别置于右肺动脉和左肺动脉,速度为 0.5mg/h;图 10.7 和图 10.8)。一些作者报道使用超声辅助灌注导管取得了良好的临床效果。血管内血栓切除术的主要优点是快速恢复肺动脉血流,显著降低肺动脉压和右心室负担。局部治疗后,患者接受全身抗凝治疗。

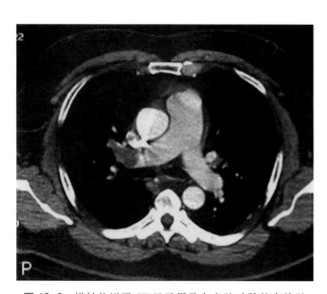

图 10.6　横轴位增强 CT 显示累及右主肺动脉的大块肺动脉栓塞

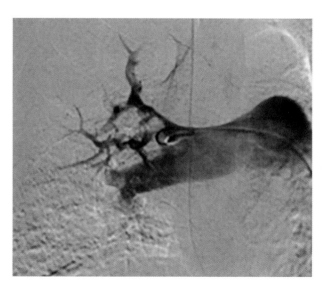

图 10.7　选择性右肺数字减影血管造影显示一个累及右上、中叶肺动脉的大的肺栓塞

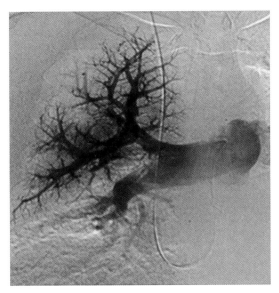

图 10.8　选择性右肺数字减影血管造影,显示在导管接触性溶栓 24h 后血栓溶解

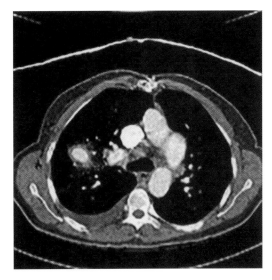

图 10.10　图 10.9 同一患者的横轴位 CT 增强扫描,患者在活检后 3d 持续性咯血,CT 显示在活检前的位置附近发现一个大的假性动脉瘤

导管接触性溶栓治疗肺栓塞的结果

一项针对大面积 PE 的 CDT 治疗的荟萃分析报告了 86.5% 的成功率,与全身性溶栓后 77% 的历史生存率相当。主要并发症包括右心室损伤和肺出血,占 2.4%;而次要并发症包括自限性心律失常,远端栓塞和穿刺部位并发症,占 8%。

肺动脉瘤和假性动脉瘤

肺动脉瘤和假性动脉瘤很少见,通常是继发于医源性创伤(例如 Swan-Ganz 导管肺活检)(图 10.9 和图 10.10)、穿透性损伤、感染性栓子(例如三尖瓣心内膜炎)、肺部感染(例如结核病、毛霉病、化脓性感染)、血管炎(例如白塞综合征、多发大动脉炎)、肺动脉高压、结缔组织异常、肿瘤,以及罕见的先 d 性疾病。如果不治疗,这些疾病可导致高病死率。患者可能出现咯血、呼吸困难、胸痛、缺氧和影像上动脉瘤体积增大。增强 CT 是可以准确诊断的成像方式。不论动脉瘤的大小,所有患者都需要接受治疗,包括用弹簧圈或血管栓栓塞供血动脉和/或动脉瘤(图 10.11 至图 10.13)。并发症包括术中破裂导致咯血、部分性梗死引起的胸膜炎和非靶点栓塞。

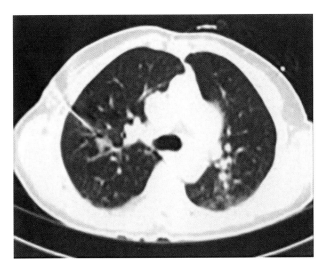

图 10.9　横轴位胸部 CT 扫描,显示针对右肺上叶肿块的穿刺活检

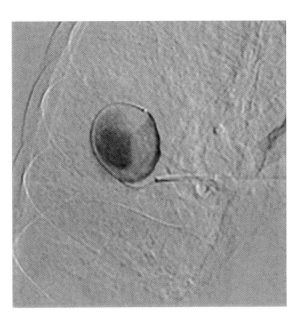

图 10.11　通过微导管的数字减影血管造影显示大的假性动脉瘤

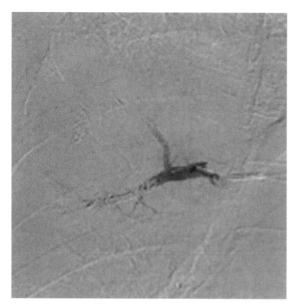

图 10.12　弹簧圈栓塞后,经微导管数字减影血管造影显示假性动脉瘤完全消失

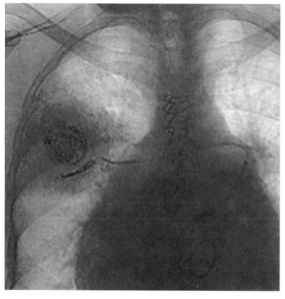

图 10.13　手术结束时的胸部 X 线片显示动脉瘤内和供血动脉内的弹簧圈

■ 动脉介入

支气管动脉栓塞

　　咯血是指从呼吸道咯出血液。大咯血是一种危及生命的情况,保守治疗的病死率为 50% ~ 100%。死亡的原因通常是窒息,而不是失血。大咯血的出血来源是支气管动脉循环(90%),而不是肺循环(5%)。支气管动脉栓塞(bronchial artery embolization,BAE)是治疗大咯血的主要方法。在患者可以进行一个如手术切除的确定治疗之前,它提供了一

个临时的治疗措施。BAE 是一种姑息治疗,用于停止主动咯血,这会对患者及其家属造成困扰。它不是一个决定性的治疗方法,因为 BAE 术后的复发率为 10% ~ 52%。

支气管动脉栓塞的适应证

　　BAE 的主要适应证是大量咯血。大咯血是指24h 内出血量达 300 ~ 600mL,或在一周内持续 3d 反复出现少量咯血,出血量超过 100mL/d。无论失血量或血流动力学稳定性如何,BAE 也适用于出现有临床意义的气道受损和/或通气障碍的患者。

支气管动脉栓塞的实施

　　通过股动脉、肱动脉或桡动脉进行动脉穿刺。在主动脉弓远端放置冲洗导管行胸主动脉造影,可以识别出支气管动脉和非支气管系统性动脉的起源、数量和走行,包括甲状颈干、内乳动脉、肋间动脉、胸长动脉、肩胛背动脉、膈下动脉(图 10.14)。正常支气管动脉直径小于 1.5mm,在主动脉造影图上可能看不到。使用各种导管可行选择性支气管动脉插管,包括 Mikaelsson、Simmons、Cobra 或 Yashiro 导管。支气管动脉起源于 T_5 和 T_6 水平,最常见的解剖结构是有两条左支气管动脉和一条右肋间支气管动脉共干(图 10.15)。较少见的变异包括 1 条左支气管动脉和 1 条右支气管动脉,2 条左支气管动脉和 2 条右支气管动脉,然后是 1 条左支气管动脉和 2 条右支气管动脉(图 10.16)。

　　提示出血的血管造影结果表现为对比剂外渗(3.6% ~ 10.7%)、假性动脉瘤、支气管动脉到肺动脉静脉分流、支气管动脉肥大和纤曲(最常见)、肺实质新生血管-血管增生。在识别出异常的支气管或非支

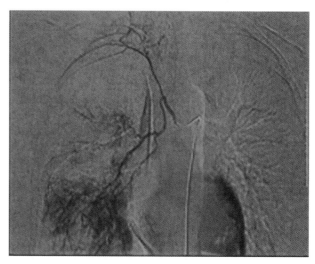

图 10.14　选择性右膈下动脉数字减影血管造影,显示一个有肺转移癌的患者肺内肿瘤浓染色

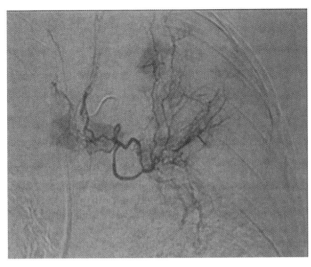

图 10.15　选择性右肋间支气管动脉干数字减影血管造影,显示肺转移癌患者多发肿瘤染色

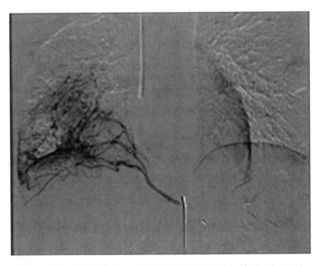

图 10.16　选择性左支气管动脉数字减影血管造影,显示肺转移癌患者多发肿瘤染色

气管系统动脉后,通过选择性导管同轴引入微导管,并推进至稳定位置。支气管动脉和肋间动脉经常有一个分支通向脊髓,在动脉栓塞前必须仔细排除这个分支。栓塞采用 $300\sim500\mu m$ 的微球或明胶海绵。避免使用弹簧圈,但可以用其来改变血流方向。

支气管动脉栓塞的结果

　　支气管动脉和非支气管全身动脉栓塞技术成功率超过 90%。在控制出血方面,75%~90% 的病例取得了即时的临床成功。早期复发性咯血发生在少于 10% 的患者栓塞后,通常是由于不完全栓塞或存在来源不明的非支气管系统动脉出血。晚期复发是由于疾病的进展,在多达 52% 的病例中发生。轻度并发症包括胸痛(24%~71%)、吞咽困难(0.7%~18.2%)和发热,这些都是暂时性和自限性的。这是

由栓塞导致的缺血现象引起的。BAE 最严重的并发症是脊髓缺血,是由脊髓动脉的意外栓塞导致的。据报道脊髓缺血的发生率在 1.4%~6.5% 之间。已有报道其他罕见的并发症,包括脑卒中和失明,是由支气管动脉肺静脉分流导致的。

胸壁的动脉栓塞

　　胸壁出血通常是由创伤,医源性外科手术,如活检、胸腔穿刺术、胸腔置管,以及罕见的肿瘤引起的(图 10.17 和图 10.18)。在罕见的情况下,可能需要肿瘤切除前行术前栓塞以减少术中出血。它也是

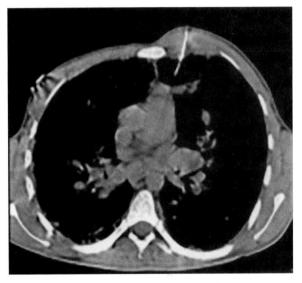

图 10.17　横轴位 CT 扫描,显示穿刺针进入囊性纤维化患者的气胸区域。注意针与内乳动脉的关系

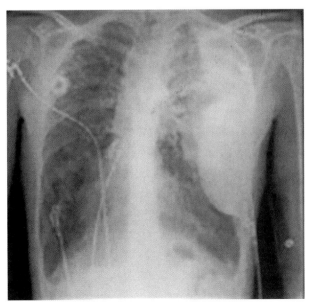

图 10.18　正位胸部 X 线片,显示拔除胸腔置管 2h 后,左侧胸壁阴影,提示血肿

胸壁动静脉畸形治疗的一部分。胸壁的动脉供应来自主动脉和肋间动脉的分支、内乳动脉以及锁骨下动脉和膈下动脉的其他分支。根据潜在的动脉病理和期望的血管栓塞水平,使用明胶海绵颗粒或弹簧圈进行栓塞(图 10.19 和图 10.20)。

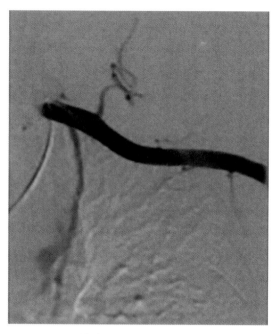

图 10.19　选择性左锁骨下动脉数字减影血管造影,显示内乳动脉对比剂外渗

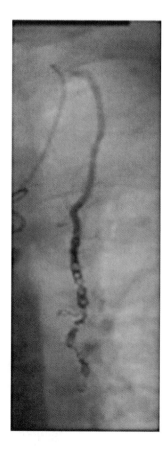

图 10.20　选择性左内乳动脉置管和弹簧圈栓塞后数字化血管造影,显示未见进一步对比剂外渗

胸主动脉支架植入

对胸主动脉介入治疗技术方面的详细描述超出了本文的讨论范围。随着商业化的专用的胸主动脉分支支架植入、混合重建技术、术中导航工具、CT 透视覆盖和血管内超声成像技术的发展,胸主动脉介入治疗取得了巨大进展。

胸主动脉支架植入的适应证

目前胸主动脉支架植入的适应证包括治疗直径超过 5.5~6cm 的胸主动脉瘤,斯坦福 B 型急性胸主动脉夹层,穿透性主动脉溃疡,主动脉横断,创伤后假性动脉瘤,主动脉缩窄,主动脉食管-主动脉气管瘘。胸主动脉支架植入的成功主要取决于主动脉的解剖适应性(图 10.21 至图 10.23)。标准的主动脉支架两端至少需要 2cm 的锚定区。如果应用混合重建技术,这一点可以改变。胸主动脉支架植入术的相对禁忌证包括主动脉活动性感染或炎症、肾功能衰竭和年龄过小。术前 CT 血管造影是规划胸主动脉支架植入的主要检查。术前通过 CT 血管造影评估动脉瘤的大小(直径、长度)、锚定区、附壁血栓,以及一旦发生夹层时撕裂的入口及出口位置、主动脉损伤的长度、分支血管的位置、动脉瘤或夹层的起源、入路动脉的直径。为了成功地在近端释放支架,可能会有意覆盖主动脉弓血管,这就需要建立颈动脉到颈动脉或颈动脉到锁骨下旁路。此外,支架植入可与升主动脉开放修复手术相结合,尤其是 A 型主动脉夹层或动脉瘤累及近端主动脉弓。

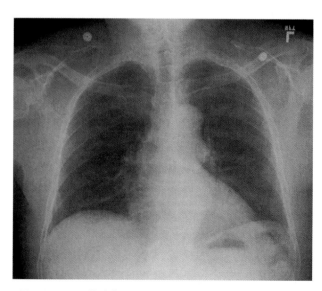

图 10.21　正位胸部 X 线片,显示与左肺门重叠的肿块,边界呈曲线状钙化

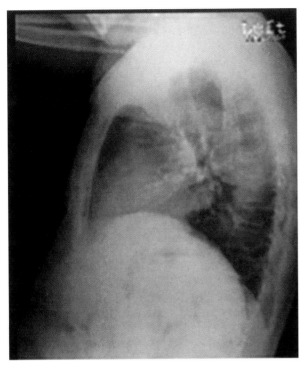

图 10.22　侧位胸部 X 线片显示肿物与胸主动脉下表面相连

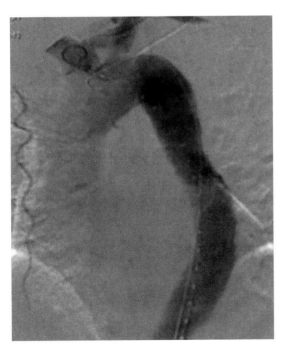

图 10.23　胸主动脉瘤支架植入隔绝术后数字减影血管造影

胸主动脉支架植入的并发症

该手术的并发症包括支架血栓形成,出血,破裂,血管内膜破裂,血栓栓塞导致脑卒中或短暂性脑缺血发作,脊髓缺血导致瘫痪,新的主动脉夹层,食管和支气管损伤。患者术后 1、3、6、12 个月定期复

查 CT 血管造影,然后每年评估支架的完整性、血管内膜增生和分支血管闭塞情况。依据支架是用于动脉瘤还是用于夹层,内漏的含义是不同的。在动脉瘤修补中动脉瘤囊内的持续灌注被定义为内漏,并根据其位置和渗漏的原因进行分类,如下。

1 型:来自植入物附着处的内漏。

2 型:由于主动脉分支逆行灌注瘤囊而引起的内漏。

3 型:由支架的缺陷或部件分离导致的内漏。

4 型:由支架的孔隙导致的内漏。

5 型:尽管在影像学上没有可检测到的囊腔灌注(也称为内张力),但囊腔仍继续扩大。

在主动脉夹层中,假腔的持续灌注被认为是内漏。

■ 静脉介入

胸部最常见的两种静脉介入手术是放置中心静脉导管(有或无可植入的港体),以及闭塞中心静脉的再通术。

中心静脉置管

中心静脉导管用于建立短期或长期静脉通路,包括那些临时的非隧道导管或隧道导管,伴或不伴植入港体。管腔的数量从 1~3 个不等,导管的大小从 6~15Fr 不等。小直径导管通常用于药物输注(例如化疗药物、抗生素、血管活性药物)或全肠外营养,大直径导管用于透析、血浆置换和体外膜氧合。多腔大直径导管可能有一个分裂的末端或交错的末端,以防止血液反流。一个可植入连接到导管的皮下港体可以长期留置,同时降低感染的风险,通常用于化疗。导管是不透射线的,可以很容易地在平面 X 线片上显示出来。可植入的港体可以用不透 X 线的字母[用 Bard(Tempe,AZ)制造]表示它们的方向和通过港体接受高压注射的能力。隧道式和可植入导管的禁忌证是存在活动性血流感染、穿刺部位皮肤感染和严重的凝血功能障碍。建议国际标准化比值小于 1.5,血小板计数大于 $50×10^9$/L。

放置中心静脉导管前的注意事项

中心静脉导管的静脉通路包括颈内静脉、颈外静脉和锁骨下静脉(优先顺序)。由于右头臂静脉和上腔静脉走行较直,首选右侧胸腔置管。左侧胸腔置管常会迁移至奇静脉和增加并发症的发生率。然而实际上,合并乳腺癌、腋窝淋巴结清扫、胸壁创伤或畸形、静脉阻塞（在颈部或胸部）决定了静脉通路和导管放置的选择。很少将锁骨下静脉通路作为首选，因为这可能出现超过50%的静脉血栓形成的发生率，以及很可能出现导管夹断综合征，即导管在第一肋骨和锁骨之间受压，导致导管在受压点断裂。透视下导管被放置于窦房结水平；然而，大直径导管优先放置在右心房近端，以便在血液透析期间获得更高的血流量。

并发症

该手术的主要并发症是意外的动脉穿刺，导致血肿、肺尖部损伤，引起气胸或血胸、感染、空气栓塞和导管错位。罕见的并发症包括心脏或腔静脉穿孔，导致心包积血和导管在血管外迁移。虽然前后位胸部X线片通常足以显示导管的位置，但斜位图可能是必要的，以检测导管的扭结或错位进入内乳静脉、主动脉、纵隔或食管。在难以识别的情况下，CT成像是有帮助的。

晚期并发症包括导管移位、导管周围纤维蛋白鞘形成，导致功能障碍、中心静脉血栓形成、慢性狭窄或闭塞。纤维蛋白鞘在导管尖端形成，起到单向阀的作用，阻止血液流出（图10.24）。这可以在透视下通过导管或港体注射对比剂诊断。对比剂通常显示导管的长度，并止于不同位置，而不是导管尖端的位置。治疗包括通过导管注入低剂量tPA，血管内剥离纤维蛋白鞘，或更换导管。根据导管在第一肋骨与锁骨之间的特征性压迫或扭结，可在胸部X

线片上诊断导管夹断综合征。脱离的导管很容易在心脏或肺循环中被识别，并可出现心律失常（图10.25至图10.27）。3%~11%的病例可发生与中心静脉导管相关的静脉血栓，这在锁骨下静脉通路中更为常见。若导管头端位于上腔静脉的上三分之一或头臂静脉，则与静脉血栓形成的高发生率相关（导管头端位于上腔静脉的中或远段三分之一处，45% vs. 5.7%）。多普勒超声用来诊断颈静脉和锁骨下静脉血栓形成，但当头臂静脉或上腔静脉受到影响时，则使用增强CT。治疗包括全身抗凝和在某些情况下拔除导管。慢性静脉阻塞可导致颈部和上胸部的侧支血管增粗，并可能出现症状，如手臂肿胀、头痛和视力模糊（图10.28）。

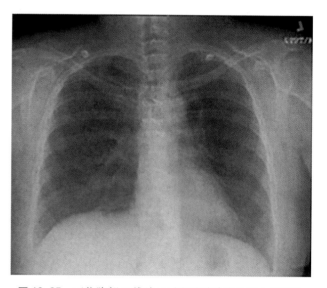

图10.25 正位胸部X线片显示左肺动脉内导管头端移位

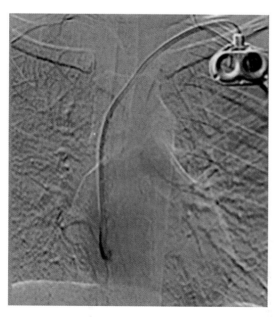

图10.24 将对比剂注入双腔导管的一个腔内后的数字减影血管造影，显示对比剂勾勒出导管尖端，表明导管尖端周围存在纤维蛋白鞘

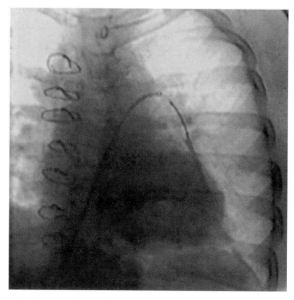

图10.26 数字透视图像显示使用圈套器与错位导管的接合

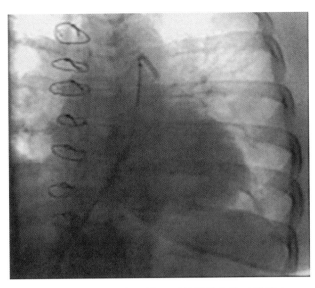

图 10.27 数字透视图像显示导管从左肺动脉移出

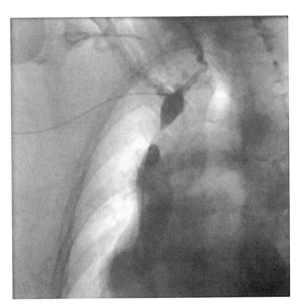

图 10.28 数字透视图像显示右头臂静脉短节段的闭塞

静脉血管重建

中心静脉阻塞的原因可能是良性的,尤其是长期使用中心静脉导管、纵隔纤维化、术后血管吻合部狭窄、感染和放疗,或肺癌、淋巴瘤或转移性恶性肿瘤侵袭或压迫。恶性上腔静脉阻塞最常见的原因是支气管肺癌。患者可能无症状,或出现手臂或颈部肿胀、疼痛、视力模糊或头痛。在透析通路正常的患者中,可能会出现透析后出血增加、尿素清除不完全、透析期间血压升高以及透析通路反复血栓形成等情况。在患者出现症状或透析通路失效时,应给予治疗。增强 CT 和常规静脉造影是计划治疗的主

要内容。急性静脉血栓形成的治疗方法是局部输注溶栓药物和机械取栓。良性狭窄首选血管成形术,当血管成形术失败或合并夹层或破裂时使用支架(图 10.29 至图 10.31)。恶性狭窄的治疗首选支架或支架移植物。这些治疗在缓解症状方面对 70% ~ 90% 的患者有效。并发症包括血管破裂(导致心包积血或纵隔积血),支架移入心脏或肺血管,PE 和感染。对复发性静脉阻塞或支架内血栓患者进行 CT 随访。复发性狭窄可再次行血管成形术治疗,不需要额外放置支架。

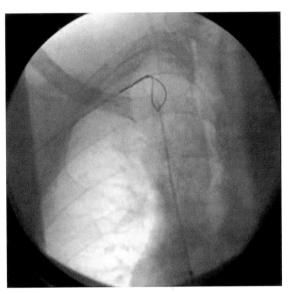

图 10.29 数字透视图像清晰地显示使用长针瞄准圈套器,使血管阻塞再通

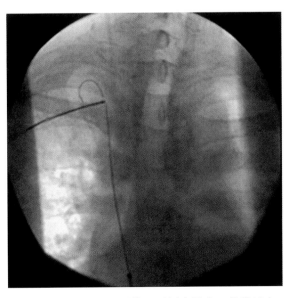

图 10.30 数码透视图像显示圈套器在一根穿过空心针的金属丝周围闭合,以便通过

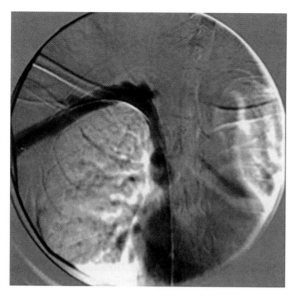

图 10.31　数字减影血管造影显示支架置入后血管成功再通

■ 淋巴介入

胸导管栓塞

胸导管是腹腔和下肢淋巴系统的中心引流通路。它起始于乳糜池,向头侧延续,走行于后纵隔的食管后方,在左锁骨下静脉和左颈内静脉的交界处终止。它通常是一个通道,但重复和多通道结构在 10% 的病例中发生。

胸导管的介入是指在胸导管损伤而导致有临床意义的乳糜胸时对胸导管进行栓塞。胸导管损伤在食管和其他纵隔手术中最常见,发生率为 0.5% ~ 2%。由纵隔肿瘤引起的胸导管恶性梗阻也可导致其破裂和乳糜胸。

胸导管栓塞的适应证

限制脂肪摄入的保守治疗可使 28% 的医源性乳糜胸自行消退。经 2 周的保守治疗后持续性乳糜胸,大量乳糜胸(>1 000mL/d),以及保守治疗后逐渐恶化的乳糜胸,建议行胸导管栓塞。

胸导管栓塞的实施

最早,淋巴管造影术是用来显示胸导管的。这是通过脚部淋巴管造影或淋巴结淋巴管造影实现的。我们通常做淋巴结淋巴管造影术。在这项技术中,超声引导下将 5mL 的碘化油(碘油或乙碘油)注射到任一腹股沟淋巴结。几分钟内,透视下可见髂

淋巴管显影。胸导管在 30~60min 内显示出来。在透视下,使用 22 号长千叶针从上腹部经皮穿刺胸导管。一根导线被推入胸导管,针头被交换成 3Fr 微导管。在透视下注射对比剂,证实损伤及对比剂漏进两个胸腔(图 10.32)。使用弹簧圈和/或氰基丙烯酸正丁酯胶对损伤的节段进行栓塞(图 10.33)。也有报道从其他途径如颈和锁骨下静脉进入胸导管。如果无法行胸导管插管,则连续用穿刺针破坏乳糜池和邻近的淋巴管,使胸导管减压流入腹膜后间隙。

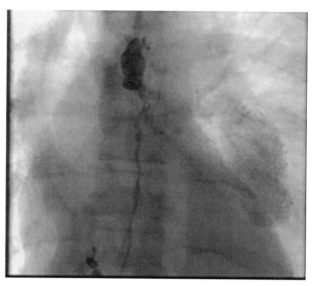

图 10.32　经淋巴结淋巴管造影示胸导管胸上段破裂,碘化油(碘油或乙碘油)渗漏至右侧胸膜腔

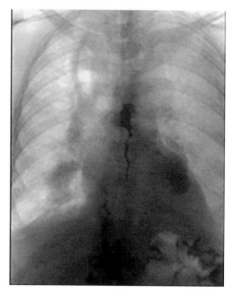

图 10.33　胸部 X 线片显示联合使用弹簧圈和氰基丙烯酸正丁酯胶使胸导管闭塞

胸导管栓塞的结果

胸导管栓塞在 50% ~ 70% 的患者中有效。一项研究报告完全缓解率 61%，部分缓解率 23%，临床失败率为 15%。行乳糜池破坏的效果较差，失败率为 56%。

主要并发症包括化学性肺炎、感染和非靶向栓塞。化学性肺炎可行保守治疗。栓塞后感染需要抗生素治疗。根据非靶向栓塞的病变部位选择治疗方式。

■ 总结

胸部血管和淋巴管介入是非常有效的，在患者临床治疗中非常重要。手术和患者护理高度依赖于术前和术后的 CT 血管造影。这些手术的成功需要医生的奉献和坚持，以获得持续的成功。

参考书目

Bashir MR, Ferral H, Jacobs C, McCarthy W, Goldin M. Endoleaks after endovascular abdominal aortic aneurysm repair: management strategies according to CT findings. *AJR Am J Roentgenol.* 2009;192:W178–W186.

Burrel M, Real MI, Barrufet M, et al. Pulmonary artery pseudoaneurysm after Swan-Ganz catheter placement: embolization with vascular plugs. *J Vasc Interv Radiol.* 2010;21:577–581.

Cartin-Ceba R, Swanson KL, Krowka MJ. Pulmonary arteriovenous malformations. *Chest.* 2013;144:1033–1044.

Cody O'Dell M, Gill AE, Hawkins CM. Bronchial artery embolization for the treatment of acute hemoptysis. *Tech Vasc Interv Radiol.* 2017;20(4): 263–265.

Colotto M, Da Ros S, Barbarossa G, et al. Atrial fibrillation and right bundle branch block complicating coil embolization of a huge pulmonary arteriovenous malformation. *Intern Med.* 2011;50:2983–2986.

Dariushnia SR, Gill AE, Martin LG, et al. Quality improvement guidelines for diagnostic arteriography. *J Vasc Interv Radiol.* 2014;25:1873–1881.

Davies MG, El-Sayed HF. Current status of clot removal for acute pulmonary embolism. *Ann Vasc Surg.* 2016;31:211–220.

Faughnan ME, Palda VA, Garcia-Tsao G, et al. International guidelines for the diagnosis and management of hereditary haemorrhagic telangiectasia. *J Med Genet.* 2011;48:73–87.

Hao Q, Dong BR, Yue J, Wu T, Liu GJ. Thrombolytic therapy for pulmonary embolism. *Cochrane Database Syst Rev.* 2015;(9):CD004437.

Itkin M, Kucharczuk JC, Kwak A, Trerotola SO, Kaiser LR. Nonoperative thoracic duct embolization for traumatic thoracic duct leak: experience in 109 patients. *J Thorac Cardiovasc Surg.* 2010;139:584–589. discussion 589-590.

Jaff MR, McMurtry MS, Archer SL, et al. Management of massive and submassive pulmonary embolism, iliofemoral deep vein thrombosis, and chronic thromboembolic pulmonary hypertension: a scientific statement from the American heart association. *Circulation.* 2011;123:1788–1830.

Kalva SP. Bronchial artery embolization. *Tech Vasc Interv Radiol.* 2009;12:130–138.

Kische S, Akin I, Ince H, et al. Stent-graft repair in acute and chronic diseases of the thoracic aorta. *Rev Esp Cardiol.* 2008;61:1070–1086.

Kucukay F, Ozdemir M, Senol E, Okten S, Ereren M, Karan A. Large pulmonary arteriovenous malformations: long-term results of embolization with AMPLATZER vascular plugs. *J Vasc Interv Radiol.* 2014;25:1327–1332.

Kuhajda I, Milosevic M, Ilincic D, et al. Pulmonary arteriovenous malformation-etiology, clinical four case presentations and review of the literature. *Ann Transl Med.* 2015;3:171.

Kuo WT, Banerjee A, Kim PS, et al. Pulmonary embolism response to fragmentation, embolectomy, and catheter thrombolysis (PERFECT): initial results from a prospective multicenter registry. *Chest.* 2015;148:667–673.

Kuo WT, Gould MK, Louie JD, Rosenberg JK, Sze DY, Hofmann LV. Catheter-directed therapy for the treatment of massive pulmonary embolism: systematic review and meta-analysis of modern techniques. *J Vasc Interv Radiol.* 2009;20: 1431–1440.

Nadolski G, Itkin M. Thoracic duct embolization for the management of chylothoraces. *Curr Opin Pulm Med.* 2013;19:380–386.

Najarian KE, Morris CS. Arterial embolization in the chest. *J Thorac Imaging.* 1998;13:93–104.

Nguyen ET, Silva CI, Seely JM, Chong S, Lee KS, Muller NL. Pulmonary artery aneurysms and pseudoaneurysms in adults: findings at CT and radiography. *AJR Am J Roentgenol.* 2007;188:W126–W134.

Pamarthi V, Stecker MS, Schenker MP, et al. Thoracic duct embolization and disruption for treatment of chylous effusions: experience with 105 patients. *J Vasc Interv Radiol.* 2014;25:1398–1404.

Patel N, Patel NJ, Agnihotri K, et al. Utilization of catheter-directed thrombolysis in pulmonary embolism and outcome difference between systemic thrombolysis and catheter-directed thrombolysis. *Catheter Cardiovasc Interv.* 2015;86:1219–1227.

Piazza G, Hohlfelder B, Jaff MR, et al. A prospective, single-arm, multicenter trial of ultrasound-facilitated, catheter-directed, low-dose fibrinolysis for acute massive and submassive pulmonary embolism: the SEATTLE II study. *JACC Cardiovasc Interv.* 2015;8:1382–1392.

Pollak JS, Saluja S, Thabet A, Henderson KJ, Denbow N, White RI Jr. Clinical and anatomic outcomes after embolotherapy of pulmonary arteriovenous malformations. *J Vasc Interv Radiol.* 2006;17:35–44. quiz 5.

Schoepf UJ. Pulmonary artery CTA. *Tech Vasc Interv Radiol.* 2006;9:180–191.

Schoepf UJ, Savino G, Lake DR, Ravenel JG, Costello P. The age of CT pulmonary angiography. *J Thorac Imaging.* 2005;20:273–279.

Stein PD, Athanasoulis C, Alavi A, et al. Complications and validity of pulmonary angiography in acute pulmonary embolism. *Circulation.* 1992;85: 462–468.

White RI Jr. Pulmonary arteriovenous malformations: how do I embolize? *Tech Vasc Interv Radiol.* 2007;10:283–290.

White RI Jr, Pollak JS, Wirth JA. Pulmonary arteriovenous malformations: diagnosis and transcatheter embolotherapy. *J Vasc Interv Radiol.* 1996;7:787–804.

Yoon W, Kim JK, Kim YH, Chung TW, Kang HK. Bronchial and nonbronchial systemic artery embolization for life-threatening hemoptysis: a comprehensive review. *Radiographics.* 2002;22:1395–1409.

Zuckerman DA, Sterling KM, Oser RF. Safety of pulmonary angiography in the 1990s. *J Vasc Interv Radiol.* 1996;7:199–205.

第11章

以问题为导向的放射性核素心肌灌注显像

Vikas Veeranna, Sharmila Dorbala

本章概要

■ 引言

放射性核素心肌灌注显像(myocardial perfusion imaging, MPI)在诊断和处理已知或疑有冠状动脉疾病(coronary artery disease, CAD)的患者中起着关键性的作用。最近,在单光子发射计算机体层摄影(single photon emission computed tomography, SPECT)技术和软件上的突破,伴随正电子发射体层成像(positron emission tomography, PET)扫描仪的适用性增加,快速改变了现有的 MPI 模式。心脏 SPECT MPI 是无创性诊断梗阻性 CAD 非常有效的工具,在运动负荷中其灵敏度为 82%~88%,药物负荷则为 88%~91%;在特异度方面,运动负荷为 70%~88%,药物负荷为 75%~90%。灌注缺损区大小、严重性、部位以及可逆性是强有力的指标,不但可以明确 CAD 的范围和严重程度,而且可以评估未来心肌梗死和心脏死亡的风险。左室射血分数(left ventricular ejection fraction, LVEF)和容积对指导患者的治疗处置至关重要。心脏 PET MPI 诊断梗阻性 CAD 较 SPECT MPI 更为准确。对于明确多支梗阻性 CAD, PET 的峰值负荷射血分数(ejection fraction, EF)能提供比灌注显像更多的附加值。PET 定量心肌血流和冠脉血流储备是危险性分级、排除多支血管 CAD 和明确冠脉微血管功能障碍的强力工具。PET/CT 融合显像的钙化积分和 CT 冠脉造影能显著增加定量 MPI 的诊断价值。然而,多种因素可以影响试验研究的质量,影响扫描结果的最终解读,从而影响患者的处置和结果。这一章中,我们将解决负荷 MPI 试验前和试验中,以及报告中的一些风险挑战,并同时优化放射性核素 MPI 方案。

■ 试验之前:选择合适的患者

由于冠脉微血管扩张的补偿,即使严重的冠状动脉狭窄,静息心肌血流也仍可表现为正常。因此,检测利用运动或药物负荷试验诱导的心肌缺血,仍然是诊断 CAD 的基石。运动和多巴酚丁胺负荷增加心肌的氧需求,血管扩张剂负荷药物在病变和非病变区域产生不一样的充血状态。所有模式的负荷试验都有潜在的危险,但可以依靠选择合适的患者和负荷试验来降低风险。

风险挑战:患者选择

选择合适的患者的关键在于,确保在进行包括

142

负荷试验在内的 MPI 时能得到理想的"风险与获益"之比。伴随放射性核素 MPI 在传统的 SPECT、新的半导体探测器 SPECT 的快速发展，以及 PET MPI 的应用，申请该项检查的医生会发现，选择所面临的临床问题所需要的正确的试验，将是一个很大的挑战。

放射性核素 MPI 和最新的多学会机构发布的适当使用标准（appropriate use criteria，AUC）文件，为临床使用放射性核素显像提供了有价值的信息，SPECT 和 PET 的 AUC 文件可以互换应用。RAND 公司（RAND Corporation）将"适当使用"定义为：试验的预期临床益处超过了试验过程中的风险，包括辐射风险。放射性核素检查 AUC 是根据专家意见制定的，将试验的适应证分类为适用、可能适用（之前称为不确定）和很少适用（之前称为不适用）。有几项临床研究已经证实，尽管大多数 MPI 研究适应证（70%～85%）可归类于"适用"，但还有一小部分值得关注的试验可归类为"可能适用"和"很少适用"，为了减少后两类患者使用负荷试验，美国内科医学会（American Board of Internal Medicine，ABIM）联合《消费者报告》推出了《明智选择》（Choosing intelligent initiative），针对医生和患者在实施试验之前了解相关情况提出了特别的建议，摘录如下：

1. 不要对没有心脏症状的患者实施心脏负荷显像或冠状动脉造影，除非有高危因子存在。

2. 不要对低风险患者实施心脏显像。

3. 不要对无症状患者使用放射性核素显像作为常规随访。

4. 对于危险性为低或中度的非心脏手术患者，不要将心脏显像作为术前评估。

5. 在任何时候，都应尽可能使用一些方法来降低心脏显像的辐射暴露，包括在可能收益有限的情况下不进行此类试验。

可行性解决方案

仔细阅读患者申请试验检查的原因，确保所选择的患者试验理由正当。有时可能要涉及与申请检查的医生讨论，来确定相关的临床问题是否合适通过放射性核素 MPI 来解决，或者有无其他替代的检查。线上应用软件（放射性核素正当性使用标准）有助于针对所给出的任何指征来评估 AUC。从 2017 年 1 月开始，医疗保险支付已经与试验报告中的 AUC 文件相关联，一些决策支持系统现已将专业学会的 AUC 标准纳入医生的医嘱录入系统。

■ 负荷试验：运动和药物负荷

运动负荷是生理性的，对于能够进行日常活动的患者来说是首选。运动负荷还提供了有关功能储备和症状的信息，是一个强有力的预后指标。根据 Bruce 或改良 Bruce 方案的跑步机运动（译者注：国内称"平板运动"）是美国最常见的负荷试验。而自行车负荷试验（译者注：国内称"踏车运动负荷"）在欧洲更为普遍。虽然运动功能试验具有很好的诊断准确性，但是，当试验的强度仅为亚极量时，非阻塞性疾病可能无法被检测到。不进行核素显像的单独的运动负荷试验，适用于心电图（electrocardiogram，ECG）评估为低或中等风险的患者。

对于那些需要显像、身体功能变弱的患者，应该进行症状限制的运动负荷试验。药物负荷试验对于那些不能完成运动、有运动负荷试验禁忌证，或在运动中只能达到亚极量目标心率的患者是一个很好的替代选择。

一些患者行核素显像的驱动力有可能来自患者的其他特征，如中-高危 CAD、已知 CAD，或基线 ECG 上无法解释的缺血性改变。运动负荷参数，如 Duke 平板运动评分（Duke treadmill score，DTS）和心率恢复，可为诊断和预后提供额外的信息。根据标准的 Bruce 方案，DTS 计算公式：DTS＝运动负荷持续时间（min）－5×最大 ST 段下降程度（mm）－4×心绞痛指数积分（0 无心绞痛，1 为非限制性心绞痛，2 为运动限制性心绞痛）。心率恢复为运动高峰时心率减去进入恢复后 1min 时心率（正常＞12 次/min）。轻度异常的 SPECT MPI 在 DTS（译者注：负值）中或高的患者中预示着其风险要高于那些 DTS（译者注：负值）较低的患者。

风险挑战：静息胸痛

偶尔在进行负荷试验时，患者在试验过程中会有静息胸痛的体验。

可行性解决方案

对患者进行临床上的检查，确保血流动力学稳定，并获得静息 ECG。如果临床上不稳定，建议患者到急诊室进行进一步评估。如果患者持续性胸痛，但血流动力学稳定，可以考虑在胸痛期间注射灌注示踪剂（SPECT 或 PET）并进行静息显像。在一项针对出现胸痛的急诊室患者的随机临床试验中，静息 MPI，以及在胸痛期间或疼痛缓解 3h 内注射放射性核素,可显著减少不必要的住院治疗,且临床结果无差异。

心肌缺血的灌注异常范围与解剖范围有良好的相关性。在症状发作后 6h 内进行静息 MPI 的灵敏度和特异度分别为>90% 和>80%。特异度较低是因为缺乏对急性血流减少与冬眠心肌或慢性梗死之间的鉴别诊断。完全阴性的静息 MPI 对急性胸痛患者的阴性预测值超过 99%。此外,这些患者的静息 MPI 还有临床预后意义。阳性的静息 MPI 有高达 30% 的短期内事件发生率,而正常的 MPI 在近 30d 内事件发生率小于 1%。

如果患者临床稳定,静息 MPI(胸痛期间)正常,下一步是进行负荷试验和显像。如果静息 MPI 是异常的,患者是临床不稳定的,建议行冠状动脉造影。如果患者临床表现稳定,无活动性胸痛,可行 ^{18}F-氟代脱氧葡萄糖(^{18}F-FDG)PET 检查。静息心肌灌注显像与 ^{18}F-FDG 代谢显像不匹配提示冬眠心肌,是静息心绞痛的潜在原因(图 11.1)。

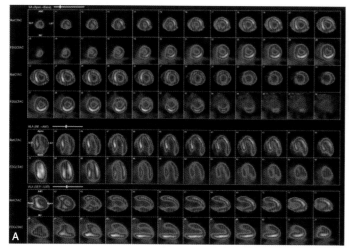
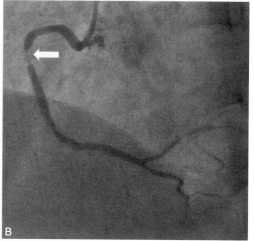

图 11.1　55 岁,女性患者,已知有冠状动脉疾病,建议进行缺血评估。(A)在采集静息显像期间,患者主诉有典型胸痛,无心电图改变。^{13}N -氨(^{13}N-NH$_3$)静息灌注图像显示整个下壁、下侧壁较大灌注缺损区,与 ^{18}F-氟代脱氧葡萄糖(^{18}F-FDG)图像明显不匹配,提示静息时心肌缺血。(B)随后的有创冠状动脉造影证实为严重的右冠状动脉近段支架内再狭窄(箭)

运动负荷试验

最常用的平板运动方案是 Bruce 或改良 Bruce 方案(每 3min 一组)。在平板运动试验中,需要监测 ECG、定期测量血压、评估症状。进行测试的医生应了解运动负荷试验提前终止的适应证。与负荷超声心动图达到运动极限时终止不同,在 MPI 期间还应在注射示踪剂后至少持续运动 1min,以确保有足够的示踪剂循环和心肌摄取。

运动负荷试验期间的风险

在负荷试验期间,患者可能出现胸痛、低血压、缺血性 ST 段改变、快速性或缓慢性心律失常、晕厥、跌倒或其他并发症。

可行性解决方案

如 ECG 上显示有明显缺血、ST 段水平或下降(>2mm)、ST 段明显升高(>1mm)的客观证据(图 11.2),即使患者无症状且未达到年龄预期的最大心率(220-年龄的 85%),也是注射放射性示踪剂(如果可行)并终止运动的理由。在运动中,如注意到有明显的 ST 段抬高,则可定位冠状动脉供血区缺血,此时通常是不需要注射放射示踪剂和显像的,需要为患者安排紧急冠状动脉造影,除非患者是稳定的并准备实施延迟冠状动脉造影。

患者在运动试验过程中如主诉有中到重度胸痛,这是终止运动的原因。当患者体验到运动限制性胸痛,如果为亚极量心率,也需要终止运动试验,无须注射放射性示踪剂。在胸痛缓解后进行血管扩张剂试验。即使没有 ECG 的改变,在负荷试验期间也可能诱发心绞痛发作,这时需要去完成一些额外的工作:在血流动力学稳定的患者中,舌下硝酸甘油可用于中度至重度胸痛;在每隔 5min 使用三剂舌下硝酸甘油(0.4mg)仍有持续的或加重的胸痛,或血流动力学不稳定的患者,则有理由建议实施紧急冠状动脉造影。

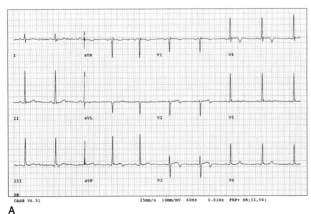

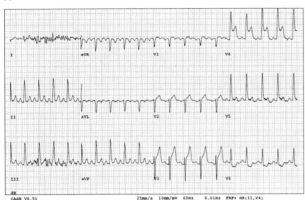

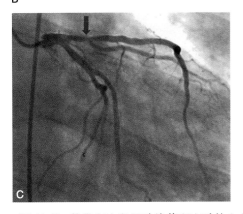

图 11.2　静息（A）和运动峰值（B）时的心电图（ECG）。运动峰值时心电图显示在 V₃ 和 V₄ 导联 ST 段抬高>1mm。（C）相应的有创冠状动脉造影图像显示左前降支近段严重狭窄（>70%）（箭）

低血压，即收缩压低于运动前的站立的血压，尤其是伴随有其他缺血性征象或症状时，是一个有意义的潜在的冠心病和死亡的标志。运动诱发的低血压通常通过静脉输液来处理，如果有必要，建议冠状动脉造影。在运动诱发的低血压患者中禁用硝酸甘油和 β 受体阻滞剂。

症状性心律失常，按照美国心脏协会的高级心脏生命支持算法进行管理。跌倒或晕厥应立即评估血流动力学状态、心律失常，并进行骨科限制和损伤评估。

亚极量心率反应

变时性心功能不全，定义为在运动期间心率不能达到年龄预期的最大心率的 85%。它可能与心脏疾病、药物使用（例如 β 受体阻滞剂、钙通道阻滞剂）或骨科限制有关。MPI 对明显梗阻性 CAD 的诊断准确性在亚极量心率反应的患者中受到限制。因此，如果 MPI 是为了评估对药物治疗反应（例如 CAD 患者的医学处置），放射性示踪剂在心率达到亚极量心率反应，尤其达到 5 代谢当量（metabolic equivalent，MET）时被注入。然而，如果试验研究的目的是鉴别缺血或了解不确定的狭窄部位的血流动力学改变或术前评估，则建议在最大心率反应时给予放射性示踪剂。无论什么原因，变时性心功能不全，尤其是与 MPI 灌注缺损有关联时，是 2 年死亡率高的一个标志。变时性心功能不全导致高死亡率的原因尚不清楚，但它可能反映了心脏的自主功能，这在晚期心脏病患者中很明显。

可行性解决方案

对于运动负荷出现的亚极量心率反应患者，药物负荷试验（使用血管扩张剂或多巴酚丁胺）是一个很好的替代选择。腺苷和多巴酚丁胺输注通常在平板运动试验结束后进行。瑞加德松（Regadenoson）是一种新的 A2A 受体激动剂，预先装填在注射器提供使用，剂量并不是基于体重，但是可以在标准的 Bruce 平板运动方案中使用，当心率只能达到亚极量心率应用，随后注射放射性示踪剂。当使用适当时，瑞加德松联合平板运动负荷是安全的，结果类似于无运动的血管扩张剂负荷试验。

药物负荷试验：血管扩张剂和多巴酚丁胺

腺苷、双嘧达莫和瑞加德松是行负荷 MPI 最常用的血管扩张剂。腺苷和双嘧达莫是非选择性腺苷受体激动剂（与腺苷 A1、A2A、A2B 和 A3 受体结合），而瑞加德松是选择性腺苷 A2A 受体激动剂。除了负荷试验的一般禁忌证外，血管扩张剂禁用于下列患者：窦房结功能障碍、无功能起搏器的高度房室传导阻滞、活动性哮喘、氧依赖性慢性阻塞性肺疾病、使用甲基黄嘌呤（12h 内）或口服双嘧达莫（48h）和收缩压<90mmHg。对口服双嘧达莫（有时用于短暂性脑缺血发作）的患者给予静脉注射腺苷可导致长时间心脏阻滞和血流动力学崩溃。多巴酚丁胺输注对于那些有血管扩张剂负荷试验禁忌的患者、使用

咖啡因或口服双嘧达莫患者是一种替代方法。多巴酚丁胺主要应用于活动性反应性气道疾病患者,应避免用于急性心肌梗死、失控性房性或室性心动过速、失控性高血压、主动脉夹层或大主动脉瘤(>6cm)患者。

药物负荷试验期间的风险

经仔细筛选和选择的患者中,在药物负荷试验期

间的不良反应并不常见。已经报道的有严重的胸痛、缺血性 ECG 改变(在无 Q 波导联上 ST 段抬高>1mm,或在连续 3 次心跳上 ST 段降低>2mm)、血流动力学不稳定(收缩压下降<90mmHg)、低灌注征象(例如苍白、四肢发冷)、高度房室传导阻滞(图 11.3)、哮喘、房性或室性心动过速或过缓或不能耐受输液。血管扩张剂注射的同时低强度运动可以降低副作用,并可以通过减少示踪剂膈下摄取提高图像质量。

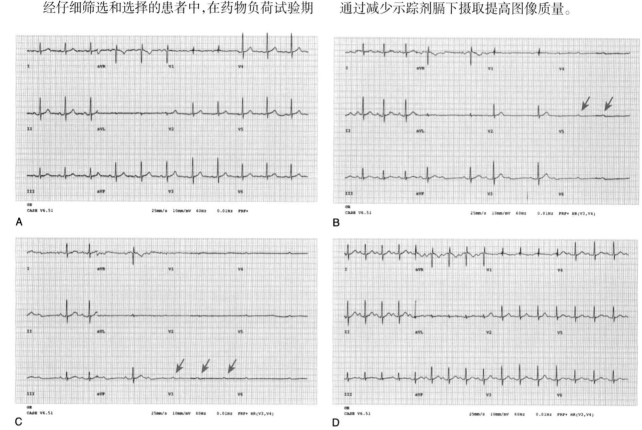

图 11.3 (A)正常窦性心律基线。(B,C)腺苷输注期间完全房室结阻滞(P 波,蓝色箭,随后无 QRS 波群)。(D)在停止注射后,阻滞解除

可行性解决方案

轻微的副作用很常见,通常耐受性良好。如在腺苷或多巴酚丁胺输注时出现中至重度不良反应,必须要提前终止输注。

输注瑞加德松(团注给药超过 10s)或双嘧达莫(给药超过 4min,症状出现在 7min)无须终止,但可以通过静脉注射氨茶碱来缓解充血。

氨茶碱(50~150mg 缓慢静脉推注,1~1.5mg/kg)超过 60~90s 的缓慢静脉团注,可用于逆转血管扩张剂的充血作用。由于腺苷的半衰期短,一般不需要给予氨茶碱,除非患者终止了腺苷输注仍有哮喘或延长心脏传导阻滞。

对于低血压,静脉输液(100~150mL 生理盐水

快速注射),随后如上所述静脉给予氨茶碱。

胸痛通常在终止药物输注和静脉注射氨茶碱后消失。

如果胸痛持续,特别是伴有 ST 段下降,只要是收缩压>90mmHg,且近期未使用西地那非或其他磷酸二酯酶抑制剂的患者,可以使用 0.4mg 硝酸甘油舌下含化。静脉 β 受体阻滞剂(5mg 美托洛尔,超过 30s)可用于治疗胸痛,尤其是在多巴酚丁胺输注期间出现的胸痛。

根据需要,哮喘的处理可每 10min 一次通过喷雾器吸入沙丁胺醇控制。如果在使用了两次的沙丁胺醇喷雾剂治疗后,哮喘没有改善,可以考虑转诊到急诊室处理。

高度房室传导阻滞通常是暂时的,常见于静脉

滴注腺苷,尤其是在注射放射性示踪剂后 2min 出现。运动、握力或仰卧腿部运动通常可改善心脏传导阻滞。对于持续性或症状性高度房室传导阻滞的患者,可提前终止腺苷输注。持续的或有症状的心脏传导阻滞,尽管在停止腺苷输注或双嘧达莫或瑞加德松后较少发生,但可通过静脉氨茶碱来控制。

患者在血流动力学不稳定、血流灌注不足或持续性室性心律失常的情况下,应采取高级心脏生命支持措施。

■ 显像

衰减伪影

伪影可以在扫描过程中的每一步出现,可能来自患者相关的因素,或来自在图像采集、重建和处理中的错误。

风险挑战

光子经过患者身体所产生的衰减是放射性核素 MPI 伪影的主要来源,典型的原因有体形过大、女性乳房、男性膈肌或手臂下垂(图 11.4 至图 11.6)。乳房组织通常会减少左心室(left ventricle,LV)前壁或侧壁的放射性计数,这与乳房的大小和位置有关。虽然这些缺损出现通常是固定的,但在静息和负荷扫描时移动乳房组织的位置(尤其是左侧),则可出现可逆的灌注缺损(图 11.4)。男性下壁衰减较为常见,这是由于膈肌的衰减(图 11.5)。

伪影识别

仔细检查原始的旋转平面和投影图像,将有助于识别来自乳腺组织或膈肌的衰减。同样识别在负荷和静息图像上的乳腺组织也非常重要,确认它们处于相同的位置。

可行性解决方案

如果导致固定的灌注缺损的可疑原因是乳腺组织的衰减,则可以考虑应用门控 SPECT、重复显像和衰减校正来解决。

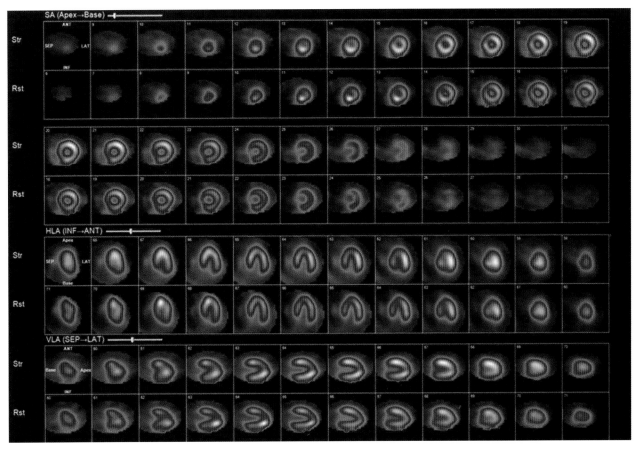

图 11.4　静息和负荷^{99m}Tc-SPECT 灌注显像对 70 岁女性的不典型胸痛的评价。在前壁-前间壁的中部至心尖部有一个小的、低等强度的固定灌注异常。门控图像(图像未显示)显示室壁运动和厚度为正常,与乳腺衰减伪影一致

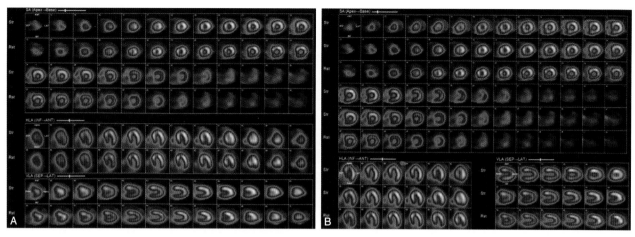

图 11.5   静息（A）和负荷（B）仰卧显像，56 岁男性患者，显示下壁放射性计数减少。门控图像（图像未显示）显示为正常的室壁运动和厚度。使用俯卧显像（B 图顶行），下壁放射性计数增加，证实为膈肌的衰减

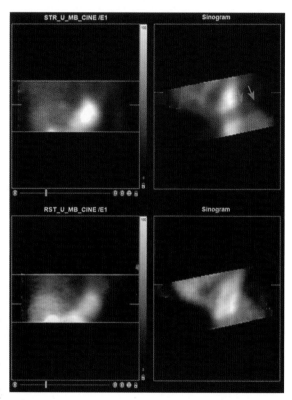

图 11.6   负荷显像期间手臂下垂，可在旋转投影图像上看到，会导致在正弦图上的衰减和计数减少（箭）

门控 SPECT

锝-99m（^{99m}Tc）灌注示踪剂的出现和门控 SPECT 是鉴别乳腺组织衰减伪影与心肌瘢痕的重大突破。衰减伪影表现为正常局部室壁增厚和室壁运动，且为固定缺损；而真正的灌注缺损（冬眠或瘢痕心肌），则表现为异常的室壁运动。

重复显像

如果乳房的位置在负荷显像不同角度图像上不一样，重复采集图像可以解决此问题。不推荐使用乳房黏合剂，因为它们可能会使乳腺组织衰减的变量因素增加。俯卧位成像虽然有助于矫正与膈肌相关的伪影，但会增加前壁的衰减，因此也不建议使用。

高剂量放射性示踪剂显像

通过使用更高剂量的放射性示踪剂来增加图像计数或使用 2 日成像方案，可以解决由体形过大导致的放射性计数普遍减少。使用一些专用的心脏 SPECT 扫描仪，对患者以直立、半卧或仰卧的姿势进行成像。对于直立成像，乳腺衰减伪影导致的是下心尖区的缺损，而不是通常的前壁灌注缺损。除了直立成像外，仰卧位获得的患者负荷图像，也可以帮助区分伪影和真实缺损（在两者和仰卧图像中都可以看到）。

软件

大多数商用半定量程序可以与性别特征性的灌注数据、正常界限数据库和勾画衰减伪影进行比较。然而，衰减伪影最具体的解决方案是测量衰减并进行校正。

衰减校正

衰减校正是解决衰减伪影最直接的方法。在常规扫描仪上，使用放射性核素线源，通常为钆-135（^{135}Gd）导出的透射图，或使用融合扫描仪（SPECT CT 或 PET CT）的 CT 导出的透射图，可以准确测量和校正软组织的衰减。目前，透射扫描通常与发射扫描是按顺序进行的（在发射之前或之后）。因此，发射和透射扫描之间适当的匹配是很重要的。如果观测到误配，则使用专用软件对图像进行重新配准，生成新的衰减图，并利用修正后的衰减图对发射图像进行新的重建。在预期会有明显衰减的病例中，如患者体形过大或左臂下垂显像，PET MPI 可能是

首选的替代显像。PET 成像是基于光子的符合探测,与 SPECT 相比具有更好的空间和时间分辨率。由于使用 PET 进行光子符合探测,衰减光子不被视为真正的计数,被扫描仪丢弃,因此,衰减总是反常地偏高,需要经常使用衰减校正。与 SPECT 相比,PET 的衰减校正不依赖深度,而且更稳定。

患者移动

风险挑战

患者在 MPI 检查过程中的位移是 SPECT 和 PET MPI 伪影的重要和常见来源。位移可以是上下的,水平的(从一边到另一边),或复合的。位移也可以是渐进的或突发的。0.5 像素的位移不会导致可检测到的缺损,而 1 像素的位移可能导致可检测到的没有临床意义的缺损;2 像素及以上的位移会引起明显的临床伪影。随着新型心脏中心扫描仪的出现,采集速度很快,由于扫描时间的缩短和更舒适的体位,患者的位移概率可能会降低。患者在透射扫描过程中的位移也同样可能是伪影的一个重要来源。

患者移动的识别

传统的 Anger 型 SPECT 扫描仪

在传统的 SPECT,图像是按时间顺序通过多帧采集的(步进式采集或连续采集),每个扫描探头采集 32～34 帧图像,共 60～64 帧。阅读旋转投影图像可以确认患者是否位移,特别是垂直或复合的位移。正弦图可以更好地识别水平位移,而线形图可以进一步提供关于位移的信息(图 11.7)。

心脏中心 SPECT 扫描仪和 PET

无论是新型的心脏中心 SPECT 扫描仪(例如 D-SPECT,GE Alcyone),还是 PET 扫描仪,在扫描过程中识别患者的位移是很有挑战性的。其成像模式是连续的,放射性计数是在断层成像模式下同时获得的(并不是多层投影图像)。由于图像不是以多帧格式获取的,旋转投影图像不能用于识别患者的位移。出于同样的原因,在 PET MPI 上识别患者的位移也具有挑战性,除非在动态或列表模式下获取图像。在动态显像技术中,以电影循环格式播放动态多帧图像,可以识别位移。阅读正弦图或全景图(D-SPECT),可以提供患者位移的线索。

透射扫描仪

在透射扫描期间的位移可以通过仔细检查透射图像来识别。基于 CT 的透射扫描因速度很快,通常

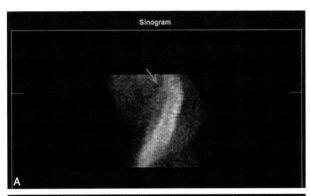

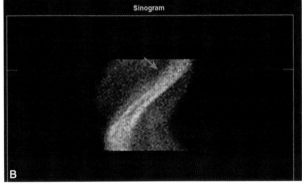

图 11.7　(A)在仰卧位显像正弦图上显示位移(箭)。(B)俯卧位显像,患者的位移减小

与位移并无关联(除非患者有意想不到的位移,如打喷嚏或咳嗽)。放射性核素透射扫描更易于产生位移,但识别透射扫描过程中的位移是很大的挑战。

可行性解决方案

通过对患者仔细的指导来预防位移是很重要的。即使患者忽视医嘱出现了位移,重复进行 SPECT 扫描仍然可以获得理想结果。

如果这样不可行,自动和半自动的基于软件的运动校正技术目前也是可用的,虽然不是最佳的方法,但可以减轻运动伪影。这些程序化的工作最适合垂直方向的位移。侧向位移会导致更复杂的伪影,这些伪影可能保留而未得到校正。

俯卧位的显像有助于减少患者的位移。对于 PET,在图像采集时应注意尽量减少位移和防止位移。新的运动校正软件用于校正动态 PET 图像上患者的位移也是有效的。

然而,在透射扫描过程中患者的位移是不能通过软件来纠正的,可能需要重复显像。

透射和发射误配伪影

尽管以放射性核素或基于 CT 的衰减校正的 SPECT 或 PET-MPI 可以显著地改善软组织的衰减和诊断的准确性,然而使用衰减校正本身并不能去除伪影。

由于按照序贯性进行透射扫描和发射显像的特点,以及放射性核素与CT图像在分辨率上内在的差异,透射和发射图像融合导致的配准误差(约40%)比放射性核素同位素衰减校正显像(约21.4%)更为常见。

伪影识别

透射和发射扫描之间的匹配可以通过手动或者软件自动进行,必须在横断位、矢状位和冠状位观察,因为心肌负荷检查引起的充血期间呼吸模式发生改变,可导致心脏在轴向和垂直方向发生位移。由于肺部软组织和空气的衰减系数明显不同,如果发射图像上的心肌叠加在透射图像的肺组织上,可能导致明显的灌注缺损(图11.8)。这些缺损通常见于LV前外侧壁。过度的伪影校正在有高密度物质时较常见,如起搏器或自动化植入型心律转复除颤器导线,通常会在热点显像研究中带来问题,如心

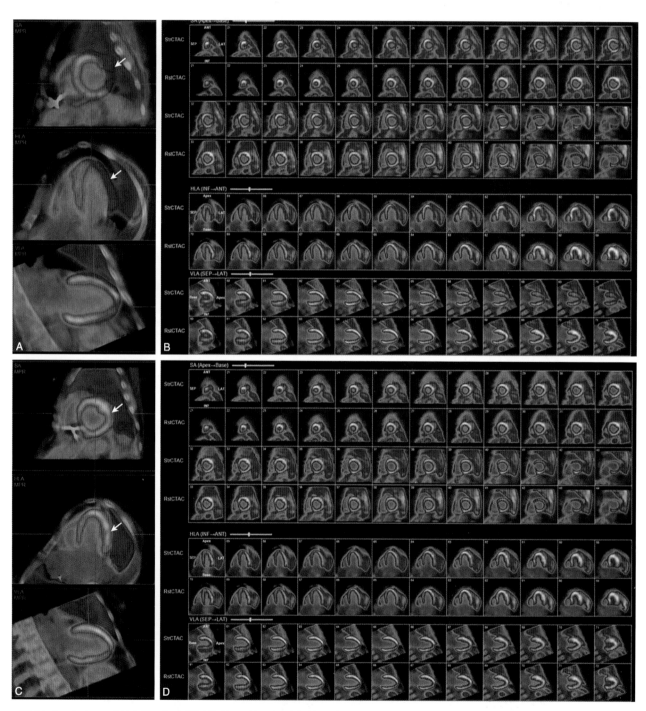

图11.8　(A)CT透射和^{13}N-氨发射图像误配(箭),导致负荷显像上侧壁灌注缺损(B)。(C)重组透射和发射图像,新图重建解决伪影(D)。可以看到这名左心室功能障碍患者的双肺^{13}N-氨摄取明显增加,射血分数为35%

脏肉瘤显像。金属心脏瓣膜通常不会带来问题，原因在于太靠近基底，不与心肌组织重叠。

可行性解决方案

　　研究人员试图通过使用慢速 CT、呼气末 CT 扫描，甚至高螺距 CT 扫描来尽量减少配准不良导致的伪影，结果不尽一致。目前的建议是使用自由呼吸下的透射扫描。有几种软件解决方案可用于纠正匹配误差，纠正错误匹配的步骤通常包括识别、对透射和发射图像重建、开发新的衰减图，并应用新的衰减图数据重建出新的发射型图像。

膈下放射性活性

　　用于 SPECT 和 PET MPI 的放射性药物经肝胆排泄，从而使肝和肠道的放射性活性可能与心脏影像重叠，也会增加康普顿散射或产生一个斜坡滤波器伪影。膈下器官的放射性明显增加的康普顿散射，会掩盖真正的下壁灌注缺损（图 11.9），而使用滤波后的反投影进行图像重建可以造成下壁灌注缺损和斜坡滤波器伪影。

伪影识别

　　观察重建的静态图像和旋转投影图像，可以识别过多的膈下放射性。

可行性解决方案

　　使用 SPECT 示踪剂，在注射放射性示踪剂后 45~60min 采集图像，以尽量减少来自肠道放射性活性的干扰。其他减少肠道放射性活性的方法：饮水或牛奶、血管扩张剂药物负荷时低强度运动或俯卧位显像。如果过度的膈下放射性导致固定灌注缺损，门控显像有助于鉴别伪影和心肌梗死瘢痕。

　　使用迭代重建方法可去除斜坡滤波器伪影来提高图像质量。延迟后再次显像或俯卧位成像也可减

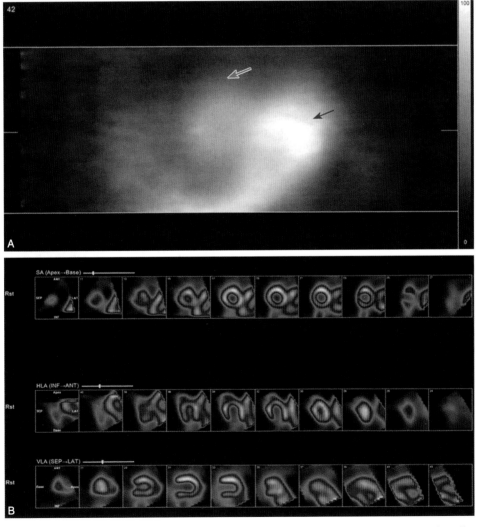

图 11.9　（A）旋转投影图像显示肠袢（红色箭）位于心脏视野内（蓝色箭）。（B）相应的灌注图像显示沿左心室下外侧壁重叠的肠袢

少伪影（图 11.9）。如果所有这些措施都无效,使用铊-201（²⁰¹Tl）来代替⁹⁹ᵐTc 放射性示踪剂进行重复检查可以帮助改善膈下放射性活性的干扰。

图像采集和重建伪影

图像采集、重建或显示过程中的错误,均会产生伪影。图 11.10 显示了采集⁹⁹ᵐTc-MIBI 图像中产生

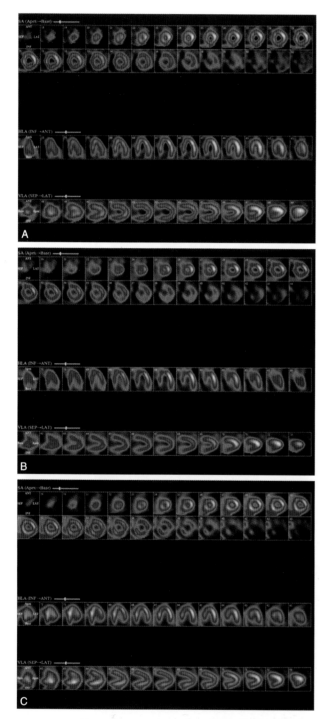

图 11.10 ⁹⁹ᵐTc-MIBI 静息图像（A）和⁹⁹ᵐTc MIBI 负荷图像（B）,错误地使用了²⁰¹Tl 能量窗进行采集。（C）再次的负荷检查获得的图像使用正确的能量窗,显示伪影完全消除

的伪影,错误使用了²⁰¹Tl 的能窗。同样重要的是,静息和负荷相似,对图像长轴的校准时,细小的差异也会导致人为的、可逆的灌注缺损。同样的原理也适用于定量参数,包括靶心图、门控 SPECT 用以准确估算 LVEF 和短暂性缺血扩张（transient ischemic dilation,TID）比率。

可行性解决方案

一旦发现采集的图像存在伪影,需要重新显像。为了对靶心图进行正确评估,应当仔细设置心肌的范围,避免将任何心脏之外的放射性活性区纳入分析。在显示的图像中谨慎地选择心室基底段和心尖的层面是计算 TID 比率的关键。通常软件生成的TID 比率是不能单独报告的,因为它还需要从视觉上进行分析。

其他伪影

查看旋转投影图像可以识别出心脏外金属物（例如植入型心律转复除颤器）、心律失常、质控扫描仪和探测器故障所致的伪影（图 11.11）。尤其在运动负荷心肌灌注检查时,应当识别出左束支传导阻滞继发的室间隔灌注缺损伪影。

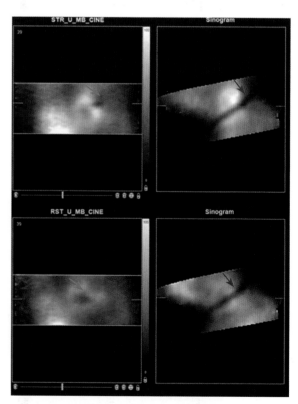

图 11.11 旋转投影图像,在负荷和静息图像（蓝色箭）的心脏视野中显示植入型心律转复除颤器,相应的正弦图显示计数缺失（红色箭）

■ 高危征象

应仔细审阅心肌负荷灌注显像中 MPI 或融合显像的 CT 图像上的高危征象。在患者离开检查室前，均匀快速阅读所有的心肌负荷和 MPI 检查的高危征象。由于有非常重要的临床意义，高危征象应纳入最终 MPI 报告，并与申请检查的医生有良好的沟通。

运动负荷中发现的高危征象

运动能力较低，运动导致的低血压，低运动量出现的心绞痛，低运动量出现的缺血性 ST 段压低，ST 段压低或抬高>2mm，持续性室性心动过速，运动性心脏传导阻滞，以及晕厥，均是运动负荷试验时可能出现的一些高危症状。

心肌灌注显像发现的高危征象

灌注缺损

大面积的严重的灌注缺损，已明确为一个死亡和心脏事件的高危风险征象。灌注缺损的严重程度是潜在的严重的 CAD 的指征，灌注缺损的范围与 CAD 的范围一致。随着灌注缺损的范围和严重程度的增加，心脏事件的风险呈指数级增加。LV 的灌注缺损范围超过 10% 与高风险心脏不良事件呈正相关。

肺摄取增加

心肌灌注示踪剂在肺内摄取增加常常提示左室舒张末压升高或肺毛细血管楔压增高，也是预后较差的指征。

如果仅在负荷显像（运动或药物）出现肺摄取增加（图 11.12），通常是严重和多支血管梗阻性 CAD 的指征；这一征象也指向患者在运动负荷后可能有二尖瓣狭窄或肺储备功能不良。然而，用 ^{13}N-氨作为心肌灌注的示踪剂时，吸烟者的肺摄取增加，其原因尚不明确。

右心室示踪剂摄取增加

正常情况下，在静息和负荷状态下的心肌灌注显像，右心室（right ventricle，RV）几乎不摄取示踪剂。RV 示踪剂摄取增加可见于右心或肺部疾病（例如 RV 肥大、肺动脉高压）患者，另外，全 LV 心肌缺血也会伴随着 RV 摄取相对增加。RV 摄取的区域性缺损可能提示右冠状动脉缺血和/或梗死。RV 示

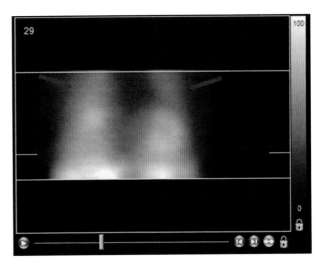

图 11.12 旋转投影图像显示^{99m}Tc-MIBI 肺摄取增加（红色箭）

踪剂增加可见于复杂的先天性心脏病患者或系统性右心室异常。一过性 RV 示踪剂摄取量增加（与静息状态相比，负荷状态下 RV/LV 比值增加 20%）是冠状动脉左主干病变的一个特异标志（特异度为 93%），其中左冠状动脉口区病变比右冠状动脉近端的疾病更加严重。

左心室暂时性缺血扩张比率

负荷状态下 LV 腔容积较静息增大部分（LV 的 TID 比率）是 CAD 严重和梗阻范围的指征（图 11.13）。TID 比率的正常限值基于所使用的放射性示踪剂不同（使用双同位素较使用^{201}Tl 更高）、扫描计划不同（单日方案较 2 日等量方案高）而不同。应用 SPECT 的放射性核素 MPI，TID 比率更倾向代表弥漫性心内膜下缺血，而 PET 可代表真正的缺血性 LV 扩张（图 11.13）。冠脉微血管疾病、糖尿病或 LV 肥厚患者在没有 CAD 的情况下，也可显示一个明显差异的 TID 比率，从而降低了其在这类患者中的特异度。

心室射血分数

门控 SPECT 和 PET MPI 提供有关 LV 容积、局部室壁运动和 EF。从静息到负荷左室射血分数（LVEF）降低≥5%，LVEF≤45% 和局部室壁运动异常，预示着有心脏病死亡的高风险。在^{99m}Tc SPECT 上，仅心肌负荷显像显示局限性的室壁运动异常，则对潜在的严重梗阻性 CAD 诊断有高度特异度。在轻度至中度或重度心肌缺血患者中，那些 LVEF 较低（30% ~ 50%）的患者比那些 LVEF 高（>50%）的

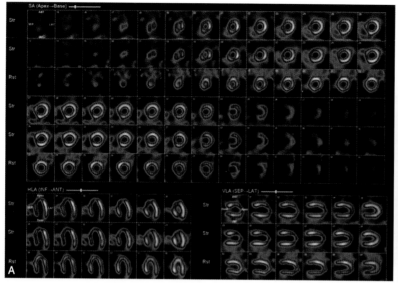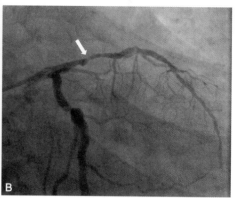

图 11.13　（A）患者男性,56 岁,胸痛。为评价胸痛行心肌负荷和静息显像,显示左前降支(LAD)分布区大面积的严重的灌注缺损,为可逆性缺损(24%心肌受累)。发现有左心室短暂性缺血性扩张(TID;TID 比率为 1.45)。另一个高风险征象是左室射血分数下降,在静息状态下为 70%,在负荷门控显像为 54%,提示缺血后的心肌顿抑(图像未提供)。（B）同一患者,侵入性冠状动脉造影显示 LAD 近端狭窄程度达 90%（箭）

患者,有更高的心脏病病死率。尤其是在铷-82(^{82}Rb) PET 显像中 LVEF 下降,是潜在的冠状动脉左主干或多支严重 CAD 的指征,并预示着生存率极低的心脏死亡或心肌梗死。

PET 心肌灌注显像的高危指征

在 PET MPI 上,持续的血池高放射性活性和冠状动脉血流储备(coronary flow reserve,CFR)下降是心脏死亡和心肌梗死的强有力的预后指征。在 ^{82}Rb MPI 上,持续性血池放射性活性增高见于 LVEF 降低、伴有高风险的患者。CFR 是充血心肌的血流量与静息时心肌血流量的比值。尽管正常值可能不尽相同,但 CFR>1.9 被认为是正常的。血管扩张剂负荷后 CFR 减少提示冠状动脉微血管功能障碍,伴或不伴心外膜的 CAD(图 11.14)。多项研究证实,CFR 降低对缺血性心脏病患者的预后价值与非缺血性心肌病患者一样高。基于综合反映心外膜和微血管的功能障碍的 CFR 来确定患者的处置方案是复杂的,还需要结合患者症状与 MPI 和冠状动脉造影的结果。然而,在临床上 CFR 最重要的应用可能是当其正常的时候。正常的全心和局部 CFR 值则证明心脏适应充血反应,并可排除平衡性缺血,可避免进一步检测。随着方法的革新,包括 PET 扫描仪获取动态显像用于血流定量分析、测量心肌血流的商用软件、临床循证,CFR 已经成为主要的临床指标。

高危征象的 CT 表现

对钙化和非钙化冠状动脉粥样硬化的诊断和其不良预后的影响有大量的研究作为支撑。无论是基于 CT,还是基于透射扫描,亦或基于专用的门控积分工具,融合扫描仪的 MPI 能为冠状动脉钙化积分提供很有价值的信息。钙化积分联合灌注显像对 MPI 正常者的治疗最有价值。正常的 MPI 预示着短期风险极低,但高钙化积分预示着在长期预后方面有中度风险;这些患者可能需要采用更激进的风险因子来修正。CT 冠脉造影通常不与 MPI 同时进行,除非有特别的指征来解决临床的问题。当冠状动脉存在广泛的钙化(由于对狭窄可能存在高估)或 CT 冠脉造影显示可疑的狭窄,应考虑进行负荷 MPI 来评估狭窄段冠状动脉的血流动力学意义。

平衡性缺血

由于灌注显像是和某一区域内放射性示踪剂摄取程度相对于其他区域的差异性大小有关,因此,弥漫性的血流灌注减少可能是无法识别的。最常见的平衡性缺血是 MPI 在一个区域异常,但会低估在其两个边界区域潜在 CAD 的程度。即使 MPI 正常,但当出现高风险的临床心肌负荷试验或 CT 征象,或 ECG 出现提示心功能低下的缺血性改变时,应怀疑多血管 CAD。对于正常的 PET MPI,CFR 是排除平

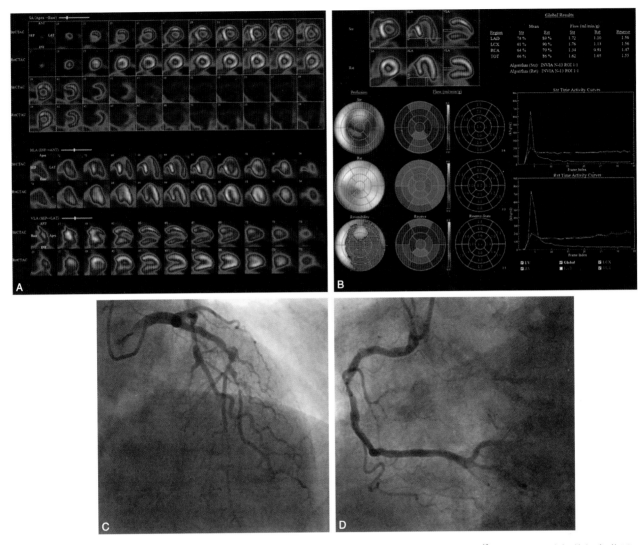

图 11.14　患者女性,71 岁。具有心脏病多个危险因素,对其劳累后的呼吸困难进行评价。^{13}N-NH$_3$ PET 瑞加德松负荷显像,显示分布于前壁中部、前间壁、心尖段和心尖的大范围可逆性灌注异常,整个侧壁和下壁的大范围可逆性灌注异常(A),伴有冠状动脉血流储备减少(B)。侵入性冠状动脉造影显示左前降支近端、对角支、左回旋支(C)和右冠状动脉(D)严重病变

衡性缺血的有效工具。幸运的是,伴有完全正常的 SPECT MPI 且没有任何高风险因子的真正的平衡性缺血是罕见的。

心电图异常但灌注正常

ECG 异常但 MPI 正常并不少见。通常,伴有缺血性 ECG 改变,但其 MPI 正常,发生心脏事件风险较低,是令人放心的。然而,患者具有某些高危 ECG 特征,如 ST 段抬高(>1mm)或较高的 Duke 平板运动评分(负值)(≤-11,每年心脏死亡率>5%),不管 MPI 结果如何,都建议行冠状动脉造影(图 11.15)。即使没有任何灌注异常,运动性低血压、低强度运动或血管扩张剂负荷时出现缺血性 ECG 改变(图 11.16)或持续性室性心律失常,也是更广泛的 CAD

的标志。无 ECG 改变或灌注异常的反复发作的典型心绞痛症状也提示有潜在的心血管疾病。在这些情况下,进一步的侵入性或非侵入性检查都应当考虑。

负荷试验与心肌灌注显像结果的报告:有效的沟通和随访

对整个试验的准确评估,包括研究方案、负荷参数、报告和结果交流,对患者处置有重要意义。例如,对于低风险或中等风险的患者,可首先进行负荷显像,只有负荷显像异常时才进行静息图像,从而节省时间、费用和减少辐射剂量。此外,仅负荷 MPI 正常代表预后良好,与负荷和静息 MPI 均正常的效果相当。

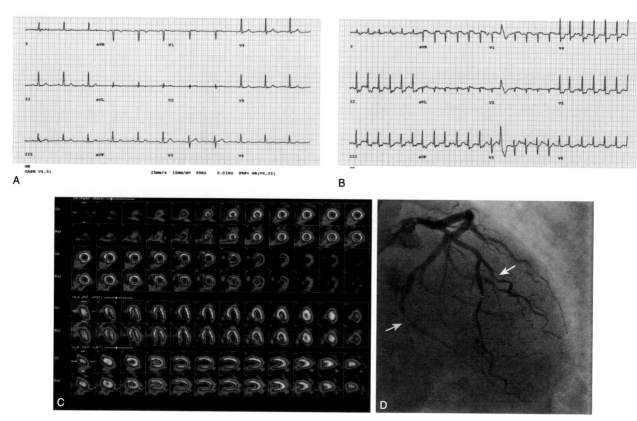

图 11.15   患者男性,73 岁。伴有多个心脏高危因素,典型胸痛,对此进行评估。因为在 3min 时,在 Ⅱ、Ⅲ、aVF、V₄~V₆ 导联上 ST 段压低>2mm,并且在 aVR 和 V₁ 导联上,ST 段反向升高(B),运动负荷试验被迫终止。(C)灌注图像无缺血或梗死证据。(D)侵入性冠状动脉造影显示左冠状动脉前降支中段狭窄达 80%(红色箭),第一对角支近段狭窄达 80%(白色箭),以及左后降支近段狭窄 90%(黄色箭)

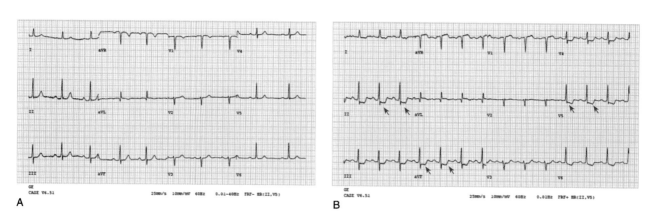

图 11.16   患者女性,84 岁。对典型胸痛进行评估。(A,B)腺苷输注期间,Ⅱ、Ⅲ、aVF 和 V₄~V₆ 导联(红色箭)出现 ST 段压低

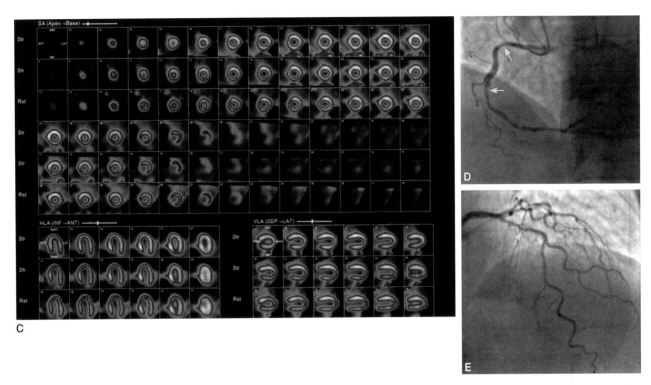

图 11.16(续)　(C)心肌灌注显像无缺血或梗死证据。(D)侵入性冠状动脉造影显示,右冠状动脉中段和近端显著的狭窄(黄色箭)和左前降支中段中度的狭窄(E;黄色箭)

　　美国核心脏病学学会公布了负荷 MPI 试验的标准化报告指南,以提供高质量的报告。MPI 报告要素:患者基本信息、试验原因、临床信息,其中包括冠状动脉危险因素、既往心脏病史和药物治疗经过、静息和负荷 ECG 资料、负荷试验资料、采集成像参数,后者包括放射性核素剂量,灌注显像的定性、半定量和定量评估,LV 和 RV 功能评估以及与先前心脏检查相比任何新增加的异常发现。对有高风险特征的患者最好在其离开检查室回家前及早沟通,以便开始合理的处置。

　　与送检医生进行适当和及时的沟通对于减少分级检查是必要的,也可减少辐射剂量和检查成本。对 MPI 患者的后续检查的随访,如心导管检查或 CT 血管成像的结果,对于改进 MPI 扫描结果的解释是非常有价值的。

■ 总结

　　放射性核素 MPI 改变了对已知或怀疑 CAD 个体的管理。来自 MPI 的丰富的诊断和预后信息对这些患者的后续照料是必不可少的。然而,正如本章所讨论的,放射性核素 MPI 的执行、解释和报告是一个复杂的过程,包括对临床信息、负荷、显像参数的

仔细斟酌。静息和负荷 MPI 试验的最优化操作开始于选择合适的患者和负荷方式,以减少并发症并获得最佳的负荷试验效果。一种以问题为导向的图像解读方法将有效地解决显像面临的风险挑战,并获得放射性核素 MPI 的最大价值。及时和全面的 MPI 报告的结果,将最终影响患者的处置并改善患者的结局。

参考书目

Abbott BG. The vasodilator stress ECG: should depression cause anxiety? *J Nucl Cardiol.* 2012;19:13–15.

Abidov A, Bax JJ, Hayes SW, et al. Transient ischemic dilation ratio of the left ventricle is a significant predictor of future cardiac events in patients with otherwise normal myocardial perfusion SPECT. *J Am Coll Cardiol.* 2003;42:1818–1825.

Al Jaroudi W, Iskandrian AE. Regadenoson: a new myocardial stress agent. *J Am Coll Cardiol.* 2009;54:1123–1130.

American Society of Nuclear Cardiology. Five things physicians and patients should question. *J Okla State Med Assoc.* 2013;106:150–151.

Berman DS, Kang X, Slomka PJ, et al. Underestimation of extent of ischemia by gated SPECT myocardial perfusion imaging in patients with left main coronary artery disease. *J Nucl Cardiol.* 2007;14:521–528.

Burmahl B. New law mandates use of imaging appropriateness criteria; June 1, 2014. http://www.rsna.org/NewsDetail.aspx?id=12360. Accessed August 15, 2018.

Burrell S, MacDonald A. Artifacts and pitfalls in myocardial perfusion imaging. *J Nucl Med Technol.* 2006;34:193–211, quiz 212–214.

Camici PG, Crea F. Coronary microvascular dysfunction. *N Engl J Med.* 2007;356:830–840.

Cecchi F, Olivotto I, Gistri R, Lorenzoni R, Chiriatti G, Camici PG. Coronary microvascular dysfunction and prognosis in hypertrophic cardiomyopathy. *N Engl J Med.* 2003;349:1027–1035.

Chang SM, Nabi F, Xu J, et al. The coronary artery calcium score and stress myocardial perfusion imaging provide independent and complementary prediction of cardiac risk. *J Am Coll Cardiol.* 2009;54:1872–1882.

Chang SM, Nabi F, Xu J, et al. Value of CACS compared with ETT and myocardial perfusion imaging for predicting long-term cardiac outcome in asymptomatic and symptomatic patients at low risk for coronary disease: clinical implications in a multimodality imaging world. *JACC Cardiovasc Imaging*. 2015;8: 134–144.

Chang SM, Nabi F, Xu J, Raza U, Mahmarian JJ. Normal stress-only versus standard stress/rest myocardial perfusion imaging: similar patient mortality with reduced radiation exposure. *J Am Coll Cardiol*. 2010;55:221–230.

Christman MP, Bittencourt MS, Hulten E, et al. Yield of downstream tests after exercise treadmill testing: a prospective cohort study. *J Am Coll Cardiol*. 2014; 63:1264–1274.

Cole CR, Blackstone EH, Pashkow FJ, Snader CE, Lauer MS. Heart-rate recovery immediately after exercise as a predictor of mortality. *N Engl J Med*. 1999; 341:1351–1357.

Congress passes legislation linking physician payments to appropriate use criteria; March 31, 2014. http://www.snmmi.org/NewsPublications/NewsDetail.aspx? ItemNumber=11205. Accessed August 15, 2018.

Dilsizian V. 18F-FDG uptake as a surrogate marker for antecedent ischemia. *J Nucl Cardiol*. 2008;49:1909–1911.

Dilsizian V, Bacharach SL, Beanlands RS, et al. ASNC imaging guidelines/SNMMI procedure standard for positron emission tomography (PET) nuclear cardiology procedures. *J Nucl Cardiol*. 2016;23:1187–1226.

Dorbala S, Blankstein R, Skali H, et al. Approaches to reducing radiation dose from radionuclide myocardial perfusion imaging. *J Nucl Med*. 2015;56:592–599.

Dorbala S, Di Carli MF. Cardiac PET perfusion: prognosis, risk stratification, and clinical management. *Semin Nucl Med*. 2014;44:344–357.

Dorbala S, Di Carli MF, Delbeke D, et al. SNMMI/ASNC/SCCT guideline for cardiac SPECT/CT and PET/CT 1.0. *J Nucl Med*. 2013;54:1485–1507.

Dorbala S, Hachamovitch R, Curillova Z, et al. Incremental prognostic value of gated Rb-82 positron emission tomography myocardial perfusion imaging over clinical variables and rest LVEF. *JACC Cardiovasc Imaging*. 2009;2:846–854.

Dorbala S, Vangala D, Sampson U, Limaye A, Kwong R, Di Carli MF. Value of vasodilator left ventricular ejection fraction reserve in evaluating the magnitude of myocardium at risk and the extent of angiographic coronary artery disease: a 82Rb PET/CT study. *J Nucl Med*. 2007;48:349–358.

Dubach P, Froelicher VF, Klein J, Oakes D, Grover-McKay M, Friis R. Exercise-induced hypotension in a male population. Criteria, causes, and prognosis. *Circulation*. 1988;78:1380–1387.

Emmett L, Iwanochko RM, Freeman MR, Barolet A, Lee DS, Husain M. Reversible regional wall motion abnormalities on exercise technetium-99m-gated cardiac single photon emission computed tomography predict high-grade angiographic stenoses. *J Am Coll Cardiol*. 2002;39:991–998.

Emmett L, Magee M, Freedman SB, et al. The role of left ventricular hypertrophy and diabetes in the presence of transient ischemic dilation of the left ventricle on myocardial perfusion SPECT images. *J Nucl Med*. 2005;46:1596–1601.

Fihn SD, Blankenship JC, Alexander KP, et al. 2014 ACC/AHA/AATS/PCNA/SCAI/STS focused update of the guideline for the diagnosis and management of patients with stable ischemic heart disease: a report of the American College of Cardiology/American Heart Association task force on practice guidelines, and the American Association for Thoracic Surgery, Preventive Cardiovascular Nurses Association, Society for Cardiovascular Angiography and Interventions, and Society of Thoracic Surgeons. *J Am Coll Cardiol*. 2014;64:1929–1949.

Fukushima K, Javadi MS, Higuchi T, et al. Prediction of short-term cardiovascular events using quantification of global myocardial flow reserve in patients referred for clinical 82Rb PET perfusion imaging. *J Nucl Med*. 2011;52: 726–732.

Garcia EV. SPECT attenuation correction: an essential tool to realize nuclear cardiology's manifest destiny. *J Nucl Cardiol*. 2007;14:16–24.

Garcia EV, Faber TL, Esteves FP. Cardiac dedicated ultrafast SPECT cameras: new designs and clinical implications. *J Nucl Med*. 2011;52:210–217.

Germano G, Slomka PJ, Berman DS. Attenuation correction in cardiac SPECT: the boy who cried wolf? *J Nucl Cardiol*. 2007;14:25–35.

Gibbons RJ, Balady GJ, Bricker JT, et al. ACC/AHA 2002 guideline update for exercise testing: summary article: a report of the American College of Cardiology/American Heart Association task force on practice guidelines (committee to update the 1997 exercise testing guidelines). *Circulation*. 2002;106:1883–1892.

Gould KL, Lipscomb K, Hamilton GW. Physiologic basis for assessing critical coronary stenosis. Instantaneous flow response and regional distribution during coronary hyperemia as measures of coronary flow reserve. *Am J Cardiol*. 1974;33:87–94.

Gould KL, Pan T, Loghin C, Johnson NP, Guha A, Sdringola S. Frequent diagnostic errors in cardiac PET/CT due to misregistration of CT attenuation and emission PET images: a definitive analysis of causes, consequences, and corrections. *J Nucl Cardiol*. 2007;48:1112–1121.

Hachamovitch R, Berman DS, Kiat H, et al. Exercise myocardial perfusion SPECT in patients without known coronary artery disease: incremental prognostic value and use in risk stratification. *Circulation*. 1996;93:905–914.

Hachamovitch R, Hayes SW, Friedman JD, Cohen I, Berman DS. Comparison of the short-term survival benefit associated with revascularization compared with medical therapy in patients with no prior coronary artery disease undergoing stress myocardial perfusion single photon emission computed tomography. *Circulation*. 2003;107:2900–2907.

Halligan WT, Morris PB, Schoepf UJ, et al. Transient ischemic dilation of the left ventricle on SPECT: correlation with findings at coronary CT angiography. *J Nucl Cardiol*. 2014;55:917–922.

He ZX, Shi RF, Wu YJ, et al. Direct imaging of exercise-induced myocardial ischemia with fluorine-18-labeled deoxyglucose and Tc-99m-sestamibi in coronary artery disease. *Circulation*. 2003;108:1208–1213.

Heller GV, Stowers SA, Hendel RC, et al. Clinical value of acute rest technetium-99m tetrofosmin tomographic myocardial perfusion imaging in patients with

acute chest pain and nondiagnostic electrocardiograms. *J Am Coll Cardiol*. 1998;31:1011–1017.

Hendel RC, Thomas GS. The time and place for appropriate radionuclide imaging: now and everywhere. *J Nucl Cardiol*. 2011;18:997–999.

Hendel RC, Berman DS, Di Carli MF, et al. ACCF/ASNC/ACR/AHA/ASE/SCCT/SCMR/SNM 2009 appropriate use criteria for cardiac radionuclide imaging: a report of the American College of Cardiology Foundation Appropriate Use Criteria Task Force, the American Society of Nuclear Cardiology, the American College of Radiology, the American Heart Association, the American Society of Echocardiography, the Society of Cardiovascular Computed Tomography, the Society for Cardiovascular Magnetic Resonance, and the Society of Nuclear Medicine. *J Am Coll Cardiol*. 2009;53:2201–2229.

Hendel RC, Cerqueira M, Douglas PS, et al. A multicenter assessment of the use of single-photon emission computed tomography myocardial perfusion imaging with appropriateness criteria. *J Am Coll Cardiol*. 2010;55:156–162.

Henzlova MJ, Cerqueira MD, Mahmarian JJ, Yao SS. Stress protocols and tracers. *J Nucl Cardiol*. 2006;13:e80–e90.

Holly TA, Abbott BG, Al-Mallah M, et al. Single photon-emission computed tomography. *J Nucl Cardiol*. 2010;17:941–973.

Iskandrian AS. Adenosine myocardial perfusion imaging. *J Nucl Med*. 1994;35: 734–736.

Klocke FJ, Baird MG, Lorell BH, et al. ACC/AHA/ASNC guidelines for the clinical use of cardiac radionuclide imaging—executive summary: a report of the American College of Cardiology/American Heart Association task force on practice guidelines (ACC/AHA/ASNC committee to revise the 1995 guidelines for the clinical use of cardiac radionuclide imaging). *Circulation*. 2003;108: 1404–1418.

Lauer MS, Francis GS, Okin PM, Pashkow FJ, Snader CE, Marwick TH. Impaired chronotropic response to exercise stress testing as a predictor of mortality. *JAMA*. 1999;281:524–529.

Loghin C, Sdringola S, Gould KL. Common artifacts in PET myocardial perfusion images due to attenuation-emission misregistration: clinical significance, causes, and solutions. *J Nucl Med*. 2004;45:1029–1039.

Madsen MT. Recent advances in SPECT imaging. *J Nucl Med*. 2007;48:661–673.

Mandour Ali MA, Bourque JM, Allam AH, Beller GA, Watson DD. The prevalence and predictive accuracy of quantitatively defined transient ischemic dilation of the left ventricle on otherwise normal SPECT myocardial perfusion imaging studies. *J Nucl Cardiol*. 2011;18:1036–1043.

Mc Ardle BA, Dowsley TF, deKemp RA, Wells GA, Beanlands RS. Does rubidium-82 PET have superior accuracy to SPECT perfusion imaging for the diagnosis of obstructive coronary disease? A systematic review and meta-analysis. *J Am Coll Cardiol*. 2012;60:1828–1837.

McLaughlin MG, Danias PG. Transient ischemic dilation: a powerful diagnostic and prognostic finding of stress myocardial perfusion imaging. *J Nucl Cardiol*. 2002;9:663–667.

Murthy VL, Naya M, Foster CR, et al. Improved cardiac risk assessment with noninvasive measures of coronary flow reserve. *Circulation*. 2011;124: 2215–2224.

Murthy VL, Naya M, Taqueti VR, et al. Effects of sex on coronary microvascular dysfunction and cardiac outcomes. *Circulation*. 2014;129:2518–2527.

Naya M, Murthy VL, Taqueti VR, et al. Preserved coronary flow reserve effectively excludes high-risk coronary artery disease on angiography. *J Nucl Med*. 2014; 55:248–255.

Neumar RW, Otto CW, Link MS, et al. Part 8: adult advanced cardiovascular life support: 2010 American Heart Association guidelines for cardiopulmonary resuscitation and emergency cardiovascular care. *Circulation*. 2010;122: S729–S767.

Parker MW, Iskandar A, Limone B, et al. Diagnostic accuracy of cardiac positron emission tomography versus single photon emission computed tomography for coronary artery disease: a bivariate meta-analysis. *Circ Cardiovasc Imaging*. 2012;5:700–707.

Partington SL, Lanka V, Hainer J, et al. Safety and feasibility of regadenoson use for suboptimal heart rate response during symptom-limited standard bruce exercise stress test. *J Nucl Cardiol*. 2012;19:970–978.

Rischpler C, Higuchi T, Fukushima K, et al. Transient ischemic dilation ratio in 82Rb PET myocardial perfusion imaging: normal values and significance as a diagnostic and prognostic marker. *J Nucl Med*. 2012;53:723–730.

Ross MI, Wu E, Wilkins JT, et al. Safety and feasibility of adjunctive regadenoson injection at peak exercise during exercise myocardial perfusion imaging: the both exercise and regadenoson stress test (BERST) trial. *J Nucl Cardiol*. 2013;20:197–204.

Rozanski A, Gransar H, Shaw LJ, et al. Impact of coronary artery calcium scanning on coronary risk factors and downstream testing the EISNER (early identification of subclinical atherosclerosis by noninvasive imaging research) prospective randomized trial. *J Am Coll Cardiol*. 2011;57:1622–1632.

Rozanski A, Gransar H, Wong ND, et al. Clinical outcomes after both coronary calcium scanning and exercise myocardial perfusion scintigraphy. *J Am Coll Cardiol*. 2007;49:1352–1361.

Saifi S, Taylor AJ, Allen J, Hendel R. The use of a learning community and online evaluation of utilization for SPECT myocardial perfusion imaging. *JACC Cardiovasc Imaging*. 2013;6:823–829.

Sechtem U, Achenbach S, Friedrich M, Wackers F, Zamorano JL. Non-invasive imaging in acute chest pain syndromes. *Eur Heart J Cardiovasc Imaging*. 2012;13:69–78.

Sharir T, Berman DS, Lewin HC, et al. Incremental prognostic value of rest-redistribution (201)TI single-photon emission computed tomography. *Circulation*. 1999;100:1964–1970.

Sharir T, Germano G, Kang X, et al. Prediction of myocardial infarction versus cardiac death by gated myocardial perfusion SPECT: risk stratification by the amount of stress-induced ischemia and the poststress ejection fraction. *J Nucl Med*. 2001;42:831–837.

Shaw LJ, Hage FG, Berman DS, Hachamovitch R, Iskandrian A. Prognosis in the era of comparative effectiveness research: where is nuclear cardiology now and where should it be? *J Nucl Cardiol*. 2012;19:1026–1043.

Shaw LJ, Mieres JH, Hendel RH, et al. Comparative effectiveness of exercise electrocardiography with or without myocardial perfusion single photon emission computed tomography in women with suspected coronary artery disease: results from the what is the optimal method for ischemia evaluation in women (WOMEN) trial. *Circulation*. 2011;124:1239–1249.

Slomka PJ, Berman DS, Germano G. New cardiac cameras: single-photon emission CT and PET. *Semin Nucl Med*. 2014;44:232–251.

Taillefer R, Ahlberg AW, Masood Y, et al. Acute beta-blockade reduces the extent and severity of myocardial perfusion defects with dipyridamole Tc-99m sestamibi SPECT imaging. *J Am Coll Cardiol*. 2003;42:1475–1483.

Takx RA, Blomberg BA, El Aidi H, et al. Diagnostic accuracy of stress myocardial perfusion imaging compared to invasive coronary angiography with fractional flow reserve meta-analysis. *Circ Cardiovasc Imaging*. 2015;8.

Taylor AJ, Cerqueira M, Hodgson JM, et al. ACCF/SCCT/ACR/AHA/ASE/ASNC/NASCI/SCAI/SCMR 2010 appropriate use criteria for cardiac computed tomography. A report of the American College of Cardiology Foundation Appropriate Use Criteria Task Force, the Society of Cardiovascular Computed Tomography, the American College of Radiology, the American Heart Association, the American Society of Echocardiography, the American Society of Nuclear Cardiology, the North American Society for Cardiovascular Imaging, the Society for Cardiovascular Angiography and Interventions, and the Society for Cardiovascular Magnetic Resonance. *J Am Coll Cardiol*. 2010;56:1864–1894.

Tilkemeier PL, Cooke CD, Ficaro EP, Glover DK, Hansen CL, McCallister BD Jr. American Society of Nuclear Cardiology information statement: standardized reporting matrix for radionuclide myocardial perfusion imaging. *J Nucl Cardiol*. 2006;13:e157–e171.

Udelson JE, Beshansky JR, Ballin DS, et al. Myocardial perfusion imaging for evaluation and triage of patients with suspected acute cardiac ischemia: a randomized controlled trial. *JAMA*. 2002;288:2693–2700.

Weiss AT, Berman DS, Lew AS, et al. Transient ischemic dilation of the left ventricle on stress thallium-201 scintigraphy: a marker of severe and extensive coronary artery disease. *J Am Coll Cardiol*. 1987;9:752–759.

Williams KA, Schneider CM. Increased stress right ventricular activity on dual isotope perfusion SPECT: a sign of multivessel and/or left main coronary artery disease. *J Am Coll Cardiol*. 1999;34:420–427.

Wolk MJ, Bailey SR, Doherty JU, et al. ACCF/AHA/ASE/ASNC/HFSA/HRS/SCAI/SCCT/SCMR/STS 2013 multimodality appropriate use criteria for the detection and risk assessment of stable ischemic heart disease: a report of the American College of Cardiology Foundation Appropriate Use Criteria Task Force, American Heart Association, American Society of Echocardiography, American Society of Nuclear Cardiology, Heart Failure Society of America, Heart Rhythm Society, Society for Cardiovascular Angiography and Interventions, Society of Cardiovascular Computed Tomography, Society for Cardiovascular Magnetic Resonance, and Society of Thoracic Surgeons. *J Am Coll Cardiol*. 2014;63:380–406.

Ziadi MC, Dekemp RA, Williams KA, et al. Impaired myocardial flow reserve on rubidium-82 positron emission tomography imaging predicts adverse outcomes in patients assessed for myocardial ischemia. *J Am Coll Cardiol*. 2011;58:740–748.

第 12 章

胸部核医学成像

Yingbing Wang

本章概要

■ 引言

历史上,放射性核素肺显像主要用于诊断肺栓塞(pulmonary embolism,PE)和肺功能。氟代脱氧葡萄糖(fluorodeoxyglucose,FDG)正电子发射体层成像/计算机体层成像(PET/CT)扫描仪的出现,将功能和解剖数据信息进行融合配准,预示着放射性核素成像对于肺癌的评价和分期进入了新的时代。FDG-PET/CT 的扩展应用现在也包括非肿瘤成像。虽然对核素成像主要的研究仍是定性诊断,现代核医学仪器的一个重要优势和强大的计算处理能力使得核医学成像定量分析成为可能,它可以对定性观察进行补充和支持。

■ 第一部分:肺闪烁成像的原理

肺显像(或肺通气灌注扫描)允许非侵入性地评估肺功能的两个关键指标:支气管肺通气和肺血管系统灌注。依据的原理是,吸入放射性气体或放射性气溶胶和静脉注射放射性标记的小颗粒,会通过吸入的空气和随着血流进行分布。放射性示踪剂分布将产生一个通气和灌注的生理性分布图;低放射性示踪剂的区域分布提示气流或血流的阻塞、分流或手术缺陷。

历史上,肺闪烁成像是评价 PE 最重要的诊断工具。在如今的时代,CT 已经成为大多数胸部疾病检查和监测病情的一线成像方式;然而,肺显像可持续提供独特的生理活动信息,仍然是解剖成像不可缺少的辅助检查手段。

放射性药物

通气成像

可以用放射性气体或放射性气溶胶进行。目前美国只有放射性气体氙-133(^{133}Xe)和放射性气溶胶锝-99m-二乙烯三胺五乙酸(^{99m}Tc-diethylene triamine pentaacetic acid,^{99m}Tc-DTPA)。对比研究显示^{133}Xe 和^{99m}Tc-DTPA 在总体准确性上没有显著性差异,显像剂的选择因机构而异,在很大程度上取决于生产显像剂的设备和医生的选择偏好。

氙-133

^{133}Xe 是在核反应堆中由铀-235(^{235}U)裂变产生的一种稀有气体。^{133}Xe 的半衰期为 5.3d,主要的光子能量为 81keV。尽管^{133}Xe 部分溶于血液中,但它在呼气时会迅速从血液中清除,按照目前的成像标

准,它的生物半衰期为 30s,成人 ^{133}Xe 通气扫描通常的剂量为 $10\sim30$mCi(1Ci$=3.7\times10^{10}$Bq)。

锝-99m-二乙烯三胺五乙酸

^{99m}Tc-DTPA 是将其液态形式雾化成细雾而产生的,再通过沉降袋过滤成微气溶胶,得到了 ^{99m}Tc-DT-PA。吸入后,较大的颗粒($>2\mu m$)集中沉积在气管和咽部,较小的颗粒($<0.5\mu m$)沉积在远端气管支气管分支中。仅有不到 10% 的放射性气溶胶沉积在肺内。一旦进入肺部,^{99m}Tc-DTPA 便可通过肺泡膜及肺间质扩散到肺毛细血管中,最终由肾分泌排出。^{99m}Tc-DTPA 的生物半衰期为 $60\sim90$min,而 ^{99m}Tc 的物理半衰期为 6h。任何阻塞性肺疾病引起的气道紊乱都会导致更多的中央气道内颗粒沉积,可能会影响到肺周围区域的显示。^{99m}Tc-DTPA 的优点是容易获取,价格低廉,且具有 140keV 的能峰,是 γ 照相机成像的理想选择。成人通气扫描的常用雾化吸入剂量为 30mCi。

肺灌注

肺灌注扫描的目的是根据相对血流量将放射性药物输送到相应肺段。这可以通过略大于肺毛细血管直径($7\sim10\mu m$)的放射性粒子实现。一旦静脉注入,放射性粒子通过右心房、右心室,然后到肺血管床,在那里粒子被滞留在毛细血管前微动脉。而血流量减少或缺如的肺段,由于放射性药物的输送和滞留也同样减少,形成了放射性分布缺失。

^{99m}Tc-聚合白蛋白(macroaggregated albumin,MAA)是目前应用最广泛的放射性药物。MAA 是通过人血清白蛋白的热变性制备的。在商用 MAA 试剂盒中加入 ^{99m}Tc-高锝酸盐制备。在放射性标记粒子中,90% 的粒子直径为 $10\sim100\mu m$,大于 $150\mu m$ 的粒子不能被注入,因为它们会阻塞微动脉。通常情况下,注射 $200\,000\sim500\,000$ 个微粒,只有不到 0.1% 的肺毛细血管暂时闭塞。必须至少注入大约 $60\,000$ 粒子,以确保可靠的统计计数和图像质量。^{99m}Tc-MAA 的标准剂量为 4mCi,但对体重较大患者使用的剂量应加大。

MAA 颗粒在肺内的生物半衰期为 $2\sim12$h。MAA 随着时间的推移而降解,并通过肺泡毛细血管进入体循环,随后被网状内皮系统所吞噬。

扫描技术

氙-133 肺通气成像

患者开始时戴的是密封面罩。^{133}Xe 是从封闭屏蔽系统吸入的。患者被告知要进行深呼吸,并尽可能长时间地屏住呼吸。吸入 30s 或起始呼吸相的肺部通气图像后位投影即可获得。然后患者再呼吸一种空气-^{133}Xe 混合物。再呼吸 $3\sim5$min 后,分别拍摄后斜、左后斜、右后斜位各 60s。空气-^{133}Xe 混合物可以在需要时用氧气调配。在冲洗阶段,患者呼出 ^{133}Xe 混合物通过木炭吸附剂吸附。连续的后斜和侧斜位 60s 呼出图像每 5min 间隔 1 帧,如果可能的话,所有的图像都应该在患者直立体位情况下采集。^{133}Xe 通气扫描应在有安全外部通风的负压室中进行。

^{99m}Tc-DTPA 肺通气成像

患者吸入 ^{99m}Tc-DTPA 微气溶胶 $3\sim5$min。这部分检查患者应在仰卧位进行,以尽量减少正常肺尖至肺底部由重力导致的分布差异。吸入 ^{99m}Tc-DTPA 后,患者在前、后、右侧位、左侧位、右后斜、左后斜、右前斜、左前斜位各采集 $500\,000$ 计数。^{99m}Tc-DTPA 通气扫描的一个重要优点是可获得与灌注扫描相匹配的成像投影。呼出的气溶胶被收集在一个过滤器中,以便放射性气溶胶自然衰变,直到达到安全标准即可处理。

^{99m}Tc-MAA 肺灌注成像

^{99m}Tc-MAA 颗粒在注射前应以温和搅拌的方式重新悬浮。患者以仰卧位注射,同时缓慢深呼吸,以促进肺扩张和减少肺不张。血液不应被回抽吸进注射器,因为抽吸的血液可能形成凝块,而凝块会被 ^{99m}Tc-MAA 标记。

患者最好是在直立的体位成像,使用大视野通用 γ 照相机。在前、后、右侧、左侧、右后斜、右前斜和左前斜位的标准方位成像中,每种方位至少有 $500\,000$ 计数。

成像顺序的重要性

在肺灌注扫描前应首先进行通气扫描,因为能量较高的 ^{99m}Tc-MAA 光子(140keV)产生的康普顿散射可进入 ^{133}Xe(81keV)的能峰区域,从而干扰肺通气图像。

^{99m}Tc 气雾剂通气肺扫描应在肺灌注扫描后进行。灌注扫描使用的是标准剂量的 ^{99m}Tc-MAA,其次肺通气扫描使用的是大剂量 ^{99m}Tc-DTPA(30mCi),其原理是 ^{99m}Tc-DTPA 灌注扫描使用的放射性药物活度越高,能够覆盖初始使用的 ^{99m}Tc-MAA 肺灌注扫描产生的任何异常。从既往的实践上看,首先进行 ^{99m}Tc-DTPA 肺通气扫描,然后再进行 ^{99m}Tc-MAA 肺

灌注显像被认为是不能满足要求的。

患者准备

应在肺闪烁成像的 24h 内获取受检者的标准胸部 X 线片,最好具有前后位和侧位片。CT 可代替胸部 X 线摄影。

在急性和症状性阻塞性肺疾病患者中,在肺部扫描前,可使用支气管扩张剂治疗,以减少肺通气量异常引发的难以诊断的病例。

肺闪烁成像的禁忌证

对肺闪烁成像的通气或灌注阶段几乎没有绝对禁忌证。对人体血清白蛋白过敏是灌注成像的禁忌证,但很少发生。

在灌注成像过程中,少数情况需要采取预防措施。肺动脉高压患者肺储备下降,以及存在心脏右向左分流的患者有颅内微栓塞的风险。这些患者应注射较少的颗粒。标准 4mCi 的剂量应该给予但应减少颗粒的数目,通常小于 150 000;这将通常需要重新构建具有每个粒子高于标准 99mTc 活性的新鲜 MAA 试剂盒,或者,如果给药剂量低于标准活性,肺灌注的投影图可以采集更长的时间,以便获得相当的统计计数。

儿童也应该接受较少的粒子数量,因为他们的肺小动脉床更少。欧洲核医学学会已经公布了给儿童服用药物的具体指南,至少要给 10 000 个粒子。

肺闪烁成像的临床应用

急性肺栓塞

肺显像最重要的应用是检测急性 PE。尽管 CT 在很大程度上取代了肺显像,成为诊断急性 PE 第一线诊断工具,对于肺血管 CT 造影术有禁忌的患者,通常是肾功能受损和对碘对比剂过敏的患者,肺闪烁成像仍然是一种备选的检查方式。

肺闪烁成像与肺血管 CT 造影诊断效能的比较

根据肺栓塞诊断的初步前瞻性研究(PIOPED Ⅰ)资料,以肺血管 CT 造影作为诊断标准,高概率的肺通气灌注扫描诊断 PE 的灵敏度为 41%,特异度为 97%。如果扫描为高概率或中等概率,灵敏度提高到 82%,特异度为 52%。如果扫描结果被解释为正常以外的任何类别(包括低概率),灵敏度为 98%。

在 PIOPED Ⅱ 试验中,CT 血管成像与复合标准比较,CT 血管成像对 PE 的灵敏度为 83%,特异度为 95%。结合 CT 静脉造影,诊断灵敏度可由 83% 提高到 90%。在实践中,任何一种模式的诊断效能都会随着使用模式和技术的进步而发展。诊断效能也在很大程度上取决于放射科医生的实践经验。随着 CT 血管成像逐步取代肺显像成为临床医生和放射科医生诊断 PE 的首选方法,对肺通气灌注扫描的满意度和熟练程度不断下降。应该注意的是,CT 肺血管造影的一个主要优势是,它可以发现能够解释患者症状的共存的或其他的致病因素。

作为筛选工具,诊断级别的 CT 血管成像可显示通常的肺动脉,正常或接近正常的肺通气灌注扫描可除外 PE,具有很高的阴性预测值(超过 95%)。

慢性肺栓塞

慢性 PE 与急性 PE 的临床表现不同。肺显像是诊断慢性血栓栓塞性疾病的首选方法。多排 CT 和肺显像的直接比较,显示出前者具有更高的灵敏度(96% ~ 97% vs. 51%)。慢性 PE 与急性 PE 有相同的诊断标准。

肺通气灌注扫描

定量肺通气灌注扫描

通气或灌注可通过在每侧肺的上、中和下部区域绘制感兴趣区(region of interest, ROI)的方法来量化,并通过几何均值算法计算每个肺区对整个肺活性的贡献。通常,该技术用于估算因肺癌行肺叶切除术患者的肺功能。术后第 1 秒用力呼气容积(forced expiratory volume in one second, FEV_1)可通过将术前 FEV_1 乘以非切除肺区域的灌注分数进行估计。这些数据很重要,因为许多数据肺癌患者患有慢性肺疾病。在移植后肺功能的评价中,灌注分布的改变或相互匹配的肺通气/灌注缺损可能提示移植肺的肺功能发生障碍和排斥反应的产生。

正常肺通气灌注扫描

正常肺通气灌注扫描在通气和灌注图像上显示均匀和匹配的放射性示踪剂分布,在 X 线片上勾勒出肺的形状(图 12.1)。应出现心脏、肺门和主动脉的影像。由于肺基底比肺尖有更多放射性粒子分布,因此可能存在细微的肺底-肺尖放射性分布梯度。

^{133}Xe 肺实质通气扫描包括三个时相——初始呼吸或吸入、平衡和洗脱相。吸入图像通常有较多

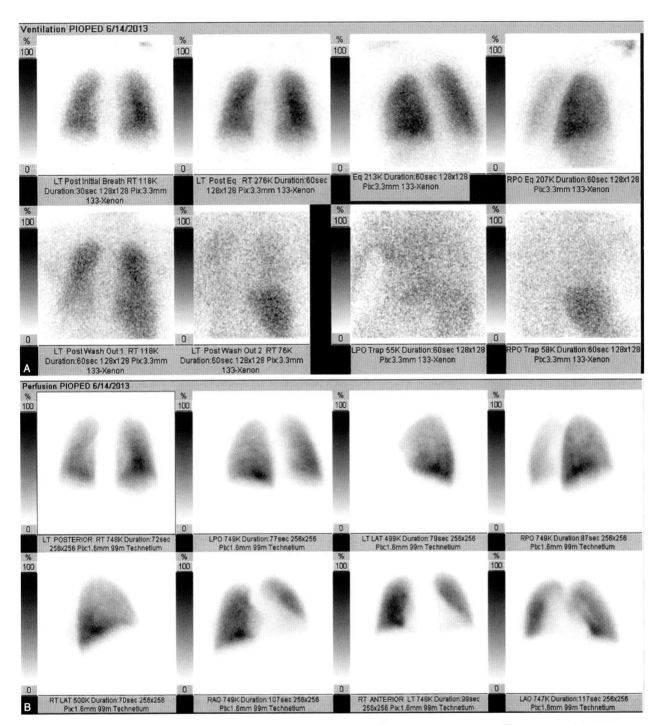

图 12.1　(A)正常^{81}Xe 通气扫描。右上腹放射性活性与脂肪肝中^{81}Xe 沉积有关。(B)正常^{99m}Tc-MAA 肺灌注扫描

噪声,因为计数统计量相对较差。通气不良的肺区表现为低放射性分布区域,可在平衡相填充。平衡相图像上的^{133}Xe 活性代表充气肺容积。所需的^{133}Xe 通常在 3min 内从肺部清除。因为正常人肺底部比肺尖有更好的通气,所以底部的^{133}Xe 比肺尖能够更快地洗脱。^{133}Xe 的局限性滞留或弥漫性集聚提示阻塞性肺疾病。

正常^{99m}Tc-DTPA 气溶胶扫描常可显示阻塞性肺疾病患者气管和主支气管内的放射性分布,吞咽的^{99m}Tc-DTPA 气溶胶可勾画出食管和胃的轮廓。

异常肺通气灌注扫描的解释

　　PE 的肺显像或肺通气灌注扫描的基本原理是检测不匹配的肺通气灌注,肺动脉灌注可显示肺动脉末端的栓塞。从根本上来说,灌注缺损的解释有赖于肺通气图像上有相匹配的通气缺失,或在胸部 X 线片上有不同于 PE 的肺灌注异常;若不是这种情

况,则肺通气灌注扫描可被认为是值得怀疑的。

在将肺通气灌注异常与标准 X 线片进行比较时,应该要考虑到一个因素是,肺通气灌注图像是在潮气呼吸过程中获得的,而胸部 X 线片是在最大吸气末时获得的。因此,肺通气灌注闪烁扫描图像上的肺比胸部 X 线片要小,当判断肺异常区的大小和形状是否"匹配"时,阅片者应该注意到这种技术原因导致的差异。

解释肺通气灌注扫描已确立的标准

第一个结构化的解释模式是 1979 年由 Biello 等发布的,他将肺通气灌注扫描的异常情况分为低、中、高三种可能性。这一解释模式是通过 PIOPED 研究改进的,PIOPED 是一项多个机构参与的试验,旨在为 PE 定义基于证据的风险分类。PIOPED 标准根据灌注缺损区的数量、大小、形状和分布以及相关的肺通气和 X 线表现,对 PE 的风险进行分层。根据这个标准,13% 的试验对象的肺通气灌注扫描结果被判定为 PE 高概率,39% 的试验对象为中等概率,34% 为低概率,14% 的扫描结果为正常或接近正常。低概率对应的 PE 风险小于 20%,中等概率对应的 PE 风险为 20%~80%,高概率对应的 PE 风险大于 80%。

PIOPED 分级系统在指导临床管理方面引发一些挑战,因为肺通气灌注扫描结果为低概率而 PE 的风险高达 20% 是临床不可接受的,肺扫描为中等概率对应的 PE 风险为 20%~80% 的范围由于太过于宽泛而失去具体的指导意义。对最初的 PIOPED 标准提出了许多修订建议,包括修改的 PIOPED Ⅱ 标准,这是一种从最近的 PIOPED Ⅱ 数据中衍生出来的简化分类系统。目的是将肺通气灌注扫描结果转换为从高到极低概率的多个分级,并增加一个无法诊断的分类。具体而言,更新后的 PE 概率分级包括:

1. 正常,即无肺灌注缺损(基本可排除 PE,不论肺通气扫描结果如何)。

2. PE 高概率(阳性预测值为 87%)。

3. 极低概率(阳性预测值为 6%)。

4. 所有其他肺通气灌注表现均归为无法诊断,见表 12.1。

弥漫性肺不均匀灌注模式的原因及意义

^{99m}Tc-MAA 肺灌注的弥漫性灌注扫描不均匀可由技术和临床两方面的因素引起。最重要的技术因素是计数不足,通常与显影剂部分血管外渗出有关。

表 12.1　修订的 PIOPED Ⅱ 标准

表现	分类
两个或更大的肺段性灌注缺损	高概率
灌注缺损范围远大于通气和胸片影像学异常区	
非肺段性的灌注异常	极低概率
灌注缺损区小于相应的胸片影像学异常范围	
中上肺的孤立的三重匹配性灌注缺损	
1~3 个肺段性灌注缺损(<25% 肺段)	
中到大量的胸腔积液	
其他的所有情况	不能诊断 (低或中等概率)

肺部计数率低而注射部位的高计数率可证实这种推测。可能导致不均匀灌注模式的临床异常包括淋巴管癌与原发性肺动脉高压。原发性肺动脉高压和继发于慢性血栓栓塞性疾病的肺动脉高压之间的区别很重要,因为后者可以通过抗凝和/或外科血栓动脉内膜切除术治疗。

反向不匹配

反向通气灌注不匹配是指通气缺损但没有相应的灌注异常。反向不匹配是由于不通气的肺区缺氧,局部肺血管收缩功能失常。这可导致功能性的右向左分流,因为含氧不足的血液在进入全身体循环之前不能重新氧合;黏液堵塞是导致反向不匹配的最常见原因。例如,典型的 PE 表现为多发性、节段性或楔形灌注缺损,以及正常或接近正常的肺通气和正常清晰的胸部 X 线片(图 12.2)。应该强调的是肺显像不能可靠地评估 PE 的时期,因此不能可靠地区分急性和慢性 PE。

在通常的临床背景下,急性 PE 是最常见的导致节段性肺通气灌注不匹配的原因,但并非唯一原因。最常见的其他疾病是肺癌,肺血管被纵隔肿瘤或肿大淋巴结病变压迫,因而血流发生变化(图 12.3)。在没有既往疾病的情况下,陈旧性 PE 是另一个可考虑的因素。一份附加的鉴别诊断列表显示,大多数是罕见的因素,见框 12.1。

非肺节段性缺损是指与节段性解剖不符的缺损,因此,预示 PE 的可能性很小。非节段性肺缺损通常的原因包括胸腔积液,肺门淋巴结肿大,肺实质性肿块,肺大疱病,肺不张。

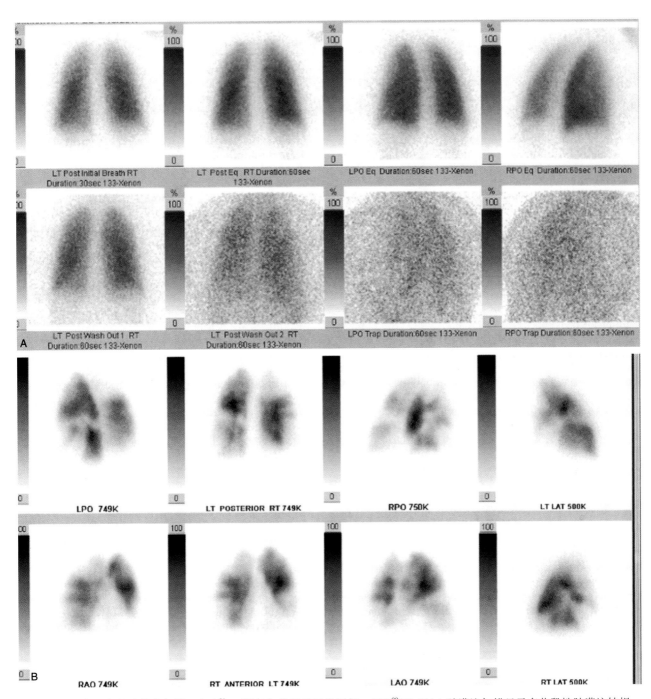

图 12.2　高概率的肺栓塞扫描。(A)^{81}Xe 通气扫描显示正常通气。(B)^{99m}Tc-MAA 肺灌注扫描显示多节段性肺灌注缺损

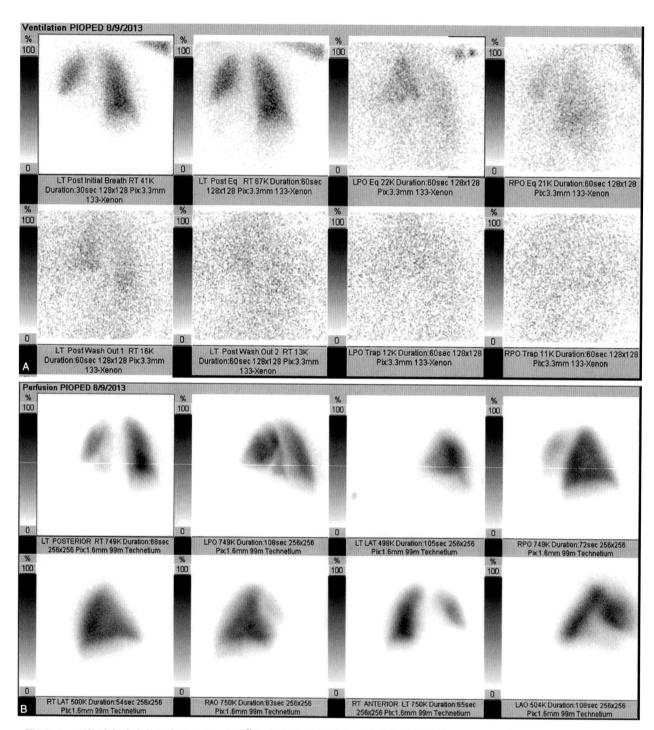

图 12.3 不能诊断或中等概率肺栓塞。(A)^{81}Xe 通气扫描显示左下肺大的放射性缺损区。(B)^{99m}Tc-MAA 肺灌注扫描显示左下肺有匹配的缺损区

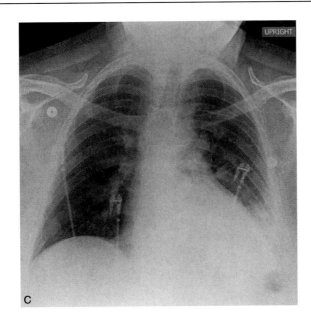

图 12.3(续) （C）胸部 X 线片显示在通气灌注异常区域左下叶可见斑片状阴影

潜在的肺部疾病通常会干扰混淆肺通气灌注扫描的解释。肺通气不良的区域,无论是由阻塞性肺疾病还是肺炎引发,一般都与反射性的肺动脉收缩有关,这可能使医生不能很好地用 PE 解释。根据修改的 PIOPED Ⅱ 标准,中下肺孤立的三重匹配性灌注缺损(异常肺通气-灌注缺损,以及胸部 X 线片异常)不能诊断 PE(图 12.4)。相反地,上肺野的 PE 发生率很低。造成这种差异的原因是流行病学调查,因为发生于肺基底动脉的栓塞比孤立的中上肺 PE 更常见。

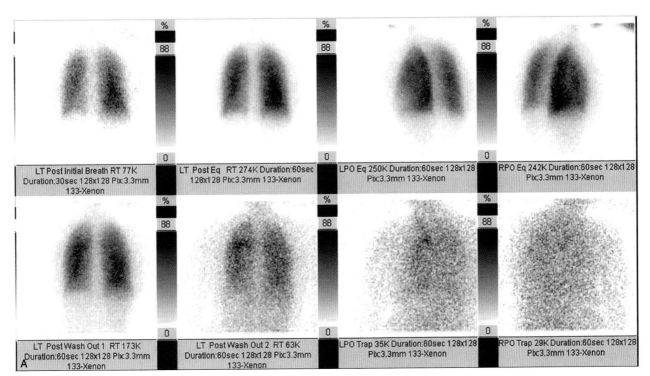

图 12.4 结节病。（A）^{81}Xe 通气扫描正常

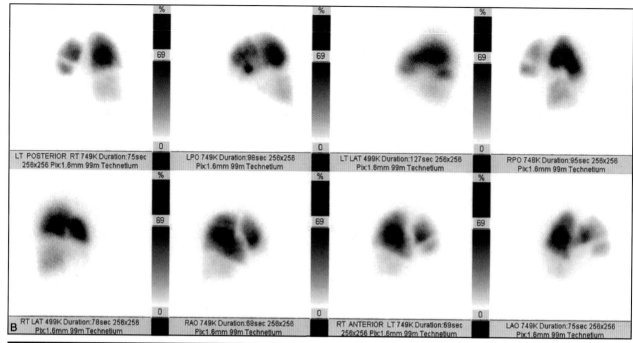

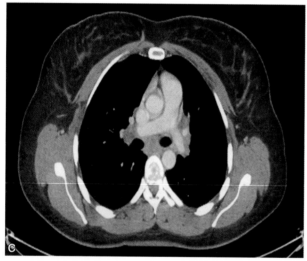

图 12.4(续)　（B）⁹⁹ᵐTc-MAA 灌注扫描显示两肺多处灌注通气不匹配。（C）CT 扫描显示双侧肺门淋巴结病变,病理证实为结节病

　　三重匹配的灌注缺损必须与匹配的肺通气灌注缺损鉴别(相匹配的通气/灌注异常与正常或接近正常胸部 X 光片),前者提示低概率和极低概率 PE。

　　重要的是,术语"三重匹配"和"匹配性缺损"都需要在大小和位置方面均符合。明显大于相应的肺通气和 X 线放射学异常的灌注缺损区导致 PE 的可能性很高,因为这种表明栓子与远端灌注缺损密切相关,并与远端亚段的肺梗死相关。

条纹征

　　条纹征定义为至少在一个投影位置见到沿胸膜表面的保留的肺灌注。这个迹象表明不是肺动脉栓子引起,因为栓子会导致肺灌注的阻塞延伸至胸膜下。尽管这种征象不常见(<5% 的肺通气灌注扫描),条纹征是有助于排除 PE 的辅助征象。此征象仅限于邻近的肺灌注异常的观察,并不能降低 PE 导致两肺其他部位异常的可能性。这个条纹征对于非栓塞性疾病的诊断并不特异,因为之前被栓子阻塞过的肺区再灌注时也可以出现。

从临床角度解读肺通气灌注扫描

　　在得到 PE 的临床前 PE 可能性测试支持后,肺显像的预测值也得到了优化。PIOPED 的研究表明,将影像学检查结果与临床怀疑程度相结合,显著改善了肺通气灌注扫描的预测值。扫描结果的 PE 高概率和临床高度可疑的患者中,96% 的肺动脉造影发现了栓子。如果患者的结果为 PE 低概率,临床低度可疑,96% 的患者肺动脉造影未发现 PE 的证据。即使存在相关的临床危险因素,正常的肺通气灌注扫描基本上可排除肺部存在栓塞。

肺显像中重要的偶然发现

^{133}Xe 是脂溶性的,可在脂肪变性的肝组织中沉积。肝中浓聚通常在通气扫描的洗脱相比较明显,

不应误认为是右肺底部的放射性药物滞留(图 12.1)。这尤其多见于肝脂肪变性患者。肺灌注图像上的任何肺外放射性分布增加往往与游离的高锝酸盐或从右向左分流有关。增加静态的脑部影像可用来评估颅内放射性分布,并可确认存在右向左分流(图 12.5)。右向左分流的患者通常在全身成像上可显示放射性浓聚点的部位,反映了微栓子的分布。甲状腺、胃和肾的放射性活性,通常在最初的灌注肺图像上可以看到,这通常是由游离的高锝酸盐导致(图 12.6)。

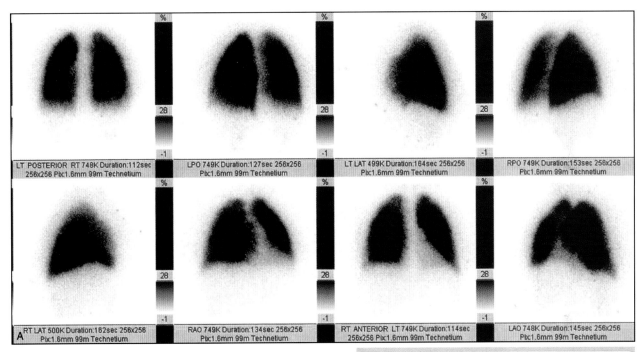

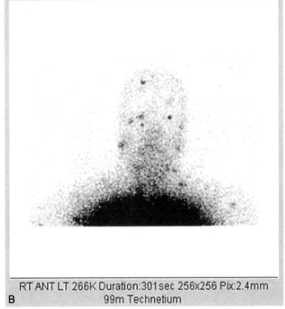

图 12.5　从右向左分流。(A)^{99m}Tc-MAA 灌注扫描显示肺外散在点状分布放射性浓聚病灶。(B)脑静态成像显示颅内斑驳分布的放射性浓聚,证实了从右向左的分流

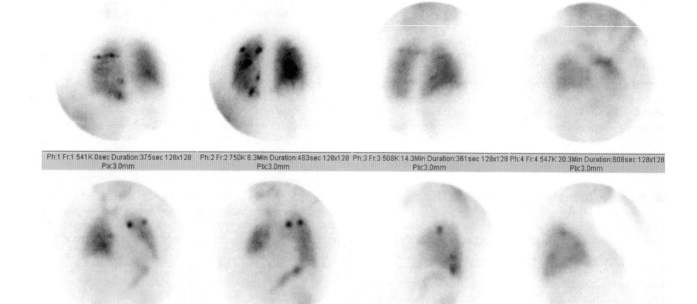

图 12.6　游离的高锝酸盐和聚集的聚合白蛋白（MAA）颗粒。肺外放射性示踪剂在肾、胃和甲状腺的分布，表明存在游离高锝酸盐的污染。两肺聚集成团的放射性沉积的增加，与 MAA 颗粒的聚集有关

如何识别技术伪影

甲状腺、唾液腺和胃的放射性活性增加可能是由于游离的 ^{99m}Tc-高锝酸盐。注射成团的 ^{99m}Tc-MAA 颗粒或标记的血凝块可导致双肺出现多个小的局灶性的热点（图 12.6）。这些可能会掩盖肺灌注缺损，影响 PE 的检出。如果是广泛的，应该在第二天重复检查一次。

吞咽 ^{99m}Tc-DTPA 气雾剂进行肺通气灌注扫描可见食管的放射性活性增加。

肺显像的辐射剂量

对于 ^{133}Xe 通气成像，气管接受 0.64rad/mCi（1rad/mCi = 0.27mGy/MBq）的剂量，肺剂量为 0.01~0.04rad/mCi，全身剂量为 0.001rad/mCi。对于 ^{99m}Tc-DTPA 气雾剂成像，肺部接受 0.1rad/mCi 的吸收剂量，膀胱壁剂量为 0.18rad/mCi，全身剂量为 0.01rad/mCi。对于 ^{99m}Tc-MAA 灌注成像，肺是关键器官，接受吸收剂量为 0.15~0.5rad/mCi，全身和性腺吸收剂量为 0.15rad/mCi。

妊娠期辐射危险及与 CT 血管成像的剂量测定比较

肺通气灌注扫描和 CT 血管成像均使母婴暴露于电离辐射环境，尽管两种方式的辐射水平都远低于导致畸形或智力下降的剂量阈值（0.1cGy）。

多层螺旋 CT 血管成像胎儿辐射暴露模型提示吸收剂量范围为 0.06~0.66mGy。随着胎儿的增大，在采集胸部影像时辐射暴露增加。肺通气灌注扫描胎儿接受的辐射根据不同的技术而有所差异。肺灌注扫描贡献了大部分的辐射量，估计在妊娠早期为 0.48mGy，妊娠中期为 0.55mGy，妊娠晚期为 0.46mGy。与肺通气灌注扫描的辐射暴露（0.6mGy）相比，乳腺在 CT 血管成像中的辐射暴露（10~20mGy）要高得多。

关于孕妇的最佳成像方式还没有达成共识，选择合适的诊断方式时，必须要考虑临床的需要和患者的偏好。然而，与母亲相比，胎儿被认为对辐射暴露的风险更大，尽量减少胎儿的辐射暴露通常是期望妊娠的患者首要考虑的。

减少辐射暴露的策略

对于妊娠的患者，可考虑只进行肺灌注扫描，如果灌注检查正常，基本可排除 PE，因为同时患有肺气道疾病和 PE 在这个人群中是少见的。如果检查不正常但不能诊断栓塞，可以在第二天进行肺通气检查。

单独灌注显像的诊断准确性最近在 PISAPED

得到评价。灌注扫描结果可独立地归于下列 4 种：①正常（无灌注缺损）；②接近正常（由心脏、肺门或纵隔增大导致，在其他正常扫描中可见）；③异常，提示 PE（单个或多个楔形灌注缺损区）；④异常，但不提示 PE（单个或多个非楔形的灌注缺损）。使用这一标准，灵敏度达到 86%，并且特异度为 93%。使用 PIOPED Ⅱ 灌注数据进一步验证了这一标准的有效性。使用 PISAPED 标准评价了 889 次肺灌注扫描，结果显示，其灵敏度为 82%，特异度为 96%。

停止母乳喂养指南

关于涉及放射性药物诊断过程有各种公布的停止母乳喂养时间。它们提供指导，并不是出于监管需要。国际辐射防护委员会建议在接受 4mCi MAA 的灌注成像后停止母乳喂养 12h。单独的 ^{133}Xe 通气扫描后不建议停止哺乳。

一般来说，诊断核医学程序的辐射暴露预计不会有明显的不良后果。患者检查应遵循 ALARA 原则（as low as reasonably achievable，即可合理达到的尽可能低的剂量使用）和常识。联邦法规（10 CFR 35.75）要求，如果母乳喂养的婴儿或儿童的剂量可能超过 100mrem（1mSv），假设没有中断母乳喂养，被许可方必须提供中断或停止母乳喂养的指导，提供未遵守指导可能导致的后果。

SPECT 在肺通气灌注扫描中的作用

一些研究表明，肺 SPECT 扫描的准确性可以通过附加或不附加低剂量的 CT 成像提高。可使用 ^{99m}Tc-DTPA 气雾剂和锝气体（锝标记碳的超微分散体，美国暂未上市）。研究表明，肺通气灌注扫描 SPECT 与低剂量 CT 联合应用具有良好的效果，对 PE 的诊断灵敏度高于单用肺通气灌注扫描 SPECT 或 CT 肺动脉造影。然而，临床对比研究的数量有限。目前，肺平面成像仍然是常规。

■ 第二部分：FDG-PET 的原理

PET 是一种基于探测发生正电子衰变的放射性核素所发射的高能湮没光子（511keV）信息并进行三维重建的成像技术。PET 实现了无创性对生化和功能行定量评估。一体化 PET/CT 系统提供来自 PET 的代谢信息和来自 CT 检查的解剖结构信息。

放射性示踪剂

目前最常用的 PET 放射性示踪剂是 2-[氟-18]氟-2-脱氧葡萄糖。^{18}F 在回旋加速器中产生，半衰期为 110min。FDG 在组织中的积聚与细胞葡萄糖利用率成正比。作为一个葡萄糖类似物，FDG 通过细胞膜上的葡萄糖转运体进入细胞内，随后在己糖激酶的催化下磷酸化为 ^{18}F-FDG-6-磷酸。与葡萄糖的结构不同，^{18}F-FDG-6-磷酸不能参与进一步的生化代谢，因此被滞留于细胞内。FDG 的累积取决于组织的血液供应和细胞糖酵解代谢活性水平。FDG 由泌尿生殖系统排出，不能被近曲小管重吸收。

患者准备

许多患者因素，如血糖水平、胰岛素水平和肌肉活动，均会影响 FDG 的生物分布。在放射性示踪剂注射之前，患者须禁食 6h。

以下情况应加以控制：①血液循环中胰岛素水平，它能促使 FDG 进入骨骼肌；②血清血糖水平，可能会竞争性抑制肿瘤细胞摄取 FDG（图 12.7）。由于糖尿病患者对饮食后的血糖的胰岛素反应减弱，只需要禁食 4h。理想情况下，血糖水平应为禁食时水平（<126mg/dL），但许多标准协议允许血糖水平达到 250mg/dL。一般来说，常规和短效胰岛素应在注射 FDG 1h 前使用，最好在整个规定的禁食期使用。据报道，长效基础胰岛素对正常人 FDG 的生物分布影响很小。在注药前的 24h 内，应限制剧烈活动；在放射性核素给药后，应及时限制肌肉活动以减少 FDG 的吸收。

成像计划

一旦确认患者已充分准备，标准剂量的 FDG（10~20mCi）应经静脉注射。对于较重的患者，可增加注射剂量以改善患者的统计计数和补偿软组织的衰减。注射后应减少说话，以避免声带的 FDG 摄取；这对于评估头颈部恶性肿瘤很重要。在成像前排尿有助于清除膀胱的生理性放射性浓聚，因为它可能掩盖盆腔疾病如子宫、卵巢或盆腔淋巴结的代谢显示。

静脉注射 FDG 约 60min 后从颅底到大腿上部采集全身图像，以利于细胞的 FDG 摄取与血池中 FDG 的清除，从而减少放射性本底。

头部和颈部扫描应首选把手臂置于身体两侧，体部成像应把手臂上抬置于头部上方。PET 扫描在平静呼吸状态下进行。PET 扫描历时 20~40min，具体取决于所覆盖的床位、采集次数和扫描速度。

衰减图对于 PET 图像的重建是必须的，以补偿

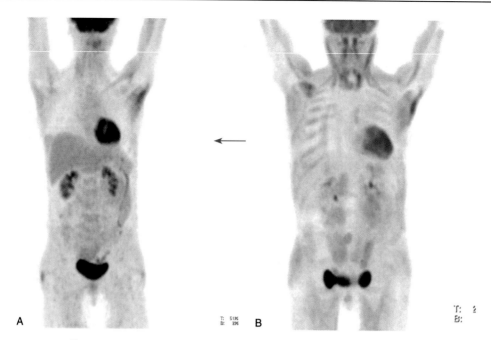

图 12.7　¹⁸F-氟代脱氧葡萄糖(FDG)的生物分布。(A)FDG 的生理性分布。(B)在规定的禁食期摄入食物后 FDG 分布的变化,血清胰岛素升高导致 FDG 进入骨骼肌细胞和左心室心肌细胞

探测光子的组织衰减。当没有衰减校正时,重建的 PET 图像是无法诊断的。当软组织较厚时,任何一对光子的衰减吸收或散射均可能增大。因此,探测到的深部结构光子很少。相反,由于肺充满空气,肺对光子的衰减作用很小。非增强的 CT、PET/CT 联合扫描或单独的 PET 均可用于创建衰减校正图。

使用一体化组合的 PET/CT 系统,可进行单独的诊断质量的 CT 扫描,可有或无静脉增强。分别重建 CT 和 PET 图像,然后利用图像浏览软件将其与合成图像进行配准。

肿瘤的 PET 活性随时间的变化轨迹

通常,针对肿瘤、感染或炎症过程的 PET 成像不应当早于注药后 45min,以便 PET 显像剂在病变及内脏中充分积聚。随着时间的流逝,病灶的吸收逐渐增加,导致病灶与本底的比率加大,尽管这种变化并不足以证明常规-延迟显像是合理和有效的。另外,¹⁸F 在稍后的时间点成像会出现更明显的衰减,也使延迟成像面临挑战。

常见的 PET 伪影

衰减校正过程可能将伪影引入图像中。肺容积 CT 和 PET 之间的不匹配可能导致配准伪影,因为 CT 是在一次屏气时获得,PET 图像在潮气呼吸期间获得。如果 CT 图像是在呼吸末获得,就会产生"香蕉伪影",它是指肝脏上方放射性活性减低的区域,在 PET/CT 上很明显(图 12.8)。患者运动、呼吸运动、心脏搏动、肠蠕动和尿液在膀胱中积聚也可以导致配准错误的伪影。这些伪影可以通过比较衰减校正后和非衰减校正的 PET 图像数据集来解决。

在使用 CT 传输的数据用于衰减校正情况下,高密度的异物和对比剂会造成伪影;在 CT 图像上测量的亨氏单位(Hounsfield unit,HU),通过使用双线性转换对图像进行密度分级以创建出对于高能 PET 光子(511keV)的衰减校正图。异物包括牙科植入物、心脏起搏器、人工瓣膜和手术夹,具有比生物材料高得多的密度,并会导致 CT 能量的 X 线光子大大衰减,但 PET 中的 γ 光子的衰减很小。应用从 CT 数据得出的衰减图会导致 PET 图像上过高地估计放射性活性。同样,静脉和口腔对比剂可使血管和肠管增加数百个 CT 值单位,其 CT 扫描数据不应当用于衰减校正用途。

正常 PET 扫描中 FDG 的生物分布

PET 图像解读面临的挑战是如何区分病理性与正常或正常变异性的 FDG 代谢。基础代谢活性高的器官,相应地显示为 FDG 高代谢活性。生理性 FDG 摄取在大脑中最高。心肌可以利用脂肪酸和葡萄糖作为能量来源。因此,心肌的摄取在很大程度上取决于注射时的心脏代谢状态,即使是在禁食的

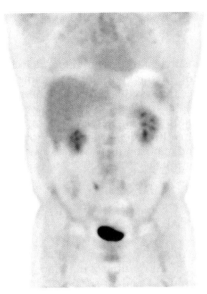
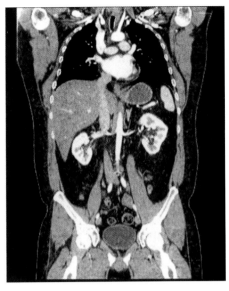

图 12.8　香蕉伪影。用于衰减校正的 CT 图像是在呼气末采集,而 PET 成像是在潮气呼吸中获得,导致两个数据集中的肺部体积不匹配,对应于肝脏的穹顶的衰减图被用于下肺的 PET 图像上,从而产生过度校正和低放射性活性曲线带

患者中,仍会有 20% 的患者表现出显著的左心室代谢活性;右心室和右心房生理性高摄取很少被观察到。FDG 在胃肠道、肝、脾、胸腺、乳腺、唾液腺、血管和骨髓的分布是变化多样的。

形态正常的胸腺组织中显示高摄取通常可以在儿童和年轻人中观察到(图 12.9)。胸腺代谢活性随着年龄的增长下降,这是因为胸腺组织逐渐退化。肠道生理性 FDG 摄取的范围和分布通常变化很大,但局灶性的活性增加应当怀疑病理状态。乳房对 FDG 的吸收通常很低,但在哺乳期和激素刺激状态下是例外。隆胸可以增加 FDG 的摄取,通常围绕着乳房假体周边。肺的 FDG 摄取很低,通常不超过 1 个标准摄取值(standardized uptake value,SUV)。肾功能正常的患者的肾脏和肾集合系统可以显示放射性示踪剂的生理排泄。

低水平的 FDG 积聚可能与间质体液有关,包括胸膜、腹膜和关节滑液,尽管有高水平的代谢活性应提示存在合并的感染、炎症或恶性过程。

但在大多数情况下,关节周围摄取的增加可归因于退行性关节病。肋骨前部偶发非特异性局灶性摄取也可能归因于关节的退化。通常肌肉不对称的摄取是常见的,且可能与肌肉活动有关。

褐色脂肪的高代谢

一个常见但偶尔会发生的变异是颈、胸、椎旁、锁骨上、腋窝及纵隔脂肪区的摄取(图 12.10);通常分布是不对称的。这种情况通常发生在寒冷的天气和年轻、瘦弱的患者。这种摄取与褐色脂肪细胞受到肾上腺素的刺激有关,褐色脂肪细胞可能参与基本的产热机制。虽然这种现象很容易识别,但褐色脂肪的 FDG 活跃可能降低了局部肿瘤检测的灵敏度。注射前给患者保温 30~60min 是一种常见的做

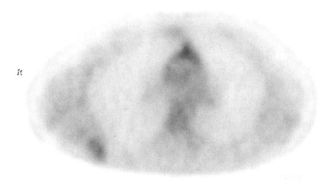
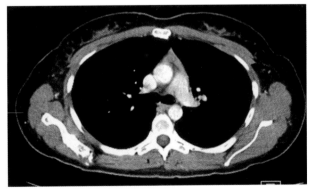

图 12.9　正常胸腺。小儿正常形态的胸腺显示了较高的 FDG 摄取

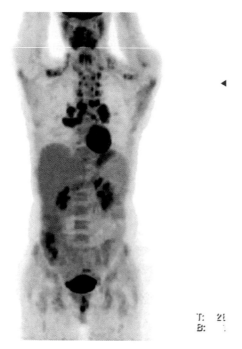

图 12.10 高代谢的褐色脂肪。典型的双侧颈部、锁骨上、椎旁和腋窝区高代谢褐色脂肪的氟代脱氧葡萄糖(FDG)的高摄取。同时患者合并有 FDG 亲和的双侧肺门纵隔淋巴结转移灶

法,这可以防止和减少褐色脂肪的摄取。对于以前的 PET 扫描中由于褐色脂肪的高代谢而不能做出准确诊断的患者,可以考虑用镇静剂和肾上腺素能阻滞剂,以防止褐色脂肪的摄取。

用标准摄取值对 PET 的放射性活性进行定量

对累积的放射性活性进行量化需要精确了解注入的剂量、注射时间、成像持续时间,以及一些患者个体化的因素。SUV 是对感兴趣区(ROI)的相对摄取量的估计,并根据注射剂量和患者体重进行校正。FDG 在脂肪组织中的分布很少,导致肿瘤患者病灶较高的摄取,和体重较大的患者正常组织中摄取值高于较瘦的患者。因此,需要进行体重校正;或者,可使用瘦体重或体表面积来代替体重。

因为 ROI 可能会包含比较小的肿瘤周围正常组织或来自运动的像素,体积平均会降低实际的 SUV。新一代图像分析软件可实现对三维 ROI 或感兴趣体积进行评估。在选择 ROI 时必须非常仔细,以便仅包括感兴趣内的结构。

在系列检查进行比较时,成像参数应保持一致,以尽量减少 SUV 的浮动。尽管有标准的成像计划和患者准备程序,SUV 在正常组织中的随机变化可高达 35%。

病变的活动性可以根据 SUV 最大值、SUV 平均值或 SUV 峰值来报告。SUV_{max} 被定义为 ROI 中像素最高的值。尽管 SUV_{max} 是重复性最高的参数,由于噪声干扰,它不能完全描述整个病灶的特征,因此其统计意义是有限的。SUV 平均值是 ROI 中所有计数的平均值。SUV 峰值根据一个小的圆形体积(通常为 1cm)到最高像素计算。这种技术越来越流行,因为它可能更准确地代表病变的最大 SUV。

临床应用

临床许多病理过程的一个特征是葡萄糖消耗的增加,部分是与葡萄糖转运体的高表达和己糖激酶活性的增加有关。FDG 可在糖酵解代谢增加的部位非特异性地积聚,使 FDG-PET 成为一个诊断与定位临床许多疾病的敏感有效的工具。目前,FDG-PET 在肿瘤学应用中应用最为广泛;然而,肿瘤的 FDG-PET 表现与良性病变、感染以及炎症过程之间有重叠。

肿瘤学

化学家 Otto Warburg 在 20 世纪 30 年代观察到恶性肿瘤细胞与糖酵解速率增加密切相关。肿瘤葡萄糖利用率的增加是 FDG-PET 在肿瘤学应用的基础。绝大多数的癌症均表现出葡萄糖摄取增加和 FDG 亲和力的增大。一般来说,与低级别和高分化的肿瘤相比,FDG 的高亲和性与肿瘤的高级别和低分化密切相关。医疗保险和医疗补助服务中心(Centers for Medicare and Medicaid Services,CMS)已将 FDG-PET 在肿瘤治疗中的应用分级为两个类别,即肿瘤初始分期和随后的抗肿瘤治疗。初始的抗肿瘤策略分类包括原发性肿瘤的评估、初始分期,以及活动性肿瘤的定位和活检计划实施(图 12.5)。随后的抗肿瘤治疗策略类别包括重新分期、治疗监测、常规随访监测和肿瘤标志物升高时的复发评估(图 12.6)。最近的文献报道也提到了基于 SUV 的 PET 成像预测恶性肿瘤预后的应用。

肿瘤坏死区 FDG 积聚较少是经常见到的,尤其是巨大的肿瘤中心部位,表现为放射性稀疏缺损区;PET 扫描通过界定肿瘤代谢活跃的区域,有助于优化活检取材以获得更可靠的样本。然而,在 PET 上往往难以区分感染病灶的空洞和肿瘤的坏死,因为两者都表现为中心性的缺光子区和病变边缘的代谢活性增加。

在美国,首先被 CMS 认可的 FDG-PET 扫描首

选临床适应证是孤立性肺结节中的肺癌评估。如果孤立性肺结节是一个转移性病灶,全身 PET 可以检测到潜在的肺外的原发癌。据报道,FDG-PET 诊断恶性肺结节的灵敏度为 97%,特异度 78%。但是,

恶性结节和良性病变之间的 SUV 有相当的交叉重叠,比如肺结核、真菌感染和结节病。然而,FDG 呈阳性的病变应首先考虑是恶性的,除非最后经病理证实是良性(图 12.11)。

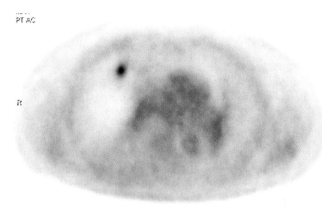

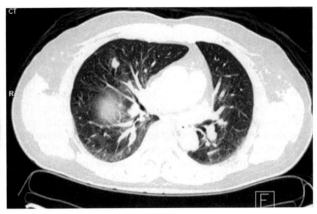

图 12.11　孤立性肺结节。右肺上叶结节呈明显氟代脱氧葡萄糖摄取,经切除病理被证实为腺癌

FDG-PET 对小结节(<1.5cm)的定性不太可靠,原因包括在 CT 形态学上的部分容积效应,及混合磨玻璃样密度,或以磨玻璃密度为主的结节。由于 PET 扫描较长的采集时间中因呼吸运动产生的伪影,结节的 SUV 平均值会人为地降低。呼吸门控技术,与基于 CT 图像对 PET 数据的校正算法,可以用来进一步提高 SUV 的准确性,但临床实践中并未常规使用。缺乏明显的 FDG 亲和活性的结节并不能排除恶性肿瘤,但提示是一种惰性的病理过程;当然,患者患有妨碍治疗的其他疾病时,只有低水平甚至没有 FDG 代谢的结节通常可以进行随访。

类癌和原位腺癌是两种表现为很少或没有 FDG 亲和活性的肿瘤,尽管它们的体积可以很大。应该强调的是,分析结节的 CT 特征对指导治疗至关重要,令人担忧的 CT 特征应取代看似令人放心的 PET 特征作为诊断的依据(图 12.12)。

感染和炎症

FDG 成像目前未被 CMS 批准用于感染或炎症,因为缺乏 PET 与其他诊断方法比较的大样本前瞻性研究。更重要的是,到目前为止,FDG-PET 成像对于感染和炎症过程还远没有达到使患者大大获益的结果。然而,FDG-PET 在感染和炎症成像方面的应用正在迅速发展,实际上,尽管 FDG-PET 不是一线的诊断工具,但它在许多机构是用于此目的的常见检查。具有最有力证据支持的适应证包括结节病、血管炎的评估和不明原因发热(fever of unknown origin,FUO)的

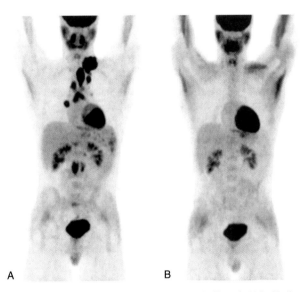

图 12.12　淋巴瘤。(A)弥漫大 B 细胞淋巴瘤的初始分期,淋巴瘤表现为膈上和膈下多发氟代脱氧葡萄糖(FDG)高摄取的肿大淋巴结。(B)治疗后 PET 显像显示原来 FDG 高摄取淋巴结完全缓解

定位。对于职业性肺病患者,淋巴结、肺和胸膜相关炎症中的 FDG 摄取增加已有报道。

结节病

结节病的典型 FDG-PET 表现是肺门和纵隔淋巴结的异常高摄取。FDG-PET 扫描有助于非钙化性非活动性肉芽肿与活动性肉芽肿的鉴别诊断。FDG-PET 也被推荐用于监测治疗反应。

血管炎的评估

当临床症状不能做出明确诊断时,FDG-PET 在临床上可用于血管炎的初步诊断,当诊断成立后,可

确认疾病的累计范围。尽管主动脉壁摄取明显高于纵隔血池以及与肝放射性本底相似或超过肝本底，被认为是支持血管炎的诊断，但关于评估血管炎的专家共识目前还没有建立。

不明原因发热

有限的前瞻性数据表明，FDG-PET 成像在研究 FUO 患者中有重要的辅助作用。初步的研究文献提示 FDG-PET 对于感染灶、炎症性和肿瘤性病变的定位具有高度确定性，并有助于 25% ~ 70% 的 FUO 患者确定最终的诊断。FDG-PET 可用于单纯解剖成像技术不易发现的隐匿性病变的检出，包括慢性骨髓炎、炎症性肠病和大血管炎。

手术或放射治疗后 PET 检查时机

手术后应至少 6~8 周进行 1 次 FDG-PET 扫描，放射治疗后应至少 8~12 周进行 1 次扫描。治疗后早期的炎症相关的变化可能掩盖残留疾病的检出，炎症相关的变化随时间而减弱。放射性肺炎在急性期可以出现非常强烈的摄取，与 CT 的演变有相似之处；慢性瘢痕可能存在持续的低代谢。

FDG-PET 成像后的安全考虑

停止母乳喂养

FDG-PET 成像后母乳喂养不需要停止。

FDG-PET 成像的禁忌证

FDG-PET 成像基本上没有禁忌证。虽然对 FDG 的过敏反应已经有报道，但非常少见。

辐射暴露

FDG-PET/CT 检查的辐射剂量必须考虑到 PET 和 CT 检查部分的辐射暴露。对于 FDG-PET，标准的 15mCi 的显像剂估计辐射剂量为 8 ~ 12mSv。与 CT 检查部分相关的辐射剂量依据扫描程序、成像协议和 CT 扫描系统而不同；低剂量时，以及用于衰减校正目的的非诊断质量的 CT 扫描，最低可达到 1mSv，而进行全身多期诊断性 CT 扫描并进行静脉造影增强时，其辐射剂量可达 20mSv。

参考书目

PART I: PRINCIPLES OF PULMONARY SCINTIGRAPHY

Biello DR, Mattar AG, McKnight RC, Siegel BA. Ventilation-perfusion studies in suspected pulmonary embolism. *AJR Am J Roentgenol.* 1979;133(6): 1033–1037.

Carvalho P, Lavender JP. The incidence and etiology of the ventilation/perfusion reverse mismatch defect. *Clin Nucl Med.* 1989;14:571–576.

Gutte H, Mortensen J, Jensen C, et al. Detection of pulmonary embolism with combined ventilation/perfusion SPECT and low dose CT: head-to-head comparison with CT-angiography. *J Nucl Med.* 2009;50(12):1987–1992.

Hartmann IJ, Hagen PJ, Melissant CF, Postmus PE, Prins MH. Diagnosing acute pulmonary embolism: effect of chronic obstructive pulmonary disease on the performance of D-dimer testing, ventilation/perfusion scintigraphy, spiral computed tomographic angiography, and conventional angiography. *Am J Respir Crit Care Med.* 2000;162:2232–2237.

International Commission on Radiological Protection. Radiation dose to patients from radiopharmaceuticals (addendum 2 to ICRP 53). *Ann ICRP.* 1998; 28:1–126.

Palmer J, Bitzen U, Jonson B, Bajc M. Comprehensive ventilation/perfusion SPECT. *J Nucl Med.* 2001;42:1288–1294.

Scarsbrook AF, Bradley KM, Gleeson FV. Perfusion scintigraphy: diagnostic utility in pregnant women with suspected pulmonary embolic disease. *Eur Radiol.* 2007;17:2554–2560.

Schembri GP, Miller AE, Smart R. Radiation dosimetry and safety issues in the investigation of pulmonary embolism. *Semin Nucl Med.* 2010;40:442–454.

Schuemichen C. Pulmonary embolism: is multislice CT the method of choice? Against. *Eur J Nucl Med Mol Imaging.* 2005;32:107–112.

Sostman HD, Coleman RE, DeLong DM, Newman GE, Paine S. Evaluation of revised criteria for ventilation-perfusion scintigraphy in patients with suspected pulmonary embolism. *Radiology.* 1994;193:103–107.

Sostman HD, Gottschalk A. Prospective validation of the stripe sign in ventilation-perfusion scintigraphy. *Radiology.* 1992;184:455–459.

Sostman HD, Miniati M, Gottschalk A, Matta F, Stein PD, Pistolesi M. Sensitivity and specificity of perfusion scintigraphy combined with chest radiography for acute pulmonary embolism in PIOPED II. *J Nucl Med.* 2008;49:1741–1748.

The PIOPED Investigators. Value of the ventilation/perfusion scan in acute pulmonary embolism: results of the prospective investigation of pulmonary embolism diagnosis (PIOPED). *JAMA.* 1990;263:2753–2759.

Tunariu N, Gibbs SJ, Win Z, et al. Ventilation-perfusion scintigraphy is more sensitive than multidetector CTPA in detecting chronic thromboembolic pulmonary disease as a treatable cause of pulmonary hypertension. *J Nucl Med.* 2007;48:680–684.

van Beek EJ, Kuyer PM, Schenk BE, Brandjes DP, ten Cate JW, Buller HR. A normal perfusion lung scan in patients with clinically suspected pulmonary embolism. Frequency and clinical validity. *Chest.* 1995;108:170–173.

Webber MM, Gomes AS, Roe D, La Fontaine RL, Hawkins RA. Comparison of Biello, McNeil, and PIOPED criteria for the diagnosis of pulmonary emboli on lung scans. *AJR Am J Roentgenol.* 1990;154:975–981.

Wells PS, Ginsberg JS, Anderson DR, et al. Use of a clinical model for safe management of patients with suspected pulmonary embolism. *Ann Intern Med.* 1998;129:997–1005.

Worsley DF, Palevsky HI, Alavi A. Ventilation-perfusion lung scanning in the evaluation of pulmonary hypertension. *J Nucl Med.* 1994;35:793–796.

PART II: PRINCIPLES OF FDG PET

Antoch G, Freudenberg LS, Egelhof T, et al. Focal tracer uptake: a potential artifact in contrast-enhanced dual-modality PET/CT scans. *J Nucl Med.* 2002;43:1339–1342.

Bar-Shalom R, Yefremov N, Guralnik L, et al. Clinical performance of PET/CT in evaluation of cancer: additional value for diagnostic imaging and patient management. *J Nucl Med.* 2003;44:1200–1209.

Delbeke D, Coleman RE, Guiberteau MJ, et al. Procedure guideline for tumor imaging with 18F-FDG PET/CT 1.0. *J Nucl Med.* 2006;47:885–895.

Dizendorf E, Hany TF, Buck A, von Schulthess GK, Burger C. Cause and magnitude of the error induced by oral CT contrast agent in CT-based attenuation correction of PET emission studies. *J Nucl Med.* 2003;44:732–738.

Hillner BE, Siegel BA, Hanna L, et al. Impact of 18F-FDG PET used after initial treatment of cancer: comparison of the NOPR 2006 and 2009 cohorts. *J Nucl Med.* 2012;53(5):831–837.

Hillner BE, Siegel BA, Shields AF, et al. Impact of dedicated brain PET on intended patient management in participants of the NOPR. *Mol Imaging Biol.* 2011;13:161–165.

Hillner BE, Siegel BA, Shields AF, et al. The impact of PET on expected management during cancer treatment. *Cancer.* 2009;115:410–418.

Jacene HA, Leboulleux S, Baba S, et al. Assessment of interobserver reproducibility in quantitative FDG PET/CT measurements of tumor response to therapy. *J Nucl Med.* 2009;50(11):1760–1769.

Love C, Tomas MB, Tronco GG, Palestro CJ. FDG PET of infection and inflammation. *Radiographics.* 2005;25(5):1357–1368.

Nahmias C, Wahl LM. Reproducibility of SUV measurements determined by 18F-FDG PET in malignancy tumors. *J Nucl Med.* 2008;49:1804–1808.

National Comprehensive Cancer Network. Clinical practice guidelines in oncology, version 1. 2013. http://www.nccn.org/professionals/physician_gls/pdf/cns.pdf. Accessed December 2014.

Schoder H, Erdi YE, Larson SM, Yeung HW. PET/CT: a new imaging technology in nuclear medicine. *Eur J Nucl Med Mol Imaging.* 2003;30:1419–1437.

Shankar LK, Hoffman JM, Bacharach S, et al. Consensus recommendations for the use of 18F-FDG PET as an indicator of therapeutic response in National Cancer Institute (NCI) trials. *J Nucl Med.* 2006;47(6):1059–1066.

第三部分

成像方法

第 13 章
相关医学术语介绍

Sachin S. Saboo，Mukta D. Agrawal，Sandeep S. Hedgire，
Robert Joodi，Suhny Abbara

本章概要

■ 引言

本章的重点是定义心血管和胸部成像中使用的术语,并为在临床实践中解决问题提供模式识别的基本框架。这本书中使用的胸部术语包含了 Fleischner 学会命名委员会在 1984 年、1996 年和 2008 年出版的胸部放射学和计算机体层成像(CT)的建议;定义了一些未包括在 Fleischner 学会最新胸部影像术语词汇表中的术语;还包括心脏和血管成像中使用的更新术语。

■ 胸部术语

肺实质

肺实质:肺的气体交换部分称为肺实质,由肺泡和毛细血管组成。在 CT 扫描和 X 线片上,肺实质是肺的一部分,不包括可见的肺血管和气道。

肺叶:从解剖学上讲,肺由肺叶组成,右肺一般由三个肺叶组成,左肺由两个肺叶组成。除了肺根(肺门)和不完整的叶间裂外,每个肺叶都被脏胸膜包裹。

节段:在解剖学上,节段是指肺叶的单位,由节段支气管通气,节段肺动脉灌注,节段间肺静脉引流。每个肺叶有 2~5 个节段。

小叶,次级肺小叶,肺小叶:次级肺小叶(图 13.1A)是肺的基本单位,最小,周围有结缔组织隔和小叶间隔。它是一个形状不规则的多面体,大小从 1cm 到 2.5cm 不等。每一种都在肺周围,以及上叶与中叶的前、侧和纵隔旁更发达。每个次级肺小叶由位于小叶中心的小叶细支气管和肺动脉分支供应;它也被称为小叶中心或小叶核心结构。小叶间隔由结缔组织组成,包含肺小静脉和淋巴管。一个次级肺小叶含有 3~25 个腺泡。在薄层 CT 图像上,次级肺小叶由小叶间隔和小叶间隔结构,小叶中心区和小叶中心结构,小叶实质三个主要部分组成。正常肺可见位于次级肺小叶中心的肺动脉分支(直径 0.5~1.0mm)。然而,正常的小叶中心细支气管由于其壁薄(直径约 0.15mm)而看不到。小叶间隔和小叶间隔结构在健康的肺中通常不可见(0.1mm 厚),但在增厚时可见,如肺水肿和肺间质疾病。小叶间隔在次级肺小叶之间呈 10~20mm 长的细线形阴影。

小叶核心结构:位于次级肺小叶中心的小叶核心结构由小叶中心动脉和终末前细支气管组成。终末前细支气管分支为更小的终末前细支气管、终末细支气管和呼吸性细支气管。

腺泡:一个次级肺小叶有 3~25 个腺泡。腺泡

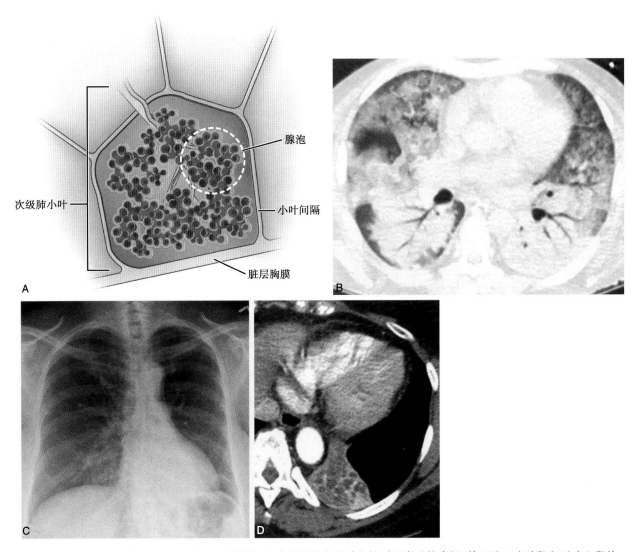

图 13.1　(A)次级肺小叶。(B)一名 62 岁男性,由多灶性肺炎导致急性呼吸窘迫综合征,其双肺上叶后段和下叶上段均有实变伴细支气管充气征,右上叶前段和舌段有磨玻璃影。一名 45 岁男性的胸部 X 线片(C)和轴位 CT 扫描(D)显示左下叶支气管类癌引起阻塞,其影像学表现为心后阴影,CT 扫描示左侧下叶肺萎陷,其内包含扩张的充满黏液的支气管

是肺终末细支气管远端的部分,终末细支气管是最后的纯传导气道。腺泡由一级呼吸性细支气管供应,包含肺泡管和肺泡。由于呼吸性细支气管是最大的气道,其壁上含有肺泡,腺泡是所有气道参与气体交换的最大肺单位。腺泡的直径通常为 6 ~ 10mm。在薄层 CT 上,除非充满病理物质(例如渗出物),其表现为边界不清的结节状的密度增高影,否则腺泡是不可见的。因此,在 CT 扫描时,腺泡结节表现为多发 6 ~ 10mm 的圆形和模糊的肺阴影。腺泡结节和气腔结节几乎是相同的术语。

气腔:气腔是指含气的肺,包括呼吸性细支气管;但是,它不包括纯传导气道,如终末细支气管。

实变:在病理上,实变是指渗出或其他气腔和间质疾病过程,导致肺泡气体替代和肺部阴影。在 X

线片和 CT 扫描中,实变指肺密度增加,导致肺血管和气道壁边缘模糊(图 13.1B)。可能出现细支气管充气征。脂性肺炎导致的实变表现为肺密度减低,与肺胺碘酮中毒相关的 CT 表现出密度增加,有助于缩小潜在的实变原因。实变是非特异性的,具有广泛的鉴别诊断,因此临床和实验室数据是有帮助的。

肺炎:肺炎(图 13.1B)是一种气腔和间质的炎症状态。感染性肺炎是一种气腔渗出性的病理现象,可导致实变,如细菌性肺炎。非感染性肺炎是肺炎症和纤维化的结果,如特发性间质性肺炎。

支气管肺炎、小叶性肺炎:支气管肺炎的特征是感染性支气管炎、细支气管炎、化脓性细支气管周围炎症以及随后累及一个或多个次级肺小叶的斑片状实变。它通过气道传播,导致支气管和细支气管内

黏稠而顽固的分泌物。在影像学上,支气管肺炎表现为多灶性、支气管周围或斑片状实变,常呈多小叶分布。在 CT 上表现为边界不清的小叶中心和树芽状结节影和小叶实变。

肺不张、肺萎陷: 肺不张是指肺的全部或部分膨胀减少,导致肺容积减少。一种常见的机制是黏液栓或团块阻塞气道而使远端空气吸收。"肺萎陷"一词与肺不张同义,尤其指严重肺不张和肺密度增加。在 X 线片和 CT 扫描上,肺不张的直接征象(图13.1C 和 D)是肺血管拥挤、细支气管充气征拥挤和叶间裂移位。间接征象包括肺阴影、膈升高、心脏和纵隔向同侧移位、肺门移位、邻近肺代偿性过度膨胀、接近肋骨、肺肉芽肿移位。肺不张可分为以下类型:线性、亚节段性、节段性、大叶性或全肺,圆形的,普遍性的或弥漫性的。

线状肺不张、盘状肺不张、板状肺不张: 线状肺不张(图 13.2A)是局灶性亚节段肺不张,呈线形,几乎总是紧贴胸膜。它可以朝向任何平面,从水平、斜形到垂直,厚度从几毫米到几厘米不等。

Luftsichel 征(空气镰刀征、空气新月征、主动脉弓旁透亮征): Luftsichel 征(源于德语 luft,意为空气,sichel 意为镰刀)见于左肺上叶塌陷,是过度膨胀的左下叶上段向上向内移位到主动脉弓和塌陷的上叶之间所致。塌陷的左上叶向前向上移动,紧贴前胸壁;过度充气的左下叶上段位于上叶的后面。在 X 线片上(图 13.2B),Luftsichel 征表现为边缘清楚、新月形的腹主动脉旁高透光影,从左半胸尖端延伸至左上肺静脉,勾画出塌陷的左上叶的内侧轮廓。CT 扫描(图 13.2C)显示塌陷的左上叶呈均匀一致的密度,对着前面的胸壁及纵隔,过度膨胀的下叶上段位于内侧的主动脉弓与外侧塌陷的上叶之间,表现为 Luftsichel 征。

Golden S 征(金 S 征): Golden S 征是指右肺上叶因位于中央的阻塞性团块而塌陷,正位 X 线片和 CT 扫描最易见此病变(图 13.2D)。塌陷的上叶向上向内侧移位,而位于中央的肿块使肺门扩大。"倒 S 征"一词源于一个小裂隙的构造,该裂隙具有向上向外侧凸和向下向内侧突,类似于倒 S 形,提示肿瘤。然而,它也见于由扩大的中央淋巴结或纵隔肿块所致的右上叶支气管阻塞。

实质带: 由于纤维化延伸到脏胸膜表面而形成线样的胸膜实质阴影,在接触处常增厚并收缩(图13.2E)。它们厚 1~3mm,长 5cm,可代表连续的小叶间隔增厚、支气管血管周围纤维化、粗糙瘢痕或与肺或胸膜纤维化相关的肺不张。它们可以在纤维化和其他间质增厚的患者(例如石棉沉着病、硅沉着病和结节病患者)中发现。

膈上尖峰征: 在上叶或上、中叶塌陷或上叶切除术后可见的横膈的隆起或峰状外观。该征是由下副裂(最常见)、主裂或下肺韧带的膈肌收缩引起的。在正位胸部 X 线片上,它表现为一个小的、轮廓分明的三角形阴影,从横膈最高点向上突出(图 13.2F)。

圆形肺不张,肺折叠综合征,Blesovsky 综合征,肺不张性假瘤: 这是一种独特的慢性周围性肺塌陷,由胸膜纤维化发展而来,可以类似于肺癌。它通常在石棉暴露相关的渗出性胸腔积液愈合后出现,伴有胸膜纤维化和相邻肺塌陷,但也可在其他情况下出现。它通常是在影像学上偶然发现的。在 X 线片上,圆形肺不张表现为位于肺周围的圆形、椭圆形或楔形阴影,或位于肺周围的块状阴影,通常位于肺下叶的后部,由支气管和血管形成的曲线状阴影(彗星尾征)从圆形肺不张部位向肺门延伸。常存在邻近胸膜的增厚和受累肺叶体积的丢失。CT 比 X 线片能更好地显示疾病的全貌。在 CT 上,圆形肺不张表现为位于周围的软组织密度的有强化的肿块,边缘光滑,除了支气管和血管的入口处外,与相邻增厚的胸膜形成锐角。会聚的支气管血管的扭曲和移位是一种常见的诊断特征(图 13.2G)。

浸润: 这一术语用于 X 线片或 CT 扫描,描述由气腔或肺间质病变引起的肺阴影。因为使用该术语是有争议的,所以不再推荐使用它,它已经被其他术语广泛代替。首选术语"阴影"并伴有重要的限定词。

实质阴影: 实质阴影意味着肺密度增加。它可能掩盖背景的肺血管和气道壁,也可能没有掩盖。更准确的术语是实变和磨玻璃影。肺实变指肺密度增加,除了细支气管充气征外(图 13.2B),肺阴影掩盖了背景的血管和肺结构。磨玻璃影指肺密度轻微增加,并保留了肺背景结构的边缘(图 13.2B)。

阴影: 阴影表示肺密度局灶性增加,因此比周围区域更不透明。这是一个非特异性术语,因为它不提示病变的大小和病理状态。它可能代表任何异常,包括但不限于结节、肿块、实变或磨玻璃影。在非对比增强 CT 图像阴影区测量肺的密度可以得到特定的诊断。密度高于肌肉是由于转移性钙化的钙沉积和肺泡微结石症,滑石粉沉积及胺碘酮中毒的碘沉积。密度低于肌肉见于脂性肺炎。

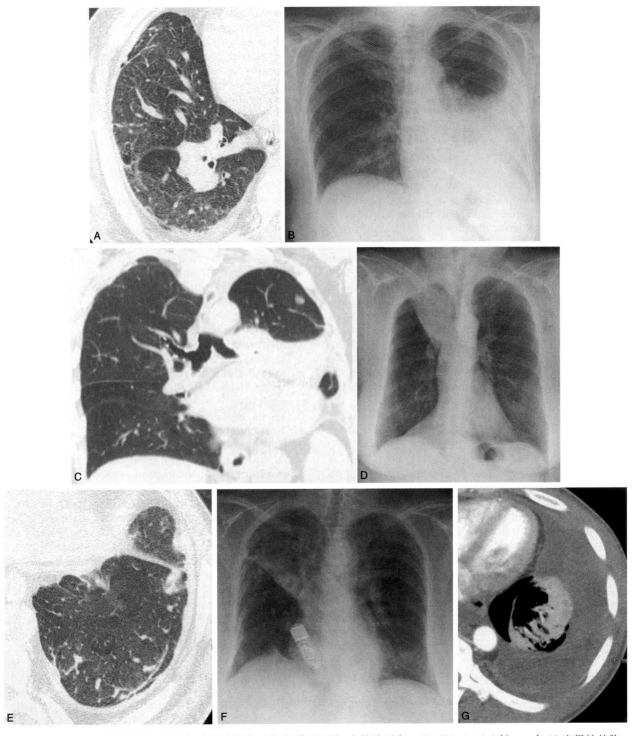

图 13.2 (A)61 岁男性,右上叶肺实质见线状肺不张、板状肺不张、盘状肺不张。(B,C)Luftsichel 征。一名 87 岁男性的胸部 X 线片(B)和冠状位 CT 扫描(C)显示左侧中央型支气管肺癌,引起左侧上叶支气管狭窄,导致左侧上叶塌陷,伴随左侧下叶过度膨胀,呈 Luftsichel 征。左下肺过度膨胀,可见转移性实性结节。(D)50 岁男性,右肺上叶因阻塞性中央型肺鳞癌而塌陷,出现 Golden S 征。(E)实质带:61 岁男性,胸膜下弧形实质带,与之前接触石棉导致相邻胸膜增厚有关。(F)膈上尖峰征。(G)44 岁男性圆形肺不张,左侧下叶圆形肺不张有强化,伴有脓胸相关的胸膜增厚和左侧胸腔积液

CT 血管造影征：CT 血管造影征代表增强 CT 扫描下的实变。它是指肺实变中突出的对比增强的血管（图 13.3A）。虽然最初被认为是支气管肺泡癌的特征性表现，但在肺原发性淋巴瘤、感染性和阻塞性肺炎中也可以发现。

磨玻璃样密度影：磨玻璃样密度影（ground-glass opacity，GGO）是一个非特异性术语，用于描述由肺中空气相对比例改变所引起的肺衰减的增加。这种表现见于肺泡部分充盈液体、巨噬细胞、中性粒细胞或无定形物质、炎症、浸润或纤维化引起的间质增

厚、部分肺泡塌陷（肺不张）和毛细血管血容量增加。肺不透明的增加程度不足以掩盖肺血管，肺实变的情况也是如此。产生 GGO 的一些活跃但可能可逆的过程包括肺水肿、肺出血、肺泡蛋白沉积症、肺泡炎和间质性肺炎的各种原因，而纤维化是不可逆混浊的主要原因。在胸部 X 线片上，GGO 表现为肺的模糊，有不清楚的支气管或血管纹理。在 CT 扫描中，它表现为肺混浊增加，但未掩盖支气管血管边缘（图 13.1B）。

马赛克灌注、马赛克少血症、马赛克衰减模式：马赛克衰减模式是指吸气 CT 上肺部灌注的区域差

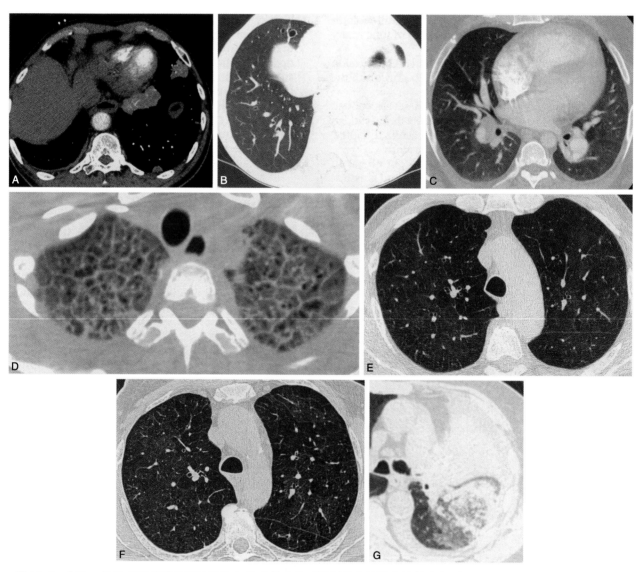

图 13.3　（A）一名 50 岁转移性肺癌的男性患者，左肺多发不规则强化的结节性转移瘤，内见强化血管，提示 CT 血管造影征。注意右下后胸膜转移性增厚。（B）一名 25 岁囊性纤维化的男性患者，CT 扫描显示右肺由于巨细胞病毒相关的小气道感染而呈现"马赛克"衰减模式。注意右侧中叶支气管扩张，左侧下叶塌陷实变，左侧胸腔积液。（C）一名 50 岁男性，由肺动脉高压导致双肺"马赛克"衰减改变。注意肺动脉扩张。（D）一名 50 岁女性，她的上肺叶以明显"碎石路征"为主，因非典型病原体肺炎和肺水肿而加重缺氧。鉴别诊断包括急性间质性肺炎、肺水肿、急性呼吸窘迫综合征和肺出血。（E，F）气体陷闭。图示吸气相扫描（E）显示双肺广泛的"马赛克"衰减改变，呼气相 CT 扫描（F）显示多发片状的气体陷闭区域。鉴别诊断包括闭塞性细支气管炎、过敏性肺炎和慢性气道疾病。（G）49 岁男性，左肺下叶因真菌感染而发生机化性肺炎，伴有与左主支气管远端癌相关的气道变窄导致的左侧上叶塌陷和左叶部分反晕征（环礁征）

异导致肺部不均匀的密度,从而导致不同的肺部衰减。原因包括闭塞性血管疾病和血管炎(图13.3C),阻塞性气道疾病(图13.3B),以及混合性疾病。马赛克衰减模式是一个比马赛克少血症或马赛克灌注更具有包容性的术语。在马赛克灌注中,低密度透光区肺血管的管径比高密度区的肺血管管径小,与GGO不同。血液流向肺正常部分的再分配导致未受累肺的密度增加。呼气相高分辨率CT(HRCT)是有用的,通过显示气体陷闭及有时增厚和扩张的气道以区分气道疾病引起的马赛克灌注和血管疾病引起的马赛克灌注。

肉冻征:表现为马赛克灌注和气体陷闭与健康肺混合造成的肺不均匀的衰减。它通常见于过敏性肺炎,但也见于其他一些疾病,包括结节病、非典型病原体肺炎和呼吸性细支气管炎。

碎石路征:碎石路征是指由于小叶间隔增厚或小叶内间质增厚而使GGO密度夹杂网格样模式(图13.3D)。它最初见于肺泡蛋白沉积症,也见于各种急性和亚急性疾病,包括非典型病原体肺炎、肺出血、弥漫性肺泡损伤和机化性肺炎。

气体陷闭:气体陷闭是指由于气道阻塞而使空气在肺内或部分肺内异常滞留。在CT呼气末相上,气体陷闭区更加明显,与正常肺相比更暗更透光,其衰减相对更高。需要比较吸气CT(图13.3E)和呼气CT(图13.3F)来检测气体陷闭。

细支气管充气征:在X线片和CT扫描上,细支气管充气征是指在周围由于肺实变或磨玻璃形成的高密度的肺背景下充满空气的支气管。在X线片上,充气支气管能可靠地将肺内位置与胸膜或纵隔异常区分开。该征象在CT扫描中尤为明显(图13.1B),表明近端气道通畅,但肺泡间隙被充满(由于渗出物、液体或细胞),被缩小(肺不张),或两者兼有。细支气管充气征最常见于各种原因引起的肺实变和肺水肿。它也可以在腺癌或明显的肺间质扩张中看到,如在淋巴瘤中引起肺实质的压迫,气道未闭。

机化性肺炎:机化性肺炎(organizing pneumonia,OP)的组织学特征是在终末细支气管或呼吸性细支气管、肺泡管和肺泡内存在疏松结缔组织形成的多倍体的栓和肉芽组织,但很少或不存在间质炎症和纤维化。OP是一种相对常见的疾病,约占特发性间质性肺炎病例的一半。其特发形式称为隐源性机化性肺炎。然而,一半的OP组织学类型是继发性的,如肺部感染、肺梗死、过敏性肺炎、胶原血管疾病和药物反应。在X线片上,OP表现为外周和基底部的斑片状的实变密度。在CT扫描上,典型的模式是单侧或双侧、斑片状、非节段性、三角形或多边形的气腔实变,位于胸膜下、支气管血管周围分布,通常在下叶(图13.3G)。可能出现细支气管充气征。可见散在的GGO、小叶中心结节或树芽征。随着时间的推移,病变往往会发展和迁移。鉴别诊断包括支气管肺泡癌、淋巴瘤、血管炎和感染。

弥漫性肺泡损伤:见急性间质性肺炎(acute interstitial pneumonia,AIP)。

肺裂伤:肺裂伤的特征是肺实质破裂,形成圆形或椭圆形的肺腔。外伤性空腔可充满空气(外伤性肺膨出)、血液(外伤性血肿)或两者兼有(肺积血积气)。常可见邻近的肺挫伤,在X线片上难以辨认。它通常见于儿童和年轻人,因为胸壁更具弹性。根据其机制,可以看到肺损伤的四种CT表现(图13.4A):

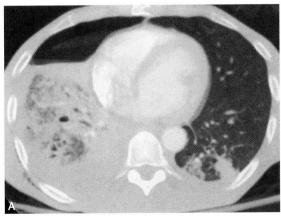
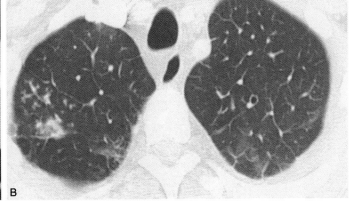

图 13.4 (A)肺撕裂。56岁男性,与机动车碰撞致右肺下叶挫伤撕裂,左肺下叶挫伤形成的斑片状阴影,右侧中等量的液气胸。(B)23岁囊性纤维化患者小叶间隔增厚,珠状间隔征,小叶间隔增厚。注意双肺尖界不清的小叶中心阴影,右肺尖树芽样阴影,经证实为曲霉菌感染,伴轻度支气管扩张(未显示)。双肺尖光滑的小叶间隔轻度增厚是由肺水肿引起的

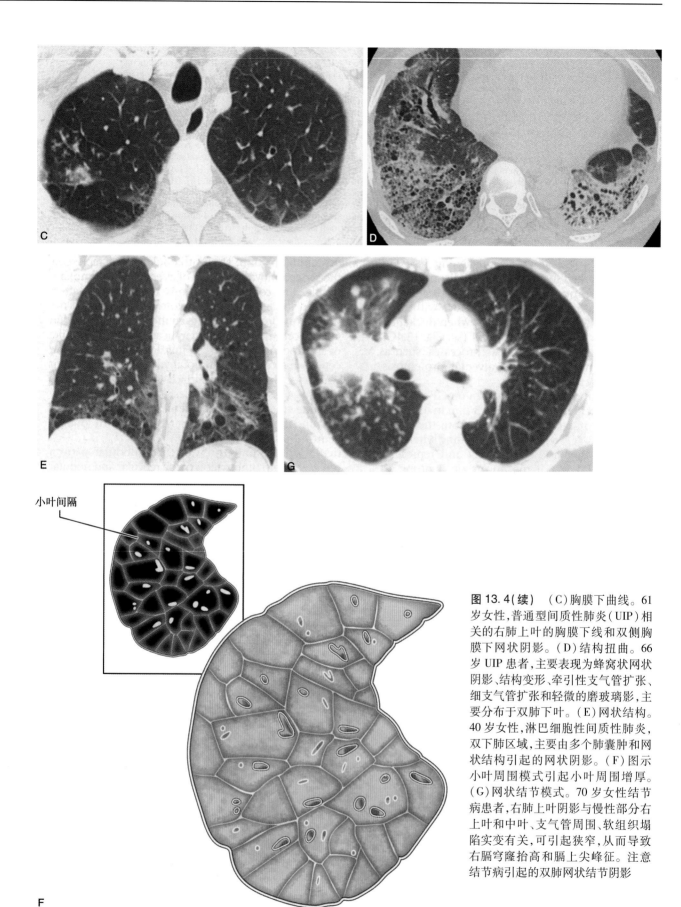

小叶间隔

图13.4(续) （C）胸膜下曲线。61岁女性,普通型间质性肺炎(UIP)相关的右肺上叶的胸膜下线和双侧胸膜下网状阴影。（D）结构扭曲。66岁UIP患者,主要表现为蜂窝状网状阴影、结构变形、牵引性支气管扩张、细支气管扩张和轻微的磨玻璃影,主要分布于双肺下叶。（E）网状结构。40岁女性,淋巴细胞性间质性肺炎,双下肺区域,主要由多个肺囊肿和网状结构引起的网状阴影。（F）图示小叶周围模式引起小叶周围增厚。（G）网状结节模式。70岁女性结节病患者,右肺上叶阴影与慢性部分右上叶和中叶、支气管周围、软组织塌陷实变有关,可引起狭窄,从而导致右膈穹窿抬高和膈上尖峰征。注意结节病引起的双肺网状结节阴影

①1 型,压迫性的破裂损伤,由直接压迫力导致肺深部撕裂伤;②2 型,压迫性剪切损伤,由于下半胸受到严重的突然打击,肺下叶突然移位,越过脊柱,通常位于椎旁;③3 型,肋骨穿透性撕裂,位于周围,靠近移位的肋骨骨折,并伴有气胸;④4 型,粘连性撕裂,是在先前存在的胸膜实质粘连区域的撕裂,通常在手术或尸检中诊断。

肺挫伤:肺挫伤是最常见的肺损伤,是钝性胸外伤引起的。这是一种外伤性肺泡损伤,伴有肺泡出血,但没有明显的肺泡破坏。它通常发生在受伤后 24h 内,通常发生在撞击部位。在 X 线片上,典型的影像学特征是非节段性的斑片状、界限不清的实变阴影。在 CT 扫描中,可以观察到胸膜下不受累(胸膜表面下 1~2mm 的肺实质不受累)(图 13.4A)。CT 对挫伤的诊断更为敏感,因为挫伤在 CT 扫描上可以立即看到,但在 X 线片上可能要到受伤 6h 后才能看到。

肺间质

间质:肺间质是整个肺的结缔组织的连续体,包括三个部分:①支气管血管(轴)间质,围绕并支撑从肺门到呼吸性细支气管水平的支气管、动脉和静脉;②实质(腺泡)间质,位于肺泡和毛细血管基底膜之间;③与小叶间隔相连的胸膜下结缔组织(图 13.4A)。

小叶间隔:见次级肺小叶。

小叶间隔增厚,串珠样间隔征,间隔增厚:小叶间隔增厚在 HRCT 上易于识别。在胸部 X 线片上,它们表现为肺基底附近的与侧胸膜表面成直角并与之相连的细线样阴影(Kerley B 线)。Kerley A 线见于上叶,2~6cm 长的细线,呈放射状朝向肺门。近年来,解剖描述性术语小叶间隔线或小叶间隔增厚比 Kerley 线更受青睐。在 HRCT 上,正常小叶间隔不可见,但在某些病理情况下,小叶间隔增厚可见。根据表现和潜在的原因,可以发现四种不同类型的间隔增厚。肺水肿导致光滑的小叶间隔增厚(图 13.3D 和图 13.4B)。浸润性疾病,如肿瘤或肿瘤样病变,可引起结节状间隔增厚——恶性肿瘤和结节病的淋巴管扩散的串珠样间隔增厚。纤维化情况,如间质纤维化,可导致不规则的间隔增厚(图 13.4C)和明显的肺结构扭曲。

小叶内线、小叶内间质增厚:小叶内线是次级肺小叶内的纤细的线性阴影,增厚时在 HRCT 上呈网状(图 13.4C)。这些表现出现在各种疾病过程中,如间质性肺纤维化、肺泡蛋白沉积症和肺出血。

胸膜下曲线:CT 上可见薄的、非特异性的曲线样阴影,厚度 1~3mm,平行于胸膜,距胸膜不到 1cm(图 13.4C)。当在肺的背侧部位看到时,这是正常表现,代表重力相关的肺不张;在俯卧位 CT 扫描中消失。在纤维化、肺水肿和石棉沉着病中也观察到曲线。

结构扭曲:指因支气管、血管、裂隙、小叶间隔等肺部结构的异常移位而造成的肺外观的变形。它可由弥漫性或局限性肺部疾病引起,特别是肺纤维化(图 13.4D)或肺容积丢失。

蜂窝征:蜂窝征是由肺泡破裂和肺泡管扩张,腺泡结构丧失引起的。它代表破坏和纤维化的肺组织。HRCT 表现为位于周围、胸膜下充气囊肿,直径一般为 3~10mm,但可达 2.5cm,1~3mm 的纤维壁清晰,早期为少量簇状囊肿,进展期为多层囊肿(图 13.4D)。它是肺纤维化的一个特征,是诊断普通型间质性肺炎(usual interstitial pneumonia,UIP)的一个重要标准。

网状结构、网状影:在胸部 X 线片上,网状结构由无数线性阴影组成,由于叠加效应,这些阴影类似于网状结构或网络(图 13.4E)。网状结构通常代表间质性肺疾病。它是一个纯描述性的术语,可观察到多种形态学变化,从广泛的小叶间隔增厚到小叶内线,再到蜂窝状肺破坏或实质带或不规则的线性阴影。网状间质增厚可以是光滑的(肺水肿;图 13.4B)、结节状(恶性肿瘤的淋巴管扩散、结节病)或不规则的(纤维化;图 13.4D)。

小叶周围型:小叶周围区由次级肺小叶周围的结构组成,包括小叶间隔、脏胸膜和血管。因此,以小叶间隔和次级肺小叶周围为主的肺部疾病具有小叶周围型模式。在 CT 上,小叶周围型模式是一个界限不清的弧形或多边形带状阴影,其厚度大于增厚的小叶间隔。这些可能与 GGO 或实变阴影有关。该术语常用于 OP 的小叶周围分布。

小叶中心型:小叶中心区代表次级肺小叶的细支气管血管核心,由位于呼吸性细支气管甚至肺泡管中心的终末细支气管以外的病变组成。在 CT 上,小叶中心区域由次级肺小叶中心的小叶内动脉而表现为小圆点状或线状阴影,在胸膜表面 1cm 内最明显。小叶中心疾病类型包括结节,小气道疾病引起的树芽样阴影(图 13.4B),或小叶中心型肺气肿导致的异常低密度影。

网状结节型:网状结节型代表了 X 线片上网格

状和结节型的结合,通常是无数条线相交的结果,产生额外的微结节效应(图 13.2F 和 G)。结节的大小与线性或曲线成分的大小和数量有关(见网状结构)。由于同时存在网状和微结节样改变,CT 扫描显示网状结节样改变。在 CT 上,小结节可位于网状成分的中心,提示小叶中心的微结节,或叠加在线性阴影上,提示小叶间隔微结节。

呼吸性细支气管炎、呼吸性细支气管炎伴间质性肺疾病:呼吸性细支气管炎(RB)和呼吸性细支气管炎伴间质性肺疾病(RB-ILD)是与吸烟有关的小气道和肺部炎症性疾病。按严重程度依次为 RB、RB-ILD、脱屑性间质性肺炎(desquamative interstitial pneumonia,DIP)。有 RB-ILD 症状的吸烟者在组织学上表现为 RB 的进展形式,伴有更广泛的炎症和纤维化。RB 或 RB-ILD 患者的胸部 X 线片大多正常。RB(图 13.5A)和 RB-ILD 的 HRCT 的表现为边界不清的小叶中心结节,斑片状、多灶性 GGO,以中上肺为主,伴或不伴斑片状小叶中心型肺气肿。此外,RB-ILD 患者可能出现支气管壁增厚和与纤维化相关的网状阴影。

急性间质性肺炎:急性间质性肺炎(AIP)是一种原因不明的暴发性疾病,通常发生在以前健康的人身上。组织学上与弥漫性肺泡损伤有关。胸部 X 线片显示弥漫性或下肺区以双侧气腔实变为主,伴细支气管充气征或 GGO。在该病后期可见到蜂窝征。这些发现与急性呼吸窘迫综合征(acute respiratory distress syndrome,ARDS)的其他病因相似。在 CT 上,AIP 的早期渗出期以双侧、斑片状、GGO 和实变为特征,主要是位于重力依赖型背侧部位,有时伴有典型的碎石路征(图 13.5B)。AIP 的晚期机化期与支气管血管束扭曲和由纤维化进展导致的牵引性支气管扩张有关。幸存者两周后出现蜂窝征。

脱屑性间质性肺炎:脱屑性间质性肺炎(DIP)是一种罕见的间质性肺疾病,主要影响吸烟者,但也可见于其他各种情况,如职业粉尘接触、药物反应和感染。主要的病理特征是肺泡内和远端气道内色素巨噬细胞的积聚,伴有轻度炎症和轻度纤维化。巨噬细胞呈均匀弥散分布,不同于 RB-ILD 的支气管中心分布。DIP 的胸部 X 线片表现具有非特异性,主要表现为下肺区 GGO。在 HRCT 上,DIP 表现为双侧斑片状 GGO,以胸膜下和基底部为主(图 13.5C),伴充气囊肿、小叶中心型肺气肿、马赛克灌注、轻度网状阴影。然而,也可能存在少量的蜂窝影。它与 RB-ILD 难以区分。

淋巴细胞性间质性肺炎:淋巴细胞性间质性肺炎(lymphocytic interstitial pneumonia,LIP)是一种罕见的间质性肺炎,通常是由干燥综合征、HIV 感染和各种免疫缺陷综合征等引起的继发性疾病。其特征是淋巴细胞、浆细胞和组织细胞弥漫性浸润间质和弥漫性支气管周围炎症。胸部 X 线片显示非特异性双侧网状、网状结节和气腔阴影。在 HRCT 上,主要表现为弥漫性、双侧 GGO,界限不清的小叶中心阴影,胸膜下、支气管血管周围结节和薄壁囊腔(图 13.5D)。

普通型间质性肺炎:普通型间质性肺炎(UIP)是最常见的间质性肺炎,可为特发性,或继发于药物反应、石棉沉着病或胶原血管疾病。UIP 具有时间和空间异质性,正常肺区交替出现间质性炎症和蜂窝样结构(图 13.5E)。主要表现为肺结构的成纤维细胞灶和成纤维细胞破坏,伴有大囊性蜂窝样结构。以胸膜下及肺基底区为主。在早期阶段,X 线片是正常的。晚期 X 线片示肺容积缩小,下区主要为胸膜下不规则网状阴影和蜂窝结构。在 HRCT 上,从肺尖到基底部的逐渐加重的斑片状、外周和胸膜下网状阴影、牵拉性支气管扩张、大囊状蜂窝样改变、轻度多发的 GGO 区高度提示 UIP(图 13.4D)。

特发性肺纤维化:特发性肺纤维化(idiopathic pulmonary fibrosis,IPF)是一种不明原因的慢性进行性纤维化型间质性肺炎,局限于肺部,并与 UIP 的组织病理学和/或放射学模式相关。在 HRCT 上,IPF 的特征是存在双侧、基底、周围胸膜下网状阴影,并伴有牵张性支气管扩张(图 13.4D)。蜂窝是常见的,对 IPF 的确诊至关重要。由陈旧性和活跃性的纤维化过程和成纤维细胞灶的存在导致的时间和空间异质性是 IPF 的病理特征。

非特异性间质性肺炎:非特异性间质性肺炎(NSIP)是一种以间质性炎症和纤维化为特征的慢性间质性肺病。它可以是特发性的,也可以是由结缔组织病、过敏性肺炎或药物反应引起的。时间和空间均匀性肺受累的组织学特征使其区别于 UIP。在 X 线片上,可见以下叶为主的 GGO,伴网状阴影。HRCT 表现为肺下叶受累,但无明显的从肺尖到基底部的逐渐加重的趋势。双侧对称斑片状或胸膜下 GGO 伴不规则线状或网状阴影,伴相对胸膜下背侧肺保留,牵张性支气管扩张是常见的表现。晚期可出现牵张性支气管扩张和斑片状实变(图 13.5F)。

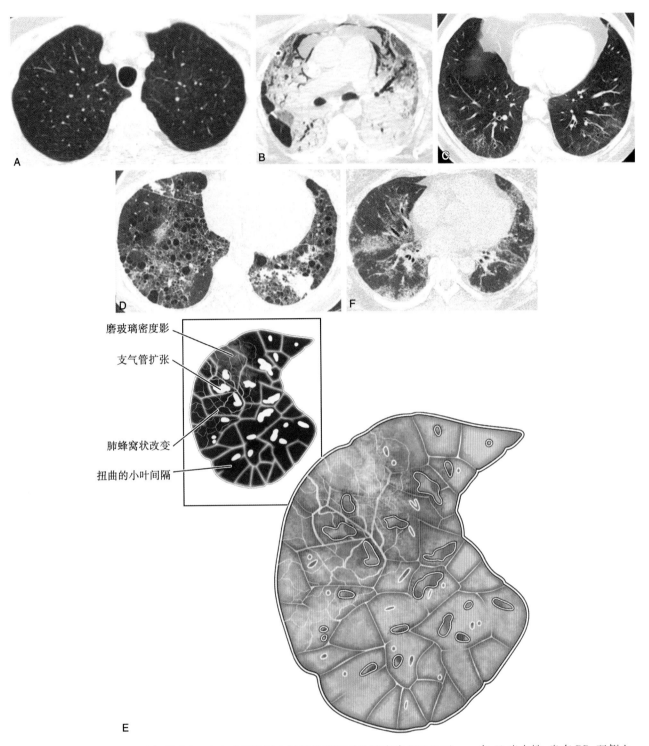

图 13.5　（A）呼吸性细支气管炎（RB）和呼吸性细支气管炎伴间质性肺疾病（RB-ILD）。一名 49 岁女性，患有 RB，双侧上叶边界不清的小叶中心磨玻璃影（GGO）。她有 30 年的吸烟史。（B）急性间质性肺炎（AIP）。一名 49 岁 AIP 女性患者，双肺弥漫性混合磨玻璃影和实性阴影，以及与气压性损伤相关的局限性右侧气胸和少量纵隔气肿。（C）脱屑性间质性肺炎（DIP）。一名 70 岁男性，慢性吸烟史，DIP 表现为双侧细网状及不清晰的 GGO，胸膜下不受累。（D）淋巴细胞性间质性肺炎。一名 40 岁女性，呼吸困难，肺实质内可见多发圆形、大小不一、充满空气的透亮灶，壁薄，主要累及下肺叶。注意伴随着下叶和右中叶下部支气管血管周围实变。这些发现被证明是淋巴细胞性间质性肺炎所致，而实变的发生是并发感染，淋巴瘤，或机化性肺炎。（E）图示普通型间质性肺炎（UIP）的各种表现。然而，GGO 在 UIP 中极为罕见。（F）非特异性间质性肺炎（NSIP）。48 岁女性，具有低氧性呼吸衰竭和多发性肌炎病史。CT 扫描显示以双侧支气管血管周围及胸膜下 GGO 为主，小叶间及小叶内间隔增厚，以上叶为主，轻度牵拉性支气管扩张；没有形成蜂窝征。这些发现在病理上显示是来自混合类型的 NSIP

结节

孤立性肺结节:孤立性肺结节(solitary pulmonary nodule,SPN)是一种相对清晰的、大致呈球形的局灶性阴影,至少部分被肺包围,直径小于或等于3cm(图13.6A~C)。最重要的第一步是确定结节是孤立的,起源于肺。SPN的鉴别诊断很广泛,大多数为良恶性肿瘤和感染性肉芽肿。在有SPN的患者中,使用平片或CT扫描来确定以下特征:①形态学特征,例如边缘、大小、形状;②密度或衰减,例如实性、部分实性、磨玻璃,脂肪、钙化或强化;③生长速度。

结节:在胸部X线片上,结节表现为圆形阴影,边界清晰或不清楚,直径3cm或更小。假性结节包括肋骨病变、皮肤病变或外部设备、解剖变异或在X线片上类似肺结节的叠加病变。在CT扫描中,结节是圆形或不规则的阴影,边缘清晰或模糊,直径小于3cm。结节可以是实性的(均匀的软组织密度),非实性的(GGO),或部分实性的(由软组织和磨玻璃密度组成;图13.6D)。非实性或磨玻璃密度结节(ground-glass nodule,GGN)或GGO(图13.6F)被定义为一个界限清楚或界限不清的局灶性密度增高的结节区域,通过该区域可以看到正常的实质结构,包括气道和血管。部分实性GGN被定义为同时含有磨玻璃和实性成分的病变,而实性成分掩盖了底层肺结构(图13.6E)。单纯实性结节定义为软组织均匀性密度病变(图13.6G)。

微结节:微结节是直径小于5mm的离散的、小的、圆形的阴影,通常小于3mm(图13.6H和I)。Fleischner学会建议保留这个术语,用于描述直径小于3mm的结节。

CT晕征:CT晕征是指肺实质结节、肿块或实变周围的GGO晕。在有血管侵袭性曲霉病的白血病患者中,晕征表明局灶性感染性梗死周围有出血。在肿瘤患者中,特别是腺癌或支气管肺泡癌,它反映了肿瘤的鳞屑性扩散。CT晕征是非特异性的,在其他肺部感染、梗死和血管炎中也可见。

CT反晕征、环礁征:CT反晕征是GGO的一个病灶区,周围环绕着一个半月形或全环阴影(其厚度至少为2mm;图13.3G)。它最初被认为是特异性或隐源性机化性肺炎,但也可在其他情况下发现,如慢性嗜酸性粒细胞性肺炎、各种真菌和细菌感染、梗死和肉芽肿性多血管炎。

供血血管征:供血血管征是指一条小肺动脉直接通向肺结节。它通常见于血行转移(图13.3G),但也见于脓毒症栓塞、梗死和动静脉瘘。在原发性肺肿瘤或如肉芽肿等良性病变中,它是罕见的。

粟粒型:粟粒型是指众多小(直径<3mm)、离散、圆形的肺结节,它们通常大小均匀,分散,并随机分布在整个肺(图13.6H和I)。这种类型的微结节是血行播散型肺结核、特有的真菌感染、转移性疾病和肺尘埃沉着病的特征。这种模式在CT和HRCT上都可以看到(图13.7A)。

结节:在胸部X线片上,结节状表现为无数的、不连续的、圆形的阴影(2~10mm大小),分布广泛,不均匀。在CT扫描中,根据结节的解剖位置,结节可分为随机型、淋巴管周围型、小叶中心型或空气型(图13.7B)。

淋巴管周围型结节:淋巴管周围型结节(图13.7C)分布于胸膜下、肺门周围、支气管血管周围间质、叶间裂、小叶间隔、小叶中心区。这些结节呈斑片状,分布不均匀,呈团簇状。典型见于结节病、淋巴管癌、硅沉着病和煤工尘肺。

随机型结节:随机结节(图13.6H和I)呈弥漫性分布,不受特定解剖结构的限制。类似于淋巴分布,这些可以是小叶中心和胸膜下的位置,但不群集。它们是血行播散的结果,见于血行播散型肺结核、粟粒性真菌病、转移和脓毒症栓塞。它们可能具有基础优势,可能靠近供血血管。

小叶中心型结节:这些结节局限于小叶中心区域,以次级肺小叶的支气管血管核心为代表;它们能反映间质或空气空间异常的存在。它们可能是软组织或磨玻璃密度,大小从几毫米到大约1cm不等。它们在分布上更弥漫,呈斑片状,并倾向于围绕小的小叶内血管和支气管。这些结节不累及胸膜下区、小叶间隔和叶间裂附近的肺实质。它们位于离脏胸膜表面5~10mm远的地方。在许多其他原因中,感染性和吸入性细支气管炎中常可见到小叶中心结节,呈树芽状(图13.4B和图13.7E)。在小气道感染(图13.7D)、RB、过敏性肺炎、肺水肿和朗格汉斯细胞组织细胞增生症等情况下可见小叶中心型GGN,无树芽型。

气腔、腺泡型结节:气腔结节表现为局灶性支气管周围炎症或气腔实变,呈典型的小叶中心型分布,但也可呈树状芽状分布(图13.7F)。它们通常是界限不清的结节,大小从几毫米到1cm不等,可能具有实性或磨玻璃密度。当气腔内充满脓、黏液、炎性浸润等时,HRCT上可见单个腺泡,其边界不清,小叶

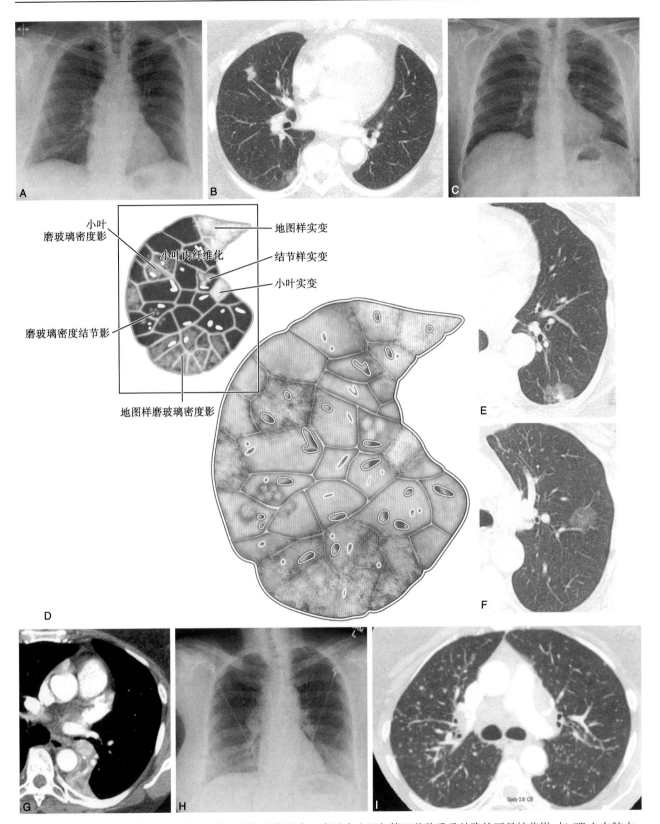

图 13.6　(A)孤立性肺结节。(B)61 岁 I 期宫颈癌患者。右肺中央区与第四前肋重叠处隐约可见结节影,与 CT 上右肺中叶结节影相关。活检显示肺原发性鳞状细胞癌。(C)61 岁男性,左肺中野有一孤立的结节,在 CT 上证实为 3.5cm 的肺动静脉畸形。(D)各种类型的肺结节和阴影的示意图。(E)63 岁男性,左肺下叶 2.5cm 的部分实性结节,主要为磨玻璃成分,0.7cm 实性成分,经活检证实为腺癌。(F)77 岁男性,左肺上叶 2.3cm 的磨玻璃结节,经活检证实为腺癌。(G)63 岁女性,典型类癌表现为左下叶支气管内实性结节,导致左下叶塌陷,它含有充满黏液的扩张的支气管。(H,I)58 岁女性,双肺弥漫性粟粒性结节,小叶中心和胸膜下分布,纵隔和双侧肺门淋巴结肿大,病理证实为结节病。鉴别诊断包括肺结核、真菌感染、转移和肺尘埃沉着病

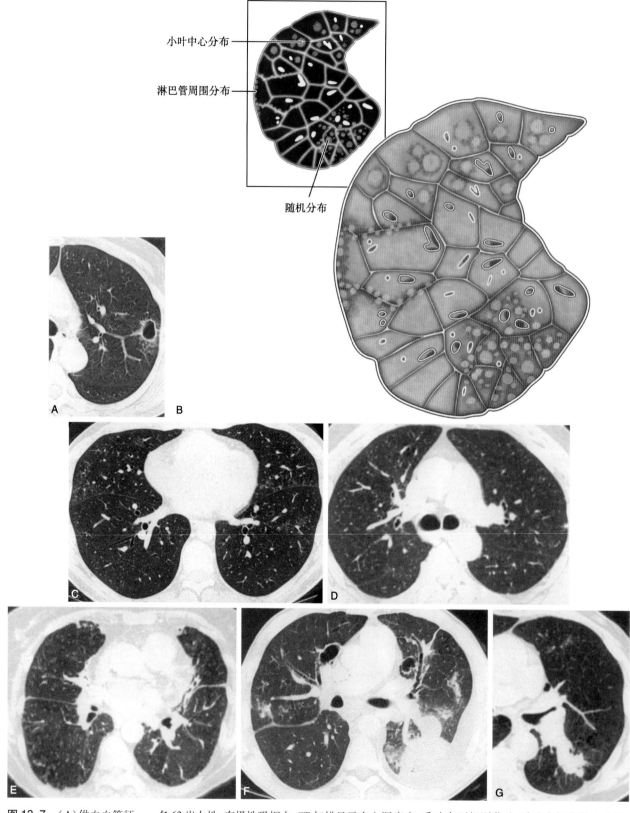

图 13.7 （A）供血血管征。一名 63 岁女性,有慢性吸烟史,CT 扫描显示有空洞病变,舌叶有不规则薄壁,舌叶内侧有供血血管,周围有微小结节。鉴别诊断包括原发性或转移性恶性肿瘤、真菌感染和结核病,经支气管内超声证实为鳞状细胞癌。（B）结节型:随机型、淋巴管周围型、小叶中心型结节。（C）淋巴管周围结节。一名 32 岁男性,经活检证实有肺结节病,其微结节的淋巴管周围型分布主要在上肺叶、支气管血管周围、小叶中心及胸膜下,并有斑片状的磨玻璃影。（D）小叶中心结节。一名 62 岁男性,因细菌感染在支气管内传播而产生大量小叶中心结节。（E）一名 62 岁女性,双侧圆筒状支气管扩张,支气管壁增厚,伴有弥漫的双侧小叶中心和树芽结节,来自支气管内传播的一种胞内分枝杆菌感染。（F）一名 32 岁男性,囊性纤维化,表现为支气管血管周围阴影,小叶间隔增厚,局灶性强化,树芽阴影,圆柱状和囊性支气管扩张,左侧脓胸。脓胸为链球菌所致,肺部感染为巨细胞病毒和曲霉菌合并感染。（G）一名 52 岁男性,左肺下叶鳞状细胞癌,表现为不规则、针状的 4.5cm 的左肺下叶肿块,延伸至左肺门,累及左肺下叶支气管

中心 GGN 直径约为 8mm。它们是结核病、吸入性、感染性细支气管炎和弥漫性泛细支气管炎支气管内传播的结果。

肿块：肿块是直径大于 3cm 的任何肺、胸膜或纵隔病变，而与病变的轮廓、边界或密度无关。肿块通常意味着实性或部分实性阴影。CT 可对肿块的大小、位置、密度、边缘、空腔和其他特征进行较好的形态学评估（图 13.7G）。

囊肿：在 X 线片和 CT 扫描上，肺囊肿表现为清晰的圆形或不规则透光区或低密度的实质区，与邻近的肺实质界线清晰。它们有一个均匀或可变的小于 2~3mm 的壁厚，并且未出现相关的肺气肿（图 13.8A）。肺囊肿含有空气，但很少含有液体或实性成分。囊肿在淋巴管平滑肌瘤病、朗格汉斯细胞组织细胞增生症和 LIP 患者中很常见，而肺纤维化则表现为厚壁蜂窝状囊肿。

空洞：空洞是用来描述壁较厚或较不规则的病变。它是由病理病变（结节或肿块）的坏死部分经支气管树排出或引流引起的。在 X 线片和 CT 扫描上，空洞表现为肺实变（图 13.8B）、肿块或结节内充满气体的腔隙。囊肿和空洞都可以有气-液平面。空洞不是脓肿或囊肿的同义词。

假性空洞：假性空洞表现为肺实变区域内的椭圆形或圆形低密度区；它是一个结节或肿块，代表残存的肺实质，正常或扩张的支气管，或局灶性肺气肿，而不是实际的空洞。通常直径小于 1cm，见于腺癌（图 13.8D）和感染性肺炎（图 13.8C）。

空气新月征：新月形透亮影或将空洞壁与内部物质隔开被称为空气新月征。最常见的原因是长期存在的肺空洞内的肺曲菌球（足分枝菌病）（图 13.8E）。空气新月征也见于肺梗死，如血管侵袭性曲霉病、腔内癌、腔内血块、棘球蚴病、结核病和肉芽肿性多血管炎。肿块或结节位置随患者位置的改变而发生的重力移动，强烈提示曲菌球而不是癌。

肺气肿

肺气肿：肺气肿是肺的一种病理状态，其特征是终末细支气管以远的含气腔隙永久异常扩大，并伴随着壁的破坏，无明显的肺纤维化。然而，最近的研

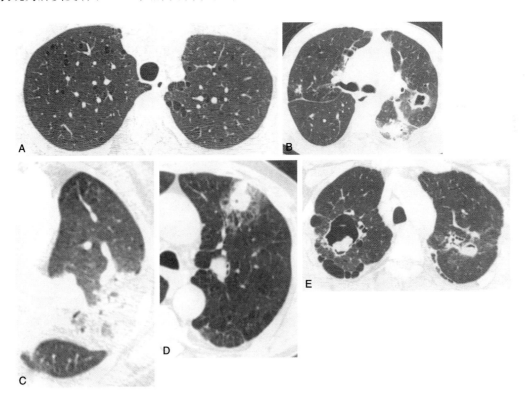

图 13.8 （A）囊肿。一名患有淋巴细胞性间质性肺炎的 40 岁妇女，她有多个清晰的圆形透明囊肿，双肺壁薄。（B）空洞。一名 29 岁男性，患有囊性纤维化，伴有空洞性肺炎和葡萄球菌感染引起的多灶性实变。（C）假性囊肿。一名 50 岁女性，左上叶实变，中间有一处未触及的实质，导致假性囊肿。（D）一名 60 岁的肺腺癌患者，因支气管充气而出现假性空腔，表现为左肺上叶肿块，中央有一个小而圆的充气病灶。（E）空气新月征。一名 60 岁妇女，上叶空洞病变，软组织密度相关，周围空气呈新月形，由于先前感染分枝杆菌而在已存在的空腔中产生真菌性足菌肿，因此出现空气新月征

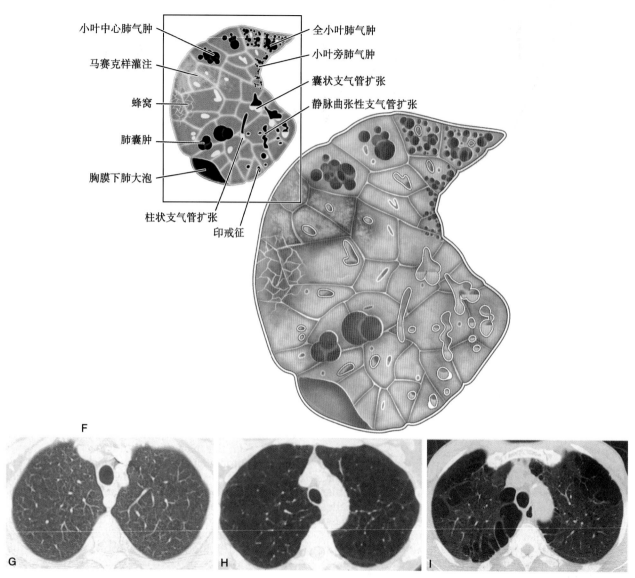

图 13.8(续)　(F)各种类型肺气肿、支气管扩张、充气肺透明和马赛克灌注的示意图。(G)一名 60 岁慢性吸烟者,弥漫性小叶中心型肺气肿。(H)全腺泡型肺气肿。一名 59 岁的妇女接受移植前检查时发现全腺泡型肺气肿或小叶性肺气肿。(I)腺泡周围型肺气肿。一名 60 岁慢性吸烟者,弥漫性腺泡周围型肺气肿和小叶中心型肺气肿,伴胸膜下顶端肺大疱

究表明,由于吸烟,一些间质纤维化可能存在于肺气肿。在 CT 扫描上,肺气肿的表现包括肺实质局灶性密度异常减低区,通常没有可见的壁(图 13.8F)。

小叶中心型或腺泡中央型肺气肿:小叶中心型肺气肿主要累及腺泡中心的呼吸性细支气管,因此累及次级肺小叶的中心部分(图 13.8G)。它通常继发于吸烟,主要影响上叶。小叶中心型肺气肿呈弥漫性分布,多发小圆点样圆形透亮影,直径从几毫米到 1cm 不等,通常以上叶为主。

全腺泡型或全小叶型肺气肿:这涉及腺泡的所有部分,或多或少均匀一致,因此包括整个肺小叶。它与 α_1 蛋白酶抑制剂(α_1 抗胰蛋白酶)缺乏有关,表现为弥漫性或以下叶受累为主。在 CT 上,全腺泡

型肺气肿表现为肺实质密度普遍减低,受累的肺区域血管管径缩小(图 13.8H)。其密度弥漫性减低而无局灶性破坏的表现与闭塞性细支气管炎难以区分。

腺泡周围型肺气肿:主要影响次级肺小叶的远端,包括肺泡管和肺泡囊,因此通常位于胸膜下,伴有肺破坏区域,通常由小叶间隔分界(图 13.8I)。它在年轻人可以是一个孤立的现象,往往与自发性气胸有关,在老年人可以看到伴有小叶中心型肺气肿。

肺大疱:根据定义,肺大疱是一个界限清楚的肺气肿的区域,直径 1cm 以上,壁厚小于 1mm。它通常位于胸膜下,壁非常薄,在肺尖部最大。在 HRCT

上,通常可见其他肺气肿的表现。肺大疱通常见于腺泡周围型肺气肿,也可见于小叶中心型肺气肿(图13.8I)。

大疱性肺气肿:在一些肺气肿患者中,肺大疱可能非常大,导致呼吸功能的显著损害。这就是大疱性肺气肿。

气泡:气泡是指脏胸膜内或胸膜下肺内的小的含气空腔;它的直径通常小于1cm。在 CT 上,气泡表现为与胸膜相邻的薄壁囊性空腔,通常位于肺尖。考虑到根据大小来区分气泡和大疱的临床意义不大,放射科医生应该避免使用这个术语,而应该使用大疱这个术语。

瘢痕旁肺气肿,不规则肺气肿,不规则气腔增大:这种肺气肿通常发生在局部肺实质瘢痕和弥漫性肺纤维化附近,以及与进行性大块纤维化有关的肺尘埃沉着病中。

间质性肺气肿:间质性肺气肿在成人中很少见,在使用机械通气的新生儿中更常见。它的特征是肺间质内的空气夹层,通常沿支气管血管周围区、小叶间隔和脏胸膜分布。成人间质性肺气肿在 X 线上很罕见,在 CT 上也很少见。表现为血管周围空气或低密度晕和小的实质或胸膜下囊肿。

肺气囊:肺气囊是肺内的一种薄壁、充满空气的囊性空间,通常与急性感染、创伤或吸入碳氢化合物有关。它通常是短暂的,常见于肺孢子菌肺炎(曾称"卡氏肺囊虫肺炎")的艾滋病患者(图 13.9A),金黄色葡萄球菌肺炎和其他急性细菌感染的患者。病理生理学上,它是由肺坏死和气体陷闭相结合所致。从放射学上看,肺气囊可与肺脓肿和肺坏疽相鉴别,鉴别依据是肺气囊是圆形、薄壁肺囊腔,壁薄而均匀。然而,仅凭 HRCT 表现很难将肺气囊与肺大疱完全区分。

进行性大块纤维化,复杂性肺尘埃沉着病:进行性大块纤维化发生在硅沉着病和煤工尘肺中。肺功能障碍患者的影像学特征是超过1cm的结节。它表现为聚集性肿块,周围有结节,钙化和细支气管充气征,主要位于肺上叶的后三分之一。除了背景结节提示基础病肺尘埃沉着病外,瘢痕旁肺气肿和邻近胸膜增厚是常见的相关表现。

肺血管

肺梗死:典型的肺梗死表现为下叶为主的大片实变影,主要出现在下叶。在 CT 上,肺梗死表现为周围的,胸膜下,楔形,三角形或穹顶形的大片实变

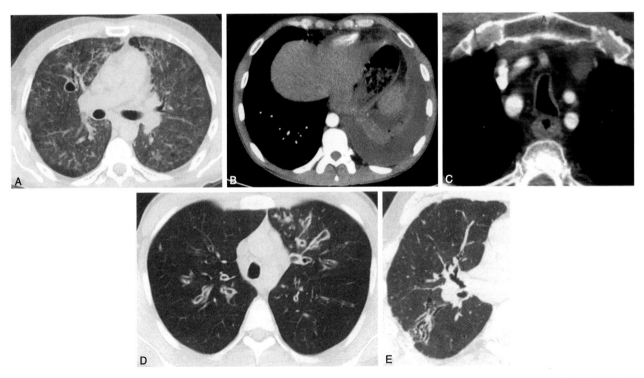

图 13.9 (A)肺气囊。60 岁的男性患有肺孢子菌肺炎,主要表现为两肺以上叶为主的弥漫性磨玻璃样改变,伴随右肺上叶充满空气的肺气囊。(B)胸膜分裂征。30 岁囊性纤维化患者,左侧中等量的胸腔积液,以强化的轻微增厚的胸膜为界,表现为胸膜分裂征。注意左下叶细菌性肺炎。(C)剑鞘样气管。65 岁男性患者,气管呈卵圆形,横径较纵径更小。(D)支气管扩张症。35 岁囊性纤维化男性患者,由于圆柱状支气管扩张症和支气管壁弥漫性增厚,表现为印戒征和轨道征。注意由慢性支气管阻塞导致的小树芽样阴影。(E)55 岁男性,因感染治愈相关的纤维化而发生右下叶牵拉性支气管扩张症

影,没有对比增强,并且可能显示中央透亮度增高。实变影代表局部出血,伴或不伴中央组织的坏死。

　　肺血流再分布:肺血流再分布是指由肺血管阻力增加导致的任何偏离肺组织血流正常分布的现象。在 HRCT 上,通常会看到马赛克灌注模式,肺实质的密度有明显的区域变化,节段血管的大小差异也明显。它表现为在密度较低的一个或多个肺区域中肺血管的大小和数量减少,而在密度较高的肺区域中,肺血管的数量和大小相应增加。

胸膜

　　胸膜分裂征:胸膜分裂征指位于外层的壁胸膜和内层的脏胸膜光滑地增厚和强化,并将液体包裹在胸膜腔内。它通常见于脓胸,但也见于任何原因引起的局限性胸腔积液(图 13.9B)。

气道

　　气管:气管从环状软骨(在第六颈椎水平)延伸至隆嵴(第五胸椎)。它的长度为 $10\sim12\text{cm}$,有 $16\sim22$ 条马蹄形的透明软骨支撑着它的前侧壁。位于后部的气管膜很薄,由肌纤维构成,支撑着气管环不完整的后部分。正常气管在 CT 上呈圆形或卵圆形,但在部分正常人中可呈马蹄形、三角形或梨形。

　　气管支气管:气管支气管是一种罕见的偶发异常,异位的支气管来自高于隆嵴水平的气管。通常在右侧。可引起反复发作的上肺叶肺炎。CT 上表现为小支气管起源于气管侧壁,位于隆嵴头侧。

　　剑鞘样气管:剑鞘样气管仅指胸腔内气管,以男性为主,是慢性阻塞性肺疾病的有力指标。其特点是胸腔内气管的横径减小,矢状径增大,并且很容易在 CT 上观察到(图 13.9C)。正位片上,从胸腔入口开始,可以看到气管腔左右径变窄。在侧位片上,气管直径正常或轻微增加,侧位片上气管直径是正位片上的 1.5 倍。

　　气管支气管软化症:指由于壁的无力,气管或支气管顺应性局部或弥漫性增加和过度塌陷。诊断依据是呼气或咳嗽时气道管腔减少大于 50%,或呼气时横截面积较吸气时减少大于 70%;它可能导致半月形、新月形或皱眉头样的管腔狭窄。

　　支气管:支气管是在壁中包含软骨的传导气道。

　　细支气管:细支气管是壁内没有软骨的传导气道,在 HRCT 上不可见。最大的细支气管直径为 3mm,壁厚为 0.3mm。终末细支气管是最后的纯传导气道,直径为 0.7mm,并发出呼吸性细支气管。呼吸性细支气管分支成肺泡管和肺泡,是参与气体交换的最大细支气管。

　　细支气管炎:细支气管炎是小气道(细支气管)的感染性或非感染性炎症。CT 扫描见树芽征、小叶中心结节、细支气管壁增厚(图 13.4B)或马赛克衰减(图 13.3B)。它通常分为富于细胞性、缩窄性或闭塞性亚型。

　　渗出性细支气管炎,弥漫性泛细支气管炎:渗出性细支气管炎是一种原因不明的疾病,在日本和东亚人群中尤为常见。在 HRCT 上,可以看到边界不清的小叶中心结节,树芽样阴影,扩张的、充满空气的厚壁细支气管,马赛克征和气体陷闭。

　　树芽征:树芽征指的是在肺周围出现的结节状和 Y 形的分枝样的阴影,类似于分枝或出芽的树。树芽结节是由于扩张的厚壁的小叶中心细支气管(主干和分支)存在黏液、脓液或液体阻塞及在分支顶端细支气管周围的炎症(芽)。这一发现见于各种小气道感染(图 13.3B)、囊性纤维化(图 13.4B)、支气管扩张和泛细支气管炎。

　　支气管囊肿,黏液囊肿,黏液栓:支气管囊肿的特征是在扩张的支气管中保留分泌物,伴或不伴近端支气管阻塞,可能是先天性的(例如支气管闭锁)或获得性的(例如支气管癌,转移,类癌,变应性支气管肺曲菌病)。在 CT 扫描中,支气管囊肿表现为管状或分枝状的阴影,内有潴留的黏液,呈手套样的表现。

　　支气管结石:支气管结石是一种钙化的支气管周围淋巴结,已侵蚀到支气管腔,常见于组织胞浆菌病或结核病感染。在 CT 扫描中,支气管结石表现为小的钙化病灶,位于气道内或紧邻气道。远端阻塞性改变表现为肺不张、黏液栓和支气管扩张。

　　支气管扩张:支气管扩张定义为支气管树的局部或弥漫性的不可逆的扩张(图 13.9D)。它通常与急性、慢性或复发性感染有关。支气管扩张的原因包括免疫缺陷综合征,黏膜纤毛清除异常,先天或遗传异常,慢性支气管阻塞,变应性支气管肺曲菌病和肺或骨髓移植患者的缩窄性细支气管炎。根据形态,共有三种类型:柱型支气管扩张、曲张型支气管扩张和囊状支气管扩张。经典的 CT 表现包括支气管扩张,其管腔直径大于相邻肺动脉的直径(印戒征),水平方向的扩张支气管(电车轨道征),缺乏支气管逐渐变细的特征,可见周围气道,肋胸膜 1cm 内可见扩张的支气管。其他相关发现包括支气管壁增厚,充满液体或黏液的管状支气管,Y 形或分枝样的阴影,与小气道疾病相关的马赛克征和小叶中心阴影。在肺纤维化的患者中,可以看到牵拉性支气管扩张(图 13.9E)。

闭塞性细支气管炎,缩窄闭塞性细支气管炎:闭塞性细支气管炎(bronchiolitis obliterans,BO)是由终末细支气管和呼吸性细支气管周围炎症和纤维化引起明显狭窄和闭塞。BO 的病因包括既往感染,吸入有毒烟雾,药物治疗(例如胺碘酮、青霉胺、金),胶原血管疾病和移植。在 X 线片上,表现轻微,包括肺过度充气和肺血管缩小,伴或不伴支气管壁增厚。在HRCT 上,可以看到肺密度减低的区域伴有肺血管直径的缩小、斑片状马赛克衰减、呼气扫描时气体陷闭的区域以及支气管壁增厚或支气管扩张。BO 单侧的表现被称为 Swyer-James 综合征或 McLeod 综合征。

■ 血管和心脏术语

主动脉

主动脉直径:主动脉的最大直径从主动脉的外壁测量,垂直于主动脉血流的长轴和主动脉的长轴。主动脉测量的位置如下:

1. 主动脉窦
2. 窦管结合部
3. 升主动脉中部(在窦管结合部与主肺动脉水平主动脉弓近端的长度的中点)
4. 主动脉弓近端(无名动脉的起源处)
5. 主动脉弓中部(左颈总动脉与左锁骨下动脉之间)
6. 降主动脉近端(开始于峡部,距左锁骨下动脉约 2cm)
7. 降主动脉中部(在降主动脉近端与主动脉膈肌穿过处之间的长度的中点)
8. 主动脉穿过膈肌处(腹腔干起源处上方 2cm)
9. 腹主动脉(在腹腔干起源处)

正常测量,测量水平:胸主动脉正常参考值见表 13.1。

真性动脉瘤:动脉的永久性局灶性扩张,与预期的标准动脉直径相比,直径至少增加 50%。

表 13.1　胸主动脉正常参考值

胸主动脉	报告平均值/cm	报告标准差/cm	评估方法
根部(女)	3.50~3.72	0.38	CT
根部(男)	3.63~3.91	0.38	CT
升部(女,男)	2.86	N/A	胸部 X 线检查
降主动脉中部(女性)	2.45~2.64	0.31	CT
降主动脉中部(男性)	2.39~2.98	0.31	CT
膈肌处(女性)	2.40~2.44	0.32	CT
膈肌处(男性)	2.43~2.69	0.27~0.40	CT

假性动脉瘤:永久性局灶性扩张,并非由动脉的全层壁组成,与预期的标准动脉直径相比,直径至少增加 50%(图 13.10A)。

扩张:这是一种动脉扩张,比正常动脉的标准直径增加不到 50%。

动脉扩张:这是一种弥漫性动脉扩张,包括多个动脉节段,与标准的动脉直径相比,直径增加了 50%以上。

缩窄:降主动脉局灶性或节段性狭窄,位于左锁骨下动脉起源远端,动脉导管插入部。

假性缩窄:这是主动脉弓和近端降主动脉的先天性解剖变异。其结果是主动脉弓冗余变长,在动脉韧带水平出现扭结。

非典型缩窄:升主动脉或降主动脉在膈肌或腹主动脉水平处变窄。

粥瘤及其分级:最简单的病变常被报道为粥瘤或动脉粥样硬化斑块。当观察到移动成分附着在这些斑块上时,使用破裂斑块、移动斑块、移动碎片和叠加血栓等术语。动脉粥样斑块的分级从 1 级到 4级,内膜壁厚度由正常(1~2mm)逐渐增加到严重(>5mm)。有些人更喜欢用小、中、大来量化斑块,而不是轻度、中度和重度。来自不同协会的共识声明建议将主动脉粥样硬化分类为简单型(图 13.10B)或复杂型(基于有无活动成分或溃疡)。虽然是半定量的,

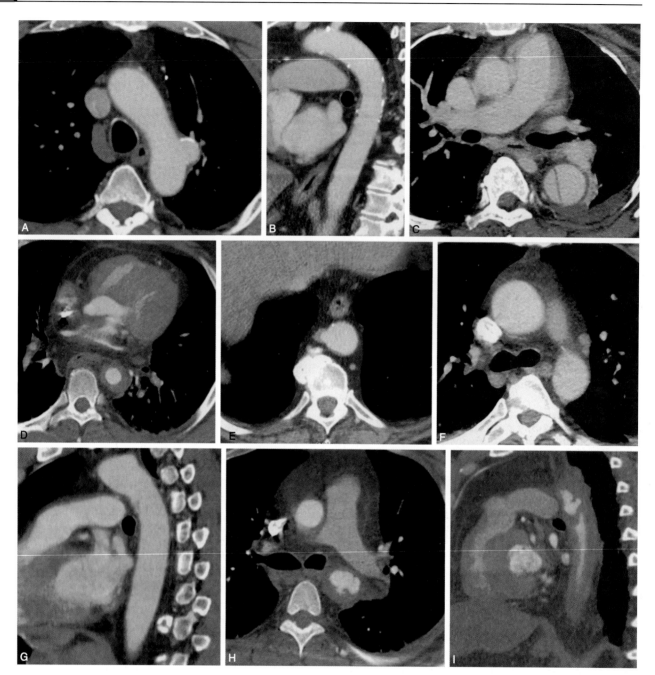

图 13.10　(A)假性动脉瘤。70 岁男性,主动脉弓侧壁长 1.9cm 的囊性假性动脉瘤,内膜壁钙化,可能与先前创伤后遗症有关。(B)动脉粥样硬化及其分级。61 岁男性,无症状,患有单纯的动脉粥样硬化,胸部降主动脉及主动脉弓内膜钙化。(C)主动脉夹层。55 岁男性,患有高血压,B 型主动脉夹层,表现为内膜片及在胸部降主动脉中形成通畅的真假腔。注意邻近的左侧少量胸腔积液和腹主动脉周围轻微肺不张。(D)壁内血肿(IMH)。65 岁高血压男性,IMH 表现为胸部降主动脉壁周围环形的高密度。(E)主动脉穿透性溃疡,胸主动脉 CT 扫描。61 岁无症状男性,有穿透性主动脉溃疡,表现为降主动脉下部右侧壁 1.2cm 的囊状、假性动脉瘤样膨出,动脉壁粥样硬化性的增厚。(F,G)微小的主动脉损伤。38 岁男性患者受伤后,近端降主动脉内膜受到损伤,在其邻近中膜的管腔中出现了薄的局灶性充盈缺损。(H,I)外伤性主动脉损伤(TAI),45 岁男性,急性 TAI 表现为降主动脉弥漫性 IMH,在主动脉峡部以假性动脉瘤、血栓和先兆破裂的形式呈现不规则轮廓

但这些简单的分类——动脉粥样硬化厚度、有无活动成分、有无溃疡——是相对客观和可重复的。

　　主动脉夹层:主动脉夹层的定义是主动脉内膜的撕裂,并向中膜延伸,形成第二腔或假腔。主动脉夹层按 Stanford(A 型和 B 型)或 DeBakey(Ⅰ 型、Ⅱ 型和 Ⅲ 型)分类进行描述(图 13.10C)。在 Stan-

ford 分类中,A 型夹层累及升主动脉,B 型夹层不累及升主动脉,但累及主动脉弓和/或降主动脉,最常见的起始部位位于左锁骨下动脉远端。根据 DeBakey 分类,在 Ⅰ 型中,撕裂的内膜片累及升主动脉和降主动脉,在 Ⅱ 型中,内膜片只累及升主动脉,在 Ⅲ 型中,内膜片只累及降主动脉。

壁内血肿：壁内血肿（intramural hematoma，IMH）是主动脉夹层的一种变异，通常是由于主动脉中膜营养血管破裂，缺少内膜片，缺乏真假两腔，缺乏与主动脉腔相交通（图 13.10D）。典型的 IMH 表现为新月形或同心圆形的主动脉壁增厚超过 0.5cm。IMH 不是单一的实体，它可以与多种疾病相关，如自发（典型）和医源性主动脉夹层、穿透性溃疡和主动脉创伤。

穿透性主动脉溃疡：穿透性主动脉溃疡（penetrating aortic ulcer，PAU）是一种动脉粥样硬化病变的溃疡，它穿透内弹性层进入主动脉中膜。表现为主动脉腔外主动脉壁的溃疡类似于火山口的外突（图 13.10E）。

微小的主动脉损伤：微小的主动脉损伤是一个不清楚的术语，用来指相对较小的损伤。这个术语被用来描述孤立的内膜缺损，表现为来自主动脉壁的薄的、线状的、可移动的腔内突出物，伴有少量的或不伴有主动脉周围的纵隔血肿，主动脉的直径和外部轮廓保持不变（图 13.10F 和 G）。

外伤性主动脉损伤：主动脉损伤通常是高能量钝性损伤的结果。外伤性主动脉损伤（traumatic aortic injury，TAI）在主动脉峡部的发生率高达 90%。损伤分为 Ⅰ 型、内膜撕裂、Ⅱ 型、IMH、Ⅲ 型、假性动脉瘤、Ⅳ 型破裂（例如主动脉周围血肿、游离破裂；图 13.10H 和 I）。

外伤性主动脉横断：这一术语指的是主动脉壁三层全部破裂，通常是由突然减速所致（典型表现见于高速机动车事故或从高处坠落；图 13.11）。其结果为梭形假性动脉瘤，内表面光滑，主动脉直径突然改变。在主动脉腔外出现局部对比剂泄漏是先兆横断撕裂伤的重要标志，而游离外渗则提示主动脉破裂。

溃疡样突起：溃疡样突起（ulcer-like projection，ULP）是指内膜破裂，主动脉腔与 IMH 相交通的颈部大于 3mm。ULP 是 B 型 IMH 患者不良主动脉相关事件的强预测因子。

壁内血池：壁内血池（intramural blood pool，IBP）是 IMH 内局灶性对比剂充盈池，在增强 CT 或 MRI 扫描可见与腰肋间动脉相交通（图 13.11B）。

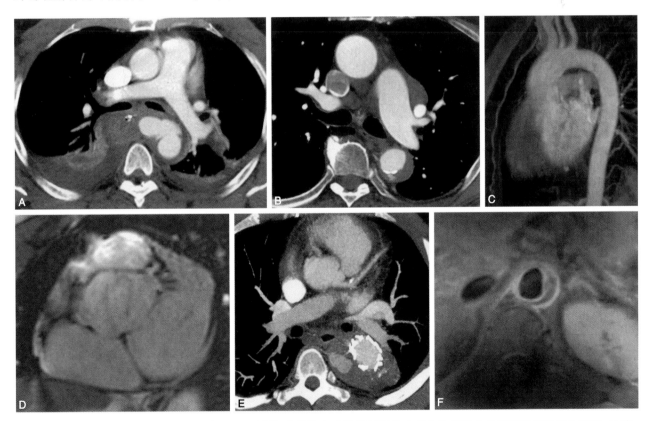

图 13.11　（A）外伤性主动脉横断损伤。65 岁男性，外伤性主动脉横断损伤表现为胸部降主动脉近段前壁完全破裂，导致不规则的、充满对比剂的假性动脉瘤，壁内血肿（IMH）和整个胸内食管周围血肿。（B）壁内血池（IBP）。一名 49 岁男性，IMH 合并 IBP，表现为后部的局灶性对比剂充盈，似乎与肋间动脉在内侧相连。（C，D）二叶主动脉瓣畸形。36 岁男性，对比增强磁共振血管成像矢状面最大强度投影显示二叶主动脉瓣畸形，主动脉瓣中度反流，主动脉瓣环扩张约 4.3cm。短轴位稳态自由进动 MRI 显示二叶主动脉瓣畸形。（E）内漏。一名 46 岁男性，胸部降主动脉的血栓化的动脉瘤内植入筛孔状的通畅的主动脉腔内支架，伴有从右侧第五肋间动脉发出 Ⅱ 型内漏。（F）主动脉炎。56 岁男性巨细胞血管炎，表现为腹主动脉上部壁环形增厚，引起偏心的轻度管腔狭窄

二叶主动脉瓣畸形相关性主动脉病变：指主动脉扩张或主动脉夹层伴发二叶主动脉瓣畸形（图13.11C和D）。约50%的二叶主动脉瓣畸形患者有主动脉根部或升主动脉扩张。

内漏：定义为动脉瘤囊内支架外的持续血流。它表明未能完全封堵动脉瘤（图13.11E）。有五种类型：类型1，近端和远端支架附着部位密封不充分；类型2，主动脉分支动脉血流逆行进入动脉瘤囊；类型3，内支架结构失效（例如支架断裂、纤维穿孔、连接分离）；类型4，支架结构多孔；类型5，动脉瘤扩张，但未见明显的内漏，也称为内张力。

主动脉炎：主动脉炎是主动脉壁的炎症。常见原因包括非感染性炎性血管炎，如巨细胞动脉炎和大动脉炎（图13.11F）。MRI、CT和超声心动图显示主动脉壁均匀一致的环形增厚，内表面均匀光滑。

肺动脉

肺动静脉畸形：肺动静脉畸形（pulmonary arteriovenous malformation，AVM）是指肺动脉与静脉之间没有毛细血管网的异常沟通（图13.12A）。其他名

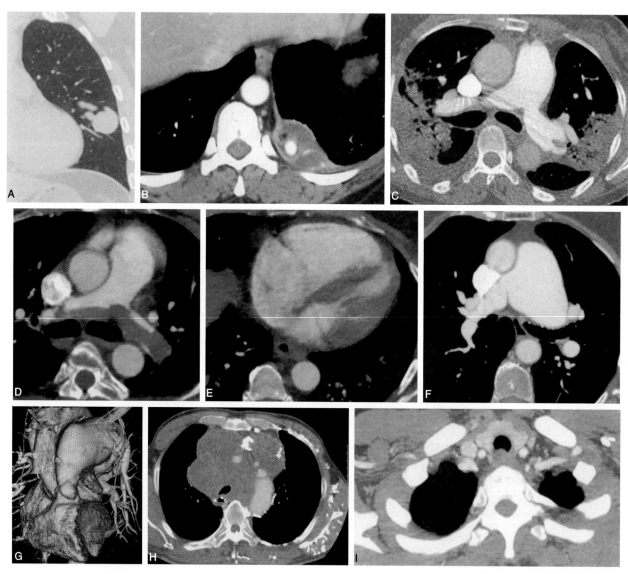

图13.12 （A）肺动静脉畸形（AVM）。61岁男性，左上肺叶肿物，3.5cm大小，可见供血动脉和引流静脉，与肺动静脉畸形一致。（B）支气管肺隔离症。一名61岁男性，肺叶内隔离症，表现为大的囊性液体病变，内部具有隔膜，大直径供应动脉起源于腹主动脉上部，其引流至左下肺静脉。（C）肺动脉高压（PAH）。61岁男性，双肺上叶普通型间质性肺炎及双肺腺癌，表现为实变，主肺动脉增宽至3.5cm，与PAH一致。（D，E）肺栓塞。一名61岁男性，肺动脉栓子呈马鞍形跨过主肺动脉的分叉处延伸到左右肺动脉，导致与急性右心室应力相关的右心室扩大和室间隔变平。（F，G）肺动脉瓣狭窄。80岁女性，先天性肺动脉瓣狭窄导致主肺动脉和左肺动脉动脉瘤样扩张，而右肺动脉直径正常。（H）上腔静脉（SVC）综合征。64岁男性，由小细胞肺癌引起的SVC综合征导致呼吸急促和体重减轻，表现为大的、分叶状的纵隔肿块围绕并压缩气管，大的血管并侵犯SCV和头臂静脉，导致大量的胸壁和纵隔侧支静脉。（I）胸廓出口综合征。55岁女性，有乳腺癌病史，双侧锁骨下动脉短小，在锁骨与第一肋骨之间完全闭塞提示胸廓出口综合征

称包括肺动静脉瘘,肺动静脉瘤,肺海绵状血管瘤和肺毛细血管扩张。

动脉瘤:这是一种局灶性的先天性或获得性肺动脉扩张,累及三层壁,超过其最大正常直径(在 CT 上主肺动脉>29mm,右侧叶间肺动脉>17mm)。

支气管肺隔离症:这是一种无功能的肺组织,与气管支气管树没有正常交通,从体循环中接受动脉血供(图 13.12B)。

肺动脉高压:肺动脉高压(pulmonary arterial hypertension,PAH)是指静息态下平均肺动脉压(mean pulmonary arterial pressure,mPAP)≥25mmHg,运动时≥30mmHg。在 CT 或 MRI 上,主肺动脉增大超过 3cm 提示 PAH。PAH 可通过右心导管检查可靠地评估(图 13.12C)。

肺栓塞:肺栓塞(pulmonary embolism,PE)是由起源于人体其他部位的物质(例如血栓,肿瘤,空气,脂肪)阻塞肺动脉或其分支引起(图 13.12D 和 E)。在急性 PE 中,栓子表现为中央的充盈缺损,与注射的对比剂形成鲜明的界面,与血管壁呈锐角。在慢性 PE 中,栓子附着在血管壁上,与血管壁形成钝角。

肺动脉闭锁、肺动脉瓣闭锁、肺动脉瓣狭窄:肺动脉闭锁导致右心室流出道与肺动脉之间缺乏连接,分三种类型。肺动脉狭窄导致左主肺动脉扩张(图 13.12F 和 G)。

上腔静脉综合征:上腔静脉(superior vena cava,SVC)综合征是由管腔内,壁内或外源性疾病导致 SVC 闭塞,伴或不伴侧支血管的形成。阻塞可由肺癌、转移性淋巴结、淋巴瘤、纵隔肿瘤、肉芽肿性疾病或 SVC 血栓侵犯或压迫 SVC 引起(图 13.12H)。

胸廓出口综合征:是指在第一肋骨上方和锁骨后方,各种结构的胸廓出口的狭小空间内,臂丛、锁骨下动脉和静脉受到压迫而产生的一系列体征和症状(图 13.12I)。其同义词包括颈肋综合征、前斜角肌综合征、肋锁综合征和过度外展综合征。

肺静脉

狭窄:指肺静脉的狭窄。原发性肺静脉狭窄是先天性的,而成人继发性肺静脉狭窄是肿瘤、结节病、纤维性纵隔炎或心房颤动射频消融所致。

静脉曲张:静脉曲张,有时称为肺静脉瘤,指的是肺静脉局限性的动脉瘤样的扩张。

弯刀综合征,肺发育不良综合征,先天性肺静脉综合征:弯刀综合征是部分肺静脉连接异常的变体,

右肺静脉部分或完全异位引流到下腔静脉或门静脉。其他异常包括同侧肺实质和动脉发育不全,以及右肺下叶异常的动脉供血(图 13.13A)。

心脏术语

首过灌注:静脉注射对比剂后,时间敏感的细胞外对比剂通过心腔和心肌的下游转运。在正常的首过灌注中,对比剂缩短 T_1 弛豫时间,导致高信号。在不正常的首过灌注,血供不足的区域将出现低信号(图 13.13B 和 C)。

心肌延迟强化:心肌延迟强化(late gadolinium enhancement,LGE)是 MRI 扫描延迟时室壁异常增强,延迟期影像一般为 5~15min(图 13.13D 和 E)。

心肌梗死:心肌梗死(myocardial infarction,MI)是由氧合血供应减少引起的长时间缺血损伤,导致心肌细胞死亡。急性和慢性 MI 均可见心内膜下和各种透壁的延迟强化(图 13.13D 和 E)。然而,室壁变薄,局部或整体室壁运动异常,T_2 加权像无水肿,CT 上线样心肌钙化或心内膜下脂肪化生提示慢性 MI(图 13.13F)。

心肌顿抑:是指心肌局部收缩功能的延迟恢复,但没有发生不可逆损伤,心肌血流恢复正常。在 MRI 上没有延迟强化。

心肌冬眠:指静息时慢性冠状动脉血流量减少而导致变薄的左心室壁异常收缩力,可以通过改善血流量或减少耗氧量来部分或完全恢复正常。

局部室壁运动异常:包括无运动、运动减弱和反向运动。

无运动:指心肌没有收缩增厚。

运动减弱:指心肌收缩增厚程度减弱。

反向运动:是指缺乏心肌收缩,取而代之的是收缩期心肌反向运动(图 13.13G)。

脂肪化生:指脂肪在左心室内膜下的异常沉积,见于先前 MI 的后遗症或心律失常性右心室发育不全。

心肌增厚:心肌增厚是指舒张末期心肌厚度达到或超过 15mm。长期高血压和主动脉瓣狭窄患者可见向心性左心室壁增厚,而非对称性肥厚型心肌病患者可见非对称性左心室壁增厚(图 13.13G 和 H)。

房间隔脂肪瘤样肥大:房间隔在 CT 上的脂肪密度或 MRI 上的脂肪高信号可诊断为房间隔脂肪瘤样肥大,卵圆窝不受累,通常呈哑铃状,与邻近的心外膜脂肪一致,厚度大于 10mm(图 13.14A)。

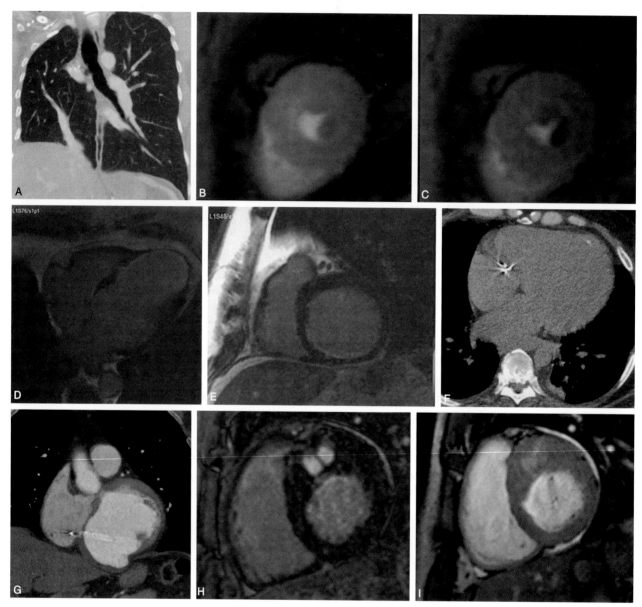

图 13.13   (A)弯刀综合征。49 岁女性,部分右肺下叶动脉供血异常,未见右肺静脉引流至左心房,而是引流至下腔静脉。右肺容积缩小导致心脏右旋,与先天性肺静脉综合征相一致。一名 51 岁女性在瑞加德松血管扩张剂负荷方案中的静息(B)和负荷(C)心脏磁共振灌注图像显示,心室中部层面下侧壁和间隔壁的中等大小的可逆灌注缺损,提示左回旋支、对角支以及左前降支分支间隔支的有血流动力学意义的冠状动脉狭窄。66 岁男性四腔心(D)和短轴位(E)心肌延迟强化(LGE)MRI 显示基底部、中部和心尖部层面间隔的心内膜下到心肌中层的延迟强化,靠近中部和心尖部前壁的延迟强化(未显示),与左前降支分布区的梗死相一致。(F)51 岁男性,因陈旧性慢性心肌梗死致左心室心尖部心肌线性钙化。(G)心脏假性动脉瘤。78 岁男性,心室中部左心室腔下方的囊状假性动脉瘤,表现为对比剂充盈的突起,宽 5.3cm,向下方延伸,并引起室间隔的膨出和右心室的受压。(H,I)42 岁梗阻性肥厚型心肌病患者,平衡稳态自由进动心脏 MRI 显示左心室基底部心肌前壁和前间壁不对称明显增厚,伴有与瘢痕相关的 LGE,与非对称性肥厚型心肌病相一致

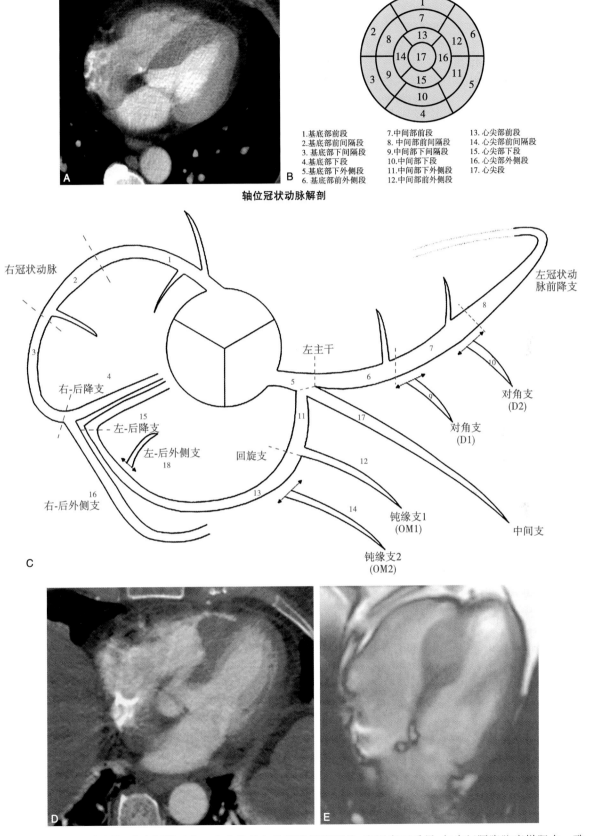

左心室分段

1. 基底部前段
2. 基底部前间隔段
3. 基底部下间隔段
4. 基底部下段
5. 基底部下外侧段
6. 基底部前外侧段

7. 中间部前段
8. 中间部前间隔段
9. 中间部下间隔段
10. 中间部下段
11. 中间部下外侧段
12. 中间部前外侧段

13. 心尖部前段
14. 心尖部前间隔段
15. 心尖部下段
16. 心尖部外侧段
17. 心尖段

轴位冠状动脉解剖

右冠状动脉
右-后降支
左-后降支
左-后外侧支
右-后外侧支

左冠状动脉前降支
左主干
回旋支
对角支（D2）
对角支（D1）
中间支
钝缘支1（OM1）
钝缘支2（OM2）

图 13.14　（A）66 岁女性，在房间隔区有一个大的均匀的脂肪密度团块，卵圆窝不受累，与房间隔脂肪瘤样肥大一致。（B）美国心脏协会 17 节段室壁的图解图像。（C）心血管计算机体层摄影学会 18 段模块图。（D）心脏血栓。CT 胸部图像显示一个 62 岁的妇女右心室血栓合并双侧肺栓塞（未显示）。（E）心脏肿块的 CT 和 MRI 扫描。一名 80 岁的类癌综合征患者的稳态自由进动四腔心脏 MRI，表现为轻度的高强度类癌，累及中至根尖室间隔，导致右心室局灶性肿块膨出

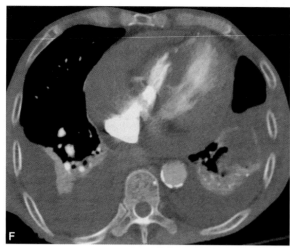
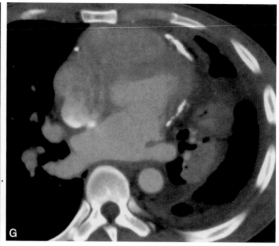

图 13.14(续) （F）心包填塞。62 岁女性心包填塞的轴位 CT 扫描显示大量心包积液,对右心室造成压力并影响扩张的下腔静脉(IVC)。注意双侧胸腔积液。（G）一名 44 岁男性缩窄性心包炎患者的轴位 CT 扫描显示线状心包钙化和轻度扩张的静脉、右心房和右心室。注意左侧气胸和左侧下叶圆形肺不张

心肌分割和靶心型: 美国心脏协会建议参照左心室长轴和短轴进行心肌分割(图 13.14B)。术语"基底""中间""顶点"指的是沿着心室长轴的区域。在短轴位置上,将基底腔和中腔 LV 切片分成 6 段,每段 60°。这个标准模型的轴向版本由心血管计算机体层摄影学会发布,如图 13.14C 所示,它已经被修改以更接近地模拟 CT 血管成像视图。该模型除了将三种标准的侵袭性血管造影视图合并为单一轴位视图外,还将左后外侧分支识别为 18 段,中间支识别为 17 段。

心脏血栓: 表现为心腔内的充盈缺损,与乳头肌和小梁分离,以充盈缺损的形式出现。虽然通过 CT (图 13.14D)和超声心动图(图 13.14E)可鉴定,具有较长的反转恢复时间,但延迟增强 MRI 对评估和鉴别心脏肿块最敏感(图 13.14E)。

心包积液: 心包腔积液,在心包壁层和心包脏层之间,超过正常范围 15~50mL。

心包积液分级: 周围心包积液可根据舒张期心包层的分离程度分级。

微量: 心包分离<5mm(相当于 50~100mL 的液体体积)

少量: 分离 5~10mm(相当于 100~250mL 的液体体积)

中等量: 分离 10~20mm(相当于 250~500mL 的液体体积)

大量: 分离>20mm(相当于液体体积>500mL;图 13.14F)

心包填塞: 心包腔积聚大量液体、脓、血、血块或气体,导致心包内压增高。它可以导致危及生命的心室的快速或逐渐的压迫和心输出量的减少。其原

因包括感染、创伤或心肌破裂(图 13.14F)。

缩窄性心包炎: 这是由增厚的纤维性心包引起的,伴或不伴钙化(图 13.14G),阻碍左心室正常的舒张充盈。最好的诊断方法是超声心动图或电影 MRI 标记(图 13.15A 和 B)。

冠状动脉: 推荐的定量冠状动脉狭窄分级(图 13.15C)。

正常: 无斑块,无管腔狭窄

轻微: 斑块<25%狭窄

轻度: 25%~49%狭窄

中度: 50%~69%狭窄

重度: 70%~99%狭窄

闭塞: 冠状动脉腔完全闭塞

斑块: 冠状动脉斑块可钙化(>130HU)、非钙化(软性)或混合。含 50% 或 50% 以上钙的斑块病变称为钙化,混合较少。

心肌桥: 表示冠状动脉段的心肌内异常走行(图 13.15D)。

冠状动脉扩张,动脉瘤: 这是冠状动脉的一部分,其扩张的直径超过相邻节段或超过相邻节段 1.5 倍。

冠状动脉瘘管: 冠状动脉的异常终止导致冠状动脉与心脏腔室(冠状动脉-卡梅尔瘘)或其他纵隔血管(冠状动脉-动静脉畸形)之间的连通。

左冠状动脉异常起源,Bland-White-Garland 综合征: 左冠状动脉异常起源于肺动脉(anomalous origin of the left coronary artery from the pulmonary artery, ALCAPA),导致从左到右分流。

右冠状动脉异常起源于肺动脉: 右冠状动脉异常起源于肺动脉(anomalous origin of the right coro-

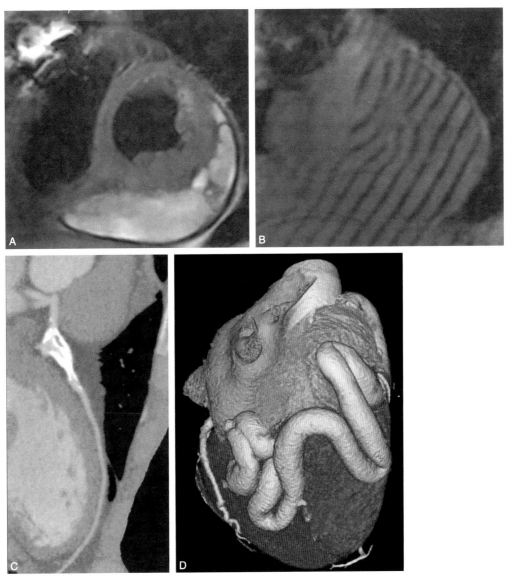

图 13.15　（A,B）一名 70 岁男性的短轴心脏 MRI 图像显示,由于心包炎,沿短轴 T₂ 黑血图像(A)的左侧和下方出现心包增厚的室性心包积液,与其他地方标记线的正常断裂相比,短轴图像(B)上该区域的正常标记线没有断裂。（C）一名 12 岁男孩左冠状动脉前降支的弯曲多平面重建 CT 血管成像(CTA)图像显示近端左前降支(LAD)周围有钙化的动脉瘤并伴有小血栓。（D）一名 50 岁男性,右冠状动脉(粉红色)至右心房瘘(黄色),从后部观察的容积再现心脏 CTA 图像

nary artery from the pulmonary artery,ARCAPA)是一种极为罕见的先天性冠状动脉异常。

　　冠状动脉异常: 这是一个统称,指涉及冠状动脉异常起源或过程的各种异常。动脉间行程是指主动脉和肺动脉之间存在冠状动脉。异常的冠状动脉容易受到相邻结构的压迫(常被认为是裂隙状的口)。

参考书目

Aberle DR, Gamsu G, Ray CS, et al. Asbestos-related pleural and parenchymal fibrosis: detection with high-resolution CT. *Radiology.* 1988;166:729–734.

Aberle DR, Gamsu G, Ray CS. High-resolution CT of benign asbestos-related diseases: clinical and radiographic correlation. *AJR Am J Roentgenol.* 1988;151:883–891.

Aberle DR, Hansell DM, Brown K, et al. Lymphangiomyomatosis: CT, chest radiographic, and functional correlations. *Radiology.* 1990;176:381–387.

Achenbach S, Moselewski F, Ropers D, et al. Detection of calcified and noncalcified coronary atherosclerotic plaque by contrast-enhanced, submillimeter multidetector spiral computed tomography: a segment-based comparison with intravascular ultrasound. *Circulation.* 2004;109:14–17.

Akira M, Kitatani F, Lee Y-S, et al. Diffuse panbronchiolitis: evaluation with high-resolution CT. *Radiology.* 1988;168:433–438.

Akira M, Yamamoto S, Yokoyama K, et al. Asbestosis: high-resolution CT-pathologic correlation. *Radiology.* 1990;176:389–394.

Aquino SL, Gamsu G, Webb WR, et al. Tree-in-bud pattern: frequency and significance on thin section CT. *J Comput Assist Tomogr.* 1996;20:594–599.

Arakawa H, Webb WR. Expiratory high-resolution CT scan. *Radiol Clin North Am.* 1998;36:189–209.

Austin JH, Müller NL, Friedman PJ, et al. Glossary of terms for CT of the lungs: recommendations of the nomenclature committee of the Fleischner Society. *Radiology.* 1996;200:327–331.

Azizzadeh A, Keyhani K, Miller CC 3rd, et al. Blunt traumatic aortic injury: initial experience with endovascular repair. *J Vasc Surg.* 2009;49:1403.

Bergin CJ, Müller NL. CT in the diagnosis of interstitial lung disease. *AJR Am J Roentgenol.* 1985;145:505–510.

Brauner MW, Grenier P, Mouelhi MM, et al. Pulmonary histiocytosis x: evaluation with high resolution CT. *Radiology.* 1989;172:255–258.

Bravo Soberon A, Torres Sanchez MI, Garcia Rio F, et al. High-resolution computed tomography patterns of organizing pneumonia [article in Spanish]. *Arch Bronconeumol.* 2006;42:413–416.

Bristow JD, Arai AE, Anselone CG, Pantely GA. Response to myocardial ischemia as a regulated process. *Circulation.* 1991;84:2580.

Caminati A, Cavazza A, Sverzellati N, et al. An integrated approach in the diagnosis of smoking-related interstitial lung disease. *Eur Respir Rev.* 2012;21:207–217.

Cerqueira MD, Weissman NJ, Dilsizian V, et al. Standardized myocardial segmentation and nomenclature for tomographic imaging of the heart: a statement for healthcare professionals from the cardiac imaging committee of the council on clinical cardiology of the American Heart Association. *Circulation.* 2002;105:539–542.

Chen D, Webb WR, Storto ML, et al. Assessment of air trapping using postexpiratory high-resolution computed tomography. *J Thorac Imaging.* 1998;13:135–143.

Churton T. Multiple aneurysms of the pulmonary artery. *Br Med J.* 1897;1:1223.

Colby TV, Swensen SJ. Anatomic distribution and histopathologic patterns in diffuse lung disease: correlation with HRCT. *J Thorac Imaging.* 1996;11:1–26.

Dodd JD, Souza CA, Müller NL. High-resolution MDCT of pulmonary septic embolism: evaluation of the feeding vessel sign. *AJR Am J Roentgenol.* 2006;187:623–629.

Eisenberg RL, Fleischner S. Ways to improve radiologists' adherence to Fleischner Society guidelines for management of pulmonary nodules. *J Am Coll Radiol.* 2013;10(6):439–441.

Falconer MA, Weddell G. Costoclavicular compression of the subclavian artery and vein. *Lancet.* 1943;2:539.

Feurestein IM, Archer A, Pluda JM, et al. Thin-walled cavities, cysts, and pneumothorax in *Pneumocystis carinii* pneumonia: further observations with histopathologic correlation. *Radiology.* 1990;174:697–702.

Franquet T, Giménez A, Bordes R, et al. The crazy-paving pattern in exogenous lipoid pneumonia: CT-pathologic correlation. *AJR Am J Roentgenol.* 1998;170:315–317.

Fraser RS, Müller NL, Colman N, Paré PD. Pulmonary hypertension and edema. In: Fraser RS, Müller NL, Colman N, Paré PD, eds. *Diagnosis of Diseases of the Chest.* Philadelphia: Saunders; 1999:1935–1937.

Gaeta M, Volta S, Stroscio S, et al. CT "halo sign" in pulmonary tuberculoma. *J Comput Assist Tomogr.* 1992;16:827–828.

García Mónaco R, Bertoni H, Pallota G, et al. Use of self-expanding vascular endoprostheses in superior vena cava syndrome. *Eur J Cardiothorac Surg.* 2003;24:208.

Genereux GP. The end-stage lung: pathogenesis, pathology, and radiology. *Radiology.* 1975;116:279–289.

Genereux GP. The Fleischner lecture: computed tomography of diffuse pulmonary disease. *J Thorac Imaging.* 1989;4:50–87.

Gerber BL, Wijns W, Vanoverschelde JL, et al. Myocardial perfusion and oxygen consumption in reperfused noninfarcted dysfunctional myocardium after unstable angina: direct evidence for myocardial stunning in humans. *J Am Coll Cardiol.* 1999;34:1939.

Goldberg JB, Kim JB, Sundt TM. Current understandings and approach to the management of aortic intramural hematomas. *Semin Thorac Cardiovasc Surg.* 2014;26:123–131.

Goodman LR, Golkow RS, Steiner RM, et al. The right mid-lung window. *Radiology.* 1982;143:135–138.

Görich J, Rilinger N, Sokiranski R, et al. Treatment of leaks after endovascular repair of aortic aneurysms. *Radiology.* 2000;215:414.

Gotway MB, Lee ES, Reddy GP, et al. Low-dose, dynamic, expiratory thin-section CT of the lungs using a spiral CT scanner. *J Thorac Imaging.* 2000;15:168–172.

Grenier P, Maurice F, Musset D, et al. Bronchiectasis: assessment by thin-section CT. *Radiology.* 1986;161:95–99.

Grenier P, Valeyre D, Cluzel P, et al. Chronic diffuse interstitial lung disease: diagnostic value of chest radiography and high-resolution CT. *Radiology.* 1991;179:123–132.

Gruden JF, Webb WR, Naidich DP, et al. Multinodular disease: anatomic localization at thin-section CT—multireader evaluation of a simple algorithm. *Radiology.* 1999;210:711–720.

Gruden JF, Webb WR, Warnock M. Centrilobular opacities in the lung on high-resolution CT: diagnostic considerations and pathologic correlation. *AJR Am J Roentgenol.* 1994;162:569–574.

Gruden JF, Webb WR. Identification and evaluation of centrilobular opacities on high-resolution CT. *Semin Ultrasound CT MR.* 1995;16:435–449.

Hansell DM, Bankier AA, MacMahon H, et al. Fleischner Society: glossary of terms for thoracic imaging. *Radiology.* 2008;246:697–722.

Heitzman ER, Markarian B, Berger I, et al. The secondary pulmonary lobule: a practical concept for interpretation of radiographs. I. roentgen anatomy of the normal secondary pulmonary lobule. *Radiology.* 1969;93:507–512.

Heuvelmans MA, Oudkerk M. Management of subsolid pulmonary nodules in CT lung cancer screening. *J Thorac Dis.* 2015;7:1103–1106.

Hiratzka LF, Bakris GL, Beckman JA, et al. 2010 ACCF/AHA/AATS/ACR/ASA/SCA/SCAI/SIR/STS/SVM guidelines for the diagnosis and management of patients with thoracic aortic disease: a report of the American College of Cardiology Foundation/American Heart Association Task Force on Practice Guidelines, American Association for Thoracic Surgery, American College of Radiology, American Stroke Association, Society of Cardiovascular Anesthesiologists, Society for Cardiovascular Angiography and Interventions, Society of Interventional Radiology, Society of Thoracic Surgeons, and Society for Vascular Medicine. *Circulation.* 2010;121:e266–e369.

Hoeper MM, Bogaard HJ, Condliffe R, et al. Definitions and diagnosis of pulmonary hypertension. *J Am Coll Cardiol.* 2013;62:D42.

Hogg JC. Benjamin felson lecture. Chronic interstitial lung disease of unknown cause: a new classification based on pathogenesis. *AJR Am J Roentgenol.* 1991;156:225–233.

Hruban RH, Meziane MA, Zerhouni EA, et al. Radiologic-pathologic correlation of the CT halo sign in invasive pulmonary aspergillosis. *J Comput Assist Tomogr.* 1987;11:534–536.

Im JG, Itoh H, Shim YS, et al. Pulmonary tuberculosis: CT findings—early active disease and sequential change with antituberculous therapy. *Radiology.* 1993;186:653–660.

Itoh H, Murata K, Konishi J, et al. Diffuse lung disease: pathologic basis for the high-resolution computed tomography findings. *J Thorac Imaging.* 1993;8:176–188.

Johkoh T, Itoh H, Müller NL, et al. Crazy-paving appearance at thin-section CT: spectrum of disease and pathologic findings. *Radiology.* 1999;211:155–160.

Johkoh T, Müller NL, Ichikado K, et al. Perilobular pulmonary opacities: high-resolution CT findings and pathologic correlation. *J Thorac Imaging.* 1999;14:172–177.

Juan YH, Chatzizisis YS, Saboo SS, Newburger JW, Steigner ML. Hypoplastic left coronary artery with large collateral vessels from an ectatic right coronary artery: multimodality imaging-based diagnostic work-up. *Int J Cardiol.* 2014;172(3):e396–e397.

Juan YH, Saboo SS, Desai NS, Khandelwal K, Khandelwal A. Aortic intramural hematoma and hepatic artery pseudoaneurysm: unusual complication following resuscitation. *Am J Emerg Med.* 2014;32:107, e1–4.

Juan YH, Saboo SS, Keraliya A, Khandelwal A. Coronary strictures, intraluminal thrombus and aneurysms: unreported imaging appearance of ALCAPA syndrome post Takeuchi procedure. *Int J Cardiol.* 2015;186:291–293.

Juan YH, Saboo SS, Lin YC, Conner JR, Jacobson FL, Khandelwal A. Reverse halo sign in pulmonary mucormyosis. *QJM.* 2014;107:777–778.

Kalender WA, Fichte H, Bautz W, et al. Semiautomatic evaluation procedures for quantitative CT of the lung. *J Comput Assist Tomogr.* 1991;15:248–255.

Kalender WA, Rienmuller R, Seissler W, et al. Measurement of pulmonary parenchymal attenuation: use of spirometric gating with quantitative CT. *Radiology.* 1990;175:265–268.

Kemper AC, Steinberg KP, Stern EJ. Pulmonary interstitial emphysema: CT findings. *AJR Am J Roentgenol.* 1999;172:1642.

Kim SJ, Lee KS, Ryu YH, et al. Reversed halo sign on high-resolution CT of cryptogenic organizing pneumonia: diagnostic implications. *AJR Am J Roentgenol.* 2003;180:1251–1254.

Kitai T, Kaji S, Yamamuro A, et al. Impact of new development of ulcer-like projection on clinical outcomes in patients with type B aortic dissection with closed and thrombosed false lumen. *Circulation.* 2010;122:S74–S80.

Kuriyama K, Seto M, Kasugai T, et al. Ground-glass opacity on thin-section CT: value in differentiating subtypes of adenocarcinoma of the lung. *AJR Am J Roentgenol.* 1999;173:465–469.

Landing BH, Dixon LG. Congenital malformations and genetic disorders of the respiratory tract (larynx, trachea, bronchi, and lungs). *Am Rev Respir Dis.* 1979;120:151.

Lee JH, Park CM, Lee SM, Kim H, McAdams HP, Goo JM. Persistent pulmonary subsolid nodules with solid portions of 5 mm or smaller: their natural course and predictors of interval growth. *Eur Radiol.* 2016;26:1529–1537.

Lee KS, Primack SL, Staples CA, et al. Chronic infiltrative lung disease: comparison of diagnostic accuracies of radiography and low- and conventional-dose thin-section CT. *Radiology.* 1994;191:669–673.

Lee WA, Matsumura JS, Mitchell RS, et al. Endovascular repair of traumatic thoracic aortic injury: clinical practice guidelines of the Society for Vascular Surgery. *J Vasc Surg.* 2011;53:187.

Leipsic J, Abbara S, Achenbach S, et al. SCCT guidelines for the interpretation and reporting of coronary CT angiography: a report of the Society of Cardiovascular Computed Tomography guidelines committee. *J Cardiovasc Comput Tomogr.* 2014;8:342–358.

Lenoir S, Grenier P, Brauner MW, et al. Pulmonary lymphangiomyomatosis and tuberous sclerosis: comparison of radiographic and thin-section CT findings. *Radiology.* 1990;175:329–334.

Leung AN, Miller RR, Müller NL. Parenchymal opacification in chronic infiltrative lung diseases: CT-pathologic correlation. *Radiology.* 1993;188:209–214.

Liu H, Juan YH, Chen J, et al. Anomalous origin of one pulmonary artery branch from the aorta: role of MDCT angiography. *AJR Am J Roentgenol.* 2015;204:979–987.

Lucidarme O, Coche E, Cluzel P, et al. Expiratory CT scans for chronic airway disease: correlation with pulmonary function test results. *AJR Am J Roentgenol.* 1998;170:301–307.

Lynch DA, Gamsu G, Ray CS, et al. Asbestos-related focal lung masses: manifestations on conventional and high-resolution CT scans. *Radiology.* 1988;169:603–607.

MacMahon H. Compliance with Fleischner Society guidelines for management of lung nodules: lessons and opportunities. *Radiology.* 2010;255:14–15.

Maisch B, Seferović PM, Ristić AD, et al. Guidelines on the diagnosis and management of pericardial diseases executive summary; the task force on the diagnosis and management of pericardial diseases of the European Society of Cardiology. *Eur Heart J.* 2004;25:587–610.

Majurin ML, Valavaara R, Varpula M, et al. Low-dose and conventional-dose high resolution CT of pulmonary changes in breast cancer patients treated by tangential field radiotherapy. *Eur J Radiol.* 1995;20:114–119.

Martin KW, Sagel SS, Siegel BA. Mosaic oligemia simulating pulmonary infiltrates on CT. *AJR Am J Roentgenol.* 1986;147:670–673.

Mayo JR, Webb WR, Gould R, et al. High-resolution CT of the lungs: an optimal approach. *Radiology.* 1987;163:507–510.

Miller WS. *The Lung.* Springfield, IL: Charles C Thomas; 1947:203.

Moore AD, Godwin JD, Müller NL, et al. Pulmonary histiocytosis x: comparison of radiographic and CT findings. *Radiology.* 1989;172:249–254.

Müller NL, Chiles C, Kullnig P. Pulmonary lymphangiomyomatosis: correlation of CT with radiographic and functional findings. *Radiology.* 1990;175:335–339.

Müller NL, Miller RR. Diseases of the bronchioles: CT and histopathologic findings. *Radiology.* 1995;196:3–12.

Müller NL, Staples CA, Miller RR, et al. Disease activity in idiopathic pulmonary fibrosis: CT and pathologic correlation. *Radiology.* 1987;165:731–734.

Munk PL, Müller NL, Miller RR, et al. Pulmonary lymphangitic carcinomatosis: CT and pathologic findings. *Radiology.* 1988;166:705–709.

Murata K, Herman PG, Khan A, et al. Intralobular distribution of oleic acid-induced pulmonary edema in the pig: evaluation by high-resolution CT. *Invest Radiol.* 1989;24:647–653.

Murata K, Itoh H, Todo G, et al. Centrilobular lesions of the lung: demonstration by high-resolution CT and pathologic correlation. *Radiology.* 1986;161:641–645.

Murata K, Khan A, Herman PG. Pulmonary parenchymal disease: evaluation with high-resolution CT. *Radiology.* 1989;170:629–635.

Murayama S, Murakami J, Yabuuchi H, et al. Crazy paving appearance on high resolution CT in various diseases. *J Comput Assist Tomogr.* 1999;23:749–752.

Murch CR, Carr DH. Computed tomography appearances of pulmonary alveolar proteinosis. *Clin Radiol.* 1989;40:240–243.

Murphy JB. Cervical rib excision: collective review on surgery of cervical rib. *Clin John B Murphy.* 1916;5:227.

Nagpal P, Khandelwal A, Saboo SS, Bathla G, Steigner ML, Rybicki FJ. Modern imaging techniques: applications in the management of acute aortic pathologies. *Postgrad Med J.* 2015;91(1078):449–462.

Nagpal P, Saboo SS, Khandelwal A, Duran-Mendicuti MA, Abbara S, Steigner ML. Traumatic right atrial pseudoaneurysm. *Cardiovasc Diagn Ther.* 2015;5:141–144.

Naidich DP. High-resolution computed tomography of cystic lung disease. *Semin Roentgenol.* 1991;26:151–174.

Naidich DP, Bankier AA, MacMahon H, et al. Recommendations for themanagement of subsolid pulmonary nodules detected at CT: a statement from the Fleischner Society. *Radiology.* 2013;266(1):304–317.

Naidich DP, McCauley DI, Khouri NF, et al. Computed tomography of bronchiectasis. *J Comput Assist Tomogr.* 1982;6:437–444.

Naidich DP, Zerhouni EA, Hutchins GM, et al. Computed tomography of the pulmonary parenchyma: part 1. Distal air-space disease. *J Thorac Imaging.* 1985;1:39–53.

Nguyen ET, Silva CI, Seely JM, Chong S, Lee KS, Müller NL. Pulmonary artery aneurysms and pseudoaneurysms in adults: findings at CT and radiography. *AJR Am J Roentgenol.* 2007;188:W126–W134.

Ochsner A, Gage M, DeBakey M. Scalenus anticus (Naffziger) syndrome. *Am J Surg.* 1935;28:669–695.

Osborne DR, Effmann EL, Hedlund LW. Postnatal growth and size of the pulmonary acinus and secondary lobule in man. *AJR Am J Roentgenol.* 1983;140:449–454.

Primack SL, Hartman TE, Hansell DM, et al. End-stage lung disease: CT findings in 61 patients. *Radiology.* 1993;189:681–686.

Primack SL, Hartman TE, Lee KS, et al. Pulmonary nodules and the CT halo sign. *Radiology.* 1994;190:513–515.

Raad RA, Suh J, Harari S, Naidich DP, Shiau M, Ko JP. Nodule characterization: subsolid nodules. *Radiol Clin North Am.* 2014;52:47–67.

Rajiah P, Desai MY, Kwon D, Flamm SD. MR imaging of myocardial infarction. *Radiographics.* 2013;33(5):1383–1412.

Raskin SP. The pulmonary acinus: historical notes. *Radiology.* 1982;144:31–34.

Reid L. The secondary pulmonary lobule in the adult human lung, with special reference to its appearance in bronchograms. *Thorax.* 1958;13:110–115.

Reid L, Simon G. The peripheral pattern in the normal bronchogram and its relation to peripheral pulmonary anatomy. *Thorax.* 1958;13:103–109.

Remy-Jardin M, Beuscart R, Sault MC, et al. Subpleural micronodules in diffuse infiltrative lung diseases: evaluation with thin-section CT scans. *Radiology.* 1990;177:133–139.

Remy-Jardin M, Degreef JM, Beuscart R, et al. Coal worker's pneumoconiosis: CT assessment in exposed workers and correlation with radiographic findings. *Radiology.* 1990;177:363–371.

Remy-Jardin M, Giraud F, Remy J, et al. Importance of ground-glass attenuation in chronic diffuse infiltrative lung disease: pathologic-CT correlation. *Radiology.* 1993;189:693–698.

Remy-Jardin M, Remy J, Deffontaines C, et al. Assessment of diffuse infiltrative lung disease: comparison of conventional CT and high-resolution CT. *Radiology.* 1991;181:157–162.

Remy-Jardin M, Remy J, Giraud F, et al. Computed tomography assessment of ground-glass opacity: semiology and significance. *J Thorac Imaging.* 1993;8:249–264.

Remy-Jardin M, Remy J, Wallaert B, et al. Subacute and chronic bird breeder hypersensitivity pneumonitis: sequential evaluation with CT and correlation with lung function tests and bronchoalveolar lavage. *Radiology.* 1993;198:111–118.

Ren H, Hruban RH, Kuhlman JE, et al. Computed tomography of inflation-fixed lungs: the beaded septum sign of pulmonary metastases. *J Comput Assist Tomogr.* 1989;13:411–416.

Ridge CA, Hobbs BD, Bukoye BA, et al. Incidentally detected lung nodules: clinical predictors of adherence to Fleischner Society surveillance guidelines. *J Comput Assist Tomogr.* 2014;38:89–95.

Robinson TE, Leung AN, Moss RB, et al. Standardized high-resolution CT of the lung using a spirometer-triggered electron beam CT scanner. *AJR Am J Roentgenol.* 1999;172:1636–1638.

Saboo SS, Juan YH, Khandelwal A, George E, Steigner ML, Landzberg M. Rybick FJ. MDCT of congenital coronary artery fistulas. *AJR Am J Roentgenol.* 2014;203(3):W244–W252.

Sanders RJ, Hammond SL, Rao NM. Diagnosis of thoracic outlet syndrome. *J Vasc Surg.* 2007;46:601.

Sloan RD, Cooley RN. Congenital pulmonary arteriovenous aneurysm. *Am J Roentgenol Radium Ther Nucl Med.* 1953;70:183.

Smyth PT, Edwards JE. Pseudocoarctation, kinking or buckling of the aorta. *Circulation.* 1972;46:1027–1032.

Snider GL. Interstitial pulmonary fibrosis. *Chest.* 1986;89(suppl):115–121.

Snider GL. Pathogenesis and terminology of emphysema. *Am J Respir Crit Care Med.* 1994;149:1382–1383.

Snider GL, Kleinerman J, Thurlbeck WM, et al. The definition of emphysema: report of a National Heart, Lung, and Blood Institute, division of lung diseases workshop. *Am Rev Respir Dis.* 1985;132:182–185.

Spodick DH. Pericardial diseases. In: Braunwald E, Zipes DP, Libby P, eds. *Heart Disease: A Textbook of Cardiovascular Medicine.* Vol. 2. 6th ed. Philadelphia: Saunders; 2001:1823–1876.

Stein MG, Mayo J, Müller N, et al. Pulmonary lymphangitic spread of carcinoma: appearance on CT scans. *Radiology.* 1987;162:371–375.

Stern EJ, Webb WR. Dynamic imaging of lung morphology with ultrafast high-resolution computed tomography. *J Thorac Imaging.* 1993;8:273–282.

Stern EJ, Webb WR, Gamsu G. Dynamic quantitative computed tomography: a predictor of pulmonary function in obstructive lung diseases. *Invest Radiol.* 1994;29:564–569.

Stern EJ, Webb WR, Weinacker A, et al. Idiopathic giant bullous emphysema (vanishing lung syndrome): imaging findings in nine patients. *AJR Am J Roentgenol.* 1994;162:279–282.

Thurlbeck WM. *Chronic Airflow Obstruction in Lung Disease.* Philadelphia: Saunders; 1976.

Tuddenham WJ. Glossary of terms for thoracic radiology: recommendations of the nomenclature committee of the Fleischner Society. *AJR Am J Roentgenol.* 1984;143:509–517.

Ujita M, Renzoni EA, Veeraraghavan S, et al. Organizing pneumonia: perilobular pattern at thin-section CT. *Radiology.* 2004;232:757–761.

Uyama T, Monden Y, Harada K, et al. Pulmonary varices: a case report and review of the literature. *Jpn J Surg.* 1988;18(3):359–362.

Webb WR. High-resolution CT of the lung parenchyma. *Radiol Clin North Am.* 1989;27:1085–1097.

Webb WR. High-resolution computed tomography of obstructive lung disease. *Radiol Clin North Am.* 1994;32:745–757.

Webb WR. Radiology of obstructive pulmonary disease. *AJR Am J Roentgenol.* 1997;169:637–647.

Webb WR. Thin-section CT of the secondary pulmonary lobule: anatomy and the image—the 2004 Fleischner lecture. *Radiology.* 2006;239:322–338.

Webb WR, Müller NL, Naidich DP. Standardized terms for high-resolution computed tomography of the lung: a proposed glossary. *J Thorac Imaging.* 1993;8:167–175.

Webb WR, Stein MG, Finkbeiner WE, et al. Normal and diseased isolated lungs: high-resolution CT. *Radiology.* 1988;166:81–87.

Webb WR, Stern EJ, Kanth N, Gamsu G. Dynamic pulmonary CT: findings in healthy adult men. *Radiology.* 1993;186:117–124.

Weibel ER. Looking into the lung: what can it tell us? *AJR Am J Roentgenol.* 1979;133:1021–1031.

Weibel ER, Taylor CR. Design and structure of the human lung. In: Fishman AP, eds. *Pulmonary Diseases and Disorders.* 2nd ed. New York: McGraw-Hill; 1988:11–60.

Westcott JL, Cole SR. Traction bronchiectasis in end-stage pulmonary fibrosis. *Radiology.* 1986;161:665–669.

Worthy SA, Müller NL. Small airway diseases. *Radiol Clin North Am.* 1998;36:163–173.

Wright IS. The neurovascular syndrome produced by hyperabduction of the arms. The immediate changes produced in 150 normal controls, and the effects on same persons of prolonged hyperabduction of the arms, as in sleeping, and in certain occupations. *Am Heart J.* 1945;29:1.

Wright JL, Tazelaar HD, Churg A. Fibrosis with emphysema. *Histopathology.* 2011;58:517–524.

Wu MT, Wang YC, Huang YL, et al. Intramural blood pools accompanying aortic intramural hematoma: CT appearance and natural course. *Radiology.* 2011;258:705–713.

Xanthos T, Giannakopoulos N, Papadimitriou L. Lipomatous hypertrophy of the interatrial septum: a pathological and clinical approach. *Int J Cardiol.* 2007;121:4–8.

Yoshimura H, Hatakeyama M, Otsuji H, et al. Pulmonary asbestosis: CT study of subpleural curvilinear shadow. Work in progress. *Radiology.* 1986;158:653–658.

Zerhouni E. Computed tomography of the pulmonary parenchyma: an overview. *Chest.* 1989;95:901–907.

Zerhouni EA, Naidich DP, Stitik FP, et al. Computed tomography of the pulmonary parenchyma: part 2. Interstitial disease. *J Thorac Imaging.* 1985;1:54–64.

Zompatori M, Poletti V, Battista G, et al. Bronchiolitis obliterans with organizing pneumonia (BOOP), presenting as a ring-shaped opacity at HRCT (the atoll sign). A case report. *Radiol Med (Torino).* 1999;97:308–310.

Zwirewich CV, Mayo JR, Müller NL. Low-dose high-resolution CT of lung parenchyma. *Radiology.* 1991;180:413–417.

本章概要

■ 气腔病变

急性实变

当肺泡内充满了比周围肺实质更能使 X 射线衰减的物质时,就会导致气腔的实变。当表现为急性病程时,气腔实变可以有不同的鉴别诊断(表14.1)。

慢性实变

在影像上,当气腔实变持续数周至数月时,鉴别诊断不再局限于肺炎,后者通常表现为急性病程,但随后会得到改善。当遇到慢性气腔实变时,应考虑感染性、炎性和肿瘤性原因(图 14.1),表 14.2 列出了最常见的病变。

表 14.1 急性实变的鉴别诊断

诊断	注释
感染性肺炎	肺泡内充满脓液或炎性液体;常伴有发热和白细胞增多
胃内容物误吸	有重力依赖肺段的倾向;门德尔松综合征(Mendelson syndrome)指产科麻醉过程中误吸导致的化学性肺炎
肺泡性肺水肿	可出现心脏增大和胸腔积液;严重病例可考虑急性呼吸窘迫综合征
肺出血	在创伤背景下考虑肺挫伤;可能有抗凝或出血史
肺梗死	存在肺栓塞的危险因素;实变是外周性的,常发生于下叶

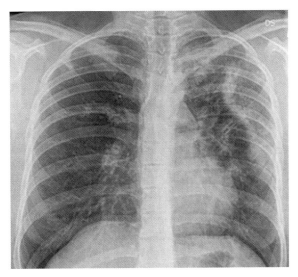

图 14.1 33 岁女性,慢性嗜酸性粒细胞性肺炎,正位胸部 X 线片示左肺上野外带局限性实变影

表 14.2 慢性实变鉴别诊断

诊断	注释
机化性肺炎	反晕征见于 20% 的病例;对类固醇治疗有效
慢性嗜酸性粒细胞性肺炎	支气管肺泡灌洗液和外周血中嗜酸性粒细胞常升高;上叶为主实变;一般对类固醇治疗有反应
治疗不适当的感染	可能是由于抗生素选择不当或耐药性;还要考虑真菌和分枝杆菌感染
腺癌	可见支气管充气征
结节病	融合的肉芽肿性结节类似实变
淋巴瘤	通常来源于支气管相关淋巴组织;可见支气管充气征
脂性肺炎	可见脂肪密度,通常慢性发病
变应性肉芽肿性血管炎	几乎所有的患者都有哮喘和嗜酸性粒细胞增多症

■ 肺结节

孤立性肺结节

　　胸部 X 线或 CT 检查对孤立性肺结节的鉴别诊断范围很广泛,但 95% 以上的结节是感染性肉芽肿(图 14.2)、恶性肿瘤(原发或转移)或良性肿瘤(例如错构瘤)。结节大小、形状、密度、钙化模式、增强幅度、氟代脱氧葡萄糖(fluorodeoxyglucose,FDG)摄取性和生长速度是关键影像学特征,结合临床因素(例如患者年龄、免疫状态、临床病史)有助于缩小

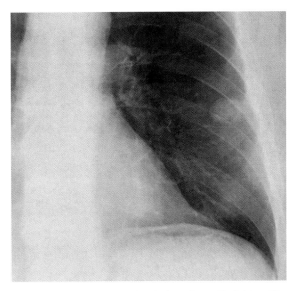

图 14.2 70 岁男性患者,全身乏力,正位胸部 X 线片示左侧中肺外侧边界清楚的肺结节。手术切除及病理分析证实此结节为组织胞浆瘤

鉴别诊断的范围。最终,综合考虑这些因素,可以鉴别结节的良性与恶性,甚至提供一个具体的诊断。引起孤立性肺结节的原因有很多(表 14.3)。

表 14.3 孤立性肺结节的鉴别诊断

诊断	注释
肉芽肿	可能为其他钙化肉芽肿或钙化淋巴结;与患者的居住地有关(在美国中西部更为常见)
肺癌	钙化见于 6%~7% 的病例,大部分肺癌的倍增时间为 1~18 个月
转移性病变	黑色素瘤、睾丸癌或肉瘤患者比原发性肺癌更容易发生单发转移
肺内淋巴结	常在叶间裂或胸膜下;形态可为三角形、椭圆形、圆形或梯形
假性肺结节	考虑衣服伪影(纽扣)、乳头阴影、皮肤或胸壁损伤、愈合的肋骨骨折和肋骨内的骨质增生
错构瘤	结节内见脂肪,近似病理诊断,有时可见爆米花样钙化
肺类癌	位置一般较中央;可以显著增强;FDG-PET 显像假阴性率高
感染(非肉芽肿性)	球形肺炎、脓毒症栓子或脓肿
间叶性或神经源性肿瘤	考虑纤维瘤、软骨瘤、脂肪瘤或神经纤维瘤
动静脉畸形	供血动脉和引流静脉;多发于遗传性出血性毛细血管扩张症
炎性结节	类风湿结节或肉芽肿性多血管炎

注:FDG,氟代脱氧葡萄糖;PET,正电子发射体层成像。

多发性肺结节

小叶中心分布

累及小叶中心细支气管、肺小动脉或淋巴管的疾病可产生多发小叶中心结节。这些结节的特征是彼此间隔均匀,小叶间隔和胸膜表面不受累及(图14.3)。这种分布的结节可能是实性的,也可能是磨玻璃密度的,表14.4列出了产生这种影像的最常见病变。如果结节呈V形或Y形,则称为树芽征。

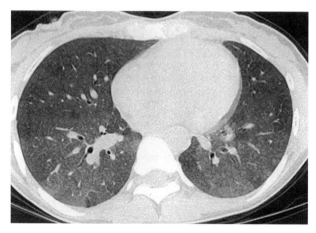

图14.3 35岁女性患者,亚急性过敏性肺炎。轴位CT扫描显示弥漫的磨玻璃密度小叶中心型小结节,因气体陷闭而存在散在的透光度减低区

表14.4　多发小叶中心型肺结节鉴别诊断

诊断	注释
过敏性肺炎	磨玻璃结节;确定有机抗原暴露的仅为50%;通常存在气体陷闭
呼吸性细支气管炎	上叶分布为主的磨玻璃结节;有吸烟史
肺动脉高压;肺毛细血管瘤;肺静脉阻塞性疾病	磨玻璃结节;由肺水肿和/或出血引起;肺动脉干扩张
转移性钙化	上叶磨玻璃结节±钙化;血钙过多
支气管内感染,支气管肺炎	实性或磨玻璃±树芽征;由细菌、病毒或真菌引起
滤泡性细支气管炎	实性或磨玻璃结节±树芽征;免疫抑制或结缔组织疾病
肺尘埃沉着病	实性小叶中心结节;特别是肺铁末沉着病和煤工尘肺
朗格汉斯细胞组织细胞增生症	上叶为主的实性或磨玻璃结节;病程早期;吸烟史

淋巴管周围分布

在CT上,累及淋巴管周围通道的疾病多为胸膜下沿支气管血管束、小叶间隔、叶间裂等分布。与小叶中心结节不同,淋巴管周围分布的结节之间的间隙通常是不均匀的。对于淋巴管周围分布的结节有几种诊断考虑(表14.5)。

表14.5　淋巴管周围分布的多发结节的鉴别诊断

诊断	注释
肺结节病	伴对称性肺门及纵隔淋巴结肿大;患者通常在20~40岁
硅沉着病和煤工尘肺	结节直径1~10mm;结节呈上叶及后部分布
癌性淋巴管炎	腺癌(肺、乳腺)为最常见病因;常伴有胸腔积液
结节性肺淀粉样变	发病年龄通常在60岁左右,通常无症状;下叶和周围的分布常见
淋巴细胞性间质性肺炎	与人类免疫缺陷病毒(儿童)和干燥综合征有关;常见散在薄壁的血管周囊肿

随机分布

肺多发结节呈弥漫性分布,无解剖上的优势,即无小叶中心或支气管血管周围分布,可能是随机的。这些结节的数量和密度可能不同,其病理生理机制通常是血行播散。当发现肺结节呈随机分布时,需要考虑几种诊断(表14.6)。

表14.6　随机分布的多发结节的鉴别诊断

诊断	注释
血行转移	下叶分布为主;转移瘤可能很小,如甲状腺癌的转移,也可以很大,如精原细胞瘤的转移
真菌感染	可以是粟粒性或更大;组织胞浆菌病、芽生菌病、球孢子菌病;免疫功能低下者为曲霉病或接合菌病
血行播散型肺结核	可见于原发性或原发性后感染;粟粒结节提示感染活跃,预后差
脓毒症栓子	周围和下叶分布为主±空洞
肺腺癌	偶尔表现为随机分布的多发结节
类风湿性坏死性结节	伴有活动性类风湿关节炎的结节性红肿;粟粒结节早于肺纤维化
淀粉样变	结节可空化或钙化
肉芽肿性多血管炎	结节±空洞
良性转移性平滑肌瘤	常因子宫肌瘤行子宫切除术;结节可强化,可能出现空洞

钙化性肺结节

多种疾病可造成钙化的肺结节,其原因包括肿瘤、感染性、代谢性和吸入性因素(图 14.4)。临床病史以及结节的大小、外观和分布可以提示诊断。表 14.7 列出了产生多发钙化性肺结节的最常见病变。

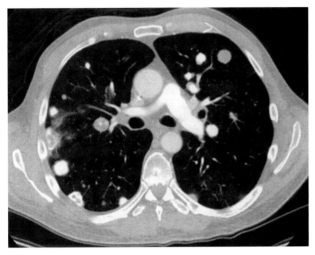

图 14.4　60 岁男性患者,软骨肉瘤转移,轴位 CT 扫描显示多发钙化性肺结节

表 14.7　多发性钙化肺结节的鉴别诊断

诊断	注释
慢性肉芽肿病	最常见的是肺结核和组织胞浆菌病;可能与钙化淋巴结相关
转移性病变	有肉瘤或甲状腺髓样癌病史;黏液腺癌转移可钙化;经治疗的绒毛膜癌转移可能会钙化
肺尘埃沉着病	特别是硅沉着病和煤工尘肺
治疗后的水痘肺炎	一般 2~3mm 大小;弥漫分布
肺泡微结石症	沙粒样钙化,通常为 1mm 大小;下叶为主
转移性钙化	上叶分布为主;小叶中心型磨玻璃密度结节;高钙血症
肺淀粉样变	可合并气管淀粉样变
多发软骨瘤	卡尼三联征的一部分——副神经节瘤,胃肠道间质瘤,肺软骨瘤

空洞性肺结节

空洞性肺结节通常含有空气,但也可能含有血液、脓液或碎片。空洞性结节的壁厚至少为 4mm,不能与囊肿混淆,后者是一种薄壁、含气的病变。胸部 X 线检查可以鉴别空洞性结节,但 CT 提高了灵敏度,更有利于病灶定位和显示特征性改变。空洞性肺内结节的鉴别诊断见表 14.8。

表 14.8　空洞性肺结节的鉴别诊断

诊断	注释
肺炎和肺脓肿	通常来自金黄色葡萄球菌、铜绿假单胞菌或肺炎克雷伯菌;肺结核和真菌性肺炎也会产生空洞
转移性病变	原发肿瘤通常为鳞状细胞癌或移行细胞癌;结节边缘常呈圆形,界限清楚
原发性肺癌	鳞状细胞癌最易发生空洞;空洞最可能发生在肿物>3cm 时
肺栓塞	下叶及周边分布;脓毒症栓子较其他的栓子更易发生空洞
肉芽肿性多血管炎	近 50% 的患者出现空洞及结节;结节大小变化较大;可合并实变
类风湿结节	发生在<1% 的类风湿关节炎患者;常见于男性,上、中肺野分布为主
先天性病变	先天性肺气道畸形;肺隔离症

■ 肺肿物

前纵隔肿物

因为前纵隔容纳胸腺、淋巴结、血管和脂肪,所以在这个间隙出现的肿物起源于这些结构。这些肿物可能在正位片上显示为纵隔增宽,或在侧位片上表现为是胸骨后间隙的消失,这些病变最好在轴位图像上进行评价(图 14.5)。前纵隔最常见的肿物见表 14.9。

中纵隔肿物

中纵隔的上界是胸廓入口,下界是膈肌,前界是心包,后界是气管壁(有人认为是食管)后方。包括气管、奇静脉、腔静脉、主动脉弓、肺血管、淋巴结和(有人认为)食管。还包含膈神经、迷走神经和左侧喉返神经。提示中纵隔肿物的影像表现包括气管旁带增宽、主动脉肺窗凸出、奇静脉食管隐窝向右移位、左侧假椎体线出现等。中纵隔肿物见表 14.10。

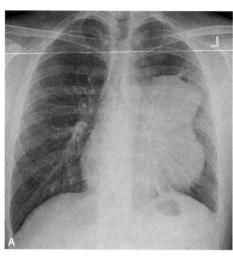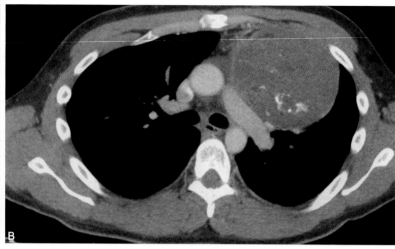

图 14.5　（A）28 岁男性，正位胸部 X 线片显示巨大纵隔肿物。（B）轴位 CT 扫描显示一个大的、密度不均匀的前纵隔肿物，包含钙化和脂肪灶。活检证实为未成熟畸胎瘤

表 14.9　前纵隔肿物鉴别诊断

诊断	注释
胸腺肿物	胸腺瘤、胸腺癌、胸腺脂肪瘤、胸腺囊肿；胸腺类癌或胸腺淋巴瘤少见
淋巴瘤或淋巴结肿大	淋巴瘤在年轻患者中更常见；淋巴结肿大见于转移或肉芽肿性病变
生殖细胞肿瘤	含有脂肪和/或钙化；通常保持中线解剖位置
甲状腺肿物	胸骨后甲状腺肿通常与甲状腺相连；甲状腺腺瘤和癌较少见
血管源性肿物	升主动脉瘤
先天性囊肿	支气管囊肿或淋巴管瘤
神经源性肿瘤	起源于迷走神经或膈神经
胸骨后疝	有时在透视中可见

表 14.10　中纵隔肿物的鉴别诊断

诊断	注释
前肠重复囊肿	包括食管重复和支气管囊肿；通常含有单纯液体
淋巴瘤或淋巴结肿大	淋巴瘤在年轻患者中更常见；淋巴结肿大见于转移或肉芽肿性病变
血管源性病变	主动脉瘤可表现为中纵隔肿物；右侧主动脉弓可能表现为"肿物"
食管裂孔疝	可能是滑动性的，位于食管旁，或混合疝；胸部 X 线片上可能是心后气液平面
肺动脉扩张	见于肺动脉狭窄或肺动脉高压
心包囊肿	可随呼吸及患者的体位改变形状；可能是先天性的，也可由心包炎引起
气管病变	气管内外病变均占据中纵隔
生殖细胞肿瘤	很少见于中纵隔（更常见于前纵隔）；经常含有脂肪和/或钙化
神经源性肿瘤	起源于迷走神经、膈神经或左侧喉返神经

后纵隔肿物

神经源性肿瘤是后纵隔肿物最常见的病因（图 14.6），占原发性后纵隔肿瘤的 75%。神经源性肿瘤通常发生于周围神经或交感神经节；肿瘤类型与患者的年龄有关。后纵隔非肿瘤性肿物包括食管肿物、重复囊肿、椎旁脓肿等，最常见的病变类型见表 14.11。

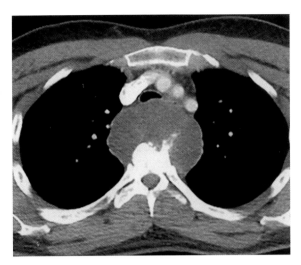

图 14.6　31 岁男性,颈部和胸部不适,轴位 CT 扫描显示一个巨大的后纵隔软组织肿物——起源于胸椎的脊索瘤

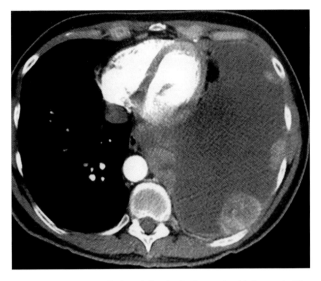

图 14.7　恶性间皮瘤(混合型)患者,54 岁,轴位 CT 扫描示左侧大量胸腔积液,可见多发实性胸膜肿物

表 14.11　后纵隔肿物的鉴别诊断

诊断	注释
神经鞘瘤	神经鞘瘤和纤维瘤是良性的;恶性周围神经鞘瘤见于神经纤维瘤病患者
神经性交感神经节瘤	神经母细胞瘤见于幼儿;节细胞神经瘤见于年龄较大的儿童和年轻人
非神经源性肿瘤	包括脊索瘤和嗜铬细胞瘤
降主动脉瘤	横轴位图像很容易确认血管起源
食管肿物	可为良性,如平滑肌瘤;恶性肿瘤包括鳞状细胞癌和腺癌
椎旁脓肿	最常见的病因是细菌、真菌或结核性
髓外造血	有白血病或骨髓浸润病史;通常为光滑的分叶状肿物,常为双侧椎旁肿物
脊膜膨出	75% 与神经纤维瘤病相关;脊膜膨出和硬膜囊之间有脑脊液相连
重复囊肿	神经管囊肿或食管重复囊肿;通常在 CT 上呈液体密度,除非合并感染或出血
淋巴瘤或淋巴结肿大	通常伴有其他部位淋巴结肿大

表 14.12　胸膜肿物鉴别诊断

诊断	注释
转移性病变	常见腺癌(肺、乳腺、卵巢);常见的侵袭性胸腺瘤扩散部位
恶性间皮瘤	常存在石棉性胸膜钙化斑;可能侵犯胸壁、膈肌或纵隔
胸膜孤立性纤维性肿瘤	如果带蒂,可能在不同检查中改变位置;低血糖和/或肥大性骨关节病
包裹性胸腔积液(假性肿瘤)	胸腔积液,脓胸,血胸
胸膜脂肪瘤	边界清晰的凸透镜形的脂肪密度胸膜肿物;通常无症状,偶然发现
胸膜淋巴瘤	占非霍奇金淋巴瘤病例的 0.3%;慢性胸膜炎是危险因素
胸壁肿物侵犯胸膜间隙	例如 Askin 肿瘤或尤因肉瘤
脾组织植入	外伤史或手术;在硫胶体显像中显示有摄取

胸膜肿物

当遇到胸膜肿物时,在胸膜腔内正确定位对鉴别诊断是至关重要的。影像特征和临床信息可以结合起来,以缩小鉴别诊断的范围。胸部 X 线和 CT 检查是评估胸膜肿物的标准方法(图 14.7),MRI 起辅助作用。当肿物定位于胸膜腔时,有几种诊断需要考虑(表 14.12)。

心膈角肿物

正常的心膈角充满少量的脂肪,但当这个位置发现肿物时,许多病变(包括膈上和膈下)是鉴别诊断的考虑因素。通过常规放射学发现心膈角肿物时,CT 横断面成像对缩小鉴别诊断有价值(图 14.8)。心膈角常见肿物见表 14.13。

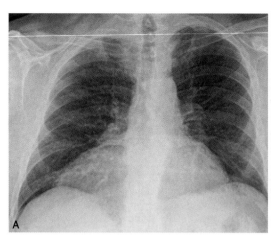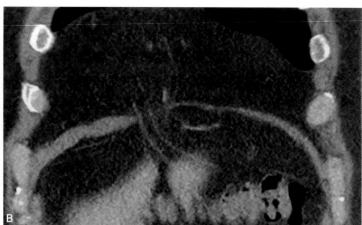

图 14.8   （A）52 岁男性,正位胸部 X 线片显示右心膈角肿物。（B）CT 冠状位重建显示该患者为先天性胸骨后膈疝

表 14.13   心膈角肿物鉴别诊断

诊断	注释
心外膜脂肪垫	在超重患者中更常见;巨大脂肪垫会增加心血管疾病的风险
心包囊肿	边界清楚、壁光滑、充满液体的病变;MRI T_1 加权低信号,T_2 加权高信号
先天性胸骨后膈疝	右侧更常见;在 CT 上见网膜血管可确定诊断
淋巴结肿大	如淋巴瘤或转移瘤
心包脂肪坏死	良性特发性疾病表现为胸膜炎性胸痛;左边更常见
胸腺肿瘤	可能是良性(胸腺脂肪瘤)或恶性(胸腺瘤)
心包间隙静脉曲张	存在门静脉高压的相关征象

■ 胸部肿物：含脂肪肿物

胸部含有脂肪的肿物有时在胸部 X 线片上显示低密度,CT 和 MRI 可证实肿物内存在脂肪。确定胸腔肿物内含脂肪对鉴别诊断是有帮助的,因为它提示了一种特殊的鉴别诊断,可以根据病变位置、临床信息和其他影像学特征进一步缩小范围。胸部常见的含脂肪肿物见表 14.14。

表 14.14   含脂肪肿物的鉴别诊断

诊断	注释
肺错构瘤	占肺结节的 6%;约 50% 的病例在 CT 上发现脂肪
脂肪瘤	起源于脂肪组织的边界清晰的间叶性肿瘤;可发生于纵隔、胸膜、心脏或肺内
畸胎瘤	不均匀的肿物常有脂肪和/或钙化;占前纵隔肿物的 15%
胸腺脂肪瘤	占所有胸腺肿瘤的 2%~9%;在 CT 上表现为脂肪组织与胸腺组织混合
膈疝	先天性胸骨后膈疝或胸腹膜裂孔疝内见腹腔脂肪
转移性病变	原发肿瘤可能是脂肪肉瘤或肾细胞癌
脂性肺炎	长期误吸矿物油或植物油;与神经肌肉或食管异常相关
纵隔脂肪过多症	过多的无包膜的纵隔脂肪;与肥胖和类固醇有关
髓外造血	位于后纵隔(常为双侧椎旁);贫血治疗后可能含有脂肪
脂肪肉瘤	罕见的原发性纵隔或心脏肿瘤
脂肪母细胞瘤	在婴儿期和儿童早期发现的罕见肿瘤;位于纵隔或椎旁

■ 淋巴结肿大

钙化性淋巴结肿大

感染性肉芽肿病是常规检查中发现的钙化淋巴结最常见的原因,尤其是来自流行地区的患者,其他导致淋巴结钙化的原因还有结节病、硅沉着病、淋巴瘤治疗后和某些原发性恶性肿瘤的转移(图 14.9)。结合临床病史和其他影像学发现将有助于缩小鉴别诊断范围(表 14.15)。

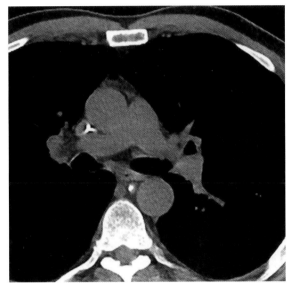

图 14.9　48 岁男性直肠腺癌患者,轴位 CT 扫描显示钙化的转移淋巴结

表 14.15　钙化性淋巴结的鉴别诊断

诊断	注释
肉芽肿病	常见于肺结核或组织胞浆菌病;钙化通常是完全的而不是局灶的
结节病	多达 50% 的患者出现结节钙化;钙化的淋巴结很少呈蛋壳状
硅沉着病	蛋壳样钙化淋巴结占 3%~6%
淋巴瘤治疗后	放射治疗开始至出现钙化平均 3 个月
转移性病变	结肠黏液腺癌或卵巢腺癌;也可见于甲状腺癌和骨肉瘤
卡斯尔曼病	增强扫描显著强化;PET/CT 上淋巴结常显示为 FDG 高度摄取
肺孢子菌肺炎	偶尔引起肺门、纵隔淋巴结钙化
淀粉样变	肺结节也常出现
硬皮病	淋巴结钙化很少见

注:FDG,氟代脱氧葡萄糖;PET,正电子发射体层成像。

低密度淋巴结肿大

当肿大的淋巴结密度减低时,提示可能结节内坏死或囊性变,这提示了某些诊断。对于放射科医生来说,了解类似淋巴结密度减低的表现也很重要,包括心包隐窝的液体,纵隔支气管囊肿,以及表现类似的后膈肌脚淋巴乳糜池。在胸部淋巴结密度减低的病变有很多(表 14.16)。

表 14.16　密度减低的淋巴结肿大的鉴别诊断

诊断	注释
转移性病变	组织学上常为鳞状细胞;考虑肺、睾丸或卵巢原发肿瘤
感染性淋巴结肿大	分枝杆菌病应该考虑;真菌感染也可以考虑
惠普尔病	小肠最常受累;肺受累者占 35%~50%
淋巴瘤	很少出现低密度的淋巴结肿大

双侧肺门淋巴结肿大

当发现肺门淋巴结的短径超过 10mm 时,评估这些淋巴结为单侧、双侧不对称或双侧对称是很重要的(图 14.10)。在平片上区分淋巴结肿大和肺动脉增宽也很重要。某些病变引起不对称的肺门淋巴结肿大,而另一些病变会造成对称的淋巴结肿大,这些疾病通常会有重叠。但是总的来说,区分这一点是有帮助的,结合其他表现,可以缩小鉴别诊断的范围(表 14.17)。

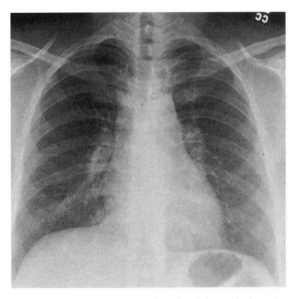

图 14.10　29 岁女性结节病患者,胸部 X 线片显示双侧对称性肺门淋巴结肿大

表 14.17　对称性肺门淋巴结肿大的鉴别诊断

诊断	注释
结节病	典型的对称性淋巴结肿大,30% ~ 50% 的患者无症状;无(1 期)或有(2 期)肺内异常
淋巴瘤	也可引起单侧肺门淋巴结肿大;全身症状(发热、盗汗)很常见
转移性病变	典型的是肾细胞癌和睾丸癌
硅沉着病	淋巴结可能钙化,有时为蛋壳样;伴有肺上叶结节和/或斑片影
卡斯尔曼病	慢性、低级别的淋巴增殖性疾病;增强后淋巴结可明显强化
感染	典型为单侧,但可能为双侧肺门淋巴结肿大;考虑真菌感染,如组织胞浆菌病

■ 气道

气管狭窄

正常的胸内气管直径在男性约 20mm,女性约 17mm。气管狭窄可能是局灶性或弥漫性的,鉴别诊断包括多种疾病(图 14.11)。气管狭窄的治疗方案取决于狭窄的原因和位置,包括通过支气管镜进行气管扩张、放置气管支架和气管切除并重建。表 14.18 列出了导致气管狭窄的最常见的非肿瘤性病变。

气管扩张

气管直径通常随年龄的增长而略有增加,但当

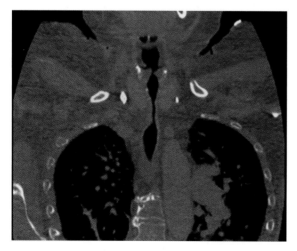

图 14.11　52 岁女性,冠状位重建 CT 图像显示气管插管后气管局部狭窄

表 14.18　气管狭窄的鉴别诊断

诊断	注释
插管后狭窄	风险因素包括插管时间过长与袖口位置过高
剑鞘样气管	固定性横径变窄;见于患有慢性阻塞性肺疾病的男性
复发性多软骨炎	呼气时可见气道塌陷(气管软化);气管壁平滑增厚,保留后膜;鼻软骨和耳软骨也受影响
感染后狭窄	肉芽组织和纤维化是对感染的一种反应;考虑鼻硬结病或其他肉芽肿感染
坏死性肉芽肿性血管炎	环周气管狭窄;主要影响声门下气管
骨化性气管支气管病	骨性结节,不累及气管后壁
结节病	1% ~ 3% 的结节病患者上段气管受累
气管支气管淀粉样变	环周气管狭窄;腔内结节和/或弥漫性气道钙化
外压性狭窄	原因包括甲状腺肿大、纵隔淋巴结肿大、血管扩张或纡曲

男性气管冠状径超过 26mm 或女性超过 23mm 时,则认为气管扩张。气管增宽可能是局灶性的(例如气管憩室或气管插管损伤后)或弥漫性的(图 14.12)。一些引起气管扩张的原因,如复发性多软骨炎,也是引起气管狭窄的原因。造成局限性和弥漫性气管肿大的常见原因有很多(表 14.19)。

表 14.19　气管扩张的鉴别诊断

诊断	注释
巨气管支气管症	与反复发生的呼吸道感染有关;气管呈波浪形轮廓,形成囊
肺纤维化	通常继发于结节病,肺结核和放射治疗;气管扩张通常较轻
气管内管套损伤	最常见于做过气管切开术的患者;也是气管局部狭窄的原因之一
遗传性结缔组织病	马方综合征,埃勒斯-当洛综合征,或皮肤松弛症
慢性阻塞性肺疾病	慢性支气管炎和肺气肿
囊性纤维化	气管扩张伴支气管扩张;与反复呼吸道感染有关
复发性多软骨炎	保留气管后壁膜部;也是气管狭窄的原因

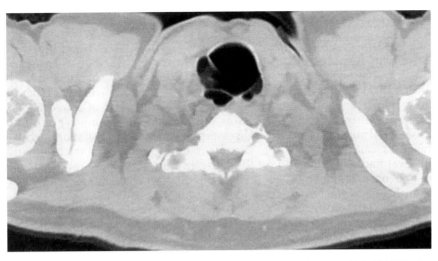

图 14.12 72 岁巨气管支气管症患者,轴位 CT 扫描显示胸廓入口处气管扩张,大小 4.4cm×4.0cm,可见腔内分泌物

支气管扩张

支气管扩张是指病理的和不可逆的支气管扩张。支气管扩张可呈圆柱状、串珠状或囊状。在支气管扩张的情况下胸部 X 线片通常是不正常的,但 CT 扫描更有利于显示气道扩张的存在和程度。有几种疾病可能导致支气管扩张(表 14.20)。

表 14.20 支气管扩张症的鉴别诊断

诊断	注释
感染后支气管扩张	经常发生误吸和/或吸入性肺炎;分枝杆菌感染是一种常见原因
阻塞性支气管扩张	病因可能是支气管内肿瘤或异物
囊性纤维化	上肺支气管扩张
哮喘	柱状支气管扩张,伴气体陷闭
变应性支气管肺曲菌病	中央囊状支气管扩张,黏液堵塞
原发性纤毛不动综合征	中下叶支气管扩张;50% 的病例出现内脏反位
先天性原因	Williams-Campbell 综合征和巨气管支气管症;指甲褪色患者为黄甲综合征
牵拉性支气管扩张	由气道周围肺的纤维化引起;可见于结节病纤维化、放疗纤维化、特发性肺纤维化

■ 病变的分布

上肺分布

重力、通气与灌注、淋巴管流动、新陈代谢和力学差异的共同作用,造成了某些疾病有优先影响上肺的倾向。这种分布在胸部 X 线片和冠状位重建的 CT 图像上最容易识别(图 14.13)。常见的上肺分布为主的病变见表 14.21。

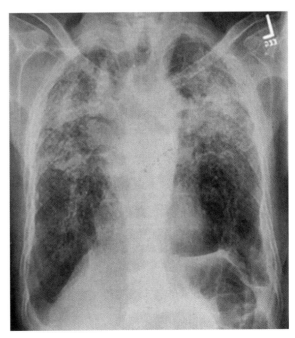

图 14.13 63 岁男性硅沉着病患者,正位胸部 X 线片显示双上肺野密度增高影,并伴有结构扭曲、肺门收缩和体积缩小

表 14.21　上肺分布病变鉴别诊断

诊断	注释
小叶中心和腺泡周围型肺气肿	由吸烟引起;也可出现大疱性肺气肿改变
朗格汉斯细胞组织细胞增生症	主要发生在吸烟者;结节和奇形怪状的囊肿
肺尘埃沉着病	特别是硅沉着病和煤工尘肺;职业史是诊断的关键
囊性纤维化	上叶黏液纤毛清除受损最严重;支气管扩张和支气管壁增厚常见
过敏性肺炎	亚急性期小叶中心磨玻璃结节
结核病	复发(原发后)感染累及上叶;空洞性结节和不对称淋巴结肿大常见
结节病	淋巴管周围结节或实变;双侧肺门及纵隔淋巴结肿大
转移性钙化	钙沉积在上叶的碱性环境中;通常有甲状旁腺功能亢进或肾功能衰竭史
强直性脊柱炎	1%~2% 的患者有胸膜肺的表现;脊椎强直先于肺部疾病

下肺分布

　　有些弥漫性肺部疾病倾向于累及双肺下叶,而上肺叶相对较少(图 14.14)。这种分布有助于病变的鉴别诊断。冠状位重建的 CT 成像有助于了解疾病的分布。表 14.22 列出了下叶分布为主的最常见的疾病。

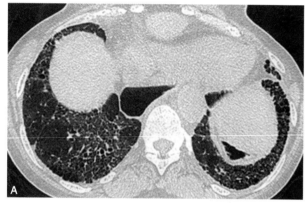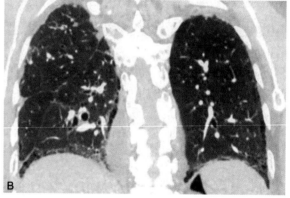

图 14.14　(A)58 岁男性,硬皮病患者,轴位 CT 扫描显示肺纤维化伴蜂窝、网格状影、结构扭曲和下叶牵拉性支气管扩张。还要注意扩张的食管。(B)5 年后对同一患者的冠状位 CT 重建扫描显示下肺发育异常

表 14.22　下肺分布病变鉴别诊断

诊断	注释
吸入性肺炎	右侧更常见;上叶的后段也常受影响
普通型间质性肺炎模式	如特发性肺纤维化或石棉沉着病;周边蜂窝状结构,具有很强的提示性
血行转移	由下叶血流丰富导致
血行播散的感染	血行播散型肺结核或粟粒性真菌感染;脓毒症(和非脓毒性)栓子也多见于下叶
非特异性间质性肺炎	可能与药物毒性或结缔组织疾病有关
全腺泡型肺气肿	α_1 抗胰蛋白酶缺乏症病史;哌甲酯静脉注射史
原发性支气管扩张	可能是先前误吸和/或肺炎的结果
卡塔格内综合征支气管扩张	与内脏反位有关

■ 其他注意事项

单侧胸腔密度减低

胸部 X 线片上的单侧胸腔透过度增强可能是肺实质、胸膜腔或胸壁的异常（图 14.15），也可能与技术因素有关。临床病史和其他放射学表现可能有助于缩小鉴别诊断或确定某些病例的具体原因，CT 可用于进一步确诊。有许多病变可引起单侧胸腔透过度增强（表 14.23）。

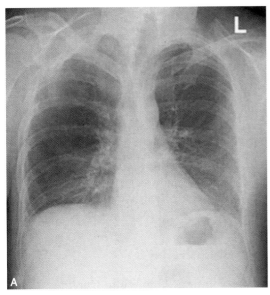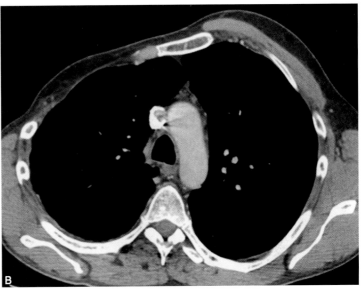

图 14.15 （A）52 岁男性，正位胸部 X 线片显示，与左侧相比，右侧胸腔有轻微弥漫性透过度增强。（B）同一患者的轴位 CT 扫描显示先天性右胸肌组织缺失，与波伦综合征一致

表 14.23 单侧胸腔透过度增强的鉴别诊断

诊断	注释
投照技术	可能是由于患者旋转或低千伏电压等因素
肺气肿	大疱性肺气肿，可能是单侧或不对称的
不对称的胸壁软组织	先天性胸肌缺失（波伦综合征）；单侧乳房切除术
肺外气体聚集	气胸或皮下气肿
对侧密度增高	如对侧胸腔积液
支气管阻塞	支气管内肺癌、支气管结石或异物；呼气相胸部 X 线片显示肺容积不变
闭塞性细支气管炎	如 Swyer-James 综合征；患侧胸腔可缩小，伴纵隔向患侧移位
肺栓塞	急性或慢性肺栓塞由低血供（Watermark 征）引起
先天性肺叶过度膨胀	常见于左侧

单侧胸腔密度增高

正位胸部 X 线片上整个一侧胸腔完全不透明的鉴别诊断较少（表 14.24），但对于放射科医生来说，正确利用临床信息和相关的影像学发现来识别潜在的病理生理学是非常重要的，因为正确的治疗和最佳的结果往往取决于正确的诊断。

表 14.24 单侧胸腔密度增高的鉴别诊断

诊断	注释
单侧整个肺叶的肺不张	纵隔向患侧移位和同侧膈肌升高；潜在的原因通常是主干支气管内病变
大量胸腔积液	纵隔向健侧移位；积液可以是血性（血胸）或脓性（脓胸）
整个肺叶的肺炎	没有明显的纵隔移位；可能存在支气管充气征
肺叶切除后改变	可见手术证据（手术夹和第五肋骨切除）；纵隔向患侧移位
巨大肺、胸膜或胸壁肿物	例如间皮瘤或尤因肉瘤，无或仅有轻度的纵隔移位
肺发育不良	纵隔向患侧移位

肺囊性疾病

肺囊肿直径超过1cm,含有空气或偶尔有液体,有可辨认的壁。虽然在正常的(特别是年龄较大的)患者中可以看到一些肺囊肿,但如果出现多发囊肿,则提示原发性肺囊性疾病(图14.16)。区分真正的囊性肺疾病与肺气肿、大疱性改变和蜂窝样改变也很重要。真正的原发性肺囊性疾病见于几种病变(表14.25)。

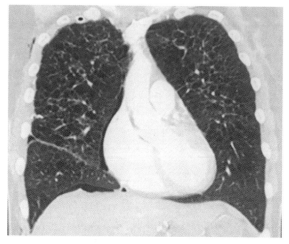

图 14.16　31 岁肺朗格汉斯细胞组织细胞增生症患者,冠状位 CT 重建图像显示,除了右侧少量气胸外,还有无数形状不规则的囊肿,肋膈角相对较少

表 14.25　肺囊性病变的鉴别诊断

诊断	注释
朗格汉斯细胞组织细胞增生症	吸烟史;上叶分布为主的不规则囊肿±结节
淋巴管平滑肌瘤病	发生于育龄妇女;圆形规则囊肿可见于所有肺叶±胸腔积液;与结节性硬化症有关
多发肺气肿	既往感染、外伤或吸入碳氢化合物
淋巴细胞性间质性肺炎	结缔组织疾病或人类免疫缺陷病毒感染史;囊肿位于血管周围
囊性转移	包括结肠腺癌和子宫内膜肉瘤
乳头状瘤病	与人乳头状瘤病毒感染有关
Birt-Hogg-Dubé 病	与肾细胞癌和嗜酸细胞腺瘤相关;皮肤表现包括纤维滤泡瘤
神经纤维瘤病	囊肿以上叶为主;可以看到纵隔神经纤维瘤或同侧的脊膜膨出

纵隔气肿

纵隔内管腔外气体,或纵隔气肿,必须与心包气体、纵隔内气胸、皮下气肿和马赫带相鉴别。纵隔气肿可能起源于气管支气管树、肺或食管(图14.17),也可能起源于颈部或腹部。病因可以为良性,也可能危及生命,临床特征和放射学检查有助于确定病因和适当的治疗。纵隔气肿的常见原因有很多(表14.26)。

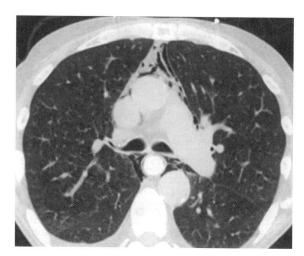

图 14.17　70 岁男性,轴位 CT 扫描显示内镜检查后食管穿孔导致的纵隔气肿

表 14.26　纵隔气肿的鉴别诊断

诊断	注释
哮喘	年轻患者的常见病因;支气管壁也可见增厚
外伤	钝性或穿透性创伤,累及气管或食管
食管穿孔	可能由内镜检查或呕吐(Boerhaave综合征)引起;通常有左侧胸腔积液
气管支气管穿孔	可能由撕裂伤、支气管镜检查或气管切开引起
手术	颈部、胸部或腹部手术;游离的腹内空气可流入纵隔
气压性损伤	正压通气患者(例如急性呼吸窘迫综合征患者);也可以在潜水员身上看到(大气压力下降)
感染	考虑组织胞浆菌和结核病;咽后间隙感染可引起纵隔炎

单侧膈升高

当膈肌两侧升高时,原因通常是肺容积减少(患者吸气困难或肺部疾病受限)或腹内对称疾病(例如腹水)。然而,单侧膈肌抬高(图14.18)有更具体的鉴别诊断(表14.27)。

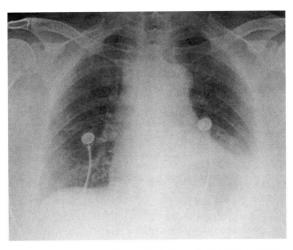

图 14.18 59 岁女性，正位胸部 X 线片显示左侧膈神经麻痹，左侧膈肌抬高。透视下证明了左侧膈肌运动与呼吸运动相反（吸气实验阳性）

表 14.27 单侧膈肌升高的鉴别诊断

诊断	注释
膈肌膨出	膈肌薄弱；透视无反常运动（吸气实验阴性）
肺容积减少	包括肺不张或肺发育不良等原因；以前的肺叶切除是通过肋骨缺损和手术夹来识别的
肺底胸腔积液	仅表示表面（而非实际）膈肌抬高；膈肌穹窿较正常更偏向侧方；同侧卧位可以确诊
膈神经麻痹	病因包括肺癌、纵隔肿物或医源性疾病；透视显示反常运动（吸气实验阳性）
腹部疾病	考虑膈下脓肿或肿物和 Chilaiditi 综合征；超声检查是确定膈下脓肿的最佳方法
膈疝	可能是由于先天性胸骨后膈疝或胸腹膜裂孔疝
膈肌肿瘤	考虑间皮瘤，脂肪瘤和纤维瘤；系列 X 线片可见随时间增大
外伤性膈肌破裂	其他明显的胸部和/或腹部创伤；肝疝可能表现为右侧膈肌抬高

晕征

当一圈磨玻璃密度包围着一个肺结节或肿物时，在 CT 上表现为晕征。在大多数情况下，磨玻璃晕代表肺泡出血。这一征象最初被认为是血管侵袭性曲霉病的一个特定表现，但现在已经确定，有许多其他原因引起晕征（表 14.28）。

表 14.28 晕征的鉴别诊断

诊断	注释
血管侵袭性曲霉病	免疫功能不全的患者；导致肺梗死、坏死、出血
肺转移瘤	考虑黑色素瘤、血管肉瘤和绒毛膜癌；考虑任何来源的鳞状细胞癌
肉芽肿性多血管炎	双肺结节，可形成空洞；可能伴有气管狭窄等气管异常
卡波西肉瘤	边界不清的结节伴支气管血管周围分布；通常出现黏膜病变
非典型感染	分枝杆菌和真菌感染；CMV 和 HSV 引起的病毒性肺炎也可出现
原位腺癌	磨玻璃晕代表肿瘤浸润；可能存在假性空洞（内部空泡）
脓毒症栓塞	下肺分布
肺子宫内膜异位症	异常影可随月经周期的不同而增减

注：CMV，巨细胞病毒；HSV，单纯疱疹病毒。

反晕征

反晕征，也被称为环礁征，指的是中心为磨玻璃密度，被周围稍高密度环绕。中央磨玻璃样阴影在组织病理学上常与肺泡腔内的炎症和/或碎屑相关。这个征象很重要，当出现时，放射科医生可以整合临床和其他影像表现来缩小鉴别诊断范围，甚至提出一个特定的诊断（表 14.29）。

表 14.29 反晕征的鉴别诊断

诊断	注释
隐源性机化性肺炎	亚急性到慢性肺内斑片影，可游走；分布可为支气管血管周围或肺外周；约 20% 的患者有这种征象
真菌性肺炎	考虑侵袭性曲霉或毛霉病；南美患者中考虑副球孢子菌病
非真菌性肺炎	考虑结核病和肺孢子菌感染
肉芽肿性多血管炎	双肺结节，可形成空洞；可能伴有气管狭窄等气管异常
肺梗死	下肺及肺野周边分布
结节病	对称的肺门和纵隔淋巴结肿大；淋巴管周围分布结节
肺恶性肿瘤	很少见于原发性肺癌和转移性疾病
淋巴瘤样肉芽肿病	多发结节，可形成空洞，周围强化；与 EB 病毒感染有关

参考书目

Bejvan S, Godwin D. Pneumomediastinum: old signs and new signs. *AJR Am J Roentgenol.* 1996;166:1041–1048.

Bharty S, Prakash B, Agarwal M. Opaque hemithorax: re-visiting the causes. *Internet J Pulmonary Med.* 2013;14(1).

Boitsios G, Bankier A, Eisenberg R. Diffuse pulmonary nodules. *AJR Am J Roentgenol.* 2010;194(5):W354–W366.

Cantin L, Bankier A, Eisenberg R. Multiple cystlike lung lesions in the adult. *AJR Am J Roentgenol.* 2010;194(1):W1–W11.

Dynes M, White E, Fry W. Imaging manifestations of pleural tumors. *Radiographics.* 1992;12:1191–1201.

Elicker B, Webb W. *Fundamentals of High-Resolution Lung CT: Common Findings, Common Patterns, Common Diseases, and Differential Diagnosis.* Philadelphia: Lippincott Williams and Wilkins; 2013.

Falconer M, Collins D, Feeney J. Mounier-Kuhn syndrome in an older patient. *Age Ageing.* 2008;37:115–116.

Gaerte S, Meyer C, Winer-Muram H. Fat-containing lesions of the chest. *Radiographics.* 2002;22:S61–S78.

Gawne-Cain M, Hansell D. The pattern and distribution of calcified mediastinal lymph nodes in sarcoidosis and tuberculosis: a CT study. *Clin Radiol.* 1996;51(4):263–267.

Gruden J, Webb W, Warnock M. Centrilobular opacities in the lung on high-resolution CT: diagnostic considerations and pathologic correlation. *AJR Am J Roentgenol.* 1994;162:569–574.

Hansell D, Lynch D, McAdams H. *Imaging Diseases of the Chest.* London: Elsevier Mosby; 2010.

Juanpere S, Canete N, Ortuno P. A diagnostic approach to the mediastinal masses. *Insights Imaging.* 2013;4:29–52.

Khan A, Al-Jahdali H, Allen C. The calcified lung nodule: what does it mean? *Ann Thorac Med.* 2010;5:67–79.

Kim N, Han J. Pathologic review of cystic and cavitary lung diseases. *Korean J Pathol.* 2012;46(5):407–414.

Lee Y, Choi Y, Lee K. CT halo sign: the spectrum of pulmonary diseases. *Br J Radiol.* 2005;78(933):862–865.

Muller N, Silva I. *High-Yield Imaging: Chest.* Philadelphia: Saunders; 2010.

Nemec S, Bankier A, Eisenberg R. Pulmonary hyperlucency in adults. *AJR Am J Roentgenol.* 2013;200:W101–W115.

Nemec S, Bankier A, Eisenberg R. Upper lobe-predominant diseases of the lung. *AJR Am J Roentgenol.* 2013;W222–W237.

Pineda V, Andreu J, Caceres J. Lesions of the cardiophrenic space: findings at cross-sectional imaging. *Radiographics.* 2007;27:19–32.

Prince J, Duhamel D, Levin D. Nonneoplastic lesions of the tracheobronchial wall: radiologic findings with bronchoscopic correlation. *Radiographics.* 2002;22:S215–S230.

Reed J. *Chest Radiology: Plain Film Patterns and Differential Diagnoses.* Philadelphia: Elsevier; 2011.

Rubinowitz A, Antin-Ozerkis D, Hanna S. Imaging and differential diagnosis of chronic air-space consolidation. *Clin Pulm Med.* 2009;16(1):33–44.

Stern E, Gurney J. *Expert Differential Diagnosis: Chest.* Altona, Manitoba, Canada: Amirsys Inc.; 2011.

Strollo D, Rosado de Christenson M, Jett J. Primary mediastinal tumors—tumors of the middle and posterior mediastinum. *Chest.* 1997;112(5):1344–1357.

Suwatanapongched T, Gierada D. CT of thoracic lymph nodes—part II: diseases and pitfalls. *Br J Radiol.* 2006;79:999–1006.

Whitten C, Khan S, Munneke G. A diagnostic approach to mediastinal abnormalities. *Radiographics.* 2007;657–671.

第四部分

基于病理的疾病分类

第15章

肺和气道的先天性和发育性疾病

Matthew Gilman

■ 引言

　　先天性肺疾病在成人患者中很少见。然而,某些先天性肺疾病可因相应的临床症状或其他原因行影像学检查后偶然发现。虽然很少遇到先天性肺疾病相关影像学表现,但其特征性影像学表现往往可以使放射科医生做出明确诊断。影像学表现和相关的临床特征对于放射科医生做出正确的诊断并指导这些患者进行正确的临床处置是非常有帮助的。

■ 成像模式

- 胸部 X 线摄影
- 胸部 CT 及 CT 血管成像(CTA)
- 胸部 MRI 及磁共振血管成像
- 数字减影血管造影
- 成像算法

胸部 X 线摄影

　　对于先天性肺疾病的患者,胸部 X 线检查常常是首选的检查。典型的案例是患者出现反复咳嗽,呼吸困难,胸痛或发热等临床症状后就诊行胸部 X 线检查,随后发现存在先天性肺部异常。临床症状可能与先天性肺部异常有关,也可能无关。虽然胸部 X 线检查可以提示特定的先天性肺疾病,但通常需要具有横断面图像的 CT 或 MRI 检查来进一步确诊并检查有无合并畸形。

　　一旦确定诊断,胸部 X 线检查可用于监测病变的稳定性和评估并发症,例如临床症状加重的时候是否提示多重感染的存在。如患者需要行手术切除病灶,可在术前进行胸部 X 线检查。

胸部 CT 和 CT 血管成像

　　胸部 CT 是评估和诊断先天性肺疾病最常见的方法。由于胸部 CT 的高空间分辨率,它很适合从病变的性质和解剖学层面来阐明先天性肺疾病。这包括对解剖位置、病变范围、病变性质、支气管供应、动脉供应和静脉引流等方面的评估。在诊断血管性或有重要血管解剖的病变中，CT 血管成像（CTA）是非常有用的。

CTA 的团注时间应根据病变的供应血管来确定。例如，对于怀疑是肺动脉起源的病变（例如，肺动静脉畸形），可以选择定时到肺动脉的峰值增强的团注定时技术（类似于 CT 肺栓塞方案）。对于怀疑是体循环动脉起源的病变（例如，支气管肺隔离），可以选择定时到降主动脉的团注定时技术。

胸部 MRI 和磁共振血管成像

胸部 MRI 也可用于评估先天性肺部病变，尤其用于在临床上需要慎重考虑辐射剂量的年轻患者。然而，MRI 并不常用于评价肺部气道，怀疑先天性肺疾病时反而常常首选胸部 CT 平扫或增强。

胸部 MRI 在评估纵隔囊性病变方面优势突出。因此，胸部 MRI 可作为评估疑似纵隔前肠囊肿（foregut duplication cyst, FDC）（例如支气管囊肿或食管囊肿）的主要影像学手段。对于 CT 上怀疑纵隔囊性病变但 CT 值不支持囊肿诊断的患者，MRI 是一种非常有用的诊断技术。MRI 在鉴别囊性病变和实性病变方面十分有优势。对胸部 MRI 表现进行增强前后对比，对比增强前后信号差异甚至可以检测到非常微小的增强成分。

有时，磁共振血管成像被用来确定肺或纵隔病变的供血是否来源于体循环。为保证足够的空间分辨率和避免呼吸或心脏运动造成的伪影，胸部磁共振血管成像需要精细的操作技术，特别是对于微小血管。考虑到胸部 CTA 具有更高的空间分辨率、速度快和易成像等特性，并且兼具对气道情况的评估，胸部 CTA 通常作为评价气道的首选检查方法。

经导管血管造影术

经导管血管造影术也可以用来确定供血动脉来源，静脉引流和常见血管的先天性肺部病变的供血。对于手术切除前需要明确血管解剖的患者，经导管血管造影术是最常用来解决问题的技术。有时，先天性肺疾病会采取栓塞治疗或者在手术切除前先行栓塞治疗，在大部分情况下，栓塞治疗前需要先行血管造影术。

■ 疾病

支气管肺隔离症

支气管肺隔离症是指与气管支气管树缺乏正常沟通的大量异常的肺组织。肿块通常由不正常、无功能的肺组织构成，其动脉供应来自体循环动脉，而非肺动脉。体循环动脉可以是单支体循环动脉，也可以是多支体循环动脉，最常发源于降主动脉，但也可能起源于腹主动脉、腹腔动脉、脾动脉，或者偶尔起源于肋间动脉。在影像学上，体循环动脉来源的识别是诊断支气管肺隔离症的关键（图 15.1A~D）。

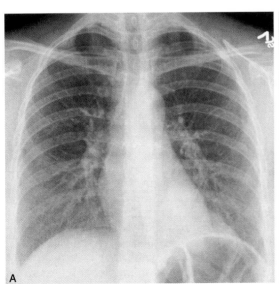
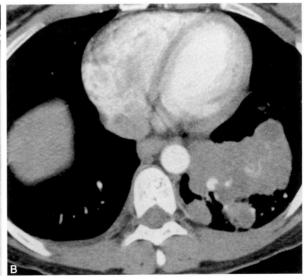

图 15.1 叶内型肺隔离症。（A）胸部 X 线片显示左肺下叶肿块

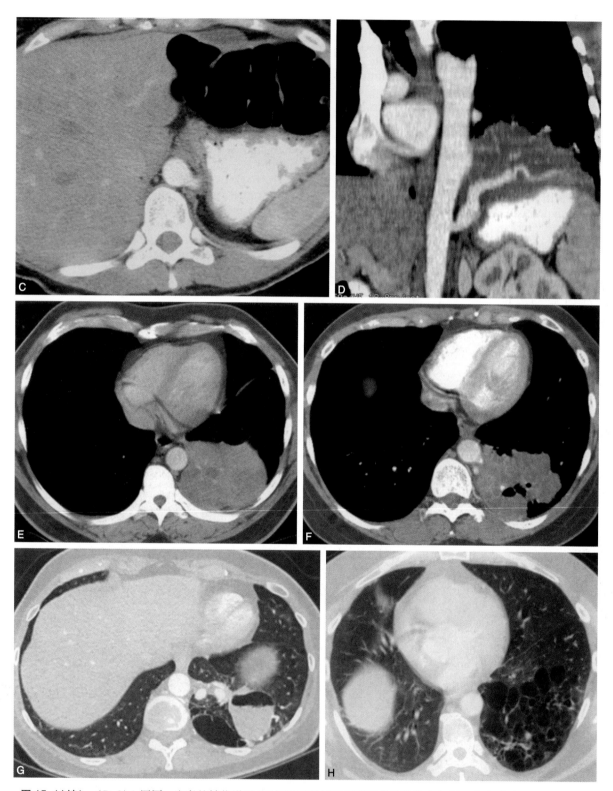

图 15.1(续) （B,C)A 图同一患者的轴位增强 CT 扫描图像显示逐渐强化的肿块和起源于降主动脉的肿块供血动脉。（D）与 A 图相同患者的斜位多平面 CT 重建显示一条来自降主动脉的大的全身动脉。（E~H)不同的患者表现出不同的肺隔离表现,从实性肿块（E)、含液囊肿（F)、囊肿内的气液水平（G)到充满空气的囊肿（H)

肺隔离症的分型

有两种类型的支气管肺隔离症,其区别在于胸膜覆盖和静脉引流。叶内型肺隔离症更常见,占肺隔离症的 75%,隔离的肺组织位于相应肺叶的脏胸膜内。因此,叶内型肺隔离症可能通过肺内侧支引流与正常通气的肺叶沟通。在叶外型肺隔离症中,隔离的肺组织被独立的脏胸膜包裹。这种独立的胸膜覆盖物阻碍了其与肺其他部分的沟通。隔离组织内空气的存在表明病变极有可能是叶内型,因为叶内型肺隔离症可以通过肺内侧支气流与正常肺组织相通,而叶外型是封闭的,病变内部不应该包含空气。

叶外型和叶内型肺隔离症的静脉引流有时存在差异。叶内型肺隔离症的静脉回流至肺静脉,而叶外型肺隔离症的静脉回流至体循环,例如奇静脉、半奇静脉或下腔静脉。

影像学表现

叶内型肺隔离症可表现为实性肿块或囊性肿块。囊性叶内型肺隔离症可包括气囊肿、液囊肿,或气液囊肿,并可能存在气液平(图 15.1E～H)。很少有叶内型肺隔离症表现为局限性肺过度膨胀。叶外型肺隔离症典型表现为肺门区靠近偏侧膈的实性血管性肿块(图 15.2)。在所有的肺隔离症患者中,均有体循环动脉存在,而没有正常的支气管交通。

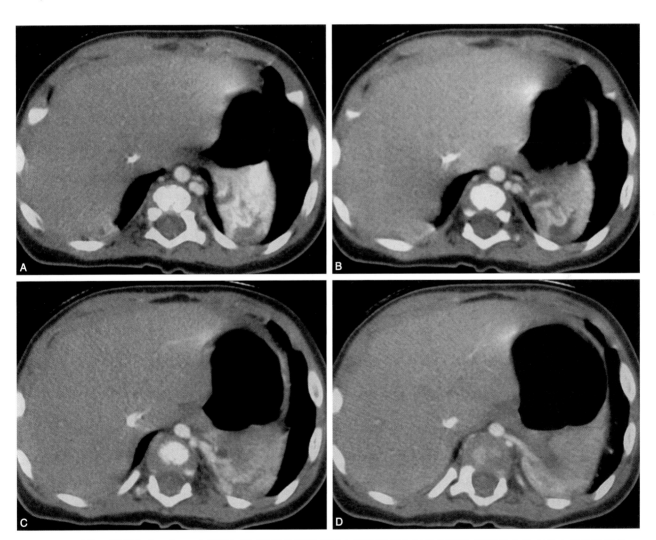

图 15.2　叶外型肺隔离症。(A～D)增强扫描 CT 轴位图像显示左肺下叶不含气的血管团,该肿块血供主要由主动脉提供,回流静脉经体循环引流至半奇静脉

并发症

叶内型肺隔离症最常见的并发症是合并感染。

由于潜在的肺内侧支气管流或与肺其他部分相通的瘘管的存在,这种并发症成为叶内型肺隔离症所特有的。叶外型肺隔离症为完全紧密封闭的病灶,所以很少会被感染。在影像学上很难判断是否存在感染。然而,如果有先前的影像资料,任何新出现的实变或气液平均能提示合并感染的存在。叶内型肺隔离症的其他罕见并发症包括咯血、血胸和从左至右或从左至左分流引起的高输出型心力衰竭,叶外型肺隔离症的罕见并发症包括血胸、梗死、扭转和高输出型心力衰竭。

影像检查目的

影像检查的目的是识别供血动脉及其起源,因为明确供血动脉对诊断疾病和指导处置至关重要。对于正在计划给患者进行手术切除治疗的外科医生来说,确认是否有多支供血动脉也是很重要的。

如果可能,确定静脉回流是否存在。这可能提示病变是腔内还是腔外,对外科医生来说也是重要的信息。

确定病变的范围。确定病变的整个解剖范围,所累及的肺叶,以及在横膈下是否有任何累及。叶外型肺隔离症具有较高的异位发生率。

描述任何可能提示并发症的特征,如合并感染。

鉴别诊断

1. 恶性肿瘤如原发性肺恶性肿瘤或转移瘤的鉴别是很重要的。这些通常可以通过区分动脉供应来鉴别。极罕见的情况下,恶性肿瘤可能与肺隔离症同时发生,并可能通过病灶内存在强化的肿块来提示。

2. 在慢性炎症、慢性肺栓塞或肺叶间或肺节段动脉缺失的情况下,肺的动脉系统可能增粗、增多。肺隔离症的诊断除了需要明确供血动脉供应外,还应注意它不与正常的肺组织通气。

3. 在没有支气管肺隔离症的情况下,某些先天性肺疾病可能有体循环动脉供应到肺的部分。这些疾病与受累及的肺有正常的支气管通气。

治疗

支气管肺隔离症通常通过开胸手术或胸腔镜手术切除。具体采取节段切除或全肺叶切除中哪一种术式,主要取决于病变的解剖结构。经导管栓塞术已在部分病例中得到应用,但成功率各不相同。

先天性肺气道畸形

先天性肺气道畸形(congenital pulmonary airway malformation,CPAM)包含一系列涉及气管支气管树不同部位的气道畸形(错构瘤)。

CPAM 以前被称为先天性囊性腺瘤样畸形(congenital cystic adenomatoid malformation,CCAM),但该疾病的名称已被更改,因为并非所有的病变都是腺瘤样或囊性的。现今 CPAM 的分类方案也得到了扩展,根据病变起源于气管支气管树的不同位置分为五种病理类型:

0 型:近端气管支气管树的气道畸形

1 型:支气管或细支气管起源的气道畸形(大的囊肿病变)

2 型:支气管起源的气道畸形(小囊肿病变)

3 型:支气管或肺泡管起源的气道畸形(腺瘤样病变)

4 型:远端腺泡或肺泡起源的气道畸形(无衬里的囊肿病变)

影像表现

CPAM 常于新生儿或儿童时期被发现,成年患者中也有报道。在影像学上,CPAM 通常表现为囊性肿块(图 15.3),偶尔表现为实性。如果最大的囊肿直径大于 2.5cm,则为 1 型 CPAM。如果囊肿小于 2.5cm 或病灶为实性,则很难判定 CPAM 亚型。成人 CPAM 的诊断存在争议,因为肺损伤或修复,也可能导致囊性病变或肺囊肿,容易与 CPAM 的影像学特征混淆,而难以鉴别。通常 CPAM 有正常的动脉和静脉连接,这一点区别于支气管肺隔离症。

并发症

CPAM 的典型表现是新生儿呼吸窘迫。在儿童患者中,CT 上多囊性病变的区域多表现为反复发作的肺炎。极少见的情况下,患者可能出现自发性气胸,很少引起腺癌(特别是 1 型 CPAM)。

鉴别诊断

以下是 CPAM 鉴别诊断的部分内容:

1. 炎症后囊性损伤。此病很难与 CPAM 区分开来,使得成人患者的 CPAM 诊断存在争议。

2. 支气管肺隔离症。可以通过判断病变的供血动脉即体循环动脉的存在或不存在来鉴别。

3. 囊性恶性肿瘤,如腺癌或囊性转移。与 CPAM 相关的囊肿通常有薄壁。囊壁增厚或不规则应引起对囊性恶性肿瘤或恶性肿瘤叠加的关注。

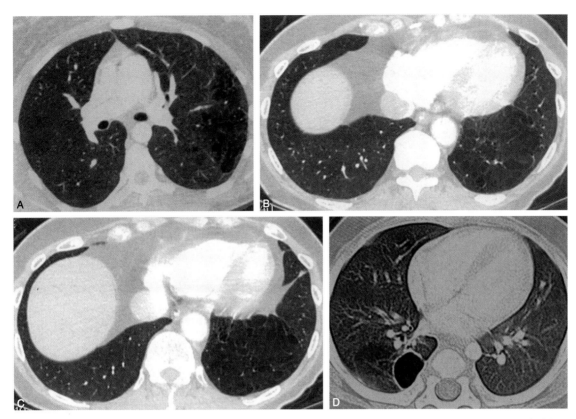

图 15.3　先天性肺气道畸形（CPAM）。（A）横轴位 CT 扫描显示,在一名成人患者的左肺上叶可见一多囊性肿块,据了解该患者自出生起就患有 CPAM。（B,C）左下叶多发囊性病变,符合 2 型 CPAM。（D）右肺下叶囊肿切除为 2 型 CPAM

4. 大疱性肺气肿、囊性肺病或肺气肿。通常是弥漫性的,累及双肺。

先天性肺叶过度膨胀

先天性肺叶过度膨胀（congenital lobar overinflation,CLO）是先天性支气管部分阻塞的结果,其累及的肺叶呈渐进性过度膨胀。有一种假设是,在呼吸过程中,由于气道的活瓣作用,肺泡持续充气,引起远端气体陷闭。结果是累及的肺叶逐渐膨胀。大约 50% 的病例病因不明,已知的病因包括黏膜瓣、软骨缺损、气道狭窄或软化,以及外在肿块（支气管囊肿,血管如动脉导管未闭,或血管环）。典型的表现是婴儿期呼吸窘迫,只有 5% 的病例会在 6 个月后出现相应的临床症状。

影像表现

在胸部 X 线片上,CLO 表现为肺叶过度膨胀,好发部位的先后顺序为左肺上叶（41%）、右肺中叶（34%）或右肺上叶（21%）。膨胀的肺叶导致纵隔出现移位,相邻肺叶受压不张（图 15.4A）。婴儿分娩后初期,肺叶可能充满羊水,几天后变得澄清。

胸部 CT 表现为严重的肺叶过度膨胀。受累肺叶内体积增大,透亮度增加,肺血管充血减少,纵隔向对侧移位（图 15.4B）。同时可见部分未累及的肺叶肺不张。CT 除了能够确诊肺叶过度膨胀,还能排除肺发育不良、肺动脉近端中断或弯刀综合征等容易混淆的鉴别诊断因素,也能揭示潜在的发病原因。

前肠囊肿:支气管囊肿和食管囊肿

支气管囊肿是一种继发于胚胎原肠的异常出芽先天性病变。气管支气管组织不能进一步分离,最终形成囊肿。三分之二的支气管囊肿发生在纵隔,三分之一发生在肺。囊肿与支气管一般不连接,但在病变感染或者术后的情况下,就有可能发生囊肿与气管连接的现象。食管囊肿的发生是由食管发育和再通异常引起的。由于原肠的伸长和旋转,食管囊肿发生于食管下段和食管右侧较常见（图 15.5）。

影像表现

胸部 X 线片上纵隔前肠囊肿（FDC）可表现为纵

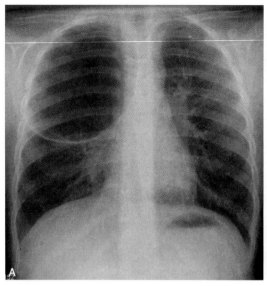
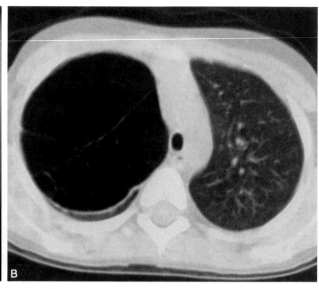

图 15.4　先天性肺叶过度膨胀。(A)胸部 X 线片示右肺上叶过度充气,邻近盘状肺不张,纵隔向左侧轻度移位。(B)胸部 CT 肺窗横断位显示右肺上叶严重过度充气,纵隔向对侧移位

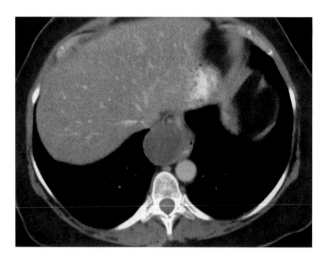

图 15.5　食管囊肿。胸部 CT 增强扫描可见一低密度肿块,与食管密切相关

隔肿块或纵隔平面异常,病变通常位于奇静脉食管隐窝或右侧气管旁区(图 15.6A)。肺内支气管囊肿可表现为类圆形包块,多见于肺下叶。

在胸部 CT 上,FDC 表现为类圆形肿块,密度一般较低,CT 值范围为 0～20HU(图 15.6B)。有时,由于病灶内含有蛋白质或者肿块内部出血,FDC 可能表现为类似淋巴结病或肿瘤的软组织肿块。有时,病变呈现类似分层样钙化。

MRI 有利于鉴别在 CT 扫描上影像学表现为低密度软组织肿块的 FDC。胸部 MRI 可确诊囊性病变,排除实性肿块或淋巴结病。FDC 的 T_1 信号会随着囊肿内容物的不同而从低到高变化。若内容物仅为简单的液体,则表现为低信号病变,而含有蛋白质或出血的囊肿在 T_1 加权像上表现为高信号(图

15.6D)。给予钆剂增强后,囊肿壁可能有强化,但囊肿内部不会有强化。对于在 T_1 上表现为高信号的囊肿,使用减影图像可以很好地帮助确认内部增强的缺失(图 15.6E)。在 T_2 加权像上,FDC 影像显示均匀的高信号(图 15.6F)。以上 MRI 信号特征均与囊肿影像学表现一致。

并发症

FDC 在生长中可能发生感染。肺内的支气管囊肿(图 15.7A)有较高的感染发生率,高达 20%。当囊肿影像学表现为囊内气液平、囊壁增厚或病灶周围炎性改变时,提示存在感染(图 15.7B)。虽然支气管囊肿的保守治疗目前仍缺乏前瞻性数据,许多外科医生依旧选择切除无症状性支气管囊肿以避免相应的并发症。

鉴别诊断

1. 如果 FDC 在 CT 上表现为软组织低密度肿块,鉴别诊断的疾病包括淋巴结病、良性肿瘤和恶性肿瘤。胸部 MRI 在这些病例中很有帮助,可以区分囊性和实性病变。

2. 前纵隔病变中,需要与胸腺囊肿、囊性胸腺瘤和畸胎瘤鉴别。

3. 发生在肺内的支气管囊肿,需要和棘球蚴囊、肺肿块、坏死性肿瘤、肺脓肿和错构瘤等鉴别。

弯刀综合征

弯刀综合征(又称 venolobar 综合征)是一组肺

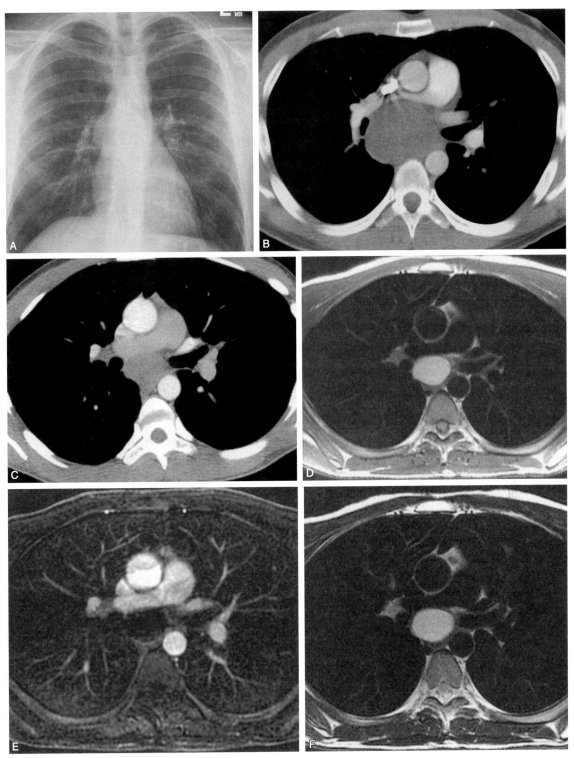

图 15.6　支气管囊肿。(A)胸部 X 线片显示气管隆嵴下肿块,隆嵴下为支气管囊肿的典型发生部位。(B)与 A 图同一患者的胸部增强 CT 扫描可见符合支气管囊肿影像表现的肿块(5HU)。(C)另一患者的隆嵴下肿块呈中度强化(46HU),需要 MRI 排除实性肿块可能。(D)与 C 图相同患者的 MRI 轴位 T_1 加权扫描,肿块呈 T_1 高信号。(E)增强后信号与增强前信号的对比图像显示,肿块内部无增强。(F)MRI 轴位 T_2 加权扫描显示肿块内均匀的 T_2 高信号

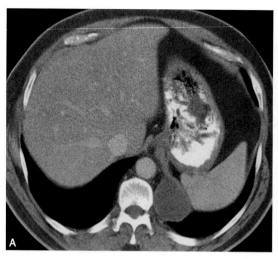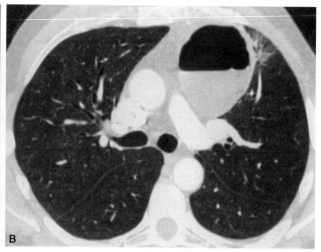

图 15.7　支气管囊肿。(A)增强 CT 显示左肺下叶内侧基底段低密度肿块,为肺内支气管囊肿。(B)感染的支气管囊肿表现为囊内气液平,囊壁轻度增厚,以及病灶周围磨玻璃影

组织发育混乱与血管发育混乱同时存在的疾病。弯刀综合征的特征影像学表现是肺静脉回流异常和肺发育不良,且只累及右肺。

弯刀综合征的典型影像表现

异常静脉的识别是弯刀综合征的特征性表现,特别是流入右心房与肝静脉之间的横膈下下腔静脉。有时,异常静脉与肝静脉、门静脉、奇静脉、冠状窦或右心房相连。右肺异常的肺静脉回流可以是完全的回流,也可以是部分回流。

弯刀综合征并发症

弯刀综合征还可能出现肺和血管发育障碍。右肺常因肺发育不良而变小,程度上可轻可重。患者还可能出现双侧左支气管分支、马蹄肺、气道憩室、支气管扩张和/或支气管肺隔离症。右肺的动脉供应常不正常。在大约50%的病例中,右肺动脉缩小或消失。右肺体循环动脉供应也可能来自腹部或降主动脉。25%的患者有心脏畸形,最常见的是房间隔缺损。室间隔缺损、法洛四联症、动脉导管未闭、主动脉缩窄、左上腔静脉、肺动脉狭窄也可发生。

影像表现

胸部 X 线片上,右肺通常较小,合并右肺门小。一旦识别有相邻或跨越右心房特殊的弯刀型静脉,就可以做出相应的诊断(图 15.8A)。当肺发育不良程度严重时,异常回流静脉可能难以识别,并且可能出现支气管扩张等相关异常。

胸部 CT 上,一般通过识别异常的肺静脉来确诊(图 15.8B~E)。右肺部分或全部的肺静脉并不回流至左心房,而是与一条异常静脉相连,形成共同右肺静脉,引流入右心房下方的下腔静脉。右肺发育不良常出现,程度可轻可重。相关异常如上所述。

鉴别诊断

一些能够造成右位心的疾病在胸部 X 线片上可能与弯刀综合征表现相似。在这些疾病中,异常的静脉不存在或位于右心房的外侧或上方。这些疾病包括右位心,肺动脉近端阻断,右肺发育不良(无静脉异常引流),Swyer-James 综合征,以及肺不张、支气管内病变或气道异物。

并发症

大多数患者无症状,一般不需要治疗。一些患者由于气道憩室、支气管扩张和气道狭窄而出现反复感染。患者也可出现从左向右分流的容量超负荷症状。如某一症状严重需要治疗,可能需要将异常静脉重新植入左心房。

肺动脉近端缺如

肺动脉近端缺如表现为肺动脉主干完全缺失或在其起始点 1cm 内终止。然而,肺内的左右肺动脉是完整的,并由体循环动脉供应。肺动脉近端缺如通常发生在右侧,最常发生在主动脉弓侧面的对侧。

左肺动脉近端缺如(伴右主动脉弓)很大概率上伴发先天性心脏病,尤其是法洛四联症。

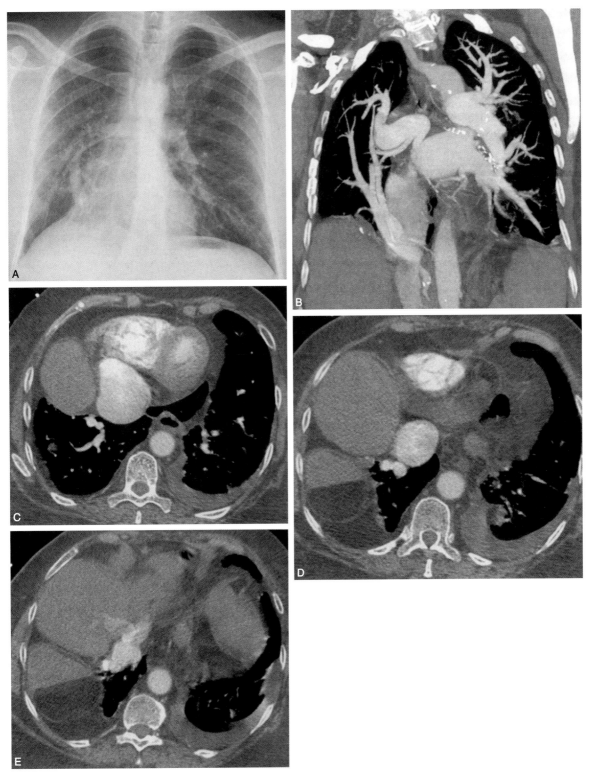

图 15.8　弯刀综合征。（A）胸部 X 线片显示右侧胸腔容积稍小，右心房外侧半月形影，与弯刀型静脉影像学表现一致。（B）另一患者冠状面最大密度投影 CT 扫描显示，该弯刀综合征患者存在异常静脉回流及起源于下腔静脉的异常静脉。（C~E）与图 15.6B 相同患者轴位增强 CT 扫描显示，右肺静脉开口于异常静脉及下腔静脉

影像表现

在胸部 X 线片上,受影响的肺的体积通常比未受影响的肺小。同时伴有患侧纵隔移位和患侧膈肌抬高。受累的肺门通常很小,没有可辨认的中央肺动脉(图 15.9A 和图 15.10A)。在有粗大的肋间动脉代偿的患者,可能会出现肋骨切迹。

在胸部 CT 上,受影响的肺动脉完全不存在或在离其起源 1cm 内终止(图 15.9B 和图 15.10B)。侧支流向受影响的肺,可见明显的体循环动脉的侧支循环,如支气管动脉、肋间动脉、乳腺内动脉或膈动脉(图 15.9C 和图 15.10B)。与弯刀综合征不同,肺静脉近端缺如的患侧肺静脉回流正常。

胸部 CT 肺窗常见的表现为锯齿状胸膜增厚和胸膜下实质带(图 15.9D)。偶尔可见胸膜肋间动脉穿过胸膜到达肺。肺部可以看到马赛克征。

并发症

患者可能无症状。如果有症状,最常见的是反复感染、运动耐受性下降和呼吸困难。患者也可能出现咯血,有时因粗大的侧支循环破裂而出现危及生命的咯血。患者病变也可能发展为支气管扩张。肺动脉高压作为此类患者最重要的预后特征,在多达 25% 的患者中发生。

鉴别诊断

1. 弯刀综合征。影像学上的主要鉴别是肺动脉近端缺如时没有异常的肺动脉。

2. 肺发育不良。肺动脉主干可能较小,但通常完整存在。

3. 肺容积丧失的其他原因。包括肺不张、支气管内病变和气管异物等。

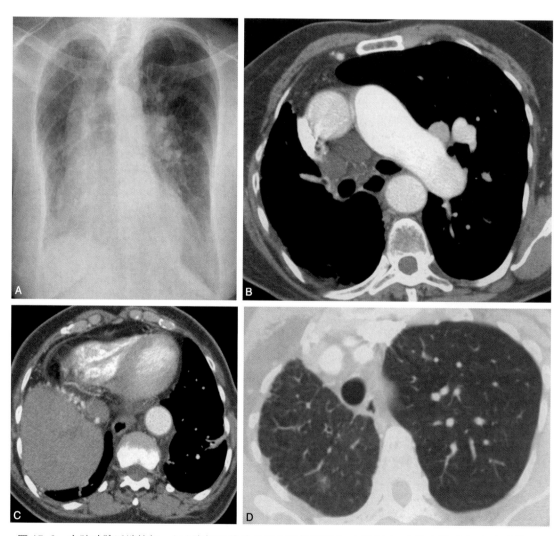

图 15.9　右肺动脉近端缺如。(A)胸部 X 线片显示右肺体积缩小,右肺门小,右肺血管减少,左主动脉弓。(B,C)轴位增强 CT 显示右侧肺动脉完全缺失,右侧内乳动脉及右侧膈动脉系统侧支循环血流明显。(D)肺窗的轴向 CT 显示胸膜呈锯齿样增厚,这是肺动脉近端缺如的常见表现

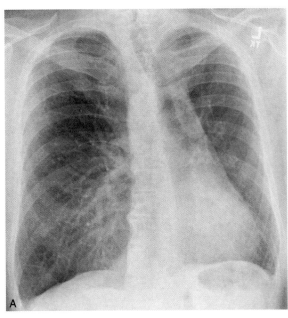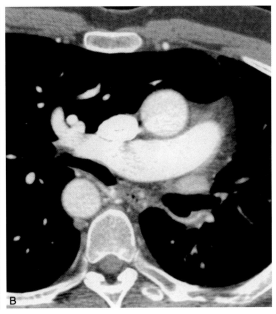

图 15.10　左肺动脉近端缺如。(A)胸部 X 线片显示左肺体积缩小,左肺血管分布减少,左肺门缩小,右主动脉弓。(B)增强轴位 CT 显示左侧肺动脉的缺失及支气管和左侧乳腺内动脉的侧支循环

肺动静脉畸形

　　肺动静脉畸形(pulmonary arteriovenous malfor-mation,PAVM)指的是肺动脉和静脉直接相通引起的血流短路异常。PAVM 在 33% 的患者中是多发的,高达三分之一到三分之二的患者与 Osler-Weber-Rendu 综合征有关。PAVM 通常是先天性的,可能同时在患有先天性心脏病(例如 Glenn 或 Fontan 分流)、慢性肝病或感染(例如肺结核、放线菌病)的患者中发现。随着时间的推移,血管囊腔增大是常见的,有时甚至在短期内迅速增大。

肺动静脉畸形的类型

　　单纯动静脉畸形是最常见的,包括单支供血肺动脉和单支引流肺静脉的病变。复杂型 PAVM(20%)由多支供血肺动脉或引流肺静脉的病变组成,此种类型较少见。复杂型 PAVM 血管类型变化多样,导致其更难以治疗。

临床表现

　　当 PAVM 较小时,患者可能无症状。当 PAVM 增大或为多发性时,从右向左的分流变得更明显,患者将进一步出现低氧血症、血管栓塞并发症(脑卒中或脑脓肿)、红细胞增多症,或罕见的肺出血。当对已知或疑似 PAVM 的患者进行影像学检查时,清除输液管和注射器的所有空气以避免潜在的空气栓塞是非常重要的。对于常规静脉输液,静脉滤器经常使用静脉导管,以避免空气栓塞。

影像表现

　　胸部 X 线片上的 PAVM 可以表现为肺结节或结节(图 15.11A)。如果可以看到供血或引流血管,可高度怀疑 PAVM;然而,一般还需要断层影像来进一步确诊。

　　在造影前和造影后的图像上,PAVM 表现为与肺动脉关系密切的均匀增强的囊性血管团,同时可见供血肺动脉(或动脉)和引流肺静脉(图 15.11B~F),引流静脉常增大。PAVM 可以是单发的,也可以是多发的。

鉴别诊断

　　1. 肺动脉假性动脉瘤。请参阅后面的章节"先天性肺疾病影像诊断的局限性"。

　　2. 肉芽肿。有时,肉芽肿可与肺动脉和静脉同时存在,表现为动静脉畸形。请参阅后面的章节"先天性肺疾病影像诊断的局限性"。

　　3. 其他原因引起的结节(例如类癌、转移)。它们没有供血动脉或引流静脉。

支气管闭锁

　　在支气管闭锁中,局灶性闭锁或支气管狭窄,可发生在叶、段或亚段支气管起始处。它可继发于产

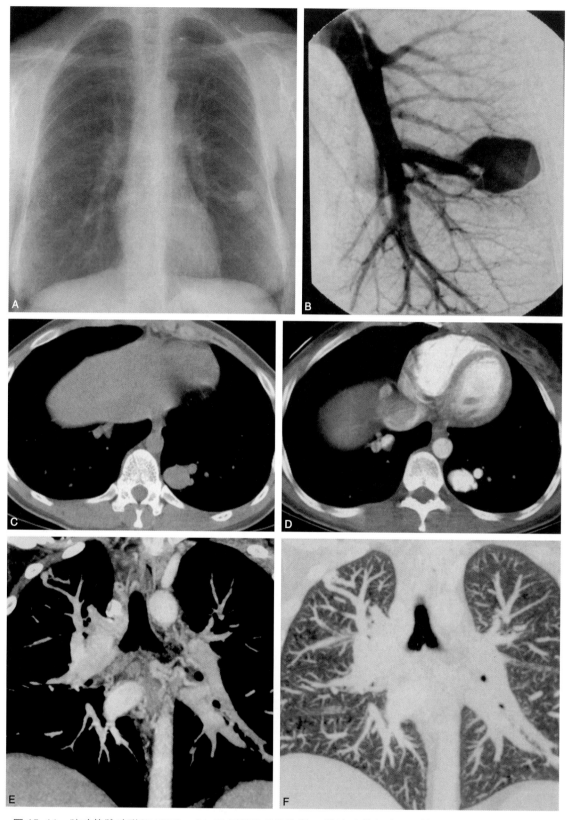

图 15.11 肺动静脉畸形(PAVM)。(A,B)同例患者的胸部 X 线片及数字减影血管造影可见一供血动脉和一扩张的引流静脉的类圆形结节影,与 PAVM 影像表现一致。(C,D)本例为 Osler-Weber-Rendu 综合征患者的 CT 轴位肺动脉血管造影,增强前后显示双侧 PAVM 明显强化。(E,F)冠状位最大密度投影显示右肺上叶动静脉畸形,伴供血动脉及扩张的引流静脉。这是先天性心脏病 Fontan 分流术后的获得性动静脉畸形

前支气管动脉血流中断或支气管发育障碍。在闭锁点的远端，支气管树显影明显并积聚黏液（黏液囊肿），这是 X 线片和 CT 上的特征性影像学特征。远端发育正常的支气管所支配的肺组织通过侧支通气导致局部肺气肿表现。最常见的位置是右肺上叶和中叶。

影像表现

胸部 X 线片上的特征性表现为黏液囊肿，表现为圆形、类圆形、葡萄串状肿块（图 15.12A）。有时在闭锁点的远侧，胸部 X 线片上可看到肺透亮度明显增高。

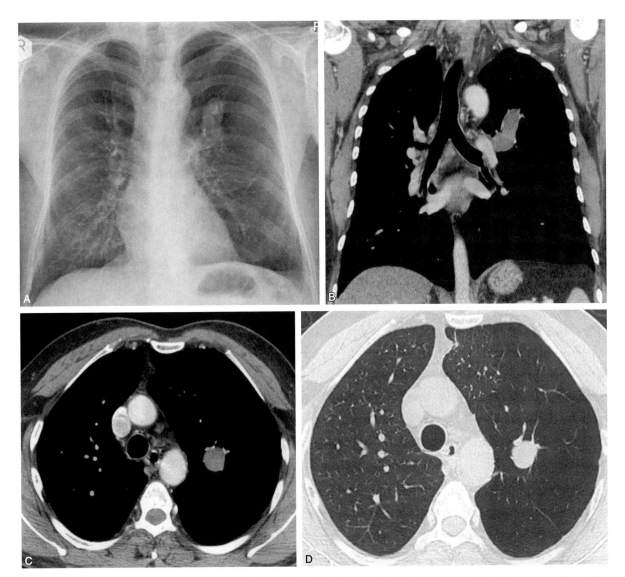

图 15.12　支气管闭锁。（A）后前位胸部 X 线片示左肺门部管状肿物，并左肺上叶肺气肿。（B,C）冠状面多平面重建和轴位增强 CT 图像显示，左肺上叶后段可见一未增强的管状肿块，符合黏液囊肿影像学表现。（D）本例为左肺上叶尖后段病变，其肺窗轴位 CT 显示远端黏液囊肿和典型的气体陷闭（Courtesy Dr. Rathachai Kaewlai）

胸部 CT 上，黏液囊肿表现为与黏液密度一致的低密度病变，在静脉造影后并不增强（图 15.12B 和 C）。闭锁点和黏液囊肿的远端呈现典型的肺段肺气肿（图 15.12D）。

鉴别诊断

1. 肿瘤或异物阻塞。有时阻塞的肿瘤（例如类癌）或异物的阻塞可能导致黏液囊肿和远端肺气肿。因此，排除黏液囊肿近端气道的支气管内病变或异常强化病变是非常重要的。

2. 血管畸形。平扫上为类似的葡萄串样外观，但增强后缺乏典型的远端节段性肺气肿表现。

3. 其他黏液嵌塞性疾病（例如变应性支气管肺曲菌病）。这些疾病缺乏典型的节段性肺气肿表现，通常会有其他区域的支气管扩张和黏液堵塞。

气管支气管

当上叶支气管异常起源于气管时,即出现气管支气管(图 15.13)。气管支气管通常位于右侧,而左侧气管支气管相对少见。气管支气管最常见的表现是开口于气管右侧壁异位起源的右上叶支气管,开口一般位于气管远端隆嵴 2cm 以内。

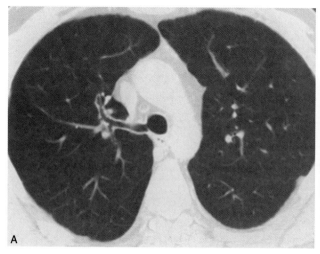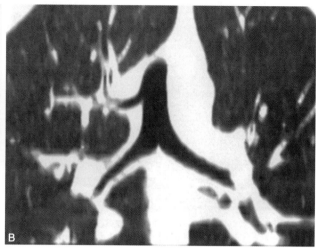

图 15.13　气管支气管。轴位和冠状位多平面重建 CT 图像显示,右上叶的整个支气管供应来自气管右侧壁,而非右侧主支气管。这是猪的支气管

气管支气管可分为段型或亚段型。当段或亚段支气管发自气管而不是气管支气管树中的正常位置时,即发生气管支气管。事实上,右肺上叶的气道缺少了一个分支,而这个分支异位起源于气管。当气管支气管起源于气管,并且右上叶有正常的分支时,就出现了多余的气管支气管。当整个右上叶的气道供应都来自气管而不是右主支气管时,就会有真正的气管支气管表现。

临床意义

由于无相关临床症状,气管支气管常被偶然发现。然而,气管支气管也可与疾病相关,包括反复感染和支气管扩张。如果患者要进行肺切除或支气管镜检查,了解多种支气管解剖结构对外科医生或介入医生来说很有帮助。由气管支气管供应的肺组织,在气管内插管或黏液堵塞时可能发生肺不张。

副心支气管

副心支气管(accessory cardiac bronchus, ACB)是一个起源于右主支气管或中间支气管内侧壁的额外支气管(图 15.14A 和 B)。因其朝向心包生长而被命名为副心支气管。ACB 的长度不同;较长的 ACB

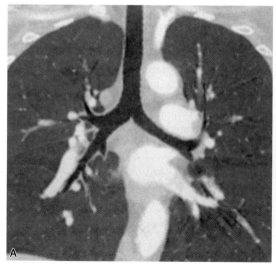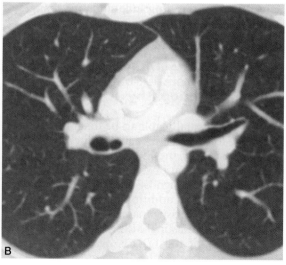

图 15.14　副心支气管。(A,B)冠状位最小密度投影和轴位 CT 图像显示,一个小支气管起源于中间支气管的下侧,符合副心支气管的影像学表现

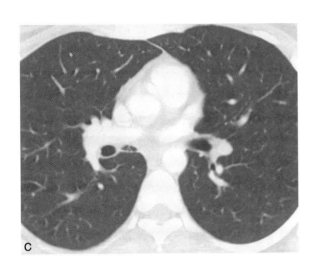

图 15.14(续)　　(C)轴位 CT 肺窗显示少量肺组织与副心支气管相关,称为心叶

有时可见未发育的肺泡组织,即心叶(图 15.14C)。

临床意义

ACB 一般在胸部 CT 中偶然发现,无临床意义。了解 ACB 影像学表现对于避免气道疾病的误诊(例如与创伤、手术或感染相关的气道中断)非常重要。与创伤或感染相关的气道局灶性外凸往往伴有相邻的纵隔气肿以及病理上的炎症改变,但 ACB 管壁内含有软骨成分,憩室和瘘管不含软骨成分。

■ 问题解析

区分支气管肺隔离症和其他先天性病变的影像表现

支气管肺隔离症的影像表现可能与其他的先天性肺疾病类似,支气管肺隔离症可表现为实性团块、囊性团块(含空气、液体或气液平面),或肺实质局限性过度充气后透亮度增加。支气管肺隔离症的主要诊断特征是存在从主动脉发出的体循环动脉(或胸部/上腹部的其他体循环动脉),该动脉供应与正常支气管不相通的异常肺组织。

体循环动脉的存在是否提示支气管肺隔离症

除了支气管肺隔离症外,在获得性和先天性肺疾病中也可发现肺存在体循环动脉供应。当肺存在慢性炎症或肺动脉阻塞时,可出现肺的体循环动脉供应,包括慢性肺栓塞和大动脉炎等疾病。一些先天性肺疾病,如弯刀综合征或肺动脉近端缺如等,也可以在没有支气管肺隔离症的情况下,对肺有体循环动脉的供应。

在没有其他先天性或获得性肺疾病的情况下,异常的体循环动脉也可以供应正常的肺。体循环动脉供血的肺外观正常,支气管连接正常。异常的体循环动脉常供应肺的基底部,有时在叶间或下叶段性肺动脉缺如的远端发现。

在先天性肺疾病中,当被供血的肺组织缺乏与支气管树正常的连接时,体循环动脉的存在通常被认为是由支气管肺隔离症引起的。其他有体循环动脉供应且存在完整支气管连接的先天性肺疾病是否应称为支气管肺隔离症,这一点仍有争议。在这种情况下,最好在支气管肺隔离症分型中提及病变,并详细描述所有发现,包括动脉、静脉、支气管和肺实质。

合并感染的征象

先天性肺疾病中肺异常区域可能会合并感染,这可能是患者会存在相关影像表现的原因。

受影响的肺实质内显示有新增加的、增大的实变、液体或气液平对于诊断合并感染是最有帮助的,但先前的影像并不总是可用。如果以前的横断面成像不可获得,一定要寻找以前的胸部 X 线片进行比较,这也可以回答病变随着时间发生变化的问题。

在支气管囊肿和食管囊肿的背景下,空气的存在、气液面、增厚的壁或周围的炎症变化均提示感染的可能。

区别先天性纵隔囊肿与实性肿块或淋巴结病

纵隔囊肿很容易诊断,因其 CT 值较低,通常为 0~20HU。有时,CT 值可能稍高,接近软组织密度(40~70HU)。此时,在 CT 上可能无法将球形肿块诊断为囊肿,这就需要其他影像学检查来排除软组织肿块或肿大的淋巴结。在这些患者中,纵隔 MRI 可以诊断。FDC 的 MRI 表现在前面有描述,请参阅"前肠囊肿"下的"影像表现"。

难以分类的病变或胚胎性病变

先天性支气管肺前肠畸形是一种相互关联的疾病。在一些患者中,病变的影像甚至病理可能表现出一种以上的先天性疾病的特征。这些组合被称为胚胎性病变。最常见的胚胎性病变是肺隔离症和 2 型 CPAM 的结合。其他胚胎性病变可能包括肺隔离附近存在 FDC,也可能包括 CLO 或 CPAM 合并支气管囊肿、气管支气管或支气管闭锁。

为了解决此类病变分类的困难,有人提出使用通用术语,如先天性胸廓畸形。在这种情况下,最好是详细描述重要的影像学特征,而不是坚持一个特定的疾病分类。

波伦综合征

波伦综合征是一种先天性胸壁缺陷,其特征是胸大肌和胸小肌部分或完全缺失。绝大部分情况下,单侧发病;双侧胸肌的缺失鲜有报道。也可见背阔肌、前锯肌和外斜肌的联合发育不全或发育不全。与波伦综合征相关的其他胸壁异常包括发育不全、部分发育不全和连续肋骨融合,这可能导致前胸壁明显凹陷,从而导致漏斗胸。第 2、3、4 肋或第 3、4、5 肋的肋软骨缺失可导致前胸壁缺损。手畸形被描述为波伦综合征的一部分,包括手指短(短指型)、手指融合(并指型)或两者兼具(短指-并指型),其中中指骨最常受影响。在所有伴有并指畸形的患者中,10% 会出现波伦综合征。同侧乳头缩小,乳头向上移位,皮下组织发育不全也可能发生。

影像表现

在胸部 X 线片上,波伦综合征的主要表现为单侧胸透亮度增加,这可能是一个细微的影像表现(图 15.15A)。当检测到通常由胸大肌产生的同侧腋窝皱襞缺失时(图 15.15C),则更有力地提示诊断。一般来说,需要胸部 CT 或 MRI 的轴位成像来确认诊断。CT 或 MRI 影像表现为胸大肌和胸小肌完全或部分缺失(图 15.15B)。如果胸大肌缺失存在,同时也可观察到相关的肋骨异常和胸壁缺损(图 15.15C)。有时,肋骨和胸肌缺损可能与前肺疝有关。

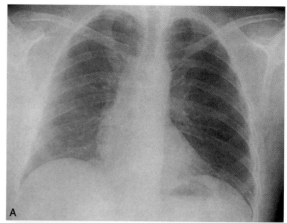

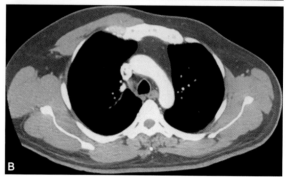

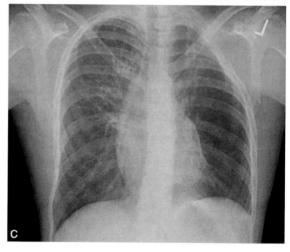

图 15.15　波伦综合征。(A)胸部 X 线片示左侧胸腔内肺组织透亮度增加。(B)同例胸部 CT 扫描显示左侧胸大肌和胸小肌完全缺失。(C)另一例左侧波伦综合征患者胸部 X 线片示左侧胸腔透亮度增加。右侧腋窝皱襞正常,左侧腋窝未见腋窝皱襞。左胸可见第 1~5 肋骨的相关异常。偶发的支气管扩张与此病无关

鉴别诊断

在胸部 X 线片上,波伦综合征的主要鉴别诊断包括肺疾病、肺血管疾病、胸壁异常、胸膜异常或影像学伪影。当比较一个肺和另一个肺时,像网格错位这样的成像伪影可能会导致双肺出现不对称的透亮度。不对称的胸壁厚度和软组织,也能导致肺组

织透亮度的改变,如胸壁厚度的减少(例如乳房切除术)或胸壁厚度的增加(例如胸壁肿块、血肿、乳房假体)。

同样,不对称胸膜性疾病可导致不对称透亮度,如对侧胸腔积液或不对称胸膜增厚。受影响的一侧胸腔体积增大或气体陷闭也可造成单侧高透亮度(例如 Swyer-James-McLeod 综合征、CLO、不对称肺气肿、严重气胸)。支气管内异物或类癌引起的气体陷闭很少会导致弥漫性气体陷闭和肺过度膨胀。肺血流减少的疾病也可能导致一侧胸腔高透亮度,包括大的中央肺栓塞(Westermark 征)、肺动脉近端缺如和弯刀综合征。

如果在胸部 X 线片上观察到一侧胸腔高透亮度,怀疑有波伦综合征,则检查腋窝皱襞可能有帮助。如果健侧腋窝皱襞正常,但患侧不存在类似对称的腋窝皱襞,可怀疑为胸肌发育不全和波伦综合征(图 15.15C)。在胸部 CT 或 MRI 上,胸肌发育不全或缺失诊断明确,并且其他可引起一侧胸腔高透亮度的鉴别因素被排除。

■ 先天性肺疾病影像诊断的局限性

在某些支气管肺隔离症病例中,具有诊断性价值的体循环动脉在影像上很小或不明显。在体循环动脉很小或者最初未进行胸部 CT 对比的情况下,影像科医生需要意识到支气管肺隔离症的可能性,并仔细寻找体循环动脉。此外,鉴别是否有多个体循环动脉也是很重要的。在无禁忌证的情况下,应行胸部 CT 增强检查来评估支气管肺隔离症。

由于 CPAM 与肺部获得性感染后或炎症后病变有相似的影像学表现,因此不能轻易判定肺部囊性病变是获得性的还是先天性的。在这种情况下,需要鉴别诊断。

恶性肿瘤可能与先天性病变相似或同时发生。1 型 CPAM 很少与后期腺癌发展相关。一些肺和纵隔恶性肿瘤本质上是囊性的,并与良性囊性肺病变影像学表现相似。先天性肺部病变很少会发展成恶性肿瘤。如果出现囊肿壁增厚、形状不规则或结节状,或囊肿壁厚度逐渐增加或结节增多,应高度怀疑存在恶性肿瘤。对于任何病变,内部结节或肿块增多或强化都增加了恶性肿瘤的可能性。在纵隔内,某些肿瘤也可呈囊性,并与 FDC 并存。例如,在前

纵隔,可能发生囊性胸腺瘤或畸胎瘤。囊性肿瘤的可疑表现包括囊壁增厚、囊壁结节、内部分隔和复杂性囊肿。

某些疾病可与 PAVM 的影像学表现高度相似。有时,肉芽肿可能与肺动脉和静脉聚集有关。如果结节在 CT 平扫或双源虚拟 CT 平扫中均被认定为钙化,那么可以确诊为钙化性肉芽肿。对于疑似动静脉畸形患者,其初始胸部 CT 增强检查通常是有用的,以避免将钙化性肉芽肿与造影增强的动静脉畸形相混淆。经静脉造影后,非钙化性肉芽肿的强化程度与邻近肺动脉的强化程度不同,表现为软组织结节,而非明显强化的肺动脉。肺动脉假性动脉瘤也不应与 PAVM 混淆。假性动脉瘤表现为从肺动脉发出的没有引流静脉的囊状突起。

右肺动脉近端阻断和弯刀综合征在胸部 X 线片上表现非常相似。应注意检查右心区域是否有异常的"弯刀"静脉。对于弯刀综合征的相关异常,通常采用胸部 CT 或 MRI 进行横断面成像,以确认和评估相关异常,如果肺发育不良程度严重,可能会使异常的引流静脉模糊不清。在这些情况下,可能无法在胸部 X 线片上确诊弯刀综合征,需要 CT 或 MRI 的横断面成像。

参考书目

Berrocal T, Madrid C, Novo S, Gutiérrez J, Arjonilla A, Gómez-León N. Congenital anomalies of the tracheobronchial tree, lung, and mediastinum: embryology, radiology, and pathology. *Radiographics*. 2004;24(1):e17.

Biyyam DR, Chapman T, Ferguson MR, Deutsch G, Dighe MK. Congenital lung abnormalities: embryologic features, prenatal diagnosis, and postnatal radiologic-pathologic correlation. *Radiographics*. 2010;30(6):1721–1738.

Castañer E, Gallardo X, Rimola J, et al. Congenital and acquired pulmonary artery anomalies in the adult: radiologic overview. *Radiographics*. 2006;26(2): 349–371.

Frazier AA, Rosado de Christenson ML, Stocker JT, Templeton PA. Intralobar sequestration: radiologic-pathologic correlation. *Radiographics*. 1997;17(3): 725–745.

Garcia-Peña P, Coma A, Enríquez G. Congenital lung malformations: radiological findings and clues for differential diagnosis. *Acta Radiol*. 2013;54(9):1086–1095.

Ghaye B, Szapiro D, Fanchamps JM, Dondelinger RF. Congenital bronchial abnormalities revisited. *Radiographics*. 2001;21(1):105–119.

Godwin JD, Tarver RD. Scimitar syndrome: four new cases examined with CT. *Radiology*. 1986;159(1):15–20.

Hellinger JC, Daubert M, Lee EY, Epelman M. Congenital thoracic vascular anomalies: evaluation with state-of-the-art MR imaging and MDCT. *Radiol Clin North Am*. 2011;49(5):969–996.

Langston C. New concepts in the pathology of congenital lung malformations. *Semin Pediatr Surg*. 2003;12(1):17–37.

Lee EY, Boiselle PM, Cleveland RH. Multidetector CT evaluation of congenital lung anomalies. *Radiology*. 2008;247(3):632–648.

Lee EY, Dorkin H, Vargas SO. Congenital pulmonary malformations in pediatric patients: review and update on etiology, classification, and imaging findings. *Radiol Clin North Am*. 2011;49(5):921–948.

Lee EY, Tracy DA, Mahmood SA, Weldon CB, Zurakowski D, Boiselle PM. Preoperative MDCT evaluation of congenital lung anomalies in children: comparison of axial, multiplanar, and 3D images. *AJR Am J Roentgenol*. 2011;196(5): 1040–1046.

Miyake H, Hori Y, Takeoka H, Takuma M, Kawagoe T, Mori H. Systemic arterial supply to normal basal segments of the left lung: characteristic features on chest radiography and CT. *AJR Am J Roentgenol*. 1998;171(2):387–392.

Newman B. Congenital bronchopulmonary foregut malformations: concepts and controversies. *Pediatr Radiol*. 2006;36(8):773–791.

Rosado-de-Christenson ML, Frazier AA, Stocker JT, Templeton PA. From the archives of the AFIP. Extralobar sequestration: radiologic-pathologic correlation. *Radiographics*. 1993;13(2):425–441.

Ryu DS, Spirn PW, Trotman-Dickenson B, et al. HRCT findings of proximal interruption of the right pulmonary artery. *J Thorac Imaging*. 2004;19(3):171–175.

Sakai S, Murayama S, Soeda H, et al. Unilateral proximal interruption of the pulmonary artery in adults: CT findings in eight patients. *J Comput Assist Tomogr*. 2002;26(5):777–783.

Shimohira M, Hara M, Kitase M, et al. Congenital pulmonary airway malformation: CT-pathologic correlation. *J Thorac Imaging*. 2007;22(2):149–153.

Stocker JT. Congenital pulmonary airway malformation: a new name for and an expanded classification of congenital cystic adenomatoid malformations of the lung. *Histopathology*. 2002;41(suppl):424–431.

Walker CM, Wu CC, Gilman MD, Godwin JD, Shepard JA, Abbott GF. The imaging spectrum of bronchopulmonary sequestration. *Curr Probl Diagn Radiol*. 2014;43(3):100–114.

Zylak CJ, Eyler WR, Spizarny DL, Stone CH. Developmental lung anomalies in the adult: radiologic pathologic correlation. *Radiographics*. 2002;22(Spec No): S25–S43.

第 16 章

肺感染性病变

Christopher M. Walker, Subba R. Digumarthy

■ 引言

影像诊断用于检测胸部感染, 识别与感染相关的并发症, 鉴别非感染性疾病和感染性疾病。胸部X线摄影和计算机体层成像 (CT) 是用于诊断的主要手段, 超声、核医学和磁共振成像 (MRI) 用于适应证的病例。免疫正常者一般不出现特异病原微生物胸部感染。影像通常可以提示人类免疫缺陷病毒 (human immunodeficiency virus, HIV) 感染患者或其他形式的免疫抑制患者 (例如骨髓移植受者) 的特异病原体, 胸部感染大致可分为三类: 免疫功能正常的宿主感染, 免疫低下伴 HIV 的宿主感染和免疫低下不伴 HIV 的宿主感染。

流行病学

肺炎和流行性感冒 (简称流感) 是美国第八大死亡原因。每年估计约有 123 万人因感染肺炎住院。肺炎的发生不受年龄和性别差异影响, 但婴幼儿和老年人更趋于严重和致命。肺炎是由细菌、病毒、真菌和寄生虫, 以及吸入食物、液体、气体和灰尘引起的。

临床症状

细菌性肺炎的发病急促、突然, 表现为高热、咳嗽、盗汗、寒战等。有时表现为渐缓或轻症。流感和病毒性肺炎症状相似, 包括发热、干咳、头痛、虚弱和肌肉酸痛。

发病机制

病原体以多种方式增加进入呼吸系统的机会, 最终导致感染。最常见的传播途径是通过支气管, 通常是通过吸入烟雾状病原菌或少量分泌物, 少见于纵隔或肺门淋巴结直接感染, 或邻近器官的感染蔓延, 如肝脓肿或食管穿孔。也可通过肺血管发生感染性心内膜炎、菌血症或中心静脉导管感染。

大多数医院获得性感染是通过吸入口咽部病原菌或气管导管周围含有致病菌的分泌物的漏出。在呼吸机相关性肺炎 (ventilator-associated pneumonia, VAP) 的发病机制中, 气管导管周围被感染的生物薄膜很重要。住院患者较少见的传播模式有吸入、病原菌直接气管播散、血行播散以及胃肠道细菌传播。

诊断

当胸部 X 线片新见肺实变或病变进展,经临床证实病原菌阳性,肺炎经临床确诊。临床表现包括发热(≥38℃),脓性分泌物,白细胞增多或白细胞减少,实变提示病原菌。可以通过革兰氏染色、痰培养、血培养检测病原体,检测军团菌和肺炎球菌尿抗原,多重聚合酶链反应(polymerase chain reaction, PCR)检测肺炎支原体、肺炎衣原体、呼吸道病毒,以及其他病原体,且通过患者暴露史及特定危险因素指导治疗。降钙素原是由肠和肺细胞产生的肽前体,用于鉴别细菌和非细菌感染以及其他非感染炎症。病毒或非感染性炎症患者的降钙素原一般不会升高。血清降钙素原浓度是细菌脓毒症的有效指标,浓度下降(<0.1μg/L)可以支持暂停或停止使用抗生素的决定。

在一项针对 2 706 名被诊断为肺炎的成年人的大型研究中,近三分之一患者首次胸部 X 线片提示正常,他们中的大多数最终发展为菌血症,并伴有病死率的增加,所以实变阴性不应代替临床判断和经验疗法。

定义

肺炎广义上分为社区获得性感染和医院获得性感染。多重耐药病原菌在医院或医疗护理相关性肺炎(health care-associated pneumonia, HCAP)中更为常见。

社区获得性肺炎

社区获得性肺炎(community-acquired pneumonia, CAP)是指近期未住院且未定期接受医疗护理系统的患者出现的肺炎(图 16.1)。肺炎球菌是引起 CAP 最常见的致病菌,但随着肺炎球菌疫苗的接种和吸烟人数的减少,肺炎球菌感染的发病率一直在下降。导致 CAP 的其他原因包括流感嗜血杆菌、金黄色葡萄球菌、卡他莫拉菌、铜绿假单胞菌、病毒和其他革兰氏阴性菌,尽管进行了全面的检测,但在约 50%的病例中未发现病原菌。

医院获得性肺炎

医院获得性肺炎(hospital-acquired pneumonia, HAP)是入院后 48h 或更长时间出现的肺炎,通常由细菌性病原体引起(图 16.2)。HAP 有较高的发病率和病死率,是美国第二常见的医院获得性感染,仅次于尿路感染。HAP 使住院时间增加了 7~9d,并

使每名患者的总费用增加了约 4 万美元。常见的病原体包括革兰氏阳性球菌,如金黄色葡萄球菌,革兰氏阴性菌包括铜绿假单胞菌、肺炎克雷伯菌、大肠埃希菌和放线菌。多重感染发生率似乎在上升,特别是在急性呼吸窘迫综合征(acute respiratory distress syndrome, ARDS)的患者中。

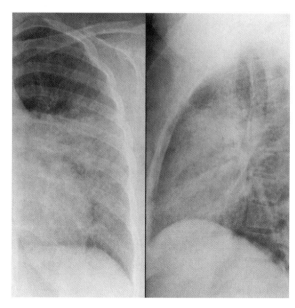

图 16.1 社区获得性肺炎球菌性肺炎。后位片(左)和侧位片(右)显示使左心缘模糊的舌段实变(轮廓征)

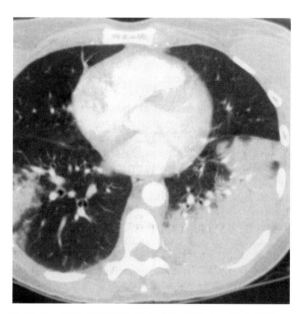

图 16.2 医院获得性肺炎克雷伯菌肺炎。轴位增强 CT 显示左肺下叶实变大于右肺下叶实变,与肺炎听诊一致。医院获得性肺炎在患者住院 48h 或更晚发生,是第二常见的医院获得性感染

医疗护理相关性肺炎

医疗护理相关性肺炎(HCAP)定义为肺炎发生

于居住在养老院或长期护理机构的患者，住院大于20d，且近90d有过感染史，在感染后的30d内接受了静脉抗生素治疗、化学治疗或伤口护理，或前往医院血液透析室（图16.3）。

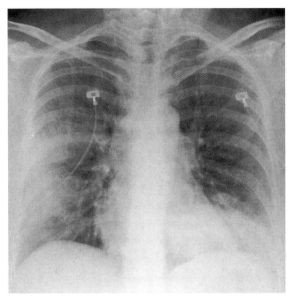

图16.3 医疗护理相关性肺炎球菌肺炎。后前位胸部X线片显示多灶性实变，患者在护理院期间有发热和咳嗽

呼吸机相关性肺炎

呼吸机相关性肺炎（VAP）定义为气管插管后48~72h出现的肺炎（图16.4）。VAP发生在9%~

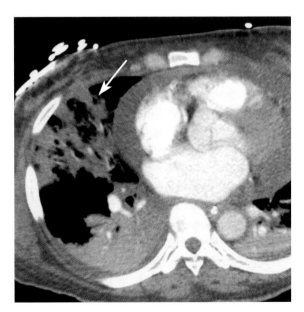

图16.4 呼吸机相关性肺炎。轴位增强CT显示多灶性实变，包括右肺中叶、右肺下叶和左肺下叶。请注意右下叶的不均匀实变及右肺中叶实变区域的低密度影（箭）

27%的插管患者中，其中大约50%的病例发生在通气后的前4d内。

■ 感染类型

肺部感染可侵袭肺实质（肺炎）、小气道（细支气管炎）和中央气道（气管支气管炎）。肺炎通常分为大叶性肺炎、支气管肺炎和间质性肺炎，鉴别不同类型较困难，并且以此鉴别病原菌通常是不可靠的。

大叶性肺炎

大叶性肺炎通常始于单侧外周的高密度影，逐渐发展为均匀实变影，常以叶间裂（图16.5）或单侧膈为界。大叶性肺炎最常见于肺炎链球菌、肺炎克雷伯菌和嗜肺军团菌感染。侧位胸部X线片上下叶肺炎可表现为脊柱征，即下胸椎密度异常增高（图16.6）。实变内常见细支气管充气征（图16.7），感染常跨肺段。由于早期开始抗生素治疗，整个肺叶受侵不常见。大量的炎性渗出物导致叶间裂膨隆或移位（叶间裂膨出征；图16.8）。虽然叶间裂膨出征是肺炎克雷伯菌典型的表现，但肺炎链球菌也可见。

支气管肺炎

支气管肺炎从感染远端气道开始，最终延伸到邻近的肺泡（图16.9）。肺小叶最初表现为斑片影且局限于一个或几个支气管肺段，随后进展为双侧多灶性实变。空腔结节或腺泡结节代表远端细支气

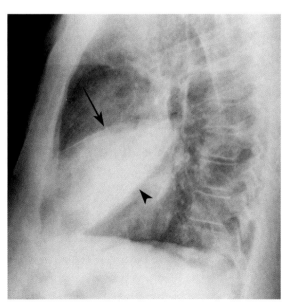

图16.5 右肺中叶肺炎球菌肺炎。侧位胸部X线片示右肺中叶实变被水平裂（箭）与斜裂（箭头）划分

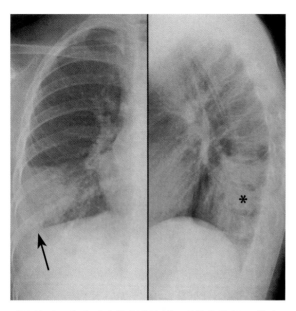

图16.6　右肺下叶肺炎脊柱征。后前位胸部X线片（左）和侧位胸部X线片（右）显示右肺下叶实变使右侧膈面模糊（箭）。注意侧位胸部X线片下胸椎叠加导致密度增高（星号），代表了脊柱征

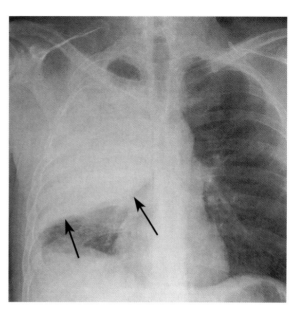

图16.8　肺炎克雷伯菌肺炎叶间裂膨出征。后前位胸部X线片显示右肺上叶实变导致右侧斜裂下移（箭）

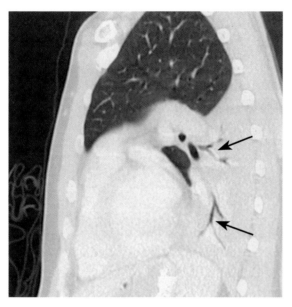

图16.7　左肺下叶肺炎示细支气管充气征。矢状位增强CT显示左肺下叶实变，伴多个细支气管充气征（箭）。当充气的支气管被肺实变包围时，在影像上可见充气的支气管（细支气管充气征）

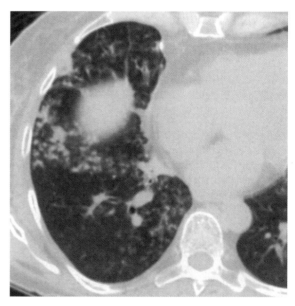

图16.9　金黄色葡萄球菌引起的支气管肺炎。轴位平扫CT扫描显示右肺下叶、中叶高密度影和树芽状高密度影

管和周围肺泡感染,表现为 5～10mm 的边界模糊的小叶中心结节。通常呈模糊的 V 形及 Y 形分支高密度影,称为树芽征(图 16.10)。支气管肺炎最常见于金黄色葡萄球菌、革兰氏阴性菌、厌氧菌和嗜肺军团菌感染。

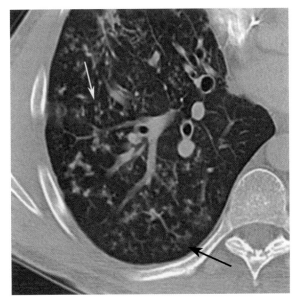

图 16.10 囊性纤维化患者伴树芽征样高密度影。轴位平扫 CT 显示多个 V 形及 Y 形分支高密度影(箭),代表树芽征,最常见于细支气管炎或误吸。注意轻度支气管扩张、支气管壁增厚及囊性纤维化

间质性肺炎和细支气管炎

网状和结节样高密度影是间质性肺炎最常见的表现,CT 影像学表现为支气管壁增厚(图 16.11)和富于细胞性细支气管炎。单个结节太小无法在影像学上显示,但当多个结节重叠合并时,表现为小结节影(图 16.12)。影像学表现与间质性肺水肿相似(图 16.13A)。间质性肺炎的 CT 表现为富于细胞性细支气管炎伴树芽样高密度影、小叶中心结节、支气管壁增厚及磨玻璃影(16.13B 和图 16.14)。马赛克灌注(图 16.14)较实变更常见,代表由小气道炎症和阻塞引起的气体陷闭。间质性肺炎通常由非典型病原菌引起,包括病毒、支原体和肺孢子菌。

气管支气管炎

气管和中央支气管的感染通常由病毒引起,主要影响儿童。其主要原因是喉炎,在前后位颈部 X 线片上表现为声门下区狭窄的尖塔征(图 16.15)。病毒性气管支气管炎在成人中不常见,会被细菌重叠感染。

支气管炎最常见的表现是胸部 X 线片上从肺门向外呈线状或轨道状的高密度影。CT 主要表现为支气管壁增厚、马赛克灌注(与气体陷闭有关)和支气管阻塞。如果没有发生实变,通常为患者进行保守治疗。

曲霉菌、结核杆菌或念珠菌可能感染免疫低下患者的气管和中央支气管,但较为罕见。感染常表现为高密度的局灶性气道壁增厚。气道壁呈弥漫性、环形增厚(图 16.16),与淀粉样变性和肉芽肿性多血管炎(以前的韦格纳肉芽肿病)等其他疾病相类似。

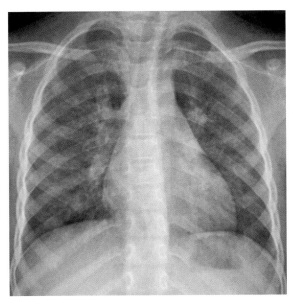

图 16.11 继发于呼吸道合胞病毒感染的病毒性细支气管炎。前后位胸部 X 线片示双肺门支气管呈网状增厚,为典型的病毒感染或反应性气道疾病

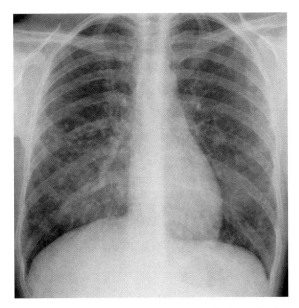

图 16.12 水痘肺炎。后前位胸部 X 线片示双侧多发结节状高密度影及支气管壁增厚,是典型的间质性肺炎。肺炎的间质性改变在非典型病原体中最常见,包括病毒、支原体和肺孢子菌

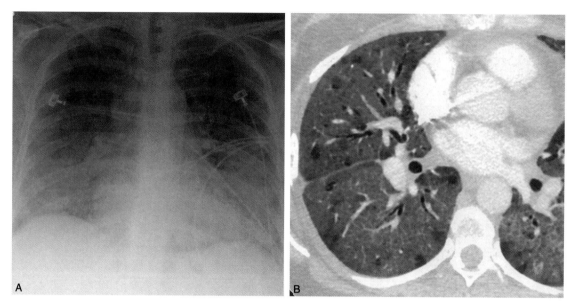

图 16.13   一位 47 岁妇女罹患支原体肺炎。（A）前后位胸部 X 线片显示肺门周围和基底为主的弥漫性磨玻璃影且脉管系统模糊，被误认为是肺水肿。（B）增强 CT 显示双侧弥漫性磨玻璃影伴有小叶间隔和小叶内间质增厚（碎石路征）。磨玻璃影需要与非典型病原菌感染做鉴别诊断，如支原体，肺孢子菌和病毒

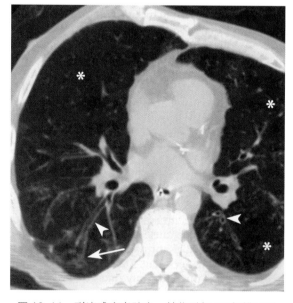

图 16.14   副流感病毒肺炎。轴位平扫 CT 扫描显示双侧支气管壁的增厚（箭头）、斑片状磨玻璃影、树芽状高密度影（箭）。注意局部肺组织密度减低区（星号），代表由小气道感染和继发性气体陷闭造成的马赛克灌注

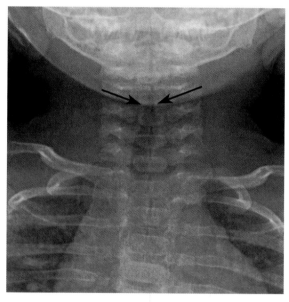

图 16.15   病毒喉炎伴尖塔征。上气道前后位平片显示声门下区气管狭窄，呈倒 V 形（箭）（Courtesy Dr. Sherwin Chan, Kansas City, MO）

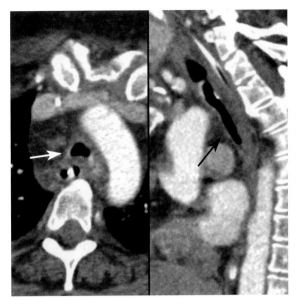

图 16.16　念珠菌性气管炎的潜在免疫抑制患者。轴位(左)和矢状位(右)增强 CT 显示弥漫、环形增厚的气管壁(箭)。鉴别诊断较广泛,潜在免疫抑制的患者应首先考虑真菌感染或结核病等疾病

感染的血行播散

细菌感染的血行传播通常发生在静脉吸毒者(intravenous drug user,IVDUS)或中心导管感染的患者。最常见的表现为中下肺叶多发边界不清的结节

及楔形实变影(图 16.17)。结节通常位于肺外周,多数结节在数天内发生中央空洞。结节常与肺血管关系密切,称为供血血管征(图 16.17B)。这种传播模式是由葡萄球菌引起的感染,金黄色葡萄球菌常见。颈内静脉或颈外静脉血栓性静脉炎的患者偶发多灶性脓毒症栓子,其原因是坏死梭形杆菌引起口咽感染,被称为 Lemierre 综合征(图 16.18)。

真菌感染的血行播散不常见,通常影响免疫功能低下的人群。胸部 X 线片及 CT 表现为双肺无数粟粒状、随机分布的肺小结节(<3mm),常以中下肺分布为主(图 16.19)。最常见的粟粒状传播感染是结核分枝杆菌,以及地域性真菌,如荚膜组织胞浆菌和粗球孢子菌。

提示病原菌和缩小鉴别诊断范围的感染模式

空洞

局灶性或弥漫性实变内的空洞通常代表坏死性感染。可以通过感染的分布和患者是否具有免疫抑制进行鉴别诊断。如果患者既往诊断肺炎,最常见的有金黄色葡萄球菌(图 16.20)、革兰氏阴性菌或厌氧菌感染。新见空洞患者易合并气胸。

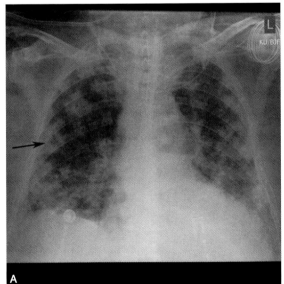

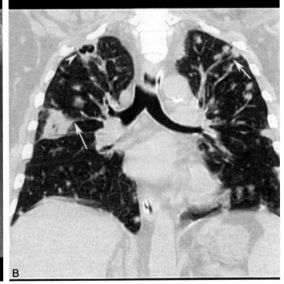

图 16.17　静脉注射吸毒相关性脓毒症栓塞。(A)前后位胸部 X 线片显示双肺多发结节,部分内呈透光区(箭),提示空洞。(B)冠状位 CT 平扫显示双肺多发结节,可见供血血管征(箭)。注意右肺上叶空洞(箭头)

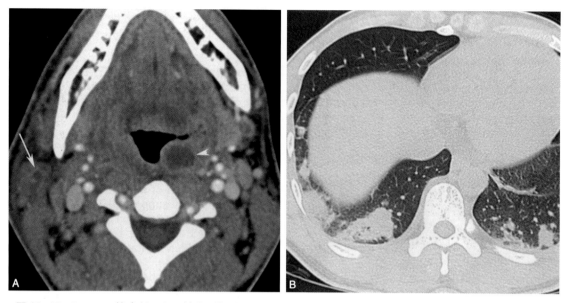

图 16.18 Lemierre 综合征。(A)轴位颈部增强 CT 示左侧扁桃体周脓肿(箭头)和右侧颈外静脉血栓(箭)。(B)轴位平扫 CT 显示下叶外周的楔形实变及肺结节,与脓毒症栓子合并梗死分布相一致

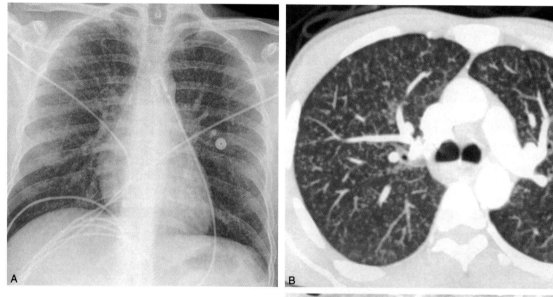

图 16.19 粟粒型组织胞浆菌病男性 HIV 感染者,CD4$^+$细胞计数为 10×10^6/L。(A)前后位胸部 X 线片示双肺无数微小结节,为典型的粟粒型疾病。(B)轴位最大密度投影 CT 扫描显示无数随机分布的微小结节。(C)冠状位平扫 CT 显示中下叶为主的随机分布的微小结节。随机分布肺结节的鉴别诊断包括血行转移和感染血行播散,通常为结核病和真菌感染,如组织胞浆菌病

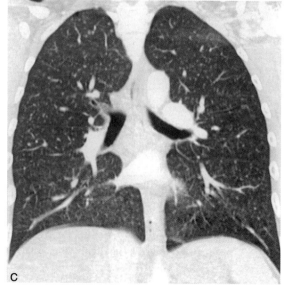

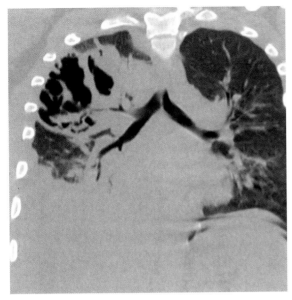

图 16.20　耐甲氧西林金黄色葡萄球菌导致右肺上叶坏死性肺炎。冠状位平扫 CT 显示右肺上叶实变，其下空洞与坏死性肺炎分布一致

患者上叶可见空洞型病变且伴有体积缩小，如具备感染症状与体征，首先应考虑结核分枝杆菌感染（图 16.21）。CT 上常伴有树芽状高密度影、小叶中心小结节，代表支气管内感染播散（图 16.22）。非典型分枝杆菌感染表现类似，通常见于酗酒者或患有慢性阻塞性肺疾病（chronic obstructive pulmonary disease，COPD）的患者（图 16.23）。半侵袭性曲霉菌感染（也称慢性坏死性曲霉病）早期表现为右上叶空洞形成，这一过程持续数周至数月。相对免疫抑制的患者易受影响，如酗酒者、低剂量皮质类固醇患者、糖尿病患者或 COPD 患者。表现为上叶实变，发展为空洞，最终在数周至数月后肺损毁（图 16.24）。实变常与增厚的胸膜相邻，空洞内高密度影考虑真菌丝。

免疫抑制患者出现空洞提示不同的鉴别诊断。中性粒细胞减少患者近期出现的空洞结节通常提示侵袭性真菌感染，常为曲霉病（图 16.25）。少见的感染原因包括毛霉病、隐球菌和诺卡菌属感染。IVDU 或中心导管感染的患者出现空洞常代表脓毒性肺栓塞（图 16.26）。

结节与肿块

结节与肿块在免疫功能正常患者感染中比较少见。常见于地域性真菌感染，如组织胞浆菌病或球孢子菌病。重要的是，这些类型的感染往往是相似的，往往最初被诊断为原发性肺癌（图 16.27）。诊断真菌感染的重要线索包括较大结节或肿块周围存在小的卫星结节，暴露史，同侧肺门/纵隔淋巴结病

与结节或肿块的大小不成比例。

结节与肿块是免疫低下患者感染的常见表现，特别是中性粒细胞减少症患者。中性粒细胞减少症患者肺部出现单个或多个肺结节，通常提示真菌感染，除非另外得到证实，否则应考虑为血管侵袭性曲霉病。免疫低下患者伴有肺部结节，少见致病菌包括毛霉菌、隐球菌、结核杆菌和诺卡菌属（图 16.28）。

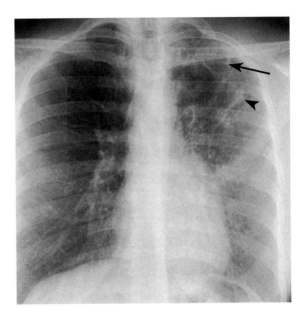

图 16.21　结核感染复发后前位胸部 X 线片显示左肺上叶结节样高密度影（箭头）、空洞（箭）及体积减小。除非另外得到证实，否则应考虑为结核感染

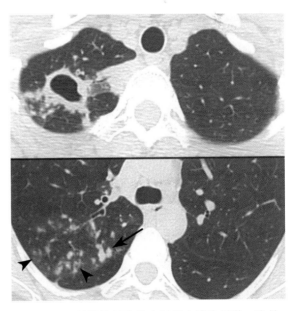

图 16.22　肺结核复发伴支气管内感染播散。这是两幅轴位平扫 CT 图像，分别位于肺尖水平（上图像）和隆嵴水平（下图像），显示右肺上叶空洞结节。远处可见较小的实性结节（箭）、边界模糊的磨玻璃结节、小叶中心微结节和树芽状高密度影（箭头），提示支气管内感染扩散

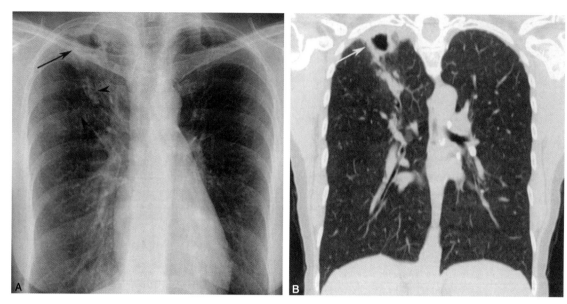

图 16.23   堪萨斯分枝杆菌感染与肺结核复发相似。后前位胸部 X 线片(A)和冠状位平扫 CT(B)显示肺体积过度膨胀,右肺上叶空洞结节(箭)和相邻的结节状高密度影(箭头)。除非另外得到证实,否则应考虑为肺结核的复发。非典型分枝杆菌感染可能与慢性阻塞性肺疾病或酒精中毒患者相似,且最常见

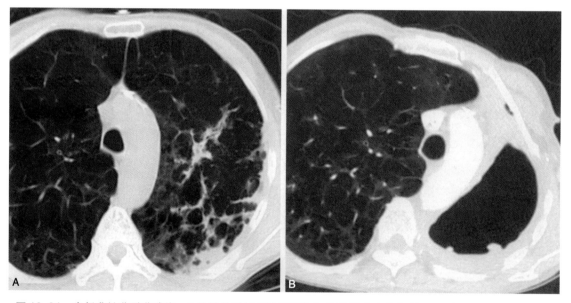

图 16.24   半侵袭性曲霉菌感染。(A)轴位平扫 CT(NECT)扫描显示重度肺气肿和左肺上叶斑片状结节高密度影。(B)1 年后复查可见轴位平扫 CT 显示左上叶完全破坏,体积减小,左上叶腔内结节增厚,形成足菌肿

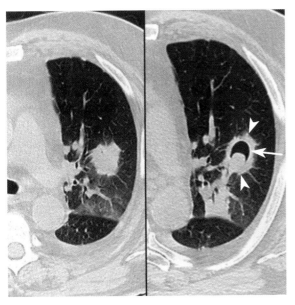

图 16.25　血管侵袭性曲霉病伴有空气新月征。两幅轴位平扫 CT 在中性粒细胞减少症伴发热（左）和粒细胞恢复后（右）显示左肺上叶结节下方见一空洞（箭），符合空气新月征。空洞结节区别肺组织梗死与出血（箭头）

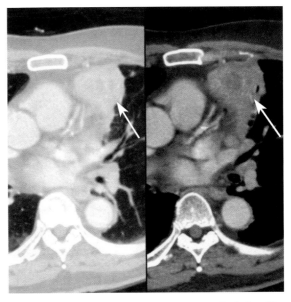

图 16.27　最初被误诊为肺癌的球孢子菌感染。轴位增强 CT 肺窗（左）和软组织窗（右）显示左肺上叶肿块不均匀强化（箭）且中央坏死。其影像表现与原发性肺癌极为相似。真菌感染应排除流行病学

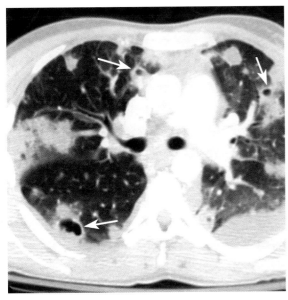

图 16.26　静脉吸毒者的脓毒症栓塞。轴位平扫 CT 显示空洞性肺结节（箭）和外周分布的非空洞性肺结节,是脓毒症栓塞的典型表现

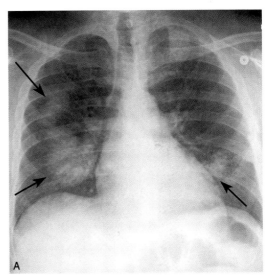

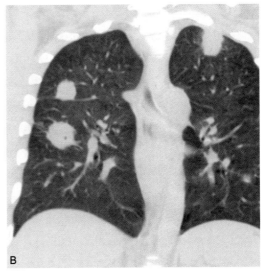

图 16.28　感染诺卡菌和隐球菌的肾移植患者。（A）后前位胸部 X 线片显示双侧多个肺结节和肿块（箭）。（B）冠状位平扫 CT 显示双肺结节,实体器官移植受者发生多个结节或肿块考虑的因素包括感染（例如真菌和诺卡菌）,移植后淋巴增殖性疾病和转移性疾病

CT 晕征和反晕征

CT 晕征表现为结节或肿块周围磨玻璃样密度影。中性粒细胞减少症发热患者中,这一发现高度提示血管侵袭性曲霉病(图 16.29)。在本例中,磨玻璃晕征代表肺梗死周围的肺出血。

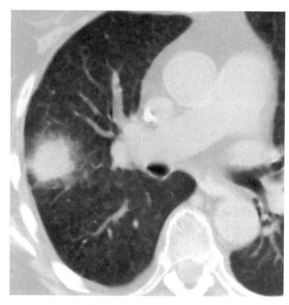

图 16.29　血管侵袭性曲霉菌感染的晕征。轴位平扫 CT 显示右上叶结节周围有磨玻璃密度晕影,如果是一个发热的中性粒细胞减少症患者,则高度提示血管侵袭性曲霉菌感染

反晕征 CT 表现为中央磨玻璃密度影,周边为环形实变。这一征象最初用来描述机化性肺炎,随后用于描述许多其他疾病。在中性粒细胞减少症伴随发热或其他症状的免疫抑制患者,反晕征提示侵袭性真菌感染,如毛霉菌或曲霉菌感染(图 16.30)。

淋巴结病

淋巴结病在胸部 X 线片上是不可见的,除非有明确病原菌感染。最常见的病原菌包括结核杆菌(图 16.31)和地域性真菌感染,如组织胞浆菌病和球孢子菌病,在胸部 X 线片上引起淋巴结病的罕见原因包括土拉伦氏杆菌(兔热病)、鼠疫耶尔森菌(鼠疫)和炭疽杆菌(吸入性炭疽)。

细菌性肺炎患者常见淋巴结轻度肿大(短径>1cm),50%以上发生肺炎球菌性肺炎或脓胸。增大的淋巴结中心密度减低(坏死淋巴结)少见,分枝杆菌感染(包括非典型分枝杆菌感染)常见,以及来自地域性真菌感染(图 16.32)。高密度淋巴结提示吸入性炭疽出血。

树芽征

常规 CT 上正常细支气管壁薄不可见,当小气道充满黏液、脓液或碎片时,呈 V 形和 Y 形分支结构,形似树芽(树芽征)。树芽状高密度影的特点是不侵犯胸膜下肺,包括叶间裂附近的肺实质(图 16.33)。树芽征常见于感染,吸入性少见。树芽征由不同种类感染引起,当发生细菌或病毒感染时可以看到树芽状高密度影。中叶和舌段支气管扩张常伴有树芽征,非典型分枝杆菌感染是高密度影的常见原因。弥漫性支气管扩张伴树芽状高密度影常见于囊性纤维化、免疫低下、变应性支气管肺曲菌病及原发性纤毛运动不良症。实变和树芽状高密度影在细菌性肺炎和吸入性肺炎中最常见,树芽状磨玻璃影的分布和食管异常通常与误吸有关。

肺部游走性磨玻璃密度影

肺部游走性磨玻璃密度影可在多种情况下出现,包括寄生虫感染。患者通常最近有流行地旅行史或移民史。外周血嗜酸性粒细胞增多症支持诊断。

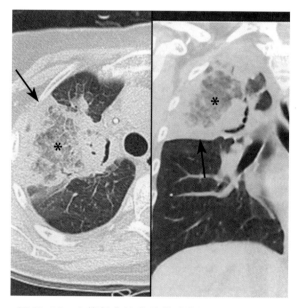

图 16.30　血管侵袭性曲霉菌感染的反晕征。轴位平扫 CT(NECT)扫描(左)和冠状位 NECT 扫描(右)图像显示,右肺上叶肿块样高密度影伴周围实变(箭)和中央磨玻璃影(星号)。在中性粒细胞减少症的发热患者,高度提示血管侵袭性真菌感染,通常为曲霉菌或毛霉菌感染

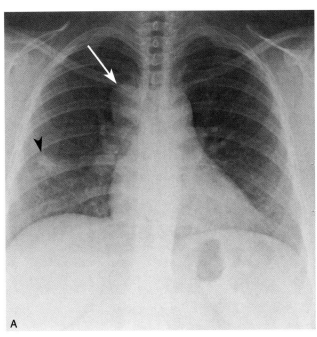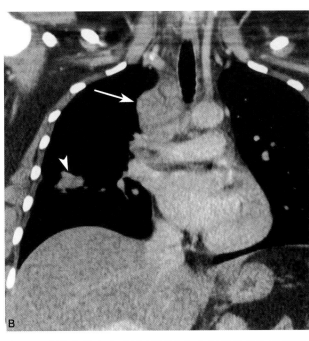

图 16.31　原发性肺结核感染。(A)后前位胸部 X 线片显示右肺上叶结节样高密度影(箭头)和右气管旁带弥漫增厚(箭)。(B)冠状位增强 CT 扫描显示了一个右肺上叶结节(箭头)和右侧气管旁淋巴结肿大(箭)。淋巴结肿大的程度与结节的大小不成比例,提示真菌或原发性结核感染

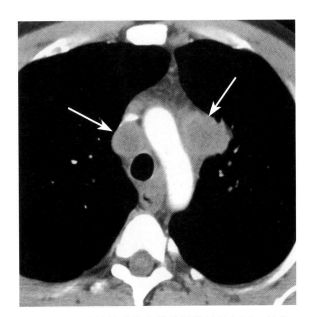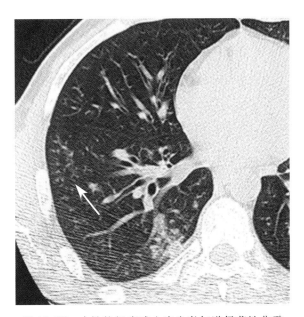

图 16.32　肺结核感染合并纵隔淋巴结坏死。轴位增强 CT 显示右侧气管旁和主动脉弓旁肿大淋巴结(箭)。注意淋巴结中心的低密度,反映中央区域坏死

图 16.33　中性粒细胞减少症患者气道侵袭性曲霉菌感染引起的树芽状高密度影。轴位平扫 CT 显示右肺下叶多个 V 形和 Y 形分支结构(箭)和实性结节

■ 感染并发症

肺坏死和肺脓肿

　　肺炎患者肺部不均匀的强化或空洞病灶提示坏死性感染。有时,细菌性肺炎由于密度较低,不易与邻近的胸腔积液鉴别(图 16.34)。坏死性肺炎在感染性病变中更为常见,如金黄色葡萄球菌、革兰氏阴性菌和厌氧菌。空洞也可在侵袭性真菌的感染中见到,包括曲霉病和毛霉菌。

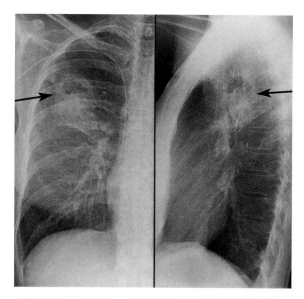

图 16.35　肺脓肿。后前位(左)和侧位(右)胸部 X 线片显示右肺上叶边界不清空洞型病变伴气液平。典型的肺脓肿在正侧位胸部 X 线片上可见等长的气液平(箭)

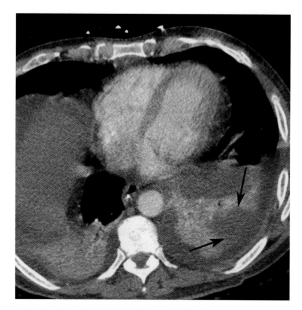

图 16.34　左肺下叶肺炎。此轴位增强 CT 扫描显示肺炎患者左肺下叶轻度强化实变区(箭)。肺部实变区域与邻近的肺炎旁胸腔积液的密度相仿

　　肺脓肿的特征性表现是在 X 线片和 CT 上表现为气液平,并与相邻胸膜表面呈锐角。肺脓肿的壁厚而不规则。与脓胸形成对比的是,由于肺脓肿大致呈球形,因此在前后位片和侧位片上的气液平长度相似(图 16.35)。相比之下,脓胸则呈晶状体,后前位与侧位的气液平长度不同(图 16.36)。肺脓肿通常见于误吸后或脓毒性血栓。最常见的致病菌包括金黄色葡萄球菌、肺炎克雷伯菌和厌氧菌,通常需要长期的抗生素治疗。

肺炎旁胸腔积液和脓胸

　　肺炎可刺激邻近脏胸膜,引起毛细血管通透性增加和渗出性胸腔积液(单纯肺炎旁胸腔积液),20% ~40% 的肺炎住院患者可出现这种情况。在这个阶段,肺炎旁胸腔积液通常是自由流动的,且培养阴性,其 pH 和血糖水平正常。如果患者病情恶化而

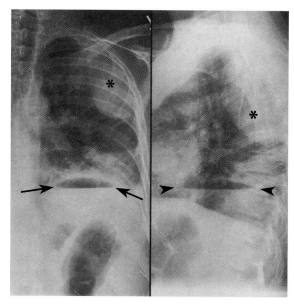

图 16.36　多灶脓胸。后前位(左)和侧位(右)胸部 X 线片显示左侧胸膜腔多灶积液(星号)。注意侧位投影的气液面(箭头)比正面投影(箭)长

不进行适当的药物治疗,肺炎旁胸腔积液可能进展到纤维脓性期(脓胸)。

　　肺炎旁胸腔积液表现为少量到中量的胸腔积液邻近伴肺炎。CT 可见胸膜增厚并增强后可见强化。脓胸最常见的表现是少量到大量的胸腔积液伴肺炎,脓胸一般在晚期出现,肺炎或不明显。大约 50%的脓胸可见胸膜分裂征,表现为壁层胸膜和脏层胸膜增厚及增强伴胸腔积液(图 16.37)。局限性胸腔积液可呈游离或扇形。胸腔积液出现空气要注意支气管胸膜瘘的可能性(图 16.38)。

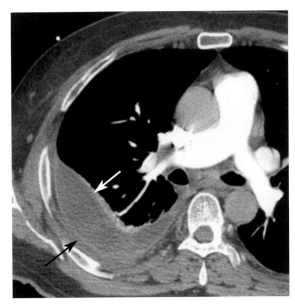

图 16.37　脓胸的胸膜分裂征。轴位增强 CT 显示右侧胸腔积液表现为胸膜分裂征，脏层胸膜（白色箭）和壁层胸膜（黑色箭）强化

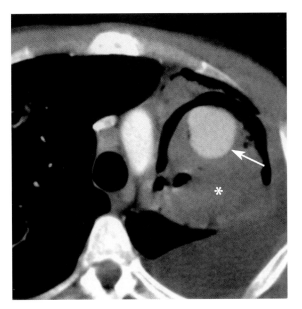

图 16.39　拉斯穆森动脉瘤伴空洞型肺结核感染。轴位增强 CT 显示左肺上叶一个较大的肺动脉假性动脉瘤（箭），与肺空洞有关。空洞内高密度影（星号）是出血所致

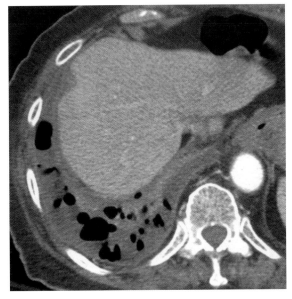

图 16.38　脓胸合并支气管胸膜瘘。轴向增强 CT 显示右侧胸腔多灶积液伴多个气泡，如果没有相关疗法介入，空气的存在可提示支气管胸膜瘘

假性动脉瘤和支气管动脉扩张

肺动脉假性动脉瘤是肺部感染的一种罕见并发症，通常与空洞型肺结核感染（拉斯穆森动脉瘤）有关。当空洞性感染导致邻近肺动脉壁变弱时，假性动脉瘤就形成了（图 16.39）。常见的临床症状包括危及生命的咯血。

支气管动脉肥大和扩张发生在肺部和气道的慢性炎症状态，如空洞性肺部感染和支气管扩张。支气管动脉扩张被认为是由血管生成因子释放引起的，包括血管内皮生长因子（vascular endothelial growth factor，VEGF）。支气管动脉扩张最常见于慢性感染，包括结核和非结核分枝杆菌以及真菌感染，如足菌肿。支气管动脉扩张的患者有较高的致命性咯血风险。

胸壁或膈肌侵犯

一些病原菌有通过筋膜和结缔组织屏障及跨越胸壁或膈肌传播的倾向。有这种生物学行为的生物体易于通过"蝙蝠侠"这个词来记住，因为超级英雄蝙蝠侠往往会突破障碍。（译者注：BATMAN 一词为这几种微生物单词的首字母的组合，这样便于记忆）

B：芽生菌病（Blastomycosis）

A：放线菌病（Actinomycosis）（图 16.40）

T：结核病（Tuberculosis）

M：毛霉病（Mucormycosis）（图 16.41）

A：曲霉病（Aspergillosis）

N：诺卡菌病（Nocardia）

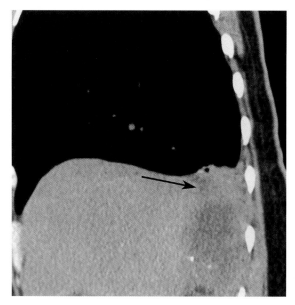

图 16.40　胸部放线菌从右侧膈肌侵犯肝脏。矢状位平扫 CT 可见右肺下叶实变,经右侧膈肌延伸至肝右叶(箭)

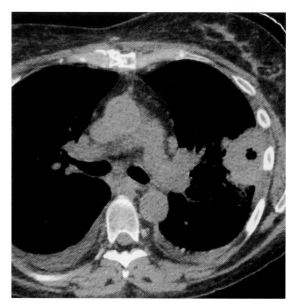

图 16.41　毛霉病侵及胸壁。轴位平扫 CT 扫描显示左肺上叶外带肿块伴中心低密度影,术中可见感染侵犯胸膜和胸壁

■ 免疫低下宿主的感染

感染是免疫低下宿主发生肺部并发症最常见的原因。

了解患者的免疫抑制水平和移植时间,有助于提示病原菌或缩小鉴别诊断范围。有六种主要类型的免疫低下可能是先天的或后天的,使患者容易受到特定的感染风险。

1. 吞噬细胞缺陷(主要病原菌为细菌和真菌,如金黄色葡萄球菌、肺炎克雷伯菌、大肠杆菌和曲霉菌)

2. 抗体介导的 B 淋巴细胞缺陷(主要细菌有肺炎链球菌、金黄色葡萄球菌、流感嗜血杆菌及铜绿假单胞菌)

3. 细胞介导的 T 淋巴细胞缺陷(例如艾滋病患者有细菌、病毒、真菌和寄生虫感染的风险)

4. 皮质类固醇的使用(所有感染均有风险)

5. 脾功能减退症或脾切除术患者(细菌如肺炎链球菌、伤寒沙门菌及流感嗜血杆菌)

6. 补体系统的缺陷

人类免疫缺陷病毒和艾滋病

呼吸系统是 HIV 感染患者最常见的感染部位,是导致患者发病和死亡的重要原因。截至 2016 年底,联合国艾滋病规划署(the Joint United Nations Programme on HIV/AIDS, UNAIDS) 估计全球有 3 670 万 HIV 携带者。过去的几十年里,通过提高疾病意识、抗逆转录病毒治疗(antiretroviral therapy, ART)和预防肺孢子菌肺炎的措施,肺部感染的原因已经发生了改变。感染的原因通常可以通过观察患者的 CD4+ 细胞计数来预测(图 16.42),并按以下方式分组:

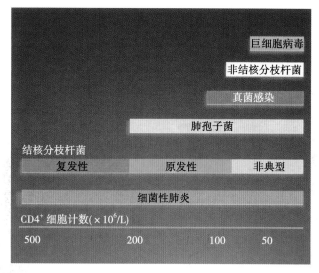

图 16.42　图中展示了 HIV 感染者中最常见的感染情况,具体取决于患者的 CD4+ 细胞计数

1. CD4+ 细胞计数大于 200×10^6/L
2. CD4+ 细胞计数为($100\sim200$) $\times10^6$/L
3. CD4+ 细胞计数小于 100×10^6/L

CD4+ 细胞计数

CD4+ 细胞计数大于 200×10^6/L。 HIV 感染患者最常见的感染为细菌性肺炎,与普通人群相比,患者罹患肺炎的概率要高出 10~25 倍。随着 CD4+ 细

胞计数的减少,细菌性肺炎的发病率增加,约 80% 的患者 CD4+ 细胞计数小于 400×10⁶/L。最常见的病原体包括肺炎链球菌、流感嗜血杆菌、金黄色葡萄球菌和铜绿假单胞菌。最常见的表现是大叶性肺炎或支气管肺炎(图 16.43)。多灶性网状或高密度网状结节影也是 HIV 感染患者细菌性肺炎的常见表现。复发性细菌性肺炎被认为是一种艾滋病标志性病变。

HIV 感染是发展为结核病的最大危险因素,约三分之一的 HIV 感染患者同时存在结核分枝杆菌感染。结核感染可与任何 CD4+ 细胞计数一起发生,但更有可能在 CD4+ 细胞计数大于 200×10⁶/L 的患者中以原发后形式出现(图 16.44)。近期感染结核病的患者也可发生实变与淋巴结肿大(图 16.45)。

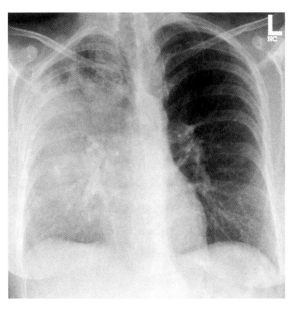

图 16.43 HIV 感染患者肺炎球菌性肺炎,CD4+ 细胞计数为 295×10⁶/L。后前位胸部 X 线片显示右上肺叶实变

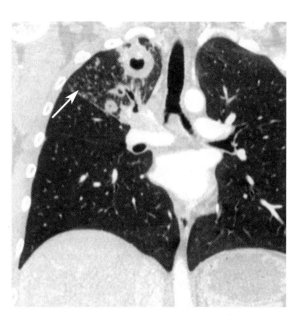

图 16.44 复发性肺结核感染并支气管内播散。冠状位增强 CT 显示右上叶多发空洞性病变,周围小叶中心微结节(箭)代表支气管内感染播散

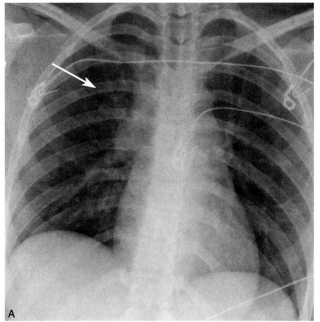

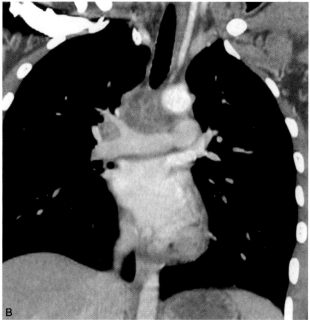

图 16.45 原发性肺结核感染合并广泛淋巴结肿大。后前位胸部 X 线片(A)及冠状位增强 CT 扫描(B)示右肺上叶斑片状高密度影(箭),伴右肺门及右侧气管旁淋巴结肿大。中央淋巴结内的低密度影提示坏死

CD4$^+$细胞计数为(100~200)×10^6/L。尽管有预防措施,肺孢子菌肺炎仍然是最常见的机会性感染和艾滋病标志性病变。它通常影响有抵抗力的患者,患者 CD4$^+$ 细胞计数<200×10^6/L 是 HIV 感染的首要表现。患者通常严重缺氧。胸部 X 线片显示网状或间质性病变(图 16.46)。CT 上最常见的表现是弥漫性磨玻璃密度影,常以肺门周围和上肺为主(图16.47)。胸腔积液很少见,肺囊肿可能使三分之一的病例复杂化(图 16.48)。综上所述,结核病可发生于任何 CD4$^+$ 细胞计数,但 CD4$^+$ 细胞计数<200×10^6/L 的患者更有可能发生弥漫性或非典型的复发性疾病。

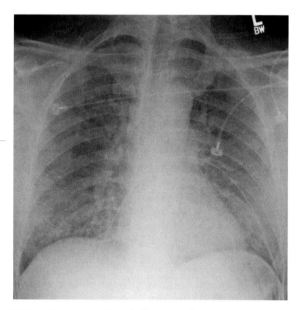

图 16.46　HIV 阳性患者并肺孢子菌肺炎伴严重缺氧。后前位胸部 X 线片显示双肺弥漫性磨玻璃高密度影

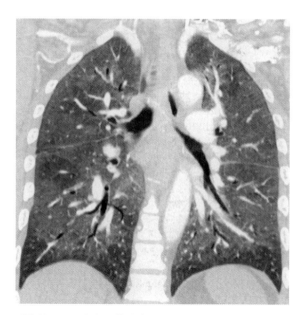

图 16.47　肺孢子菌肺炎(PJP)。冠状位增强 CT 显示双肺磨玻璃高密度影,肺底部未受侵,这是肺孢子菌肺炎最常见的表现

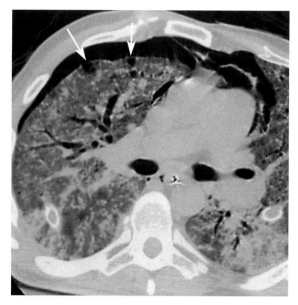

图 16.48　肺孢子菌肺炎合并气胸和纵隔气肿。轴位平扫 CT 扫描显示双肺磨玻璃密度影、实变和小囊肿(箭)。囊肿破裂后继发纵隔气肿及双侧少量气胸

CD4$^+$细胞计数<200×10^6/L 的 HIV 感染患者伴局灶性实变提示细菌性肺炎或肺结核。HIV 感染患者常见胸部 X 线片正常,随后证实肺孢子菌肺炎患者占 10%~39%,肺结核患者占 14%,因此,胸部 X 线片正常的 HIV 感染患者应考虑行胸部 CT 检查。

CD4$^+$细胞计数<100×10^6/L。 CD4$^+$细胞计数极低的患者面临许多机会性感染的风险,包括肺孢子菌肺炎、诺卡菌感染、巨细胞病毒(cytomegalovirus,CMV)感染、结核病、非结核分枝杆菌感染、地方流行性真菌感染,隐球菌和弓形体病。隐球菌通常导致播散性疾病,最常影响中枢神经系统和肺。影像学表现为单发肺结节或多发肺结节(图 16.28)。

约 40%的患者可见周围磨玻璃密度影晕征(CT 晕征)。地方流行性真菌感染通常由组织胞浆菌病、球孢子菌病和芽生菌病微生物引起。感染可能是新近获得的,也可能是潜伏感染的复发。播散性感染常见粟粒样改变(图 16.19)。由于对肺孢子菌的预防,诺卡菌感染通常只发生在 CD4$^+$细胞计数极低的患者和没有进行肺孢子菌肺炎预防性用药的患者中,表现为多灶性实变结节和肿块伴空洞,不常见。弓形虫病是艾滋病患者最常见的寄生虫病。弓形虫病通常会导致中枢神经系统疾病,肺炎是第二常见的表现形式。

非结核分枝杆菌感染通常在出现时传播,通常只影响 CD4$^+$细胞计数极低(<50×10^6/L)的艾滋病患者。最常见的表现是纵隔淋巴结肿大,常表现为中央低密度影,提示坏死。CMV 肺炎并不常见,通常影响 CD4$^+$细胞计数极低的患者(<50×10^6/L)。

最常见的表现为局灶性或弥漫性磨玻璃高密度影，斑片状实变，小叶中心小结节，小叶间隔增厚。

随着 ART 的启动，机会性感染和 CD4+ 细胞计数极低的患者存在免疫重建炎症综合征（immune reconstitution inflammatory syndrome，IRIS）的风险。IRIS 的表现多种多样，在开始 ART 后症状急性加重的患者中应予以考虑。最常见的表现包括弥漫性磨玻璃高密度影或实变、纵隔和肺门淋巴结肿大（常为中央坏死性）、粟粒性或小叶中心结节。IRIS 的表现取决于潜在的机会性感染。与 IRIS 相关的最常见感染包括肺结核、非结核分枝杆菌感染、肺孢子菌肺炎，以及病毒性感染，如 CMV 感染或单纯疱疹病毒感染。

骨髓移植感染

干细胞移植受者的感染根据移植后的特定时间节点分为三组：前植入期（0~30d），移植早期（31~100d），移植后期（>100d）。

前植入期（0~30d）

中性粒细胞减少是干细胞移植后造血功能恢复前感染的主要危险因素。由于感染早期经验性抗生素的使用，细菌性感染不常见。这一时期真菌感染最常见，通常为曲霉菌，其次是念珠菌和毛霉菌。曲霉菌通常为血管侵袭性或气道侵袭性，表现为多发肺结节，周围伴有磨玻璃样晕征（CT 晕征；图 16.29）。

移植早期（31~100d）

曲霉病、呼吸道合胞病毒（respiratory syncytial virus，RSV）肺炎和 CMV 肺炎是移植术后早期最常见的肺部感染。由于采取有效预防措施，肺孢子菌肺炎是不常见的，但也可能出现在有抵抗力的患者。CMV 感染通常是由于潜伏病毒的复发，或移植时注入 CMV 阳性血液制品或骨髓。

10% 的患者出现特发性肺炎综合征，表现为双肺弥漫性高密度影和呼吸衰竭伴有弥漫性肺泡损伤，属于排除性诊断。但在支气管镜检查或血液培养时没有发现感染微生物，只有 15% 的患者存活，1 年生存率低。发病原因尚不清楚，理论上有移植物抗宿主病（graft-versus-host disease，GVHD）、化疗药物毒性或未确诊感染。

移植后期（>100d）

在移植后期，随着体液免疫和细胞免疫的恢复，肺部并发症继续减少。大约 50% 的移植受者出现 GVHD，这需要使用皮质类固醇进行治疗。由于黏膜、骨髓和网状内皮系统的异常，GVHD 容易使患者发生感染。GVHD 患者处于发生细菌感染的高风险，但也可能由真菌（曲霉菌和毛霉菌）和病毒（RSV、水痘-带状疱疹病毒、副流感病毒、腺病毒）引起。

实体器官移植

与住院相关的医院获得性感染在移植术后第一个月内最常见。细菌性病原菌是最常见的，通常是由于气管内插管。

移植后 6 个月，因为免疫抑制剂量达到最高，机会性感染常见。由于广泛的预防性治疗肺孢子菌肺炎（图 16.49），诺卡菌感染的发生率下降为不到

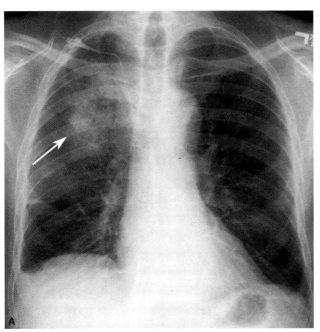
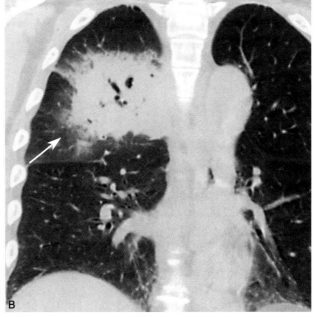

图 16.49　肾移植受者诺卡菌感染。（A）后前位胸部 X 线片示右肺上叶实变（箭）。（B）冠状位平扫 CT 显示右上叶肿块样高密度影，周围有磨玻璃样高密度影（箭）

2%。结核分枝杆菌的复发在发达国家并不常见，在美国和欧洲有 0.5%～2% 的患者发生。CMV 是病毒性肺炎最常见的病因，通常发生在移植后 1～3 个月（图 16.50）。真菌感染最常见的原因是曲霉菌，通常发生在移植后 6 个月内。由于广泛的预防性治疗，肺孢子菌肺炎并不常见。6 个月后最常见的感染来自社区获得性病原体，通常是细菌。

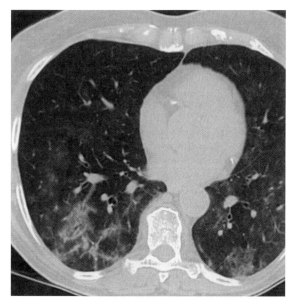

图 16.50 肾移植受者巨细胞病毒肺炎。轴位平扫 CT 显示细支气管实变及磨玻璃样高密度影，伴支气管壁增厚

参考书目

Burrill J, Williams CJ, Bain G, Conder G, Hine AL, Misra RR. Tuberculosis: a radiologic review. *Radiographics*. 2007;27(5):1255–1273.

Chou SH, Prabhu SJ, Crothers K, Stern EJ, Godwin JD, Pipavath SN. Thoracic diseases associated with HIV infection in the era of antiretroviral therapy: clinical and imaging findings. *Radiographics*. 2014;34(4):895–911.

Coy DL, Ormazabal A, Godwin JD, Lalani T. Imaging evaluation of pulmonary and abdominal complications following hematopoietic stem cell transplantation. *Radiographics*. 2005;25(2):305–317.

Cunha BA. The atypical pneumonias: clinical diagnosis and importance. *Clin Microbiol Infect*. 2006;12(suppl 3):12–24.

Escuissato DL, Gasparetto EL, Marchiori E, et al. Pulmonary infections after bone marrow transplantation: high-resolution CT findings in 111 patients. *AJR Am J Roentgenol*. 2005;185(3):608–615.

Franquet T, Lee KS, Müller NL. Thin-section CT findings in 32 immunocompromised patients with cytomegalovirus pneumonia who do not have AIDS. *AJR Am J Roentgenol*. 2003;181(4):1059–1063.

Franquet T, Müller NL, Giménez A, Guembe P, de La Torre J, Bagué S. Spectrum of pulmonary aspergillosis: histologic, clinical, and radiologic findings. *Radiographics*. 2001;21(4):825–837.

Franquet T. Imaging of pulmonary viral pneumonia. *Radiology*. 2011;260(1):18–39.

Gasparetto EL, Escuissato DL, Davaus T, et al. Reversed halo sign in pulmonary paracoccidioidomycosis. *AJR Am J Roentgenol*. 2005;184(6):1932–1934.

Kanne JP, Godwin JD, Franquet T, Escuissato DL, Müller NL. Viral pneumonia after hematopoietic stem cell transplantation: high-resolution CT findings. *J Thorac Imaging*. 2007;22(3):292–299.

Kanne JP, Yandow DR, Meyer CA. Pneumocystis jiroveci pneumonia: high-resolution CT findings in patients with and without HIV infection. *AJR Am J Roentgenol*. 2012;198(6):W555–W561.

Kanne JP, Yandow DR, Mohammed TL, Meyer CA. CT findings of pulmonary nocardiosis. *AJR Am J Roentgenol*. 2011;197(2):W266–W272.

Ketai L, Alrahji AA, Hart B, Enria D, Mettler F. Radiologic manifestations of potential bioterrorist agents of infection. *AJR Am J Roentgenol*. 2003;180(3):565–575.

Ketai L, Jordan K, Marom EM. Imaging infection. *Clin Chest Med*. 2008;29(1):77–105.

Ketai LH, Williamson MR, Telepak RJ, et al. Hantavirus pulmonary syndrome: radiographic findings in 16 patients. *Radiology*. 1994;191(3):665–668.

Marchiori E, Müller NL, Soares Souza A, Escuissato DL, Gasparetto EL, Franquet T. Pulmonary disease in patients with AIDS: high-resolution CT and pathologic findings. *AJR Am J Roentgenol*. 2005;184(3):757–764.

Martinez S, McAdams HP, Batchu CS. The many faces of pulmonary nontuberculous mycobacterial infection. *AJR Am J Roentgenol*. 2007;189(1):177–186.

Martínez S, Restrepo CS, Carrillo JA, et al. Thoracic manifestations of tropical parasitic infections: a pictorial review. *Radiographics*. 2005;25(1):135–155.

McAdams HP, Rosado-de-Christenson ML, Lesar M, Templeton PA, Moran CA. Thoracic mycoses from endemic fungi: radiologic-pathologic correlation. *Radiographics*. 1995;15(2):255–270.

McAdams HP, Rosado-de-Christenson ML, Templeton PA, Lesar M, Moran CA. Thoracic mycoses from opportunistic fungi: radiologic-pathologic correlation. *Radiographics*. 1995;15(2):271–286.

Miller WT, Mickus TJ, Barbosa E, Mullin C, Van Deerlin VM, Shiley KT. CT of viral lower respiratory tract infections in adults: comparison among viral organisms and between viral and bacterial infections. *AJR Am J Roentgenol*. 2011;197(5):1088–1095.

Musher DM, Thorner AR. Community-acquired pneumonia. *N Engl J Med*. 2014;371(17):1619–1628.

Rossi SE, Franquet T, Volpacchio M, Giménez A, Aguilar G. Tree-in-bud pattern at thin-section CT of the lungs: radiologic-pathologic overview. *Radiographics*. 2005;25(3):789–801.

第 17 章

肺和气道的肿瘤

Brett W. Carter, Girish S. Shroff, Carol C. Wu

■ 引言

原发性肺癌是世界范围内癌症相关死亡的主要原因,其死亡人数超过了以下三种恶性肿瘤的总和——在男性中前列腺癌、结直肠癌、胰腺癌,在女性中乳腺癌、结直肠癌和胰腺癌。据估计,2017 年诊断出 222 500 例新病例,其中 155 870 人预计死于此病。肺癌一般分为两种类型:非小细胞肺癌(non-small cell lung carcinoma, NSCLC),占全部肺癌的 85%,以及小细胞肺癌(small cell lung carcinoma, SCLC),占全部肺癌的 15%。NSCLC 主要包括腺癌和鳞状细胞癌(squamous cell carcinoma, SCC),以及少见肿瘤,如大细胞癌、肉瘤样癌和梭形细胞肉瘤。SCLC 是一种侵袭性恶性肿瘤,也是最常见的原发性肺神经内分泌肿瘤。

■ 肺部肿瘤

肺癌的影像学表现

诊断影像学在肺癌的鉴别、定性和分期中起着关键作用。可疑的肺部疾病可在胸部 X 线片上初步确定,因为这种检查方法广泛应用,而且费用相对较低。然而,胸部 X 线检查有很大的局限性,包括不能发现小结节和其他异常,不能清楚显示原发性肿瘤

和结节状态,以及无法评估胸外疾病。据报道,12%~30% 的肺癌在胸部 X 线片上漏诊。多排计算机体层摄影(multidetector computed tomography, MDCT)是一种主要的影像学检查方法,用于评价肺结节和肿块,鉴别原发肿瘤,发现肺内和肺外淋巴结及转移性疾病。MDCT 的局限性包括在显示纵隔和胸壁侵犯方面不如 MRI,在评价淋巴结和转移性疾病方面不如 FDG-PET/CT。MRI 没有常规用于对肺癌的评估,而是对常规成像技术的补充。MRI 的优点包括,当有 MDCT 增强的禁忌证(例如肾功能衰竭、严重对比剂过敏等)时,能够评估胸内血管的情况;与 MDCT 相比,对纵隔和胸壁的评估有了改进。MRI 的局限性包括胸部成像的内在问题,不过 MRI 技术的改进已经使扫描时间缩短,呼吸和心脏运动伪影减少。PET/CT 更好地显示了评估胸内和胸外淋巴结及转移的能力,评估治疗的反应、发现残余和/或复发疾病的能力。PET/CT 的主要局限性包括原发肿瘤的影像特征局限,纵隔和胸壁侵犯的评价有限,以及可能导致错误的假阳性和假阴性。

恶性肿瘤

腺癌

腺癌是 NSCLC 最常见的亚型,代表以腺分化或产生黏液为特征的恶性上皮肿瘤。女性比男性

更常见,46%的病例与吸烟有关。腺癌包括多种类型和分化。2011 年,国际肺癌研究协会(International Association for the Study of Lung Cancer,IASLC)、美国胸科学会(American Thoracic Society,ATS)和欧洲呼吸学会(European Respiratory Society,ERS)的一个联合工作组推出了最新的分类系统,强调病理学、影像学和诊断、治疗及预后等临床主题之间的相关性(框 17.1)。新系统删除了细支气管肺泡癌(bronchioloalveolar carcinoma,BAC),并将病变分为以下几类:浸润前病变,不典型腺瘤样增生(atypical adenomatous hyperplasia,AAH),原位腺癌(adenocarcinoma in situ,AIS),微浸润性腺癌(minimally invasive adenocarcinoma,MIA),浸润性腺癌以及浸润性腺癌变型。

框 17.1　肺腺癌的 IASLC/ATS/ERS 分类

浸润前病变
不典型腺瘤样增生
原位腺癌
　非黏液性
　黏液性
　黏液/非黏液混合性
微浸润性腺癌
　非黏液性
　黏液性
　黏液/非黏液混合性
浸润性腺癌
　贴壁状为主
　腺泡状为主
　乳头状为主
　微乳头状为主
　实性为主伴有黏液产物
浸润性腺癌变型
　浸润性黏液腺癌
　胶样型
　胎儿型
　肠型

注:ATS,美国胸科学会;ERS,欧洲呼吸学会;IASLC,国际肺癌研究协会。

　　不典型腺瘤样增生(AAH)是一种小范围的不典型 Ⅱ 型肺泡上皮细胞、克拉拉细胞和 ≤5mm 呼吸性细支气管的增殖。在 MDCT 上,AAH 表现为局灶性磨玻璃结节,通常最大径 ≤5mm,但可达 12mm(图 17.1)。原位腺癌(AIS),以前被称为细支气管肺泡癌(BAC),代表单纯贴壁生长的腺癌,没有核异型性的证据,没有显示基质、血管和胸膜浸润的证据。非

黏液性、黏液性和混合性已被描述,非黏液性占腺癌的大多数。在 MDCT 上,AIS 可表现为磨玻璃密度、实性、部分实性结节,通常最大径 ≤3cm。这些结节密度可能略高于 AAH(图 17.2)。微浸润性腺癌(MIA)的特点是贴壁状生长为主和浸润 ≤5mm。在 MDCT 上,MIA 通常表现为部分实性结节,磨玻璃成分为主,实性成分 ≤5mm(图 17.3)。

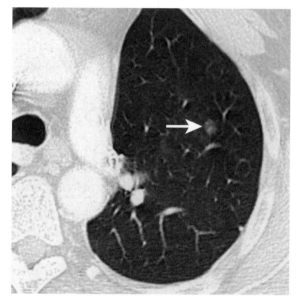

图 17.1　64 岁男性患者,左上肺腺癌切除术后,轴位 CT 增强扫描显示左肺下叶 9mm 的磨玻璃密度结节(箭),楔形切除显示不典型腺瘤样增生

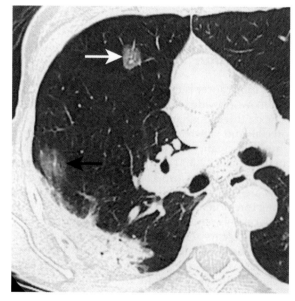

图 17.2　68 岁女性患者,右肺下叶腺癌化疗后,轴位 CT 增强扫描显示右肺中叶亚实性结节(白色箭)和右肺下叶磨玻璃结节(黑色箭)。这些结节的活检提示原位腺癌

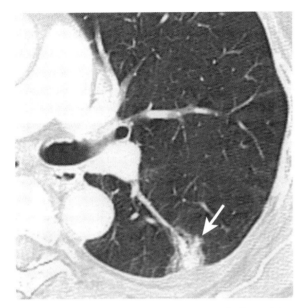

图 17.3　73 岁女性患者,轴位 CT 增强扫描显示左肺下叶亚实性结节(箭),同时有磨玻璃成分及实性成分,行左肺下叶切除术,提示微浸润性腺癌

　　浸润性腺癌的特点是贴壁生长扩散为主和浸润≥5mm。分为腺泡状为主、乳头状为主、微乳头状为主、实性为主伴有黏液产物四种类型。在 MDCT,浸润性腺癌表现为实性或以实性成分为主的部分实性结节(图 17.4)。可能存在胸膜、胸壁或膈肌的局部浸润。其他表现包括细支气管充气征、内部透光区域

和肿块样实变。多发肺结节、肿块和/或实变区域可能出现。PET/CT 对侵袭性肿瘤(例如浸润性腺癌)的分期和再分期最为有效。其他恶性肿瘤如 AIS 和 MIA 可表现为很少摄取或不摄取 FDG,这可能是由于细胞分化不良或细胞增殖缓慢(图 17.5)。

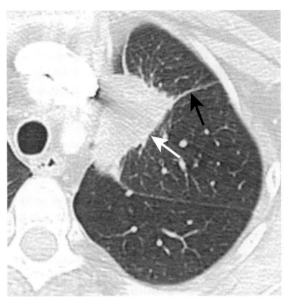

图 17.4　43 岁女性患者,轴位 CT 增强扫描显示左肺上叶实性结节(白色箭),边缘不规则并见毛刺,注意胸膜牵拉的存在(黑色箭)。活检提示浸润性腺癌

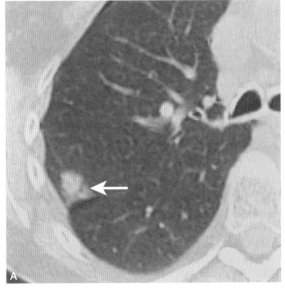

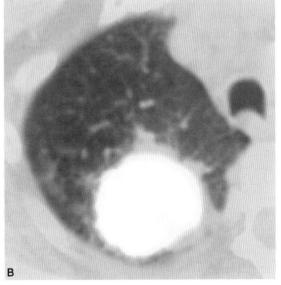

图 17.5　腺癌 FDG-PET/CT。(A)52 岁女性患者,轴位 PET/CT 融合图像显示右肺下叶分叶状结节(箭),FDG 摄取类似邻近胸壁软组织。活检提示微浸润性腺癌。(B)67 岁女性患者,轴位 PET/CT 融合图像显示右肺下叶巨大软组织肿块,FDG 明显摄取。活检提示浸润性腺癌

鳞状细胞癌

　　鳞状细胞癌(SCC)是 NSCLC 的第二常见亚型,

占肺癌总数的 25% ~ 30%。它与吸烟密切相关,50% 的肿瘤发生在现在或以前吸烟者身上。SCC 在男性中比在女性中常见。四种组织病理类型(乳头

状、小细胞型、透明细胞型和基底细胞型)已被描述，7%～10%的患者没有症状。当病变集中且处于疾病的晚期时，临床症状更容易出现。当症状出现时，最常见的症状包括咳嗽、呼吸困难、咯血和发热。由于甲状旁腺激素样物质的分泌，可能会出现副肿瘤综合征，如高钙血症。出现在肺尖的 SCC 也称为肺上沟瘤，臂丛神经受累可引起神经病理性疼痛，交感神经链受累可引起霍纳综合征。

　　SCC 通常起源于胸部中央的大支气管。因此，在 MDCT 上，大多数 SCC 表现为位于中央的结节或肿块。支气管内成分可能会出现，梗阻后肺不张和/或肺炎常见。或者，肿瘤表现为位于周围的结节或肿块，边缘呈分叶状或毛刺征。空洞可能存在，在较大的病变中更常见(图 17.6)。可出现中央坏死和壁增厚。13% 的病变报道钙化。在 PET/CT 上，大多数肿瘤显示 FDG 摄取高于纵隔背景。MRI 可用于评估在肺上沟瘤中胸壁浸润及臂丛神经受累情况(图 17.7)。

大细胞肺癌

　　大细胞肺癌(large cell lung cancer, LCLC)是一组异质性肿瘤，占所有肺癌的 5%～10%。LCLC 包含几种恶性肿瘤：巨细胞癌、基底细胞大细胞癌、透明细胞癌、淋巴上皮瘤样癌、横纹肌样大细胞癌、大细胞神经内分泌癌(large cell neuroendocrine carcinoma, LCNEC)。LCLC 被描述为排除性诊断，因为肿

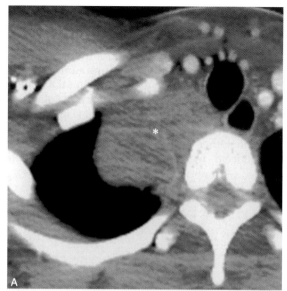

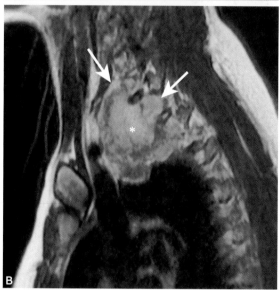

图 17.7　肺上沟瘤伴胸壁浸润。(A)19 岁女性患者，轴位 CT 增强扫描显示右肺尖软组织肿块(星号)，代表原发性肺上沟瘤。(B)同一患者矢状位 MRI T_2 加权像显示肿瘤(星号)对右侧胸壁的浸润(箭)

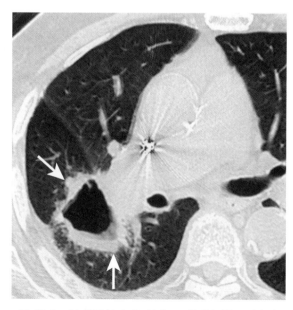

图 17.6　92 岁男性患者，轴位 CT 增强扫描显示右肺下叶巨大厚壁空洞性病变(箭)。活检提示肺鳞状细胞癌

瘤细胞缺乏组织病理学特征，否则就会将病变归类为 SCLC 或 NSCLC 的特定亚型。LCNEC 是最具有临床意义的 LCLC 之一，是一种以神经内分泌组织学特征为特点的高级别神经内分泌恶性肿瘤。大多数 LCNEC 好发于有大量吸烟史的男性，诊断时的平均年龄为 65 岁。临床症状包括胸痛、咯血、咳嗽和其他症状，如呼吸困难、体重减轻和发热。不同于 SCC，副肿瘤综合征罕见。

　　在 MDCT 上，LCNEC 通常不易与其他肺癌区分。病变通常表现为肺部外周的大肿块，大小为 13～92mm(图 17.8)。只有 1/5 的病变位于中心。

大多数的肿瘤表现为边缘分叶,不过肿瘤边缘毛刺已经被描述。LCNEC 的密度与胸壁肌肉组织的密度相似。对比增强后,肿瘤表现出不同程度的强化。坏死部位可见不均匀性强化或周边强化。钙化罕见,在不到 9% 的病例中有报道。在 PET/CT 上,LC-NEC 通常显示 FDG 摄取增高,这种方法用于分期和再分期。

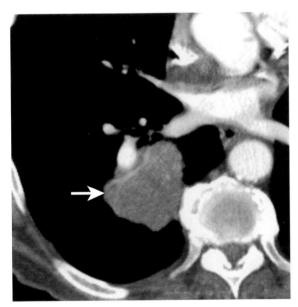

图 17.8　74 岁男性患者,轴位 CT 增强扫描显示右肺下叶大的软组织肿块(箭),注意肿块内部血管的存在。活检提示大细胞神经内分泌癌

小细胞肺癌

小细胞肺癌(SCLC)占所有肺癌的 13% ~ 15%,是最常见的原发性肺神经内分泌肿瘤。SCLC 与吸烟密切联系,约有 95% 的病例是由吸烟引起的。一般来说,SCLC 比 NSCLC 更具有侵袭性,更具有早期广泛转移的倾向。SCLC 传统上是由美国退伍军人肺癌协会(Veterans Administration Lung Study Group, VALSG)系统进行分期的,根据放射治疗计划将 SCLC 分为局限期(limited stage, LS)和广泛期(extensive stage, ES)。然而,IASLC 推荐目前美国癌症联合委员会(American Joint Committee on Cancer, AJCC)的第七版肿瘤-淋巴结-转移(tumor-node-metastasis, TNM)分期系统用于 SCLC 的分期。

因为 90% ~ 95% 的 SCLC 来源于叶支气管或主支气管,所以大部分 SCLC 位于胸部中央,表现为纵隔(92%)或肺门(84%)淋巴结转移或肺内转移(图 17.9)。这些患者可发生阻塞性肺不张和/或肺炎。MDCT 可用于显示纵隔病变的存在和侵犯程度。在

68% 的患者中,纵隔结构如气管、食管、心脏和大血管(包括上腔静脉)明显被侵及(图 17.10)。23% 的患者已被报道肿瘤内含有钙化。一小部分(<5%)SCLC 患者可能有周围肺结节而没有相关淋巴结转移。

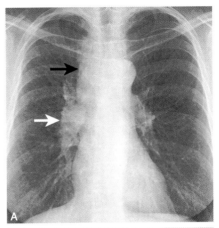

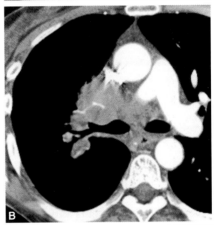

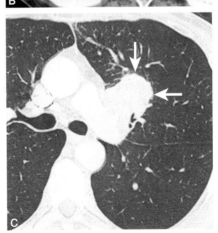

图 17.9　小细胞肺癌(SCLC)的影像表现。(A)胸痛的 52 岁女性患者,正位胸部 X 线片显示右侧气管旁条纹状增厚(黑色箭),右侧肺门突起(白色箭),提示肺门淋巴结肿大。(B)同一患者的轴位 CT 增强扫描证实了右肺门软组织肿块和纵隔淋巴结肿大。活检提示 SCLC。(C)有 SCLC 的 52 岁男性患者,轴位 CT 增强扫描显示左肺上叶内侧软组织肿块(箭),代表原发性肿瘤的边缘分叶状

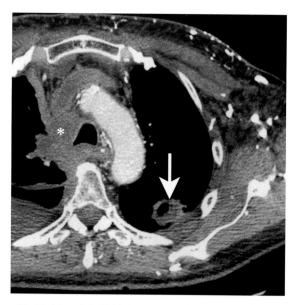

图 17.10　小细胞肺癌（SCLC）引起的上腔静脉阻塞。52 岁男性患者，SCLC 病史，轴位 CT 增强扫描显示右侧气管旁区域软组织肿块（星号）阻塞上腔静脉，注意左侧胸壁和纵隔的侧支血管。左肺存在空洞性转移性病变（箭）

这些位于周围的肿瘤通常表现为边界清楚的均匀的结节或肿块，边缘呈分叶状，并可见毛刺。周围磨玻璃密度代表水肿或出血，可被识别。SCLC 在 MDCT 上不常见的表现包括实变、气腔模糊和癌性淋巴管炎。在 PET/CT 上，由于高代谢活性，大多数 SCLC 显示 FDG 摄取显著增高。PET/CT 已被证实比常规影像学检查更能准确分期，并可用于再分期。

类癌

类癌是神经内分泌肿瘤，通常在胃肠道中发现，然而 20%～30% 的类癌起源于呼吸道，这些肿瘤占所有原发性肺癌的 1%～2%。根据有丝分裂活动，类癌分为典型（低级别）和非典型（中等级别）。大多数肿瘤为典型类癌，是分化良好的肿瘤，其神经内分泌特征是 ≥5mm，每 10 个高倍视野（high-power field，HPF）或 2mm^2 有丝分裂小于 2 个和没有坏死。典型类癌侵袭性较弱，13% 的患者存在淋巴结受累。非典型类癌占类癌的 10%～16%，以 2～10/10HPF 或坏死为特征，更具有侵袭性，并且更多的患者（57%）出现淋巴结受累。

典型类癌和非典型类癌在影像学研究中显示出相似的特征。在胸部 X 线片上最常见的表现是边界清楚的肺门或肺门周围的结节或肿块。一般而言，类癌在右肺比在左肺更常见。平均大小为 3cm，范

围为 2～5cm，非典型类癌比典型类癌更大，更有可能位于肺周。相关表现如梗阻后肺不张和/或肺炎可能存在。MDCT 通常显示与气道联系密切的软组织密度结节。在某些情况下，肿瘤可能完全或部分位于腔内。30% 的病例被报道斑点状、偏心性或弥漫性钙化。相关征象，如梗阻后肺不张和/或肺炎、黏液阻塞、支气管扩张或气体陷闭可能会出现。对比增强后，类癌可表现为强化（图 17.11）。PET/CT 在类癌评价中的应用有限，因为肿瘤可能显示很少或没有 FDG 摄取，并且已经报道了较高的假阴性率（图 17.12）。

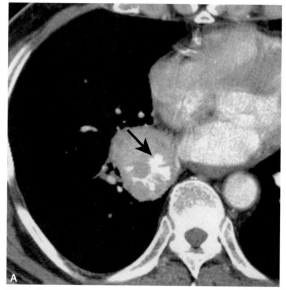

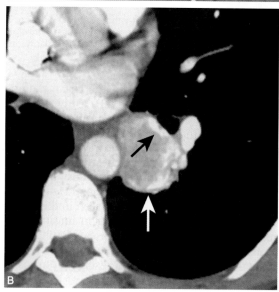

图 17.11　类癌的影像学表现。（A）70 岁男性患者，轴位 CT 增强扫描显示右肺下叶软组织肿块，伴有偏心性钙化（箭）。活检提示类癌。（B）46 岁女性患者，轴位 CT 增强扫描显示左肺下叶类癌（白色箭），周边强化和血管（黑色箭）

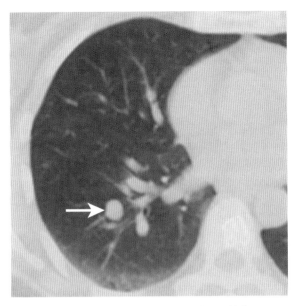

图 17.12　47 岁女性患者,乳腺癌病史,轴位 PET/CT 融合图像显示右肺下叶边界清楚的结节(箭)。结节内 FDG 摄取类似于背景。活检提示典型类癌

肺癌分期

IASLC 建议将目前第八版 AJCC TNM 分期系统用于 NSCLC、SCLC 和支气管肺类癌的分期。传统上,SCLC 是通过 VALSG 和改进的 VALSG 系统进行分期,根据放射治疗计划将 SCLC 分为局限期(LS)和广泛期(ES)。

VALSG 和改进的 VALSG S 分期系统

虽然有人建议 TNM 分期系统取代 VALSG 分期系统用于 SCLC 的分期,但是对于后者的简要回顾是有益的,这是因为它们仍然在临床实践中普遍应用。在最初的 VALSG 系统中,LS-SCLC 的特点是肿瘤仅局限于一个半胸(有或无局部延伸),且没有远处的胸外转移性疾病(框 17.2)。如果将这些组包括在单个安全且充足的放疗范围内,则区域和同侧锁骨上淋巴结被认为是 LS-SCLC。ES-SCLC 适用于所有其他患者,这包括恶性胸腔和心包积液、对侧肺门或锁骨上淋巴结及无法通过单个放射治疗的转移性疾病。1989 年,IASLC 提出了对 VALSG 系统的重要修改(框 17.3),其中最重要的包括将对侧纵隔和锁骨上淋巴结、同侧胸腔积液(良、恶性,无论细胞学如何)改为 LS-SCLC。ES-SCLC 疾病被定义为 LS-SCLC 以外的疾病。一家机构的回顾性研究表明 IASLC 系统比 VALSG 系统具有更好的预后价值。在临床实践中,VALSG 和 IASLC 分期系统的功能通常结合在一起。例如,LS-SCLC 可以包括对侧纵隔和同侧锁骨上淋巴结受累。然而,某些发现仍具有争议,例如对侧锁骨上或肺门淋巴结受累,临床治疗通常是基于将这些区域纳入一个安全且充足的放射口的能力。

框 17.2　退伍军人肺癌协会分期制度

局限期

　　局限于单一放射口

　　局限于同侧纵隔

　　同侧纵隔或锁骨上淋巴结

广泛期

　　病变没有局限于单一放射口

　　对侧纵隔或锁骨上淋巴结转移

　　恶性胸腔或心包积液

　　转移性疾病

框 17.3　改良版退伍军人肺癌协会分期制度

局限期

　　局限于单一放射口

　　同侧纵隔或锁骨上淋巴结

　　对侧纵隔或锁骨上淋巴结

　　同侧胸腔积液(无论细胞学检查)

广泛期

　　病变没有局限于单一放射口

　　转移性疾病

TNM 系统

第八版 AJCC TNM 分期系统已经对该系统做了重要更改,其基础是 5 年生存率的显著差异,这是由 IASLC 肺癌分期项目决定的。第八版 TNM 分期系统的要点将在这里讨论,完整的方案见表 17.1。

第八版的一个关键改变包括根据大小将原发性肺癌进一步细分为肿瘤(T)描述符。对新数据库的分析显示,T1 期肿瘤与 T2 期病变的分离是基于 3cm 的阈值大小,并且增加 1cm 的阈值(≤1cm,>1~2cm,>2~3cm,>3~4cm,>4~5cm,>5~6cm,>6~7cm,>7cm),患者的生存率逐渐降低。T1 肺癌按 1cm 阈值分为三组,T1a 病灶测量≤1cm,T1b 结节测量>1~2cm,T1c 肿瘤测量>2~3cm。T2 病变分为两组,包括 T2a 肿瘤测量>3~4cm,T2b 病变测量>4~5cm。肺癌测量>5~7cm 被归类为 T3 期肿瘤,而测量>7cm 的肿瘤被归类为 T4 期病变。

表 17.1　第八版 TNM 分期（TNM-8）

T 分期及定义

□ TX 未发现原发肿瘤，或者通过痰细胞学或支气管灌洗发现癌细胞，但影像学及支气管镜无法发现

□ T0 无原发肿瘤的证据

□ Tis 原位癌

□ T1 肿瘤最大径≤3cm，周围包绕肺组织及脏胸膜，支气管镜见肿瘤侵及叶支气管，未侵及主支气管

◇ T1a 肿瘤最大径≤1cm

◇ T1b 肿瘤最大径>1~2cm

◇ T1c 肿瘤最大径>2~3cm

□ T2 肿瘤最大径>3cm~5cm；侵犯主支气管（不常见的表浅扩散型肿瘤，不论体积大小，侵犯局限于支气管壁时，虽可能侵犯支气管，仍为 T1），但未侵及隆嵴，侵及脏胸膜，有阻塞性肺炎或者部分或全肺肺不张，符合以上任何一个条件，即为 T2

◇ T2a 肿瘤最大径>3~4cm

◇ T2b 肿瘤最大径>4~5cm

□ T3 肿瘤最大径>5cm，或者直接侵犯以下任何一个器官，包括胸膜（包含肺上沟瘤）、胸壁、膈神经、心包，同一肺叶出现孤立性结节

□ T4 肿瘤最大径>7cm；无论大小，侵及以下任何一个器官，包括纵隔、膈肌、心脏、大血管、器官、喉返神经、食管、椎体、隆嵴；同侧不同肺叶内孤立结节

N 分期及定义

□ NX 区域淋巴结无法评估

□ N0 无区域淋巴结转移

□ N1 同侧支气管周围和/或同侧肺门淋巴结以及肺内淋巴结有转移，包括直接侵犯而累及的

□ N2 同侧纵隔内和/或隆嵴下淋巴结转移

□ N3 对侧纵隔、对侧肺门、同侧或对侧前斜角肌及锁骨上淋巴结转移

M 分期及定义

□ M0 没有转移

□ M1 远处转移

◇ M1a 局限于胸腔内，包括胸膜播散（恶性胸腔积液、心包积液或胸膜结节）以及对侧肺叶出现癌结节（许多肺癌胸腔积液是由肿瘤引起的，少许患者胸腔积液多次细胞学检查阴性，既不是血性也不是渗液，如果各种因素和临床判断认为胸腔积液和肿瘤无关，那么不应该把胸腔积液纳入分期因素）

◇ M1b 远处器官单发转移

◇ M1c 多个或单个器官多处转移

对于 T 描述符的其他重要修改包括导致肺叶或全肺不张的肺癌为 T2 期疾病，累及主支气管的肺癌（不论距离隆嵴的距离）为 T2 期疾病，膈肌浸润重新划分为 T4 期疾病（以前分为 T3 期疾病），并以消除纵隔胸膜浸润为特征。第八版中无淋巴结描述符改变。然而，根据转移部位的不同，转移性疾病进一步细分为 M1a、M1b 和 M1c。例如，胸内转移性疾病，包括对侧肿瘤转移结节、胸膜或心包转移，被命名为 M1a。胸外转移性疾病，如有孤立转移灶或单个远处器官受累，则为 M1b；若一个或多个远处器官有多处转移则为 M1c。

分子分析

肺癌分子和基因特征的改进揭示了某些驱动突变，这些突变可能导致对特定治疗的敏感性和耐药性。NSCLC 中某些常见的驱动突变包括表皮生长因子受体（epidermal growth factor receptor，EGFR）、Kirsten 大鼠肉瘤病毒（Kirsten rat sarcoma virus，KRAS）和间变性淋巴瘤激酶（anaplastic lymphoma kinase，ALK）的突变，这些突变几乎总是相互排斥的。从不吸烟的肺腺癌患者某些突变的发生率最高，例如 EGFR 和 ALK。表皮生长因子激活 EGFR 导致细胞生长、增殖和凋亡减少，这些突变在腺癌患者、亚洲患者、女性患者和不吸烟的人群中更常见。最常见 EGFR 的突变包括外显子 19 缺失和外显子 21 点突变。ALK 基因编码受体酪氨酸激酶（receptor tyrosine kinase，RTK）融合到棘皮动物微管相关样蛋白 4（echinoderm microtubule-associated protein-like 4，EML4）基因，在 3%~7% 的 NSCLC 患者中产生 EML4-ALK 融合癌基因。EML4-ALK 融合癌基因（或者 ALK 重排）促进细胞生长和增殖，更可能出现在轻度吸烟或从不吸烟的较年轻的肺腺癌患者中。KRAS 基因编码 RAS 蛋白，鸟苷核酸结合蛋白位于质膜内表面，参与受体酪氨酸激酶（RTK）的生长信号转导。KRAS 占 RAS 突变的大部分，在 NSCLC 中占 25%~40%，在白人、吸烟者或既往吸烟者和腺癌患者中更常见。

良性肿瘤

错构瘤

错构瘤是最常见的肺良性肿瘤，是由含有软骨、不同数量的脂肪、平滑肌、骨和淋巴血管结构的结缔组织组成。影像学检查发现的所有孤立肺结节中约

有 6% 为错构瘤。大多数病变在 60~70 岁时发现，男性的发病率是女性的 2~3 倍。大多数错构瘤是在胸部 X 线片或 MDCT 上由于其他原因偶然发现的。这些肿瘤的特点是生长缓慢，恶性转化极其少见。

错构瘤在 MDCT 上最常见的表现是边界清楚的孤立的肺结节或肿块，边缘光滑或呈分叶状，位于肺周围。随着病灶的增大，钙化更常见，并且在 MDCT 上比在胸部 X 线片显示更清楚。"爆米花"样特征性钙化仅在 10%~15% 的病例中存在。60% 的病例中存在内部脂肪(-120~-40HU)。内部脂肪和钙化的鉴定通常被认为是错构瘤的诊断(图 17.13)。对比增强后，典型表现为不均匀强化。可能会出现内部分隔样强化。虽然 MDCT 的特征通常足以做出诊断，但病变在 MRI 上也可见。错构瘤通常表现为 T_1 加权图像上中等信号和 T_2 加权图像上高信号。对比增强后，表现为囊壁和内部分隔强化。在 PET/CT 上，约 20% 的病灶表现为 FDG 摄取，较大的病灶比较小的病灶显示更多的 FDG 摄取。

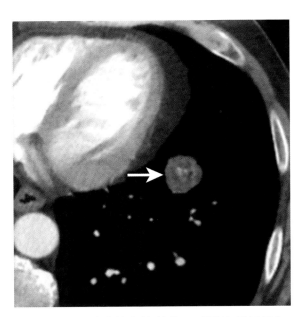

图 17.13 39 岁女性患者，轴位 CT 增强扫描显示左肺下叶结节(箭)，内部含有钙化和脂肪，为肺错构瘤的特征表现

■ 气道肿瘤

气管支气管树的肿瘤不常见，在美国占所有呼吸道恶性肿瘤的 2%，估计发病率为 1/1 000 000。支气管受累的肿瘤是气管肿瘤的 400 倍。成人中大多数(90%)的气管肿瘤是恶性的，而儿童中大多数

是良性的。在出现时，报告的临床症状通常是非特异性的，可包括喘鸣、喘息、成人哮喘、咯血和复发性肺炎。由于这些肿瘤的相对罕见和非特异性症状，诊断通常延迟。

气道肿瘤的影像学表现

胸部 X 线片通常是在患者出现呼吸道症状时进行的初步放射学检查方法，仔细评估气管和近端支气管管腔是检测异常的关键。然而，只有 18%~28% 的气管肿瘤在胸部 X 线片上可见。最常见的影像学表现为在气管或支气管腔内分叶状或圆形实变。可能存在梗阻后肺不张或肺炎。腔内病变可能产生球阀机制，并导致过度充气和气体陷闭。慢性气道阻塞可导致支气管扩张或细支气管扩张。

MDCT 是首选的影像成像方式，它能很好地显示疾病的存在及程度，并可用于外科手术计划。MDCT 具有采集时间快、可用性广等优点，可以在几秒内完成对整个气管支气管树成像。非特异表现如腔内病变、气道壁增厚能被识别。腔外延伸、纵隔侵犯和边缘不规则等特征提示为恶性肿瘤，而边界清楚则提示为良性肿瘤。几种特殊的影像特征，如脂肪、钙化和增强，可用于缩小鉴别诊断范围。当脂肪存在时，错构瘤、脂肪瘤和脂肪肉瘤应包括在鉴别诊断中。当内部出现钙化时，错构瘤、类癌、软骨瘤和软骨肉瘤应包括在鉴别诊断中。当出现强化时，应考虑甲状腺癌、肾细胞癌、黑色素瘤、软骨肉瘤和血管瘤等原发恶性肿瘤的富血供转移瘤、类癌。

二维(2D)多平面重建(MPR)图像和三维(3D)重建图像可以提供附加信息。2D MPR 可以精确测量肿瘤头尾径，并可获得从肿瘤到重要解剖标志的精确测量。3D 容积再现或虚拟支气管镜提供了腔内透视，其优点包括可以评估由并发症导致支气管镜被禁忌的患者，以及支气管镜不能在阻塞性肿瘤中应用的患者。

随着 MDCT 及 MPR 的出现，使用 MRI 没有明显的优势。对于有呼吸道症状的患者来说，与大多数研究相关的较长采集时间可能是有困难的。然而，通过限制积累辐射剂量，它可用于儿童和青少年的后期成像。

FDG-PET/CT 已越来越多地用于评估多种肿瘤。气道肿瘤中 FDG 摄取的存在和范围取决于肿瘤的组织学，这是因为 SCC 等高度恶性肿瘤表现为 FDG 高摄取，而类癌等惰性肿瘤表现为很少或没有 FDG 摄取。PET/CT 通过表现转移病灶有效地分期

患者,并为组织活检提供指导。

恶性气道肿瘤

鳞状细胞癌

鳞状细胞癌(SCC)是最常见的气管原发恶性肿瘤,约占所有气管恶性肿瘤的50%。它与吸烟密切相关,通常50~60岁的男性受累。近40%的患者发生头颈部或肺部的同步或不同步恶性肿瘤。诊断时,三分之一的患者存在纵隔淋巴结转移和/或肺部转移。

在 MDCT 上,SCC 最常见的表现为息肉样腔内肿块,其边界表现多样,如光滑、分叶状或不规则(图17.14)。肿瘤可发生在气管支气管树的任何部位,但气管下三分之二的后壁更常见。病变可能局限于气道的受侵部位,或导致病变腔外延伸至邻近的纵隔并侵袭食管等结构。这些病变可能因为气管食管瘘的发展而变得复杂。或者,SCC 可表现为气管壁局限性或环形增厚。在 PET/CT 上,SCC 表现为FDG 摄取增高(图17.14)。

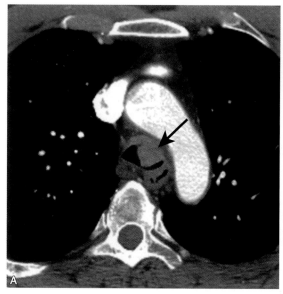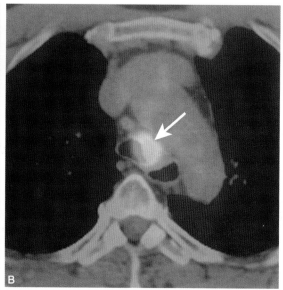

图 17.14　气管鳞状细胞癌。(A)轴位 CT 增强扫描显示气管前壁增厚和邻近软组织肿块(黑色箭)。(B)同一患者的轴位 PET/CT 融合图像显示病变明显的 FDG 摄取(白色箭),这是鳞状细胞癌的典型表现

腺样囊性癌

腺样囊性癌是气管第二常见的原发恶性肿瘤,起源于黏膜下小唾液腺。与 SCC 不同的是,腺样囊性癌与吸烟没有联系。男性和女性发病率相等,患者通常在30多岁被诊断。诊断时,大约10%的患者局部淋巴结受累。

腺样囊性癌最常见的影像表现是局灶性腔内软组织肿块。或者,肿瘤可导致气道壁弥漫或环形增厚,可能导致管腔狭窄(图17.15)。下气管和主支气管是最常见的受累部位。由于腺样囊性癌有黏膜下和神经周围扩散的倾向,横断面成像能够低估整个疾病的范围,因此矢状位和冠状位 MPR 成像可以有效地显示肿瘤的纵向扩散。腺样囊性癌多表现为腔外延伸。由于大多数肿瘤生长缓慢,在PET/CT 上,FDG 摄取存在很大的差异,一项研究显示最大标准摄取值(maximum standardized uptake value,SUV$_{max}$)为 3.7~3.8。高级别肿瘤倾向于更多的 FDG 摄取。

黏液表皮样癌

黏液表皮样癌是一种起源于唾液腺的罕见原发恶性肿瘤,占所有肺肿瘤的0.1%~0.2%。诊断时有10%的患者存在转移性疾病。40岁以下的患者最容易受累。

黏液表皮样癌最常见的影像表现是腔内软组织结节,对比增强后表现为轻度至明显不均匀强化。因此,在 MDCT 上这些病变可能与类癌无法区分。据报道,多达50%的病例内部出现点状钙化。尽管气管支气管树的任何部位都可能受累,但45%起源于中央气道(主支气管比气管更常见),55%起源于远端气道(通常为节段支气管;图17.16)。据报道,

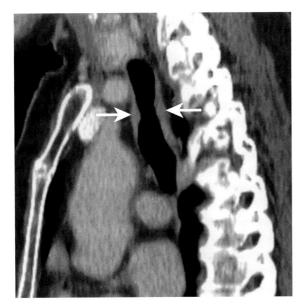

图 17.15　矢状位 CT 增强扫描显示气管前壁和后壁不规则增厚（箭）。活检提示腺样囊性癌

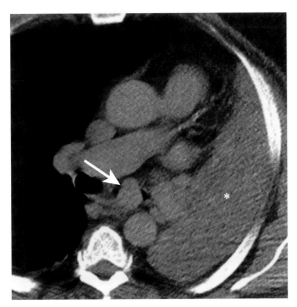

图 17.16　51 岁男性患者，轴位 CT 平扫显示左主支气管内软组织肿块（箭），左肺完全肺不张（星号），支气管内活检提示黏液表皮样癌

在 PET/CT 上，病灶表现为不同程度的 FDG 摄取，低级别的肿瘤倾向于导致轻度的 FDG 摄取，高级别的肿瘤则显示较高的 FDG 摄取。

类癌

　　类癌是年轻人中最常见的支气管腔内肿瘤，大多数患者好发于 30 多岁。男性和女性均可发病。类癌是神经内分泌肿瘤，按照有丝分裂活动分为典型（低级别）和非典型（中等级别）。临床上，患者可能出现与促肾上腺皮质激素（adrenocorticotropic

hormone，ACTH）或血清素分泌有关的副肿瘤综合征。

　　类癌因这些病变在支气管腔内位置可表现为梗阻后肺不张或肺炎。在 MDCT 上，最常见的表现为腔内软组织肿块，边缘光滑或呈分叶状。典型类癌主要位于主支气管、叶支气管、段支气管，而非典型类癌往往好发于肺周围。冰山现象已被描述，大的病灶可表现为肺门或肺门周围肿块，大部分位于腔外，小部分位于腔内。对比增强后类癌表现为明显强化（图 17.17）。多达 20% 的病例描述了内部可见钙化。在 PET/CT 上，病灶表现为不同程度的 FDG

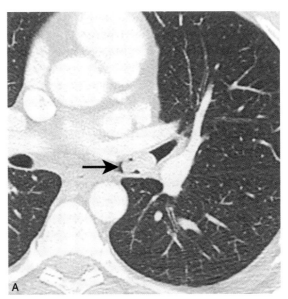

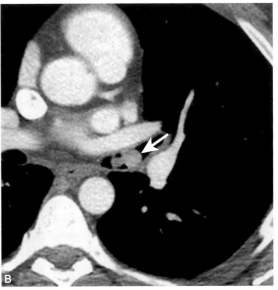

图 17.17　支气管内类癌。（A）轴位 CT 增强扫描肺窗显示左主支气管内占位性病变，可见两个分叶（黑色箭）。（B）同一患者轴位 CT 增强扫描，软组织窗显示部分病变明显强化（白色箭）。活检提示类癌，切除时肿瘤完全位于腔内

摄取。一般而言,FDG 摄取低于其他气管支气管恶性肿瘤,肿瘤可能显示 FDG 不摄取或摄取低于纵隔背景。

肉瘤和淋巴瘤

肉瘤和淋巴瘤是罕见的、异质性的恶性肿瘤,可能侵犯气管支气管。最常见的肉瘤类型包括梭形细胞肉瘤、软骨肉瘤、平滑肌肉瘤、纤维肉瘤和滑膜肉瘤。多种原发性淋巴瘤包括霍奇金淋巴瘤和各种非霍奇金淋巴瘤,后者包括黏膜相关淋巴组织(mucosa-associated lymphoid tissue,MALT)、间变性大细胞、非特异性 T 细胞、套细胞、B 细胞、淋巴细胞性、弥漫性大组织细胞和弥漫大细胞免疫母细胞淋巴瘤。一般而言,组织病理学分析是区分肉瘤和淋巴瘤与其他气道原发恶性肿瘤所必需的。患者可能无症状或有呼吸困难、咳嗽、喘息、喘鸣和声音嘶哑等症状。咯血可使肉瘤复杂化,但很少有淋巴瘤的报道。

胸部 X 线片上最常见的表现是气管或支气管腔内分叶状或圆形的实变影。非特异性表现如肺不张、复发性或不吸收性肺炎可能是唯一的胸部异常表现。在 MDCT 上,肉瘤通常表现为腔内软组织肿块,腔外延伸至纵隔或肺内也可能发生。有点状或无定形的内部钙化提示软骨肉瘤,但重要的是一些良性肿瘤如类癌、错构瘤和软骨瘤可能会出现钙化,而且更常见。淋巴瘤通常表现为孤立性腔内软组织结节或肿块。另一种情况是,受累的气道分叶状增厚代表黏膜下浸润,可能是最主要的表现。

转移性疾病

气道受累的转移性疾病比原发肿瘤更常见,这是直接侵犯或血行播散的结果。倾向于直接侵犯气道的肿瘤包括喉、甲状腺、肺、纵隔和食管的原发恶性肿瘤。倾向于血行播散的肿瘤包括黑色素瘤、肉瘤、结直肠癌、乳腺癌和肺癌。

气管的直接侵犯表现为原发肿瘤延伸进入气道,并伴有腔内肿块和/或气道壁增厚(图 17.18)。可能存在气管或支气管软骨的破坏。这些病变可合并气管食管瘘或支气管食管瘘。对于血行转移,转移性疾病的影像学特征通常反映原发肿瘤的特征。例如,富血供肿瘤如黑色素瘤和肾细胞癌可表现为对比增强后明显强化。

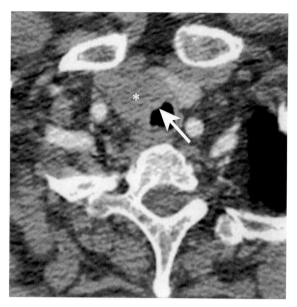

图 17.18　轴位 CT 增强扫描显示甲状腺右叶低密度病变,代表甲状腺髓样癌(星号)。注意邻近气管右侧壁和前壁的侵犯(箭)

良性气道肿瘤

鳞状细胞乳头状瘤和气管支气管乳头状瘤病

鳞状细胞乳头状瘤是气管支气管树中最常见的良性肿瘤,由纤维血管组织为核心,周围是分层的鳞状上皮细胞。男性比女性更容易受累,诊断时的平均年龄为 51 岁。乳头状瘤与吸烟相关。当多个病变存在时,这些病变可作为乳头状瘤或气管支气管乳头状瘤病的形式单独发现。气管支气管乳头状瘤病是感染人乳头瘤病毒 6 型和 11 型的结果,通常是在阴道分娩时从受感染的母亲处获得。

鳞状细胞乳头状瘤最常见的影像表现是孤立的小结节,突向腔内生长,无腔外延伸(图 17.19)。大多数乳头状瘤存在于叶支气管,而主支气管或气管受累少见。可发生恶变。气管支气管乳头状瘤病表现为多发管腔内息肉状结节,大小不一,好发于气管。中央气道受累约占 5%,小气道和肺部受累不到 1%。当扩散到肺部时,结节表现为空洞或气液平。这些结节通常出现在胸部的后半部。可恶变为鳞状细胞癌。

错构瘤和脂肪瘤

错构瘤是由软骨、脂肪、骨、平滑肌细胞和结缔组织组成的良性肿瘤,1.4% ~ 3% 的错构瘤是支气

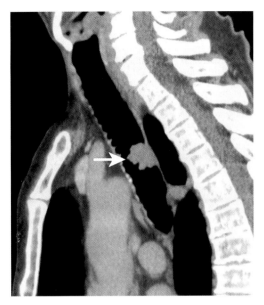

图 17.19　矢状位增强 CT 扫描图像显示气管后壁的软组织肿块（箭），边缘分叶状。活检显示孤立性乳头状瘤

管内病变，而累及气管的病变更为少见。男性比女性更多见，诊断时的年龄中位数为 62 岁。与肺实质的错构瘤相比，气道的错构瘤通常含有更少的脂肪和更多的软骨成分。错构瘤最常见的影像学表现是外生性、息肉状，或无蒂的边缘光滑的肿块。在 MDCT 上，脂肪和/或内部钙化的存在提示诊断。由于脂肪成分在 T₁ 和 T₂ 加权像上显示高信号，因此 MRI 在某些情况下是有益的。

脂肪瘤是起源于气管支气管树黏膜下脂肪组织

的罕见肿瘤。男性发病率稍高于女性，通常见于 60 岁的患者。脂肪瘤在 MDCT 上表现为脂肪密度，在 MRI 上 T₁ 和 T₂ 加权像上表现为高信号。大多数情况下，脂肪成分的确定足以提示诊断。

血管瘤

气管血管瘤是起源于间质的良性肿瘤，通常好发于儿童。具体来说，毛细血管瘤是儿童最常见的声门下肿块。在 MDCT 上，血管瘤表现为位于声门下气管后侧或后外侧的边界清楚的软组织肿块，累及远端气道更为少见。

血管球瘤

血管球瘤是一种罕见的软组织肿瘤，通常发生于四肢，但也可累及呼吸道。它代表一种起源于血管球体的平滑肌的肿瘤性增殖。尽管在组织学上血管球瘤类似于类癌，但是免疫组织化学染色很容易区分这两种肿瘤。血管球瘤在男性中比在女性中更常见，比例为 2∶1 至 7∶1。这些病变是根据生物学活性分类的，大多数为良性。世界卫生组织将其分为良性血管球瘤、恶性血管球瘤和恶性潜能不确定的血管球瘤。在 MDCT 上，最常见的影像学表现是气管腔内的息肉状结节或肿块，其起源于气道壁，通常位于气管下三分之二的后壁（图 17.20）。对比增强后肿瘤可表现为明显强化，类似于富血供肿瘤如类癌和富血供转移瘤。

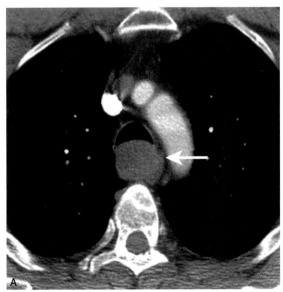
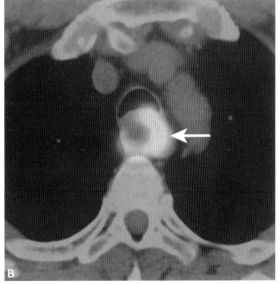

图 17.20　气管血管球瘤。（A）轴位增强 CT 扫描显示起源于气管的巨大软组织肿块（箭）。（B）同一患者轴位 PET/CT 融合图像显示病变周边 FDG 摄取增高（箭）。活检提示原发性血管球瘤。在 MDCT 上，这些病变表现为边界清楚的息肉样的气管腔内或支气管腔内的软组织结节或肿块

肌成纤维细胞瘤

肌成纤维细胞瘤是一种罕见的原发性肿瘤,通常累及肺部,但是累及气道的已有报道。它曾被称为炎性假瘤或浆细胞肉芽肿,通常好发于儿童和青少年。从组织学上看,这些肿瘤是由肌纤维母梭形细胞、浆细胞、淋巴细胞和嗜酸性粒细胞的炎性浸润组成。具有低至中度恶性潜能,在肿瘤完全切除的情况下预后良好。

■ 总结

在世界范围内,肺癌仍然是癌症相关死亡的主要原因。因此,放射科医生必须了解肺癌的具体概念,从基于肿瘤亚型的影像学表现到整体分期,以指导适当的治疗。相比之下,尽管气道肿瘤并不常见,但放射科医生在定性和鉴别这些肿瘤以促进进一步成像和治疗方面发挥着至关重要的作用。

参考书目

American Cancer Society (ACS). *Cancer Facts and Figures*. Atlanta: ACS; 2017.

Austin JH, Garg K, Aberle D, et al. Radiologic implications of the 2011 classification of adenocarcinoma of the lung. *Radiology*. 2013;266(1):62–71.

Backhus L, Puneet B, Bastawrous S, et al. Radiographic evaluation of the patient with lung cancer: surgical implications of imaging. *Curr Probl Diagn Radiol*. 2013;42(3):84–98.

Benson RE, Rosado-de-Christenson ML, Martínez-Jiménez S, et al. Spectrum of pulmonary neuroendocrine proliferations and neoplasms. *Radiographics*. 2013;33(6):1631–1649.

Carter BW, Glisson BS, Truong MT, et al. Small cell lung carcinoma: staging, imaging, and treatment considerations. *Radiographics*. 2014;34(6):1707–1721.

Carter BW, Wu CC, Khorashadi L, et al. Multimodality imaging of cardiothoracic lymphoma. *Eur J Radiol*. 2014;83(8):1470–1482.

Chan BA, Hughes BG. Targeted therapy for non-small cell lung cancer: current standards and the promise of the future. *Transl Lung Cancer Res*. 2015;4:36–54.

Dean CW, Speckman JM, Russo JJ. AIRP best cases in radiologic-pathologic correlation: adenoid cystic carcinoma of the trachea. *Radiographics*. 2011;31(5):1443–1447.

Eberhardt WEE, Mitchell A, Crowley J, et al. The IASLC lung cancer staging project: proposals for the revision of the M descriptors in the forthcoming eighth edition of the TNM classification of lung cancer. *J Thorac Oncol*. 2015;10(11):1515–1522.

Ferretti GR, Bithigoffer C, Righini CA, et al. Imaging of tumors of the trachea and central bronchi. *Thorac Surg Clin*. 2010;20(1):31–45.

Gainor JF, Varghese AM, Ou SH, et al. ALK rearrangements are mutually exclusive with mutations in EGFR or KRAS: an analysis of 1,683 patients with non-small cell lung cancer. *Clin Cancer Res*. 2013;19:4273–4281.

Goldstraw P, Chansky K, Crowley J, et al. The IASLC lung cancer staging project: proposals for revision of the TNM stage groupings in the forthcoming (eighth) edition of the TNM classification for lung cancer. *J Thorac Oncol*. 2016;11(1):39–51.

Javidan-Nejad C. MDCT of trachea and main bronchi. *Radiol Clin North Am*. 2010;48:157–176.

Kang EY. Large airway diseases. *J Thorac Imaging*. 2011;26(4):249–262.

Kim SA, Um SW, Song JU, et al. Bronchoscopic features and bronchoscopic intervention for endobronchial hamartoma. *Respirology*. 2010;15(1):150–154.

Kligerman S. The clinical staging of lung cancer through imaging: a radiologist's guide to the revised staging system and rationale for the changes. *Radiol Clin North Am*. 2014;52(1):69–83.

Lee KS, Boiselle PM. Update on multidetector computed tomography imaging of the airways. *J Thorac Imaging*. 2010;25:112–124.

Miller WT. Value of clinical history. *AJR Am J Roentgenol*. 1990;155(3):653–654.

Nair A, Klusmann MJ, Jogeesvaran KH, et al. Revisions to the TNM staging of non-small cell lung cancer: rationale, clinicoradiologic implications, and persistent limitations. *Radiographics*. 2011;31(1):215–238.

Park CM, Goo JM, Lee HJ, et al. Tumors in the tracheobronchial tree: CT and FDG PET features. *Radiographics*. 2009;29:55–71.

Pirker R, Filipits M. Targeted therapies in lung cancer. *Curr Pharm Des*. 2009;15:188–206.

Rami-Porta R, Bolejack V, Crowley J, et al. The IASLC lung cancer staging project: proposals for the revisions of the T descriptors in the forthcoming eighth edition of the TNM classification for lung cancer. *J Thorac Oncol*. 2015;10:990–1003.

Rami-Porta R, Bolejack V, Giroux DJ, et al. The IASLC lung cancer staging project: the new database to inform the eighth edition of the TNM classification of lung cancer. *J Thorac Oncol*. 2014;9(11):1618–1624.

Savas P, Hughes B, Solomon B. Targeted therapy in lung cancer: IPASS and beyond, keeping abreast of the explosion of targeted therapies for lung cancer. *J Thorac Dis*. 2013;5:S579–S592.

Suda K, Tomizawa K, Mitsudomi T. Biological and clinical significance of KRAS mutations in lung cancer: an oncogenic driver that contrasts with EGFR mutation. *Cancer Metastasis Rev*. 2010;29:49–60.

Travis WD, Brambilla E, Noguchi M, et al. International Association for the Study of Lung Cancer/American Thoracic Society/European Respiratory Society international multidisciplinary classification of lung adenocarcinoma. *J Thorac Oncol*. 2011;6(2):244–285.

Wu CC, Shepard JA. Tracheal and airway neoplasms. *Semin Roentgenol*. 2013;48(4):354–364.

问题

1. 肺癌最常见的组织学亚型是什么?

　　A. 小细胞肺癌　　　　　　B. 鳞状细胞癌

　　C. 腺癌　　　　　　　　　D. 大细胞肺癌

　　答案:C

2. AAH 在 MDCT 上的表现是什么?

　　A. 实性肺结节

　　B. 非实性(磨玻璃)肺结节

　　C. 部分实性肺结节

　　D. 实变

　　答案:B

3. 第八版 TNM 分期(TNM-8),完全性肺不张的描述属于哪期?

　　A. T1　　　　　　　　　　B. T2

　　C. T3　　　　　　　　　　D. T4

　　答案:B

4. 气管最常见的原发性恶性肿瘤是什么?

　　A. 鳞状细胞癌　　　　　　B. 腺样囊性癌

　　C. 类癌　　　　　　　　　D. 淋巴瘤

　　答案:A

第 18 章

吸烟相关性肺病

Lindsay E. Wright, Paul von Herrmann, Stephen B. Hobbs

■ 引言

吸烟的有害影响在近几十年来已经被证实,其主要于 1964 年的《美国卫生总监报告》中被提出,该报告将吸烟与支气管肺癌的发生联系起来。从那时起,身体内几乎每个组织器官的疾病都被和吸烟联系在一起。吸烟相关的特殊肺疾病包括支气管肺癌、慢性支气管炎和慢性阻塞性肺疾病(chronic obstructive pulmonary disease,COPD),以及各种肺间质性疾病。

检查对象的确定

通常,有吸烟史的患者会出现急性或慢性呼吸困难,这与吸烟引起的心肺疾病有关。临床症状和体征以及体格检查常常有助于确定病因是源于心脏或是肺;然而,这种区别并不总是很明显。在这种情况下,使用影像学检查则可以帮助确定病因以及其他相关的并发症。

此类疾病适当的成像方式

影像学检查常用于确定或怀疑吸烟相关性肺病

的患者,首先用于确立或证实诊断,其次用于评估疾病的程度。在评估急性或慢性呼吸困难时,最常见的一线影像学检查手段是胸部 X 线检查,这主要是由于它的低成本、低辐射和广泛的应用。一部分吸烟相关性肺病可在胸部 X 线片上确定;然而,胸部 X 线检查阴性并不能排除弥漫性肺疾病。根据胸部 X 线片所见以及患者的症状,采用薄层采集和高分辨率滤波器[通常称其为高分辨率 CT(HRCT)]技术的非增强胸部 CT 扫描是比较合适的。作为 HRCT 检查的一部分,呼气相 CT 扫描有助于评估小气道阻塞。除非怀疑存在纵隔或肺门淋巴结肿大,或怀疑呼吸困难患者存在肺栓塞,则不提倡使用胸部增强 CT 扫描。

■ 慢性阻塞性肺疾病

慢性阻塞性肺疾病(COPD)被慢性肺疾病全球倡议(Global Initiative for Chronic Lung Disease)定义为"一种以不可逆性气流受限为特点的疾病状态",并通过用力呼气时气流减少得以验证。继发于气道病变如阻塞性支气管炎,以及肺实质的破坏如肺气肿。

尽管 COPD 典型累及全部气道,但气流受阻的主要部位是小气道(气道内径<2mm)。小气道与大气道的不同之处在于小气道缺乏软骨以及包括更多比例的平滑肌。小气道是气道的第 8~14 级分支。小气道的气流减少被认为继发于炎症、纤维化和黏液堵塞引起的小气道狭窄。气流阻塞最重要的因素是黏液化生。

吸烟引起的小气道炎症早于组织破坏、纤维化和临床上可检测到的气流阻塞。在细胞水平上,这被认为是继发于 CD8$^+$T 淋巴细胞迁移诱导的上皮细胞和内皮细胞的凋亡和坏死,并最终导致了 COPD 所见的肺实质破坏。

目前,诊断和评估 COPD 严重程度的方式主要包括肺功能检查(pulmonary function test,PFT)。PFT 有时评估受限,因为当伴随其他肺部病变时,PFT 很难进行评价。此外,PFT 主要提供全肺功能的评估,而对区域性不均质或肺气肿的量化(对比小气道病变)方面评估受限。HRCT 图像能够提供更多诊断信息,在评价肺气肿方面比肺量计测定具有更高的灵敏度。

COPD 的分类主要分为三大类:以肺气肿为主的 COPD、以气道为主的 COPD(支气管炎和细支气管炎)和混合型。根据 CT 的分类是基于气流受限相关的病理变化的形态学表现,即是否存在肺气肿、支气管壁增厚和细支气管炎的依据。考虑到肺气肿和气道疾病的相关因素在患者间的差异,以及它们与症状的相关性,这一分类有局限性。气流受限程度相似的患者在 CT 上的表现可能存在很大的差异。

■ 肺气肿

不同类型的肺气肿

肺气肿在组织学上定义为气腔远端到呼吸性细支气管的永久性异常增大,并伴有间隔壁的破坏。在 CT 上,表现为低密度区域(即 CT 密度降低),周围为正常肺实质。根据这些低密度改变的分布与次级肺小叶的关系,肺气肿的类型可分为小叶中心型、全小叶(全腺泡)型或腺泡周围型(间隔旁型)。第四种类型肺气肿有时被提及,为瘢痕型肺气肿,指的是与瘢痕相关的肺气肿,与次级肺小叶没有明显的关系。

小叶中心型肺气肿表现为围绕肺动脉周围的次级肺小叶实质中心的破坏,是最常见的吸烟相关性肺气肿,和许多吸入性损伤一样,以上肺分布为主。

次级肺小叶均匀一致的破坏见于全小叶型肺气肿,表现为 CT 密度的普遍降低,主要是以下叶为主,典型表现为病变区的肺血管内径减小。全小叶型肺气肿最常见于 α$_1$ 抗胰蛋白酶缺乏症患者,它也可以见于严重的、终末期的与吸烟有关的肺气肿和其他罕见的病因,如静脉注射哌甲酯(利他林)的滥用或低补体血性荨麻疹性血管炎综合征。

腺泡周围型(间隔旁型)肺气肿是全小叶型肺气肿的一种亚型,位于靠近脏胸膜表面的肺实质,通常位于上叶,在吸烟者中常与小叶中心型肺气肿合并出现。

肺气肿和气流受限之间的关系可用气道弹性回缩的减弱来解释。正常气道有一定程度的弹性回缩来维持气道通畅,而 COPD 患者的气道由于肺实质的破坏而失去弹性。随着气道弹性回缩的丧失,肺气肿的过度充气压迫并进一步阻塞小气道。

影像学上肺气肿不同类型的鉴别

标准的后前位、侧位胸部 X 线片评价 COPD 的方法简便、价格低廉且所受辐射极少。胸部 X 线片上肺气肿的典型表现包括以下几点(图 18.1):

1. 肺野透过度增加
2. 膈面平直
3. 外围血管减少
4. 胸骨后间隙增大
5. 肋间隙增宽
6. 心影狭长

过去,这些标准的应用与肺气肿的组织病理学的诊断交织在一起。但最近一项研究表明,阅片者无论是否有经验,都能识别出中度和重度肺气肿,且灵敏度超过 90%,因此胸部 X 线检查在肺气肿的诊断和定量中仍具有一定的临床应用价值。但是,通常认为胸部 X 线检查对早期肺气肿的准确性是有限的。

此外,胸部 X 线检查对肺气肿类型的辨别作用有限。胸部 X 线检查可突出显示肺气肿的上下分布情况,吸烟相关的小叶中心型肺气肿典型以上肺分布为主,全小叶型肺气肿则以下肺为主(图 18.1 和图 18.2)。对间隔旁型肺气肿的显示通常局限于识别较大的外围小疱和肺大疱。

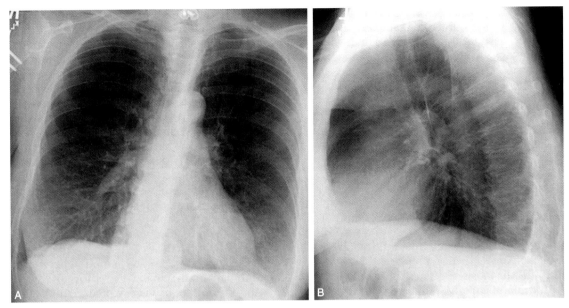

图 18.1 胸部 X 线片上的小叶中心型肺气肿。(A)正位片,小叶中心型肺气肿的表现可能非常轻微。上肺透过度中度增加,血管纹理减少。(B)侧位片上,膈肌轻度变平,胸骨后间隙增大

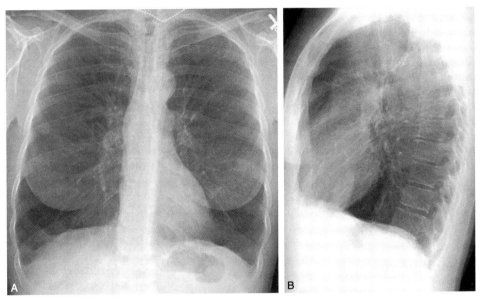

图 18.2 胸部 X 线片上的全小叶型肺气肿。(A)正位片上的表现为下肺高透过度,血管纹理减少。(B)侧位片上膈面明显平直,下肺透过度明显增加

与 X 线片相比,CT 对肺气肿的评价是标准的(图 18.3)。CT 对肺气肿的检测和定量分析可通过直观分析和更客观的肺密度测量来完成。直观检测和定量分析包括全肺和局部的定性评估和严重程度的主观评级。多项研究表明,这种类型的直观评估与组织病理学、肺功能和干预治疗反应相关。

小叶中心型肺气肿在 HRCT 上特征性表现为多发小的、圆形到多边形的低密度影(图 18.4)。它们通常位于次级肺小叶中心附近,伴随小叶中心动脉。虽然有时因纤维化或相邻间隔间质而出现薄壁,但大部分没有可辨识的壁。随着病情的进展,肺气肿会进一步融合,形成肺大疱并累及整个次级肺小叶(图 18.5)。尽管这种晚期的小叶中心型肺气肿与全小叶型肺气肿的表现很相似,但要注意在影像报告中不应该提及全小叶型肺气肿,除非特别想提醒临床医生考虑 α_1 抗胰蛋白酶缺乏症,这是因为有些人把这两者等同起来。

全小叶型肺气肿是由次级肺小叶的更均匀破坏造成的,导致肺实质更弥漫的密度减低和过度膨胀(图 18.3)。如果没有仔细的评估和高度的怀疑,早期的病例可能完全被漏诊。注意,在 α_1 抗胰蛋白酶缺乏症的病例中,支气管扩张很常见,可能与重复感染有关,至少部分是如此。

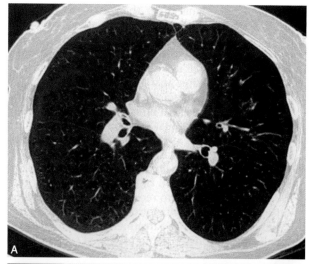

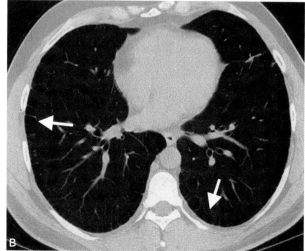

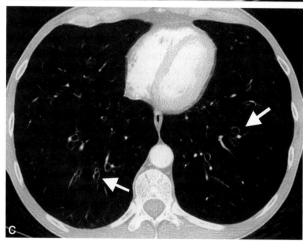

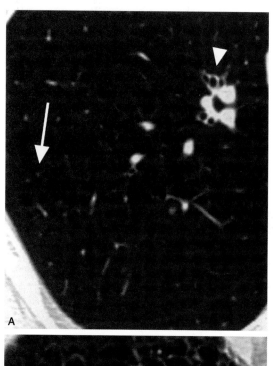

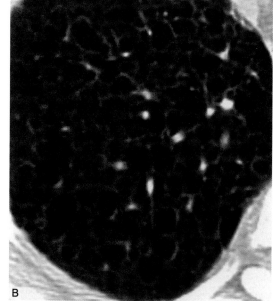

图 18.3　轴位 CT 上肺气肿的类型。(A)小叶中心型肺气肿。次级肺小叶中心许多低密度区域,周围为正常的肺实质,导致肺内出现低密度空腔。(B)间隔旁型肺气肿,特征性的胸膜下分布(箭)。(C)全小叶型肺气肿。整个次级肺小叶的融合性低密度导致弥漫性低密度表现。同时伴有一定程度的下肺支气管扩张,是 α_1 抗胰蛋白酶缺乏症的典型表现(箭)

图 18.4　轴位 CT 上小叶中心型肺气肿与肺囊性病变的对比。(A)小叶中心型肺气肿的放大图像。肺小叶中心明显的低密度区,可见相应的小叶中心动脉(箭)。还要注意在吸烟者中常出现支气管壁增厚(箭头)(但并不特异,在其他炎症性气道疾病中也可出现)。(B)肺囊性病变的放大图像。圆形低密度区均有边界清楚的壁,与次级肺小叶无相应关系

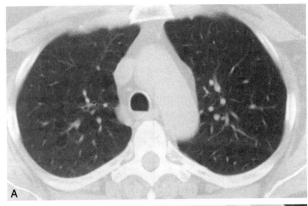

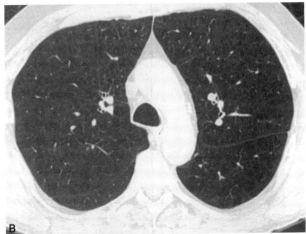

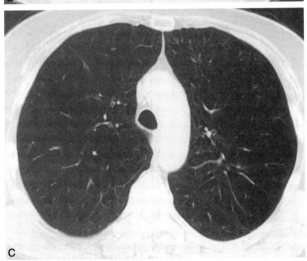

图 18.5　轴位 CT 上严重的小叶中心型肺气肿。轻度（A）、中度（B）以及重度（C）与吸烟相关的小叶中心型肺气肿。注意融合程度增加的严重肺气肿与全小叶型肺气肿（图 18.3C）不易区分，除非结合临床病史和从上到下的分布状况

　　在 CT 上，间隔旁型肺气肿常位于胸膜下分布，因此常可见到与小叶间隔相对应的壁（图 18.3）。肺大疱是直径大于 1cm 的间隔旁型肺气肿区，孤立存在或与其他原因的肺气肿相关。

　　最近很多研究尝试使用 CT 密度测量参数来量化肺气肿，如相对低密度区域和频数衰减分布百分比。薄层 CT 上，CT 值-950HU 或更低的低密度区域

与 PFT 有很好的相关性。在 CT 上对低密度区域进行定量分析时，应同时考虑到这些区域的解剖分布，因为它们可能有助于阐明病理生理学。

　　值得注意的是，因为外科治疗选择的需要，肺气肿在肺叶的分布需要重点识别和评价。肺减容术（lung volume reduction surgery，LVRS）是终末期肺气肿和保留运动耐量患者一种治疗方法。在这些患者中，CT 是一种对外科手术起到决定性作用的至关重要的术前检查，特别是诊断非均匀性肺气肿（上肺为主）时尤为重要（图 18.6）。实际上，这意味着肺气肿最严重的部位需要被切除（肺上叶）。如果肺部受累更弥漫，那么手术切除并无益处。

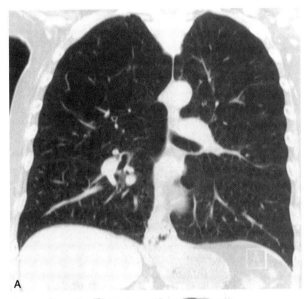

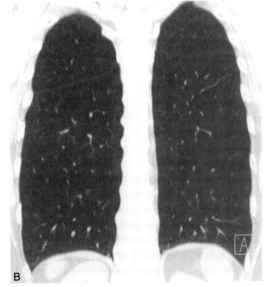

图 18.6　CT 评价肺减容术（LVRS）。（A）冠状位胸部 CT 图像显示以上肺分布为主的肺气肿，该患者成为 LVRS 的理想候选人。（B）冠状位胸部 CT 扫描显示吸烟相关弥漫性小叶中心型肺气肿。该患者不是 LVRS 的理想候选者

■ 吸烟相关的弥漫性肺疾病

肺朗格汉斯细胞组织细胞增生症

　　朗格汉斯细胞组织细胞增生症（Langerhans cell histiocytosis，LCH）是朗格汉斯细胞异常增殖并向不同器官浸润的一种疾病。肺部受累在过去被称为组织细胞增多症 X，并与组织细胞的系统性疾病相关，如嗜酸性肉芽肿、莱特勒-西韦病（非类脂组织细胞增多症）和 Hand-Schüller-Christian 病（慢性特发性组织细胞增多症）。在这些 LCH 疾病中，肺部受累并不常见，但当累及肺部时，更倾向于儿童发病，与吸烟史无关，并伴随着更凶险的临床病程，预后更差。目前，肺朗格汉斯细胞组织细胞增生症（pulmonary langerhans cell histiocytosis，PLCH）

被认为是 LCH 的一个变异类型，几乎只累及成年吸烟者。

　　PLCH 被认为是一种对呈递抗原不受控制的免疫反应，通常与吸烟相关，但也有报道称，其他肺部刺激物也会引起 PLCH。朗格汉斯细胞几乎完全位于气管支气管树的内膜下层，这些细胞是抵御吸入性抗原的首要免疫防御机制。一旦被抗原激活，它们会刺激免疫应答并促进淋巴细胞产生。

影像表现

　　PLCH 在胸部影像学特征表现为融合的结节，随着时间的进展，结节会产生空洞并演变为囊腔（图 18.7）。以中、上肺分布为主，肺底部极少受累，通常肺容积不受损。结节和一些囊性病变在胸部 X 线片上偶尔被识别，但在 HRCT 上得到很好的显示。

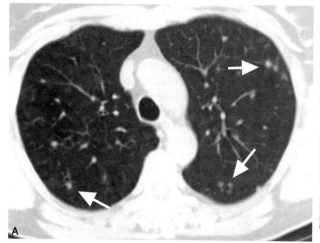
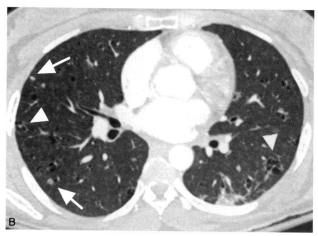
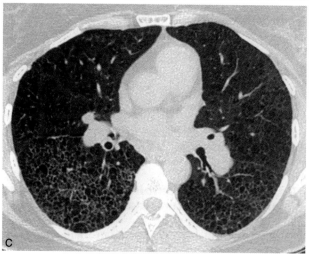

图 18.7　肺朗格汉斯细胞组织细胞增生症。（A）轴位 CT 扫描显示病程早期典型表现，主要是以上肺分布结节为主（箭）。（B）轴位 CT 扫描显示病程中期较典型的表现，上肺分布结节（箭）合并不规则囊腔（箭头）。（C）轴位 CT 扫描显示晚期病变典型表现，以不规则囊腔为主，伴有肺结构的破坏和纤维化

在疾病的急性或早期阶段,以小结节为主(图18.7A)。组织学上,结节由免疫细胞和成纤维细胞组成并形成肉芽肿。因为这些肉芽肿形成于支气管的内皮下,所以在 HRCT 上这些结节表现为以小叶中心、支气管周围或细支气管分布。这些结节更倾向于形态不规则、边界不清,尽管有时可表现为边界清楚、边缘光滑。结节通常较小(<5mm),但也可达 1cm。

随着疾病的进展,持续免疫反应引起的炎症导致细支气管壁和正常邻近肺实质的破坏,引起细支气管扩张。这导致 HRCT 上表现为结节出现空洞以及不规则形状的囊腔,胸部 X 线片上表现为网织结节样改变(图18.7B)。在病变的这个时期,很容易看到囊腔与结节并存,这被认为是 PLCH 的诊断要点。随着时间的推移,结节性病变消退,开始以囊性病灶为主。囊腔甚至可以出现融合及肺大疱样改变。

疾病终末期的典型表现为肺内形状怪异、不规则的囊腔病灶,伴随轻度的肺纤维结构扭曲,并可以导致支气管树的进一步扩张(图18.7C)。纤维化与囊性改变常相互抵消,使得肺容积变化不大,正常或轻度增加。随着病情进展,患者可出现肺动脉高压,在影像上出现肺动脉增宽。

PLCH 与其他囊性和结节性病变的鉴别

肺上、中部囊腔和小叶中心结节并存的表现被认为具有特征性。当影像学表现仅为结节或囊腔时,鉴别诊断可能包括其他肺部疾病(见下文)。然而,后肋膈角不受累是 PLCH 的重要特征,可以作为一个有价值的鉴别点(图18.8)。

只有结节的肺疾病

PLCH 特征性分布为中、上肺,不累及肺底,这有助于与其他肺结节性疾病的鉴别。由血行播散(转移和播散性感染)引起的肺结节在肺内呈弥漫性分布。其他早期以中、上肺分布为主的肺结节性疾病包括结节病、癌性淋巴管炎和某些肺尘埃沉着病,如煤工尘肺或硅沉着病。然而,这些疾病往往倾向于淋巴管周围分布,特征性累及叶间裂和胸膜,而不是 PLCH 中常见的小叶中心型分布。这些疾病还可出现其他特征,如相应的淋巴结肿大、小叶间隔增厚和肺纤维化,PLCH 则没有。

囊性肺疾病

PLCH 中肺容积一般保持略增大。与之相比,普通型间质性肺纤维化的蜂窝囊性改变位于胸膜下

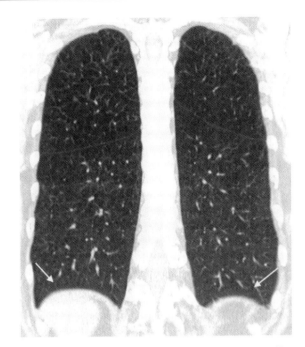

图 18.8 肺朗格汉斯细胞组织细胞增生症。冠状位 CT 扫描显示典型的肋膈角不受累(箭),甚至在患者病程的晚期也是如此

和肺底部,周围有纤维化改变,并伴有肺容积缩小。淋巴管平滑肌瘤病(lymphangioleiomyomatosis,LAM)是一种双肺均匀分布的囊性肺疾病,累及肋膈角,与 PLCH 相反,PLCH 这些区域不受累。LAM 的囊腔大小和形状基本一致;PLCH 囊腔则形状怪异、大小不一。此外,实性的、上肺为主的小叶中心结节在 LAM 中少见,但 PLCH 常见。然而,结节阴影也可发生在与结节性硬化相关的 LAM(多灶、微结节性肺细胞增生),尽管这些病变不像 PLCH 那样不累及肺底或以小叶中心为主。淋巴细胞性间质性肺炎(lymphocytic interstitial pneumonia,LIP)常出现囊腔,偶有继发于肺实质淋巴细胞浸润的结节,但结节界限不清,以下肺为主。另外,囊腔倾向于下肺分布为主,血管周围居多。尽管免疫缺陷和卡斯尔曼病是 LIP 的其他继发原因,但 LIP 的成年患者几乎总是患有干燥综合征。

呼吸性细支气管炎和呼吸性细支气管炎伴间质性肺疾病

呼吸性细支气管炎(respiratory bronchiolitis,RB)是一种吸烟患者容易出现的无症状疾病。RB 患者肺功能正常。RB 是由充满色素沉着的巨噬细胞聚集在一级和二级细支气管和肺泡中引起的,伴随细支气管壁轻度慢性炎症。在一些患者中,通常是有大量吸烟史(每年 30 包以上)的 30~40 岁男性

患者,RB 会继续进展,以致出现慢性肺病——呼吸性细支气管炎伴间质性肺疾病(respiratory bronchiolitis with interstitial lung disease,RB-ILD)的呼吸征象或症状。

RB-ILD 患者会出现呼吸困难、咳嗽等症状,伴随肺功能异常。与 RB 相似,组织学上 RB-ILD 在次级肺小叶充满色素沉着的巨噬细胞和细支气管周围炎症。区别在于 RB-ILD 比 RB 病变程度更重。因此,RB 和 RB-ILD 被认为是同一疾病过程中的不同阶段。

戒烟以及类固醇治疗是 RB-ILD 的主要治疗手段。预后一般良好,影像学表现常趋于稳定或改善。

影像表现

胸部 X 线检查对 RB 或 RB-ILD 不敏感,并经常表现为正常。偶尔可见非特异的网织结节状影。RB 和 RB-ILD 在 HRCT 上的主要表现是由细支气管和肺泡巨噬细胞聚集引起的小叶中心磨玻璃结节和局灶小叶中心磨玻璃密度斑片影(图 18.9)。这些表现在 RB-ILD 比 RB 更广泛,表现为更多的小叶中心结节和更弥漫的磨玻璃影。RB 和 RB-ILD 的肺部表现以中、上肺野为主,且常并发小叶中心型肺气肿。单独通过影像不能明确区分 RB 和 RB-ILD,组织学表现和临床症状对诊断 RB-ILD 具有重要意义。

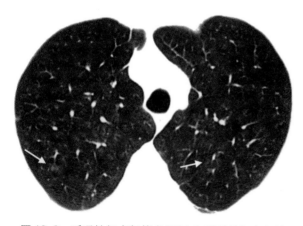

图 18.9　呼吸性细支气管炎(RB)和呼吸性细支气管炎伴间质性肺疾病(RB-ILD)。轴位 CT 显示 RB 和 RB-ILD 中典型的小叶中心性磨玻璃结节(箭)。随着疾病的进展,这些病灶可能变得更加融合,但 RB 和 RB-ILD 之间的区别是基于症状学的临床表现,而不是影像学表现。鉴别诊断应包括仅基于放射学的过敏性肺炎

呼吸性细支气管炎伴间质性肺疾病与其他原因引起的小叶中心结节的鉴别

肺内小叶中心磨玻璃结节和斑片状磨玻璃模糊影,伴有大量吸烟以及肺功能异常的临床病史,高度

提示 RB-ILD。在非急性情况下,亚急性过敏性肺炎通常是首先需要鉴别的疾病。明显的呼气性气体陷闭更多地提示过敏性肺炎,但在这两种疾病中均可出现。更重要的是,吸烟似乎可以抵御过敏性肺炎,使得临床病史在区分这两个疾病中至关重要。

脱屑性间质性肺炎

定义

脱屑性间质性肺炎(desquamative interstitial pneumonia,DIP)是一种与吸烟密切相关的间质性肺炎(60% ~ 90% 的病例)。DIP 倾向于发生在 40 岁左右的男性(男女比例为 2∶1)。与吸烟无关的 DIP 病例归因于多种原因,包括感染、结缔组织疾病、环境暴露和特发性原因。

在吸烟的临床背景下,DIP 被认为是 RB 和 RB-ILD 疾病谱的一部分。与 RB-ILD 类似,含有色素沉着的巨噬细胞在 DIP 患者肺部的次级肺小叶内积聚并诱发局部炎症。然而,DIP 巨噬细胞倾向于在肺泡内广泛堆积,而不是像 RB-ILD 以细支气管为中心聚积。一项研究发现,与 RB-ILD 相比,DIP 患者出现更多的间质纤维化和嗜酸性粒细胞浸润。吸烟和非吸烟相关的 DIP 病例之间在组织学或影像学上并没有差异。有研究推测,非吸烟相关的 DIP 病例可能进一步发展为非特异性特发性肺炎(nonspecific idiopathic pneumonia,NSIP)样纤维化。

影像表现

DIP 患者的胸部 X 线片可显示为非特异性的边界不清的模糊影,尤其是在下肺野。在 HRCT 上,磨玻璃影是主要表现(图 18.10),这种影像学表现由肺泡内弥漫性巨噬细胞浸润引起。与其他大多数吸烟相关或吸入性肺病不同,胸膜下及下肺最常受累。HRCT 上可以显示纤维化改变,如小的薄壁囊腔和肺泡间隔的增厚,并表现为网状或不规则的线性影,而蜂窝影较少见。

DIP 与 RB-ILD、NSIP、过敏性肺炎及非典型感染的影像学表现常有重叠。临床病程以及必要时的肺活检可使诊断更加明确。

纤维化型间质性肺炎

纤维化型间质性肺炎与吸烟的相关性日益被认可。其表现可包括普通型间质性肺炎(usual interstitial pneumonia,UIP)或 NSIP。在吸烟者中,肺纤维

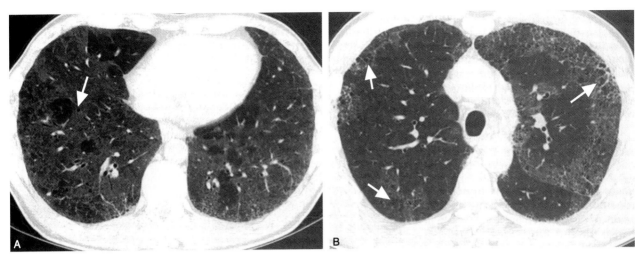

图 18.10　脱屑性间质性肺炎（DIP）。轴位 CT 扫描显示典型的 DIP 表现，以下肺为主的磨玻璃阴影以及不同区域的结构变形及纤维化。需要注意的是，磨玻璃阴影区域的小囊影经常出现，但并不是都能见到（箭）

化患病率很高，一些研究表明进展性纤维化的风险很高，优势比为 1.6。与非吸烟者相比，吸烟可能对纤维化患者的生存产生负面影响，因此在吸烟背景下确定是 UIP 或 NSIP 尤为重要。

普通型间质性肺炎

UIP 是与肺间质纤维化临床综合征相关的形态学类型。肺间质纤维化通常见于 50 岁以上的男性，尽管其与吸烟的直接关系存在争议，但有明确的证据表明两者之间存在关联。UIP 的组织学特征为不同阶段的纤维化病变，这被称为时间异质性。同样还有空间异质性，即正常肺野间可见纤维化和蜂窝样改变。下肺分布为主的特点，被称为"由肺尖到肺底逐渐加重"。

在病程的早期，胸部 X 线片表现正常，晚期表现为肺容积减少及胸膜下纤维性网状结构影。CT 上可见胸膜下和下肺为主的网状异常影，容易形成蜂窝囊性结构（图 18.11A）。

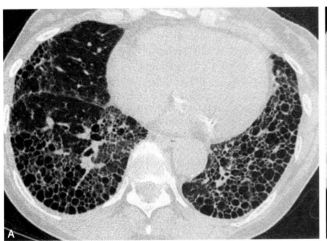
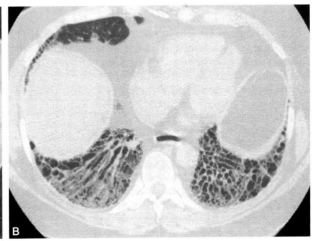

图 18.11　纤维化型间质性肺炎。（A）轴位 CT 显示典型的胸膜下和下肺分布为主的网状结构异常，伴有普通型间质性肺炎中可见的蜂窝囊性结构。（B）轴位 CT 扫描显示非特异性间质性肺炎典型的下肺沿支气管血管束分布的结构扭曲和牵拉性支气管扩张

非特异性特发性肺炎

特发性间质性肺炎中 NISP 与 UIP 的不均质性不同，NSIP 纤维化和炎症具有时空均质性的特点。

NSIP 通常与胶原血管病、药物使用、过敏性肺炎或吸烟有关。

与许多间质性肺病一样，早期胸部 X 线片可能显示为正常。晚期可出现下肺磨玻璃影或实变影，伴随

纤维化所致的肺容积减少。NSIP 在 CT 上常显示为斑片状磨玻璃影,伴有支气管血管周围分布的小叶内网状结构,引起牵拉性支气管扩张(图 18.11B)。蜂窝改变较轻,有别于 UIP 所见到的大蜂窝状囊腔。

肺纤维化合并肺气肿综合征

肺纤维化同时存在肺气肿一直被认为是一种巧合,直到最近肺纤维化合并肺气肿综合征(combined pulmonary fibrosis and emphysema,CPFE)被提出。CPFE 患者多为 50~60 岁的男性吸烟者(>40 包每年)。

临床特征包括呼吸困难、肺容积不变、运动低氧血症和一氧化碳扩散容量下降。这些患者的病死率增加,这往往是由于毛细血管前肺动脉高压,约占 50% 的 CPFE 患者。CPFE 的预后比单纯肺气肿或肺间质纤维化更差,5 年生存率为 55%。目前更深入的研究正在进一步描述这一综合征及其特征和可能的更好的治疗方案。

在影像上,肺气肿(间隔旁型、小叶中心型或肺大疱)见于上肺野,伴有肺底部的纤维化(图 18.12)。CPFE 中的肺纤维化可能包括蜂窝、牵引性支气管扩张、网格状影或磨玻璃影(UIP 或 NSIP 型)。多数与 UIP 型纤维化有关,但也可能与其他间质性肺疾病相关,如 DIP 和 NSIP。

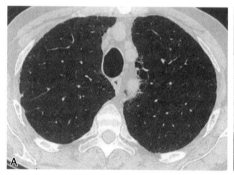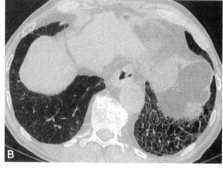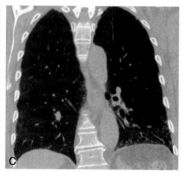

图 18.12　肺纤维化和肺气肿。轴位(A,B)和冠状位(C)CT 扫描显示典型的上肺为主的小叶中心型肺气肿合并下肺纤维化。纤维化可见于非特异性间质性肺炎或普通型间质性肺炎,并有不同程度的牵引性支气管扩张、网格状异常结构、磨玻璃密度以及蜂窝囊状影形成。本病例主要表现为网格状异常结构和牵引性支气管扩张,左肺下叶为主

急性嗜酸性粒细胞性肺炎

急性嗜酸性粒细胞性肺炎(acute eosinophilic pneumonia,AEP)是一种急性间质性肺炎,其特征为:①急性发热;②进行性低氧血症;③双侧弥漫性肺浸润;④支气管肺泡灌洗液中嗜酸性粒细胞增多(>25%);⑤病因不明的其他嗜酸性肺炎,如药物性或寄生虫感染。在一些研究中,AEP 与开始吸烟或吸烟加重有关。其他病例与环境暴露相关,尽管大多数病例尚未明确病因。AEP 是一种急性肺损伤,组织学表现为弥漫性、机化性肺泡损伤。

胸部 X 线片表现包括双侧含气间隙和间质的模糊影,可以进展为片状的实变、网格状影(小叶间隔增厚)和胸腔积液。CT 上可见斑片状到融合的磨玻璃模糊影、实变影、小叶间隔及支气管血管束增粗和胸腔积液(图 18.13)。这些表现可能与肺水肿、急性呼吸窘迫综合征(ARDS)、其他感染和出血的表现相重叠。肺外周和上肺分布为主可作为一些嗜酸性肺炎病例的诊断线索。在合适的条件下,推荐采用支气管肺泡灌洗寻找嗜酸性粒细胞。类固醇治疗后,AEP 常可完全且快速地消退。

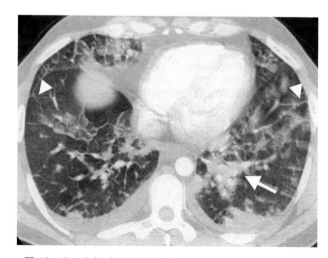

图 18.13　急性嗜酸性粒细胞性肺炎(AEP)。AEP 轴位 CT 扫描显示斑片状磨玻璃密度影、支气管血管周围实变(箭)、小叶间隔增厚(箭头)以及少量胸腔积液。影像学表现与急性左心衰竭相似

■ 问题解析

肺气肿和囊性肺疾病的鉴别

肺气肿在吸烟者中很常见,常合并其他吸烟相关的疾病和肺损伤。很难将肺囊性病变与肺气肿性改变区分开来,尤其是在两者都存在的情况下,如 PLCH。关键的鉴别点是肺囊性灶被囊壁包绕,而肺气肿根据定义是肺实质破坏导致的气腔空间扩大,表现为边界模糊的低密度区域,但没有分隔的壁(图 18.4)。

由于肺实质破坏发生在支气管血管束周围,因此肺气肿区可见血管穿行。在囊性肺疾病中,囊性灶发生在肺实质,与支气管血管束相邻,因此,典型表现为血管不穿过真正的肺囊腔。鉴别间隔旁型肺气肿和蜂窝囊灶是很具挑战性的。病灶分布和囊腔排列有助于区分间隔旁型肺气肿和蜂窝囊灶。间隔旁型肺气肿倾向于肺尖分布,而 UIP 相关的蜂窝囊变以肺底分布为主。间隔旁型肺气肿倾向于胸膜下单排分布,不伴严重的结构扭曲,而进展期蜂窝灶由多排边界清晰的囊灶组成,伴有明显的网状结构异常(图 18.14)。

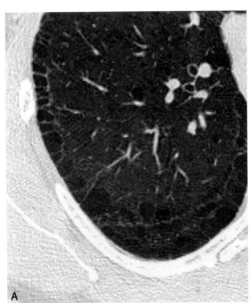
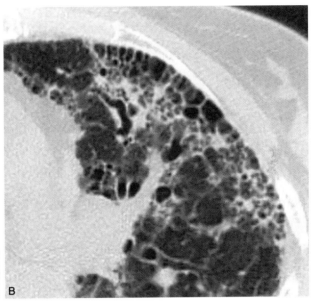

图 18.14　蜂窝囊灶与间隔旁型肺气肿。在轴位 CT 上,间隔旁型肺气肿(A)的肺气肿改变倾向于胸膜下单排分布,伴有轻微的肺结构紊乱,而蜂窝(B)则由界限清楚的囊灶组成,随着疾病的进展,这些囊灶堆积在胸膜下,伴有明显的网状结构异常

吸烟的其他并发症

感染

肺部每天直接接触多种病原体,呼吸道上皮在宿主防御中起重要作用。众所周知,吸烟会增加细菌和病毒感染的风险,因为吸烟破坏了肺部的免疫应答和抵御病原体的能力。吸烟者感染增加的机制包括肺结构变化和免疫应答的改变,使得病原体有机会破坏正常的保护性免疫应答,引起呼吸性和全身性疾病。肺实质的结构改变包括黏膜纤毛清除功能减弱、支气管周围炎症及纤维化增加、呼吸道上皮损伤以及黏膜通透性的增加。吸烟还会直接影响体液和细胞介导的免疫应答,包括免疫细胞和信号级联放大水平的下降及功能受损。吸烟者患流感、肺结核、普通感冒、军团菌肺炎、肺炎球菌性肺炎和水

痘肺炎等疾病的风险增加。这种增加的危险也存在于二手烟暴露的患者。几项研究还表明,接触二手烟的儿童脑膜炎球菌感染、支气管炎和中耳炎的发病率也会增加。

出血

出血可以是吸烟的继发后果,由吸烟诱导的肺疾病引起,如肺癌。吸烟还可增加其他肺部基础疾病患者的出血风险,如肺出血肾炎综合征的患者。

气胸

气胸是一种已知的吸烟相关性肺病的并发症。据报道,仅在 PLCH 中气胸的发生率就高达 25%。许多研究表明,与非吸烟者相比,吸烟者发生自发性气胸的风险更高。自发性气胸与气道阻塞、长期吸

烟者常伴有的 COPD 以及胸膜下大疱有关（图18.15）。气胸的风险与吸烟量相关，随着吸烟暴露的增加而增加。

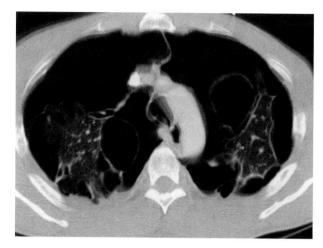

图 18.15　气胸。轴位 CT 显示大疱性肺气肿合并双侧气胸。胸膜下小疱和大疱的出现明显增加了胸膜下病灶破裂引发气胸的风险

肺癌

根据美国癌症协会的报道，无论在男性还是女性，肺癌都是癌症相关死亡的主要原因。80% 至90% 的肺癌病例与吸烟有关（图 18.16）。男性吸烟者患肺癌的概率是男性非吸烟者的 23 倍，而女性则是 13 倍。烟草中的大量致癌物质使吸烟者更易罹患肺癌，使吸烟成为肺癌的一个重要危险因素。除了直接的致癌作用外，吸烟相关性肺病的长期慢性炎症也会增加患癌的风险。

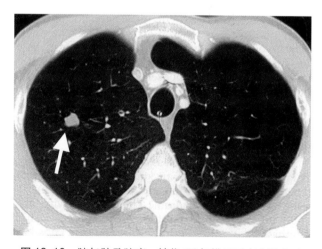

图 18.16　肺气肿及肺癌。轴位 CT 扫描显示在右肺上叶肺气肿的位置有一结节影（箭）。吸烟显著增加了支气管肺癌的风险，像这样的结节需要根据肺癌筛查指南进行仔细检查和尽可能活检

胸部 X 线检查对肺癌的筛查无效。2013 年，美国预防医学工作组（US Preventive Services Task Force，USPSTF）发现，使用低剂量 CT 进行筛查能有效降低肺癌相关的病死率。USPSTF 的肺癌筛查标准包括：

1. 现在或既往吸烟者（过去 15 年中戒烟的既往吸烟者）
2. 年龄 55~80 岁
3. 超过 30 包每年的吸烟史
4. 没有严重影响期望寿命的健康状况
5. 愿意接受治疗性肺手术

■ 误区

在吸烟和肺气肿背景下呼吸运动使肺结节的评估受限

即使在体健的患者，微结节也会因为层面的选择和呼吸运动的影响而漏诊。吸烟相关的肺实质改变和扭曲使图像变得复杂，微结节很容易被漏诊或误诊。记住基本的肺部变化，并使用最大密度投影（MIP）图像，这可能会有所帮助。

除吸烟外其他导致肺气肿的原因

吸烟无疑是肺气肿最常见的原因，但吸烟不等同于肺气肿，肺气肿可以发生在非吸烟者中（占全部肺气肿病例的 10%）。吸烟相关性肺气肿典型发生在 50~70 岁人群，如前所述，以上肺为主。由其他非吸烟因素引起的肺气肿在肺部分布不一，且发病更早，许多先天性肺气肿在婴儿期就形成了。遗传、感染和环境因素都与非吸烟性肺气肿有关。

α_1 抗胰蛋白酶缺乏症是一个已被证实的非吸烟者肺气肿的原因（3% 的肺气肿病例），并且可以加速吸烟者肺气肿的发生。患者可能检测不到 α_1 抗胰蛋白酶水平、α_1 抗胰蛋白酶水平不足或 α_1 抗胰蛋白酶功能失调。血清 α_1 抗胰蛋白酶水平不足都会导致肺内不同程度的弹性蛋白酶活性失控。弹性蛋白酶活性的增加引起肺组织的破坏，并导致肺气肿改变的出现。肺气肿在 30~40 岁时明显，呈基底部和全小叶分布，与肝功能紊乱有关。

其他遗传原因如结缔组织疾病或罕见的遗传性疾病都会导致肺气肿。与肺气肿相关的结缔组织疾病包括马方综合征、埃勒斯-当洛综合征和皮肤松弛症。此类肺气肿在婴儿期发生。埃勒斯-当洛综合征和皮肤松弛症的肺气肿表现为全小叶性，而马方综

合征患者会产生肺尖肺大疱。见于 Salla 病和 Menkes 综合征的代谢缺陷是肺气肿的罕见遗传病因。

一些报道显示 HIV 和其他慢性感染伴有肺气肿改变,虽然其原因尚不完全清楚,但怀疑与慢性炎症反应引起的正常肺实质的破坏有关。在 Swyer-James 或 MacLeod 综合征以及由此引起的缩窄性细支气管炎的病例中,已证明小气道病变和过度膨胀是感染的直接原因。吸入环境污染物和灰尘可导致肺气肿,这可能是由于慢性炎症和增强的免疫应答。

静脉药物滥用与基底部、全小叶型和大疱性肺气肿有关,特别是静脉注射哌甲酯(利他林)和含滑石粉的物质。作用机制是药物中不溶性物质对肺动脉的损伤。2% 的静脉吸毒者会出现肺气肿改变。

肺气肿使其他常见肺部疾病的评估复杂化

肺气肿的存在,会使普通的急性肺部疾病如肺炎或肺水肿的诊断表现发生变化。实变和气腔模糊影的正常表现会发生变形,可以与纤维化和囊变相似。例如,由于受肺气肿影响最严重的区域(通常是上肺)发生代偿性血管收缩,心源性肺水肿的表现变成以下肺分布为主。肺大疱的存在会使评估感染是否有空洞变得困难,因为先前存在肺气肿的患者更容易出现气液平面。

参考书目

Arcavi L, Benowitz NL. Cigarette smoking and infection. *Arch Intern Med.* 2004;164(20):2206–2216.

Bak SH, Lee HY. Overlaps and uncertainties of smoking-related idiopathic interstitial pneumonias. *Int J Chron Obstruct Pulmon Dis.* 2017;12:3221–3229.

Bok GH, Kim YK, Lee YM, et al. Cigarette smoking-induced acute eosinophilic pneumonia: a case report including a provocation test. *J Korean Med Sci.* 2008;23(1):134–137.

Churg A, Müller NL, Wright JL. Respiratory bronchiolitis/interstitial lung disease: fibrosis, pulmonary function, and evolving concepts. *Arch Pathol Lab Med.* 2010;134(1):27–32.

Desai SR, Ryan SM, Colby TV. Smoking-related interstitial lung diseases: histopathological and imaging perspectives. *Clin Radiol.* 2003;58(4):259–268.

Dyer DS, Khan AR, Mohammed T-L, et al. ACR appropriateness criteria on chronic dyspnea: suspected pulmonary origin. *J Thorac Imaging.* 2010;25(2):W21–W23.

Galvin JR, Franks TJ. Smoking-related lung disease. *J Thorac Imaging.* 2009;24(4):274–284.

Hansell D, Lynch DH, McAdams P, et al. *Imaging of Diseases of the Chest.* 5th ed. St. Louis: Mosby; 2010:451–459.

Hobbs S, Lynch D. The idiopathic interstitial pneumonias: an update and review. *Radiol Clin North Am.* 2014;52(1):105–120.

Humphrey LL, Deffebach M, Pappas M, et al. Screening for lung cancer with low-dose computed tomography: a systematic review to update the US preventive services task force recommendation. *Ann Intern Med.* 2013;159(6):411–420.

Iwasawa T, Takemura T, Ogura T. Smoking-related lung abnormalities on computed tomography images: comparison with pathological findings. *Jpn J Radiol.* 2018;36(3):165–180.

Jawad H, Walker CM, Wu CC, Chung JH. Cystic interstitial lung diseases: recognizing the common and uncommon entities. *Curr Probl Diagn Radiol.* 2014;43(3):115–127.

Kim HJ, Lee KS, Johkoh T, et al. Pulmonary Langerhans cell histiocytosis in adults: high-resolution CT-pathology comparisons and evolutional changes at CT. *Eur Radiol.* 2011;21(7):1406–1415.

Kurashima K, Hoshi T, Takaku Y, et al. Changes in the airway lumen and surrounding parenchyma in chronic obstructive pulmonary disease. *Int J Chron Obstruct Pulmon Dis.* 2013;8:523–532.

Lee P, Gildea TR, Stoller JK. Emphysema in nonsmokers: alpha 1-antitrypsin deficiency and other causes. *Cleve Clin J Med.* 2002;69(12):928–929.

Lynch DA. Imaging of small airways disease and chronic obstructive pulmonary disease. *Clin Chest Med.* 2008;29(1):165–179, vii.

Miniati M, Monti S, Stolk J, et al. Value of chest radiography in phenotyping chronic obstructive pulmonary disease. *Eur Respir J.* 2008;31(3):509–515.

Moyer VA, US Preventive Services Task Force. Screening for lung cancer: U.S. Preventive services task force recommendation statement. *Ann Intern Med.* 2014;160(5):330–338.

Oh CK, Murray LA, Molfino NA. Smoking and idiopathic pulmonary fibrosis. *Pulm Med.* 2012;2012:808260.

Seely JM, Salahudeen S, Cadaval-Goncalves AT, et al. Pulmonary Langerhans cell histiocytosis: a comparative study of computed tomography in children and adults. *J Thorac Imaging.* 2012;27(1):65–70.

Stewart JI, Criner GJ. The small airways in chronic obstructive pulmonary disease: pathology and effects on disease progression and survival. *Curr Opin Pulm Med.* 2013;19(2):109–115.

Takahashi M, Fukuoka J, Nitta N, et al. Imaging of pulmonary emphysema: a pictorial review. *Int J Chron Obstruct Pulmon Dis.* 2008;3(2):193–204.

Tuder RM, Yoshida T, Arap W, Pasqualini R, Petrache I. State of the art. Cellular and molecular mechanisms of alveolar destruction in emphysema: an evolutionary perspective. *Proc Am Thorac Soc.* 2006;3(6):503–510.

Vassallo R. Diffuse lung diseases in cigarette smokers. *Semin Respir Crit Care Med.* 2012;33(5):533–542.

第 19 章

间质性肺疾病

Christopher Lee, Jonathan H. Chung

本章概要

■ 引言

间质性肺疾病(interstitial lung disease, ILD)是一组以肺部炎症和/或纤维化为特征的弥漫性肺疾病的总称。患者通常表现为不同持续时间和不同严重程度的呼吸困难。患者一般有低氧血症,肺功能检查通常表现为限制性模式,扩散能力降低。间质性肺疾病这个术语比较狭义,广义来说,ILD 也涉及肺泡间隙。迄今为止,间质性肺炎包含 150 多种疾病。影像学检查方法,尤其是高分辨率 CT(HRCT),在 ILD 的评估、诊断和监测中起着关键作用。在本章中,首先讨论用于评估 ILD 的成像方式和技术,然后描述特发性间质性肺炎(idiopathic interstitial pneumonia, IIP),即原因未明且具有不同临床病理表现的 ILD。在各种 IIP 中,重点描述典型的间质性肺炎,因为它是最常见的 IIP,并且具有最详细的诊断标准。其他常见的 ILD 包括结节病,过敏性肺炎(hypersensitivity pneumonitis, HP),肺尘埃沉着病以及与胶原血管疾病有关的 ILD,这些将在本文其他地方进行讨论。最后,以关于肺纤维化遗传学的新兴知识的简要总结作为结束。

■ 成像方式的选择

对可疑间质性肺疾病采取适当的检查方法

胸部 X 线摄影因其广泛的可用性、低成本和对患者低辐射暴露等优势而成为 ILD 的初步筛查方法之一。对于呼吸困难的患者,通常需要进行正侧位胸部 X 线检查。然而,在胸部 X 线片上很难看出早期的 ILD 表现,高达 15% 的 ILD 患者胸部 X 线片显示正常。而且,即使是进展期的 ILD,其 X 线片表现依然缺乏特异性。

CT 是评价 ILD 的首选影像学检查方式。具体来说,HRCT 即薄层和高空间频率算法重建图像的 CT,常被作为描述肺间质及实质病变的最佳成像方法。问世 30 多年以来,HRCT 已成为评估疑似 ILD 患者不可或缺的诊断工具。

MRI 在评估 ILD 方面的应用则较为局限。由于充气的肺部本身不存在质子密度,并且广泛的空气-软组织界面使磁敏感伪影增加,因此 MRI 对肺部的成像欠佳。但是,另一方面,考虑到慢性肺部疾病患者会累积辐射暴露,因此在某些医疗中心已使用 MRI 代替 CT 来监测某些患者人群。例如,文献中已经广泛报道了囊性纤维化患者的 MRI 监测。

间质性肺疾病的标准 CT 检查方案

用于 ILD 评估的标准 HRCT 方案包括患者仰卧位吸气扫描、俯卧位吸气扫描以及仰卧位呼气扫描。在当前的多排计算机体层摄影(multidetector computed tomography,MDCT)时代,这些扫描通常以螺旋方式执行,并进行全肺容积采集。但是考虑到辐射暴露,可以通过间隔(1~4cm)的单独轴向扫描来进行俯卧位和呼气扫描。HRCT 方案可根据临床指征进行调整,例如,对于没有疑似 ILD 或有晚期肺部疾病的患者,可以省去俯卧位扫描。然而,在繁忙的临床工作中,对 HRCT 方案的修改充满挑战。

需要扫描俯卧位图像的原因

仰卧位吸气 HRCT 在大多数病例中都能足以进行诊断。然而,俯卧位图像在检测细微或早期 ILD 方面有一定的价值。亚段性肺不张通常出现在正常个体的坠积性改变的肺段中,表现为孤立性的胸膜下高密度影或胸膜下线。这些征象与早期 ILD 的表现较为相似。这时,通过俯卧位扫描,由于后肺通气增加,后亚段性肺不张消退,真正的胸膜下疾病仍然可见(图 19.1),因此得以鉴别。如前所述,在进展期 ILD 患者中,可省略俯卧位的影像学检查,因为亚段性肺不张造成的干扰不再构成诊断难题。

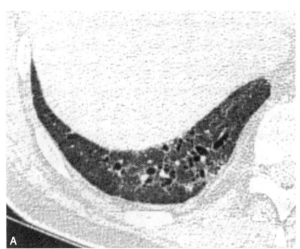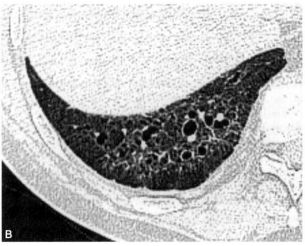

图 19.1　右肺下叶仰卧位图像(A)、俯卧位图像(B),高分辨率胸部 CT 显示肺的坠积性改变在外观上的相对差异。注意,与仰卧位图像(A)相比,俯卧位图像(B)肺的坠积性改变明显减轻,右下叶肺不张减少,这在仰卧位图像(A)上表现为轻度弥漫性磨玻璃样改变。此外,俯卧位图像(B)比仰卧位图像(A)胸膜下病变和支气管扩张显示更明显

需要呼气扫描的原因

在评估疑似小气道或阻塞性肺疾病的患者时，呼气扫描是吸气扫描的有用辅助手段。通过识别呼气图像中保持与相应吸气图像相同衰减的相对低密度区域来诊断气体陷闭征（图19.2）。呼气HRCT中的气体陷闭征已被证明与肺功能检查中的阻塞性缺陷相关。尽管气体陷闭征不是大多数ILD的主要组成部分，但气体陷闭征的存在有时可能会有助于鉴别诊断。此外，患者出现症状的原因可能是阻塞性肺疾病，而非限制性ILD。因此，建议在每个患者的初始HRCT评估中常规进行呼气扫描。

在呼气时获得CT图像的必要性

呼气期间预期的CT检查结果包括肺透亮度增加，肺横截面积减少以及气道缩小。其中，缩小气道尺寸，尤其是气管，最有助于确定患者是否进行了充分的呼气动作。吸气时，气管保持圆形或椭圆形。呼气时，随着后壁向前方弯曲，气管呈现出新月形（图19.3）。吸气时，气管的平均横截面积最多可减少一半。如果在吸气和呼气扫描之间气管形态和面积没有变化，则患者可能未达到足够的呼气水平。另一方面，呼气时气管腔的闭塞可诊断支气管软骨松弛、缺乏弹性，这被称为气管软化。

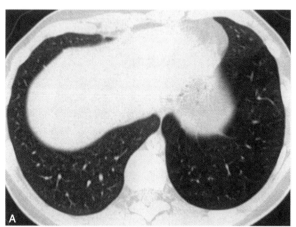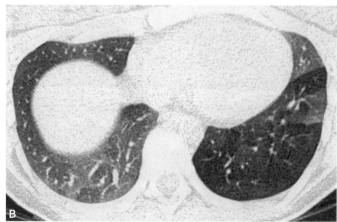

图19.2　（A）HRCT扫描吸气图像显示，与肺的其他部分相比，左肺下叶纹理显示相对稀疏。（B）呼气图像显示左肺下叶明显的气体陷闭

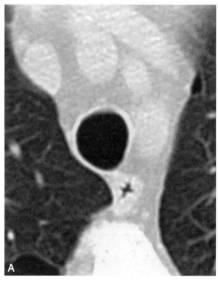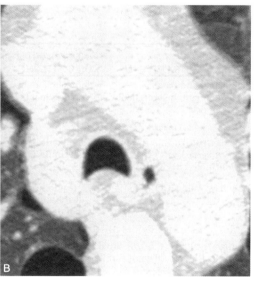

图19.3　胸部吸气图像（A）和呼气图像（B），CT扫描显示在呼吸周期的不同阶段气管的典型外观。吸气时，气管通常沿边缘凸出，呈椭圆形。呼气时，气管的后部主要由气管肌肉和结缔组织构成，向前弯曲，呈新月形

■ 普通型间质性肺炎

普通型间质性肺炎（usual interstitial pneumonia，UIP）表现为慢性纤维性间质性肺炎，正常肺组织、间质性炎症、纤维化和蜂窝肺相互混杂（图19.4）。组织学特征是成纤维细胞和肌成纤维细胞的聚集、增殖。最常伴发 UIP 的疾病是特发性肺纤维化（idiopathic pulmonary fibrosis，IPF）。UIP/IPF

是最常见的间质性肺炎（IIP），多达 50% ~ 60%。UIP 的准确诊断很重要，因为 IPF 的预后较差，诊断后中位生存期不到 5 年。而且与其他 ILD 不同，传统的类固醇激素和免疫调节剂治疗无法改善 IPF。此外，鉴于最近美国食品药品管理局（Food and Drug Administration，FDA）批准的药物显示可以减缓 IPF 患者的肺功能下降，准确的诊断是至关重要的。

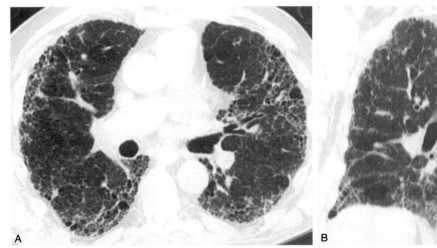

图 19.4　HRCT 的轴位（A）和冠状位（B）图像显示特发性纤维化表现为普通型间质性肺炎的典型表现，即胸膜下及肺底分布为著的不规则网状影、牵拉性支气管扩张和蜂窝征

病因

UIP 的鉴别诊断包括 IPF，结缔组织疾病，药物毒性，慢性过敏性肺炎和肺尘埃沉着病。尽管 IPF 是 UIP 的最常见病因，但只有在排除了 UIP 和 ILD 的其他可能病因时才诊断为 IPF。

HRCT 分类系统

2011 年，美国胸科学会，欧洲呼吸学会，日本呼吸学会和拉丁美洲胸科协会发表了关于 IPF 诊断和治疗的循证共识声明。2018 年，同一组织发布了原

始建议的修订版。更新后的文件确定了疑似 IPF 患者的 HRCT 四类表现：UIP，很可能 UIP，可能 UIP，以及不符合 UIP。放射科医生应将 IPF 患者的 HRCT 表现归类为这四种模式之一。

建立高分辨率 CT 的明确诊断

根据 2018 年最新指南，UIP 的高分辨率 CT（HRCT）诊断标准包括：①胸膜下和肺底分布为著；②蜂窝征，伴或不伴外周牵拉性支气管扩张（表 19.1）。大量研究表明，UIP 的 HRCT 表现可高度预测 UIP 的组织病理学结果。对于没有确定的原因的

表 19.1　UIP 模式的 HRCT 诊断标准

UIP	很可能 UIP	可能 UIP	不符合 UIP
胸膜下及肺底分布；异质性分布	胸膜下及肺底分布；异质性分布	胸膜下及肺底分布	CT 表现为囊泡，马赛克灌注，弥漫型 GGO，微小结节，小叶中心型结节，结节融合
蜂窝肺，伴或不伴支气管扩张	网状影，伴有支气管扩张	细微的网状结构；可出现少量 GGO 及纹理扭曲	支气管、血管及淋巴管周围分布
	可出现少量 GGO	CT 表现和纤维化的分布不具特异性	肺段或肺叶实变　淋巴结肿大　胸膜广泛性增厚

资料来源：Raghu G，Remy-Jardin M，Myers JL，et al. Diagnosis of idiopathic pulmonary fibrosis. An official ATS/ERS/JRS/ALAT clinical practice guideline. Am J Respir Crit Care Med. 2018；198：e44-e68。

注：GGO，磨玻璃密度影；HRCT，高分辨率 CT；UIP，普通型间质性肺炎。

ILD 疑似 IPF 患者,满足这些 HRCT 诊断标准即可诊断 IPF,并且不需要进行手术肺活检。

蜂窝征的重要性

蜂窝征是 HRCT 上诊断 UIP 的关键征象,表现为边界清楚、胸膜下簇状分布的囊性腔隙。当 HRCT 表现为以双侧、下肺为著,胸膜下分布的网状影,牵拉性支气管和细支气管的扩张,但无蜂窝征时,HRCT 诊断最好归为很可能 UIP。对于临床高度怀疑为 IPF 的患者(60 岁以上,无结缔组织疾病史,无接触史或相关的用药史),可以通过 CT 上可能的 UIP 表现做出 IPF 的推测性诊断,从而降低蜂窝征的重要性。一些研究还表明,没有蜂窝征(很可能 UIP 或可能 UIP)的患者比存在蜂窝征(UIP)的患者具有更长的生存期。

不符合 UIP 的 HRCT 表现

提示为不符合 UIP 的 HRCT 表现为双肺上叶、沿支气管血管淋巴管周围分布,磨玻璃密度影,弥漫性微结节,散在囊性病变,气体陷闭征。其他提示为不符合 UIP 的表现包括胸膜斑(提示石棉沉着病),食管扩张或锁骨远端坏死(提示结缔组织疾病),广泛淋巴结肿大,胸腔积液和胸膜增厚。如果疑似 IPF 的患者中存在上述任何特征,则 HRCT 的发现应归类为“不符合 UIP”,并考虑肺活检。但是,这不意味着诊断一定不是 UIP,因为在很多情况下,HRCT 上表现为不符合 UIP,但在手术肺活检病理依然为 UIP,最终被诊断为 IPF。

UIP 的不典型 HRCT 表现

UIP 的不典型 HRCT 表现是很常见的,HRCT 上通常表现为可能 UIP 或者不符合 UIP,但组织病理学上仍是 UIP。在一项 55 例经活检证实的 UIP 病例的研究中,62% 被诊断为 UIP 的可能性很低。在这些不典型的 UIP 病例中,基于 HRCT 的最常见的首选诊断是非特异性间质性肺炎(nonspecific interstitial pneumonia,NSIP),慢性 HP 和结节病。通常,HRCT 表现为肺外周带、肺底分布为著的网状影和磨玻璃影,伴有牵拉性支气管扩张,但无明显蜂窝征,这种现象通常与表现为肺纤维化的 NSIP 有关(图 19.5)。

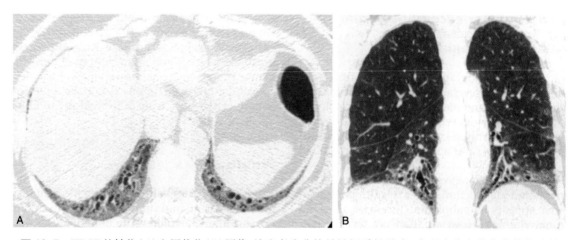

图 19.5　HRCT 的轴位(A)和冠状位(B)图像,该患者为非特异性间质性肺炎,表现为肺底分布为著的肺纤维化,其特征为磨玻璃样密度影,网状影和牵拉性支气管扩张

肺纤维化的 HRCT 特征和诊断

肺纤维化的 HRCT 特征包括不规则的肺实质界面,牵拉性支气管扩张和支气管扩张,局部容积减小和蜂窝征。蜂窝征是肺纤维化最特征的表现,是由肺泡破裂与细支气管和肺泡管扩张引起,并由细支气管上皮聚集为成簇的囊性腔隙。

在没有蜂窝征的情况下,仍然可以通过其他表现来诊断肺纤维化。在肺血管或支气管边缘,沿叶间裂和肺周边胸膜表面通常存在不规则的界面征。牵拉性支气管扩张表现为纤维组织牵拉支气管壁,使肺纤维化区域中的支气管管腔呈不规则扩张并迂曲走行(图 19.6)。在这些患者的肺外周,气道扩张可能反映了牵拉性支气管扩张。随着病程的进展,肺纤维化会导致进行性肺容积减小,这在疾病累及的区域表现为支气管血管结构扭曲。

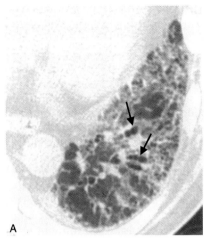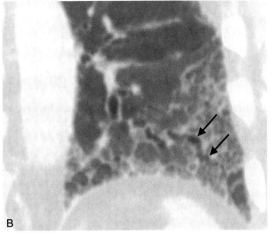

图 19.6　HRCT 的轴位(A)和冠状位(B)图像示左肺下叶基底部肺纤维化。其中,牵拉性支气管扩张常呈静脉曲张型(箭)

蜂窝征与牵拉性支气管扩张及间隔旁型肺气肿的鉴别

在 HRCT 上,蜂窝征表现为直径为几毫米至几厘米的囊性腔隙,壁的轮廓分明,主要分布于胸膜下(图 19.7)。蜂窝状囊肿通常共享壁并以多层排列,但早期蜂窝化可能表现为胸膜下的单层囊肿。

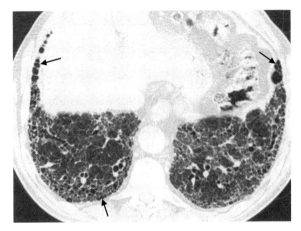

图 19.7　HRCT 轴位图像示,外周分布为主的肺纤维化并伴有胸膜下蜂窝征表现(箭)

间隔旁型肺气肿代表远端肺腺泡气腔增大和破坏。因此,间隔旁型肺气肿可表现小蜂窝状的胸膜下透明腔隙。但是,有几个特征可以将间隔旁型肺气肿与蜂窝征区别开来。间隔旁型肺气肿通常在胸膜下单层排列,以上叶为主,并且通常与小叶中心型肺气肿同时出现(图 19.8)。而蜂窝征倾向于多层排列,主要发生在基底部,并且通常与结构扭曲或肺纤维化的其他征象同时出现。有时,间隔旁型肺气肿和蜂窝征可能同时出现于同一患者中,这常发生在肺纤维化合并肺气肿综合征(CPFE)的情况下。

通过仔细观察连续层面的 HRCT 图像,可发现支气管和细支气管呈连续性和分支性,而不是散在的蜂窝状囊肿,这样可以将牵拉性支气管扩张与蜂窝征区别开来。矢状位和冠状位重建可更好地表现出特征性的气道形态。此外,牵拉性支气管扩张通常位于距胸膜数毫米或更远的位置,而蜂窝征则紧邻胸膜。

急性加重

UIP 急性加重是发生于 UIP/IPF 患者的急性呼吸道恶化,而不是继发于诸如肺栓塞,充血性心力衰竭或感染(例如肺孢子菌肺炎)之类的可识别原因。每年 IPF 患者中有 5%~10% 会发生这种情况,并且预后非常差,病死率超过 60%。在组织病理学上,急性加重表现为在 UIP 上的弥漫性肺泡损伤和/或机化性肺炎(organizing pneumonia,OP)。HRCT 表现为对称的磨玻璃影和/或在 UIP 基础上发生的实变(图 19.9)。急性加重也能发生在 NSIP 的情况下。

诊断误区

在 HRCT 上进行 UIP 的诊断有几个注意事项。急性间质浸润或炎症有时可与肺纤维化相混淆,因为在浸润性、炎性和纤维化性肺疾病中均可见到小叶间质增厚。当存在小叶间质增厚或网状影时,寻找其他相关征象很重要。如果同时存在磨玻璃影,则网状结构可能代表浸润性或炎性疾病(图 19.10)。另一方面,如果伴有牵拉性支气管扩张或蜂窝征,则网状影可能反映肺纤维化。

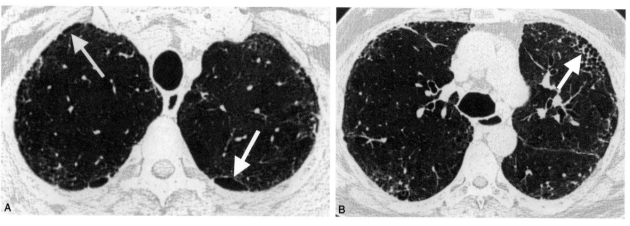

图 19.8 （A）胸部 CT 轴位示双肺上叶胸膜下肺内的囊腔（箭），相邻的肺组织无网状影或肺实质的磨玻璃密度影，提示间隔旁型肺气肿。在肺的其他部位可见轻度纤维化改变。（B）胸部 CT 轴位示，更下方的肺组织的左上叶前段胸膜下见簇状分布的囊腔（箭），周围可见网状影，磨玻璃密度影及部分囊腔的壁轻度增厚，提示胸膜下蜂窝征

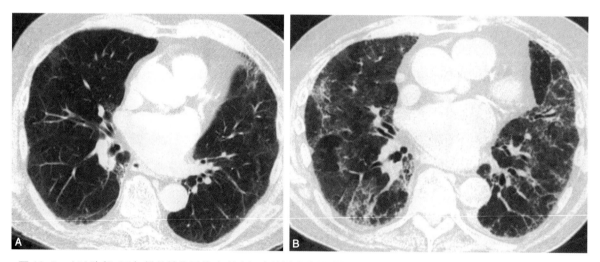

图 19.9 （A）胸部 CT 扫描的轴位图像表现为轻度外周为主的肺纤维化。（B）在肺纤维化患者急性加重期，当时胸部 CT 扫描的轴位图像表现在肺纤维化的基础上出现弥漫性磨玻璃影，符合弥漫性肺泡损伤组织学表现

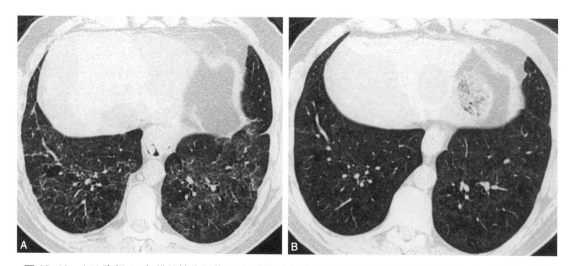

图 19.10 （A）胸部 CT 扫描的轴位图像显示，弥漫性磨玻璃密度影，网状影和支气管扩张提示间质性肺疾病。（B）在 6 个月后的随访图像中，磨玻璃影、网状影和支气管扩张几乎完全消失。最初的 CT 检查结果被认为与急性误吸有关

牵拉性支气管扩张应与继发于慢性炎症的支气管扩张相鉴别。与炎性支气管扩张相比,牵拉性支气管扩张通常缺乏明显的支气管壁增厚或黏液嵌塞(图 19.11)。最重要的是,牵拉性支气管扩张应伴有其他肺纤维化的征象,例如不规则网状密度影、蜂窝征、结构扭曲和局部肺组织膨胀不全。

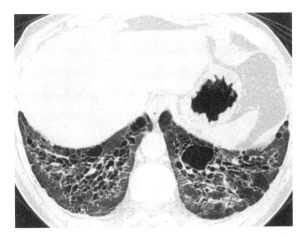

图 19.11 HRCT 扫描的轴位图像示广泛的牵拉性支气管扩张,伴有双肺下叶轻微的磨玻璃密度影及网状影。值得注意的是,牵拉性支气管扩张区域并未显示出实质性的黏液堵塞或不对称的炎性支气管壁增厚

在 HRCT 上 UIP 诊断的另一个误区是,人们认为在所有 UIP 病例中都必须存在蜂窝征。实际上,UIP 中蜂窝征的出现概率差异很大。据报道,有 UIP 或者 IPF 的患者中有 24%~91% 的患者有蜂窝征出现。在早期或轻度的 UIP 中,蜂窝征可能很少。而且,如前所述,UIP 的非典型 HRCT 表现通常类似于 NSIP,几乎没有蜂窝征。重要的是,即使没有蜂窝征,如果发现存在 UIP 的其他 HRCT 特征,仍可能归类为可能 UIP,并且对于很可能诊断为 IPF 的患者,可能不需要进行活检。

不典型 UIP 的患病率较高,其 HRCT 的表现通常具有高度特异度,但仅具有中等灵敏度。有报道显示 HRCT 的灵敏度范围为 48%~78%,特异度范围为 90%~98%。HRCT 对 UIP 的诊断价值仅出现在 50%~70% 的病例中。因此,在 HRCT 上没有提示 UIP 或可能 UIP 的征象的情况下,建议进行肺活检,并应组织多学科讨论进行诊断。

■ 非特异性间质性肺炎

非特异性间质性肺炎(NSIP)是一种慢性间质性肺炎(IIP),其间质性炎症和/或纤维化在时间和

空间上呈均匀分布。NSIP 的组织学范围从炎症为主的过程(细胞型 NSIP)到纤维化为主的过程(纤维化型 NSIP)。然而,实际上,纤维化型 NSIP 远比细胞型 NSIP 常见。纤维化的存在常意味着较差的预后。纤维化型 NSIP 的中位生存期为诊断后的 6~14 年;而细胞型 NSIP 有极好的中位生存期,尤其是治疗后。无论炎症或纤维化程度如何,NSIP 患者的预后都比 UIP 患者好得多。因此,患者被正确诊断为 NSIP 而不被错误地贴上 IPF/UIP 的标签是至关重要的,然而后一种情况在社区医院中经常发生。

病因

与 UIP 不同,NSIP 通常是其他疾病的表现,如胶原血管疾病(特别是硬皮病)、HP、药物毒性和弥漫性肺泡损伤。一些人认为,几乎所有 NSIP 病例都是继发于潜在疾病的。因此,只有在仔细地排除了所有继发性因素后才应诊断为特发性 NSIP。

HRCT 表现

NSIP 最常见的 HRCT 表现是对称性的磨玻璃影,几乎所有病例都有这种表现(图 19.12)。通常在纤维化型 NSIP 中,约 75% 的病例出现牵拉性支气管扩张和细支气管扩张,伴有不规则网状影。少数情况下可见轻度蜂窝征。研究结果表明,当磨玻璃密度影不伴有网状影、牵拉性支气管扩张和蜂窝征时,则主要提示细胞型 NSIP。

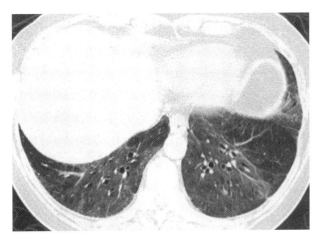

图 19.12 HRCT 轴位图像显示,该例非特异性间质性肺炎患者存在弥漫性磨玻璃样密度影和双下肺牵拉性支气管扩张,且几乎没有网状影

磨玻璃密度影和网状影通常以双肺基底部和外周分布为主,同时沿支气管血管束分布也很常见。

多达64%的病例报道了胸膜下改变,但根据经验,这只发生在少数病例中(图 19.13)。然而当胸膜下改变存在时,高度提示 NSIP,而不是 UIP,因为 NSIP 是最常影响肺外周的。

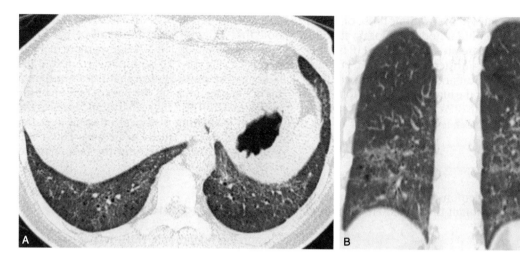

图 19.13　HRCT 的轴位(A)和冠状位(B)图像显示,该患者患有非特异性间质性肺炎,双肺广泛磨玻璃影、网状影及双下肺牵拉性支气管扩张,呈胸膜下分布。胸膜下分布是区分非特异性间质性肺炎与普通型间质性肺炎的一个重要指标

NSIP 与 HP 和 UIP 的鉴别诊断

　　UIP 和 NSIP 的 HRCT 表现有些不同,而且经常重叠,这导致准确诊断这两种病变得困难。我们发现,区分这两种病变以及 ILD 的整体评估的一个有用策略是确定目前存在的主要 HRCT 表现(表 19.2)。如果 HRCT 主要表现为磨玻璃影,相对于 UIP,更有可能诊断为 NSIP。然而,如果主要表现为网状影和蜂窝征,UIP 是可能的诊断。如前所述,胸膜下分布是 NSIP 的特征。回顾一下,只有在胸膜下、双肺基底部病变以及蜂窝征同时存在的情况下,才能在 HRCT 上对 UIP 类型做出明确诊断。CT 上可能 UIP 的绝大多数病例是病理学上的 UIP,尽管不像 CT 上的 UIP 类型那样清晰。如果 HRCT 显示 UIP 类型或其他诊断不确定,则通常需要进行肺组织活检,因为该成像类型通常对单个非 UIP 诊断没有特异性。

表 19.2　间质性肺疾病的 HRCT 特征

疾病	分布	主要 HRCT 表现
普通型间质性肺炎(UIP)	胸膜下,双肺基底部	网状影,蜂窝征,牵拉性支气管扩张
非特异性间质性肺炎(NSIP)	外周,胸膜下,沿支气管血管束,双肺基底部	磨玻璃影,网状影,牵拉性支气管扩张
机化性肺炎(OP)	胸膜下,支气管周围	实变,磨玻璃影,小叶周围改变
急性间质性肺炎(AIP)	弥漫性	磨玻璃影,实变
呼吸性细支气管炎伴间质性肺疾病(RB-ILD)	双肺上叶	磨玻璃影,小叶中心结节
脱屑性间质性肺炎(DIP)	胸膜下,双肺基底部	磨玻璃影,囊肿
淋巴细胞性间质性肺炎(LIP)	双下肺,沿支气管血管束	磨玻璃影,小叶中心结节,胸膜下结节,囊肿
胸膜实质弹力纤维增生症(PPFE)	胸膜下,双肺上叶	胸膜增厚,实变

注:HRCT,高分辨率 CT。

　　尽管亚急性 HP 的典型 HRCT 表现通常可以做出可靠的诊断,但慢性 HP 的 HRCT 表现常常与 UIP 或 NSIP 相似。然而,如果存在小叶中心结节、马赛克灌注和/或气体陷闭,相较于 UIP 或 NSIP,最终诊断更有可能为慢性 HP。此外,慢性 HP 主要见于双肺上叶,即使它出现在双肺下叶,往往并不侵及双肺基底部及肋膈角,而 UIP 和 NSIP 的特征是严重累及双肺基底部(图 19.14)。

诊断误区

尽管总体上 HRCT 表现仍与 NSIP 相似,但NSIP 患者通常在 HRCT 上表现出纤维化的逐步进展。然而,值得注意的是,相当一部分患者的病情得到了改善,因此他们的随访 HRCT 随时间的推移呈现出更多的 UIP 表现(图 19.15)。在这种情况下,如果患者无法在其先前进行 HRCT 成像的医疗机构进行检查,则可能会将患者误诊为 UIP/IPF。这种情况强调了评估 NSIP 患者以及实际上所有ILD 患者的历史影像学资料的重要性,因为在初次就诊时 HRCT 的成像可能提供了患者疾病的最佳特征。

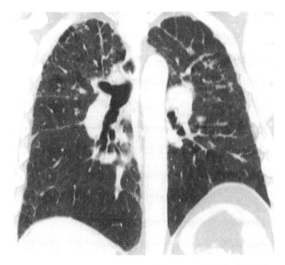

图 19.14　HRCT 冠状位图像显示,在慢性鸟类暴露引起的过敏性肺炎患者中,主要表现为双肺上叶为主的肺纤维化,其特征为网状影、牵拉性支气管扩张及细支气管扩张、轻微的结构扭曲和胸膜下蜂窝样改变。双上肺受累是过敏性肺炎与普通型间质性肺炎和非特异性间质性肺炎的重要区别

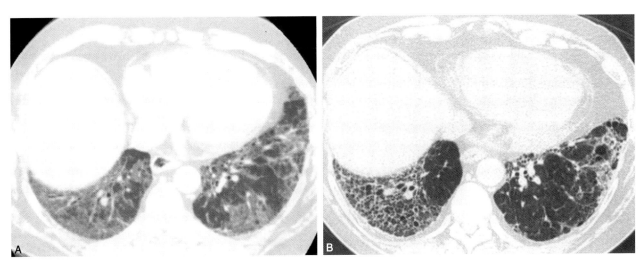

图 19.15　(A)胸部平扫 CT 的轴位图像显示,双肺基底部磨玻璃影和网状影与非特异性间质性肺炎相一致。(B)两年半后的随访 CT 检查图像显示,以网状影、牵拉性支气管扩张和早期胸膜下蜂窝征为特征的肺纤维化,现在更倾向于提示普通型间质性肺炎

■ 机化性肺炎

机化性肺炎(OP)是一种亚急性 IIP,其组织学特征是肺泡管和肺泡内的肉芽组织,伴有周围肺实质的慢性炎症。细支气管内也可能存在息肉状肉芽组织,因此这种情况也被称为闭塞性细支气管炎伴机化性肺炎(bronchiolitis obliterans with organizing pneumonia,BOOP)。然而,气道受累是该疾病过程的主要特征,因此,机化性肺炎是一个更常用的术语。诊断 OP 非常重要,因为尽管经常复发,但大多数患者对类固醇激素治疗的反应良好。

病因

OP 经常继发于系统性疾病或既往存在肺部疾病。一些常见原因包括胶原血管疾病、炎性肠病、吸入性损伤、HP、药物毒性、肺部感染、误吸和放射性肺炎。如果没有发现潜在的病因,则将这种情况称为隐源性机化性肺炎(cryptogenic organizing pneumonia,COP)。

HRCT 表现

COP 最常见的 HRCT 表现为双肺对称分布的斑

片状实变影,80%～90%的病例以胸膜下和/或支气管周围分布为主(图19.16)。大多数情况下也存在磨玻璃影,通常出现在实变影周围。小叶间隔增厚也很常见,表现为继发性肺小叶周围线状影(图19.17)。通常在受影响的肺区域出现支气管壁增厚或扩张。继发于先前存在的肺部疾病(例如肺炎或误吸)的OP通常为单侧,或局限在既往肺部疾病的区域,而不像COP那样是对称性的和弥漫性的。

　　较少见的表现包括模糊不清的小叶中心结节,较大的结节或肿块,铺路石征,并伴有间隔增厚,以及中央磨玻璃影,周围边缘或新月形实变,称为环礁征或反晕征(图19.18)。尽管反晕征最常与COP相关,但是也可以继发于其他情况,例如感染、结节病、肉芽肿性多血管炎、肺梗死和淋巴瘤样肉芽肿。

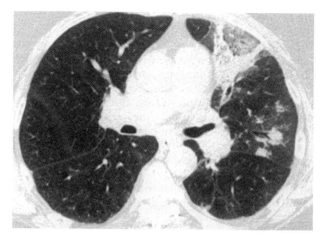

图19.18　胸部平扫CT轴向图像显示左肺上叶出现的反晕征(也称环礁征),强烈提示机化性肺炎。反晕征被定义为在磨玻璃影的周围有实变影环绕

隐源性机化性肺炎和慢性嗜酸性粒细胞性肺炎的鉴别诊断

　　具有亚急性呼吸道症状和影像学上出现外周实变的患者的主要鉴别诊断是COP和慢性嗜酸性粒细胞性肺炎(chronic eosinophilic pneumonia, CEP)。在临床上,这两种情况是不难区分的,因为大多数CEP患者有哮喘和周围嗜酸性粒细胞增多症。这些疾病的HRCT表现也存在差异。COP的实变常表现为支气管周围分布,而CEP的实变往往表现为更严格的外周分布(图19.19)。此外,结节出现在极少数COP患者中,但很少出现在CEP患者中。

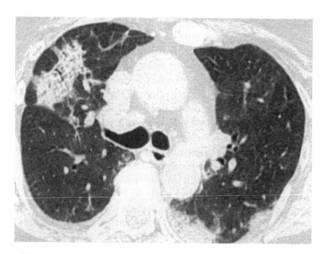

图19.16　胸部平扫CT轴位图像显示右肺上叶和左肺下叶的局灶性实变,提示机化性肺炎

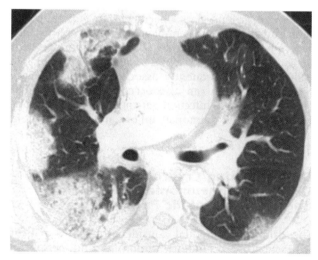

图19.19　胸部平扫CT轴位图像显示,经病理证实的慢性嗜酸性粒细胞性肺炎患者双肺外周实变区

■ 急性间质性肺炎

　　急性间质性肺炎(acute interstitial pneumonia, AIP)是一种暴发性急性IIP,组织病理学表现为弥漫

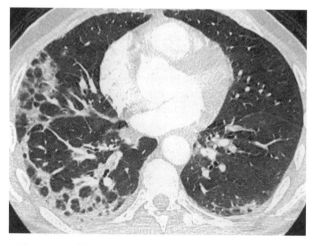

图19.17　胸部平扫CT轴位图像显示右肺下叶小叶周围实变影,高度提示机化性肺炎。组织活检证实为机化性肺炎

性肺泡损伤。AIP 的组织学特征与急性呼吸窘迫综合征难以区分,因此 AIP 常被称为特发性急性呼吸窘迫综合征。AIP 的预后较差,大多数患者会在出现 AIP 后的 6 个月内迅速发展为呼吸衰竭并死亡。

HRCT 表现

AIP 的 HRCT 表现随疾病过程的进展而变化。

在 AIP 的早期渗出阶段,HRCT 表现为对称性斑片状磨玻璃影,并可伴有双肺外周分布实变影(图 19.20),也常表现为铺路石征及小叶间隔增厚;在 AIP 的后期增殖阶段,HRCT 通常表现为肺间质结构紊乱和牵拉性支气管扩张(图 19.20);在慢性病例中,AIP 可以发展成类似于纤维化型 NSIP 甚至蜂窝型 UIP 的表现。

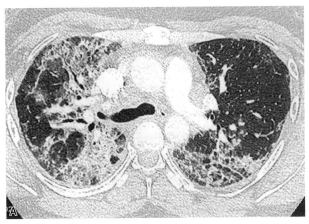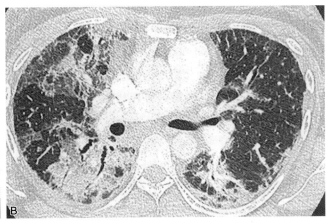

图 19.20　胸部增强扫描 CT 轴位图像显示,急性间质性肺炎患者表现为右侧较左侧显著的磨玻璃影。右下肺肺支气管轻度扩张提示早期纤维化,这在弥漫性肺泡损伤组织学中并不少见

■ 呼吸性细支气管炎伴间质性肺疾病

呼吸性细支气管炎(respiratory bronchiolitis,RB)是吸烟者常见的偶发症状。它是与吸烟有关的肺部疾病最常见的表现。组织学上,RB 表现为大量含有棕褐色素的巨噬细胞充满呼吸性细支气管、肺泡管和肺泡。大多数患有 RB 的吸烟者没有症状。然而,一小部分患有 RB 的吸烟者是有症状的,该疾病被称为呼吸性细支气管炎伴间质性肺疾病(RB-ILD)。除含有棕褐色素的巨噬细胞外,RB-ILD 患者通常在组织学上表现出支气管周围和肺泡壁的斑片状炎症。当炎症变得更加弥漫时,这种情况称为脱屑性间质性肺炎(desquamative interstitial pneumonia,DIP)(见下文)。RB-ILD 预后良好,绝大多数患者戒烟后,症状可改善。

HRCT 表现

RB-ILD 的 HRCT 表现为斑片状磨玻璃影和不明确的小叶中央小结节,以双肺上叶为主(图 19.21)。少数病例中也出现反映轻度纤维化的网状影。相关表现包括支气管壁增厚和双肺上肺叶为主的肺气肿。在临床实践中,可根据大量显著的吸烟史、HRCT 特征性表现以及支气管肺泡灌洗液中吸

烟者巨噬细胞的存在,不需要手术肺活检即可诊断 RB-ILD。

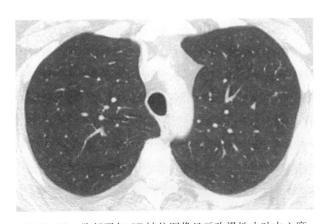

图 19.21　胸部平扫 CT 轴位图像显示弥漫性小叶中心磨玻璃结节,且该患者有长期吸烟史,提示呼吸性细支气管炎

RB-ILD 与亚急性 HP 鉴别诊断

RB-ILD 和亚急性 HP 在 HRCT 上均表现为小叶中心结节。亚急性 HP 中的小叶中心结节通常比 RB-ILD 更加弥散,而后者以双肺上叶分布为主。这两种疾病的临床区分通常很简单,因为 HP 通常会累及不吸烟者,而 RB-ILD 几乎只影响吸烟者。

■ 脱屑性间质性肺炎

如上所述,RB-ILD 和 DIP 是与吸烟有关的 ILD 的一部分,其组织学分化取决于含棕褐色素的巨噬细胞积累的程度和分布,以及相关的支气管周围和肺泡壁的炎症。与 RB-ILD 相比,DIP 通常累及范围更广。有趣的是,吸烟与 DIP 之间的相关性不如吸烟与 RB-ILD 之间强,因为高达 10% 的 DIP 患者没有明显的吸烟史。DIP 的预后比 RB-ILD 差,绝大部分患者对戒烟和糖皮质激素治疗无反应。

HRCT 表现

DIP 最常见的 HRCT 表现为可融合、对称性分布的磨玻璃影,以胸膜下和双肺基底部明显(图 19.22)。磨玻璃影中见薄壁含气囊泡状改变,不要与蜂窝征相混淆。与 RB-ILD 相似,可见反映轻度纤维化的网状影,并常可见小叶中心型肺气肿。对治疗无效的患者,磨玻璃影可能增加,并伴有进一步的纤维化症状,包括轻度蜂窝化。

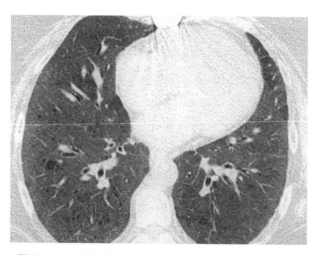

图 19.22　胸部平扫 CT 轴位图像显示双肺弥漫性磨玻璃影,伴有多发囊状改变。影像学检查结果高度提示该有吸烟史的患者出现脱屑性间质性肺炎

■ DIP 与 RB-ILD 和 NSIP 的鉴别诊断

DIP 与 RB-ILD 在 HRCT 上的表现不同,DIP 表现为更广泛的磨玻璃影,并更常见于双下肺。弥散性小叶中心结节在 DIP 中少见。然而,由于 RB-ILD 和 DIP 同属于吸烟相关 ILD 的范围,这两种疾病往往难以区分。实际上,RB-ILD 往往与 DIP 并存。

DIP 和细胞型 NSIP 的 HRCT 表现非常相似,两者之间的区别可能取决于 HRCT 表现与显著吸烟史

的相关性。另一方面,纤维化型 NSIP 与 DIP 的区别在于不规则网状影和牵拉性支气管扩张的显著性增加,以及主要分布于胸膜下。然而,少数的 DIP 病例可能会发展到纤维化阶段,这一阶段的 DIP 与 NSIP 的鉴别是极为困难的。

■ 罕见的特发性间质性肺炎

淋巴细胞性间质性肺炎

淋巴细胞性间质性肺炎(lymphocytic interstitial pneumonia,LIP)是一种良性的淋巴增殖性疾病,组织学特征是肺间质内弥漫性淋巴细胞浸润,主要由多克隆淋巴细胞组成。LIP 的大多数病例继发于其他疾病,通常是干燥综合征(在本文其他地方讨论)。然而,特发性 LIP 很少发生,这使得 LIP 归类为 IIP。

LIP 的 HRCT 表现包括对称分布的磨玻璃影、小叶中心结节、胸膜下结节、小叶间隔增厚、支气管血管周围增厚、薄壁囊肿(图 19.23 和图 19.24)。当肺囊肿广泛存在时,可通过伴有磨玻璃影和小叶中心结节而与其他囊性肺疾病如淋巴管平滑肌瘤病和肺朗格汉斯细胞组织细胞增生症相鉴别。此外,LIP 中的囊肿通常以基底型为主,分布在支气管周围。

胸膜实质弹力纤维增生症

胸膜实质弹力纤维增生症(pleuroparenchymal fibroelastosis,PPFE)是一种罕见病,在 2013 年美国胸科学会-欧洲呼吸学会更新的 IIP 分类中,PPFE 被认定为一种独特的 IIP。在组织学上,PPFE 包括涉及胸膜和胸膜下肺实质的纤维化,主要累及双肺上

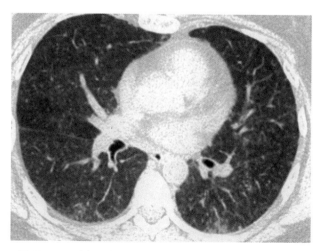

图 19.23　胸部平扫 CT 轴位图像显示,病理证实为淋巴细胞性间质性肺炎的患者中,可见弥漫性磨玻璃样密度影以及沿叶间裂聚集的微小结节

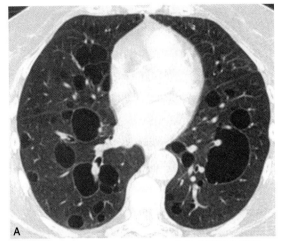

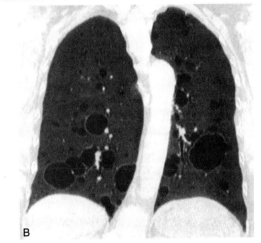

图 19.24 胸部平扫 CT 的轴位图像(A)和最小密度投影冠状位图像(B)显示,在该名干燥综合征的患者中,以支气管血管为主的弥漫性囊性肺疾病与淋巴细胞性间质性肺炎相一致

叶。HRCT 典型表现为不规则的胸膜增厚和致密的胸膜下实变,并伴有牵拉性支气管扩张、结构扭曲和双上肺容积缩小(图 19.25)。

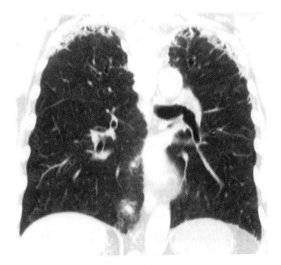

图 19.25 胸部平扫 CT 冠状位图像显示,该胸膜实质弹力纤维增生症患者表现为双肺尖胸膜明显增厚以及实质纤维化

■ 肺纤维化的遗传学

家族性肺纤维化

家族性肺纤维化被定义为纤维化性肺疾病,通常为 IPF,影响同一主要生物家族的两个或两个以上成员。家族性 IPF 和散发性 IPF 在组织学上通常难以区分。家族性肺纤维化的遗传机制可能为常染色体显性遗传,尽管相关基因的鉴定仍在进行中。虽然家族性肺纤维化的 CT 表现尚不清楚,但有证据表明,家族性肺纤维化患者更常表现为非 UIP 型肺纤维化(非周围型和基底型为主)。

遗传和肺纤维化之间的联系

虽然数以百万计的人暴露于已知的导致肺纤维化的因素中,但实际上只有一小部分处于肺纤维化风险的人会发展成这种疾病。

显然,潜在的遗传因素和宿主易感性使某些人比其他人更容易发生肺纤维化。最近的研究表明,在少数患者中,特定位点的基因异常在肺纤维化的发展中起着重要作用;有人估计,多达 20% 的肺纤维化病例可能具有相关的遗传成分。尽管已经发现了许多其他遗传突变与肺纤维化有关(例如表面活性物质蛋白 C,表面活性物质蛋白 A2,端粒酶),在肺纤维化中最常复制且最具标志性意义的基因突变是 rs35705950 单核苷酸多态性(single-nucleotide polymorphism,SNP),它是呼吸道黏蛋白基因(*MUC5B*)的启动子位点。*MUC5B* 突变(显性最小等位基因)的表型为 UIP 型,以外周和基底为主。然而,*MUC5B* 位点突变的患者预后较该基因位点未突变的患者好。

文献中讨论的一个众所周知的肺纤维化的遗传原因是赫曼斯基-普德拉克综合征(图 19.26),它是常染色体隐性遗传病。这种疾病在波多黎各人社区(尤其是受影响的人口达 1/1 800 的西北部地区)具有相对较高的发病率,同时具有典型的研究结果的多样性,因而广为人知。患者表现为眼皮肤白化病,出血倾向,肺纤维化,中性粒细胞减少症和/或肉芽肿性结肠炎。这种情况下的肺纤维化形式是相对非特异性的,其特征是带状分布和放射状外周分布为主的网状影、细支气管扩张、蜂窝影和支气管血管周围增厚。

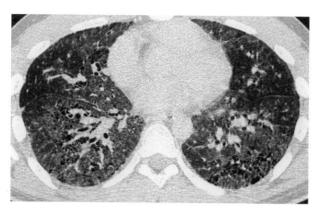

图 19.26　胸部平扫 CT 轴位图像显示, 该患者患有赫曼斯基-普德拉克综合征, 出现轻度磨玻璃影、网状影、牵拉性支气管扩张伴轻度胸膜下蜂窝征（Courtesy Dr. Brett W. Carter, MD Anderson Cancer Center, Houston）

参考书目

Chung JH, Chawla A, Peljto AL, et al. CT scan findings of probable usual interstitial pneumonitis have a high predictive value for histologic usual interstitial pneumonitis. *Chest.* 2015;147:450–459.

Chung JH, Cox CW, Montner SM, et al. CT features of the usual interstitial pneumonia pattern: differentiating connective tissue disease-associated interstitial lung disease from idiopathic pulmonary fibrosis. *AJR Am J Roentgenol.* 2018;210:307–313.

Elliot TL, Lynch DA, Newell JD Jr, et al. High-resolution computed tomography features of nonspecific interstitial pneumonia and usual interstitial pneumonia. *J Comput Assist Tomogr.* 2005;29:339–345.

Lynch DA, Sverzellati N, Travis WD, et al. Diagnostic criteria for idiopathic pulmonary fibrosis: a Fleischner Society White Paper. *Lancet Respir Med.* 2018;6:138–153.

Raghu G, Collard HR, Egan JJ, et al. An official ATS/ERS/JRS/ALAT statement: idiopathic pulmonary fibrosis: evidence-based guidelines for diagnosis and management. *Am J Respir Crit Care Med.* 2011;183:788–824.

Raghu G, Remy-Jardin M, Myers JL, et al. Diagnosis of idiopathic pulmonary fibrosis. An official ATS/ERS/JRS/ALAT clinical practice guideline. *Am J Respir Crit Care Med.* 2018;198:e44–e68.

Richeldi L, Wilson KC, Raghu G. Diagnosing idiopathic pulmonary fibrosis in 2018: bridging recommendations made by experts serving different societies. *Eur Respir J.* 2018;52:pii1801485.

Silva CI, Muller NL, Lynch DA, et al. Chronic hypersensitivity pneumonitis: differentiation from idiopathic pulmonary fibrosis and nonspecific interstitial pneumonia by using thin-section CT. *Radiology.* 2008;246:288–297.

第 20 章

职业性和吸入性肺疾病

Christian W. Cox , Lara A. Walkoff

■ 引言

在许多方面,与职业和环境性肺疾病成像相关的挑战反映了所有放射学的挑战。最佳的影像学检查很大程度上取决于对特定适应证的适当影像学选择以及询问患者病史和临床评估。在胸部 X 线片、CT、MRI 或 PET 之间作选择,对正确的诊断或治疗绝对是有区别的。了解患者的接触史和症状持续时间在诊断中起着至关重要的作用。表 20.1 为常见的职业和环境性肺疾病提供快速参考,在实践中与典型职业或相关环境相匹配。在其他时候,职业性肺疾病可能有一些特征性的表现,可以在其他适应证的研究中偶然发现。确保这些影像诊断能进入患者的病史和总体治疗计划是重要的,但可能是具有挑战性的。许多诊断需要多学科的协调和互动。多学科会议,最好包括呼吸科医生、职业和环境医学医生、放射科医生和病理科医生,提供必要的相互作用,以适当地权衡各临床、实验室、影像学和病理学数据,以及确定疾病监测和管理的最佳疗程。最后,放射科医生在各种影像学表现和疾病并发症方面的知识和经验有助于患者进行适当的检查,诊断和治疗。

表 20.1　职业和环境性肺疾病与常见的相关暴露环境

疾病	相关的职业或环境暴露
石棉相关肺部疾病	造船厂,制造业,采矿,管道剥离,拆除
硅沉着病	铸造,喷砂,硬岩开采,陶瓷建筑,石材切割,研磨
慢性铍病	陶瓷,牙科,航空航天工业,核武器与反应堆,荧光灯泡制造
煤工尘肺	煤矿开采
过敏性肺炎	农业,热水浴缸,禽类暴露,家用水损害,加湿器,机器操作员,油漆精炼商

在其他方面,职业和环境性肺疾病的成像具有一些独特的挑战。一些源于职业性肺疾病成像的悠久历史。尽管通过胸部 X 线检查对职业性肺疾病进行筛查和监控已经提供了大量有关各种暴露史的知识,但是依赖胸部 X 线检查作为诊断的影像学检查,限制了影像识别轻微的但真实存在的疾病的成像灵敏度。放射学的另一个挑战来自发达国家缓解职业性肺疾病的成功。

在发达国家,政府对工作环境的严格监督和公众对环境暴露的认识已减少了一些吸入性肺疾病,但由于世界人口的高度流动和不断移民,所有放射学实践中零星出现意外的职业和环境性肺疾病。最后,工业实践和环境条件的不断发展对放射科医生提出了挑战,原因是职业和环境性肺疾病不断增加,同时又在新环境中重新引入了著名的肺尘埃沉着病。

■ 成像方式

影像学检查在职业和环境性肺疾病的筛查、诊断、监测和管理中起着关键作用。最常用的方式包括胸部 X 线检查(通常用作筛查工具)和胸部 CT。胸部 CT 对于有职业暴露史的有症状患者的诊断、监测和管理至关重要,对于已知的肺尘埃沉着病患者也是如此。CT 是评估职业和环境暴露的受累类型、受累程度和肺部并发症的主要方式。例如,胸部 CT 可用于追踪纤维化的进展并评估潜在的支气管肺癌,因为在肺尘埃沉着病与肺恶性肿瘤之间存在公认的因果关系。在大多数情况下,暴露量越大,患恶性肿瘤的风险越高。据估计,接触大量石棉的工人中有 20%~25% 会患上支气管肺癌。许多受职业和环境性肺疾病影响的人也吸烟。烟草烟雾和石棉暴露共同导致恶性肿瘤的风险增加,这与增加患肺癌的风险具有协同作用。研究表明,与没有接触这两种物质的人相比,接触烟草烟雾和石棉的人患肺癌的风险增加了 92 倍或更多。此外,报告的肺尘埃沉着病并发症的典型潜伏期在 10~40 年,因此定期进行影像学检查可以很常见。

需要放射学检查的患者

尚无针对肺尘埃沉着病的明确筛查指南,并且方案因接触类型和组织而异。总之,任何有呼吸道症状和/或明显接触史的人均可以从成像中受益。国家职业安全与健康研究所(National Institute for Occupational Safety and Health, NIOSH)管理一个免费的自愿医疗检查,必须由他们的雇主提供给煤矿工人,作为煤炭工人健康监测计划的一部分。这种医疗检查的一个基础组成部分是 X 线检查,三年后再行胸部 X 线检查,如果发现异常,则 2 年后行胸部 X 线检查。有毒物质和疾病登记局(Agency for Toxic Substances and Disease Registry, ATSDR)批准了胸部 X 线检查作为石棉相关肺部疾病的一线筛查。如果 X 线片异常或不确定,并且有接触史,建议在第二年再次进行 X 线检查。侧位和/或斜位 X 线片推荐用于检查胸膜改变。ATSDR 不建议将胸部 CT 作为筛查工具。仅在肺功能检查结果异常,而胸部 X 线检查未见异常或结果不确定的情况下才建议使用 CT。ATSDR 还指出,当胸部 X 线检查发现不确定时,CT 可能有助于将胸膜斑与软组织密度区分开来,并将肿瘤与圆形肺不张区分开来。

确定最佳的成像技术和协议

几十年来,胸部 X 线检查一直是美国和世界范围内职业和环境性肺疾病的主要筛查工具。胸部 X 线检查的优点包括低成本,低辐射剂量和实用性。不幸的是,人们已经很清楚地认识到,胸部 X 线片对肺尘埃沉着病的检测是不敏感的,特别是职业性肺疾病的早期变化和磨玻璃密度病变。经证实的石棉沉着病患者中,有 10%~15% 的患者胸部 X 线检查正常。除了不敏感外,胸部 X 线检查显示的异常也不是特异性的。例如,吸烟会导致许多与职业性肺疾病相同的影像学异常表现。

大量研究表明,CT 对与职业和环境性肺疾病相关的肺部异常的检测和分类更为敏感;然而,它也更昂贵并且有更高的辐射剂量。最合适的 CT 成像方案包括俯卧位和仰卧位的图像采集,这有利于鉴别基底纤维化和肺不张。同样,获得呼吸周期的吸气和呼气阶段的图像可以提供气体陷闭和小气道疾病的证据。

全国肺筛查试验(National Lung Screening Trial, NLST)表明,低剂量高分辨率 CT(HRCT)降低了高危人群(吸烟者和既往吸烟者)的肺癌病死率,不过这项研究没有专门调查有职业和环境接触的人群。研究表明,对暴露于石棉的高风险个体进行低剂量

CT 检查是有益的,但在提出正式建议之前还需要进行更多的调查。

　　与国际劳工组织(International Labor Organization,ILO)的 X 线片分类系统类似,已经提出了职业性肺疾病 HRCT 筛查分级系统。一个 CT 分类系统将提供一个标准化的方法,以系统、半定量和可重复的方式评估职业和环境性肺疾病的 CT 图像。在使用这种系统的一项研究中,信度(按读者协议衡量)被认为是令人满意的。尽管已经讨论了这种类型的分类系统,但是尚未对其进行大规模验证,并且目前尚未广泛使用。

　　新的图像重建技术还允许超低剂量 CT 扫描,在检测石棉相关疾病方面具有与标准辐射剂量 CT 扫描相当的灵敏度。这些超低剂量的 CT 扫描中,有些辐射剂量相当于双视角胸部 X 线片。超低剂量 CT 在肺尘埃沉着病筛查中具有潜在的作用,但尚未得到验证。除石棉相关疾病外,检测其他肺尘埃沉着病的灵敏度仍然未知。例如,图 20.1 显示一例未被发现的轻微石棉相关胸膜疾病,经低剂量肺癌筛查 CT 扫描确诊。

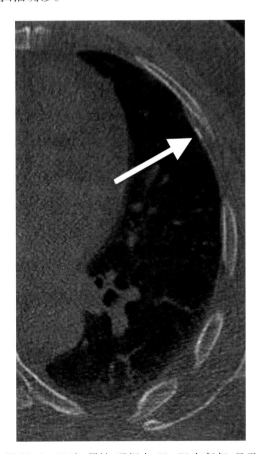

图 20.1　72 岁,男性,吸烟史,50~70 包每年,且无明显石棉暴露史。经低剂量肺癌筛查 CT 扫描,显示双侧胸膜出现部分钙化的石棉相关胸膜斑(箭)

国际劳工组织 X 线片分类

　　ILO 的 X 线片分类系统是 60 年前设计的,是以简单、可复制的方式完成统计、研究和流行病学调查的目的,将肺尘埃沉着病的 X 线片异常进行编纂。它仅根据后前位胸部 X 线片表现对异常进行分类。分级是基于与一组标准 X 线片的比较。评分标准包括技术质量、实质异常、胸膜异常和其他异常。实质异常包括密度增高的类型,数量(小圆形或不规则的密度增高的数目,可进一步细分)和范围。解释者在决定分类时不考虑任何附加信息(例如暴露史)。在 2011 年 ILO 发布了一个数字 X 射线摄影分类系统,可将标准与当前在数字工作站上进行的检查并排比较。数字 X 线片不仅对异常的分类更准确,而且与传统 X 线片相比,它们还具有减少辐射剂量的好处。

　　不幸的是,ILO 的分类有局限性,包括缺乏特异性。分类异常并不一定表示肺部疾病或肺尘埃沉着病的存在,大约 5% 的"异常"分类患者没有任何职业暴露。

A 和 B 读者

　　ILO 使用国际劳工组织分类系统为医生开展课程和举办考试。与未经培训的医生相比,受过培训的读者证明了观察者之间的分类差异性较小。它规定,A 读者为已完成 ILO 课程的医生,B 读者为已通过相应考试的医生。B 读者必须每 4 年重新获得认证,以保持 B 读者身份。

职业和环境性肺疾病的影像学表现

PET/CT 的作用

　　PET/CT 的作用颇有争议。多项研究表明,PET/CT 有助于鉴别良恶性影像学特征。例如,不典型的圆形肺不张和胸膜斑,在 CT 上可能对恶性肿瘤不确定,但在 PET/CT 上通常不摄取氟代脱氧葡萄糖(FDG),而恶性肿瘤则以高摄取 FDG 为特征。此外,也有案例报道 PET/CT 在鉴别进行性大块纤维化和肺恶性肿瘤中的作用。然而,也有相反的报道,PET/CT 显示高摄取 FDG 的是肺尘埃沉着病患者,而非恶性肿瘤患者(图 20.2)。人们正在阐明 PET/CT 在肺内恶性肿瘤与职业和环境性肺疾病鉴别中的潜在作用。已知恶性肿瘤患者和疑似复发性间皮瘤患者中,PET/CT 在检测淋巴结转移和胸外转移方面起着重要作用,并且已被证明比增强 CT 更具有特异性。

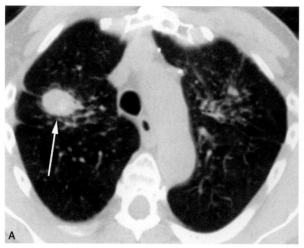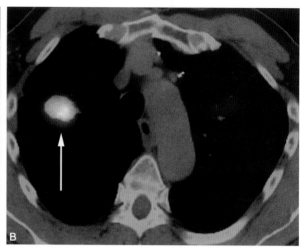

图 20.2　一位有硬石开采史的 75 岁男性,进行性大块纤维化。(A)在 CT 上表现为右肺上叶团块(箭),在矽肺结节背景上有微小的中央钙化。(B)随后融合的 PET/CT 图像显示肿块(箭)内相关的 FDG 摄取增加(标准摄取值 = 7.3),FDG 摄取保持稳定 3 年,与进行性大块纤维化一致。尽管摄取 FDG 是一个令人关注的特征,但良性病变也可能具有代谢活性

MRI 的作用

目前,MRI 在用于职业和环境性肺疾病的成像方法中没有既定的作用。一些研究表明,在石棉相关胸膜疾病的背景下,MRI 在检测恶性肿瘤方面与 CT 相同或更敏感。MRI 的好处是没有电离辐射,需要连续随访 CT 检查的个人可能会关注这一特点,但它的成本更高,更耗时且通常不易获得。

■ 成像方法

放射科医生的作用

放射科医生在诊断、监测和管理可疑的职业和环境性肺疾病的个体中发挥着重要作用。影像学是多学科诊断和治疗的一个组成部分。除影像学检查外,通常还包括详细的医学检查、接触史与职业史(包括吸烟史)、体格检查和肺功能检查。在最初没有怀疑职业和环境性肺疾病的情况下,放射科医生也有机会添加价值,并且可以在鉴别诊断中指出这一原因。随着 HRCT 越来越多的使用和对肺部疾病模式的不断深入了解,这种情况变得越来越普遍。

职业和环境性肺疾病的考虑

许多职业和环境性肺疾病可表现出与其他病变重叠的影像特征,因此,无论有无接触史,都必须予以考虑。肺尘埃沉着病可以与过敏性肺炎(HP)、机化性肺炎、普通型间质性肺炎(UIP)、非特异性间质性肺炎(NSIP)和结节病具有相同的影像学特征。例如,许多肺结节病可能与慢性铍病(chronic beryllium disease,CBD)相似。最初被诊断为结节病的一系列患者中,超过三分之一的患者在复查中显示出 CBD。因此,当建议结节病时,CBD 至少应被视为一种可能的诊断。

■ 石棉相关疾病

依据临床暴露史

在影像学检查时,通常很少提供石棉暴露史,大多数石棉相关胸膜疾病是在胸部 X 线检查或 CT 扫描中偶然发现的。

胸膜斑是与石棉暴露有关的最常见的影像学表现。特征性表现为双侧钙化的胸膜斑,主要沿上叶前外侧、下叶的后侧和膈面及纵隔分布。通常,石棉相关的胸膜斑覆盖肋骨,并累及壁胸膜;然而,脏胸膜增厚确实会发生,并与圆形肺不张或邻近的肺实质异常有关。

在后前位胸部 X 线片上观察时,胸膜斑的起伏轮廓与冬青叶相似(图 20.3)。10% ~ 15% 的胸部 X 线片上可以发现斑块内的钙化,随着胸膜疾病慢性化程度的增加,这一现象更为常见。沿着膈肌,胸膜斑类似于平台的外观,可能有助于区分胸膜斑和膈肌膨出。

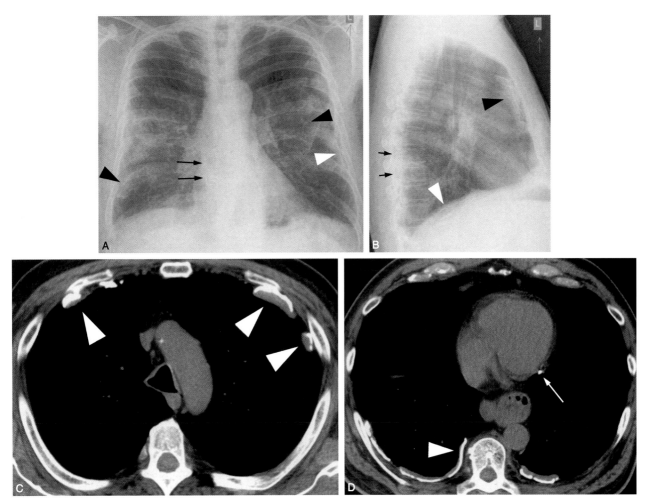

图 20.3　一名 74 岁男子，石棉相关胸膜疾病。(A)正位胸部 X 线片显示广泛的胸膜斑。起伏的边界(黑色箭头)产生了经典的冬青叶外观。胸膜斑在轮廓上沿着外侧肺(白色箭头)和纵隔(黑色箭)分布。(B)侧位胸部 X 线片可更好地显示沿上叶前外侧(黑色箭头)和后下叶(黑色箭)的钙化斑的特征外观。在轮廓上,沿膈面也可见钙化斑(白色箭头)。(C,D)同一患者纵隔窗胸部 CT 扫描显示前部肋骨下胸膜斑(C)以及沿着肺后部(白色箭头)和纵隔的胸膜斑(白色箭)(D)

在其他时候,石棉相关胸膜疾病是轻微的,并且在影像学表现上可能与其他胸部异常重叠。例如,如果没有其他胸膜疾病的证据,前部的胸膜斑可类似肺结节,可能会引起不必要的更多关注。或者,正常的胸膜外脂肪有可能在胸部 X 线片上被误认为是胸膜斑。

与石棉相关胸膜疾病一样,胸部 CT 上的石棉沉着病通常是在没有报告石棉暴露的情况下发现的。石棉沉着病是继发于石棉纤维吸入的纤维性间质性肺炎的进展阶段。几乎所有发生石棉沉着病的患者在 HRCT 上均伴有胸膜疾病。石棉沉着病的严重程度与石棉暴露剂量直接相关。像许多职业性肺疾病一样,诊断通常基于多种发现,包括影像学表现、肺功能检查、体格检查和接触史。

与石棉沉着病相关的胸部 X 线片表现包括细小、不规则的线性或网状影,基底部好发。随着纤维化的进展,可能会注意到心脏、纵隔和膈肌的不规则、毛糙蓬乱的轮廓。胸部 X 线检查对石棉沉着病的检测不敏感,尤其是早期,据估计,在 HRCT 上有石棉沉着病证据的患者中,有 60% ~ 80% 的患者胸部 X 线片正常。

石棉沉着病在 HRCT 上表现为纤维化型间质性肺炎,表现并没有特异性,然而,当出现胸膜斑时,强烈提示石棉沉着病(图 20.4)。纤维化易发生在下叶外侧。其他特征性表现包括胸膜下斑点状阴影,胸膜下曲线,小叶间隔增厚,牵拉性支气管扩张,实质带和蜂窝状改变。胸膜下曲线是石棉沉着病最早的表现之一。蜂窝征是晚期疾病的特征,尽管在大多数情况下并不存在。

因此,即使在没有已知的石棉暴露的情况下,也需要仔细检查每例纤维化型间质性肺炎的病例,以寻找石棉相关胸膜疾病的证据,以指导针对石棉沉着病的临床研究。这些胸膜斑可能是非常微小的,只有局灶性增厚或沿双侧胸膜的少量钙化,可能需

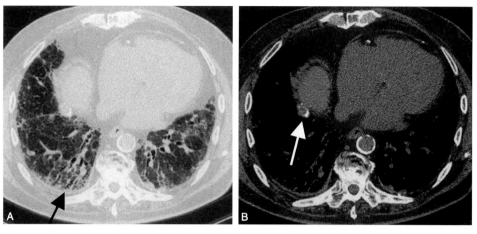

图 20.4 胸部 CT 显示石棉沉着病。(A)肺窗显示基底部周围为主的网状高密度影,右肺下叶周围牵拉性支气管扩张(黑色箭)。(B)纵隔窗显示在同一层面沿右膈面的钙化的胸膜斑(白色箭)

要手动调整 CT 的窗宽窗位以实现最佳可视化(图 20.5)。认识到石棉暴露的 CT 表现可以避免在不确定的情况下进行肺活检。相反,单侧胸膜钙化需要进行鉴别诊断,并不一定表明在肺纤维化的情况下存在石棉沉着病。

石棉相关胸膜和肺部疾病的潜伏期长度

2004 年,美国胸科学会的"石棉相关非恶性疾病的诊断和初步处理"正式声明指出,与石棉有关的胸膜斑"在暴露史 20 年内罕见"。此外,该声明还指

出,"石棉相关胸膜疾病出现慢性严重胸痛是罕见的"。在蒙大拿州利比开采蛭石时,有关石棉接触的最新文献已经重新定义了石棉相关胸膜疾病的预期行为。在 2010 年,Larson 等发表了一项回顾性研究,该研究对在蒙大拿州利比开采独特的石棉状角闪石混合物工人的影像学变化进行了研究。随着时间的推移,工人的放射学图像显示出现局限性胸膜斑的潜伏期较短,平均为 8.6 年。因此,对一些 30岁左右的个体进行的成像显示出胸膜疾病。同样,Black 等描述了五个例子,以说明暴露于利比角闪石

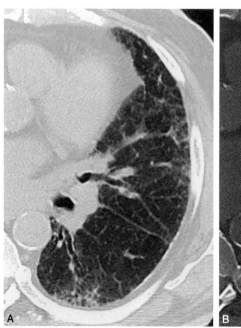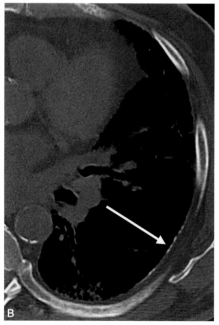

图 20.5 纤维化型间质性肺炎伴有可能的普通型间质性肺炎模式。(A)胸部高分辨率 CT 肺窗图像显示,左肺下叶后部斑片状、周围分布、粗糙的网状阴影。(B)调整窗宽窗位观察钙化(接近骨窗),双侧胸膜钙化(箭)的薄带变得更加明显,并证实石棉沉着病是肺纤维化的原因

的胸膜疾病出现更早和更具侵袭性的表现。在侵袭性胸膜疾病和严重胸痛的情况下,每个患者都经历了肺功能的迅速恶化。

石棉暴露时的胸腔积液不如胸膜斑常见,但通常是最早的 X 线表现之一,在暴露后 10 年内出现。此外,石棉沉着病一般在接触后 10～20 年出现,间皮瘤的潜伏期可能超过 40 年。

■ 硅沉着病和煤工尘肺

硅沉着病和煤工尘肺的分类

通常,硅沉着病和煤工尘肺(coal worker's pneumoconiosis,CWP)分为简单型和复杂型,其区别在于是否存在肺纤维化。简单型硅沉着病和 CWP 的胸部 X 线片和 CT 上产生相似的上叶为主的结节(图 20.6)。胸部 CT 可以更好地显示上叶结节早期小叶中心分布,随着疾病的进展,淋巴管周围分布可能会更明显。这些 CWP 患者往往会出现纵隔和肺门淋巴结肿大,可能有钙化,也可能没有钙化。胸内淋巴结的蛋壳样钙化(图 20.7)是特征性的,但不是病理性的,并且可以看到淋巴结钙化的替代模式。

随着病情的加重,患者发展为复杂型硅沉着病或 CWP,伴有肺纤维化。通常,上叶结节开始合并,直到形成团块,被称为进行性大块纤维化,如图 20.8 所示。从影像学上看,上叶体积缩小导致肺门向上回缩,侧位胸部 X 线片上常表现为特征性的上叶后部肿块样阴影。胸部 CT 扫描也显示上叶大块状的纤维化,通常具有特征性的后上叶的旋涡状外观。当接触粉尘不到 10 年出现简单或复杂型硅沉着病的症状和体征时,即称为疾病加速。

最后,大量粉尘接触可能会导致急性硅沉着病或硅蛋白沉积症。在这种情况下,暴露后不到 4 年就诊的患者,在影像学上显示小叶中心结节、磨玻璃影、实变和/或铺路石征。急性硅沉着病几乎总是导致暴发性疾病,迅速恶化,呼吸衰竭,甚至有可能导致死亡。

工作环境空气质量管理对硅沉着病和煤工尘肺的影响

几个特定的工作群体已经证明了肺尘埃沉着病的重大风险,尽管在粉尘暴露的环境中有众所周知的疾病风险。由于某些国家立法对工作场所接触进行更广泛的管制,危险的工业惯例可能会"出口"到监管较少的国家。在土耳其,工人暴露于高水平的二氧化硅粉尘与牛仔喷砂中,很少或根本没有明显的呼吸保护。大量的粉尘负荷往往导致加速或急性硅沉着病。许多牛仔喷砂工人在 20 多岁时就患上了终末期肺病,最早在 18 岁时就有死于呼吸衰竭的报道。在一项为期 4 年的喷砂工人的随访研究中,近 96% 复查 X 线片的喷砂工人显示出硅沉着病的证据。

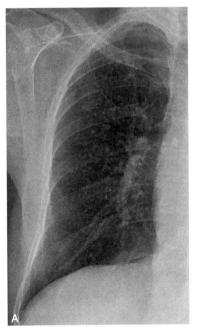
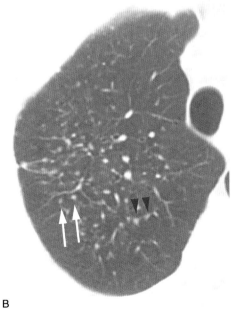

图 20.6　一名 71 岁矿工的简单型硅沉着病。(A)胸部 X 线片上呈多发结节,以上叶为主。(B)肺窗 CT 扫描显示上叶多发结节,主要是小叶中心分布(白色箭),但确实有一些结节分布在小叶间隔上(红色箭头)

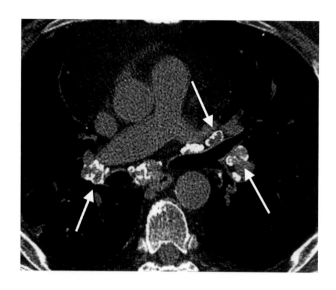

图 20.7 硅沉着病胸部 CT 上双侧肺门淋巴结的蛋壳样钙化（箭）和纵隔淋巴结钙化。该 Caplan 综合征患者患有类风湿关节炎

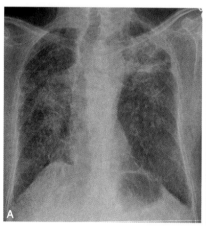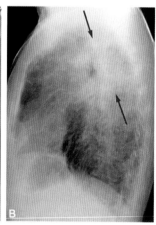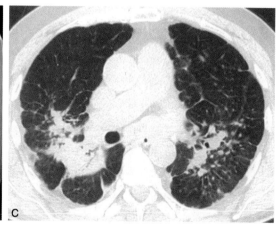

图 20.8 硅沉着病引起的进行性大块纤维化。69 岁矿工，正位（A）和侧位（B）胸部 X 线片显示后上叶有团块状纤维化（箭）。注意，由于上叶体积缩小，正位片上肺门向上回缩。（C）同一患者胸部 CT 肺窗显示后上叶进行性大块纤维化，肺结构扭曲

即使是发达国家也报告了新的硅沉着病风险群体。在私人住宅安装石英石砾岩台面的西班牙工人经历了与石英切割有关的硅沉着病的暴发，因为没有足够的呼吸预防措施，许多受影响的工人出现了症状，需要 CT 明确硅沉着病的特征。在美国，在私人住宅的瓷砖切割中也描述了类似的情况。在美国，继煤工尘肺（CWP）病例之后的研究发现，尽管有规定将粉尘水平限制在特定标准以下，最近肺尘埃沉着病也相对增加，包括进行性大块纤维化病例的增加。

■ 慢性铍病

慢性铍病与其他肺尘埃沉着病的鉴别

像硅沉着病和 CWP，慢性铍病（CBD）产生于可吸入粉尘暴露的环境，但与其他肺尘埃沉着病不同，

CBD 取决于个体的易感性，而不是粉尘暴露的数量。核电站的文员可能会患 CBD，而直接接触含铍合金的工人可能不会患病。因此，与铍接触有关的行业中的任何有症状的工人（表 20.1）都应进行潜在 CBD 的筛选。疾病的免疫成分为 CBD 提供了一种有用的诊断试验，如果铍淋巴细胞增殖试验的检测结果呈阳性，加上适当的暴露史和医学影像学检查结果，CBD 的诊断是可以明确的。

CBD 的胸部影像学表现和病理表现通常与结节病相同，如上所述，当获得完整的暴露史和铍淋巴细胞增殖试验时，大量被诊断为结节病的个体可能被重新归类为 CBD。CBD 的影像学表现包括上叶结节，沿淋巴管分布，可融合成团块状。此外，对称的肺门和纵隔淋巴结肿大可能伴或不伴钙化（图 20.9）。在少数情况下，CBD 的影像学表现可能与过敏性肺炎相似，表现为多发磨玻璃密度改变。

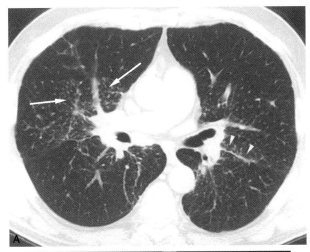

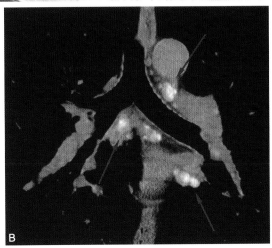

图 20.9　一名 68 岁核电站工人,慢性铍病。(A)轴位胸部 CT 肺窗显示特征性的淋巴管周围分布的结节,沿支气管血管束(白色箭)和左侧叶间裂(白色箭头)分布。(B)在冠状位软组织窗重建时,可以看到纵隔和肺门旁典型的无定形的钙化淋巴结(红色箭)

■ 过敏性肺炎

如果没有明确暴露史,需要排除过敏性肺炎

　　不幸的是,高达 50% 的过敏性肺炎患者没有明确的病因。如表 20.1,许多潜在的职业和环境暴露都可能导致过敏性肺炎,但最常见的暴露可能与鸟类抗原、分枝杆菌、真菌或霉菌的接触有关。一些不太常见的暴露包括接触异氰酸酯涂料或塑料等化学品,动物(例如啮齿动物)和植物(例如大豆或咖啡类)。

　　虽然饲养鸽子史确实有助于在影像学诊断中缩小鉴别诊断范围,但是影像学特征起着同样重要的作用。过敏性肺炎是肺炎和富于细胞性细支气管炎的组合,其 CT 表现为小叶中心结节、磨玻璃影、马赛克灌注和气体陷闭。通常,这些发现可能部分或全部存在。例如,正常肺区域之间的混合磨玻璃影和马赛克灌注构成所谓的"猪头奶酪征"这是过敏性肺炎的特征,但不是病理特征。有时,受影响的患者可能会出现更急性的情况,在 X 线片或 CT 扫描中可能会出现类似于非心源性肺水肿的斑片状实变和磨玻璃影。肺纤维化是过敏性肺炎的慢性特征。研究表明,慢性过敏性肺炎是以中肺和上肺为主的肺纤维化,而普通型间质性肺炎纤维化的模式是以基底部为主的(图 20.10)。在这些情况下,马赛克灌注和气体陷闭可能是过敏性肺炎的重要鉴别特征。按照美国胸科学会、欧洲呼吸学会、日本呼吸学会和拉丁美洲胸科学会的标准,在三个或多个肺叶中的气体陷闭不支持普通型间质性肺炎模式,这一表现与

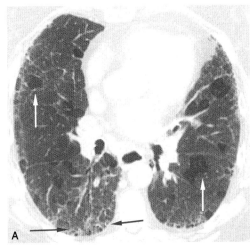

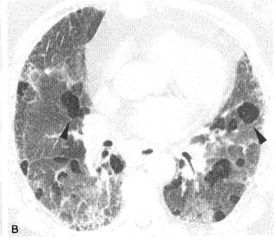

图 20.10　68 岁过敏性肺炎女性患者,家中饲养多只鸟,表现为下叶为主的纤维化(红色箭)。(A)吸气图像注意特征性小叶的马赛克灌注(白色箭)。(B)呼气图像中注意气体陷闭(红色箭头)

过敏性肺炎的存在显著相关。这强调完整的CT评估纤维化型间质性肺炎,包括吸气相和呼气相。过敏性肺炎的其他CT表现包括肺气肿和散在的囊肿。

　　过敏性肺炎诊断中最大的挑战在于临床、影像学和病理之间的不一致,或者在任何试验中都没有特征性发现。特发性肺纤维化和结节病是这种情况下常见的鉴别诊断,而多学科讨论对于确定正在进行的患者检查和护理以及避免与患者的矛盾和混乱的沟通至关重要。

■ 不常见的职业暴露

职业和环境性肺疾病影像模式的相似性

　　许多职业和环境性肺疾病的影像模式与已经描

述的相似。例如,锡(氧化锡),滑石肺(吸入)和肺铁末沉着病(铁;图20.11)均与硅沉着病和CWP的影像学表现相似,显示上叶为主的结节。其他新确认的暴露史,例如加湿器洗涤剂肺和挖井肺,实际上是过敏性肺炎的形式。

　　其他新的或较不常见的职业和环境性肺疾病可以显示所有可能的影像学表现。喷雾剂所致的Ardystil综合征可引起机化性肺炎,CT表现为实变。在爆米花中加入人工调味剂,调味工人的肺部继发闭塞性细支气管炎,伴发马赛克灌注和气体陷闭。某些暴露物,例如铟锡氧化物,硬金属和棉束,CT图像可能更复杂,更不明确,包括磨玻璃影,边界不清的结节和纤维化。因此,对于任何没有明确原因的异常胸部影像,应将职业和环境性肺疾病包括在鉴别诊断中。

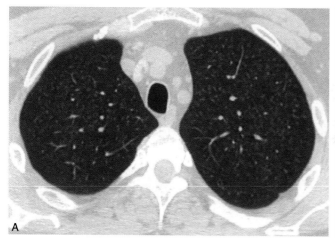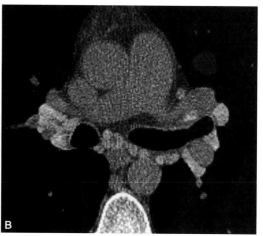

图20.11　一名焊工,肺铁末沉着病。(A)弥漫性小叶中心结节,边界不清。(B)纵隔和双肺门旁多发高密度肿大淋巴结,继发于铁的沉积

■ 误区

提示合并恶性肿瘤的影像学表现

　　几种职业性肺疾病会增加患者患肺癌的风险,石棉沉着病居首位,因此对职业性肺疾病进行胸部影像学的解释应考虑到恶性肿瘤的可能。最有可能发现支气管肺癌,这是新的肺结节或肿块,其外观或行为随时间变化与周围的肺部疾病不一致(图20.12)。出现空洞提示可能合并恶性肿瘤或感染。其他令人关注的表现包括胸腔积液的发展,胸壁浸润或淋巴结不对称肿大。

　　由于职业性肺疾病常常会出现结节、纤维化和淋巴结肿大的复杂影像学表现,因此,识别早期恶性

肿瘤也许确实是一个挑战。职业性肺疾病的不对称性可能类似恶性肿瘤。如前所述,在特殊情况下,如计划活检和非典型圆形肺不张,PET/CT确实有一些优势。通常,密切的CT监测和/或重复活检提供了唯一明确的证据,以区分恶性肿瘤和非恶性肿瘤。

　　在以前接触石棉的情况下,识别和诊断间皮瘤也很困难,特别是接触石棉后20年内可出现良性胸腔积液。任何有新发胸腔积液和石棉接触史/证据的患者,均应排除间皮瘤,尤其是当暴露史10年以上时(图20.13)。间皮瘤的其他影像学表现包括环形胸膜增厚,局灶性胸膜结节比胸膜斑厚,直接侵犯邻近结构如胸壁或纵隔,新的淋巴结肿大和远处的疾病。

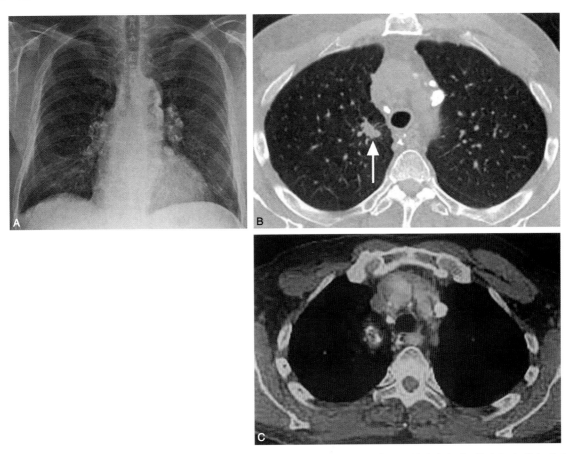

图 20.12 硅沉着病合并肺癌。(A)胸部 X 线片显示典型的纵隔及双肺门旁淋巴结肿大钙化,伴有细小的上叶为主的结节。(B)胸部 CT 随访显示右肺上叶内侧局灶性结节(箭),在 PET/CT 上具有代谢活性(C)

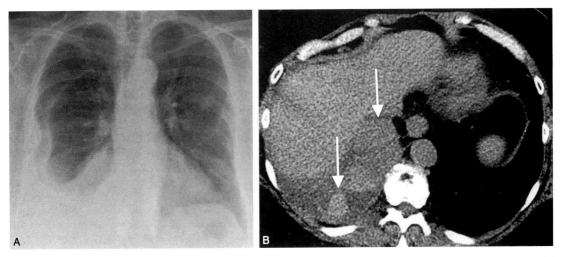

图 20.13 石棉相关胸膜间皮瘤并发的胸腔积液。(A)胸片上可见明显的右侧胸腔积液,表现为沿着下肺外侧和内侧的凸起,提示有分房或肿块。(B)纵隔窗胸部 CT 平扫显示胸膜肿块(箭头)伴积液,符合间皮瘤诊断

吸烟对职业和环境性肺疾病的影响

吸烟是一种常见的吸入性暴露,可能会使职业和环境性肺疾病的诊断复杂化。吸烟史应作为每次接触史的一部分,因为吸烟可能导致患者呼吸道症状和临床测试异常。在影像学检查中,呼吸性细支气管炎产生边界不清的小叶中心的磨玻璃密度结节,或斑片状磨玻璃影,以上叶为主,这正好与早期肺尘埃沉着病和过敏性肺炎的 CT 表现重叠。此外,如果患者吸烟,可在硅沉着病、石棉沉着病和过敏性肺炎中发现肺气肿,因此,如果存在肺气肿,没有吸烟史可能有助于诊断职业性肺疾病。

众所周知,吸烟实际上会抑制过敏性肺炎,但不能排除过敏性肺炎的诊断。当过敏性肺炎在吸烟环境中确实发展时,吸烟并不会抑制疾病的严重性,甚至可能会增加严重性。

最后,在许多职业性肺疾病的背景下,吸烟进一步增加了肺癌的风险。如前所述,吸烟与接触石棉具有协同作用,使支气管肺癌的风险增加了50~100倍。目前,在美国,胸部CT进行肺癌筛查仅适用于有30包每年吸烟史的55岁以上人群,而无须考虑其他潜在的职业或环境暴露。也许未来对肺癌筛查的改进将包括石棉暴露等风险。

胸部CT正常不排除职业和环境性肺疾病

已知几种常见的职业和环境性肺疾病可能具有正常的胸部CT表现。职业性哮喘被定义为哮喘症状与工作暴露的环境有关,或哮喘的发展与暴露于已知的引起哮喘的某些物质的环境有关。哮喘可能会在胸部CT上表现为大气道和小气道的变化,例如支气管壁增厚,支气管扩张或气体陷闭,但也可能具有正常的胸部CT表现。过敏性肺炎在胸部CT上也可表现为正常。在一项针对娱乐中心员工的研究中,Lynch等报道,只有不到50%活检证实的过敏性肺炎病例显示了过敏性肺炎的CT影像学表现。此外,常规的吸气胸部CT被认为是正常的,但不能排除在呼气CT成像中发现气体陷闭的可能性,这可能是闭塞性细支气管炎或过敏性肺炎的唯一表现。

最后,尽管胸部CT扫描正常或接近正常,但与调度相关的肺部疾病(最近派往中东的美国武装部队)在活检中显示出阳性的病理结果。King等发现调度后有症状的士兵中只有25%的人在胸部CT上发现小气道疾病的异常表现,并经活检证实为限制性细支气管炎。后续的研究和经验支持了调度后患者的症状、活检结果和包括胸部CT在内的医学检查之间的不一致。

■ 总结

无论是选择正确的研究方法,识别特征性的影像学模式,还是管理并发症,放射学在诊断和治疗患有职业和环境性肺疾病的患者中都起着关键作用。胸部X线检查主要用于对有症状的患者的筛查和初步评估,HRCT吸气和呼气图像是建立诊断,确定严重程度,排除并发症,并随着时间的推移持续监测。出现下列情况时,会出现一些重大挑战:①影像学表现不典型,或与临床/病理表现不一致;②合并疾病,如恶性肿瘤或感染,在表现上与基础的弥漫性肺疾病相重叠;③其他疾病过程使临床情况复杂化,如吸烟相关的肺疾病。考虑到这些挑战,需要在放射科医生的积极参与下,对职业和环境性肺疾病采取多学科方法。

参考书目

Agency for Toxic Substances and Disease Registry. Clinical screening guidelines for asbestos-related lung disease. http://www.atsdr.cdc.gov/asbestos/site-kit/docs/clinscrguide_32205_lo.pdf. Accessed June 1, 2015.

Akgun M, Araz O, Ucar EY, et al. Silicosis appears inevitable among former denim sandblasters: a four-year follow up study. *Chest.* 2015;148(3):647–654.

Black B, Szeinuk J, Whitehouse AC, et al. Rapid progression of pleural disease due to exposure to Libby amphibole: "Not your grandfather's asbestos related disease". *Am J Ind Med.* 2014;57(11):1197–1206.

Cox C, Lynch D. Medical imaging in occupational and environmental lung disease. *Curr Opin Pulm Med.* 2015;21:163–170.

Cox C, Rose C, Lynch D. State of the art: imaging of occupational lung disease. *Radiology.* 2014;270(3):281–296.

Das M, Mühlenbruch G, Mahnken AH, et al. Asbestos Surveillance Program Aachen (ASPA): initial results from baseline screening for lung cancer in asbestos-exposed high-risk individuals using low-dose multidetector-row CT. *Eur Radiol.* 2007;17(5):1193–1199.

Gottschall EB. Occupational and environmental thoracic malignancies. *J Thorac Imaging.* 2002;17:189–197.

Hirschmann JV, Pipavath SN, Godwin JD. Hypersensitivity pneumonitis: a historical, clinical and radiologic review. *Radiographics.* 2009;29:1921–1938.

Kim K, Kim C, Lee M, et al. Imaging of occupational lung disease. *Radiographics.* 2001;21:1371–1391.

King MS, Eisenberg R, Newman JH, et al. Constrictive bronchiolitis in soldiers returning from Iraq and Afghanistan. *N Engl J Med.* 2011;365(3):222–230.

Larson TC, Meyer CA, Kapil V, et al. Workers with Libby amphibole exposure: retrospective identification and progression of radiographic changes. *Radiology.* 2010;255(3):924–933.

Lynch DA, Rose CS, Way D, King TE. Hypersensitivity pneumonitis: sensitivity of high-resolution CT in a population-based study. *AJR Am J Roentgenol.* 1992;159:469–472.

Matar LD, McAdams HP, Sporn TA. Pictorial essay: hypersensitivity pneumonitis. *AJR Am J Roentgenol.* 2000;174:1061–1066.

Müller-Quernheim J, Gaede KI, Fireman E, Zissel G. Diagnoses of chronic beryllium disease within cohorts of sarcoidosis patients. *Eur Respir J.* 2006;27(6):1190–1195.

Perez-Alonso A, Cordoba-Dona JA, Millares-Lorenzo JL, et al. Outbreak of silicosis in Spanish quartz conglomerate workers. *Int J Occup Environ Health.* 2014;20(1):26–32.

Podobnik J, Kocijancic I, Kovac V. 3T MRI in evaluation of asbestos-related thoracic diseases—preliminary results. *Radiol Oncol.* 2010;44(2):92–96.

Reichert M, Bensadoun ES. PET imaging in patients with coal workers' pneumoconiosis and suspected malignancy. *J Thorac Oncol.* 2009;4:649–651.

Romero S, Hernandez L, Gil J, et al. Organizing pneumonia in textile printing workers: a clinical description. *Eur Respir J.* 1998;11:265–271.

Sirajuddin A, Kanne JP. Occupational lung disease. *J Thorac Imaging.* 2009;24:310–320.

van Zandwijk N, Clarke C, Henderson D, et al. Guidelines for the diagnosis and treatment of malignant pleural mesothelioma. *J Thorac Dis.* 2013;5:E254–E307.

Webb W, Higgins B. *Pulmonary and Cardiovascular Radiology.* 2nd ed. New York: Lippincott Williams and Wilkins; 2011:504–517.

第 21 章

过敏性肺炎

Sudhakar Pipavath，Jay Champlin

■ 引言

过敏性肺炎是一种易感人群吸入抗原性有机粉尘而发生的免疫介导的肺疾病。严格来说,过敏性物质必须足够小,能够在终末细支气管内沉积并穿透肺泡,在此引起免疫反应。绝大多数(约95%)的过敏性肺炎患者不吸烟。这可能是因为相较于不吸烟者,吸烟者的尼古丁损害了 T 细胞的功能或降低了吸入性抗原暴露后抗体的产生。

过敏性肺炎的原因

大量的抗原物质被认为是过敏性肺炎的致病因子。研究描述最多的两种过敏性肺炎类型是农民肺和养鸟人病(养鸽者肺)。农民肺是吸入嗜热放线菌引起的,包括直肠酵母菌(以前的干草小多孢菌)、热放线菌属,这些细菌在发霉的干草和谷物中生长。典型的养鸟人病(养鸽者肺)是在接触鸟后发病,由羽毛和排泄物中的鸟类蛋白引起的。但是,也有使用羽绒枕头和给鸽子饲养员洗衣服后发病的。过敏性肺炎也被认为是在空气和水系统暴露之后引起的(表21.1),并且和各种职业和生活暴露有关(表21.2)。

临床表现

过敏性肺炎的临床表现多样并依赖于抗原接触

的频率、时间长短、程度和患者个人的免疫反应。过敏性肺炎分为急性、亚急性和慢性。虽然这一分类系统已经受到质疑,但本章还是依照惯例使用这一分类。

急性过敏性肺炎通常在吸入大量抗原物质4~6h 后发病,被认为是Ⅲ型超敏反应(免疫复合物沉积)介导的。过敏性肺炎的临床表现为严重的呼吸困难和类似于病毒或细菌感染的全身性或流感症状(例如发热、寒战、全身不适、肌肉疼痛、干性或轻度湿性咳嗽、胸闷)。急性过敏性肺炎常在停止抗原物质接触后几小时或几天后缓解,但是再次接触抗原后可能复发。

亚急性和慢性过敏性肺炎症状隐匿,在慢性或间断性的低水平抗原物质接触后发病,被认为是Ⅳ型超敏反应介导(细胞介导)。患者的临床表现为

表 21.1　暴露于空气和水系统后的过敏性肺炎

暴露	病原体
加湿器	产酸克雷伯菌,嗜热放线菌
空调	嗜热放线菌
热水浴缸(室内)	鸟分枝杆菌复合群[a],芽孢状枝孢霉
室内游泳池	假单胞菌和其他革兰氏阴性杆菌

[a] 接触鸟分枝杆菌复合群的临床表现是否代表过敏性肺炎的一种亚型或一种不同但相关的疾病,尚存在争论。

表21.2　职业和生活暴露相关性过敏性肺炎

职业或生活暴露	病原体[a]
枫树皮	树皮酵母菌
蘑菇工人	嗜热放线菌,真菌孢子
玉米和麦芽工人	曲霉菌
温室工人和接触奶酪、风干香肠、软木塞、泥炭藓的工人	青霉菌
汽车工业,油漆、零件制造和机器操作员	甲苯二异氰酸酯,金属加工液(鸟分枝杆菌复合群[b],假单胞菌,其他革兰氏阴性杆菌)
泡沫件生产	1,3-二(异氰酸酯甲基)环己烷预聚物
木屑板	二苯甲烷二异氰酸酯
面点师	烟曲霉和粗脚粉螨
粉刷工	埃斯帕托灰尘
萨克斯管演奏者	念珠菌,葡萄孢菌单格孢属,茎点霉属
休闲绘画	异氰酸酯

[a] 低分子量化学物可与宿主蛋白结合产生半抗原,随之引起过敏性肺炎。
[b] 接触鸟分枝杆菌复合群的临床表现是否代表过敏性肺炎的一种亚型或一种不同但相关的疾病,尚存在争论。

进行性呼吸困难、慢性咳嗽、疲劳、食欲减退和体重减轻,可能会与恶性病变混淆。亚急性过敏性肺炎通常在长期患病后缓解。但是,慢性过敏性肺炎往往会造成不可逆的肺损伤。在任何时候,病变都会急性加重,即使没有进一步的抗原接触。

提示诊断的临床特征

目前没有过敏性肺炎诊断标准的共识,通常是在重视病史、体格检查、实验室结果、影像学结果和/或支气管肺泡灌洗(bronchoalveolar lavage,BAL)的多学科合作之后做出诊断。虽然过敏性肺炎可以根据影像学特征做出准确的诊断,但是有时候也需要激发抗原的接触,BAL结果和/或血清沉淀抗体(沉淀素)的发现,经支气管的组织病理检查,开放或视频辅助的肺活检标本。

抗原接触史的确认是过敏性肺炎诊断流程的重要一环,发现常见的职业或生活性接触是必要的。一个重要的辅助手段是循环免疫复合物和沉淀素的血清学检查。尽管有这些方法,但真正的抗原可能从未被发现。

BAL能对过敏性肺炎的诊断提供重要的支持。

正常的BAL包括淋巴细胞<10%。过敏性肺炎的BAL显示淋巴细胞增多(吸烟者≥20%,不吸烟者和既往吸烟者≥30%),经常>50%。典型过敏性肺炎BAL的$CD4^+/CD8^+$比<1.8(常<1)。

在组织病理上,各期的过敏性肺炎都表现为支气管周围的炎症。考虑到过敏性肺炎病情发展快的特点,在急性期很少需要活检。活检会显示支气管周围和支气管中心的中性粒细胞炎性反应和/或肺泡的炎症。也可能会出现弥漫性肺泡损伤和暂时均匀的、非特异性的慢性间质性肺炎。

亚急性期通常表现为单核细胞浸润(主要是淋巴细胞和浆细胞)和支气管中心的炎症(邻近呼吸性细支气管或终末细支气管),支气管周围纤维化,形成不良的非干酪样间质肉芽肿。部分区域可出现机化性肺炎。在某些病例会看到抗原物质,培养时显示微生物的生长。

慢性过敏性肺炎同急性和亚急性期一样,也表现为支气管周围的淋巴细胞炎症,但以浆细胞为主。与亚急性期相似,也可见到巨细胞或肉芽肿,可能见到抗原物质,或培养时显示微生物的生长。但是,慢性过敏性肺炎的组织学标志是纤维化,以三种不同的形式之一存在,即均匀的线性纤维化并无结构扭曲[类似于非特异性间质性肺炎(NSIP)]、外周胸膜下斑片状纤维化并结构扭曲[类似于普通型间质性肺炎(UIP)]、不规则的支气管周围为主的纤维化(混合型)。

■ 影像学表现

过敏性肺炎的影像学表现多样,在不同时期表现不同。

传统X线表现

急性过敏性肺炎的胸部X线片通常是正常的,但是也可以出现斑片或弥漫性均匀或不均匀的阴影。与之相反,亚急性过敏性肺炎的胸部X线片通常是异常的,表现为不明显的、界限模糊的微小结节,伴或不伴网状影,弥漫分布或中下肺野分布。可有小而不均匀的斑片影,但和急性期不同,不会出现弥漫性均匀的斑片影。慢性过敏性肺炎在胸部X线片上以纤维化为特征,包含网状影、结构扭曲、肺容积减小,结节或磨玻璃影偶尔会发现,胸部X线片极少是正常的。慢性过敏性肺炎的影像学表现主要见于中上肺野,肺底部相对正常。

高分辨率 CT 表现

高分辨率 CT 比传统 X 线片对过敏性肺炎的异常显示更加敏感。在病变的任何时期,CT 发现的特征包括磨玻璃影、小叶中心磨玻璃密度结节、马赛克灌注和气体陷闭。正常肺组织间隔有磨玻璃影和局灶低密度影,形成一种特征性的表现,称之为"猪头奶酪征"(图 21.1)。不管在疾病的哪一时期,磨玻璃影或界限模糊的小叶中心结节和气体陷闭同时显示可提示过敏性肺炎的诊断,其他病变如呼吸性细支气管炎伴间质性肺疾病(RB-ILD)也可以有这种影像学表现。

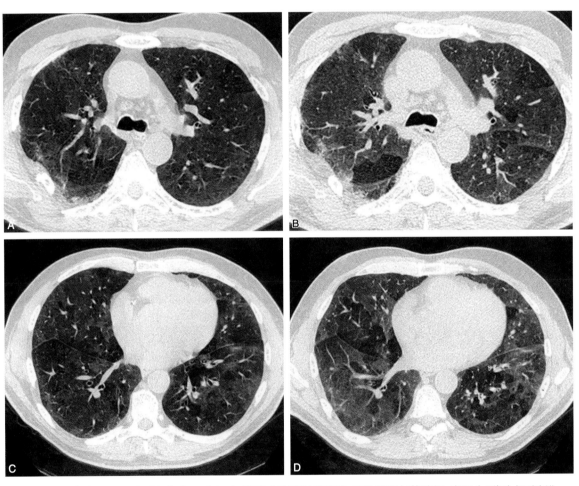

图 21.1　吸气相(A,C)和呼气相(B,D)CT 扫描同时显示磨玻璃影、正常肺和气体陷闭,表现为"猪头奶酪征"

与 X 线片不同,急性过敏性肺炎的高分辨率 CT 图像常有异常发现,除非患者在检查的时候已经康复。在急性期,HRCT 显示为中下肺的地图样磨玻璃影;但是,浅淡的、界限模糊的小叶中心磨玻璃密度结节或弥漫的致密实变区也可以出现。马赛克灌注和气体陷闭常见,即"猪头奶酪征"。

亚急性过敏性肺炎的 HRCT 表现经常与急性期相同(弥漫性或中下肺野分布,斑片或弥漫的地图状磨玻璃影,模糊的界限模糊的小叶中心结节,马赛克灌注,气体陷闭、午餐肉征),但是界限模糊的小叶中心结节比急性期更常见(图 21.2),磨玻璃影的程度要比急性期低。另外,很少见到支气管壁增厚、小叶中心型肺气肿和一些薄壁囊肿。

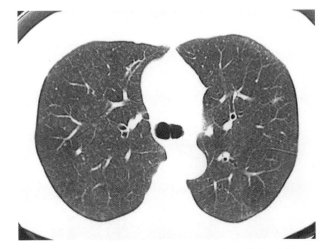

图 21.2　均匀分布的界限模糊的小叶中心结节,这是亚急性过敏性肺炎的典型表现

慢性过敏性肺炎(图 21.3)的 HRCT 特征是不同形式的纤维化,包括小叶间或小叶内间质增厚,蜂窝征,牵拉性支气管扩张,结构扭曲,以及上叶容积减小。这些改变是和亚急性过敏性肺炎的表现

重叠的,包括地图样磨玻璃影、小的界限模糊的小叶中心结节、马赛克灌注和气体陷闭。磨玻璃影不如急性和亚急性过敏性肺炎那么明显,但是仍然存在。

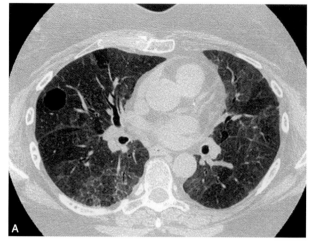
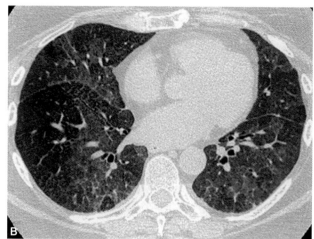
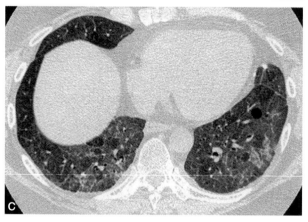

图 21.3   慢性过敏性肺炎的网状影和磨玻璃影

急性和慢性过敏性肺炎的影像学表现及病变的可逆性

不同时期的过敏性肺炎的 HRCT 表现有重叠,但是特异性表现的出现就可以支持亚急性或慢性过敏性肺炎的诊断,特别是纤维化的表现,例如网状影、牵拉性支气管扩张、蜂窝征,这些提示慢性过敏性肺炎。

磨玻璃影、界限模糊的小叶中心结节、马赛克灌注和气体陷闭见于疾病的任何时期,随着过敏原的去除或避免和皮质类固醇治疗,这些表现通常是可逆的。但是,肺纤维化是不可逆的。另外,已经证明,疾病的预后依赖于纤维化的有无、范围、严重程度,特别是蜂窝征和牵拉性支气管扩张,更严重的纤维化提示预后不良。

提示过敏性肺炎的影像学表现

很多影像学表现的出现提示阅片者过敏性肺炎的可能,这些表现如下。

- 磨玻璃影和界限模糊的小叶中心结节,伴气体陷闭和/或马赛克灌注
- "猪头奶酪征"
- NSIP 型:气体陷闭或界限模糊的小叶中心磨玻璃密度结节
- UIP 型:肺基底部不受累,气体陷闭(马赛克灌注),磨玻璃影,界限模糊的小叶中心结节

■ 鉴别诊断

在不同时期,过敏性肺炎的鉴别诊断不同,见表 21.3。

表 21.3　过敏性肺炎的鉴别诊断

疾病时期	鉴别诊断
急性(GGO 和"猪头奶酪征")	细菌或病毒感染,肺水肿,RB-ILD
亚急性(界限模糊的磨玻璃密度结节、GGO,有或无气体陷闭)	结节病,慢性铍病,细胞型 NSIP,RB-ILD
慢性(网状影、牵拉性支气管扩张、有或无气体陷闭)	结节病(有网状影和蜂窝征的典型模式),IPF,结缔组织病相关的 ILD,纤维化型 NSIP

注:GGO,磨玻璃影;ILD,间质性肺疾病;IPF,肺间质纤维化;NSIP,非特异性间质性肺炎;RB-ILD,呼吸性细支气管炎伴间质性肺疾病。

缩小鉴别诊断范围

依据影像学表现并不总能达到可靠的诊断,临床病史、实验室检查、BAL、组织学检查是经常需要的。但是,如果看到典型的影像学特征,就更容易做出过敏性肺炎的诊断或鉴别诊断。

结节病和慢性铍病与亚急性和慢性过敏性肺炎的表现类似,虽然有时候这些疾病是无法诊断的,但可以根据结节的分布和淋巴结肿大来鉴别。结节病常表现为淋巴管周围或支气管血管周围的结节以及肺门或纵隔淋巴结肿大(图 21.4)。与之相反,亚急性过敏性肺炎易形成界限模糊的小叶中心结节,无淋巴结肿大。与之类似,慢性过敏性肺炎的 HRCT

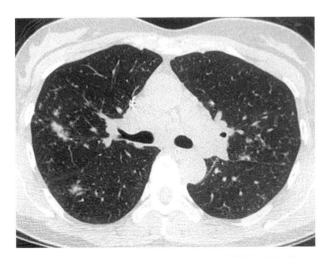

图 21.4　沿叶间裂、胸膜下肺、支气管血管树分布的淋巴管周围结节,高度符合结节病

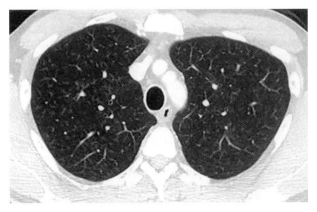

图 21.5　双肺均匀分布的界限模糊的小叶中心结节,高度提示吸烟者呼吸性细支气管炎的诊断

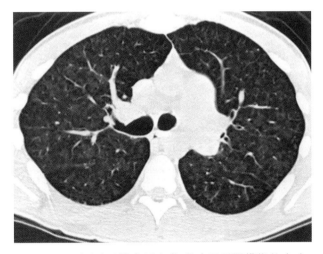

图 21.6　严重肺动脉高压患者,肺内见界限模糊的小叶中心结节,高度符合胆固醇肉芽肿和丛源性动脉病

表现与结节病不易区分。在这种情况下,淋巴结肿大和支气管周围纤维化提示结节病的诊断。界限模糊的小叶中心结节的其他原因,如 RB-ILD 和丛源性动脉病,与亚急性过敏性肺炎的表现也相像(图 21.5 和图 21.6)。

慢性过敏性肺炎也表现为肺纤维化,与 UIP、肺间质纤维化(interstitial pulmonary fibrosis,IPF)或 NSIP 鉴别困难。在这些病例中,基底部为主的胸膜下网状影和蜂窝征,无磨玻璃影或磨玻璃密度结节,提示 UIP 或 IPF 的诊断。同样,蜂窝征或外周分布为主的特点都更可能诊断为 UIP 或 IPF。与之相反,磨玻璃影、界限模糊的小叶中心结节和气体陷闭,不以下叶为主的特点更容易做出慢性过敏性肺炎的诊断。NSIP 的特点是无气体陷闭或蜂窝征,胸膜下相对不受累(图 21.7)。

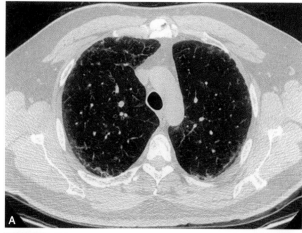

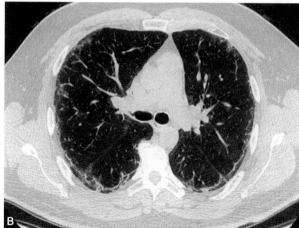

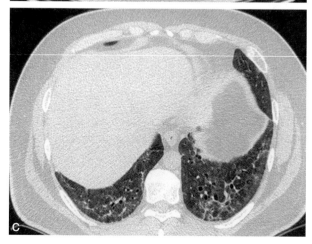

图 21.7   CT 扫描显示肺基底和外周分布的网状影和磨玻璃影,胸膜下未累及。活检证实为非特异性间质性肺炎

■ 治疗

　　过敏性肺炎治疗的最重要的一个方面是发现并避免过敏原的进一步接触。虽然这听起来很有道理,但是方法并不那么简单。过敏原不总是能够被发现,发现以后,也不总是能避免接触。另外,即使这是可行的,患者也可能不去避免接触。尤其是养鸟人病,这种病的抗原物质可能来自患者家庭的一

员,养鸟人会不顾健康的后果,坚决抵制与宠物分离。在职业暴露中回避过敏原也会有巨大的挑战,要求患者避免过敏原可能是不合理或不可能的。在这些病例,个人防护面具和空气净化可能是有效的。即使过敏原能够被避免,但是已证明在无抗原再暴露的情况下,病情也会恶化。治疗的药物选择包括全身使用皮质类固醇,但最近也可以尝试使用己酮可可碱和利妥昔单抗。

参考书目

Adler BD, Padley SP, Müller NL, Remy-Jardin M, Remy J. Chronic hypersensitivity pneumonitis: high-resolution CT and radiographic features in 16 patients. *Radiology.* 1992;185(1):91–95.

Agostini C, Trentin L, Facco M, Semenzato G. New aspects of hypersensitivity pneumonitis. *Curr Opin Pulm Med.* 2004;10(5):378–382.

Buschman DL, Gamsu G, Waldron JA Jr, Klein JS, King TE Jr. Chronic hypersensitivity pneumonitis: use of CT in diagnosis. *AJR Am J Roentgenol.* 1992;159(5):957–960.

Churg A, Muller NL, Flint J, Wright JL. Chronic hypersensitivity pneumonitis. *Am J Surg Pathol.* 2006;30(2):201–208.

Costabel U, Bonella F, Guzman J. Chronic hypersensitivity pneumonitis. *Clin Chest Med.* 2012;33(1):151–163.

Girard M, Cormier Y. Hypersensitivity pneumonitis. *Curr Opin Allergy Clin Immunol.* 2010;10(2):99–103.

Glazer CS, Rose CS, Lynch DA. Clinical and radiologic manifestations of hypersensitivity pneumonitis. *J Thorac Imaging.* 2002;17(4):261–272.

Gruden JF, Webb WR. CT findings in a proved case of respiratory bronchiolitis. *AJR Am J Roentgenol.* 1993;161(1):44–46.

Grunes D, Beasley MB. Hypersensitivity pneumonitis: a review and update of histologic findings. *J Clin Pathol.* 2013;66(10):888–895.

Hanak V, Golbin JM, Hartman TE, Ryu JH. High-resolution CT findings of parenchymal fibrosis correlate with prognosis in hypersensitivity pneumonitis. *Chest.* 2008;134(1):133–138.

Hanak V, Golbin JM, Ryu JH. Causes and presenting features in 85 consecutive patients with hypersensitivity pneumonitis. *Mayo Clin Proc.* 2007;82(7):812–816.

Hartman TE, Primack SL, Swensen SJ, Hansell D, McGuinness G, Müller NL. Desquamative interstitial pneumonia: thin-section CT findings in 22 patients. *Radiology.* 1993;187(3):787–790.

Hirschmann JV, Pipavath SN, Godwin JD. Hypersensitivity pneumonitis: a historical, clinical, and radiologic review. *Radiographics.* 2009;29(7):1921–1938.

Hodgson MJ, Parkinson DK, Karpf M. Chest x-rays in hypersensitivity pneumonitis: a metaanalysis of secular trend. *Am J Ind Med.* 1989;16(1):45–53.

Holt RM, Schmidt RA, Godwin JD, Raghu G. High resolution CT in respiratory bronchiolitis-associated interstitial lung disease. *J Comput Assist Tomogr.* 1993;17(1):46–50.

Jeong YJ, Lee KS, Chung MP, Han J, Johkoh T, Ichikado K. Chronic hypersensitivity pneumonitis and pulmonary sarcoidosis: differentiation from usual interstitial pneumonia using high-resolution computed tomography. *Semin Ultrasound CT MR.* 2014;35(1):47–58.

Lacasse Y, Cormier Y. Hypersensitivity pneumonitis. *Orphanet J Rare Dis.* 2006;1:25.

Lacasse Y, Girard M, Cormier Y. Recent advances in hypersensitivity pneumonitis. *Chest.* 2012;142(1):208–217.

Lacasse Y, Israël Assayag E, Laviolette M, Cormier Y. Clinical and immunopathological aspects of hypersensitivity pneumonitis. *Rev Mal Respir.* 2004;21(4 Pt 1):769–781.

Lacasse Y, Selman M, Costabel U, et al. Clinical diagnosis of hypersensitivity pneumonitis. *Am J Respir Crit Care Med.* 2003;168(8):952–958.

Lota HK, Keir GJ, Hansell DM, et al. Novel use of rituximab in hypersensitivity pneumonitis refractory to conventional treatment. *Thorax.* 2013;68(8):780–781.

Lynch DA, Newell JD, Logan PM, King TE Jr, Müller NL. Can CT distinguish hypersensitivity pneumonitis from idiopathic pulmonary fibrosis? *AJR Am J Roentgenol.* 1995;165(4):807–811.

Lynch DA, Rose CS, Way D, King TE Jr. Hypersensitivity pneumonitis: sensitivity of high-resolution CT in a population-based study. *AJR Am J Roentgenol.* 1992;159(3):469–472.

Martin SG, Kronek LP, Valeyre D, et al. High-resolution computed tomography to differentiate chronic diffuse interstitial lung diseases with predominant ground-glass pattern using logical analysis of data. *Eur Radiol.* 2010;20(6):1297–1310.

Matar LD, McAdams HP, Sporn TA. Hypersensitivity pneumonitis. *AJR Am J Roentgenol.* 2000;174(4):1061–1066.

Mohr LC. Hypersensitivity pneumonitis. *Curr Opin Pulm Med.* 2004;10(5):401–411.

Mooney JJ, Elicker BM, Urbania TH, et al. Radiographic fibrosis score predicts survival in hypersensitivity pneumonitis. *Chest.* 2013;144(2):586–592.

Munoz X, Morell F, Cruz MJ. The use of specific inhalation challenge in hypersensitivity pneumonitis. *Curr Opin Allergy Clin Immunol.* 2013;13(2):151–158.

Murayama J, Yoshizawa Y, Ohtsuka M, Hasegawa S. Lung fibrosis in hypersensitivity pneumonitis. Association with CD4+ but not CD8+ cell dominant alveolitis and insidious onset. *Chest*. 1993;104(1):38–43.

Myers JL. Hypersensitivity pneumonia: the role of lung biopsy in diagnosis and management. *Mod Pathol*. 2012;25(suppl 1):S58–S67.

Ohshimo S, Bonella F, Guzman J, Costabel U. Hypersensitivity pneumonitis. *Immunol Allergy Clin North Am*. 2012;32(4):537–556.

Patel RA, Sellami D, Gotway MB, Golden JA, Webb WR. Hypersensitivity pneumonitis: patterns on high-resolution CT. *J Comput Assist Tomogr*. 2000;24(6):965–970.

Paul L, Lehrman SG, Aronow WS. Hypersensitivity pneumonitis: evaluation and management. *Compr Ther*. 2009;35(3–4):177–187.

Sahin H, Brown KK, Curran-Everett D, et al. Chronic hypersensitivity pneumonitis: CT features comparison with pathologic evidence of fibrosis and survival. *Radiology*. 2007;244(2):591–598.

Selman M, Pardo A, King TE Jr. Hypersensitivity pneumonitis: insights in diagnosis and pathobiology. *Am J Respir Crit Care Med*. 2012;186(4):314–324.

Silva CI, Churg A, Müller NL. Hypersensitivity pneumonitis: spectrum of high-resolution CT and pathologic findings. *AJR Am J Roentgenol*. 2007;188(2):334–344.

Silva CI, Müller NL, Lynch DA, et al. Chronic hypersensitivity pneumonitis: differentiation from idiopathic pulmonary fibrosis and nonspecific interstitial pneumonia by using thin-section CT. *Radiology*. 2008;246(1):288–297.

Silver SF, Müller NL, Miller RR, Lefcoe MS. Hypersensitivity pneumonitis: evaluation with CT. *Radiology*. 1989;173(2):441–445.

Takemura T, Akashi T, Kamiya H, et al. Pathological differentiation of chronic hypersensitivity pneumonitis from idiopathic pulmonary fibrosis/usual interstitial pneumonia. *Histopathology*. 2012;61(6):1026–1035.

Takemura T, Akashi T, Ohtani Y, Inase N, Yoshizawa Y. Pathology of hypersensitivity pneumonitis. *Curr Opin Pulm Med*. 2008;14(5):440–454.

Vourlekis JS, Schwarz MI, Cherniack RM, et al. The effect of pulmonary fibrosis on survival in patients with hypersensitivity pneumonitis. *Am J Med*. 2004;116(10):662–668.

Walsh SL, Sverzellati N, Devaraj A, Wells AU, Hansell DM. Chronic hypersensitivity pneumonitis: high resolution computed tomography patterns and pulmonary function indices as prognostic determinants. *Eur Radiol*. 2012;22(8):1672–1679.

Wild LG, Lopez M. Hypersensitivity pneumonitis: a comprehensive review. *J Investig Allergol Clin Immunol*. 2001;11(1):3–15.

Yi ES. Hypersensitivity pneumonitis. *Crit Rev Clin Lab Sci*. 2002;39(6):581–629.

第 22 章

嗜酸细胞性肺疾病

Arlene Sirajuddin, Jeffrey P. Kanne

本章概要

■ 引言

嗜酸细胞性肺疾病的特征表现为肺内密度增高影,伴有外周血嗜酸性粒细胞增多,组织嗜酸性粒细胞增多,或两者兼有。嗜酸性粒细胞是一种参与免疫防御及多种炎症过程的白细胞。它能减少肥大细胞释放的组胺与白三烯复合物的活性,并吞噬肥大细胞颗粒及免疫复合物,从而降低超敏反应。嗜酸性粒细胞还能释放细胞毒性蛋白,如主要碱性蛋白和嗜酸性阳离子蛋白,这些蛋白有助于消灭寄生虫,但同样会导致嗜酸细胞性肺疾病中大部分的组织损伤。

诊断方法

嗜酸细胞性肺疾病的诊断具有一定难度,需要综合临床、影像学和病理多种方法。临床病史和体格检查对于明确症状和体征的程度与持续时间非常重要。哮喘的诊断、旅行史、职业与环境暴露、先前与目前用药对于确诊同样重要。

实验室检查为诊断嗜酸细胞性肺疾病提供辅助,包括白细胞计数与分类以明确外周血嗜酸性粒细胞水平,血清 IgE 水平,血清曲霉菌沉淀素,粪便检查以明确囊肿、虫卵和寄生虫。外周血嗜酸性粒细胞升高定义为计数大于 $0.4 \times 10^9/L$。其升高见于大多数嗜酸细胞性肺疾病。

有助于确诊嗜酸细胞性肺疾病的检查方法还包括肺功能检查和支气管肺泡灌洗(bronchoalveolar lavage, BAL)。嗜酸细胞性肺疾病患者的肺功能检查可以显示病变的不同类型。限制性障碍通常见于急性嗜酸性粒细胞性肺炎(acute eosinophilic pneumonia, AEP)、慢性嗜酸性粒细胞性肺炎(chronic eosinophilic pneumonia, CEP)和热带性嗜酸性粒细胞性肺炎。阻塞性障碍通常见于变应性支气管肺曲菌病(allergic bronchopulmonary aspergillosis, ABPA)、变应性肉芽肿性血管炎(allergic granulomatous angiitis, AGA)。BAL 是诊断嗜酸细胞性肺疾病非常重要的检查,正常支气管肺泡灌洗液中嗜酸性粒细胞含量小于 1%,而支气管肺泡灌洗液中嗜酸性粒细胞含量大于 10% 则提示嗜酸细胞性肺疾病。

痰和组织分析可见夏科-莱登结晶,其派生自嗜酸性粒细胞释放的一种蛋白。当出现大量嗜酸性粒细胞时可见这些晶体,因此是嗜酸细胞性肺疾病的典型表现。

胸部 X 线片和胸部 CT 都能显示肺内密度增高影,提示嗜酸细胞性肺疾病。经支气管或手术活检有助于确诊疑难病例。

嗜酸细胞性肺疾病的诊断可根据影像学检查肺内密度增高影,外周血嗜酸性粒细胞水平,活检明确组织嗜酸性粒细胞增多症,或支气管肺泡灌洗液中嗜酸性粒细胞增多。此外,确诊前必须排除霍奇金淋巴瘤、结节病、感染及棘球蚴病。

评估嗜酸细胞性肺疾病可用的影像学方法

可用于评估嗜酸细胞性肺疾病的影像学方法包括胸部 X 线检查和 CT。胸部 X 线检查是一种非常有用的检测肺内密度增高影的筛查方法，其成本相对较低，且患者电离辐射暴露相对较少。但是，胸部 X 线检查的结果特异性较低，对于某些嗜酸细胞性肺疾病患者，结果甚至可能是阴性。相对而言，CT 对于显示肺内密度增高影更加敏感，有时对显示疾病类型更加特异，有助于减少鉴别诊断。此外，CT 也更有助于经支气管或外科活检术前计划。但是，相对于胸部 X 线检查，CT 更加昂贵，并导致患者较高的电离辐射暴露水平。

■ 嗜酸细胞性肺疾病

嗜酸细胞性肺疾病被分为已知病因和病因不明两类。

- 嗜酸细胞性肺疾病病因不明类型：
  1. 单纯性嗜酸性粒细胞性肺炎（simple eosinophilic pneumonia，SEP）
  2. CEP
  3. AEP
  4. 特发性高嗜酸性粒细胞增多综合征
- 嗜酸细胞性肺疾病已知病因类型：
  1. ABPA
  2. 支气管中心性肉芽肿性炎症
  3. AGA
  4. 药物反应
  5. 寄生虫感染

病因不明类型

单纯性嗜酸性粒细胞性肺炎

单纯性嗜酸性粒细胞性肺炎（SEP），也叫 Löffler 综合征，是一种以可变性肺实变和外周血嗜酸性粒细胞升高为特征的非特异疾病。症状通常轻微，包括咳嗽、发热和呼吸困难。

胸部 X 线片可见多发可变的实变，通常可在 1 个月内自行吸收。典型的多发实变一般以上肺为主，并位于外带。CT 可见外周磨玻璃影、实变，位于中上肺（图 22.1）。有时可见结节伴周边磨玻璃影。胸腔积液、空洞及淋巴结肿大少见。病理上，可见嗜酸性粒细胞浸润肺泡间隔及间质。主要鉴别诊断考

虑血管炎和机化性肺炎。如果需要治疗，皮质类固醇疗效明显，预后良好。

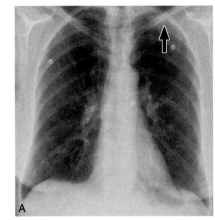
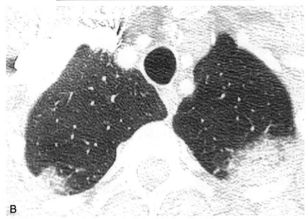
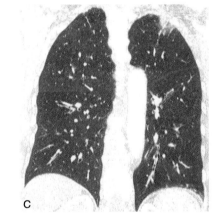

图 22.1　61 岁女性患单纯性嗜酸性粒细胞性肺炎，伴有哮喘。（A）胸部 X 线片示左肺尖外带界限不清的实变（箭）。胸部轴位（B）及冠状位（C）CT 示上叶外周实变

慢性嗜酸性粒细胞性肺炎

CEP 是一种特发性嗜酸细胞性肺疾病，起病隐匿。在诊断之前，特征和症状可持续存在 6 个月以上，包括咳嗽、发热、盗汗、呼吸困难和体重减轻。患者通常为中年女性，约 50% 的患者有哮喘或遗传性过敏病史。

患者通常白细胞增多，红细胞沉降率升高，IgE

水平多变。外周血嗜酸性粒细胞升高可见于约90%的患者,但在随后疾病进展过程中可为阴性。肺功能检查通常表现为限制性障碍,BAL嗜酸性粒细胞>25%。特征性的胸部X线片和CT表现包括上肺外周为主的磨玻璃影和实变,有时可见细支气管充气

征(图22.2)。但是,病变的其他类型也是可能的,包括混合性的外周与肺门旁实变、单侧病变。结节、网状影和胸腔积液是较少见的表现,通常出现在病程后期。组织学上,可见嗜酸性粒细胞浸润肺泡和间质,有时形成嗜酸性粒细胞的脓腔。

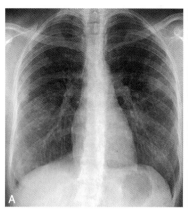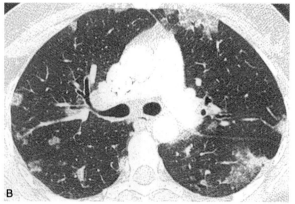

图22.2　38岁女性患慢性嗜酸性粒细胞性肺炎。胸部X线片(A)和CT(B)示外周区域为主的实变

CEP的治疗以皮质类固醇为主,通常为长期,因为超过60%的患者可复发。即便经过治疗,有的患者最终会进展为AGA。

急性嗜酸性粒细胞性肺炎

AEP是一类具有下列特征的临床疾病:

1. 发热<5d
2. 低氧血症型呼吸衰竭
3. 胸部X线片可见密度增高影
4. BAL中嗜酸性粒细胞>25%
5. 对皮质类固醇反应迅速,停止治疗后无复发
6. 无寄生虫或真菌感染

AEP与吸烟相关,易见于新近吸烟者、复吸者或出现症状前一月内吸烟量显著增多者。疾病同样可见于粉尘暴露者。哮喘病史并不常见,且没有性别倾向。症状和体征包括快速进展的干咳、发热和呼吸困难。多数患者进展为呼吸衰竭,需要机械通气。

在病程早期,外周血嗜酸性粒细胞可不升高。支气管肺泡灌洗液中异常升高的嗜酸性粒细胞百分比具有特异性,甚至可达80%。胸部X线片可见网状影、斑片状实变和胸腔积液。胸部CT可见斑片状磨玻璃影、实变、胸腔积液及小叶间隔增厚(图22.3)。亦可见小结节。组织学上可见弥漫性肺泡损伤,伴间质为主的嗜酸性粒细胞浸润。AEP的鉴别诊断包括肺水肿、出血、感染和急性呼吸窘迫综合征。AEP对皮质类固醇反应良好,并且不会复发。生存率接近100%。

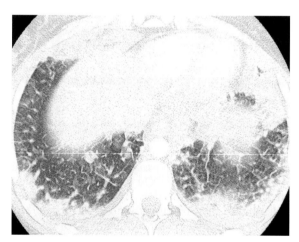

图22.3　18岁女性患急性嗜酸性粒细胞性肺炎,该患者刚开始抽烟。胸部CT显示间隔增厚,斑片状实变及胸腔积液

特发性高嗜酸性粒细胞增多综合征

特发性高嗜酸性粒细胞增多综合征的特征是不明原因的、持续时间较长的外周血嗜酸性粒细胞增多(>1.5×10⁹/L),持续时间可超过6个月,并导致器官功能衰竭。由于疾病可见单克隆细胞群落,它被描述为一种白细胞增殖性疾病。同时,细胞遗传学分析有时可见4号染色体缺失,导致FIP1L1-血小板生长因子受体α(platelet-derived growth factor receptor,PDGFRA)融合基因。尽管具有这种FIP1L1-PDGFRA融合基因的患者被归类于特发性高嗜酸性粒细胞增多综合征,他们也被认为患有嗜酸性粒细胞白血病。

男性患者多见,年龄在 20~40 岁之间。心脏及中枢神经系统通常受累。症状和体征包括发热、体重减轻,神经症状和体征包括智力损伤及神经病,心肺症状和体征包括咳嗽及呼吸困难。

心脏并发症包括心内膜纤维化,瓣膜损伤,心律失常,限制型心肌病及血栓形成。肺部并发症包括继发于心力衰竭的水肿。也可见代表嗜酸性粒细胞性肺炎的一过性斑片状实变。支气管肺泡灌洗液中可见嗜酸性粒细胞增多。组织学上,受累器官可见嗜酸性粒细胞浸润和坏死区域。

胸部 X 线片可见局限或弥漫间隔线影,反映轻微肺水肿,或实变区域伴更大范围的水肿。在 CT 上,可见弥漫间隔增厚,伴其他表现,包括以外周为主的结节、局限或弥漫磨玻璃影。胸腔积液在胸部 X 线片和 CT 上均较为常见。

特发性高嗜酸性粒细胞增多综合征的治疗包括皮质类固醇、细胞毒性药物和单克隆抗体。FIP1L1-PDGFRA 融合蛋白可见于 50% 的患者,蛋白酶抑制剂伊马替尼对这些患者有效。美泊利珠单抗是另一种可采用的疗法。治疗方法的进步使 3 年死亡率降至约 4%。

已知病因类型

变应性支气管肺曲菌病

ABPA 是一种对曲霉菌属(烟曲霉约占 90%)抗原的超敏反应,是最为常见的嗜酸细胞性肺疾病,约占肺嗜酸性粒细胞浸润症的 75%。

患者一般为 20~40 岁,通常具有哮喘或囊性纤维化病史。曲霉菌在呼吸道生长,并在近端支气管形成菌丝体栓子。患者随后对真菌进行免疫反应,激活 IgE 介导的 I 型超敏反应,随后激活 IgG 介导的 III 型超敏反应。约有 10% 的 ABPA 患者同时可患有变应性真菌性鼻窦炎。

ABPA 通常根据临床或影像学表现综合诊断,活检较少进行。诊断标准包括哮喘,外周血嗜酸性粒细胞升高,IgE 水平升高,曲霉菌抗原皮试阳性,以及影像学上肺内密度增高影。血清 IgE 水平非常有用,并可反映疾病活性。ABPA 常见的症状和体征包括发热、哮鸣音和咳嗽。一些患者会咳出支气管管型,其由真菌菌丝和黏液构成。Patterson 等将 ABPA 分为 5 期:急性期、缓解期、加剧期、激素依赖性哮喘和纤维化期。在急性期,患者可见外周血嗜酸性粒细胞升高,胸部影像学异常,对曲霉菌抗原直接点皮试阳性,血清 IgE 升高,并且通常血清曲霉菌沉淀素阳性。

在急性期,胸部 X 线片和 CT 可见实变、支气管壁增厚、黏液栓、小叶中心结节及树芽征(图 22.4)。最常见的表现是黏液栓,胸部 X 线表现为管状或分支状密度增高影,称为手套征。在 CT 上,黏液栓可呈水样密度、软组织密度或高密度。慢性表现包括近端支气管扩张及上叶容积减小。肺曲霉球可见扩张支气管腔内生长。阻塞性支气管内疾病和支气管闭锁需要纳入 ABPA 的鉴别诊断。

组织学检查可见支气管中心肉芽肿和与组织细胞、淋巴细胞和嗜酸性粒细胞相关的炎症。痰内常见真菌菌丝。治疗包括控制潜在哮喘、皮质类固醇和抗真菌药物。一项研究表明 23% 的患者可复发,特别是那些伴支气管扩张或高密度黏液栓的患者。

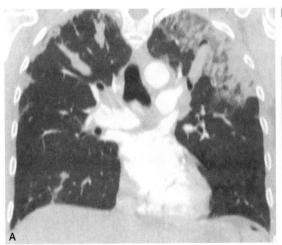
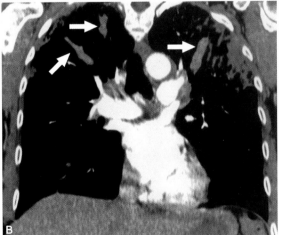

图 22.4 61 岁女性患有变应性支气管肺曲菌病和慢性嗜酸性粒细胞性肺炎。(A)肺部 CT 冠状位示自肺门放射状的管状分叉状结构,提示扩张支气管的黏液栓。左肺上叶外周实变提示慢性嗜酸性粒细胞性肺炎。(B)CT 冠状位软组织窗示气道被高密度黏液栓塞(箭)

支气管中心性肉芽肿性炎症

支气管中心性肉芽肿病是一种气道中心性肉芽肿,组织病理类型最早由 Liebow 于 1973 年描述。现在采用支气管中心性肉芽肿性炎症这个词汇,用于描述中等和小口径支气管损伤类型,特征是坏死性肉芽肿性炎症、细胞碎屑和坏死性肉芽肿填充气道腔。邻近的肺动脉不受累。大多数支气管中心性肉芽肿性炎症患者患有哮喘和 ABPA。但是,这种组织病理类型也可见于非哮喘患者,包括感染患者,如组织胞浆菌病、分枝杆菌感染和接合菌病。特发性支气管中心性肉芽肿性炎症可能是隐匿性感染的结果。

变应性肉芽肿性血管炎

AGA,又称许尔许斯特劳斯综合征(Churg-Strauss syndrome,CSS),最早由 Churg 和 Strauss 于 1951 年描述。AGA 是一种坏死性血管炎,伴组织嗜酸性粒细胞增多症和血管外肉芽肿。病因尚不明确,由于与哮喘和嗜酸性粒细胞增多症相关,可能是过敏性。患者有发热和体重减轻的症状。

AGA 的诊断需要满足以下六条标准中的四个:①哮喘;②外周血嗜酸性粒细胞>10%;③可变的或一过性肺内密度增高影;④鼻旁窦异常;⑤神经病;⑥活检组织或血管外嗜酸性粒细胞。AGA 通常累及肺部,但皮肤、中枢神经系统、心脏、肾和胃肠道也常受累。

其他异常包括血清 IgE 水平升高和支气管肺泡灌洗液嗜酸性粒细胞升高。抗过氧化物酶抗中性粒细胞胞质抗体(antineutrophil cytoplasmic antibody,ANCA)试验通常为阳性。胸部 X 线片显示双肺实变、结节及网状影。胸部 CT 常见表现包括外周小叶分布磨玻璃影及实变,小叶中心结节,间隔增厚及支气管壁增厚(图 22.5 和图 22.6)。CT 的少见表现包括淋巴结肿大,嗜酸细胞性胸腔积液及心包积液。鉴别诊断包括 CEP 和其他血管炎性疾病。诊断常常需要肺部或其他部位活检。

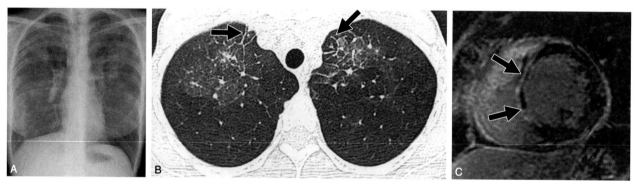

图 22.5　29 岁女性患变应性肉芽肿性血管炎。(A)胸部 X 线片示双肺斑片状实变。(B)CT 示肺尖可见斑片状磨玻璃影和小叶中心间隔增厚(箭)。(C)心脏 MRI 增强短轴位图像示室间隔壁强化(箭),符合变应性肉芽肿性血管炎累及心脏的表现

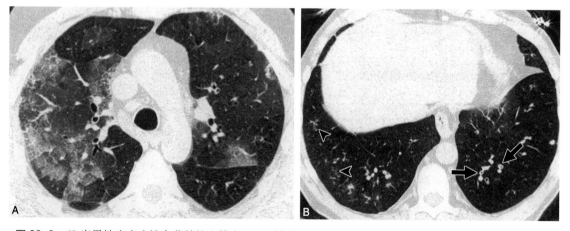

图 22.6　60 岁男性患变应性肉芽肿性血管炎。(A)轴位 CT 示上肺可见散在磨玻璃密度及实变区域,某些区域可见重叠的间隔增厚。(B)轴位 CT 示下肺可见支气管壁增厚(箭)及结节样磨玻璃影(箭头)

组织病理检查可见组织嗜酸性粒细胞增多症,坏死性肉芽肿病和血管炎,但是限于活检体积,不是所有三种表现都可同时见到。通常可见血管壁透壁性炎症,伴有嗜酸性粒细胞和局限坏死。血管可见

由纤维组织引起的闭塞。治疗包括皮质类固醇,长期预后良好。

药物反应相关嗜酸细胞性肺疾病

多种药物可导致与肺内密度增高影和外周血嗜酸性粒细胞增多症相关的超敏反应,通常在使用新药后几天至几周发病。症状和体征包括发热、呼吸困难和皮疹。多种可造成该疾病的药物已见于报道,包括青霉素类,磺胺类,呋喃妥因,对氨基水杨酸,氯磺丙脲,非甾体抗炎药(nonsteroidal anti-inflammatory drug, NSAID),金,氢氯噻嗪,曲米帕明,丙米嗪,卡马西平,菜籽油,L-色氨酸以及多种化学治疗剂,尤其是甲氨蝶呤。

胸部 X 线表现包括磨玻璃密度,实变,网状影,结节,肺门淋巴结肿大,偶尔可见胸腔积液。在胸部 CT,可见多发磨玻璃密度灶,实变,结节和间隔增厚(图 22.7 和图 22.8)。组织病理可见肺泡腔、肺泡壁和邻近间质内的嗜酸性粒细胞和巨噬细胞。治疗包括皮质类固醇和停止使用相关药物。

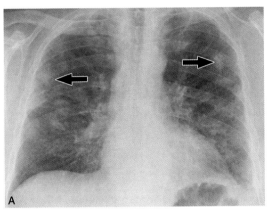
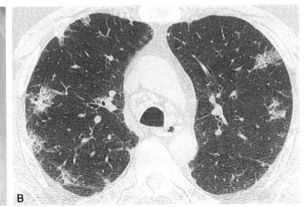

图 22.7　47 岁男性服用萘普生后继发嗜酸性粒细胞性肺炎。(A)胸部 X 线片示双侧多发结节样密度增高影(箭)。(B)肺 CT 示外周斑片状磨玻璃影及实变

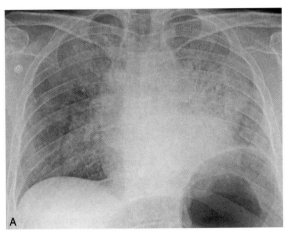
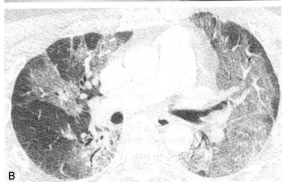

图 22.8　66 岁女性服用阿莫西林后继发药物介导嗜酸性粒细胞性肺炎。胸部 X 线片(A)和肺 CT(B)示双侧斑片状磨玻璃影及实变

寄生虫感染相关嗜酸细胞性肺疾病

多种寄生虫感染可导致血和组织嗜酸性粒细胞增多以及肺内密度增高影,并已见于报道。肺部受累可以是病原体直接侵犯肺部所致,或继发于系统性过敏反应。导致嗜酸细胞性肺疾病的寄生虫感染包括热带性嗜酸性粒细胞增多症,蠕虫感染,血吸虫病和胸膜肺肺吸虫病(表 22.1)。

表 22.1　导致嗜酸细胞性肺疾病的常见寄生虫种类

热带性嗜酸性粒细胞增多症	蠕虫感染	血吸虫病	肺吸虫病
班氏吴策线虫	似蚓蛔线虫	埃及血吸虫	卫氏肺吸虫
马来布鲁线虫	粪类圆线虫	曼森氏血吸虫	猫肺吸虫
彭亨布鲁线虫	十二指肠钩虫	日本血吸虫	
旋盘尾丝虫	美洲板口线虫		
	犬弓首线虫		
	猫弓首线虫		

热带性嗜酸性粒细胞增多症(丝虫病)是一种对微丝蚴(线虫幼体)超敏反应所致的系统性疾病。与热带性嗜酸性粒细胞增多症相关的类型包括马来线

虫和班氏吴策线虫。它们通过蚊虫叮咬进入人体，好发于印度、东南亚、南美及北非。症状和体征包括体重减轻、疲劳、低热、呼吸困难和慢性咳嗽。外周血嗜酸性粒细胞增多，常大于 $3×10^9/L$。患者常伴有血清和 BAL 中 IgE 水平升高，抗丝虫抗体阳性和支气管肺泡灌洗液嗜酸性粒细胞>50%。胸部 X 线片可正常，或见下肺为主分布的小结节及网状影。CT 表现包括网状影、结节、支气管扩张及小叶气体陷闭。组织病理检查可见组织细胞和嗜酸性粒细胞浸润至间质和肺泡。亦可见嗜酸性粒细胞脓腔。治疗采用乙胺嗪，20% 患者可复发。如不经治疗，最终会进展为肺纤维化。具有慢性症状的患者疗效可能不佳，尽管进行治疗也可进展为肺纤维化。

蠕虫感染也可导致嗜酸细胞性肺疾病。几乎所有涉及的蠕虫都是线虫，最常见的菌属为似蚓蛔线虫，这些蠕虫在幼虫期经肺部迁移，会导致过敏反应，通常为 SEP。幼虫可见于毛细血管、气道和间质。肺内幼虫的死亡会导致死去幼虫周边嗜酸性粒细胞的明显聚集。

几乎所有患者会出现外周血嗜酸性粒细胞增多。有时也可见皮疹，例如粪类圆线虫感染。尽管粪便检查出虫卵或寄生虫非常有价值，但是诊断可能会被忽视，因为某些线虫并不在消化系统繁殖，或者直到雌性发育成熟才在粪便中被发现。BAL 有助于诊断，在支气管肺泡灌洗液中常常可见幼虫，尽管此时在消化系统仍不可见。同时，血清学检查也可检出某些抗原，如弓蛔虫。胸部 X 线表现包括多发粟粒样结节、网状影和多发实变。

血吸虫是一种由人类血液中吸虫所致的蠕虫感染。种类包括埃及血吸虫、曼森氏血吸虫和日本血吸虫。血吸虫尾蚴生活在淡水中，通过皮肤进入人类宿主，随后进入血液。它们在膀胱、直肠或肠系膜周边的静脉丛发育成熟。肺部受累相对其他部位少见，但是，虫卵有时会进入肺循环，并寄居在肺血管内。

急性血吸虫病，也称 Katayama 热，常出现在未经免疫的旅行者中，并与曼森氏血吸虫相关。慢性血吸虫病发生在疫区人群。肺部疾病继发于肺血管内出现血吸虫卵。这些虫卵周边出现纤维化和肉芽肿改变，可导致肺小动脉闭塞，出现肺动脉高压。典型胸部 X 线片和 CT 可见肺部结节。在 CT 上这些结节周边可见晕状磨玻璃影。肺动脉及右心腔增大提示肺动脉高压。

胸膜肺肺吸虫病是感染卫氏肺吸虫或猫肺吸虫所致，通常是由于食用生的或部分烹饪的受感染的淡水蟹和小龙虾。这些寄生虫穿过肠壁进入腹腔，经过膈肌进入胸膜腔和肺。

胸部 X 线表现包括实变和胸腔积液。有些患者会出现自发性气胸。CT 表现包括外周低密度结节，胸腔积液，线样或带状实变，多发磨玻璃影和实变（图 22.9）。支气管扩张和薄壁空洞出现在疾病后期。痰和支气管肺泡灌洗液中出现卫氏肺吸虫卵可明确诊断。血清学检查同样也是可行的。

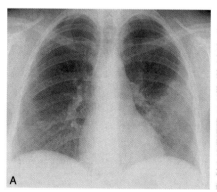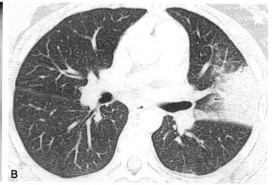

图 22.9   21 岁女性食用未烹饪的淡水蟹后患肺吸虫病。（A）胸部 X 线片示左中肺界限不清的实变。（B）肺 CT 示邻近左胸壁舌段内的实变（Courtesy Dr. J. David Godwin, Seattle, WA）

■ 问题解析

无哮喘病史患者嗜酸细胞性肺疾病的进展

尽管许多嗜酸细胞性肺疾病患者都患有哮喘，但仍有例外。哮喘仅可见于 50% 的 CEP 和支气管中心性肉芽肿性炎症患者。此外，哮喘与 AEP 的关联也不常见。更重要的是，特发性高嗜酸性粒细胞增多综合征、药物反应和寄生虫感染也与哮喘不存在相关性。

支气管肺泡灌洗作为诊断方法的应用

对于那些疑似嗜酸细胞性肺疾病但外周血嗜酸性粒细胞未升高的患者，BAL 是一种恰当的诊断工具。外周血嗜酸性粒细胞升高见于大多数但不是全部嗜酸细胞性肺疾病患者。例如，只有约 90% 的 CEP 患者出现外周血嗜酸性粒细胞升高，而 AEP 患者在疾病早期并不出现外周血嗜酸性粒细胞升高。支气管肺泡灌洗液嗜酸性粒细胞计数是一种更加敏感的检查，几乎在所有嗜酸细胞性肺疾病患者中可见升高。如果临床高度怀疑嗜酸细胞性肺疾病，BAL 是首选的诊断方法。

嗜酸细胞性肺疾病的鉴别诊断

多种嗜酸细胞性肺疾病影像学表现存在重叠，其他疾病如机化性肺炎和血管炎同样可混淆诊断。综合临床、影像学、病理是诊断嗜酸细胞性肺疾病的最佳方法。

活检作为确诊手段的必要性

当临床和影像学表现不典型或不特异时，需要活检诊断嗜酸细胞性肺疾病。这一般出现在支气管中心性肉芽肿性炎症和 AGA 患者中。

■ 诊断嗜酸细胞性肺疾病的陷阱

诊断嗜酸细胞性肺疾病的主要陷阱包括外周血未见嗜酸性粒细胞升高，特别是早期，也包括不特异或不典型影像学表现。这些病例中，进一步进行 BAL 和可能的活检是必要的。

参考书目

1977;52:477–484.

Chusid MJ, Dale DC, West BC, et al. The hypereosinophilic syndrome: analysis of fourteen cases with review of the literature. *Medicine (Baltimore)*. 1975;54:1–27.

Cools J, DeAngelo DJ, Gotlib J, et al. A tyrosine kinase created by fusion of the *PDGFRA* and *FIP1L1* genes as a therapeutic target of imatinib in idiopathic hypersosinophilic syndrome. *N Engl J Med*. 2003;348:1201–1214.

Cordier JF. Eosinophilic pneumonias. In: Schwarz M, King T, eds. *Interstitial Lung Disease*. 4th ed. Toronto: Brian C. Decker; 2003:657–700.

Crofton J, Livingstone J, Oswald N, et al. Pulmonary eosinophilia. *Thorax*. 1952;7:1–35.

Ebara H, Ikezoe J, Johkoh T, et al. Chronic eosinophilic pneumonia: evoluation of chest radiograms and CT features. *J Comput Assist Tomogr*. 1994;18(5):737–744.

Epstein DM, Taormina V, Gefter WB, Miller WT. The hypereosinophilic syndrome. *Radiology*. 1981;140(1):59–62.

Franquet T, Muller NL, Gimenez A, Guembe P, de La Torre J, Bague S. Spectrum of pulmonary aspergillosis: histologic, clinical and radiologic findings. *Radiographics*. 2001;21(4):825–837.

Gaensler EA, Carrington CB. Peripheral opacities in chronic eosinophilic pneumonia: the photographic negative of pulmonary edema. *AJR Am J Roentgenol*. 1977;128:1–13.

Gaskin G, Ryan JJ, Rees AJ, et al. Anti-myeloperoxidase antibodies in vasculitis: relationship to ANCA ad clinical diagnosis. *APMIS*. 1990;98:33.

Gonzalez EB, Hayes D, Weedn VW. Chronic eosinophilic pneumonia (Carrington's) with increased serum IgE levels. A distinct subset? *Arch Intern Med*. 1988;148:2622–2624.

Goyal R, White CS, Templeton PA, et al. High attenuation mucous plugs in allergic bronchopulmonary aspergillosis: CT apperance. *J Comput Assist Tomogr*. 1992;16:649–650.

Hueto-Perez-de-Heredia JJ, Dominguez-del-Valle FJ, Garcia E, et al. Chronic eosinophilic pneumonia as a presenting feature of Churg-Strauss syndrome. *Eur Respir J*. 1994;7:1006–1008.

Jederline PJ, Sicilian L, Gaensler EA. Chronic eosinophilic pneumonia. A report of 19 cases and a review of the literature. *Medicine (Baltimore)*. 1988;67:154–162.

Jeong YJ, Kim LI, Seo IJ, et al. Eosinophilic lung diseases: a clinical, radiologic, and pathologic overview. *Radiographics*. 2007;27(3):617–637.

Johkoh T, Muller NL, Akira M, et al. Eosinophilic lung diseases: diagnostic accuracy of thin-section CT in 111 patients. *Radiology*. 2000;216(3):773–780.

Katzenstein AL, Liebow AA, Friedman PJ. Bronchocentric granulomatosis, mucoid impaction, and hypersensitivity reactions to fungi. *Am Rev Respir Dis*. 1975;111:497–537.

King MA, Pope-Harman AL, Allen JN, et al. Acute eosinophilic pneumonia: radiologic and clinical features. *Radiology*. 1997;203:715–719.

Koss MN, Robinson RG, Hochholzer L. Bronchocentric granulomatosis. *Hum Pathol*. 1981;12:632–638.

Liebow AA, Carrington CB. The eosinophilic pneumonias. *Medicine (Baltimore)*. 1969;48:251–285.

Logan PM, Muller NL. High-attenuation mucous plugging in allergic bronchopulmonary aspergillosis. *Can Assoc Radiol J*. 1996;47:374–377.

Luks AM, Altemeier WA. Typical symptoms and atypical radiographic findings in a case of chronic eosinophilic pneumonia. *Respir Care*. 2006;51:764–767.

Maguire GP, Lee M, Rosen Y, et al. Pulmonary tuberculosis and bronchocentric grnulomatosis. *Chest*. 1986;89:606–608.

Marchand E, Reynaud-Gaubert M, Lauque D, et al. Idiopathic chronic eosinophilic pneumonia. A clinical and follow-up study of 62 cases. The Group d'Etudes et de Recherche sur les Maladies "Orphelines" Pulmonaires (GERM'O'P). *Medicine (Baltimore)*. 1998;77:299–312.

Masi AT, Hunder GG, Lie JT, et al. The American College of Rheumatology 1990 criteria for the classification of Churg-Strauss syndrome (allergic granulomatosis and angiitis). *Arthritis Rheum*. 1990;33:1094–1100.

McCarthy DS, Pepys J. Cryptogenic pulmonary eosinophilias. *Clin Allergy*. 1973;3:339–351.

Myers JL, Katzenstein ALA. Granulomatous infection mimicking bronchocentric granulomatosis. *Am J Surg Pathol*. 1986;10:317–322.

Naughton M, Fahy J, FitzGerald MX. Chronic eosinophilic pneumonia. A long-term follow-up of 12 patients. *Chest*. 1993;103:162–165.

Panchal N, Bhagat R, Pant C, et al. Allergic bronchopulmonary aspergillosis: the spectrum of computed tomography appearances. *Respir Med*. 1997;91:213–219.

Parillo JE, Fauci AS, Wolff SM. Therapy of the hypereosinophilic syndrome. *Ann Intern Med*. 1978;89:167–172.

Patterson R, Greenberger PA, Radin RC, Roberts M. Allergic bronchopulmonary aspergillosis: staging as an aid to management. *Ann Intern Med*. 1982;96(3):286–291.

Peters MS, Rodriguez M, Gleich GJ. Localization of human eosinophil granule major basic protein, eosinophil cationic protein, and eosinophil-derived neurotoxin by immunoelectron microscopy. *Lab Invest*. 1986;54:656–662.

Philit F, Etienne-Mastroianni B, Parrot A, et al. Idiopathic acute eosinophilic pneumonia: a study of 22 patients. *Am J Respir Crit Care Med*. 2002;166:1235–1239.

Pope-Harman AL, Davis WB, Allen ED, et al. Acute eosinophilic pneumonia. A summary of 15 cases and review of the literature. *Medicine (Baltimore)*. 1996;75:334–342.

Rom WN, Weiden M, Garcia R, et al. Acute eosinophilic pneumonia in a New York City firefighter exposed to World Trade Center dust. *Am J Respir Crit Care Med*. 2002;166(6):797–800.

Rosenberg M, Patterson R, Mintzer R, et al. Clinical and immunologic criteria for the diagnosis of allergic bronchopulmonary aspergillosis. *Ann Intern Med*. 1977;86:405–414.

Rothenberg ME, Klion AD, Roufosse FE, et al. Treatment of patients with hypereo-

Ackerman SJ, Swaminathan GJ, Leonidas DD, et al. Eosinophil proteins: structural biology of Charcot-Leyden crystal protein (galectin-10): new insights into an old protein. *Respir Med*. 2000;94:1014–1016.

Agarwal R, Gupta D, Aggarwal AN, et al. Clinical significance of hyperattenuating mucoid impaction in allergic bronchopulmonary aspergillosis: an analysis of 155 patients. *Chest*. 2007;132:1183–1190.

Al Saieg N, Moammar O, Kartan R. Flavored cigar smoking induces acute eosinophilic pneumonia. *Chest*. 2007;131:1243–1247.

Allen JN, Davis WB, Pacht ER. Diagnostic significance of increased bronchoalveolar lavage fluid eosinophils. *Am Rev Respir Dis*. 1990;142(3):642–647.

Bain BJ. Relationship between idiopathic hypereosinophilic syndrome, eosinophilic leukemia, and systemic mastocytosis. *Am J Hematol*. 2004;77:82–85.

Carrington CB, Addington WW, Goff AM, et al. Chronic eosinophilic pneumonia. *N Engl J Med*. 1969;280:788–798.

Cheever AW, Kamel IA, Elwi AM, et al. *Schistosoma mansoni* and *S. haematobium* infections in Egypt. *Am J Trop Med Hyg*. 1978;27:55–75.

Choi YH, Im JG, Han BK, Kim JH, Lee KY, Myoung NH. Thoracic manifestation of Churg-Strauss syndrome: radiologic and clinical findings. *Chest*. 2000;117(1):117–124.

Chumbley LC, Harrison EG, DeRemee RA. Allergic granulomatosis and angiitis (Churg-Strauss syndrome). Report and analysis of 30 cases. *Mayo Clin Proc*.

sinophilic syndrome with mepolizumab. *N Engl J Med.* 2008;358:1215–1228.

Sandhu M, Mukhopadhyay S, Sharma SK. Tropical pulmonary eosiniophilia: a comparative evaluation of plain chest radiography and computed tomography. *Australas Radiol.* 1996;40:32–37.

Schwartz E, Rozenman J, Perelman M. Pulmonary manifestations of early schistosome infection among nonimmune travelers. *Am J Med.* 2000;109: 718–722.

Shintani H, Fujimura M, Yasui M, et al. Acute eosinophilic pneumonia caused by cigarette smoking. *Intern Med.* 2000;39(1):66–68.

Silva CI, Muller NL, Fujimoto K, Johkoh T, Ajzen SA, Churg A. Churg-Strauss syndrome: high resolution CT and pathologic findings. *J Thorac Imaging.* 2005;20(2):74–80.

Souza CA, Muller NL, Johkoh T, Akira M. Drug-induced eosinophilic pneumonia: high-resolution CT findings in 14 patients. *AJR Am J Roentgenol.* 2006;186(2):368–373.

Spry CJF, Davies J, Tai PC, et al. Clinical features of fifteen patients with the hypereosinophilic syndrome. *Q J Med.* 1983;205:1–22.

Sugiyama H, Morishima Y, Kamaeoka Y, et al. Polymerase chain reaction (PCR)-based molecular discrimination between *Paragonimus westermani* and *P. miyazakii* at the metacercarial stage. *Mol Cell Probes.* 2002;16:231–236.

Tazelaar HD, Baird AM, Mill M, et al. Bronchocentric mycosis occurring in lung transplant recipients. *Chest.* 1989;96:92–95.

Tazelaar HD, Linz LJ, Colby TV, et al. Acute eosinophilic pneumonia: histopathologic findings in nine patients. *Am J Respir Crit Care Med.* 1997;155:296–302.

Tillie-Leblond I, Tonnel AB. Allergic bronchopulmonary aspergillosis. *Allergy.* 2005;60:1004–1013.

Turner-Warwick M, Assem ES, Lockwood M. Cryptogenic pulmonary eosinophilia. *Clin Allergy.* 1976;6:135–145.

Uchiyama H, Suda T, Nakamura Y, et al. Alterations in smoking habits are associated with acute eosinophilic pneumonia. *Chest.* 2008;133:1174–1180.

Udwadia FE. Tropical eosinophilia: a review. *Respir Med.* 1993;87:17–21.

Wang JL, Patterson R, Rosenberg M, Roberts M, Cooper BJ. Serum IgE and IgG antibody activity against aspergillus fumigatus as a diagnostic aid in allergic bronchopulmonary aspergillosis. *Am Rev Respir Dis.* 1978;117:917–927.

Ward S, Heyneman LE, Flint JD, Leung AN, Kazerooni EA, Muller NL. Bronchocentric granulomatosis: computed tomographic findings in five patients. *Clin Radiol.* 2000;55(4):296–300.

Weller PF. The immunobiology of eosinophils. *N Engl J Med.* 1991;324(16):1110–1118.

Worthy SA, Muller NL, Hansell DM, Flower CD. Churg-Strauss syndrome: the spectrum of pulmonary CT findings in 17 patients. *AJR Am J Roentgenol.* 1998;170(2):297–300.

第 23 章

胶原血管疾病和血管炎

Julia Capobianco，Bruno Hochhegger，Jeffrey P. Kanne，
Gustavo Meirelles

■ 引言

　　胶原血管疾病（collagen vascular disease，CVD）是一组免疫介导的炎症性疾病，可以涉及多种器官。它们通常影响肺、纵隔和胸膜，但肺部受累的频率因具体疾病不同而不同。此外，药物治疗可能导致肺部感染或药物反应。因此，影像学在胶原血管疾病患者的管理中至关重要，早期诊断和干预可降低患者发病率和病死率。

■ 胶原血管疾病总论

通常累及胸部的胶原血管疾病

　　通常累及肺部的 CVD 包括类风湿关节炎（rheu-

matoid arthritis，RA）、进行性系统性硬化病（progressive systemic sclerosis，PSS）、系统性红斑狼疮（systemic lupus erythematosus，SLE）、多发性肌炎（polymyositis，PM）、皮肌炎（dermatomyositis，DM）、混合性结缔组织病（mixed connective tissue disease，MCTD）和干燥综合征（Sjögren syndrome，SS）。

胶原血管疾病最具临床影响的胸部表现

　　CVD 临床上最重要的两种胸部表现是间质性肺疾病（interstitial lung disease，ILD）和肺动脉高压（pulmonary arterial hypertension，PAH），它们是患者发病和死亡的主要因素。

评估胶原血管疾病的最佳成像技术和方案

　　高分辨率 CT（HRCT）是 CVD 患者肺部疾病影

像学的参考标准技术。随着多排 CT(MDCT)扫描仪的发展和广泛应用,能够在一次屏气中获取整个胸腔的近乎各向同性数据,有两种常规的 HRCT 检查方法。第一种是较传统的方法,扫描轴位的薄层(0.625~1.5mm 层厚)HRCT 图像,间隔 10~20mm 扫描整个肺。第二种方法利用 MDCT 扫描仪单次屏气容积扫描获得数据集的能力,允许重建间隔、连续和/或重叠的 HRCT 图像。利用 MDCT 容积扫描数据可以实现多平面薄层 HRCT 重建,有助于评估弥漫性肺疾病的分布,并应用后处理技术,如最大密度投影、最小密度投影,以及使用容积数据的软件量化肺部和气道特征。

■ 胶原血管疾病患者间质性肺疾病表现

最常见的间质病变模式

CVD 可能伴有各种类型的 ILD,而这些类型的发生率根据 CVD 的类型、患者基本信息和临床特征而不同(表 23.1)。

表 23.1　胶原血管疾病的肺部表现频率

疾病	UIP	NSIP	OP	LIP	DAD	出血	气道病变
类风湿关节炎	+++	++	++	+	+	−	+++
进行性系统性硬化病	+	+++	+	−	+	−	−
皮肌炎/多发性肌炎	+	+++	+++	−	++	−	−
干燥综合征	+	++	−	++	+	−	+
混合性结缔组织病	+	++	+	−	−	−	−
系统性红斑狼疮	+	++	+	+	++	+++	−

资料来源:Capobianco J,Grimberg A,Thompson B M,et al. Thoracic manifestations of collagen vascular diseases. RadioGraphics 2012;32:33-50。

注:表中的符号表示特征或模式出现的频率,+表示最低频率,+++表示最高频率,−表示不存在特征或模式。DAD,弥漫性肺泡损伤;LIP,淋巴细胞性间质性肺炎;NSIP,非特异性间质性肺炎;OP,机化性肺炎;UIP,普通型间质性肺炎。

非特异性间质性肺炎(nonspecific interstitial pneumonia,NSIP)是目前公认的一种独特的临床病理实体,是 CVD 患者 ILD 最常见的组织学类型。NSIP 包含多种组织学特征,包括不同程度的炎症和纤维化,这些病理特征的时间一致性是与普通型间质性肺炎(usual interstitial pneumonia,UIP)最显著的区别。NSIP 分为细胞型 NSIP(以炎症为特征,无实质纤维化成分)和纤维化型 NSIP(纤维化为主要表现)。

HRCT 上 NSIP 最常见的特征是磨玻璃影、网状影(通常表现为细纤维化)、牵拉性支气管扩张或细支气管扩张,主要呈对称性的基底部分布。邻近胸膜的实质受累程度较小(胸膜下相对不受累)(图 23.1),这是其显著的特征。其他表现包括结构扭曲和肺下叶容积缩小。蜂窝征是不常见的,主要发生在那些进展期的纤维化。

间质性肺疾病的准确检测及其重要性

肺的改变(生理上或解剖上的)可能是 CVD 的首要表现。准确检测 CVD 中的肺损害具有重要的治疗和预后意义,因为及时的治疗可能会改善预后。

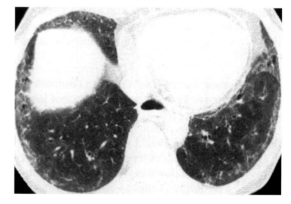

图 23.1　51 岁女性,皮肌炎,经手术肺活检诊断为非特异性间质性肺炎。高分辨率 CT 显示下叶周围磨玻璃影和网状影,胸膜下相对不受累

其他提示 CVD 的影像学表现包括食管扩张、胸膜及心包积液、肺动脉扩张、骨关节病。

虽然 NSIP 的预后通常优于 UIP,但 NSIP 与相当高的病死率相关,近 20% 的患者在诊断后 5 年内死亡。细胞型 NSIP 患者的预后优于纤维化型。与 CVD 相关的 ILD 患者的预后通常优于特发性 ILD 患者。因此,即使在没有全身症状的情况下,也应在经活检证实的 NSIP 的最初诊断和随访期间寻找潜在 CVD 的证据。

具有自身免疫特征的间质性肺炎及其诊断时机

一些诊断为特发性间质性肺炎（idiopathic interstitial pneumonia，IIP）的患者，其临床特征提示其存在潜在的自身免疫性疾病，但不符合公认的 CVD 诊断标准。许多术语已经用于描述这个过程，如未分化的 CVD 相关的 ILD（undifferentiated CVD-associated ILD，UCVD-ILD），肺表现为主的 CVD，以及具有自身免疫特征的 ILD。

为了对 IIP 患者的命名和分类标准以及自身免疫特征达成共识，欧洲呼吸学会/美国胸科学会成立了未分化型结缔组织病相关间质性肺疾病工作队。工作组就"具有自身免疫特征的间质性肺炎"（interstitial pneumonia with autoimmune features，IPAF）这一术语达成一致，并提出了一些分类标准（框 23.1），主要围绕三个中心领域：具有特定胸外特征的临床领域，具有特定的循环的自身抗体的血清学领域，以及具有特异性 HRCT、组织病理学和多部位特征的形态学领域。患者要被归类为 IPAF，必须满足所有的先决条件，并且至少在三个领域中具有两个领域的一个特征。

框 23.1　具有自身免疫特征的间质性肺炎的分类标准

1. 间质性肺炎的存在（通过 HRCT 或手术肺活检）
2. 排除其他原因
3. 缺乏明确的 CVD 的标准
4. 至少具有以下两个领域中的一个特性
   (1) 临床领域：远端指裂或尖端溃疡，炎性关节炎或多关节晨僵 ≥60min，手掌毛细血管扩张，雷诺现象，指端不明水肿，指伸肌表面不明的固定皮疹（Gottron 征）
   (2) 血清学领域：ANA ≥1：320，弥漫性，斑点状，均质型或 ANA 核仁型或 ANA 着丝粒型；类风湿因子 ≥2 倍正常上限；抗 CCP、抗 dsDNA、抗 Ro（SSA）、抗 La（SSB）、抗核糖核蛋白、抗 Smith、抗拓扑异构酶（Scl-70）、抗 tRNA 合成酶、抗 PM-Scl、抗 MDA-5
   (3) 形态学领域
      1) HRCT 分型：NSIP，OP，NSIP 与 OP 重叠，LIP
      2) 组织病理类型：NSIP，OP，NSIP 与 OP 重叠，具有生发中心的间质淋巴聚集，弥漫性淋巴浆细胞浸润
      3) 多部位受累（除 IIP 外）：不明原因的胸腔积液或胸膜增厚，不明原因的心包积液或增厚，不明原因的固有气道疾病，不明原因的肺血管病变

资料来源：Fischer A，Antoniou KM，Brown KK，et al. An official European Respiratory Society/American Thoracic Society research statement：interstitial pneumonia with autoimmune features. Eur Respir J. 2015；46：976-987.

注：ANA，抗核抗体；CVD，胶原血管疾病；HRCT，高分辨率 CT；IIP，特发性间质性肺炎；LIP，淋巴细胞间质性肺炎；NSIP，非特异性间质性肺炎；OP，机化性肺炎。

IPAF 患者没有可分类的 CVD，但与诊断为 IIP 的其他患者不同。随着时间的推移，其中一些患者将进展为明确的 CVD。前瞻性研究仍然需要验证提出的分类标准，并评估 IPAF 分类的自然史和临床意义。

■ 肺动脉高压

胶原血管疾病常伴有肺动脉高压

肺动脉高压的定义为肺动脉平均静息压力 ≥25mmHg，肺毛细血管楔压 ≤15mmHg。CVD 患者 PAH 的风险更高，可单独发生或与 ILD 合并发生。在临床上，从治疗的角度来看，CVD 患者的 PAH 与原发性 PAH 难以区分。

PAH 在 PSS（10%~33%）和 MCTD 患者中更常见，尤其是以硬皮病为主要特征的患者。它在 SLE（5%~10%）患者中不常见，在 RA、PM/DM 或 SS 患者中更少见。局限在皮肤表现的系统性硬化病，也被称为 CREST 综合征（钙质沉着、雷诺病、食管功能障碍、指端硬化、毛细血管扩张），常与肺动脉高压有关。

虽然 CVD 的病理生理机制尚不完全清楚，但其组织学特征与原发性肺动脉高压相似。血栓栓塞性疾病也可能在 SLE 和抗磷脂抗体患者中起一定作用。

PAH 最常见的表现是体力活动中的呼吸困难，这是一种非特异性的症状，临床上很难引起怀疑。因此，建议所有 PSS 患者和具有 MCTD 和 PSS 特征的患者接受无创筛选，以早期发现 PAH，通常采用经胸超声心动图。右心导管插入术是用于明确诊断的参考标准，在怀疑 PAH 时执行。

肺动脉高压的 CT 征象

肺动脉高压患者胸部 CT 显示肺动脉干增大（>30mm），主肺动脉及其分支直径增大，在较严重的病例中，右心腔扩张，对比剂持续回流至下腔静脉和肝静脉。伴随的心包积液是一个预后不良的表现。心包积液在重度 PAH 患者中更为常见，可能是右房压升高导致静脉和淋巴引流功能受损的表现。CT 也可用于排除肺栓塞和评估伴随的 ILD。

心脏 MRI 是诊断 PAH 的一种辅助方法，目前被认为是无创评价右心室结构和功能的参考标准。与

其他成像方法相比,它也能更好地评估肺动脉血流和顺应性。

■ 胶原血管疾病

类风湿关节炎(Rheumatoid Arthritis,RA)

RA 是一种慢性炎症性疾病,通常以对称的方式累及手和脚的小关节。该病主要影响女性,发病高峰为 25～50 岁。RA 关节外表现很常见,实际上可能发生在所有器官系统中。吸烟会增加患 RA 的风险,也会导致其他严重的疾病。

主要胸部表现

虽然 RA 主要影响女性,但肺部疾病在男性中更为常见。随着 RA 的发展,呼吸道疾病通常变得更加普遍,可能与关节症状同时出现,甚至早于关节受累。不同类型的 RA 相关呼吸道疾病的患病率也很难估计,但 ILD 和胸膜疾病似乎是最常见的,并且 ILD、缩窄性细支气管炎、药物反应和感染对患者预后的影响最大。

最常见的间质表现

报告的 RA 相关的 ILD 的患病率存在显著差异,这取决于检测方法及检测人群。最初报道 ILD 患病率为 1.6%～5%。随着 HRCT 的应用,ILD 的患病率在没有选择的 RA 人群中高达 63%。但是,具有临床意义的疾病较少见,据估计约有 10%。

与 RA 相关的 ILD 的主要组织学类型是 UIP(图 23.2),NSIP,机化性肺炎(organizing pneumonia,OP)和弥漫性肺泡损伤(diffuse alveolar damage,DAD)。虽然在整个结缔组织疾病中 NSIP 的影像学和组织学特征最常见,但 UIP 是 RA 患者中最常见的特征。

其他胸部表现

胸膜受累是 RA 中最常见的胸部疾病表现,尸检研究显示胸膜受累频率为 4%～75%。胸腔积液经常发生在活动性关节炎期间以及皮下结节患者中,大多数是 40～60 岁的男性。

肺类风湿结节在男性比女性更为常见,通常不会导致任何症状。它们通常位于右肺中叶或上叶的周边,直径范围从几毫米到几厘米。约 50% 的结节有中央空洞,与通常钙化的矽肺结节相比钙化罕见。

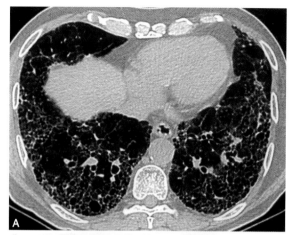

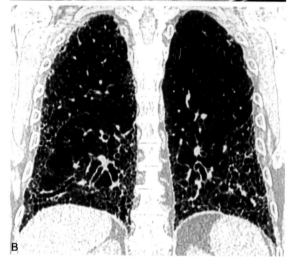

图 23.2　69 岁女性,类风湿关节炎伴慢性呼吸困难。轴位(A)和冠状位(B)高分辨率 CT 显示周边蜂窝征,牵拉性支气管扩张,下叶网状影,以胸膜下为主。手术肺活检显示普通型间质性肺炎模式

在皮下结节和类风湿因子阳性的患者中通常会发现肺结节。

进行性系统性硬化病(Progressive Systemic Sclerosis,PSS)

PSS,又称硬皮病,是一种小血管和结缔组织的慢性多系统疾病,其特征是皮肤和内部器官弥漫性纤维化,最常见于肺和胃肠道。女性与男性患者的比例为 3:1,通常发生在 20～50 岁。几乎所有患者都有皮肤受累。由于肺生理功能受限和弥散能力低,伴有 ILD 和肺血管疾病患者可能出现严重症状。几乎所有的 PSS 患者都存在食管蠕动障碍,胃食管反流可能与 ILD 相似或重叠。心脏受累,包括 PAH 引起的右心功能障碍、心肌纤维化和心包受累,可能进一步加重肺部症状。

主要胸部表现

ILD 和 PAH 是 PSS 最常见的心肺表现。约三

分之二的 PSS 患者发展为 ILD。PAH 存在于约 20% 的 PSS 患者中,通常与严重的肺部疾病相关,尽管它可能是 PSS 的一个孤立表现。目前,ILD 是 PSS 患者的主要死亡原因,原因是伴有或不伴有 PAH 的肺纤维化。ILD 在发病后 10 年内的病死率约为 40%。

最常见的间质表现

在间质性肺炎中,PSS 患者中最常见的是 NSIP(图 23.3)。通常,该病会影响下叶的后部区域,最初有细微的磨玻璃影,加重伴有网状影,可能进展为明显的肺纤维化。这被定义为网状影、牵拉性支气管扩张、细支气管扩张和蜂窝征引起的结构扭曲。

其他胸部表现

PAH 存在于约 20% 的 PSS 患者中,尽管可能是 PSS 的单独表现,但通常与严重的肺部疾病有关。目前,无论伴或不伴 PAH,由于肺纤维化,ILD 是 PSS 患者死亡的主要原因。

系统性硬化病患者食管(图 23.3)和肺受累的发生率较高,但很难证明两者之间的因果关系。很少有研究者探讨食管受累与 PSS 的 ILD 之间的关系。食管扩张的定义是主动脉下食管的管腔冠状径 >9mm。食管扩张的发生率在不同的系列中从 58% 到 80% 不等。

这组患者在疾病过程中也更有可能患上恶性肿瘤。最近的荟萃分析发现,肺癌的相对危险度为 4.35,而造血系统肿瘤的相对危险度为 2.24。

系统性红斑狼疮(Systemic Lupus Erythematosus,SLE)

SLE 是一种主要影响女性的自身免疫性疾病(女性与男性之比为 10:1),几乎可以影响任何器官。主要表现包括非畸形性关节炎,浆膜炎,光过敏,以及肾、血液系统和中枢神经系统受累。SLE 中描述了各种实验室异常,最常见的是针对双链 DNA,核糖核蛋白,Smith(Sm)抗原,Ro/SSA 和 La/SSB/Ha 的高滴度抗体。

主要胸部表现

SLE 的胸膜肺表现严重程度不等,从浆膜炎的轻微胸膜痛到危及生命的肺出血。许多异常具有非特异性表现,需要大量的检查来确定病因。17% ~ 60% 的患者在疾病发展过程中的某个阶段会发生胸膜炎。尽管严重的实质性肺疾病并不常见,但 SLE

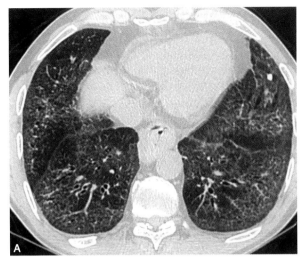

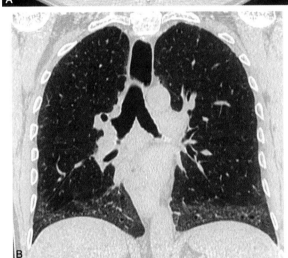

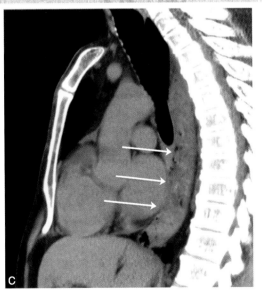

图 23.3 71 岁进行性系统性硬化病的女性患者,咳嗽,慢性呼吸困难。轴位(A)和冠状位(B)高分辨率 CT 显示下叶周边的磨玻璃影和网状影。(C)软组织窗矢状位 CT 重建图像显示弥漫性食管扩张,提示食管病变(箭)。开放肺活检显示非特异性间质性肺炎

的肺部并发症包括急性狼疮性肺炎,膈肌功能障碍和萎缩性肺综合征,肺结节伴空洞,PAH,肺血管炎,肺栓塞(通常是由循环抗心磷脂抗体引起),肺泡出血(反映弥漫性内皮损伤),慢性间质性肺炎,缩窄性细支气管炎,OP和机会性肺部感染或免疫抑制治疗引起的药物毒性。

最常见的间质表现

SLE临床上明显的ILD远较其他CVD少见,发生率仅为1%～15%。尽管ILD发生在SLE的环境中,但它通常不是疾病的直接后果。SLE-ILD的诊断取决于临床特征,胸部影像学,组织病理学和肺部生理异常。手术肺活检是诊断ILD的金标准。

HRCT模式可能有助于识别ILD的组织学亚型,量化疾病的严重程度以及评估治疗反应。通常,在SLE-ILD中可以看到两种(有时是重叠的)HRCT模式。一种模式与NSIP的组织学模式相对应,包括下部区域,周围为主的网状结构,通常合并牵拉性支气管扩张和片状的磨玻璃影,实变可能与OP或感染有关。另一种模式是单纯磨玻璃影,没有结构扭曲。这是非特异性的,可以在许多情况下看到,包括炎症,感染,出血和水肿。

SLE-ILD最常见的CT征象是NSIP(图23.4)。较少见的模式包括OP,淋巴细胞性间质性肺炎(lymphocytic interstitial pneumonia,LIP),UIP,脱屑性间质性肺炎和DAD。

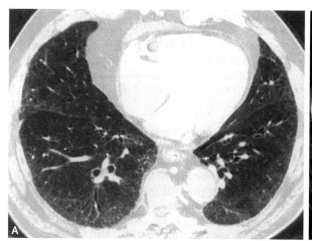
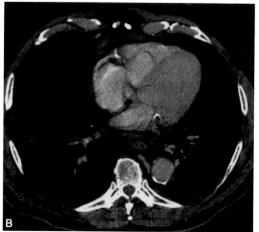

图23.4   35岁系统性红斑狼疮女性患者,胸痛,呼吸困难。(A)轴位高分辨率CT显示下叶周边磨玻璃影及网状异常。经支气管肺活检显示非特异性间质性肺炎。(B)软组织窗CT显示少量心包渗出,提示心包炎

其他胸部表现

在SLE中,其他影像学检查结果通常与ILD并发,包括胸膜和心包增厚或积液(图23.4),单侧膈肌抬高,心脏扩大,肺容积减小和盘状肺不张。在疾病过程中的某些时候,胸腔积液发生在17%至60%的SLE患者中。

炎性肌病:皮肌炎(Dermatomyositis,DM)和多发性肌炎(Polymyositis,PM)

DM和PM是主要的炎性肌病。这些罕见的获得性疾病(每年发生率约1/100 000)表现为肌无力和炎症,主要影响女性,发病高峰在40～50岁之间。肌无力发展缓慢,眼外肌不受累(与重症肌无力相反)。还可能存在肌外表现,例如吞咽困难,房室传导缺陷,心律失常,心力衰竭和肺部症状。DM典型的皮肤表现可能在肌无力之前出现,包括上眼睑有淡紫色皮疹(蓝紫色斑疹),指关节处有明显的紫红色皮疹或丘疹(Gottron征)。DM和PM的临床诊断通过血清肌酶浓度,肌电图和肌肉活检得到证实。在某些DM病例中,皮肤活检可能会有所帮助。抗合成酶综合征是与DM和PM有许多相似之处的相关疾病,并且肺部受累的可能性很高,涉及60%的患者。抗合成酶综合征的肺部疾病是发病的主要原因,可能在没有肌炎的情况下发生。

主要胸部表现

胸部受累是大多数DM和PM患者入院的主要原因。它与病变恶化和病死率增加有关。DM和PM患者的主要胸部表现如下:

● 继发于咽部肌无力的误吸。这可能是DM或PM患者最常见的肺部并发症,显著增加了发病率和

病死率
- ILD,发生率从 5% 到 30% 不等
- 由呼吸肌受累导致的通气不足和呼吸衰竭。尽管这种并发症很少见,但由呼吸肌炎症引起呼吸衰竭的患者通常需要插管和机械通气

其他胸部表现

有 PM 或 DM 的患者发生恶性肿瘤的风险增加。DM 患者癌症的发生率增高,在某些系列从小于 7% 到大于 30% 不等。在这些患者中,肺癌是最常见的肿瘤之一(图 23.5),尤其是男性患者。其他常见的癌症是卵巢癌,乳腺癌,胃肠道癌和非霍奇金淋巴瘤。对于 PM 或 DM 患者,某些因素与恶性肿瘤的风险增加相关,包括年龄增加,男性,吞咽困难,皮肤坏死,皮肤血管炎,肌炎快速发作(<4 周)和血清肌酶水平升高。

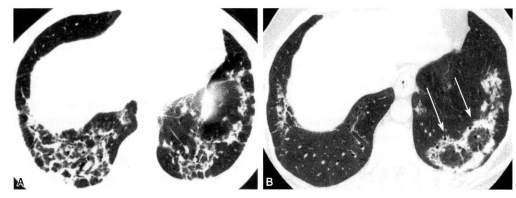

图 23.5　(A)37 岁男性,皮肌炎合并机化性肺炎(OP)。高分辨率 CT(HRCT)显示双侧小叶周围分布的实变影和磨玻璃影。(B)患多发性肌炎和 OP 的 69 岁女性。HRCT 显示双侧实变和左肺下叶环形密度增高影和周围磨玻璃影,与反晕征一致(箭)

自发性纵隔气肿和肺动脉高压是 DM 和 PM 的罕见并发症,但与明显的发病率和病死率相关。

最常见的间质表现

根据诊断方法的不同,DM 或 PM 中 ILD 的发生率从 5% 到 30% 不等,并与抗 Jo1 抗体的存在相关。在高达 40% 的患者中,ILD 可能发生在临床肌炎发作之前。可以见到 ILD 的四个主要类型:OP,UIP,NSIP 和 DAD。最常见的病理学表现是 NSIP 和 OP,通常合并出现,在 DM 和 PM 不同 ILD 的类型中预后更好。NSIP 的典型影像学特征已经讨论过;OP 的主要影像学表现为双侧片状实变或磨玻璃影(图 23.6A),通常分布在外周,小叶周围或支气管血管周围分布。这些不透明区域可能显示为结节或肿块,并且经常包含细支气管充气征。其他 CT 特征是磨玻璃影区周围的环形不透明区域,也称为环礁征或反晕征(图 23.6B)。

混合性结缔组织病(Mixed Connective Tissue Disease,MCTD)

MCTD 患者表现出 SLE,PSS,RA 和 PM/DM 的特征重叠。MCTD 主要影响女性(90%),在 10~30 岁发病率最高。MCTD 的主要临床和实验室特征是雷诺现象,手肿,关节炎/关节痛,硬化病,食管运动障碍,肌炎,肺动脉高压,血清中呈斑点状的高滴度荧光抗核抗体,以及存在抗核糖核蛋白抗体(中度至高水平)。大多数 MCTD 患者预后良好,但是胸部受累可能是发病和死亡的重要原因,尤其是 PAH。

主要胸部表现

胸部受累是 MCTD 的普遍特征,发生率为 20%~85%。该疾病两个最相关的肺部并发症是 PAH 和 ILD。PAH 的发生率为 10%~45%,并且不一定与 ILD 的存在相关。肺功能障碍伴一氧化碳扩散容量减少,是发展成 PAH 的原因。PAH 被认为是 MCTD 患者预后不良的预测指标。它是最常见的与疾病相关的死亡原因。

最常见的间质表现

ILD 是最常见的 MCTD 肺部表现,报道发生率为 21%~66%。NSIP(图 23.7)是最常见的组织病理学和影像学模式,其次是 UIP 和 LIP。磨玻璃影主要发生在下肺和肺周围,是最常见的实质异常。

其他胸部表现

食管受累也是一个常见表现,可能是胃食管反流,误吸和复发性肺感染的原因。仅有不到 10% 的

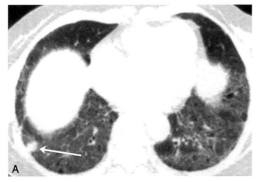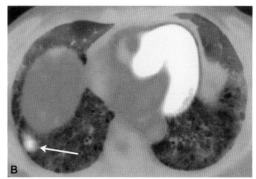

图 23.6　患有多发性肌炎,非特异性间质性肺炎(NSIP)和肺癌的 64 岁女性。(A)浅呼吸时采集的轴位 CT 图像显示下叶有多发的磨玻璃影,与 NSIP 的诊断一致,右下叶有不规则结节(箭)。(B)融合的 PET/CT 图像显示了磨玻璃影区的高代谢活性,右下叶结节(箭)有局灶性氟代脱氧葡萄糖(FDG)的摄取。结节被切除并证实为肺腺癌

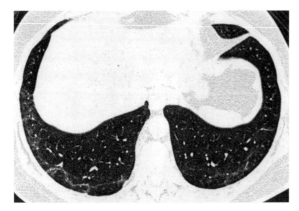

图 23.7　52 岁妇女,患有混合性结缔组织病和非特异性间质性肺炎。高分辨率 CT 显示周围磨玻璃影、胸膜下线和下叶网状异常,胸膜下相对不受累

患者出现胸膜和心包增厚或积液(图 23.8),大多数出现在 SLE 为主的患者中。其他胸部表现包括血栓栓塞,肺血管炎,继发于食管动力障碍的误吸引起的肺感染,肺泡出血和呼吸肌障碍。

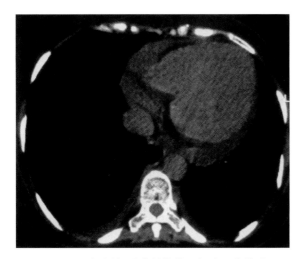

图 23.8　23 岁女性,混合性结缔组织病。非增强 CT 显示少量胸腔积液和心包积液

干燥综合征(Sjögren Syndrome,SS)

SS 是一种自身免疫性疾病,影响 0.1% 的人口,尤其是女性(男女比例为 1∶9),在 30~50 岁好发。该综合征的特征是 T 淋巴细胞浸润不同器官,其中泪腺和唾液腺是最常受累的部位。

SS 的主要症状是干眼症(干眼)和口干燥症(干口),30%~40% 的患者会出现腺体外的全身性表现。该综合征可能是原发性的,在没有其他疾病的情况下发生,也可能是继发性的,与诸如 CVD 之类的潜在疾病相关。

主要胸部表现

T 淋巴细胞浸润呼吸道在 SS 患者中很常见。上呼吸道受累常表现为鼻黏膜干燥和结痂。在更复杂的病例,可能会发生中耳炎,鼻出血和鼻中隔穿孔。下呼吸道受累的患者可能会出现慢性干咳,劳累性呼吸困难和复发性支气管炎。SS 患者,特别是原发性的 SS,可能会出现 ILD,并可能表现出不同的组织学和影像学模式。气道异常也是 SS 常见并发症。主要影像学表现包括支气管壁增厚,支气管扩张(图 23.9A),细支气管扩张和气体陷闭。胸腔积液罕见,并且几乎总是发生在继发性 SS 患者中,更常继发于 SLE 和 RA。

最常见的间质表现

SS 患者中 ILD 最常见的表现是 LIP,但也有其他表现,如 NSIP、OP、UIP、细支气管炎、弥漫性间质淀粉样变等。

LIP 的特征是胸部 X 线片上呈网状结节状阴影,特别是在肺下部区域。HRCT 表现为磨玻璃影,

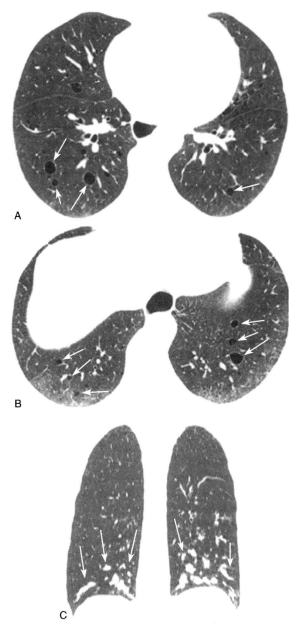

图 23.9　(A)患有干燥综合征(SS)的 57 岁男性,冠状位高分辨率 CT(HRCT)图像显示下叶多发的支气管扩张和黏液栓(箭)。(B,C)44 岁女性,患有 SS 和淋巴细胞性间质性肺炎。轴位 HRCT 图像(A 的水平高于 B 的水平)显示散在的磨玻璃影,网状影和肺囊肿(箭)(From Capobianco J, Grimberg A, Thompson BM, et al. Thoracic manifestations of collagen vascular diseases. RadioGraphics. 2012;32:33-50)

小叶间隔增厚,散在的结节和血管周围囊肿(图23.9B 和 C)。蜂窝和实变罕见。淋巴管壁浸润继发的细支气管阻塞也可引起滤泡性细支气管炎。

其他胸部表现

　　SS 患者淋巴瘤的风险增加,通常为 B 细胞,非霍奇金型,主要发生在唾液腺。也来自肺和胃等部位的黏膜相关淋巴组织。当 SS 患者出现肺实变,大结节,淋巴结肿大和/或胸腔积液时,应怀疑肺原发

淋巴瘤。

　　SS 的总体预后良好。SS 的发病主要与外分泌器官功能下降有关。死亡与相关疾病(继发性 SS),淋巴增殖性疾病的发展或 ILD 的急性加重有关。

■ 血管炎

　　肺血管炎是一类罕见的疾病,具有血管壁的炎症和随后血管壁破坏的共同特征。大多数血管炎是全身性疾病;肺可能是主要受累器官,也可能是众多受累器官之一。血管炎通常根据受影响的主要血管的大小或疾病的病理生理机制来分类。肺血管炎的诊断很有挑战性,因为这些疾病是罕见的,而且临床表现各种各样。诊断依赖于临床、实验室、影像学和组织病理学评价相结合。

通常表现为肺受累的最常见的血管炎

　　大多数影响肺的血管炎属于抗中性粒细胞胞质抗体相关性血管炎[antineutrophil cytoplasmic antibody(ANCA)-associated vasculitis, AAV],主要影响小血管。肺血管炎的发生率取决于种族;肉芽肿性多血管炎(granulomatosis with polyangiitis,GPA)是北美和欧洲最常见的 AAV,每年的发病率为(8~10)/1 000 000。相比之下,显微镜下多血管炎(microscopic polyangiitis,MPA)在日本和中国更常见。嗜酸性肉芽肿性多血管炎(eosinophilic granulomatosis with polyangiitis,EGPA)(曾称为许尔许斯特劳斯综合征)是最不常见的 AAV,每年发生率为(1~3)/1 000 000。抗肾小球基底膜抗体病是一种以肾和肺为靶点的免疫复合物介导的小血管炎,可引起弥漫性肺泡出血(diffuse alveolar hemorrhage,DAH)。大动脉炎是一种主要影响主动脉的大血管炎,有15%~60%的患者累及肺动脉,但肺部受累可能很少出现或没有临床表现。长期的疾病会导致肺动脉闭塞。白塞综合征影响各种大小的血管,可能累及肺动脉,导致动脉瘤、血栓形成,或两者兼而有之。几乎只发生在男性,而肺动脉瘤与高病死率相关。肺血管炎最常见的表现见表 23.2。

提示血管炎的最常见的胸部 CT 表现

　　与临床症状一样,血管炎的影像学表现是非特异性的,与其他疾病过程如感染、恶性肿瘤、CVD 相关。血管炎的 CT 征象范围从多灶的磨玻璃影和实变到结节、肿块和空洞。GPA 可累及气管支气管,白塞综合征可引起肺动脉瘤和血栓形成。

表23.2　肺血管炎最常见的表现

血管炎	常见表现	分布
GPA	<ul><li>结节和肿块±空洞</li><li>实变和磨玻璃影</li><li>气管支气管增厚和变窄</li></ul>	<ul><li>随机,支气管周围,胸膜下</li><li>局灶性、斑片状或弥漫性</li><li>声门下最常见;通常为中央气道</li></ul>
MPA	<ul><li>实变和磨玻璃影</li><li>边界不清的小叶中心结节</li></ul>	<ul><li>通常双侧和弥漫性</li><li>弥漫性或中下肺为主</li></ul>
EGPA	<ul><li>实变和磨玻璃影</li><li>间隔增厚</li></ul>	<ul><li>非节段性,双侧和外围</li><li>双侧,依靠重力分布</li></ul>
抗 GBM 病	<ul><li>实变和磨玻璃影</li><li>边界不清的小叶中心结节</li></ul>	<ul><li>通常双侧和弥漫性</li><li>弥漫性或中下肺为主</li></ul>
大动脉炎	<ul><li>肺动脉增厚和变窄</li></ul>	<ul><li>局灶性或多灶性,大的肺动脉受累</li></ul>
白塞综合征	<ul><li>肺动脉瘤</li><li>肺动脉血栓形成</li></ul>	<ul><li>局灶性或多灶性,大的肺动脉受累</li><li>局灶性或多灶性</li></ul>

注:EGPA,嗜酸性肉芽肿性多血管炎;GBM,肾小球基底膜;GPA,肉芽肿性多血管炎;MPA,显微镜下多血管炎。

肉芽肿性多血管炎

GPA 的肺受累常表现为结节和肿块（图23.10A）。约50%出现空洞,特别是当病变增大时。结节通常是多发性的和双侧的,易出现在胸膜下和支气管周围区域,分布不定。边缘通常很光滑,有些病变周围可能有磨玻璃影的晕征。中央低密度很常见,反映的是坏死。随着疾病的发展,病变通常会扩大,并可能合并成更大的炎性肿块。

肺 GPA 的第二常见表现为局限性或多灶性实

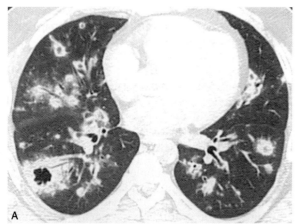
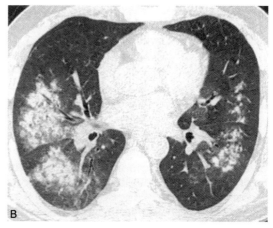
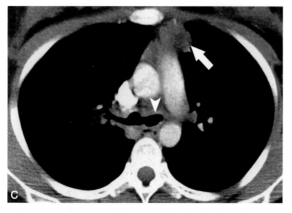

图23.10　（A）30岁男性,患有肉芽肿性多血管炎（GPA）。高分辨率 CT 图像显示多结节,有些有空洞,有些周围有磨玻璃影。（B）57岁男性,GPA 及弥漫性肺泡出血（DAH）。图像显示双侧支气管周围实变和磨玻璃影。DAH 胸膜下相对不受累。（C）15岁的 GPA 女性,对比增强 CT 图像显示纵隔结节,中心密度低（箭）,左主支气管壁轻度增厚,管腔变窄（箭头）

变或磨玻璃影,反映出血、炎症或两者兼有。实变可随机分布,以支气管周围为主,或以胸膜下为主。大约 10% 的患者会有弥漫性磨玻璃影或实变,通常胸膜下不受累,反映为 DAH(图 23.10B)。气道受累在 GPA 中很常见,高达 70% 的患者受影响(图 23.10C)。声门下气管是最常见的疾病部位,但远端气管和较大的支气管也可能受到影响。CT 显示单发或多灶性的气道壁增厚和狭窄,通常是环形的。可能出现阻塞性肺不张或感染。

显微镜下多血管炎

MPA 可导致多达 30% 的患者发生 DAH。DAH 的 CT 表现从弥漫性双侧磨玻璃影到致密实变,具体取决于肺泡充盈的程度(图 23.11A)。分布是可变的,但可能以肺门周围,中部和基底部为主。一些患者在 CT 上出现边界不清的小叶中心结节。24~48h 后,随着出血开始清除,可能会出现铺路石征表现,定义为磨玻璃影并间隔线重叠(图 23.11B)。反复发生的肺出血可导致轻度纤维化。

嗜酸性肉芽肿性多血管炎

哮喘、嗜酸性粒细胞增多症和坏死性血管炎是 EGPA 的特征。肺是最常受影响的器官。心脏受累包括心肌炎和冠状动脉炎,是与 EGPA 相关的主要死亡原因。双侧灶状的实变和磨玻璃影(通常为外周性)是 EGPA 在胸部 CT 扫描中最常见的表现,约 90% 的患者有此表现。这与 OP 或嗜酸性肺炎相似(图 23.12A)。大约 50% 的 EGPA 患者有光滑的间隔增厚(反映了嗜酸性粒细胞浸润间质),心脏受累出现水肿,或两者兼有。EGPA 的气道表现在 CT 上包括支气管壁增厚、支气管扩张、小叶中心结节,有

或无树芽征,最可能反映的是哮喘的影响(图 23.12B)。胸腔积液通常提示左心衰竭。EGPA 罕见 DAH。

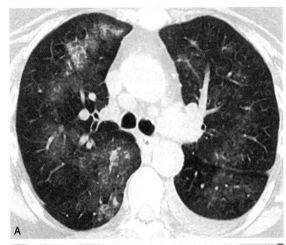

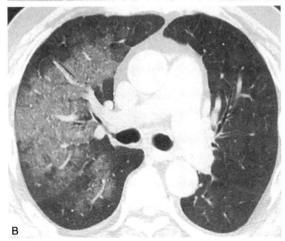

图 23.11　(A)61 岁男性,患有显微镜下多血管炎(MPA)。高分辨率 CT(HRCT)图像显示双侧磨玻璃影和右肺小灶状的实变。(B)72 岁男性,患有 MPA 亚急性弥漫性肺泡出血。HRCT 图像显示右肺内大片磨玻璃影,中间有细微的间隔线,形成了铺路石征表现

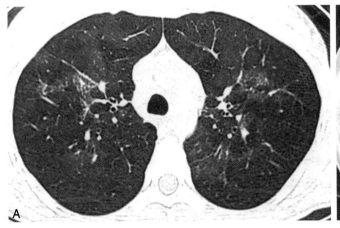

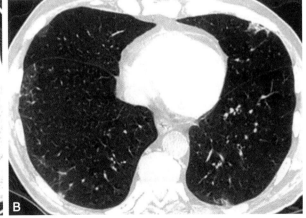

图 23.12　(A)29 岁女性,嗜酸性肉芽肿性多血管炎(EGPA)。高分辨率 CT(HRCT)图像显示斑片状磨玻璃影,支气管壁轻度增厚。(B)66 岁男性,EGPA。HRCT 图像显示双侧斑片状、周围区域的磨玻璃影和实变。注意左侧下叶轻微支气管壁增厚

鉴别血管炎和其他疾病

肺血管炎的诊断具有挑战性,因为这些疾病很罕见,临床表现多种多样且非特异,影像学和实验室检查结果也多种多样且非特异。然而,当存在某些影像学特征时,放射科医生可能会报告肺血管炎的可能性。当患者表现为急性缺氧,胸部影像学表现为弥漫性实变或磨玻璃影,应该考虑 DAH,特别是当患者有咯血或贫血时。临床和实验室发现有急性肾小球肾炎,结合肺实变和结节或肿块,也应提示血管炎。与 GPA 相关的结节和肿块的变化要比肿瘤结节变化快得多,并且许多 GPA 患者都有上呼吸道受累。成人后开始出现哮喘,其他系统性症状(例如皮疹或神经病变),以及 CT 上肺的区域密度增加,应考虑 EGPA。最后,实验室结果显示血清 ANCA 水平升高(更具体为抗髓过氧化物酶和抗蛋白酶3),这是血管炎的有力支持性证据,尽管这些自身抗体的灵敏度和特异度各不相同。

参考书目

Alibaz-Oner F, Direskeneli H. Update on Takayasu's arteritis. *Presse Med.* 2015;44(6 Pt 2):e259–e265.

Bacon PA. Extra-articular rheumatoid arthritis. In: McCarty DJ, Koopman WJ, eds. *Arthritis and Allied Conditions.* 20th ed. Philadelphia: Lea & Febiger; 1993:811–840.

Bodolay E, Szekanecz Z, Dévényi K, et al. Evaluation of interstitial lung disease in mixed connective tissue disease (MCTD). *Rheumatology.* 2005;44:656–661.

Capobianco J, Grimberg A, Thompson BM, et al. Thoracic manifestations of collagen vascular diseases. *Radiographics.* 2012;32:33–50.

Castañer E, Alguersuari A, Andreu M, et al. Imaging findings in pulmonary vasculitis. *Semin Ultrasound CT MR.* 2012;33(6):567–579.

Dalakas MC, Hohlfeld R. Polymyositis and dermatomyositis. *Lancet.* 2003;362: 971–982.

Eisenberg H, Dubois EL, Sherwin RP, Balchum OJ. Diffuse interstitial lung disease in systemic lupus erythematosus. *Ann Intern Med.* 1973;79(1):37–45.

Epler GR, McLoud TC, Gaensler EA, et al. Normal chest roentgenograms in chronic diffuse infiltrative lung disease. *N Engl J Med.* 1978;298:934.

Fischer A, Antoniou KM, Brown KK, et al. An official European Respiratory Society/ American Thoracic Society research statement: interstitial pneumonia with autoimmune features. *Eur Respir J.* 2015;46(4):976–987.

Franquet T. High-resolution CT of lung disease related to collagen vascular disease. *Radiol Clin North Am.* 2001;39(6):1171–1185.

Goldin JG, Lynch DA, Strollo DC, et al. High resolution CT findings in scleroderma-related lung diseases: findings from scleroderma lung study. *Chest.* 2008;134: 358–367.

Hallowell RW, Ascherman DP, Danoff SK, et al. Pulmonary manifestations of polymyositis/dermatomyositis. *Semin Respir Crit Care Med.* 2014;35:239–248.

Hoeper MM. Pulmonary hypertension in collagen vascular disease. *Eur Respir J.* 2002;19(3):571–576.

Honda O, Johkoh T, Ichikado K, et al. Differential diagnosis of lymphocytic interstitial pneumonia and malignant lymphoma on high-resolution CT. *AJR Am J Roentgenol.* 1999;173:71–74.

Joseph J, Sahn SA. Connective tissue diseases and the pleura. *Chest.* 1993;104: 262–270.

Kazerooni EA. High-resolution CT of the lungs. *AJR Am J Roentgenol.* 2001; 177(3):501–519.

Kim EA, Lee KS, Johkoh T, et al. Interstitial lung diseases associated with collagen vascular diseases: radiologic and histopathologic findings. *Radiographics.* 2002;22:S151–S165.

Kligerman SJ, Groshong S, Brown KK, et al. Nonspecific interstitial pneumonia: radiologic, clinical, and pathologic considerations. *Radiographics.* 2009;29(1):73–87.

Kozuka T, Johkoh T, Honda O, et al. Pulmonary involvement in mixed connective tissue disease. *J Thorac Imag.* 2001;16:94–98.

Lally L, Spiera RF. Pulmonary vasculitis. *Rheum Dis Clin North Am.* 2015;41(2): 315–331.

Launay D, Remy-Jardin M, Michon-Pasturel U, et al. High resolution computed tomography in fibrosing alveolitis associated with systemic sclerosis. *J Rheumatol.* 2006;33:1789–1801.

Olson AL, Brown KK, Fischer A. Connective tissue disease-associated lung disease. *Immunol Allergy Clin North Am.* 2012;32(4):513–536.

Orens JB, Martinez FJ, Lynch JPIII. Pleuropulmonary manifestations of systemic lupus erythematosus. *Rheum Dis Clin North Am.* 1994;20:159–193.

Ozerkıs DA, Rubinowitz EA, Homer RJ, et al. Pulmonary manifestations of rheumatoid arthritis. *Clin Chest Med.* 2010;31:451–458.

Prosch H, Schaefer-Prokop CM, Eisenhuber E, et al. CT protocols in interstitial lung diseases—a survey among members of the European Society of Thoracic Imaging and a review of the literature. *Eur Radiol.* 2013;23(6):1553–1563.

Ruano CA, Lucas RN, Leal CI, et al. Thoracic manifestations of connective tissue diseases. *Curr Probl Diagn Radiol.* 2015;44(1):47–59.

Schwarz MI. The lung in polymyositis. *Clin Chest Med.* 1998;19(4):701–712.

Seyahi E, Yazici H. Behçet's syndrome: pulmonary vascular disease. *Curr Opin Rheumatol.* 2015;27(1):18–23.

Silver RM, Miller KS. Lung involvement in systemic sclerosis. *Rheum Dis Clin North Am.* 1990;16:199–216.

Steen VD, Conte C, Owens GR, et al. Severe restrictive lung disease in systemic sclerosis. *Arthritis Rheum.* 1994;37:1283–1289.

Tanaka N, Newell JD, Brown KK, et al. Collagen vascular disease–related lung disease. High-resolution computed tomography findings based on the pathologic classification. *J Comput Assist Tomogr.* 2004;28:351–360.

Tanoue LT. Pulmonary manifestations of rheumatoid arthritis. *Clin Chest Med.* 1998;19:667–685.

Vonk MC, Van Die CE, Snoeren MM, et al. Oesophageal dilatation on high-resolution computed tomography scan of the lungs as a sign of scleroderma. *Ann Rheum Dis.* 2008;67:1317–1321.

第24章

囊性肺疾病

Rachna Madan，Thanissara Chansakul

■ 引言

囊性肺疾病提出了相当大的诊断挑战，这主要是因为在许多此类疾病中 CT 表现可能相似。此外，许多肺部异常可能会出现类似肺囊肿的表现。然而，在适当的情况下，结合特征性的影像学表现、临床特征和基因检测，往往可以做出准确的诊断。本章回顾了囊性肺疾病的独特 CT 特征，并提供了一种系统的方法来进行可靠的放射学诊断。

■ 囊性肺疾病的疾病谱和发病率

弥漫性囊性肺疾病很少见。最常见的弥漫性囊性肺疾病是淋巴管平滑肌瘤病（lymphangioleiomyomatosis，LAM）和肺朗格汉斯细胞组织细胞增生症（pulmonary Langerhans cell histiocytosis，PLCH）。LAM 在每 100 万名妇女中估计发生 1~2.6 例，实际发病率可能更高，因为 LAM 经常被误诊为哮喘、支气管炎和慢性阻塞性肺疾病。PLCH 也不常见。在 502 例接受肺活检的慢性弥漫性浸润性肺疾病病例中，约 3.4% 的人诊断为 PLCH。然而，PLCH 的确切患病率是未知的，因为相当数量的受影响的患者可能是无症状的，这种疾病可能会自发消退。

由于近年来 CT 的广泛应用，这些罕见病变的鉴别诊断变得比以前描述得更加广泛，包括伯特-霍格-迪贝综合征（Birt-Hogg-Dubé syndrome，BHD）、淋巴细胞性间质性肺炎（LIP）、轻链沉积病（light chain deposition disease，LCDD）和淀粉样变性病。包括肺孢子菌肺炎（Pneumocystis jiroveci pneumonia，PJP）和人乳头状瘤病毒相关乳头状瘤病的感染过程也被认为是囊肿形成的原因。

弥漫性囊性肺疾病可以根据 CT 表现、临床病史和血清学进行分类。许多弥漫性、局灶性或多灶性囊性肺疾病表现为以细支气管为中心分布，以及在组织病理学上表现为异常细胞浸润（表 24.1）。根据其 CT 表现，可根据囊肿是否稀少或数量众多，是否有结节或磨玻璃影等相关表现进行分析。系统性疾病和感染的病史往往有助于缩小鉴别诊断范围（表 24.2）。

表 24.1 以细支气管为中心的囊性肺疾病

诊断	注释
肺朗格汉斯细胞组织细胞增生症（PLCH）	混合炎性结节（CD1a 阳性的朗格汉斯细胞、淋巴细胞、巨噬细胞）靠近细支气管
淋巴管平滑肌瘤病（LAM）	远端气道梭形细胞增殖
淋巴细胞性间质性肺炎（LIP）	淋巴细胞沿气道增殖
脱屑性间质性肺炎与呼吸性细支气管炎伴间质性肺疾病（RB-ILD）	呼吸性细支气管和肺泡管中见充满色素的巨噬细胞
淀粉样轻链沉积病（LCDD）	支气管周围淋巴浆细胞样细胞浸润和轻链沉积

表 24.2 与系统性疾病相关的囊肿

系统性疾病	病理	高分辨率 CT 表现
原发性系统性淀粉样变	淀粉样蛋白轻链沉积于肾，心脏，肺	钙化结节及散在囊肿
• 血液系统恶性肿瘤		淋巴结肿大
• 多发性骨髓瘤，瓦尔登斯特伦巨球蛋白血症		气管壁增厚及结节
κ 轻链沉积病	非淀粉样 κ 轻链沉积于肾、心脏、肺	薄壁囊肿
• 血液系统恶性肿瘤		结节，无钙化
• 多发性骨髓瘤，瓦尔登斯特伦巨球蛋白血症		疾病进展可导致呼吸衰竭
淋巴细胞性间质性肺炎	淋巴细胞沿气道增殖	血管周围囊肿
• 干燥综合征，类风湿关节炎，艾滋病，卡斯尔曼病		磨玻璃密度背景，小结节

■ 基本信息、遗传学和其他致病因素的作用

了解患者的基本信息、家族史、病史和环境暴露，特别是吸烟史，往往有助于缩小鉴别诊断。

淋巴管平滑肌瘤病

LAM 几乎完全是一种女性疾病。虽然以前被认为是育龄妇女的疾病，但在绝经后妇女中亚临床疾病的检出率越来越高。LAM 以两种形式出现，散发的和与结节性硬化症相关的。散发型占 85%，通常伴有更严重的肺囊性改变。结节性硬化症是一种常染色体显性遗传病，但 60% 的结节性硬化症患者无家族病史，是一种新的种系突变的结果。肿瘤抑制基因 TSC1 和 TSC2 的突变与 LAM 的发生有关。不到三分之一的结节性硬化症患者具有典型的癫痫发作、皮脂腺瘤和精神发育迟缓三联征。

肺朗格汉斯细胞组织细胞增生症和脱屑性间质性肺炎

PLCH 是一种吸烟者的疾病，常见于有吸烟史的年轻人。在各项研究中，吸烟率从 80% 到 100% 不等。因此，对于不吸烟者，PLCH 的诊断可以被排除在外。

先前有报道称 PLCH 在男性中更常见，但由于女性吸烟人数的增加，该病已经不再存在性别差异。

脱屑性间质性肺炎（desquamative interstitial pneumonia，DIP）是一种与吸烟相关的间质性肺疾病，其中也有囊肿形成的描述。DIP 是一种罕见的疾病，几乎仅见于暴露于香烟烟雾中的人。它的特征是巨噬细胞在肺泡内积聚。患者可能有呼吸困难或咳嗽。必须有吸烟史，影像学诊断 DIP 才能成立。

伯特-霍格-迪贝综合征

BHD 是一种常染色体显性遗传病，由编码肿瘤抑制蛋白滤泡蛋白的 BHD 基因突变引起。大多数肺囊肿患者伴有面部、颈部及躯干上部的表皮纤维滤泡瘤。也可伴有肾肿瘤如嗜酸细胞腺瘤和肾细胞癌，通常是多灶性和双侧的。因此，胸膜下囊肿伴有表皮纤维滤泡瘤的患者，应建议进一步的基因检测和腹部 MRI 评估，以筛查肾肿瘤。

淋巴细胞性间质性肺炎

LIP 是一种罕见的病变，可能是特发性的，也可见于免疫异常的患者。特别是与干燥综合征、艾滋病、原发性胆汁性肝硬化、卡斯尔曼病、系统性红斑狼疮和自身免疫性甲状腺病有关。该病在女性中更

常见,可能是因为 LIP 与自身免疫性疾病有关。目前关于 LIP 是一种良性淋巴增殖性疾病或一种早期淋巴瘤还存在争议,这些患者有时会出现纵隔和肺门淋巴结肿大。

轻链沉积病

LCDD 发生在中年患者中,75% 的病例与多发性骨髓瘤或巨球蛋白血症有关。LCDD 通常累及肾。虽然肺很少受累,但 LCDD 可导致呼吸衰竭,需要肺移植。

淀粉样变性病

肺囊肿是淀粉样变性病的罕见表现,常表现为局限性淀粉样变合并干燥综合征。伴多发性骨髓瘤、巨球蛋白血症、类风湿关节炎、结核病或克罗恩病的系统性淀粉样变性病中,很少见到囊性改变。

■ 适合囊性肺疾病患者的影像学检查方法

通常在获得标准胸部 X 线片后,或胸部 X 线片结果被认为异常时,采用 CT 进行诊断。CT 应在深吸气末时进行。高分辨率 CT(HRCT)使用 1～1.25mm 的薄层来评估肺实质的细节。除非伴有纵隔、血管或胸膜异常,否则常规评估囊性肺疾病可不需要对比剂。

■ 胸部以外伴随征象的重要性

胸部以外的异常发现(例如肾肿瘤、皮肤病变)有助于缩小鉴别诊断,并能提醒临床医生家族性综合征的可能性。具体来说,结节性硬化症和 BHD 都与肾肿瘤有关。

结节性硬化症最常见的肾肿瘤是血管平滑肌脂肪瘤,在 TSC2 基因突变的患者中更为常见。结节性硬化症中肾细胞癌的发病率与一般人群相似,但肿瘤发病年龄更低,通常是 20～30 岁,而不是常见的 50～60 岁。胸部和/或腹部乳糜性积液也是结节性硬化症的特征。所有新诊断为 LAM 的患者都应该做腹部和骨盆的影像学检查。所有结节性硬化症患者在 21 岁之前都建议每年进行一次脑 MRI 检查,然后每 2～3 年检查一次,以诊断和监测室管膜下巨细胞型星形细胞瘤。

对于新诊断为 BHD 的患者,也应进行腹部和骨盆的影像学检查。在 BHD 中,肾肿瘤通常是多发的,可能是双侧的,并且比一般人群更早发生(平均 50.7 岁)。肿瘤包括嗜铬细胞瘤、肾细胞癌和透明细胞癌。

■ 陷阱:如何区分真正的囊性肺疾病和相似征象

在 HRCT 上,肺囊肿指的是直径大于或等于 1cm 的薄壁(通常小于 2mm)、边界清晰锐利的含气病变。囊肿形成的机制尚不清楚,但在某些病例中似乎与小气道阻塞有关。其他一些肺部异常表现为囊性模式,类似于真正的囊性肺疾病,但不表现为真正的囊肿。这些包括蜂窝征、支气管扩张、肺气肿和空洞性结节(图 24.1)。

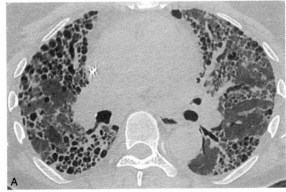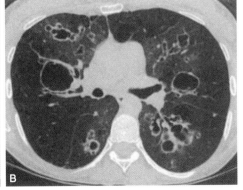

图 24.1　与囊性肺疾病相似的病变。(A)蜂窝,肺外周多行堆叠性囊肿,伴牵拉性支气管扩张、结构扭曲等其他肺纤维化征象。(B)囊性支气管扩张。囊肿集中在中央,与中央气道相通

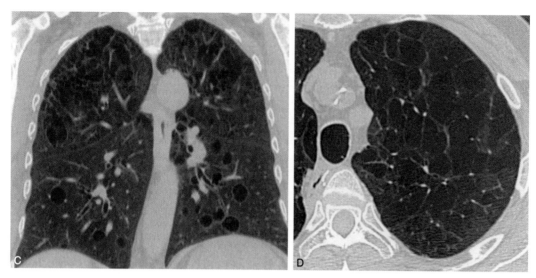

图 24.1(续) (C,D)同一患者小叶中心型肺气肿和淋巴管平滑肌瘤病(LAM)。肺上叶的囊肿具有可变的多边形形状，以及由压缩的肺组织和血管组成的难以察觉的壁，与肺气肿相一致。偏心或中心点为小叶周围血管。由 LAM 引起的真正的囊肿在下叶，有明确的薄壁

蜂窝的壁较厚，可与真正的囊肿鉴别；它们由纤维组织构成。胸膜下分布伴蜂窝样表现及其他纤维化征象也有助于区分蜂窝和真正的囊肿。支气管扩张表现为气道扩张和扭曲，因此通常保持管状结构或方向。冠状面和矢状面重建有助于显示与支气管树的沟通。气肿性肺大疱和小叶中心肺气肿是永久性破坏细支气管壁的病变区，其结果是支气管末梢的气腔增大。根据定义，肺大疱直径为 1cm 或以上，壁厚小于 1mm，不易察觉。中心可见血管结构及广泛的肺气肿的其他征象可以正确地诊断肺大疱，但有时很难区分肺大疱和真正的肺囊肿。空洞性结节比真正的肺囊肿壁更厚、更不规则。

■ 问题解析和病例展示

与大量囊肿相关的疾病（弥漫性囊性肺疾病）

由于重要的鉴别特征，与大量囊肿相关的疾病很容易诊断。鉴别诊断很少，包括 LAM 和 PLCH。这两种疾病可根据患者基本信息、临床特征、吸烟史以及特征性的影像学表现加以区分。

临床表现

多发囊肿的患者常表现为肺功能检查结果异常，通气受阻，扩散容量小，可见明显的囊性异常。临床表现有时可能是突然的，表现为急性气短，通常是由于囊肿破裂，发生自发性气胸。LAM 发生于育龄期女性，PLCH 在吸烟者中很常见，常见于男性。

胸部 X 线片及 CT 表现

X 线表现包括肺容积增加、过度膨胀、线样密度增高影和囊状透亮影（图 24.2A）。PLCH 患者也可能表现出累及肺上部和中部的网状结节状异常密度影。

淋巴管平滑肌瘤病

CT 上可见大量均匀一致的圆形薄壁囊肿，常大于 10 个（图 24.2B）。叶间裂附近的多发的囊性异常可引起叶间裂的串珠状外观。囊肿呈弥漫性分布，包括上叶和下叶，肺底或肋膈角也可受累。除了囊性实质异常外，也可出现累及淋巴结的纵隔淋巴结增大，密度减低，游离层状乳糜性胸腔积液和少量的心包积液（图 24.2C 和 D）。

肺朗格汉斯细胞组织细胞增生症

在 CT 上，主要表现为多发的不同形状的囊和结节。不规则结节为早期疾病的特性，后期可发展成厚壁囊肿并增大，形状奇怪的囊肿是由于囊肿的融合。囊肿、结节通常为细支气管周围分布，并以上肺分布为主，相对少见于右肺中叶、左肺舌叶及肺底。吸烟与 PLCH 密切相关，终末期的 PLCH 由于上叶分布为主，且囊肿形态不规则，很难与肺气肿鉴别（图 24.3）。

相似病变及影像陷阱

表现为蜂窝和肺气肿的病变可能与上述的囊性肺疾病相似（图 24.1）。

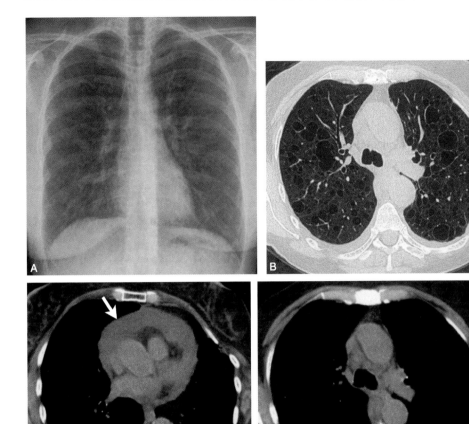

图 24.2　多发囊肿——淋巴管平滑肌瘤病。(A)胸部 X 线片示双肺弥漫性网状影,肺容积增大。(B)胸部 CT 扫描显示双肺有无数大小不一的薄壁囊肿。囊肿弥漫分布,可见囊肿间正常的肺实质。(C,D)CT 扫描软组织窗显示中等量的心包积液(箭),以及双侧少量的乳糜性胸腔积液(箭)和多个轻度肿大的淋巴结

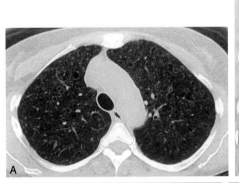

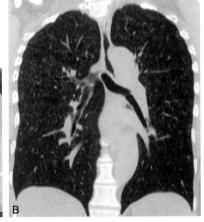

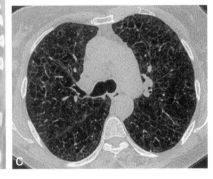

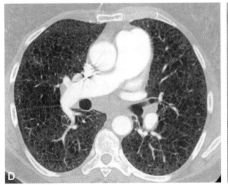

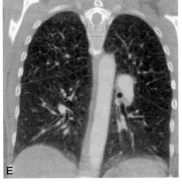

图 24.3　肺朗格汉斯细胞组织细胞增生症。(A,B)CT 显示以上、中叶为主的小结节和小厚壁囊肿。(C~E)较晚期的疾病,有奇形怪状、融合的薄壁囊肿,类似严重的肺气肿。注意肺底相对较少累及

与少量囊肿相关的疾病（局灶性或多灶性囊性肺疾病）

与散在的少量囊肿相关的疾病范围更广，包括 BHD、LIP、LCDD 和淀粉样变性病。由于囊肿可能是偶然发现的，潜在的全身性疾病或免疫系统异常可能是未知的，因此有时无法做出可靠的诊断。在老年患者中，无症状的不吸烟者也有肺囊肿的报告，它们可能是衰老引起的。因此，散在的囊肿在年轻人群中更有临床意义。

临床表现

患者通常无症状，囊性疾病是偶然发现的。因此，肺功能检查在这些患者中通常是正常的。这些病例也应引起临床注意，因为囊肿破裂会引起自发性气胸。

伯特-霍格-迪贝综合征

患者有散在的薄壁囊肿，形状略扁，主要位于下叶胸膜下，有时靠近肺静脉（图 24.4A）。寻找胸部以外的异常发现，如面部皮肤瘤、丘疹、滤泡囊肿和肾肿瘤，这对这些患者的后续管理至关重要（图 24.4B）。

淋巴细胞性间质性肺炎

散在的血管周围囊肿可出现在无症状的胶原血管疾病和免疫系统异常患者，如干燥综合征，HIV 感染，或卡斯尔曼病患者。在某些病例中，由于靠近邻近血管，囊肿可能表现为假性囊肿（图 24.5A）；在某些病例中，囊肿附近可能出现微小的磨玻璃样改变和结节（图 24.5B）。

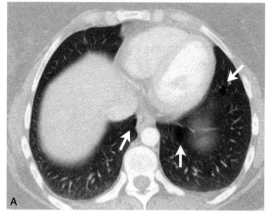
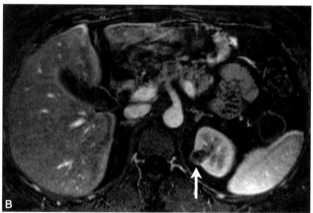

图 24.4　少量囊肿——伯特-霍格-迪贝综合征。（A）轴位 CT 扫描显示双肺下叶有少量薄壁囊肿（箭）。（B）轴位 T_1 加权脂肪抑制 MRI 增强扫描显示左肾上极低信号病变（箭），为透明细胞癌

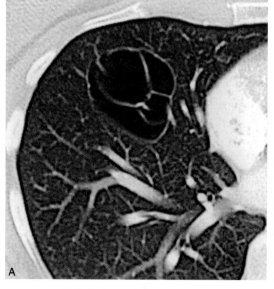
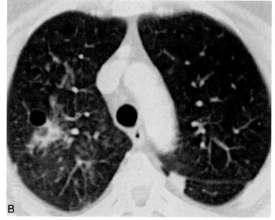

图 24.5　散在囊肿——淋巴细胞性间质性肺炎。（A）轴位 CT 扫描显示右肺中叶有一个大的薄壁囊肿，可见由邻近血管引起的假分隔。（B）另一位患者的轴位 CT 肺窗显示磨玻璃样改变和结节，并伴有散在囊肿。这代表疾病的早期阶段，磨玻璃样改变在类固醇治疗后经常会消失（Courtesy Dr. Matthew Gilman）

轻链沉积病和淀粉样变性病

浆细胞增生异常的患者可能会偶然发现伴或不伴结节的囊肿,除了感染或恶性肿瘤外,还可能代表κ轻链沉积病(κLCDD)或轻链淀粉样变性。

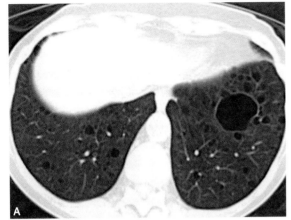

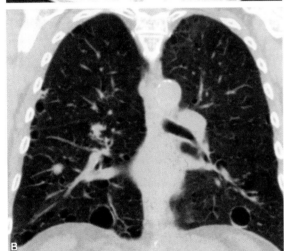

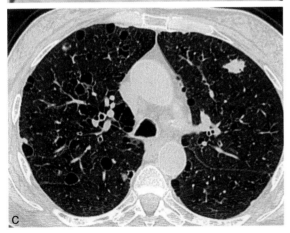

图24.6 散在囊肿——轻链沉积病(LCDD)和淀粉样变性病。(A)轴向 CT 扫描显示多发性骨髓瘤和LCDD 无症状患者的一个大的薄壁囊肿和较小的薄壁囊肿。未见钙化或结节。(B,C)浆细胞瘤患者的多个囊肿和一些不规则的、部分钙化的结节。对结节行开放活检,刚果红染色呈阳性,证实为淀粉样瘤,并显示浆细胞浸润

LCDD 与肾、心脏和肺中非淀粉样 κ 轻链的沉积有关,其特征是肺内见多个圆形的薄壁囊肿(图24.6A)。通常看不到结节和钙沉积。在极少数情况下,实质异常可能是进行性的,并导致呼吸衰竭。

淀粉样变性病除散发性肺囊肿外,还经常伴有钙化结节(图24.6B 和 C)。患者还可能有淋巴结肿大和结节性气管壁增厚。在骨髓瘤、巨球蛋白血症或干燥综合征患者可能会怀疑此诊断,随后可通过对这些结节进行活检来确诊,这些结节的刚果红染色呈阳性并显示局灶性骨化。

合并囊肿、结节和厚壁脆谷乐囊肿的疾病

临床表现

CT 上的"脆谷乐"征

CT 上的"脆谷乐"(Cheerio)征是指中央透光的肺结节,类似于环形"脆谷乐"(Cheerio)早餐麦片(图24.7A)。这可能是由肿瘤细胞(例如腺癌)或非恶性细胞(例如气道周围的 PLCH)的增殖引起的。

围绕低密度中心的其他类型的细胞增生,如假性囊肿、空洞、肺泡,或多个薄壁囊肿,也可以产生类似的表现,因此,这一征象也可见于转移、类风湿结节、脓毒性栓子、真菌感染和血管炎。

在 PLCH 的早期,以小的、不规则形状的细支气管中心结节为主要表现,然后转变为厚壁的脆谷乐囊肿(图24.7B 和 C)。晚期疾病的特征是囊肿融合为奇异的形状。终末期疾病导致形成薄壁囊肿和实质性纤维化,可能很难与晚期肺气肿区分开。

由于多种原因,腺癌可能显示出脆谷乐征。在某些情况下,腺癌可能在肺大疱或囊肿腔内发生(图24.8)。病理学上,包括原位腺癌、微浸润性腺癌、浸润性贴壁状为主的腺癌和浸润性黏液腺癌,均与贴壁式生长方式相关,保持了肺泡结构和支气管通畅,因此在 CT 上形成了一种类似脆谷乐的外观。

肿瘤性空洞

这种情况可出现在晚期非鳞状细胞非小细胞肺癌患者接受化疗药物,如贝伐单抗(Avastin,Genentech,San Francisco,CA),这是一种人源化的抗血管内皮生长因子(vascular endothelial growth factor,VEGF)的药物。由于 VEGF 抑制,空洞是中央坏死的继发性表现,意味着治疗反应。空洞可能发生在主要病灶或较小的转移性结节(图24.9)。自发性气胸有报道,是由于空洞与胸膜相连。

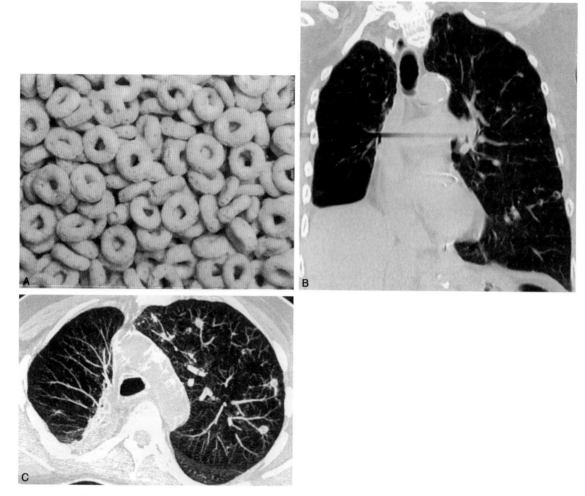

图 24.7 脆谷乐囊肿。(A)脆谷乐早餐麦片。(B,C)冠状位 CT 扫描和轴位最大密度投影图像显示,当前的重度吸烟者和既往的右肺腺癌患者在左肺有多个结节和厚壁囊肿。行肺组织活检排除转移,确诊为肺朗格汉斯细胞组织细胞增生症

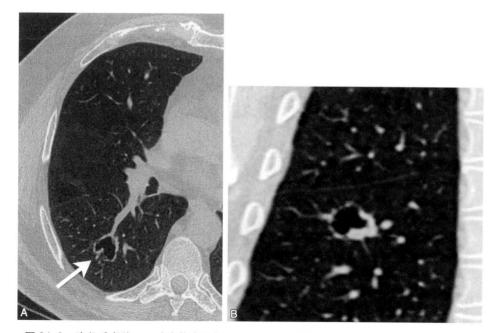

图 24.8 脆谷乐囊肿——腺癌伴囊性气腔。(A,B)轴位和冠状位 CT 扫描显示,在右肺下叶囊肿的前侧和内侧有一个偏心的软组织结节(箭),缓慢增大。病理与腺癌一致

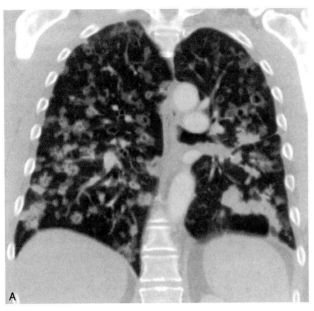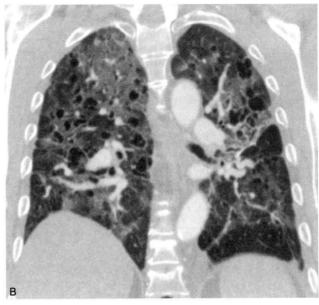

图 24.9　脆谷乐囊肿——贝伐单抗继发的囊性改变。(A,B)冠状位 CT 扫描显示双肺多发厚壁囊肿,代表转移性病变的空洞形成。上叶可见的广泛磨玻璃样改变也被认为是治疗反应。贝伐单抗在原发性和转移性肺癌中引起空洞,被认为是由血管内皮生长因子抑制而产生的中央坏死

薄壁囊性转移

常见于肉瘤、鳞状细胞癌、膀胱移行细胞癌和黑色素瘤。和其他转移性病灶一样,囊性转移瘤大小不同,以下叶为主。囊性转移的潜在并发症是自发性气胸(图 24.10)。

坏死性肺结节

高达 1% 的中度至重度长期类风湿关节炎患者可能显示出坏死性肺结节(图 24.11)。这些病变通常位于胸膜下,并且可能会出现空洞,导致气胸和支气管胸膜瘘。由于这些空洞性结节表现与感染和恶性肿瘤相似,因此可能需要进行经皮活检。

脓毒性栓子

可表现为有液平的厚壁囊肿。由于有发热病史、留置导管或静脉注射药物滥用和特征性影像学

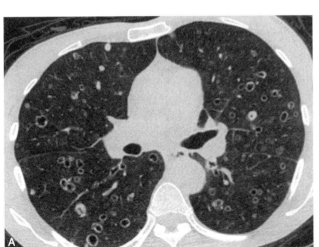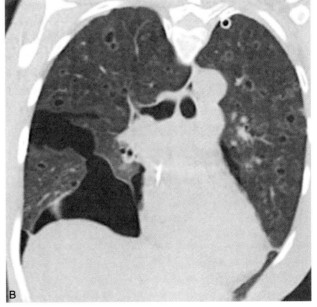

图 24.10　脆谷乐囊肿——囊性转移合并急性气胸。接受培唑帕尼治疗的苗勒氏癌患者的轴位(A)和冠状位(B)CT 扫描,可见多发厚壁空洞性转移。胸膜下结节坏死导致双侧气胸。这可能是囊肿或囊性转移的表现

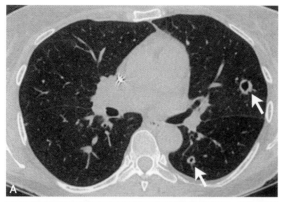

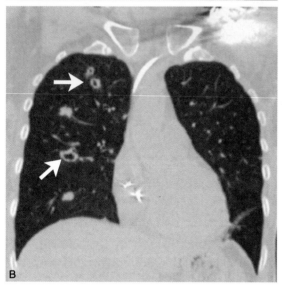

图 24.11　脆谷乐囊肿——类风湿关节炎,坏死性结节。(A,B)CT 扫描显示双肺多发空洞病变(箭),表现为空洞坏死性结节。为了与恶性肿瘤和感染区分,需要活检或影像学随访

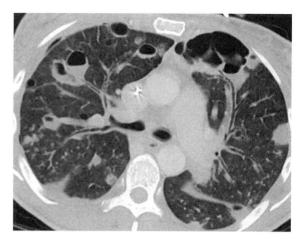

图 24.12　脆谷乐囊肿——脓毒性栓子。多发结节呈血管中心性分布,并伴有供血血管征,这是脓毒性栓子的特征,这些结节变化迅速,形成空洞,并显示气液平

表现,容易诊断,结节呈血管中心分布,显示供血血管征(图 24.12)。脓毒性栓子通常会迅速变化和形成空洞。

由于对人乳头瘤病毒的有效疫苗接种,喉气管乳头状瘤病和继发性肺播散的发生率已大大降低。影像学检查结果包括囊性病变和结节。在 CT 上,气管和支气管的乳头状瘤很容易看到。与 LAM 或 PLCH 相比,相关的囊肿数量较少,通常好发于肺后部。

胸部 CT 上以囊肿及辅助征象(例如磨玻璃影)为特征的疾病

临床表现

与 LAM 或 PLCH 相比,其他疾病(例如 LIP、DIP)和某些感染性病变的囊肿相对较少。因此,囊肿的分布可能无益于进一步鉴别诊断。相反,应该仔细观察磨玻璃影或结节等特征,因为这有助于鉴别诊断。结节是公认的 PLCH 的特征,但磨玻璃影通常与 PLCH 或 LAM 无关。

LIP 的特征是磨玻璃影,边界不清的小叶中心结节,小叶间隔增厚,支气管血管束增粗,以及散在的血管周围囊肿(图 24.5B)。LIP 的囊肿大小不一,有时可能很大,通常数量很少,支气管血管周围分布,由于靠近血管,可能出现假性分隔。在急性期,可见磨玻璃影。在慢性病例中,磨玻璃影可能消散,因此囊肿是唯一残留的异常(图 24.5A)。LIP 的诊断通常需要经支气管或开胸肺活检明确。通常的治疗方法是类固醇治疗,之后磨玻璃影可以消散。但是,即使治疗后,囊肿仍然存在。

在 HIV 感染患者中,出现磨玻璃影和囊肿在内的综合表现提示 LIP 或 PJP 的可能性。临床上,PJP 患者经常严重缺氧,肺一氧化碳扩散容量低,灌洗液可能显示 $1,3-\beta-D-$ 葡聚糖和乳酸脱氢酶水平升高。磨玻璃样改变的程度与囊性病变不成比例。在 CT 上,PJP 通常表现为双侧、多灶,主要是对称的磨玻璃影,囊肿或肺大疱往往发生于多发感染后。可能会以上肺为主,导致气胸,提示预后不良(图 24.13)。PJP 的囊性改变或肺大疱是多种因素共同作用的结果,如肺孢子菌直接破坏组织,HIV 的细胞毒性作用,巨噬细胞释放弹性蛋白酶,单向活瓣支气管阻塞导致肺大疱形成。在开始用复方磺胺甲噁唑进行特异性抗逆转录病毒治疗并导致 CD4+ 细胞计数增加后,囊性病变通常是可逆的。

DIP 是一种与吸烟有关的疾病,只有在确认吸烟史后才能建议影像学诊断。在 HRCT 上,大约三分之一的患者可见下叶为主的磨玻璃影,伴或不伴散在的囊肿(图 24.14)。

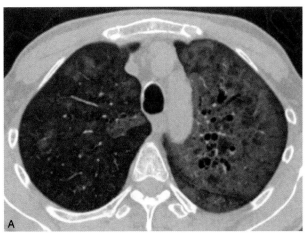
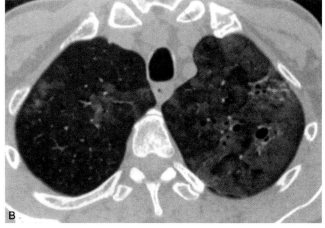

图 24.13　肺孢子菌肺炎 (PJP) 伴囊性改变。(A,B) 轴位胸部 CT 扫描显示双侧磨玻璃影,左侧较明显。左上叶散在囊肿在随后的影像中消散。多达 30% 的 PJP 患者可见可逆性囊性改变

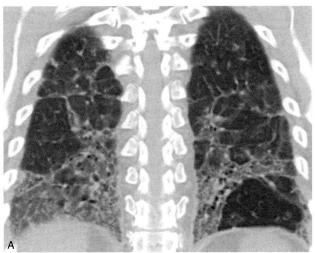
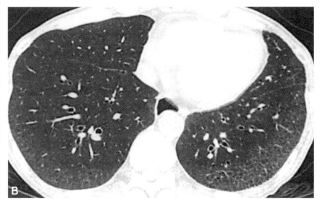

图 24.14　脱屑性间质性肺炎。两名患者的轴位 (A) 和冠状位 (B) CT 扫描。该疾病的特征是广泛的磨玻璃影,伴少许散在分布的囊肿。磨玻璃影主要发生在中下肺野外周的胸膜下区域。这种分布不同于其他与吸烟有关的疾病,后者往往累及上叶

■ 总结

　　肺囊肿在 HRCT 上并不少见。进一步分析肺囊肿的数量、分布和形状,以及辅助 CT 征象,才能做出鉴别诊断。胸部 CT 的一系列表现有助于做出正确的诊断。虽然与大量囊肿相关的疾病很容易诊断,但在无症状患者中,与少量囊肿相关的疾病常常使诊断陷入困境。许多病例需要患者的基本信息、吸烟史、临床信息、家族史和腹部影像学才能做出明确诊断。同样重要的是要认识到一些病变,包括空洞性病变、肺气肿、支气管扩张和蜂窝,可能类似真正的囊肿。然而,仔细评估影像学表现,往往可以建立一个准确的诊断。

参考书目

Abbott GF, Rosado-de-Christenson ML, Franks TJ, et al. From the archives of the AFIP: pulmonary Langerhans cell histiocytosis. *Radiographics*. 2004;24:821–841.

Abbott GF, Rosado-de-Christenson ML, Frazier AA, et al. From the archives of the AFIP: lymphangioleiomyomatosis: radiologic-pathologic correlation. *Radiographics*. 2005;25:803–828.

Butnor KJ, Guinee DG Jr. Pleuropulmonary pathology of Birt-Hogg-Dubé syndrome. *Am J Surg Pathol*. 2006;30:395–399.

Chorianopoulos D, Stratakos G. Lymphangioleiomyomatosis and tuberous sclerosis complex. *Lung*. 2008;186:197–207.

Hohman DW, Noghrehkar D, Ratnayake S. Lymphangioleiomyomatosis: a review. *Eur J Intern Med*. 2008;19:319–324.

Ryu JH, Swensen SJ. Cystic and cavitary lung diseases: focal and diffuse. *Mayo Clin Proc*. 2003;78:744–752.

Seaman DM, Meyer CA, Gilman MD, et al. Diffuse cystic lung disease at high-resolution CT. *AJR Am J Roentgenol*. 2011;196:1305–1311.

Trotman-Dickenson B. Cystic lung disease: achieving a radiologic diagnosis. *Eur J Radiol*. 2014;83:39–46.

第 25 章

放疗、药物以及非法药物相关的肺部疾病

Travis S. Henry

■ 介绍和背景

放射治疗(简称放疗)与药物诱导的肺部疾病,虽然影像学表现不同,但二者之间有许多相似之处。在急性和亚急性或慢性情况下,二者疗法都可能出现各种各样的症状,需要高度怀疑时才能做出正确的诊断。最重要的是,两个过程与因果事件之间存在时间关系。此外,在接受放化疗的肿瘤患者中,这两个过程可能同时存在。因此,当出现其他原因不明的影像所见时,影像科医生应始终将放疗或药物反应考虑在内。

■ 放疗相关肺部疾病

放疗是许多胸部恶性肿瘤常见的治疗方法,因此,胸科影像科医生经常会遇到,特别是在肿瘤实践中更为常见。放疗的许多副作用是永久性的,而且,由于放疗常常是为了治疗而进行的,因此在治疗数年或数十年后才可能会出现影像异常。重要的是影像科医生要了解基本的治疗策略,并识别不同类型的放射性肺炎和纤维化,以便与其他感染、肿瘤复发或其他原发肿瘤进行鉴别。

放疗的目的

放疗是许多胸腔内恶性肿瘤的有效治疗方法,

但最常用于肺癌的治疗。放疗的目的和类型选择在很大程度上取决于疾病的阶段。例如,在 I 期和 II 期肺癌中,放疗有治愈的可能,并且可能是非手术治疗的患者(例如患有严重肺部疾病或心脏病的患者)的唯一治疗选择。局部晚期肺癌伴不可切除的原发肿瘤或累及淋巴结(ⅢA 期)的患者可进行放疗,以期治愈或作为辅助治疗。转移性疾病患者可接受放疗以缓解疼痛,改善生活质量。

放疗的目的是通过向癌细胞提供尽可能高的剂量来杀死肿瘤细胞,同时限制对邻近正常组织的损害。在历史上,传统的放射治疗使用平行的、方向相反的放射束(前后和后前),提供大约 60Gy 的治疗剂量,每天大约 2Gy。斜光束可以用来增加剂量,减少对重要结构的暴露。

传统的放射治疗在很大程度上已经被一些现代技术所取代,其中最显著的是三维适形放射治疗(three-dimensional conformal radiation therapy,3D-CRT)和立体定向束放射治疗(stereotactic beam radiation therapy,SBRT),它们可以向肿瘤提供大剂量的放射束,但同时尽量减少对邻近组织的损伤。3D-CRT 使用 CT 影像生成三维肿瘤体积,并使用复杂的计算机算法生成多个斜向放射野,从多个不同的角度向肿瘤提供辐射剂量。这种技术允许将更高的辐射剂量(≥70Gy)传递到肿瘤,同时限制在相邻正常组织中的剂量。SBRT 是一种适形技术,用于治疗不能手术

的 I 期肺癌患者,局部控制率为 80%~100%。立体定向的身体框架是用来定位肿瘤,并将高剂量的放射集中在一个小放射野内。

许多其他恶性肿瘤也可通过放射治疗,并且常常通过胸部影像学观察效果。这些肿瘤包括血液恶性肿瘤,如霍奇金淋巴瘤或白血病,乳腺癌,食管癌,头颈癌。这些疾病中与放射类型相关的发现将在本章后面进行讨论。

放疗相关肺部疾病的病理生理学和时间轴

肺实质对放疗的反应是相当有限的,可能表现为以下两种症状之一:放射性肺炎或放射性纤维化。当然,对于个体患者来说,有许多因素会导致严重的损伤。技术因素包括肺受辐射的体积、放疗总剂量、剂量划分和给予放疗的时间。当总剂量低于 20Gy 时很少发生肺损伤,但如果辐射剂量超过 40Gy,通常会出现一定程度的损伤。给予同步化疗或停用类固醇也可能加重肺损伤。个体易感性、已存在的肺

部疾病或先前进行的放疗也可能起作用。

放射治疗的最后一天通常作为一个参考点来评估放射性肺炎和放射性纤维化的时间轴。放射治疗对肺的损伤可导致弥漫性肺泡损伤(diffuse alveolar damage,DAD),其发展可分为三个阶段:急性渗出期,组织增生期,慢性纤维化期。

放射性肺炎

急性渗出期、组织增生期与放射性肺炎的发病时间相一致,发生在治疗结束后 1~6 个月内。临床症状包括呼吸困难、咳嗽、低热和/或胸部不适。症状性放射性肺炎在 3D-CRT 治疗中的发生率为 13%~37%,而在 SBRT 中的发生率更低(4%)。症状通常会自行消失,但在某些患者中,可能需要使用类固醇进行治疗。

放射性肺炎在 CT 上的特征性影像学表现包括磨玻璃影和/或实变,几乎总是局限于放射野中(图 25.1)。放射野是非解剖性的区域划分,因此实质异

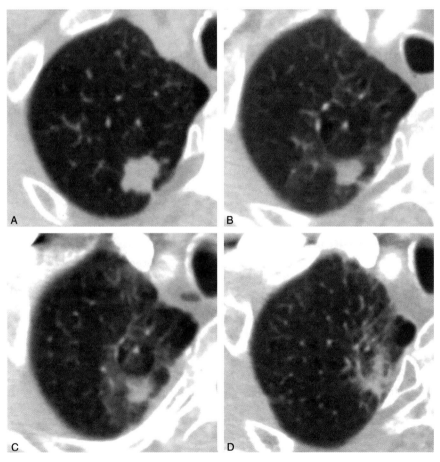

图 25.1　一位 61 岁男性,患 I A 期右上叶腺癌,使用立体定向束放射治疗。(A)首次 CT 扫描显示原发肿瘤。(B)3 个月随访显示肿瘤体积减小,周围少量磨玻璃影,提示放射性肺炎。(C)6 个月时,磨玻璃影增加,伴少量结构破坏,提示演变为放射性肺炎和纤维化。(D)治疗结束后 18 个月,肿块消退,GGO 改善伴进行性纤维化,包括结构扭曲、网状结构和容积减小

常常交叉于肺叶,而不局限于单个肺叶或节段。在机化和增生阶段,随着容积减小和支气管扩张开始发展,影像学表现可能演变。可出现无菌性胸膜积液,并可观察到放射野内胸膜增厚。这些发现也可以在胸部 X 线片上看到,尽管细微的磨玻璃影可能低于检测的限度。重要的是要认识到,在放射性肺炎期间,实质异常可能发展至放射野之外;这些通常表现为一种机化性肺炎,它可能是放疗的直接影响或放疗损伤的免疫反应。据报道,这见于多达 20% 接受过放疗的患者,并且不应被误认为是肿瘤复发。放射野以外的机化性肺炎的影像学表现包括磨玻璃影或实变,常扩散,如果类固醇治疗停止,可能复发。

放射性纤维化

放射性纤维化是肺损伤的慢性纤维化阶段,通常在放射治疗结束后 6~12 个月发生。与放射性肺炎相比,症状不常见,但出现时包括呼吸困难和持续干咳。放射性纤维化可伴有或不伴有临床可察觉的先发性肺炎。

组织学来讲,肺实质可见胶原沉积和纤维化。与放射性肺炎相似,虽然 CT 更为敏感,但在 X 线片和 CT 扫描上均可看到影像学表现。主要的影像学表现包括结构扭曲、实变伴细支气管充气征、牵拉性支气管扩张,根据放射野的不同,支气管扩张的边缘有明显的裂缝和其他解剖标志。纤维化导致容积损失和相应的同侧纵隔移位(图 25.2)。放疗后 24 个月应稳定。在此时间范围之外的变化(例如软组织增加、以前通畅的支气管填塞、新的结节状边界)应怀疑肿瘤复发、新发肿瘤或其他过程(例如感染)。

胸部放疗类型

对于影像科医生来说,重要的是识别可能遇到

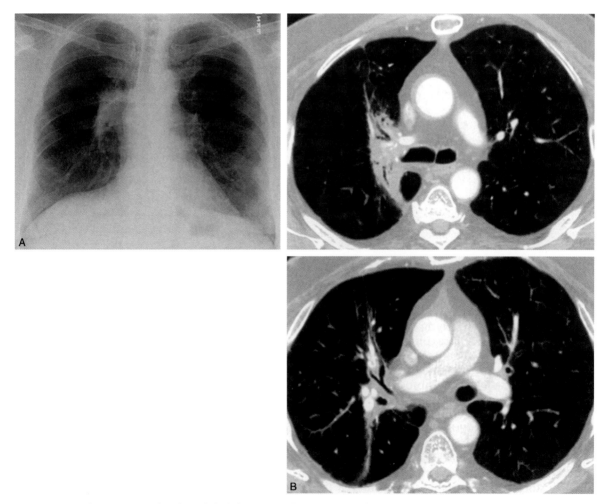

图 25.2　一位 65 岁男性,接受常规放疗治疗右肺Ⅲ A 期非小细胞肺癌后出现肺纤维化。(A)胸部 X 线片表现为典型的放射性纤维化,在右侧肺门周围区域界限明显的实变,右侧容积减小。(B)轴向 CT 影像更充分地显示了跨越肺裂并沿放射野前后扩展的边缘纤维化。放射性纤维化的典型表现是容积减小伴瘢痕性肺不张和牵拉性支气管扩张

的不同的放射性肺炎和放射性纤维化分布。了解原发肿瘤的类型(例如肺癌、食管癌、淋巴瘤)和完成治疗的时间可以提高诊断信心,并避免误解。放射性肺炎发生在治疗后 6 个月内,而放射性纤维化可在治疗结束后 2 年内出现(图 25.1)。

　　了解所给予的放疗类型有助于预测放疗导致的异常发生的位置。通常,这些发现会出现在肺部,但放射野中的任何组织(例如皮肤、软组织、骨骼、血管、心脏)都可能受到损伤。相反地,如果没有相关的病史可用,影像科医生可根据异常的分布确定所给予的治疗。表 25.1 列出了放疗的种类和预期的分布情况。不同治疗方式的实例如图 25.3 所示。

表 25.1　放疗类型和预期的异常分布

预期的异常分布	放疗的类型
前后或沿斜裂;从一个胸膜表面延伸至另一个胸膜表面,可能会穿过斜裂	传统放疗(通常用于肺癌);3D-CRT 可能有类似分布,但没有那么严重
局灶,局限于肺实质的一个区域	SBRT(可能 3D-CRT)用于治疗局部肺癌
纵隔旁,双侧	霍奇金病(或其他类型淋巴瘤)的斗篷野放射;胸腺肿瘤放疗
纵隔旁,单侧	针对肺癌淋巴结病变或食管癌的放疗
单侧,累及胸壁	乳腺癌放疗
肺尖,单侧	腋窝淋巴结转移(通常为乳腺癌)
肺尖,双侧	头颈癌

注:SBRT,立体定向束放射治疗;3D-CRT,三维适形放射治疗。

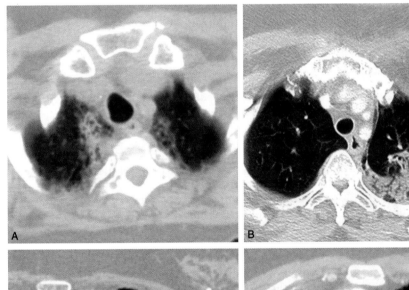
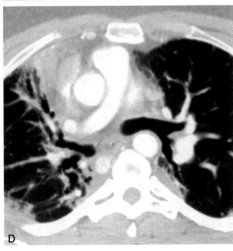

图 25.3　不同类型的放射性纤维化。(A)为治疗复发性乳头状甲状腺癌而接受颈部放疗的患者出现双肺尖纤维化。(B)放射治疗乳腺癌左颈部和腋窝淋巴结转移患者出现单侧肺尖纤维化。(C)乳腺癌并接受保乳治疗的患者出现左前外侧肺切向纤维化。还注意到肿瘤内的金属组织标记物,这是诊断的另一个线索。(D)双侧纵隔旁放射治疗霍奇金淋巴瘤

如果出现肺实质异常,影像科医生应检查整个影像的放射野以寻找并发症,特别是在放射远端的肺纤维化。这些发现稍后将进一步详细讨论(请参阅后面的章节"放疗的远期影响")。

鉴别放射性肺炎和纤维化与其他过程

放射性肺炎或放射性纤维化的主要鉴别诊断包括肿瘤复发、感染和放疗诱导的继发性肿瘤。在许多病例中,仅凭影像学或临床表现就可以做出明确的诊断,但在许多病例中,可能需要多模式和多学科方法才能得出可靠的诊断。与先前的影像学检查和治疗方案的知识进行比较是必要的。

肿瘤复发

复发通常发生在治疗结束后的前 2 年内,但也可能发生在这段时间之后。现代 3D-CRT 和 SBRT 治疗比传统治疗的复发率低,因为可以给肿瘤提供更高的剂量。肿瘤可在放射野外复发,在影像学上表现为肺内新发结节、新的淋巴结病或淋巴管癌。肿瘤在放射野内或沿放疗边缘复发可能较难检测。CT 上关于复发的提示通常很少,包括:新发软组织结节化或沿放射野边缘的凸状表现;放射野内的新发肿块;软组织浸润的继发征象,包括先前证实的细支气管充气征或新发占位效应或对血管和气道的压迫(图 25.4)。完成治疗很长时间(几个月到几年)后出现新的胸腔积液也应该怀疑复发。

由于在治疗结束后的头 2 年内可能会出现复发,放射性肺炎和纤维化改变过程中,PET-CT 可能有助于对二者进行鉴别。虽然放射性肺炎代表对肺损伤的一种代谢活性反应,但肿瘤的最大标准摄取值(maximum standard uptake value,SUV_{max})通常较高。然而,由于存在假阳性可能,在放疗结束后的前 3 个月内一般不进行 PET-CT 检查。在某些情况下,组织活检或短期随访影像检查是必要的,以确定复发诊断。

感染

感染与放射性肺炎的临床症状和影像学表现存在相似之处,因此很难将二者区分开来。对于不常见于放射性肺炎的异常影像学表现,应及时评估感染情况,包括树芽结节、空洞化、弥漫性双侧异常(远远超出放射野),或在放疗结束前出现的磨玻璃影或实变。一种新发异常的快速发展也可能提示感染,不过停用类固醇可能会刺激放射性肺炎的快速发展。

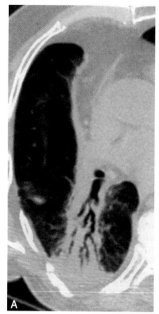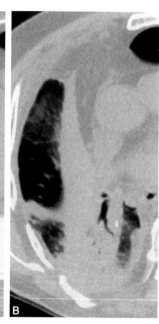

图 25.4　一位 74 岁有不可切除的肺癌男性患者,完成放疗 4 年后复发。(A)放射治疗结束后 30 个月的 CT 显示典型的放射性纤维化征象,无复发。(B)18 个月后(放疗结束后 48 个月)行 CT 检查,发现多发复发,包括沿放射侧缘出现新的软组织隆起,先前扩张的支气管因肿瘤生长而密度增加,胸膜出现新发结节

放疗诱导肿瘤

继发性肿瘤是放疗的远期结果(中位时间约 10 年)。在特定的临床背景下,需要对此进行鉴别诊断,在接下来的章节中会进行更详细的讨论。

放疗的远期影响

非肿瘤性肺外影响

体内所有组织对放疗诱导的损伤都有不同的敏感性。在胸腔中,这些组织包括肺实质表面的组织(例如皮下组织、骨骼、胸膜)和纵隔结构(例如血管、心脏瓣膜、心包、淋巴结、食管、胸腺)。表 25.2 列出了较为重要的影响,当这些结构落在放射野中,对它们的检查应该是排查肿瘤类型的一部分。

放疗诱导的肿瘤

放疗几年后胸部新发一个肿块,可能提示由于先前放疗出现第二原发肿瘤。放疗诱导肿瘤进展因放疗总剂量和技术的不同而不同,但平均潜伏期在放射治疗后 10 年或更长。常见的肿瘤如新肺癌、淋巴瘤、急性白血病和乳腺癌可能是放疗的结果,但通常放疗诱发的肿瘤可能是不寻常的,如各种肉瘤(例

表 25.2　放疗的远期影响

受影响的组织或结构	结果
骨骼	放射性骨坏死
皮下组织	水肿、脂肪坏死
胸膜	胸膜增厚、胸膜炎、胸腔积液
心包	心包增厚、心包炎、心包积液
血管（例如主动脉、主动脉弓、冠状动脉）和瓣膜（例如主动脉瓣）	在年轻时加速动脉粥样硬化疾病或瓣膜疾病
淋巴结	淋巴结钙化——可能是疾病治疗的后遗症
食管	食管狭窄——可能发生在放射野中
胸腺	胸腺囊肿——纵隔放疗后可能出现进展

如骨肉瘤、软骨肉瘤、血管肉瘤、未分化的软组织肉瘤）。

■ 药物相关肺部疾病

据报告，超过 1 000 种不同的药物（处方和非法）可导致肺毒性。这些肺部副作用可导致大量的发病率和病死率，而且由于其临床和影像学表现是非特异性的，可能难以诊断。在临床实践中，通常不进行活检，而药物反应的诊断很大程度上依赖于临床表现、影像学表现以及药物暴露与症状发作之间的时间关系。对药物反应的及时识别可促进及时停药，可完全解决肺损伤或至少停止疾病进展。

有很多药物会导致肺损伤，本章将重点讨论大多数的药物反应。值得注意的是，许多药物会引起不止一种损伤，如果患者同时开始使用多种已知会引起特定反应的药物，那么确定确切的致病因子可能会相对复杂。非法药物可造成多种损伤，后面还将讨论由非法药物引起的其他具体情况。

何时应怀疑出现药物反应或药物相关肺部疾病

由于临床表现和影像学表现是多种多样的，最简单的答案是，影像科医生应始终将药物反应考虑为其他无法解释的肺异常的原因。在急性情况下，药物反应的表现可能类似肺水肿（静水压性或渗透性）、出血或感染。在亚急性至慢性环境下，药物反应可表现为机化性肺炎、嗜酸性肺炎、超敏反应、肺

血管炎、肺纤维化、缩窄性细支气管炎、结节病样反应或复发性胸膜炎-胸腔积液。由于临床和影像学表现多样，药物诱导的肺部疾病的明确诊断取决于以下条件：①药物暴露与症状发作和影像学异常发展之间的时序关系；②影像学所见符合药物反应；③排除肺部损害的其他原因，包括感染、放射性肺炎或纤维化，或原发肺部疾病进展；④肺损伤的组织学证据（如果进行活检）。早期识别药物反应并立即停止假定的药物非常重要，因为表现可能稳定或消退。不能识别药物反应可能导致不可逆的肺损伤或纤维化。

药物相关肺部疾病的不同类型

以下列出了导致不同类型药物不良反应的一些更常见的原因，但随着新生物制剂的不断引入，这个清单还在持续更新中。当药物反应引起下列症状类型时，其所见通常与引起该症状类型的其他原因难以区分。一个主要的例外是胺碘酮，它也影响碘沉积继发的肝肺密度变化，该内容将在相关章节进行讨论。

弥漫性肺泡损伤

弥漫性肺泡损伤（DAD）是一种常见的药物反应类型，在 X 线片和 CT 上都能看到。许多药物都可能引起 DAD，包括细胞毒性药物（例如博来霉素、环磷酰胺），甲氨蝶呤，胺碘酮，以及非法药物（包括可卡因和海洛因）。患者表现为逐渐恶化的呼吸困难、咳嗽、低氧血症，可能还有发热。

药物反应引起的 DAD 的影像学表现与任何原因引起的 DAD 相似。影像学表现反映了病理演变，分为渗出期和机化期。病理上，DAD 代表严重的肺损伤，包括肺细胞和肺泡内皮细胞坏死和通透性增加。急性渗出期影像学表现为坏死和渗透性水肿；其中包括双侧肺实质实变，倾向为下肺和中肺区（图 25.5）。与水肿不同，室间隔增厚和胸腔积液通常不存在，CT 比 X 线检查更准确。

进展到 DAD 机化期（损伤后 1~2 周）的过程是多样的。如果及早停用药物，影像所见可能显示疾病稳定和改善。Ⅱ 型肺泡上皮细胞增殖和纤维化，则进展到机化期。在影像学表现为结构扭曲和牵拉性支气管扩张，在某些病例中可看到蜂窝状结构。

机化性肺炎

与 DAD 一样，机化性肺炎也是肺部常见的药物反应类型。引起机化性肺炎的常见原因包括胺碘酮、博来霉素、干扰素、甲氨蝶呤、呋喃妥因和环磷酰

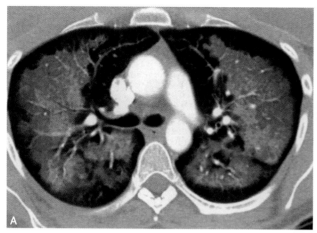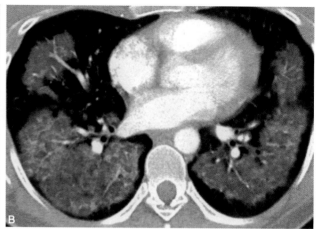

图 25.5　41 岁女性,伴混合性结缔组织病,甲氨蝶呤剂量增加 2 天后出现气短。两张 CT 影像表现为典型的静水压性水肿,双侧对称磨玻璃影和铺路石征。不存在外周间隔增厚、胸腔积液以及心脏大小正常则不支持心源性水肿。停用甲氨蝶呤 1 周后胸部 X 线片正常(未显示)

胺。影像学表现为典型的其他原因的机化性肺炎,包括中肺或下肺实变或磨玻璃影,分布在支气管中心或周围(图 25.6)。可能会出现反晕征。除胺碘酮可引起肺实变和密度增加(以及肝密度增加)外,其他所见难以区分。

普通型间质性肺炎和非特异性间质性肺炎的类型

非特异性间质性肺炎(NSIP)和普通型间质性肺炎(UIP)都是已确认的药物反应模式,致病药物很多,通常是细胞毒性药物与化疗药物(例如博来霉素、甲氨蝶呤、多柔比星、卡莫司汀)、胺碘酮、呋喃妥因和青霉胺。UIP 和 NSIP 在各自章节均讨论了影像学所见的更多细节,但需要注意的是,OP 和/或 DAD 的影像学表现可能同时存在(图 25.7)。

过敏性肺炎

过敏性肺炎是一种罕见的药物反应。尽管致病药物是被摄取的,但其临床、病理和影像学表现与吸入性抗原引起的过敏性肺炎相似。CT 表现是过敏性肺炎的典型表现,包括界限不清的小叶中心磨玻璃样结节、更融合的磨玻璃影、实变,以及慢性不同数量的小叶气体陷闭(图 25.8)。

嗜酸性肺炎

药物反应是嗜酸性肺炎的常见原因,其表现可能是急性或隐匿的。病理诊断取决于支气管肺泡灌洗或肺活检中周围嗜酸性粒细胞增多或肺嗜酸性粒细胞增多。嗜酸性肺炎的影像学表现和 CT 表现是

典型的嗜酸性肺炎,包括周围的、通常对称的磨玻璃影和实变,以肺上叶为主,不过影像学表现与机化性

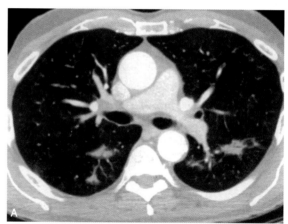

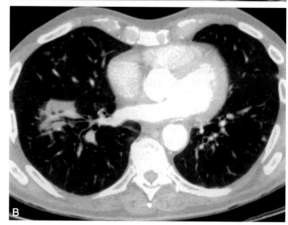

图 25.6　一位 71 岁男性,黑色素瘤骨转移。在开始一种单克隆抗体的临床试验后,患者出现呼吸道症状,包括咳嗽和呼吸困难。隆崤水平(A)和两肺下叶(B)的轴位 CT 表现符合机化性肺炎,包括影响两肺的周围和支气管血管周围实变。经支气管活检排除了感染和转移,并明确了诊断。该患者的症状和影像学表现在停止临床试验和使用类固醇后得到缓解

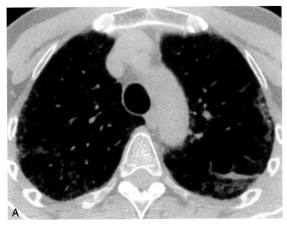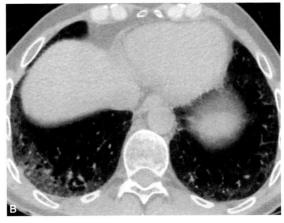

图 25.7 一位 59 岁男性,博来霉素治疗睾丸精原细胞瘤和非特异性间质性肺炎纤维化中毒的病例。上叶(A)和下叶(B)的 CT 表现为周围网状影、磨玻璃影、牵拉性支气管扩张和细支气管扩张。活检时,同时存在机化性肺炎

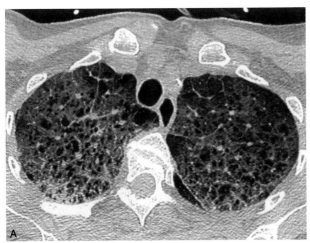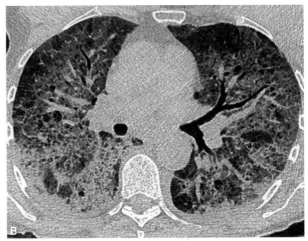

图 25.8 一位 69 岁女性,使用甲氨蝶呤后继发急性过敏性肺炎。双肺上叶(A)和中叶(B)轴位 CT 影像显示上叶主要为磨玻璃影和实变。肺活检结果符合过敏性肺炎,异常在类固醇给药和停止使用甲氨蝶呤后消失

肺炎有重叠。必须排除其他原因引起的嗜酸性粒细胞增多症,包括真菌和寄生虫感染,以及全身性疾病。

肺出血

肺出血可能为急性或慢性的。常见的原因包括抗凝血药、两性霉素 B、细胞毒性药物和强效可卡因。影像学表现包括磨玻璃影,伴或不伴间隔增厚(铺路石征)和实变。这些发现与所有其他原因的咯血重叠,在急性情况下与肺水肿或肺炎类似,因此是非特异性的。据报道,咯血和胸腔积液并不常见。

结节病样反应

结节病样反应是一种不同寻常的药物反应,致病药物相对较少。最常见的原因包括用于治疗炎症性关节炎的肿瘤坏死因子 α 拮抗剂,或用于治疗恶性肿瘤(例如黑色素瘤)或非恶性疾病(例如丙型肝炎)的干扰素。识别这种类型至关重要,特别是在恶性肿瘤的背景下。防止转移性疾病的混淆和误诊。结节病样反应的影像学表现包括上叶为主的淋巴管周围分布的结节。

肺动脉高压

几种药物与肺动脉高压(pulmonary arterial hypertension,PAH)的发展相关,在许多病例中,其表现与特发性 PAH 难以区分。食欲抑制剂,如 20 世纪 60 年代末的阿米雷司,以及后来的芬氟拉明及其衍生物,是第一批被认为具有 PAH 危险因素的药物。尽管这些药物大多数在 1998 年被禁止,但苯氟雷司(类似于芬氟拉明)直到 2009 年仍在法国的市场上销售,至少有 70 例 PAH 病例被归因于苯氟雷司的使用。

在 2013 年最新的 PAH 分类中,列出了已被归类为 PAH 的可能原因的其他处方药物和非法药物。

可能引起 PAH 的药物包括苯丙胺、甲基苯丙胺和酪氨酸激酶抑制剂达沙替尼。可卡因、苯丙胺类药物、圣约翰草、干扰素-α 和干扰素-β 已被列为可能引起 PAH 的药物。注射捣碎的片剂(阻塞性肺疾病)可能导致 PAH(见下文)。

胺碘酮毒性

　　值得注意的是,胺碘酮特殊的影像学表现可能是诊断的线索。据报道,5% ~ 10% 的使用胺碘酮的患者存在肺毒性,通常在开始治疗的几个月内开始。如果每天服用 400mg 或更大剂量,风险会更高。尽管有罕见的急性肺损伤病例报道,NSIP 和 OP 是胺碘酮相关肺疾病最常见的表现。实质阴影可能是局灶性或弥漫性的,但由于胺碘酮的碘在 Ⅱ 型肺泡上皮细胞中积累,这些阴影的密度比典型的实变或肺不张高(图 25.9)。肝和脾的高密度(也由于碘沉积)也是特征。使用胺碘酮的辅助线索包括心脏功能障碍的迹象,如心脏肿大或使用起搏器。

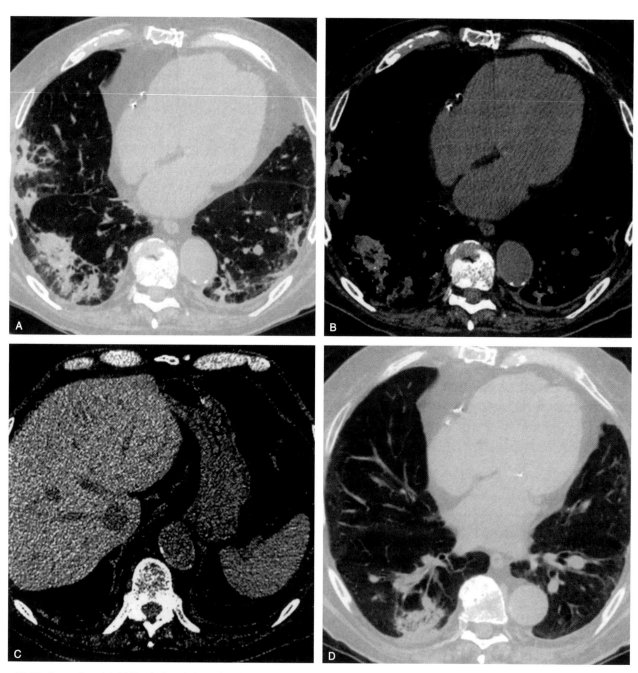

图 25.9　一位 90 岁男性,胺碘酮中毒。该患者服用胺碘酮约 1 年,出现呼吸困难加重、咳嗽症状和胸部 X 线片上新的实变。(A)肺窗示双侧外周实变区、磨玻璃影和网状影。(B)软组织窗实变呈较高密度,窄窗肝实变呈较高密度。(C,D)随访 3 个月 CT,停用胺碘酮后症状和实质异常得到改善

药物诱导的胸膜疾病

胸膜反应不如实质的药物反应常见,因此可能被忽视。药物诱导的胸膜疾病可在无实质反应的情况下发生,包括胸腔积液、胸膜增厚和胸膜疼痛。渗出性积液、嗜酸性积液和乳糜性积液都有报道,治疗开始和积液发展之间的时间关系是诊断的关键。药物性系统性红斑狼疮可发生胸膜增厚或胸膜炎。

■ 非法药物相关疾病

非法药物的使用与许多肺部和心脏并发症有关,这些并发症不仅因所使用的特定药物而异,而且因给药途径、用于混合药物的杂质或黏合剂的存在以及注射物质的无菌性(或缺乏)而异。肺是一个独特的器官,它可以通过气道吸入药物,以及通过肺循环注射药物。此外,由于药物对包括心脏和神经系统在内的其他系统的影响,非法药物使用的情况可能变得复杂。表 25.3 列出了非法药物使用的并发症。

表 25.3　使用非法药物的并发症

肺部并发症	心血管并发症	神经系统并发症
肺水肿(静水压性或渗出性)	血管痉挛	误吸
肺出血	心肌缺血或心肌梗死	神经源性(渗出性)水肿
机化性肺炎	扩张型心肌病	
嗜酸性肺炎	急性主动脉综合征	
过敏性肺炎	阻塞性肺疾病	
肺气肿	心内膜炎	
肺纤维化	脓毒性栓子	

特殊的非法药物

可卡因

可卡因可口服、静脉注射或鼻内给药,而可卡因是一种可燃形式的吸入式药物,是可能引起呼吸道症状的最常见非法药物。在急性情况下,吸入可卡因的症状包括咳嗽、胸痛、呼吸困难、喘息,偶尔还有呼吸衰竭。慢性或长期使用可导致机化性肺炎、嗜酸性肺炎(裂肺)、肺纤维化、滑石肺、肺气肿和/或 PAH。

可卡因使用的全身并发症是由药物对心血管系统的拟交感神经作用引起的。对心脏的影响包括冠状动脉血管痉挛及心肌缺血或梗死、心律失常和心肌病。可卡因的使用也被确定为急性主动脉综合征(例如主动脉夹层、壁内血肿)的危险因素。

大麻

大麻对呼吸道的短期和长期影响与烟草使用类似,包括慢性咳嗽、咳痰和喘息,不过患者可能比烟草使用者更早患上肺气肿。合成大麻指的是一类将各种化学物质喷洒在草药上,以模仿大麻的外观和效果的药物。最近有一例使用合成大麻导致严重呼吸衰竭的病例报告,CT 表现为弥漫性小叶中心结节。

使用非法药物的特殊影响

气压伤

无论是何种药物,气压伤和纵隔气肿都可能是由特定的吸烟习惯引起的,包括在吸烟和"被动吸入"(吸入烟雾,然后强行将其直接呼入他人口中)过程中的瓦尔萨尔瓦动作。

肺气肿

肺气肿是许多非法药物使用的长期后果,其分布往往不同于烟草的使用,并可能是注射或吸入的结果。最显著的原因是静脉注射哌甲酯(利他林),它可引起下叶为主的全腺泡型肺气肿,外观类似于 α_1 抗胰蛋白酶缺乏症。在不吸烟的年轻患者中,大麻被认为是引起大疱性肺气肿的原因之一,有时表现为巨大的大疱性肺气肿。长期吸入碳氢化合物,包括丁烷、汽油、胶水和气溶胶推进剂,可能导致全腺泡型肺气肿。

感染性心内膜炎和脓毒性栓子

静脉用药是感染性心内膜炎的常见原因。85%以上的病例累及右心,几乎所有病例累及三尖瓣。注射微粒物质和注射细菌负荷对瓣膜的损害与感染性心内膜炎的发生有关,药物使用中免疫状态的改变也可能使患者易感。脓毒性栓子是使用非法药物的情况下,细菌的血行播散导致右侧心内膜炎的肺实质表现。

脓毒性栓子的影像学表现包括周围界限明确

的球形结节（周围伴或不伴磨玻璃影）和/或空洞不同阶段的楔形实变区域（图 25.10）。脓毒性栓子的周围分布反映了感染的血行播散。在某些病例中可以看到供血血管，但在 CT 上不一定是可靠的征象。与肺栓塞相比，脓毒性栓子很少是肉眼可见的栓子。

当怀疑有脓毒性栓子时，询问右心是否有低密度结节（特别是沿三尖瓣）可帮助确诊。心内膜炎的继发表现包括右心室扩张和三尖瓣（或较少见的肺动脉瓣）破坏引起的右心衰竭。引起感染性心内膜炎的其他原因包括留置导管感染、起搏器感染和齿列不良。

阻塞性肺疾病

阻塞性肺疾病（excipient lung disease，ELD）是将口服碎片静脉注射的结果。赋形剂是用于片剂生产的惰性不溶性黏合剂，包括滑石粉、纤维素、淀粉和交聚维酮。当注射时，这些颗粒会滞留在肺小动脉和毛细血管中，引起血管肉芽肿反应，可能导致小动脉阻塞，并最终导致 PAH。

引起 ELD 的注射药物通常包括止痛剂（例如美沙酮、可待因）、兴奋剂和抗组胺药。ELD 最常见的症状是呼吸困难，这是非特异性的。观察到无法解释的 PAH、肺源性心脏病或心源性猝死的快速发作应立即考虑 ELD。除静脉吸毒者外，有罹患 ELD 风险的患者包括那些有慢性疼痛或疾病（例如恶性肿瘤、精神疾病、偏头痛）的患者，特别是那些留置导尿管的患者，或容易获得止痛片的医护人员。

CT 影像显示，ELD 表现为弥漫性小叶中心小结节（常呈血管树芽状），并伴有肺动脉增大和右心张力大（图 25.11）。存在留置导管也提示该诊断。许多这些赋形剂在活检或死后检查的组织病理学上是极化的。

滑石肺

滑石肺是另一种对粉碎药片中赋形剂的肉芽肿性异物反应，如滑石粉。呼吸系统症状包括进行性呼吸困难和慢性阻塞性肺疾病。滑石肺的 CT 表现包括无数小结节（约 1mm）和磨玻璃影，其进展为肺门周围高密度砾岩团块，可能类似于硅沉着病的进行性大块纤维化（图 25.12）。

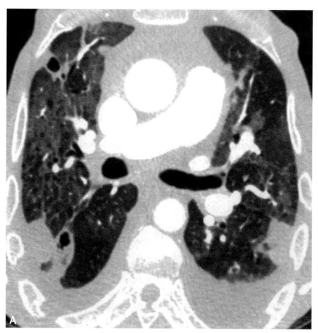
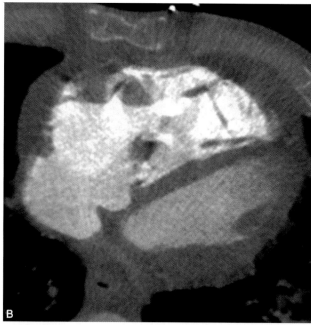

图 25.10　一位 44 岁男性，因静脉用药致甲氧西林敏感金黄色葡萄球菌三尖瓣心内膜炎和脓毒性栓子。（A）肺窗轴位 CT 示周围多发实变结节，呈不同阶段的空洞。（B）心脏软组织窗的影像。尽管有心脏运动，仍显示一个大的、多叶的、低密度的赘生物。右心房和心室扩张是严重三尖瓣功能障碍的次要线索

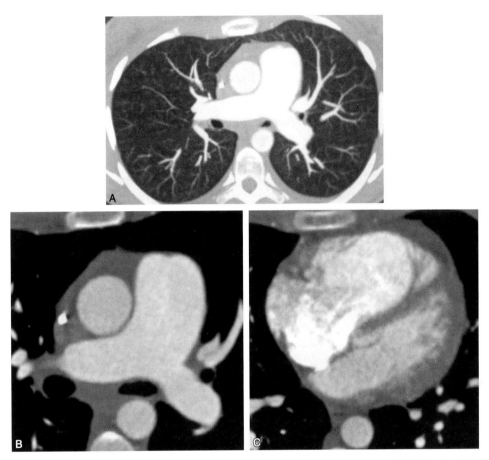

图 25.11　一位 20 岁女性,患有加德纳综合征病史,既往结肠切除术合并多发性硬纤维瘤切除术,并使用慢性止痛药。她表现为急性呼吸困难和右心衰竭。(A)轴位最大密度投影图像显示弥漫的小叶中心结节呈树芽征。(B,C)软组织窗轴位影像显示肺动脉主干明显扩大,右心室扩张,提示右心劳损。可见留置导管。这些发现提示阻塞性肺疾病,当活检检测到极化物质时证实。患者承认通过中心静脉导管注射压碎的药片

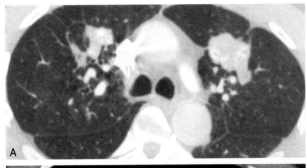

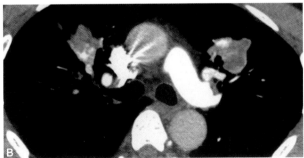

图 25.12　一名有静脉注射毒品史的年轻男性,患有滑石肺。CT 肺窗(A)和软组织窗(B)显示双侧肺门周围实变伴钙化、结构扭曲和容积减小,导致进行性大块纤维化样外观

参考书目

Berkowitz EA, Henry TS, Veeraraghavan S, Staton GW Jr, Gal AA. Pulmonary effects of synthetic marijuana: chest radiography and CT findings. *AJR Am J Roentgenol*. 2014;1–8.

Bhargava S, Perlman DM, Allen TL, Ritter JH, Bhargava M. Adalimumab induced pulmonary sarcoid reaction. *Respir Med Case Rep*. 2013;10:53–55.

Biswas S, Badiuddin F. Radiation-induced malignant histiocytoma of the contra-lateral breast following treatment of breast cancer: a case report and review of the literature. *Cases J*. 2008;1(1):313.

Choi YW, Munden RF, Erasmus JJ, et al. Effects of radiation therapy on the lung: radiologic appearances and differential diagnosis. *Radiographics*. 2004;24(4): 985–997.

Cook RJ, Ashton RW, Aughenbaugh GL, Ryu JH. Septic pulmonary embolism: pre-senting features and clinical course of 14 patients. *Chest*. 2005;128(1):162–166.

Dodd JD, Souza CA, Müller NL. High-resolution MDCT of pulmonary septic embolism: evaluation of the feeding vessel sign. *AJR Am J Roentgenol*. 2006;187(3):623–629.

Ellis SJ, Cleverley JR, Müller NL. Drug-induced lung disease: high-resolution CT findings. *AJR Am J Roentgenol*. 2000;175(4):1019–1024.

Hsue PY. Acute aortic dissection related to crack cocaine. *Circulation*. 2002;105(13):1592–1595.

Isabela C, Silva S, Müller NL. Drug-induced lung diseases: most common reaction patterns and corresponding high-resolution CT manifestations. *Semin Ultrasound CT MR*. 2006;27(2):111–116.

Karkhanis V, Joshi J. Pleural effusion: diagnosis, treatment, and management. *Open Access Emerg Med*. 2012;4:31–52.

Koenig TR, Munden RF, Erasmus JJ, et al. Radiation injury of the lung after three-dimensional conformal radiation therapy. *AJR Am J Roentgenol*. 2002;178(6):1383–1388.

Kuhlman JE, Teigen C, Ren H, et al. Amiodarone pulmonary toxicity: CT findings in symptomatic patients. *Radiology*. 1990;177(1):121–125.

Larici AR, del Ciello A, Maggi F, et al. Lung abnormalities at multimodality imaging after radiation therapy for non-small cell lung cancer. *Radiographics*. 2011;31(3):771–789.

Matsuno O. Drug-induced interstitial lung disease: mechanisms and best diagnostic approaches. *Respir Res.* 2012;13:39.

Montani D, Seferian A, Savale L, Simonneau G, Humbert M. Drug-induced pulmonary arterial hypertension: a recent outbreak. *Eur Respir Rev.* 2013;22(129):244–250.

Moss R, Munt B. Injection drug use and right-sided endocarditis. *Heart.* 2003;89(5):577–581.

Nguyen ET, Silva CIS, Souza CA, Müller NL. Pulmonary complications of illicit drug use: differential diagnosis based on CT findings. *J Thorac Imaging.* 2007;22(2):199–206.

Nguyen VT, Chan ES, Chou S-HS, et al. Pulmonary effects of IV injection of crushed oral tablets: "excipient lung disease". *AJR Am J Roentgenol.* 2014;203(5):W506–W515.

Oie Y, Saito Y, Kato M, et al. Relationship between radiation pneumonitis and organizing pneumonia after radiotherapy for breast cancer. *Radiat Oncol.* 2013;56.

Park HJ, Kim KJ, Park SH, Kay C-S, Oh JS. Early CT findings of tomotherapy-induced radiation pneumonitis after treatment of lung malignancy. *AJR Am J Roentgenol.* 2009;193(3):W209–W213.

Ravenel JG, McAdams HP, Plankeel JF, Butnor KJ, Sporn TA. Sarcoidosis induced by interferon therapy. *AJR Am J Roentgenol.* 2001;177(1):199–201.

Restrepo CS, Carrillo JA, Martínez S, Ojeda P, Rivera AL, Hatta A. Pulmonary complications from cocaine and cocaine-based substances: imaging manifestations. *Radiographics.* 2007;27(4):941–956.

Rossi SE, Erasmus JJ, McAdams HP, Sporn TA, Goodman PC. Pulmonary drug toxicity: radiologic and pathologic manifestations. *Radiographics.* 2000;20(5):1245–1259.

Sood N, Sood N. A rare case of vanishing lung syndrome. *Case Rep Pulmonol.* 2011;2011(9):1–2.

Stern EJ, Frank MS, Schmutz JF, Glenny RW, Schmidt RA, Godwin JD. Panlobular pulmonary emphysema caused by i.v. injection of methylphenidate (Ritalin): findings on chest radiographs and CT scans. *AJR Am J Roentgenol.* 1994;162(3):555–560.

Ward S, Heyneman LE, Reittner P, Kazerooni EA, Godwin JD, Müller NL. Talcosis associated with IV abuse of oral medications: CT findings. *AJR Am J Roentgenol.* 2000;174(3):789–793.

Wolff AJ, O'Donnell AE. Pulmonary effects of illicit drug use. *Clin Chest Med.* 2004;25(1):203–216.

Yi A, Kim HH, Shin HJ, Huh MO, Ahn SD, Seo BK. Radiation-induced complications after breast cancer radiation therapy: a pictorial review of multimodality imaging findings. *Korean J Radiol.* 2009;10(5):496.

第26章

伴有钙化和脂质的弥漫性肺疾病

Hsiang-Jer Tseng, Brent P. Little

■ 引言

某些弥漫性肺疾病与高或低密度病变相关。高密度病变通常是由于钙沉积(多种机制引起的),但也可能是由于碘(胺碘酮肺毒性)和滑石粉(滑石肺)等其他不透射线物质的累积。低密度病变主要是由于含脂物质的沉积。病变可包括多种原因:感染、肿瘤、代谢、职业暴露、医源性和特发性过程。为了做出准确的诊断,放射科医生需要了解这些高或低密度病变的形态和分布模式,并且必须结合其他相关影像学特征和临床病史。本章将讨论这些重要的区别特征以及常见的问题解决方案和陷阱。

■ 用于评估包含高或低密度病变的弥漫性肺疾病的成像模式

X线检查通常是弥漫性肺疾病的初步检查的一部分,可显示大结节,实变,肺门和纵隔淋巴结肿大,以及钙化。弥漫性小结节和间质钙化可在X线片上表现为网状或网状结节状阴影。尽管如此,X线检查对较小肺部病变的检测灵敏度较低,通常无法显示肺病变的精细实质细节和特异性密度改变。此外,涉及钙化或脂质的弥漫性肺疾病可以模拟肺水肿、间质性肺疾病或非典型感染。

CT结合高分辨率CT(HRCT)技术(薄层,高分辨率技术)提供了弥漫性肺疾病的最佳评估,在检测钙化和脂质方面更为敏感和特异。在CT上,钙化病变显示出类似于骨的密度,从200HU至>1 000HU不等。包含大体脂肪的病变通常具有负衰减值,在-100HU至-50HU之间。钙化或脂质与其他成分(例如软组织)混合将产生中等密度值;此外,可以发生与相邻组织的容积平均,尤其是当切片较厚时(>1~2mm)和尝试对非常小的病变进行密度测量时。薄层CT还可以描绘精细的实质细节,包括高密度或脂质的弥漫性肺疾病,用于诊断许多包括小结节在内的模式,这对于诊断许多高密度或脂质的弥漫性肺疾病是必要的。

尽管核医学检查如锝-99m-亚甲基二磷酸盐(technetium-99m methylene diphosphonate, ^{99m}Tc-MDP)骨扫描和PET可在评估转移性疾病中发挥作用,由于放射性示踪剂的摄取可发生在多种恶性和炎性非恶性疾病中,因此它们不是描述弥漫性肺疾病(包括钙化或脂质)特征的主要模式。胸部MRI传统上也未成为评估这些疾病的主要方法,因为这种模式在表征精细结构如肺实质细节、小结节和脂肪或钙的小病灶等方面不如CT。

■ 伴钙化或高密度影的弥漫性肺疾病

具有钙化或高密度影的弥漫性肺疾病可表现为结节、肿块、实变或这些表现的组合。某些疾病可包括钙化淋巴结病、间隔增厚和胸膜钙化。结节和肿块的大小范围很广,从小于1mm的微小结节到大于10cm的肿块。疾病可以有上肺、下肺或没有特别的头尾方向上的优势。

在许多以结节为表现的疾病中,许多可根据钙化病变相对于次级肺小叶的分布模式进行分类。分布模式可为小叶中心、淋巴管周围或随机分布。小叶中心结节位于次级肺小叶中央,不累及胸膜表面和小叶间隔内。淋巴管周围结节沿胸膜下间质、支气管血管间质和小叶间隔分布。在随机分布中,结节广泛分布,与次级小叶没有特定的解剖关系;其中一个模式为沿着胸膜和小叶间隔分布。

这些分布模式是缩小鉴别诊断范围的良好起点,额外的影像学和临床特征提供了进一步的指导。某些罕见的弥漫性肺疾病,如肺泡微结石症和肺骨化,可能具有独特的钙化模式,而非上述典型分布模式。框26.1总结了不同分布模式的鉴别诊断。在孤立、稀疏、多钙化结节或结节大到足以扭曲肺小叶结构的情况下,可观察到吸入性肉芽肿性感染、钙化性肺转移和透明化肉芽肿,分布模式可能难以确定,使得诸如临床病史和相关成像特征的其他诊断线索在问题解决中的作用很重要。(每个疾病实体的钙化模式和相关成像和临床特征总结见表26.2,这些特征有助于区分有类似成像表现的疾病,并识别仅钙化模式提供非常有限信息的疾病。)各疾病也可以在成像上有多个表现,这增加了解决问题的复杂性。

框26.1　伴高密度结节或肿块的弥漫性肺疾病鉴别诊断

钙化结节

随机分布
- 愈合的肉芽肿性感染
- 治愈的水痘肺炎
- 钙化肺转移瘤

淋巴管周围分布
- 肺尘埃沉着病
- 结节病
- 淀粉样变性(弥漫性实质型)

小叶中心分布
- 肺含铁血黄素沉着症
- 转移性肺钙化

其他钙化模式
- 肺骨化
- 肺泡微结石症

钙化肿块(>3cm)或实变
- 进行性大块纤维化
- 淀粉样变性(结节型)
- 转移性肺钙化
- 透明化肉芽肿

无明显钙化的高密度结节或肿块
- 滑石肺
- 胺碘酮肺毒性
- 肺泡微结石症

■ 引起肺结节钙化的疾病

这些可呈随机、淋巴管周围或小叶中心分布。

随机分布

愈合的肉芽肿性感染

愈合的肉芽肿性感染是肺实质内孤立和多发钙化结节的常见原因。结节通常遵循随机分布,也可成簇出现(图26.1A和B)。在美国,组织胞浆菌病是肉芽肿性感染的最常见原因,而结核病是全世界的主要原因。其他罕见原因包括球孢子菌病和芽生菌病。急性原发性肉芽肿性感染的肺部表现差异很大,取决于接触量、感染微生物的毒力和宿主免疫系统的强度。肉芽肿是一个曾为感染灶的干酪样坏死区域,随后被宿主细胞介导的免疫应答所包含,随后被纤维组织包封。在几个月到几年的时间里,肉芽肿会出现营养不良性钙化。肉芽肿的数量取决于接种量。在愈合的肉芽肿性疾病中,也可以看到病变淋巴结和肝脾肉芽肿的钙化。治愈的组织胞浆菌病

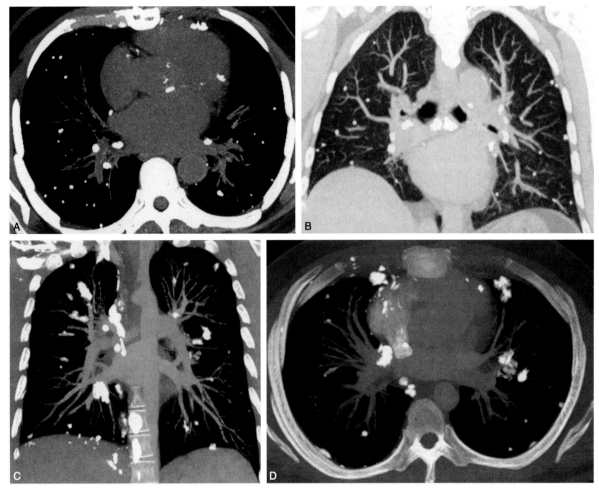

图 26.1　(A,B)美国南部一名 70 岁男性的慢性肉芽肿性感染,在所有肺叶均有大量随机分布的肺结节。轴位最大密度投影(MIP)重新格式化肺窗图像(A)显示大量完全钙化的肺结节,没有相关的可见软组织成分。钙化的支气管周围淋巴结也存在。肺窗冠状位 CT 图像(B)显示结节的随机分布。没有看到分布的空间梯度。其他图像显示脾和肝有多个钙化结节。(C,D)25 岁男性股骨骨肉瘤患者发生骨肉瘤转移。带骨窗的 MIP CT 图像显示双侧钙化结节、淋巴结和胸膜转移。虽然较大的结节有相关的软组织,但在许多较小的结节内软组织不可见,这可能导致与良性钙化模式(例如钙化肉芽肿)混淆

和治愈的肺结核的影像学表现难以区分。然而,在组织胞浆菌病中,多发性脾钙化和弥漫性结节钙化更为常见;此外,在肺结核中更常见的是明显的结构扭曲和/或支气管扩张,上肺占优势。

治愈的水痘肺炎

　　水痘肺炎是最常见和最严重的表现之一。成人传播性水痘-带状疱疹病毒感染,报告病死率为 9%~50%。其发病率随着年龄的增长而增加,在 20~50 岁之间达到高峰。发生水痘肺炎的一些风险因素包括淋巴瘤、白血病、免疫功能低下状态(例如长期使用皮质类固醇)、妊娠和吸烟史。水痘肺炎通常发生在出现多形性皮疹(水疱、脓疱疹和结痂性病变)后 3~5d。急性水痘肺炎的主要组织学发现是弥漫性肺泡损伤。急性水痘肺炎通常表现为多个 5~

10mm 的界限不清的结节,通常没有相关的纵隔和肺门淋巴结肿大或胸腔积液。CT 显示多个未钙化、合并的 1~10mm 肺结节,周围呈小叶中心模式的磨玻璃影(晕征),多个斑片状磨玻璃影。典型的治疗包括阿昔洛韦和支持性护理。根据疾病的严重程度,这些肺结节可能在皮疹清除后几天或几周内消失。一些结节可以变成愈合的肉芽肿,并逐渐演变为弥漫性钙化小结节(1~3mm)。治愈的水痘肺炎可类似于治愈的组织胞浆菌病。然而,同时出现的肝和脾钙化肉芽肿(如果存在)支持组织胞浆菌病作为潜在原因。

钙化肺转移瘤

　　某些转移到肺部的恶性肿瘤在影像学上表现为孤立或多发钙化结节。最常见的例子是骨肉瘤,

这是儿童和年轻成人中最常见的恶性骨肿瘤（图26.1C和D）。尸检发现90%的骨肉瘤患者有肺转移。肿瘤细胞通过血液扩散到肺。由于下叶灌注相对较高，观察到随机但总体上以下叶为主的模式。像其主要来源一样，转移性肺结节可以通过肿瘤类骨基质内的异位骨形成而钙化。[99m]TC-MDP骨扫描可用于检测转移性骨肉瘤。然而，肺转移性病变在变大之前可能不会钙化，从而限制了骨扫描检测小软组织转移性病变的敏感性。因此，骨扫描通常与CT结合使用。其他可能显示钙化转移的原发性肉瘤包括滑膜细胞肉瘤、软骨肉瘤（通过骨形成肿瘤软骨）和巨细胞瘤。

此外，其他非肉瘤肺外恶性肿瘤已显示有钙化肺转移，包括（胃肠道和卵巢的）乳头状腺癌和黏液腺癌，以及甲状腺髓样癌。在转移性黏液腺癌中，钙可沉积在黏液变性（黏液钙化）区域，产生部分钙化结节，伴有点状、不规则或球形偏心钙化。在甲状腺中髓样癌转移结节钙化至少部分是由于砂粒体形成。值得注意的是，任何经治疗的肺恶性肿瘤，无论是转移性还是原发性，都可能因营养不良性钙化而钙化。

淋巴管周围分布

肺尘埃沉着病

肺尘埃沉着病是一种不可逆的肺部疾病，由慢性吸入微粒引起，如晶体二氧化硅（硅沉着病）、煤微粒（煤工尘肺）、铍微粒（铍沉积症）、氧化铁（肺铁末沉着病）、氧化锡（锡末沉着症）和钡粉尘（钡尘沉着病）。获得职业史对于此类疾病的诊断至关重要。硅沉着病与采矿、喷砂、石刻、采石和陶瓷或玻璃制造有关。铍沉积症与陶瓷、荧光灯泡、核武器和航空航天工业有关。肺铁末沉着病与铁焊接和金属抛光有关。锡末沉着症与锡冶炼有关。肥胖与长期吸入硫酸钡粉尘有关，而硫酸钡粉尘与油漆、纸张、纺织品和许多其他物品的制造有关。表26.1总结了几种重要的肺尘埃沉着病及其典型的相关职业史。一般来说，肺结核有疾病进展。症状（包括湿性咳嗽和进行性呼吸困难）以及影像学异常通常在暴露后10～20年的潜伏期后出现。然而，在高暴露环境下，潜伏期和疾病表现可能会发生变化。例如，可在慢性高暴露环境中发生的加速硅沉着病可缩短5～10年的潜伏期，出现更严重的疾病。急性硅蛋白沉积症是由高暴露数月至2年引起的另一种硅沉着病变

表26.1　肺尘埃沉着病和相关职业史

肺尘埃沉着病	职业史
硅沉着病	采矿、喷砂、切割、采石、建筑、陶瓷、玻璃、陶瓷制造
煤工尘肺	煤矿开采
铍沉积症	陶瓷、荧光灯泡、核武器、假牙、合金加工、汽车和航空航天工业
肺铁末沉着病	铸铁焊接和金属抛光
锡末沉着症	锡冶炼和装袋
钡尘沉着病	涂料、纸张、纺织品、皮革、乙烯类、橡胶、油毡、合金制造
滑石肺	长期吸入婴儿粉或化妆品滑石粉；采矿；油漆、橡胶、纸张、皮革、陶瓷和杀虫剂的生产

体，可出现与肺泡蛋白沉积症相似的临床和病理学表现（见下文）。与硅沉着病不同，铍沉积症的潜伏期为2个月至>40年，并可在最小暴露条件下出现临床表现。这主要是因为其发病机制涉及适应性免疫应答和固有（炎症）免疫应答的激活。

慢性单纯性硅沉着病和煤工尘肺的典型X线表现为网状结节状阴影，结节内可发现钙化。在CT上，肺尘埃沉着病通常表现为淋巴管周围分布的大量小结节（<10mm），无论有无钙化（图26.2），这些结节往往以上叶为主（尤其是后部），因为上肺叶肺泡中微粒的淋巴清除相对较差。这是由于灌注较低和向肺尖的呼吸运动受限，淋巴清除相对较低。双侧肺门和纵隔淋巴结肿大常见，尤其是硅沉着病。周围钙化淋巴结病也称为蛋壳钙化，可见于硅沉着病、煤工尘肺和结节病。在复杂性肺尘埃沉着病中，微结节可以生长并形成团块（1cm），逐渐向肺门迁移，这一发现被称为进行性大块纤维化。当聚集性肿块大于4cm时，可出现中心坏死和点状钙化。由于类似的影像学表现，结节病可以模拟某些肺尘埃沉着病。然而，与肺尘埃沉着病不同，结节病通常可以作为一种孤立的淋巴结病出现，而无实质性疾病。通常治疗包括消除暴露和支持性护理。

结节病

结节病是一种特发性慢性炎症性疾病，主要组织学表现为非肉芽肿。该病通常影响年轻人，发病时的高峰年龄为20～29岁，女性略占优势。在美国，非裔美国人的年龄调整年发病率比白人高出三

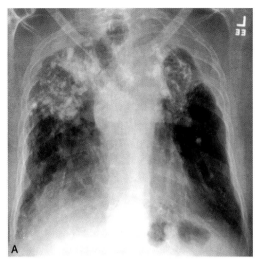
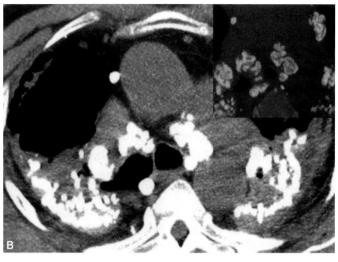

图 26.2　职业接触硅尘的 68 岁男性硅沉着病。(A)前后位胸部 X 线片显示双侧上叶容积减少,上部呈肿块样实变。与结节钙化,肺门和纵隔淋巴结钙化相关。(B)带软组织窗的轴位 CT 扫描显示上肺叶粗结节钙化,实变,实质变形,肺门和纵隔淋巴结钙化,骨窗纵隔淋巴结锥下视图显示周边蛋壳钙化

倍多(35.5/100 000 vs. 10.9/100 000)。非裔美国人、瑞典人和丹麦人的患病率在全世界最高。虽然白人结节病往往是亚临床的,但非裔美国人的疾病表现往往更为严重,可能涉及多个系统,包括心脏、神经系统、骨骼、关节、肌肉、皮肤、眼和肾,但最常见的是肺。常见症状包括咳嗽、呼吸困难、疲劳、盗汗、体重减轻和结节性红斑。然而,高达 50% 的病例仍无症状,通常在影像学上偶然被发现。研究表明,潜在的疾病机制可能与多种因素有关,包括环境暴露、遗传、感染和免疫机制。

肺结节病通常表现为纵隔和肺门淋巴结增大(Scadding 第 1 阶段),并可能出现点状、无定形或蛋壳钙化。更晚期的病变(第 2 阶段)可累及肺实质和淋巴结。随着肺实质病变向纤维化发展,淋巴结肿大可以消失(第 3 阶段)。结节病的肺实质受累可表现为网状结节样阴影。

在 CT 上,可表现为弥漫性、上叶为主、淋巴管周围分布的小结节,结节性间隔增厚和斑片状磨玻璃影。结节性支气管和细支气管壁增厚也可导致肺马赛克灌注。在复杂疾病中,结节可聚集并在上叶形成团块状病变,伴有结构扭曲。尽管大多数结节病病例在诊断后十年内保持稳定或进入缓解期,没有明显的临床后果,但约 20% 的患者可进展为终末期肺结节病(第 4 阶段;图 26.3),伴有不可逆的上叶为主的蜂窝、肺大疱、牵拉性支气管扩张和结构扭曲。对于许多轻症病例,可以使用非甾体抗炎药来缓解症状。对于活动性肺结节病,在 2~3 个月内不会自发消退,尽管缺乏强有力的疗效证据,但通常使

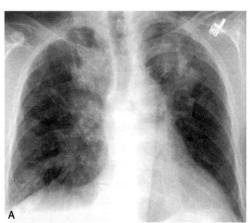
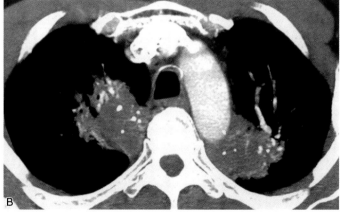

图 26.3　64 岁患有团块样纤维化的男性的结节病。(A)胸部 X 线片显示双侧上叶容积减少,肺门向上收缩,上叶对称性肿块。较小的肿块也见于下叶。(B)软组织窗的轴位 CT 图像显示上叶肿块伴点状钙化,支气管血管束包裹和收缩

用皮质类固醇。严重症状通常需要免疫抑制剂,如甲氨蝶呤。

淀粉样变性

淀粉样变性在胸部有广泛的影像学表现,通常与其他疾病相似。淀粉样变性是一种多系统疾病,其中器官功能障碍是由一系列不同蛋白质的过度表达形成的不溶性 β 折叠片层的细胞外沉积引起。淀粉样变性以男性为主,发病时平均年龄为 55～60 岁。孤立性肺淀粉样变可能发生,但高达 80%～90% 的淀粉样变性病例被认为是全身性受累。系统性淀粉样变性可为特发性(原发性)或反应性(继发性)潜在慢性炎症,如多发性骨髓瘤、类风湿关节炎、慢性感染和家族性地中海热。临床表现取决于所涉及的器官。心脏和肾通常参与淀粉样变性,可表现为心力衰竭和肾病综合征。

肺实质淀粉样变性分为结节性和弥漫性两种类型。结节型通常见于局限性淀粉样变性,通常无症状;弥漫性实质型通常见于系统性淀粉样变性,预后较差,伴有进行性呼吸困难,平均生存期为 16 个月。在成像中,结节类型可表现为稳定或缓慢生长的单个结节或多个结节或肿块(图 26.4)。结节大小从 0.5cm 到 15cm 不等。虽然有些病例在整个肺实质中有弥漫性结节分布,但在其他病例中则以外周和下叶为主。结节或肿块内可出现营养不良性钙化。钙化模式可能是无定形的,有时是偏心的,有时模仿愈合的肉芽肿性感染或恶性肿瘤。薄壁囊肿和空洞结节可与实体结节共存。淀粉样变性的弥漫性实质表现为间质混浊、小叶间隔增厚、淋巴管周围分布的小结节(<1.5cm),以及不常见的牵拉性支气管扩张和蜂窝征。在部分病例中可以看到融合结节和实变。

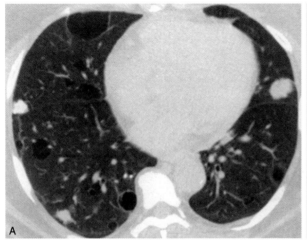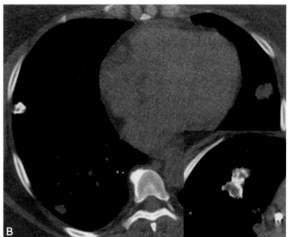

图 26.4　一位 50 岁女性患者,结节淀粉样变性经过多年随访稳定,经皮活检显示淀粉样变性。(A)肺窗轴位 CT 显示多个大结节和薄壁囊肿。(B)骨窗 CT,包括中叶和右上叶在内的一些结节中可见不规则部分钙化(插图)

可发生纵隔或肺门淋巴结肿大,有时表现为高密度或明显钙化。当弥漫性小结节为主要特征时,鉴别诊断包括某些肺尘埃沉着病、肉芽肿性感染、钙化转移性疾病和结节病。当间质和间隔增厚为主要特征时,通常以周围和基底为主,影像学表现可能模拟各种间质性肺疾病。

需要进行组织取样以确定最终诊断。当进行刚果红染色时,含有淀粉样沉积物的活检标本在偏振光下表现出特征性的正双折射。尿和血清免疫电泳对多发性骨髓瘤的临床相关性以及任何已知易感疾病的病史可能有帮助。根据所涉及的蛋白质沉积的具体类型,治疗选择包括美法仑(化疗药物)、皮质类固醇、干细胞治疗和任何潜在炎症状态的治疗。

小叶中心分布

肺含铁血黄素沉着症

肺含铁血黄素沉着症是一种罕见的肺部疾病,其特征是反复肺泡出血和含铁血黄素在肺泡中沉积。原发性肺含铁血黄素沉着症可能是特发性的(主要影响婴儿和年轻成人,发病率低于 2/1 000 000),被认为是免疫介导的。它也可能发生在 Heiner 综合征和肺出血肾炎综合征的情况下,其中疾病机制包括抗体攻击肺基底膜。在 Heiner 综合征的情况下,疾病机制是由对牛奶蛋白的超敏反应触发的。继发性肺含铁血黄素沉着症通常由二尖瓣狭窄引起,在肺毛细血管高压的情况下发生复发性肺泡出血。典型的临床三联征包括咯血、缺铁性贫血和 X 线片上的弥漫性肺泡腔阴影;在 CT 上,这种情况可表现为大量下叶为主的高密度小叶中心结节,有或无钙化(图26.5)。在继发性肺含铁血黄素沉着症的情况下,影像学检查可观察到并发左心房扩大。原发性含铁血黄素沉着症的主要治疗方法是皮质类固醇和其他免疫抑制剂。与特发性肺含铁血黄素沉着症不同,Heiner 综合征具有良好的预后。在继发性肺含铁血黄素沉着症的情况下,治疗包括二尖瓣修复或置换。然而,即使在瓣膜置换术后,结节仍可能存在。

转移性肺钙化

　　转移性肺钙化的特征是正常肺实质中的钙沉积,这是多种疾病中出现的钙离子失衡的结果,如原发性和继发性甲状旁腺功能亢进症(通常为慢性肾衰竭)、多发性骨髓瘤、乳碱综合征、维生素 D 过多症、肉芽肿性疾病(例如结节病)、静脉注射钙治疗和甲状旁腺激素相关肽分泌恶性肿瘤(典型的鳞状细胞癌)。钙盐沉积在肺泡隔中,可干扰气体交换并导致间质纤维化。根据严重程度,疾病表现可从网

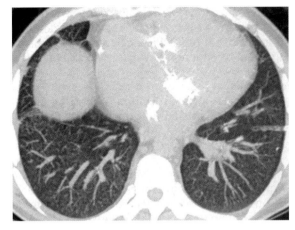

图 26.5　有慢性二尖瓣疾病和经二尖瓣置换术的 55 岁男性肺含铁血黄素沉着症。肺窗的轴位 CT 扫描显示了无数以下叶为主、边界清晰的小叶中心结节,其中大部分未钙化。还存在一个或两个 2mm 钙化结节。尽管未进行活检,患者没有感染或其他急性过程的症状;该外观与二尖瓣疾病继发的含铁血黄素沉着症一致

状间质阴影或弥漫、蓬松、小叶中心磨玻璃结节阴影,伴有点状钙化到致密实变(最严重的形式),有时导致纤维化(图 26.6)。由于上肺叶中较高的通气血流比例,碱性环境更高,钙沉积倾向于以上肺叶为主。然而,随着时间的推移,钙沉积物会变得更加分散。偶尔可合并胸壁血管钙化。

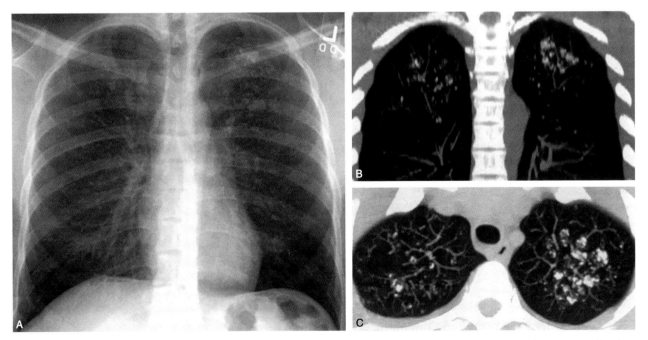

图 26.6　(A~C)30 岁男性慢性肾衰竭伴转移性钙化。胸部 X 线片(A)显示双侧上叶钙化结节簇。胸部 CT(B,C)软组织和肺窗图像显示结节对称分布,在上叶呈小叶中心型。上腹部图像(未展示)显示慢性透析时肾萎缩并伴有多个囊肿。

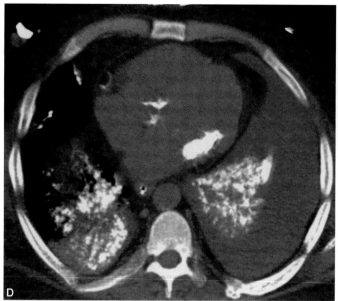
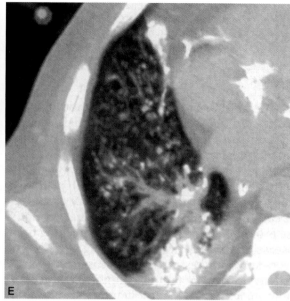

图26.6(续)　(D,E)一名52岁慢性肾衰竭患者的转移性钙化。带骨窗的最大密度投影CT图像(D)显示下叶广泛结节钙化。肺窗(E)可见典型的小叶中心优势

■ 引起非典型实质钙化的疾病

这些病变不符合经典分布模式。

弥漫性肺骨化

弥漫性肺骨化是另一种罕见的疾病,其特征是肺部骨形成。该疾病可能是特发性的,也可能是间质纤维化、复发性支气管肺炎、慢性吸入、慢性肺水肿或二尖瓣疾病中的肺静脉高压引起的反复弥漫性肺损伤。在肺淀粉样变性病例中也有弥漫性骨化的报道。患者很少仅因弥漫性肺骨化而出现症状,并且该发现通常是由于其他原因在成像或病理分析过程中偶然出现的。在肺骨化的情况下,血清钙和磷水平正常。树状骨化表现为结构扭曲和网状区域的分支线性和结节状钙化阴影,通常沿肺周边,在组织学上与间隔纤维化区域的分支骨化相对应,偶尔延伸到肺泡中(图26.7)。结节型表现为弥漫圆形,主要为胸膜下钙化结节,与组织学上肺泡腔钙化相对应。两者都具有下叶优势。

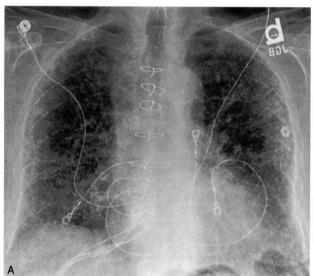
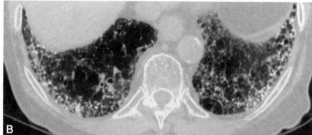
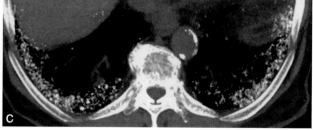

图26.7　82岁男性肺纤维化患者弥漫性肺骨化。(A)胸部X线片显示双侧周边网状影和高密度小结节阴影,分布相同。(B)肺窗胸部CT扫描显示周围支气管扩张、结构扭曲和轻度蜂窝征。(C)最大密度投影。CT扫描软组织窗显示纤维化后高密度亚厘米结节和分支阴影,与树突状肺骨化一致

肺泡微结石症

肺泡微结石症是一种罕见的疾病,其特征是肺泡内由磷酸钙组成的微小(0.01~3mm)钙球聚集。确切的疾病机制尚不完全清楚,但研究表明,肺中编码钠依赖性磷转运蛋白的基因突变可能起重要作用。该疾病在所有年龄段都可见,但通常在出生至40岁之间诊断。与转移性肺钙化不同,血清钙和磷水平正常。该疾病通常在成像时偶然发现,因为该疾病在临床上长期隐匿,进展非常缓慢。这种疾病最终会发展为呼吸衰竭、肺纤维化和肺源性心脏病。在胸部 X 线片上,它可以表现为无数以中肺区和下肺区为主的亚毫米钙化结节的沙样模式,可模糊纵隔和膈边界。在 HRCT 上,可在下叶(尤其是后部)的小叶间隔、间质和胸膜中发现弥漫性小结节。它们表现为钙化性周边和间隔增厚(通常没有明显的结节),中间有磨玻璃影的斑片状区域,有时表现为高密度实变,代表结节汇合。一小部分病例可能有高密度结节,CT 无明显钙化,或磨玻璃影伴间隔增厚。

■ 钙化肿块或实变的原因

表 26.2 总结了具有钙化肿块或实变的弥漫性肺疾病。如前所述,一些可与肺结节一起出现的疾

表 26.2　高密度病变的弥漫性肺疾病总结

疾病	钙化模式	相关影像学特征	临床表现
随机分布的钙化结节			
治愈的肉芽肿性感染	单发或多发钙化结节随机分布或成簇	±结节、脾和肝钙化 组织胞浆菌病更可能导致弥漫性结节、脾和肝钙化 肺结核可出现结构扭曲和/或支气管扩张,上叶为主	通常由于组织胞浆菌病和肺结核
治愈的水痘肺炎	多个亚厘米钙化结节(1~3mm)	无结节钙化	急性水痘肺炎前的多形性皮疹 淋巴瘤、白血病、免疫功能低下、年龄较大、吸烟史、妊娠是危险因素
钙化肺转移瘤	单发或多发钙化结节,下叶为主		已知的原发恶性肿瘤——肉瘤(尤其是骨肉瘤)、甲状腺髓样癌、黏液癌和乳头状癌
淋巴管周围分布的钙化结节			
肺尘埃沉着病	多个结节(<1cm)或实变,可能钙化(钙化在硅沉着病中更常见),上叶为主	±结节钙化(蛋壳型)可形成聚集性结节和肿块(进行性大块纤维化)	硅沉着病和煤工尘肺是最常见的独特职业史(表 26.1),通常潜伏期为10~20 年(在高暴露或铍中毒的情况下可缩短)
结节病	大量结节或实变,少数病例伴有钙化。结节范围为 1~2mm,以上叶为主的大结节和聚集性肿块	±淋巴结钙化(蛋壳型) 第 1 期:纵隔和肺门淋巴结肿大 第 2 期:淋巴结和实质受累(小淋巴结周围结节、斑片状磨玻璃影或肿块样病变) 第 3 期:无淋巴结肿大的实质疾病 第 4 期:终末期纤维化和蜂窝状病变	多系统疾病;以非干酪样肉芽肿为主要组织学表现;世界范围内非裔美国人、瑞典人和丹麦人的患病率最高;与结节性红斑相关
淀粉样变性(弥漫性实质型)	弥漫性实质型:大量小钙化或非钙化结节(<1.5cm)和/或实变,下叶和周围为主	±淋巴结钙化或淋巴结肿大、间质密度增高、间隔增厚、较小结节(<1.5cm)、实变,以及不常见的牵拉性支气管扩张和蜂窝征	与多发性骨髓瘤和慢性炎症状态(例如类风湿关节炎、慢性感染)相关的系统性淀粉样变性,常伴有心脏受累(心力衰竭)和肾受累(肾病综合征)。刚果红染色组织在偏振光下显示正双折射

续表

疾病	钙化模式	相关影像学特征	临床表现
小叶中心分布的钙化结节			
肺含铁血黄素沉着症	大量结节,伴或不伴钙化,下叶为主	若二尖瓣狭窄是潜在原因会导致心房扩大,但无淋巴结肿大或淋巴结钙化	咯血、缺铁性贫血、弥漫性肺内密度增高的临床三联征 原发性含铁血黄素沉着症可与肺出血肾炎综合征或 Heiner 综合征(对牛奶蛋白过敏)相关 继发性肺铁末沉着病常与二尖瓣狭窄相关
转移性肺钙化	早期有大量小叶中心钙化结节或致密钙化实变,以上叶为主;随着时间的推移,它会变得更加分散	间质密度增高、弥漫性毛茸茸的小叶中心磨玻璃结节或致密实变,伴胸壁内小血管钙化	患者血清钙和磷水平升高,如原发性或继发性甲状旁腺功能亢进症(例如慢性肾衰竭)、肉芽肿性疾病、多发性骨髓瘤、乳碱综合征、维生素 D 过多症、静脉注射钙治疗或鳞状细胞癌
其他钙化模式			
肺骨化	树状型:沿支气管血管束有大量管状钙化影 结节型:大量圆形胸膜下钙化和/或高密度结节,以下叶为主	无淋巴结肿大或淋巴结钙化	与间质纤维化、支气管肺炎、吸入、肺水肿或二尖瓣疾病中的肺静脉高压引起的反复弥漫性肺损伤相关 良性,无症状 血清钙和磷水平正常
肺泡微结石症	钙化间质、小叶间隔和胸膜增厚融合性微钙化可能表现为高密度实变,以下叶为主	间隔分布的斑片状磨玻璃影	临床上隐匿,进展缓慢,但在成像上肺部明显受累 血清钙和磷水平正常
钙化肿块或实变			
淀粉样变性(结节型)	钙化或部分钙化结节	伴薄壁囊肿	
转移性肺钙化[a]			
进行性大块纤维化	结节团块(>1cm),在硅沉着病和煤工尘肺中有或无钙化;结节病中发生类似过程	详见"肺尘埃沉着病"和"结节病"	
透明化肉芽肿	一个或多个钙化结节或肿块(数毫米至15cm)		
无钙化的高密度结节或实变			
滑石肺	高密度,无钙化	早期:弥漫性小的肺结节 晚期:结节可形成团块或高密度实变(上叶为主) 慢性:下叶为主的肺气肿	慢性婴儿爽身粉接触、静脉注射粉碎和溶解的口服药物、某些职业接触(表26.1)
胺碘酮肺毒性	高密度,无钙化	以双侧基底段为主,高密度实变,磨玻璃影,或不太常见的结节,伴肝和脾高密度	胺碘酮的使用(尤其是日剂量>400mg或老年人)
肺泡微结石症[b]			

[a] 随着疾病进展,这也可形成钙化肿块或实变。详见"转移性肺钙化"。

[b] 随着微钙化的累积,这也可能表现为高密度实变。详见"肺泡微结石症"。

病实体,如钙化转移、转移性肺钙化和淀粉样变性(结节形式),也可在进展过程中出现钙化肿块或实变。

进行性大块纤维化

在硅沉着病或煤工尘肺中,当较小的结节形成大于1cm的团块时,可形成进行性大块纤维化;结节病也可能发生类似的过程(见上文)。营养不良性钙化可在砾岩内发展。进行性大块纤维化通常进展缓慢,不会空洞化。大小和空洞的快速变化应提高其他诊断的可能性,如分枝杆菌感染或恶性肿瘤。

玻璃样变肉芽肿

玻璃样变肉芽肿是多发钙化结节或肿块的罕见原因。其发病机制尚不清楚,但可能与对内源性或外源性抗原或感染性微生物(例如荚膜组织胞浆菌或分枝杆菌)的慢性免疫反应有关。患者通常有轻微的呼吸系统主诉,包括呼吸困难、咳嗽、胸痛、低热和疲劳。组织学上,该疾病类似于纤维纵隔炎;病变中心由一种独特的螺旋状透明胶原组成,有或无局灶性钙化。影像学上,玻璃样变肉芽肿可表现为多个边缘清楚的结节或肿块(很少孤立)。测量范围从几毫米到15cm,可以有中心局灶性不规则钙化(图26.8)。

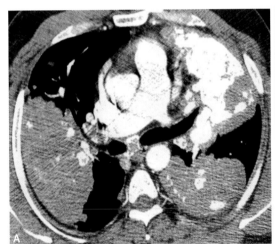
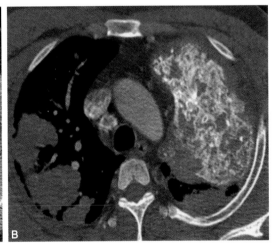

图26.8 一名38岁男性的肺玻璃样变肉芽肿,所有肺叶均有大的部分钙化肿块。活检显示诊断结果。(A)软组织窗的轴位CT图像显示由软组织和广泛钙化组成的大肿块。(B)不同水平的软组织窗CT图像显示软组织肿块内广泛钙化的网状结构

■ 无钙化的高密度结节、肿块或实变的原因

滑石肺

两种暴露途径可导致滑石肺。吸入滑石粉,通常在长期使用较老的婴儿爽身粉配方或职业接触的情况下(表26.2),可沉积于肺泡、淋巴管和间质中。滑石也是口服药物中常见的填充物,当静脉注射药物使用者静脉注射溶解的药物片剂时,会导致滑石肺。滑石颗粒可栓塞至肺小动脉,最终迁移至肺间质,形成含滑石的肉芽肿。早期,滑石肺可表现为弥漫性小肺结节。晚期,小肺结节可形成以上叶为主的高密度团块,类似于肺大块纤维化(图26.9)。慢性滑石肺有时可观察到以下叶为主的全腺泡型肺气肿。目前尚不清楚下叶肺气肿是否由滑石或活

性成分引起(通常在注射哌甲酯时观察到)。急性滑石肺的治疗通常包括去除接触、皮质类固醇和支持性护理。

胺碘酮肺毒性

胺碘酮是治疗难治性室性心律失常的常用药物,其肺毒性并发症众所周知。老年人或每日剂量>400mg的患者发生胺碘酮肺毒性的风险增加;然而,随着治疗时间的延长,总累积剂量似乎不会增加风险。在CT上,胺碘酮肺毒性可出现一系列表现,包括磨玻璃影、实变,或不太常见的结节或肿块。基底为主、高密度但无钙化实变是该病的一个典型但不普遍的表现,这归因于三碘胺碘酮结合到Ⅱ型肺泡上皮细胞中的固有的放射性密度。肺、肝和脾中同时出现的高密度影高度提示胺碘酮毒性。

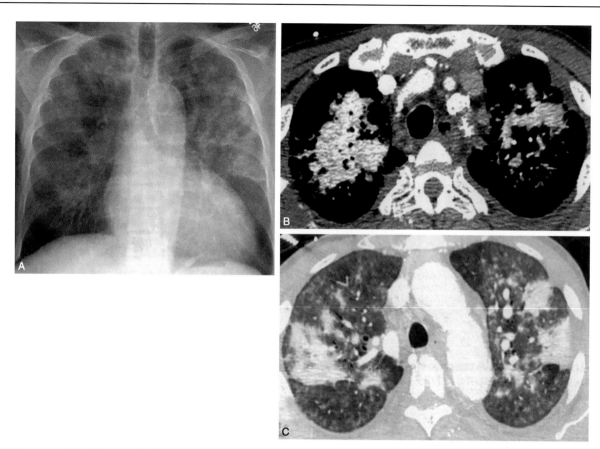

图 26.9　患滑石肺的 55 岁男性,自童年起就有广泛使用婴儿爽身粉的病史。(A)胸部 X 线片显示双侧上肺叶高密度实变。(B)胸部 CT 软组织窗显示双肺高密度肿块样实变区。(C)肺窗 CT 图像显示上肺叶有聚集性肿块和小叶中心结节

肺泡微结石症

在长期存在肺泡微结石症的患者中,HRCT 上可表现为明显钙化实变的高密度弥散性、无数<1mm的融合性微钙化。

■ 伴脂质的弥漫性肺疾病的原因

含脂质的弥漫性肺疾病并不常见,与涉及钙化的疾病相比,它是由种类少得多的疾病引起。含脂质的肺部疾病可表现为结节、肿块、实变或间隔增厚。脂性肺炎和含脂肪的肺转移性疾病可在 CT 上表现为肉眼可见的脂肪,CT 值介于 -100HU 和 -60HU之间。肺泡蛋白沉积症的脂蛋白肺内容物不显示脂肪密度,但具有独特的 CT 表现。

脂性肺炎

脂性肺炎可作为外源性或内源性形式发生。外源性肺炎由吸入或误吸动物油、植物油或矿物油引起。最常见的原因包括吸入摄入的油或脂肪、鱼肝油或其他含泻药的脂肪、凡士林和鼻腔使用矿物油。

甚至有报道称含有矿物油的滴眼液也是原因之一。有慢性误吸风险的患者发生脂性肺炎的概率更高,包括神经系统受损、吞咽机制紊乱、年龄极端或胃食管反流病患者。这些患者可能吸入物质清除受损;此外,矿物油不能引起咳嗽反射,这与大多数其他吸入物质一样,会损害黏膜纤毛清除。内源性脂性肺炎是一种较不常见的形式,是由于原发性肺损伤时肺泡壁破裂和细胞脂质释放。肺癌、阻塞性肺炎、感染性肺炎和脂沉积症(例如尼曼-皮克病)都被报道为病因。

急性外源性脂性肺炎通常表现为咳嗽、发热和呼吸困难,白细胞增多和低氧血症也很常见。慢性脂性肺炎的临床表现通常是隐匿性的,约 50% 的病例没有症状,在影像学检查时偶然发现。当出现症状时,症状包括慢性咳嗽、呼吸困难,以及较不常见的发热、体重减轻或咯血。在急性和慢性脂性肺炎中,通常通过影像学和组织学分析做出诊断后才确定接触刺激剂。虽然急性脂性肺炎的症状通常在接触停止后有所改善,但持续或恶化的气短和其他肺部症状是常见的慢性形式。

组织学上的特征性发现包括肺泡间质富含脂质的巨噬细胞和其他相关炎症细胞。外源性形式通常

显示巨噬细胞内的细胞外脂质和大的、细胞质的、含脂肪的空泡,这在内源性形式中不常见。随着时间的推移,纤维化可能发生在慢性实变内和附近。支气管肺泡灌洗在许多情况下产生富含脂质的巨噬细胞并增加细胞数量;在其他病例中,经支气管活检和开放性肺活检通常是诊断性的。

急性或慢性脂性肺炎患者的 X 线片常显示模糊的肺泡和间质密度增高、结节、实变或肿块。密度增高可以遵循双侧斑片状基底部密度增高的误吸模式,也可以看到更弥漫的双侧密度增高或一个或多个病灶区实变。胸腔积液可发生在急性形式,但在慢性情况下通常不可见。在急性脂性肺炎发作后几天或几周内,可出现气腔影的肺气囊。

典型的 CT 表现包括含脂肪结节或实变,通常呈依赖性分布,磨玻璃影很常见,通常以碎路石征的模式叠加间隔增厚,对应于间质与肺泡的巨噬细胞和 Ⅱ

型肺泡上皮细胞浸润(图 26.10)。肿块可能以慢性形式出现,可能是由于发展中的纤维化,但在急性情况下并不常见。当出现时,结节和肿块的棘状突起可能会与原发性肺癌混淆;其通常在 PET 上有 FDG 摄取增加,增加了诊断难度。虽然并非总是存在,但 CT 上结节或实变内的脂肪密度(小于约-70HU)对外源性脂性肺炎高度特异;内源性形式通常不显示脂肪密度。

大多数急性脂性肺炎患者在消除有害物质接触后出现改善,在数周至 8 个月内,相关的实变、磨玻璃影和间隔增厚减少。然而,在慢性病中,许多患者可能有持续症状以及数月或数年的肺内密度增高;放射学检查结果可以保持稳定或恶化,随着时间的推移发展为结构扭曲和纤维化。连续支气管肺泡灌洗已显示出前景,在一些患者中,载脂巨噬细胞减少,CT 表现明显改善。类固醇、免疫球蛋白治疗,甚至手术切除肺的异常部分,都被用于治疗,结果各不相同。

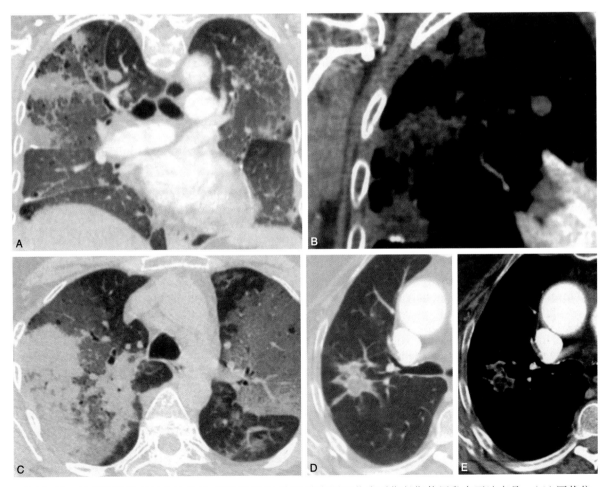

图 26.10　49 岁脂性肺炎的女性患者,经活检证实,脂性肺炎源于儿童时期长期使用鼻内石油产品。(A)冠状位 CT 肺窗图像显示双肺磨玻璃影和团块样实变区域。(B)右上叶软组织窗特写显示肿块内脂肪密度。(C)同一患者的肺窗轴位 CT 图像显示磨玻璃影恶化,右上叶广泛实变。由于呼吸急促和不适加剧,活检显示猪分枝杆菌感染。(D)一名 75 岁男性的肺窗 CT,依赖性右肺上叶有一个有毛刺的结节,类似于原发性肺癌。(E)软组织窗 CT,结节显示可见脂肪,与慢性矿物油摄入引起的脂性肺炎相一致

肺泡蛋白沉积症

在肺泡蛋白沉积症中,肺表面活性物质代谢失衡导致肺泡和间质中脂质和含蛋白物质的异常沉积。肺泡蛋白沉积症是一种非常少见的疾病,每年发生率为(3.7~6.2)/1 000 000。所报道的发病时平均年龄有所差异,从30~60岁不等。临床病程范围广泛,从无痛或无症状疾病到严重呼吸衰竭和死亡。最常见的症状是咳嗽和劳力性呼吸困难。重叠感染是一种常见的表现,部分原因可能是肺泡巨噬细胞功能受损。最常见的微生物包括诺卡菌、分枝杆菌和真菌,如曲霉菌、隐球菌和组织胞浆菌。

肺泡蛋白沉积症分为获得性或先天性,后者仅占少数病例。最常见的获得型占所有病例的90%以上,是自身免疫型,由抗粒细胞-巨噬细胞集落刺激因子(granulocyte-macrophage colony-stimulating factor, GM-CSF)的自身抗体引起,GM-CSF是肺泡巨噬细胞分化

所必需的蛋白质,也是肺泡清除肺表面活性物质所必需的。继发性肺泡蛋白沉积症是一种较不常见的获得性类型,由肺泡巨噬细胞在感染、胶原血管疾病、药物反应、血液系统恶性肿瘤(最常见的是白血病)和急性吸入暴露(通常是硅沉着病)中的功能失调引起。表面活性物质蛋白产生或清除的几种可能的突变中的一种或多种导致先天性遗传型形式,发生率不到2%。

肺泡蛋白沉积症的特征性组织学表现为肺泡和细支气管内的过碘酸希夫染色阳性颗粒蛋白沉积物质。结构扭曲和纤维化不是典型特征。支气管肺泡灌洗通常足以诊断,在组织学上显示泡沫状乳白色物质的成分。经支气管活检或开放式肺活检可用于其余少数病例的诊断。

胸部X线片上典型的表现是两肺内模糊影,常伴有类似水肿或肺炎的肺门周围分布。在高达92%的病例中,特征性CT表现包括双肺地图样磨玻璃影和叠加的间隔增厚——铺路石征表现(图26.11)。

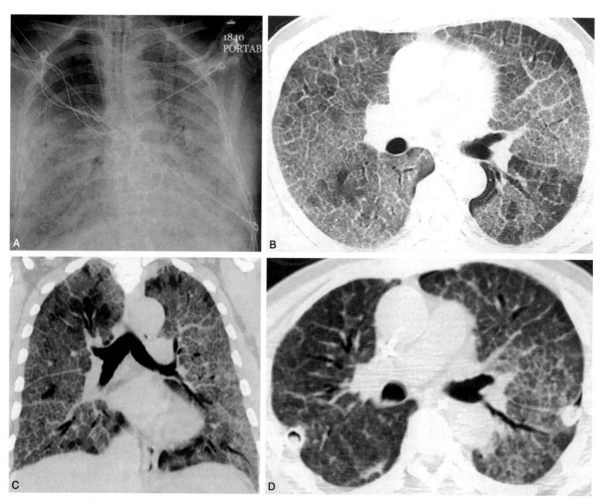

图26.11　64岁进行性气短的肺泡蛋白沉积症患者。开放式肺活检显示肺泡蛋白沉淀。(A)前后位胸部X线片显示双侧所有肺叶的肺野模糊影,可见相关的细支气管充气征。轴位(B)和冠状位(C)CT肺窗图像显示广泛的双肺磨玻璃影,伴有小叶间和小叶内间隔增厚,呈铺路石征。(D)全肺灌洗一个月后,磨玻璃影好转,间隔增厚不明显

尽管铺路石征表现在肺泡蛋白沉积症中非常常见，但它对疾病并不特异，而且在实践中，它在肺水肿、弥漫性肺泡损伤、肺泡出血和感染等情况下更常见。在肺泡蛋白沉积症中，通常可以看到正常肺和异常肺之间的明显分界，这一发现可以提示诊断，而不是在其他疾病中看到的更弥散的阴影。虽然肺炎在 CT 上也可以表现出铺路石征表现，但结节、肿块和结构扭曲在脂性肺炎中常见，而在肺泡蛋白沉积症中不常见，这是一种潜在有用的鉴别特征。此外，在脂性肺炎中可见实变或结节内的宏观脂肪，而不是肺泡蛋白沉积症。成像有助于诊断重叠感染，可能出现新的合并区域或其他异常。

肺泡蛋白沉积症的金标准是全肺灌洗，许多患者因持续的症状和放射学表现需要重复治疗。已使用雾化 GM-CSF，并取得了不同程度的成功。灌洗后影像学异常通常会改善。

含脂肪转移性疾病

在没有原发性含脂肪恶性肿瘤的患者中，孤立的含脂肪结节几乎是错构瘤的病理诊断。尽管不常见，但通常在脂肪肉瘤的情况下，可单发或多发含脂肪肺转移。CT 可显示结节和肿块内的肉眼可见的脂肪和软组织；肺转移瘤的组织学表现通常与原发肿瘤相似（图 26.12）。可发生含脂肪的淋巴结病。虽然黏液样脂肪肉瘤有向肺外转移的趋势，但多形性脂肪肉瘤和去分化脂肪肉瘤倾向于将肺作为转移部位，这些亚型的转移性疾病可能只发生于肺。肺转移性疾病的病程因组织学而异，从生长缓慢到较具有侵袭性。

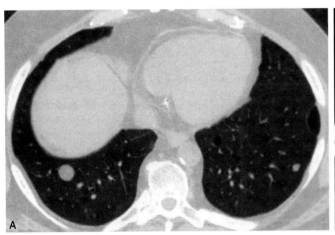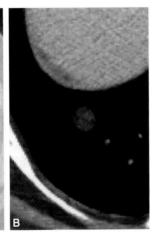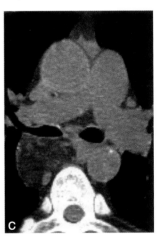

图 26.12　脂肪肉瘤转移。转移性脂肪肉瘤患者可见多个含脂肪的肺内结节。（A）CT 肺窗图像显示右下叶和左下叶结节。（B）锥形向下视图显示右下叶结节内的肉眼可见的脂肪和软组织密度的小病灶。（C）从右肺门延伸至右椎旁间隙的脂肪肿块代表另外的转移，注意肿块内的小病灶软组织密度影

■ 问题解析

确定成像时是否存在钙化

在某些情况下，X 线片中的高密度（类似于骨）可能提示结节内钙化或实变。在许多其他情况下，需要 CT 进行诊断。通常，病变内的钙化在 CT 软组织窗和骨窗定性，通常与骨的密度相似。在钙化内绘制的感兴趣区通常显示均匀钙化病变内 200HU 或更大的 CT 密度值；软组织的容积平均可发生在部分钙化病变中，导致软组织和钙化之间的密度。

确定成像时是否存在脂质

与钙化类似，肺损伤中的脂肪可通过软组织窗

的定性分析检测。肉眼可见的脂肪呈黑色，密度类似于皮下或内脏脂肪；相应的感兴趣区应显示负 CT 值，通常在 -100HU 和 -60HU 之间。脂肪检测对于错构瘤或脂性肺炎的诊断至关重要。然而，当与其他物质复合时，并非所有脂质都可以通过 CT 密度分析检测到。例如，肺泡蛋白沉积症的脂蛋白成分在 CT 上不显示脂肪密度，诊断依赖于成像特征、临床表现和组织学相关性。

症状敏感性在提供合理鉴别诊断中的重要性

临床和影像学异常的时间过程是鉴别诊断的核心。例如，尽管肺部疾病的碎路石征在肺泡蛋白沉积症中常见，并且可以在慢性脂性肺炎中看到，但这种模式在急性肺部疾病中更为常见，如肺水肿、

出血、感染和弥漫性肺泡损伤。愈合的肉芽肿性感染、治愈的水痘肺炎和肺骨化均无症状，随时间推移影像学表现稳定。肺泡微结石症等疾病的进展非常缓慢，影像上肺部受累程度明显比患者的临床表现差。大多数肺尘埃沉着病患者出现影像学和临床表现之前，有 10~20 年的潜伏期。然而，在高暴露环境下，可以看到严重的临床症状，潜伏期缩短。

疾病空间分布在提供鉴别诊断中的重要性

头尾和轴向分布都值得注意。例如，肺尘埃沉着病、结节病和转移性钙化倾向于以上肺叶为主，而弥漫性肺骨化、脂性肺炎和弥漫型淀粉样变性倾向于以下叶为主。冠状位多平面重建 CT 图像有助于评估疾病的头尾分布。轴向分布也很重要。淋巴管周围疾病，如结节病，具有中心支气管血管周围优势，而弥漫性肺骨化等疾病往往呈周围分布。

结节分布模式对诊断的重要性

三种基本模式对于涉及小的、亚厘米级肺结节的疾病的鉴别诊断很重要。在血液传播疾病中可以看到随机结节，包括导致钙化肉芽肿的真菌感染和产生钙化肺转移的疾病。这些结节广泛分布于整个肺实质，有一部分结节接触，但不沿肺裂和间隔聚集。淋巴管周围结节，如结节病和肺尘埃沉着病中的结节，倾向于沿着外周淋巴管（胸膜表面、肺裂、间隔）和中央淋巴管（支气管血管束）聚集。小叶中心结节避开胸膜表面，倾向于成簇出现，遵循次级肺小叶的规则间隔，并在转移性钙化、滑石肺和脂性肺炎以及其他许多疾病中经常发现。

成像模式在诊断弥漫性含脂肪肺疾病中的重要性

区域性磨玻璃影伴叠加小叶间隔增厚（肺内的铺路石征）在肺泡蛋白沉积症和脂性肺炎中可看到。与肺泡蛋白沉积症相比，慢性脂性肺炎中的肿块和结构扭曲更为常见；宏观脂肪可导致脂性肺炎，但在肺泡蛋白沉淀症中不常见。在含脂肪转移瘤中可以看到边缘光滑或分叶状的多发含脂肪结节，无弥漫性肺疾病背景。

■ 诊断陷阱

虽然在胸部 X 线检查中通常可以检测到病变中非常密集的钙化，但 CT 是确认结节内钙化的最可靠方式。薄层 CT 在诊断钙化方面比 X 线检查更敏感和特异。

在更大的切片厚度（通常>2mm）下，CT 的容积平均会导致靶病变的低衰减值。例如，由于与邻近肺中的空气平均，小钙化结节可能表现为软组织衰减，而非钙化结节或实变可能错误地表现为含有脂肪。通过使用薄层重建（<1.2mm），可以最小化容积平均值。

一些原发性恶性肿瘤可产生类似良性钙化模式的肺转移。例如，骨肉瘤和（不太常见的）软骨肉瘤转移可显示均匀的完全钙化。回顾患者的病史和症状可以很容易地避免误定性。

一些具有钙化和/或高衰减的弥漫性肺疾病可以在成像时产生类似的模式。例如，在上叶，结节病、环境暴露疾病（例如硅沉着病和滑石肺）和转移性钙化中可以看到高密度结节。根据详细的暴露史、患者基本信息和病史可能会作出正确的诊断。此外，结节的总体形态可以提供指导。例如，转移性钙化倾向于小叶中心型，而结节病和硅沉着病有淋巴管周围型。

最重要的含脂质弥漫性肺疾病（肺泡蛋白沉积症和脂性肺炎）在 X 线和 CT 上可出现重叠表现，均可看到实变、间隔增厚、磨玻璃影和铺路石征表现。此外，这两种疾病可以同时或连续发生在同一患者身上。

参考书目

Baron SE, Haramati LB, Rivera VT. Radiological and clinical findings in acute and chronic exogenous lipoid pneumonia. *J Thorac Imaging.* 2003;18(4): 217–224.

Berk JL, O'Regan A, Skinner M. Pulmonary and tracheobronchial amyloidosis. *Semin Respir Crit Care Med.* 2002;23(2):155–165.

Berteloot L, Taam RA, Emond-Gonsard S, et al. Primary pulmonary alveolar proteinosis: computed tomography features at diagnosis. *Pediatr Radiol.* 2014;44(7):795–802.

Betancourt SL, Martinez-Jimenez S, Rossi SE, Truong MT, Carrillo J, Erasmus JJ. Lipoid pneumonia: spectrum of clinical and radiologic manifestations. *AJR Am J Roentgenol.* 2010;194(1):103–109.

Brown K, Mund DF, Aberle DR, Batra P, Young DA. Intrathoracic calcifications: radiographic features and differential diagnoses. *Radiographics.* 1994;14(6): 1247–1261.

Choi HK, Park CM, Goo JM, Lee HJ. Pulmonary alveolar proteinosis versus exogenous lipoid pneumonia showing crazy-paving pattern: comparison of their clinical features and high-resolution CT findings. *Acta Radiol.* 2010;51(4):407–412.

Criado E, Sanchez M, Ramirez J, et al. Pulmonary sarcoidosis: typical and atypical manifestations at high-resolution CT with pathologic correlation. *Radiographics.* 2010;30(6):1567–1586.

Czeyda-Pommersheim F, Hwang M, Chen SS, Strollo D, Fuhrman C, Bhalla S. Amyloidosis: modern cross-sectional imaging. *Radiographics.* 2015;35(5):1381–1392.

Franquet T, Gimenez A, Bordes R, Rodriguez-Arias JM, Castella J. The crazy-paving pattern in exogenous lipoid pneumonia: CT-pathologic correlation. *AJR Am J Roentgenol.* 1998;170(2):315–317.

Glazer CS, Newman LS. Occupational interstitial lung disease. *Clin Chest Med.* 2004;25(3):467–478.

Gotway MB, Marder SR, Hanks DK, et al. Thoracic complications of illicit drug use: an organ system approach. *Radiographics.* 2002;22(Spec No):S119–S135.

Hadda V, Khilnani GC. Lipoid pneumonia: an overview. *Expert Rev Respir Med.* 2010;4(6):799–807.

Kantarci M, Bayraktutan U, Karabulut N, et al. Alveolar echinococcosis: spectrum of findings at cross-sectional imaging. *Radiographics*. 2012;32(7):2053–2070.

Kashyap S, Mohapatra PR. Pulmonary alveolar microlithiasis. *Lung India*. 2013;30(2):143–147.

Khan A, Agarwal R. Pulmonary alveolar proteinosis. *Respir Care*. 2011;56(7): 1016–1028.

Khan AN, Al-Jahdali HH, Allen CM, Irion KL, Al Ghanem S, Koteyar SS. The calcified lung nodule: what does it mean? *Ann Thorac Med*. 2010;5(2):67–79.

Kim EA, Lee KS, Primack SL, et al. Viral pneumonias in adults: radiologic and pathologic findings. *Radiographics*. 2002;22(Spec No):S137–S149.

Laurent F, Philippe JC, Vergier B, et al. Exogenous lipoid pneumonia: HRCT, MR, and pathologic findings. *Eur Radiol*. 1999;9(6):1190–1196.

Lhote R, Haroche J, Duron L, et al. Pulmonary hyalinizing granuloma: a multicenter study of 5 new cases and review of the 135 cases of the literature. *Immunol Res*. 2017;65(1):375–385.

Maile CW, Rodan BA, Godwin JD, Chen JT, Ravin CE. Calcification in pulmonary metastases. *Br J Radiol*. 1982;55(650):108–113.

Marchiori E, Zanetti G, Mano CM, Hochhegger B. Exogenous lipoid pneumonia. Clinical and radiological manifestations. *Respir Med*. 2011;105(5):659–666.

Nemec SF, Bankier AA, Eisenberg RL. Upper lobe-predominant diseases of the lung. *AJR Am J Roentgenol*. 2013;200(3):W222–W237.

Nicolas M, Moran CA, Suster S. Pulmonary metastasis from liposarcoma: a clinicopathologic and immunohistochemical study of 24 cases. *Am J Clin Pathol*. 2005;123(2):265–275.

Punatar AD, Kusne S, Blair JE, Seville MT, Vikram HR. Opportunistic infections in patients with pulmonary alveolar proteinosis. *J Infect*. 2012;65(2):173–179.

Rossi SE, Erasmus JJ, McAdams HP, Sporn TA, Goodman PC. Pulmonary drug toxicity: radiologic and pathologic manifestations. *Radiographics*. 2000;20(5):1245–1259.

Saeed MM, Woo MS, MacLaughlin EF, Margetis MF, Keens TG. Prognosis in pediatric idiopathic pulmonary hemosiderosis. *Chest*. 1999;116(3):721–725.

Sias SM, Daltro PA, Marchiori E, et al. Clinic and radiological improvement of lipoid pneumonia with multiple bronchoalveolar lavages. *Pediatr Pulmonol*. 2009;44(4):309–315.

Tamura A, Hebisawa A, Fukushima K, Yotsumoto H, Mori M. Lipoid pneumonia in lung cancer: radiographic and pathological features. *Jpn J Clin Oncol*. 1998;28(8):492–496.

Wang T, Lazar CA, Fishbein MC, Lynch JP 3rd. Pulmonary alveolar proteinosis. *Semin Respir Crit Care Med*. 2012;33(5):498–508.

第27章

肺血管疾病

Michael T. Lu，Pedro Vinicius Staziaki，Evan James Zucker

■ 引言

　　CT 肺动脉造影（computed tomographic pulmonary angiography，CTPA）评估肺栓塞（pulmonary embolism，PE）是大多数放射科医生对肺血管 CT 检查的重点内容，这也是本章的重点。肺血管解剖将详细介绍，这非常重要，以便于区分栓塞和伪影。其他肺血管的检查方法，包括 X 线检查，MRI 和导管血管造影，将作简要介绍。最后，会有选择地介绍几个先天性肺血管疾病和其他肺血管病变。

■ 肺血管解剖

　　成人肺循环包括肺动脉（pulmonary artery，PA）、肺静脉和支气管动脉。在解剖正常的个体中，主肺动脉（main pulmonary artery，MPA）或肺动脉干起源于肺动脉瓣远端的右心室流出道，然后再分为右肺动脉（right pulmonary artery，RPA）和左肺动脉（left pulmonary artery，LPA）。肺动脉分叉在轴位 CT 图像上很容易识别，通常位于隆嵴平面上下，这也成为

CTPA 检查中很常用的团注跟踪区域。LPA 位于左主支气管上方，分为左上叶和下叶肺动脉分支。RPA 较长，在右主支气管上呈弓形，并分为上、中、下叶肺动脉。RPA 和 LPA 与其相关支气管之间的这种解剖关系，对于确定先天性心脏病的位置也很重要，但它在大多数成人患者中的作用有限。右上叶肺动脉分为尖段、后段和前段肺动脉。右中叶肺动脉分为外侧段动脉和内侧段动脉。右下叶肺动脉分为上、前、后、内侧和外侧段动脉。左上叶动脉分为尖后段动脉、前段动脉和舌段动脉，后者进一步分为上舌段动脉和下舌段动脉。左下肺动脉分为上段动脉、前内侧段动脉、外侧段动脉和后基底段动脉。"中央动脉"这个词也常用来指主肺动脉、左肺动脉、右肺动脉。肺动脉沿支气管走行，而肺静脉与支气管分开走行（图 27.1），看血管能否被逆向追踪到心脏，是区分肺动脉和肺静脉的一个小诀窍。

　　在解剖形态上，肺静脉比肺动脉要复杂。大多数人左右各两条肺静脉汇入左心房，也有许多正常变异。远端肺静脉与肺动脉平行走向，直至近段，然后分别有完全不同的走向。右上叶静脉通常邻近上

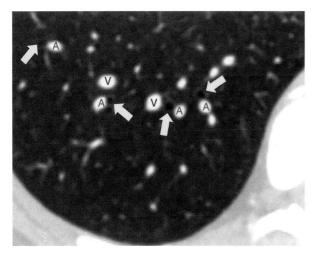

图 27.1　右肺基底部正常肺血管 CT 表现。肺动脉(蓝 A)与支气管平行(箭)。肺静脉(红 V)与动脉和支气管分开。当动脉和静脉不能被逆向追踪到心脏时,这种解剖关系可区分动静脉,比如腹部 CT 扫描时,最上方的图像中肺血管有潜在的充盈缺损

腔静脉(superior vena cava,SVC)或在 SVC 旁走行,右中叶静脉与上叶汇合形成共干,汇入左心房。右下叶肺静脉则单独开口在左心房的后方或内侧。左上叶肺静脉与左肺舌段静脉汇合后,向后内方向汇入左心房。左下叶静脉向后内方向路径较长,降主动脉常常会对其产生压迹,通常无临床意义。肺内 PA 的口径与邻近支气管相似;管径上差别较大时,应注意有无病理意义。PA 在分叉后会变窄(图27. 2);这种解剖特征有助于区分栓子和伪影,因为栓子经常被拦截在分叉处。

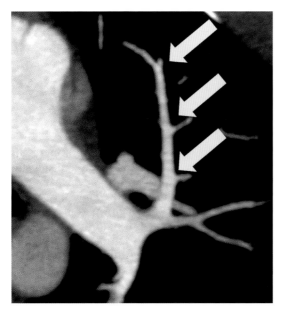

图 27.2　正常左上叶肺动脉分支的轴位 MIP 图像。注意动脉分叉后是如何变窄的(箭),栓子通常停留在分叉处

支气管动脉是肺血管系统的最终部分。一般有两条左支气管动脉从降主动脉发出,有一条右支气管动脉由第一个主动脉肋间动脉发出或者由一条与左上支气管动脉相连的主干发出。成人的支气管动脉对肺循环的贡献非常小,但在导致肺动脉循环减少(例如,由于法洛四联症或 PA 狭窄)的病理情况下,支气管动脉就是一个重要的侧支通路(图 27.3)。

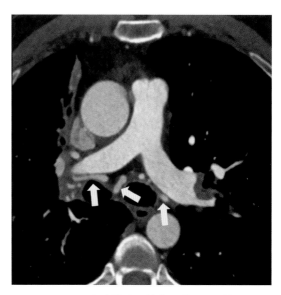

图 27.3　CT 肺动脉造影轴位图像,显示扩张、纡曲的支气管动脉(箭)

■ 成像方式

胸部 X 线检查

胸部 X 线检查仍然是评估肺血管疾病的一线技术方法,特别是在排除肺炎或胸腔积液等非血管疾病方面很有帮助。虽然本章讨论了许多肺血管疾病的 X 线影像学表现,但因总体上灵敏度和特异度不高,该检查已被其他技术取代。

通气灌注扫描

通气灌注(ventilation-perfusion,V/Q)扫描是 20世纪 60 年代引入的一种用于评估肺通气和血流量的核医学技术。灌注成像通过静脉注射锝-99m(^{99m}Tc)标记的聚合白蛋白进行闪烁成像,白蛋白的大小范围为 10~40μm,并定位于毛细血管前小动脉。通气扫描通常使用吸入性氙-133 或锝-99m 标记的气溶胶进行。在 21 世纪早中期,V/Q 扫描是PE 的一线诊断方法。同时要结合伴有下肢深静脉血栓形成(deep venous thrombosis,DVT)的加压超

声。V/Q 扫描检查 PE 的主要限制是确定性问题,特别是在胸部 X 线片异常的患者中,有很大一部分使用该技术不能确定诊断。在美国,V/Q 扫描已被 CTPA 取代,CTPA 可以直接显示 PA 和肺栓子。但在特定的患者中,V/Q 扫描也有优势,V/Q 检查可明显减少对女性乳房的辐射剂量。2012 年美国胸科学会/胸腔放射学会指出,对于胸部 X 线片正常且无下肢 DVT 的年轻或妊娠的女性患者,建议用 V/Q 扫描而不是 CTPA 诊断,V/Q 扫描也不需要碘对比剂,因此对肾功能不全或对比剂过敏的患者有价值。

多排 CT

使用多排 CT(MDCT)进行的 CTPA 彻底改变了对肺血管系统的评估,并取代了有创性肺血管造影,成为金标准。用先进的 CT 扫描仪,只需一次屏气就能完成整个胸部成像。CT 具有精确的空间分辨率、对比度分辨率和时间分辨率,甚至能显示小段肺动脉分支,且能评估肺血管之外的其他肺部疾病,如疾病对肺部和胸壁的累及。

典型的 CTPA 技术使用团注测试或团注追踪方法来确定适当的扫描延迟时间。为了减少 SVC 对比剂伪影,有人选择足向头侧扫描,也有人认为与头向足扫描相比,没有减少伪影。操作中,选对比剂碘浓度为 300~375mg/mL,总量 70~140mL,通过放置在前臂静脉中的 18~20 号静脉管,以 3~5mL/s 的速度,然后紧跟生理盐水冲刷。通过降低峰值电压(kV_p)同时增加管电流和曝光时间(mAs)之积来降低辐射剂量,并保持图像质量。与标准滤波反投影算法相比,迭代重建算法还可以减少辐射剂量,但不降低图像质量。由于亚节段 PA 很小,应重建图像采用最大化空间分辨率。轴位图像厚度应不超过 1.25mm。重建的视野应局限于肺部(从肋骨到肋骨),以最大限度地提高 xy 平面空间分辨率。冠状位和矢状位图像重建对诊断有很大帮助。

近年来,人们对双能量 CT 评估肺血管疾病(例如 PE)产生了浓厚的兴趣。双能 CTPA 是使用两个不同能量的光子谱(例如,在 140kV 和 80kV 下)获得的。除了标准灰度 CT 图像外,还生成了一个碘分布图,与肺血流灌注相关。这可以评估各种肺血管病变(例如栓子阻塞动脉)引起的肺灌注缺损的程度和严重性,可能与疾病预后相关或者改变治疗方法。

MRI/MRA

在肺血管影像学评价方面,MRI/磁共振血管成像(MRI/MRA)是一种很有应用前景的技术手段,与 CT 或 V/Q 检查等常用技术相比,它没有电离辐射。虽然对 PE 的评估最好是用静脉注射钆对比剂增强方式,但 MRA 也可以不使用对比剂进行成像,对于存在肾功能损害的患者,这是一个替代检查方案。一次磁共振成像,可以同时获得解剖和灌注信息。但是肺血管 MRA 同样也面临不少挑战,包括检查时间长,对于呼吸困难的患者不太容易成功,空间分辨率低(1~2mm,而 CT<1mm),检出小栓子的灵敏度差,以及扫描技术难度较高。随着 MRI 技术的不断提高和人们对技术的逐渐熟悉,肺血管 MRA 的应用可能会越来越普遍。

有创性肺动脉造影

有创插管造影曾是肺血管成像的金标准,而现在很少用导管介入做肺动脉造影检查了。一般只适用于肺血管拟行介入时顺带做肺血管造影,例如药物溶栓或机械取栓,栓塞治疗动脉瘤、肺血管畸形或侧支血管瘘,以及支架置入。此外,肺血管导管造影还可以直接测量分流程度和肺动脉压力。

■ 急性肺栓塞

目前大多数肺动脉成像是用于评估 PE。PE 是一个远处来源(通常是下肢的深静脉)迁移或栓塞的血块,最后滞留在 PA 内。它是继心肌梗死和脑卒中之后的第三大心血管疾病病因。每年有 60 万人患病,占住院死亡的 10% 以上,未治疗病死率高达 30%。众所周知,PE 在临床上很难诊断,常见的胸痛、心动过速和呼吸急促等也不是特异性症状。临床预测如改良 Wells 标准和血清 D-二聚体,特异度较低。PIOPED Ⅱ(肺栓塞诊断前瞻性研究)将 CTPA 作为 PE 诊断金标准,后续研究证实,CTPA 的灵敏度和特异度分别接近 100% 和 97%。其他诊断技术包括 V/Q 同位素成像(V/Q 扫描)、MRA 和有创肺动脉造影。后面的章节将讨论不同技术手段 PE 的影像学表现,并重点讨论 MDCT 和诊断方面的注意事项。

CTPA 检查肺栓塞的实用解读方法

图像质量

应首先评估 CTPA 的图像质量,以确定是否有把握地排除 PE 以及排除到什么程度。这通常取决于对比剂充盈情况和呼吸运动。据报道,在主肺动脉(MPA)中平均 CT 值 250HU 是排除 PE 的必要条件。在实际操作中,主干、肺叶甚至肺段动脉的栓塞在血管充盈对比度不佳时也能够排除。如果受扫描图像条件所限,诊断不能确定,则哪个水平(主、叶、段、亚段)的 PE 可以明显排除,应该报告说明,这样临床医生可以确定是否还要做其他的检查。

阅片找栓方法

如何读取 CTPA 找肺栓子,没有一种正确的方法。但是为了便于说明,这里提供笔者的方法。首先通过薄层(≤1.25mm)轴位图像进行格式塔通道(即查看整个图像),然后集中在单个象限上(左上角、左下角、右上角、右下角)来查看轴位图像。再通过一组冠状位多平面重建图像进行最后的格式塔传递。冠状位(或矢状位)多平面重建图像对于识别在轴位定位的 PE 和完全闭塞的段或亚段 PA 是非常有帮助的,这些 PA 在轴位图像上很难被发现。标准纵隔窗宽窗位设置会使 PA 显得过于明亮而掩盖栓子,因此有人提出了将 PE 专用窗宽/窗位设置为 700/100HU。我们发现最佳窗口的很大程度上取决于血管内对比剂浓度。右心室(right ventricle,RV)肌小梁在设定的 PE 窗上应该是容易识别的,因为它们的 CT 值比血栓略高(图 27.4)。

急性肺栓塞的 CT 肺动脉造影表现

肺栓子通常应呈蛇形,因为它们最初是在深静脉内铸型形成。栓子的长度一般大于其宽度,并沿动脉的管壁(长轴)向下(图 27.5)。PA 会不断分叉变窄(图 27.2),因此栓子应在这些分叉上被捕捉。栓子一般边界清晰(图 27.6)。凡不符合这些标准的充盈缺损,都应仔细判断是否为伪影。

伪影

在大多数医学中心,只有 5% ~ 7% 的 CTPA 结果为 PE 阳性。在大多数情况下,对 PE 的治疗需要 3 个月至终生的抗凝治疗,造成了相当高的医疗费用和其他不便。此外,抗凝治疗每年大约有 0.5% 的大出血风险,在治疗的前 3 个月和有出血风险因素的患者中有更高的风险。因此,对 PE 的误诊有可能造成潜在的风险与危害。

当 CT 上有可疑血管内充盈缺损时,首先要确认它位于肺动脉腔内,而不是静脉内。肺静脉内对比剂强化不均匀,会误以为是栓子(图 27.7);肺静脉血栓是罕见的,通常发生在恶性肿瘤直接侵犯或术后并发症中。在胸部 CT 上,这很容易通过追踪血管与右心室(肺动脉)或左心房(肺静脉)的关系来判断是动脉还是静脉。在腹部 CT 上,心脏通常不包括在内,所以通过 PA 与支气管平行走行来区别动脉与静脉,如图 27.1 所示。当遇到一个不确定的 PE 时,实用的做法是先找找其他栓子。因为 PE 通常是多发的,如果有另一个明确的 PE 存在,就没有必要纠结这个疑似的栓子了。

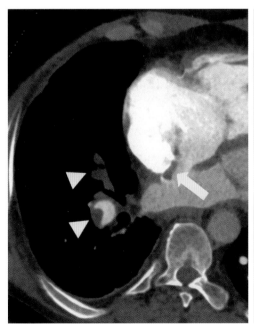
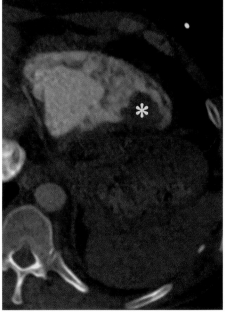

图 27.4　栓子迁移,房间隔膨出瘤处(箭)和右心室尖部(星号)可见血凝块,除了有肺栓塞(箭头),该患者还因栓子穿过未闭卵圆孔发生脑卒中

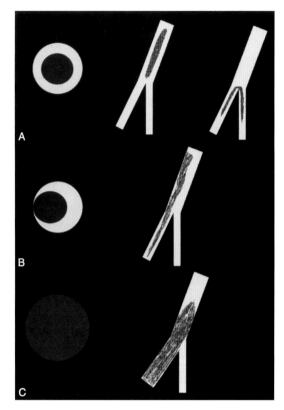

图 27.5　急性肺栓塞的三种典型表现。(A)血管中央充盈缺损在短轴位表现为马球征,长轴位表现为轨道征。肺动脉(PA)在分支后管腔将变窄,故栓子往往在分叉处滞留。(B)偏心栓子贴靠血管壁。注意栓子与管壁在轴位截面上是锐角,如果是慢性栓子则表现为钝角。(C)完全被栓子填塞的血管管径大于无栓子的相邻血管

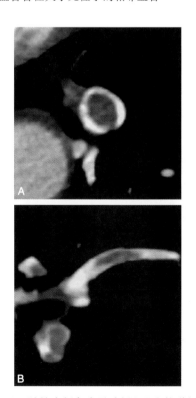

图 27.6　肺栓塞征象中马球征(A)和轨道征(B)

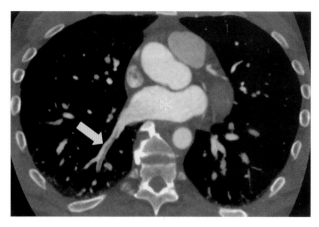

图 27.7　肺静脉假性充盈缺损(箭)流入左心房(星号),肺静脉对比剂不均匀可造成疑似肺栓塞

呼吸运动伪影

　　呼吸运动伪影是导致 CTPA 结果不确定的最常见原因。在 CT 数据采集过程中,患者的呼吸可能会引起肺、支气管和 PA 重叠,由此产生的部分容积效应可以类似于 PE(图 27.8 和图 27.9)。通过切换到肺

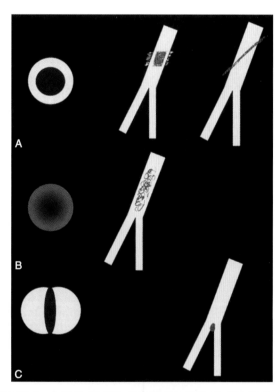

图 27.8　与肺栓塞不同,伪影没有蛇形外观,不会沿着血管壁向远端走行,不会在分叉处出现,其边界也是模糊不清的。(A)充盈缺损是球状的,没有沿着血管的长轴方向走行,或血管分支处没有看到,则是伪影。由呼吸运动引起的部分容积效应,相邻肺或支气管的看起来像是有充盈缺损,换成肺窗就容易辨别了。(B)模糊的中等密度、没有锐利边缘,表明是对比剂流动或混合不匀所致的伪影。(C)血管分叉处的正常淋巴组织的部分容积效应在冠状位或矢状位图像上最容易识别

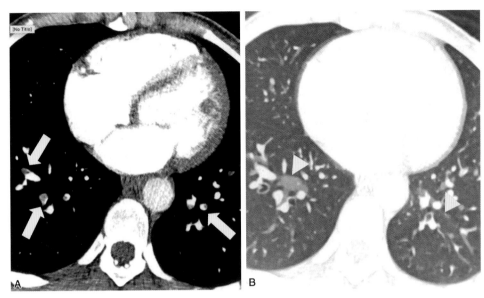

图 27.9　明显的充盈缺损(A;箭)确认为呼吸伪影,当切换到肺窗就很明确了(B;箭头)

窗很容易识别这种假象,在肺窗会显示肺实质模糊,有时也会显示为典型的海鸥征。

图像噪声或量子斑驳

图像噪声降低了图像质量,尤其不利于对小的段和亚段 PA 的评估。图像噪声问题通常发生在不能举起双臂的肥胖患者、有大量的胸腔积液者或一侧膈肌抬高者当中。采用更高的对比剂流速,更高的 kV_p 和 mAs 设置,用厚层重建图像和迭代图像重建算法,可以降低图像噪声。

混合性伪影或流动伪影

这些伪影是 CTPA 最难解决的问题之一。如果患者在对比剂注射过程中进行瓦尔萨尔瓦动作或深吸气,会导致无对比剂的下腔静脉(inferior vena cava,IVC)血液一过性流入右心增加。这引起 PA 的一部分管腔内密度较其近端和相邻远端血管要低。类似的情况,如肺不张或肺炎,局部肺血管阻力的增加引起相应肺实质的密度增加。流动伪影通常具有模糊的边界或呈现密度梯度,这对于区分 PE 是非常有用的(图 27.8 和图 27.10)。当形态学特征不能鉴别时,密度可以用来区分 PE 和流动伪影。虽然根据扫描技术方案不同,血管密度差别较大,但小的急性肺栓子的平均 CT 值为 35HU(范围为 5~65HU);慢性栓子较为致密,平均 CT 值为 90HU(范围为 50~160HU;图 27.11)。一般来说,在区分急性和慢

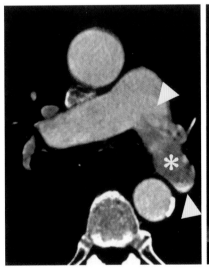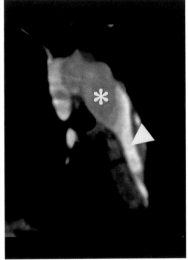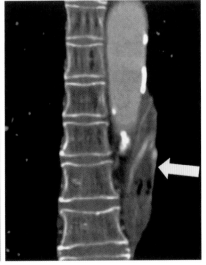

图 27.10　左下叶塌陷(箭)导致肺血管阻力增加的患者,其左肺主干动脉和左肺下叶血管混杂密度流动伪影(星号)。在本例中,流动伪影(箭头)前后方均有高密度对比剂,表明是下腔静脉血液增多导致的团注对比剂的一过性中断

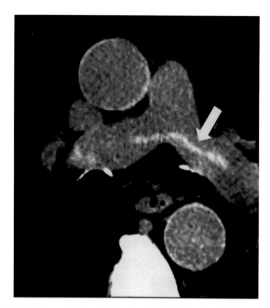

图27.11　在平扫CT上见到少见的高密度肺栓子骑跨征（箭）。栓子通常和血液CT值接近,在CT平扫中被显示出来是非常少见的现象

性PE方面,CT值远不及形态学的帮助大,但CT值对于区别伪影有用。CT值越接近35HU,就越有可能是PE。相反,边界模糊、CT值在90HU左右或更高的则倾向为流动伪影。由于CTPA扫描技术方案的不同血管内CT值也不同,因此,诊断时首先靠血管内充盈缺损的形态学特征,CT值可作为佐证。若还不确定,重新做CTPA检查也是合理的。

边缘增强性伪影

这源于使用高空间频率硬核算法（肺和骨算法）,这些硬核算法有助于气道和肺间质等结构的显示,但易于在PA的边缘产生伪影,以至于类似PE。因此,应使用标准软组织重建法来评估PE。

低密度黏液栓

闭塞支气管周围较高密度的支气管壁有可能被误解为PE的充盈缺损征象,通过逆向追踪此"充盈缺损",看它是与心脏还是气管相连即可辨别。

■ 预后和治疗

一旦确诊为急性PE,应将注意力转移到预后的影像学表现上,以指导患者的治疗。PE死亡是由于RV功能障碍和衰竭。CT上RV扩张是诊断RV功能障碍的研究最成熟也是最可靠的方法（图27.12）。正常情况下,左心室（left ventricle,LV）的直径应大于RV;当RV/LV直径比大于1时,提示RV增大（图27.2）。一个对49项研究的荟萃分析,涵盖13 000例以上的患者,与RV/LV比值正常者

比,RV/LV比值的增加使全因病死率增加2.5倍,与PE相关的病死率增加5倍。约50%的PE患者RV/LV直径比大于1,CTPA上没有PE的患者中也有约25%的RV增大。因此,RV增大并不是RV功能障碍的特异征象,应从临床表现的稳定性、超声心动图RV运动减退和血清生物标志物（例如肌钙蛋白或脑钠肽）等多角度来判断。与患者既往CT图像的比较,对判断RV是否为短期急剧增大具有帮助价值,且提高了特异性。

RV功能不全的CT征象包括室间隔向左侧弯曲,对比剂向IVC和肝静脉逆流。而这些征象不是很可靠,因为心脏扫描时如果没有心电门控,就不能准确评估室间隔是否弯曲,再者检查中使用高压注射器,即使在右心压力没有升高的情况下,也可导致对比剂逆流到IVC里。值得注意的是,肺动脉内血栓负荷多少,也不能预测RV增大的相应程度。一般的经验,年轻人即使有较大的中央肺动脉栓子,症状也轻微;而心肺储备下降的老年人,即使外周小肺动脉内有少量栓子,也能表现出多种多样复杂的临床症状。所以,PE的风险不在于栓子的数量多少,而取决于RV代偿能力的大小。

急性PE发生后,最好的单个风险预测指标是体循环低血压,被认为是大面积肺栓塞,这个指标胜过其他所有的影像评估预测价值。这种患者如果不处理,预后很差。对于这种大面积肺栓塞,积极的治疗都要考虑,如全身药物溶栓、导管插入溶栓、外科和导管取栓等。这里强调的是,此处的大面积肺栓塞,是指临床血流动力学不稳定并且与凝血栓子负荷量不一致。故此,这个"大面积"不能应用在CTPA的诊断报告中,以免引起误解。血压正常的RV功能不全,在CT和超声或生化检测中定义为次大面积PE,这类患者需要密切监测,某些患者是需要溶栓治疗的。有PE而RV功能正常的患者,风险不高,需要抗凝治疗。口服Xa因子抑制剂（例如利伐沙班,阿哌沙班）和直接凝血酶抑制剂（达比加群酯）,PE的治疗起效很快。最近,治疗初期皮下注射低分子量肝素,后续长期使用华法林和低分子量肝素。新的Xa因子抑制剂和直接凝血酶抑制剂也有口服制剂,比华法林剂量更恒定。对于血栓风险高（近期手术后）的治疗持续周期在3~6个月,有风险的（恶性肿瘤）患者的治疗周期不确定。对于心肺储备功能低、有血栓风险的患者,需要IVC滤器置入。

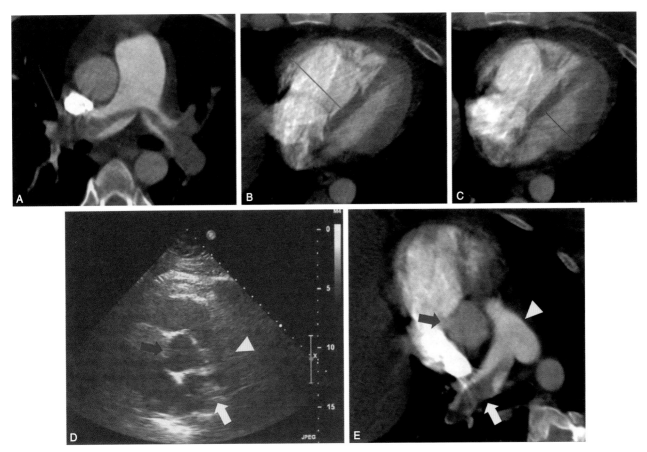

图 27.12　（A）鞍状肺栓塞（PE），栓子横跨肺动脉（PA）分叉，向左右肺动脉、叶和段动脉延伸。（B,C）右心室（RV）扩张提示 RV 功能障碍（也称右心应变）。当 RV 的直径大于左心室（LV）时，提示 RV 增大。RV 和 LV 的横径应该在它们最大的水平上测量，常常需要在不同的轴位图像上测量。（D,E）RV 功能障碍可通过超声心动图确诊。RV 功能障碍的超声征象包括 RV/LV>1，RV 舒张末期横径>3cm，或 RV 运动减退。室间隔的矛盾运动和三尖瓣反流也可显示。McConnell 征表现为 RV 除心尖外的收缩运动减弱，被认为是 PE 的特异性征象。这个病例超声可见到肺动脉近段可移动的血栓块（黄色箭）。注意邻近的主动脉根部（红色箭）和主肺动脉（箭头），与 CTPA 倾斜位多平面重建图像相吻合

肺栓塞在 CTPA 上的继发性征象

　　肺 CT 上可以看到其他很多实质内异常征象，如不张、胸腔积液、马赛克灌注（代表局部少血）、肺梗死所致的中央磨玻璃影并外周的实变，肺出血所致的局灶型磨玻璃影（图 27.13）。而这些征象都不是诊断 PE 的特异征象。

　　肺梗死是部分肺组织因凝血而发生缺血性坏死，正常情况下这部分肺是由肺动脉、支气管动脉和肺静脉支配。初始阶段，该肺组织因缺血和再灌注而发生局部肺泡腔内出血，后期演变为不可逆纤维化瘢痕。肺梗死的常见原因就是 PE。直径 3mm 以下的远段肺小动脉或中小动脉被栓塞，由于支气管动脉侧支不能充分代偿，梗死的风险最高。胸膜疼痛是常见症状。

　　肺梗死最特征的表现是汉氏驼峰征（Hampton's hump），与外侧胸膜形成楔形宽基底高密度影，尖部截断、边缘外凸，最初在胸部 X 线片上被描述（图 27.14）。在 CT 图像上还有其他征象，病变外周实变而中央低密度（泡状实变），走向病变尖部的血管壁增厚，肺门到肺尖的线状浸润，空洞见于不到 10% 的肺梗死患者。在 95% 的肺梗死中，实变区域的对比剂增强是下降的，但这不是特异性征象，在肺炎和肿瘤中也可以见到。肺梗死还可以看到单侧的胸腔积液，CT 还可以区别梗死相关性的并发症，如无菌性或化脓性胸腔积液。双能量 CT 对于鉴别诊断有帮助，双能量碘图肺段的灌注缺损代表着梗死的肺。肺梗死还可以用其他检查技术进行诊断，但那些不是一线检查方法。超声图像上显示在楔形低回声图像上并中央为高回声，这是声波混响伪影造成。MRI 显示肺外周楔形的信号异常，在 T_2 加权像为高信号，随梗死时间延迟 T_1 也呈高信号。在 V/Q 扫描中，可以看到三重匹配（triple-match）征象。X 线片高密度，而通气图与灌注图均表现为缺损。

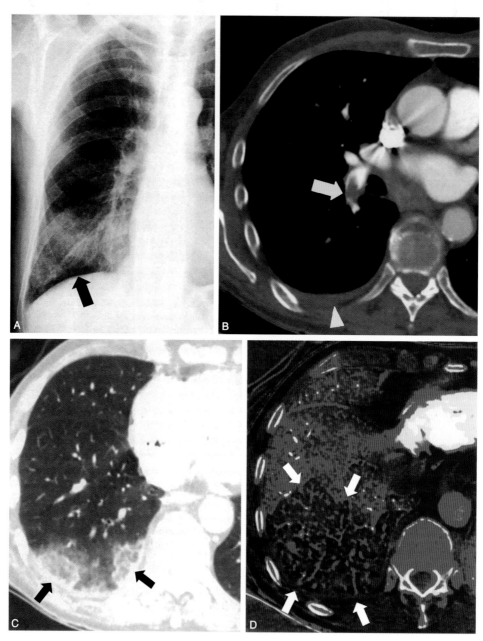

图 27.13　(A)前后位胸部 X 线片显示右下肺叶高密度影(黑色箭)。(B)CT 肺动脉造影显示右叶间动脉栓塞(黄色箭)以及少量右侧胸腔积液(黄色箭头)。(C)右下肺外周的楔形高密度影(黑色箭)。中央的泡样低密度影是梗死的早期表现,最终发展为实变。(D)右下肺的双能量碘图显示了多边形的灌注下降区(白色箭),沿叶段分布及密度比肺高,此二征象均符合肺栓塞和梗死

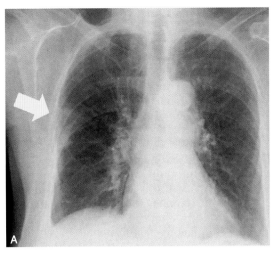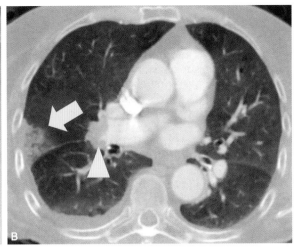

图 27.14　胸部 X 线片可见汉氏驼峰征(A;箭),CT 肺动脉造影对应局部的肺梗死,注意右肺动脉的栓子(B;箭头)

FDG-PET 显示梗死区域外周放射性浓聚,而中央稀少,或者梗死区域弥漫性摄取增多。

肺栓塞的其他成像方法

PE 时做胸部 X 线检查,在排除其他胸痛的原因上作用不大。胸部 X 线片上常见影像学表现为肺不张、局部肺实质密度增高、胸腔积液。少见征象包括膈肌升高、局部少血、中心肺动脉增粗。在胸部 X 线片上,Westermark 征和汉氏驼峰征经常用来描述 PE 征象,而其实很少可以看到。Westermark 征用来表示一个肺段的透亮度增强,因为肺动脉近段阻塞后远段血流减少,同时伴有近段血管的轻度扩张。驼峰征表示肺外周楔形以胸膜为宽基底段的密度增高,是代表肺梗死的典型征象。胸部 X 线片正常是不能排除肺梗死的,但是对于 V/Q 成像诊断有参考价值。

如果患者因肾功能不全、妊娠或者碘过敏不能做 CTPA 检查,V/Q 成像是个替代选择。根据通气与血流灌注成像,结合胸部 X 线片,可以估计急性 PE 的可能性。灌注缺损程度的小、中或大,分别对应影响了肺段的 25% 以下、25%～75% 、75% 以上。通气血流比例失调,定义为灌注有缺损而没有相应部位的通气异常表现。依据改良的 PIOPED Ⅱ 标准来评判扫描。结果分类为正常或很低(<10%)、低(<20%)、中等(20%～79%)、高度(≥80%)PE 可能性。只有 1～3 处小灌注缺损而胸部 X 线片显示正常,为非常低栓塞可能性(PIOPED 标准)。大范围、中等范围、小范围灌注缺损分别定义为影响了肺段 75% 以上,25%～75% 和 25% 以下。而低可能性包括非肺段灌注缺损,小灌注缺损却对应了大范围

肺部平片异常,通气血流灌注相匹配而胸部 X 线片正常,或小范围灌注缺损而胸部 X 线片正常。中等栓塞可能性显示一处通气血流匹配的缺损而胸部 X 线片正常,一处中等至两处大范围的通气血流比例失调,或一处不能分级的通气血流异常。栓塞可能性高的同位素扫描,包括两处以上更大肺段异常,中等或大范围通气血流比例失调。

大多数的 PE 来自下肢 DVT,影像学检查首选 B 超,它在下肢的深静脉检查中准确性达 100% ,而上肢也达 95% 。超声显示静脉,可做横切面或矢状位纵切面的灰阶图,额外再附加彩色或多普勒频谱图,至少用 5MHz 的线性探头。超声诊断 DVT 的主要标准是经探头轻微加压后血管没有出现压瘪变形,其他的征象则不是那么敏感与特异。急性 DVT 通常导致静脉扩张,但是在灰阶超声上经常是无回声的,与正常的静脉无法鉴别,也没有多普勒流动效应。仅仅在部分阻塞性急性 DVT 的病例中,可见典型的静脉波形呼吸时相缺失,挤压动作时小腿静脉扩张反应受抑制。到了后期,DVT 回声增加,类似于慢血流,因此,超声检查时的回声充盈缺损诊断血栓是不特异的。未溶解的慢性 DVT 表现为血管壁增厚和回声增强,探头压迫时有抵抗。对于下肢静脉,股总静脉内的单相波是可靠的重要征象,提示近端的静脉阻塞。对于上肢静脉,锁骨下静脉因为上方有锁骨遮挡,不好压迫;而头臂静脉超声往往显示不好。因此,只能观察继发性征象(彩色频谱异常、呼吸波形的缺失)。对 DVT 的治疗与 PE 相似。

CT 静脉成像(CT venography,CTV)是超声之外的另一种手段。CTV 的检查可以与 CTPA 同时做,因此比较方便,也可以同时显示盆腔静脉和 IVC。

然而,这个检查的辐射剂量增多。急性 DVT 在 CTV 图像上显示为血管腔内的充盈缺损,而且常常累及多个血管节段,伴有静脉血管的扩张。慢性 DVT 表现为血栓钙化、小静脉壁增厚伴不均匀强化,还能显示静脉侧支增多。磁共振静脉成像(可平扫或静脉注射钆对比剂)与 CTV 一样显示静脉内充盈缺损,但是没有电离辐射。虽然 CT 和 MRI 均可以准确地评价 DVT,但是相对于加压超声来讲,二者只能作为二线候补手段。

MRI/MRA 是 MDCT 的替代选择,在经验丰富的情况下,二者都可以发现灌注缺损,并且显示同样的解剖结构。然而,用肺血管 MRA 排除 PE 的 PI-OPED Ⅲ临床试验结果显示,25% 的肺血管 MRA 技术上是不能充分排除 PE 的。虽然有的专家研究结果更好(有的结果更差),有一点毋庸置疑,需要排查 PE 的情况下,MRA 不能取代 CTPA。在 CTPA 和 V/Q 同位素显像不能诊断或者产生了不确定的结果时,MRA 可作为一个检查的选择。介入插管肺动脉造影只能是最后一个选择,只有在其他的诊断技术手段不能确诊或原本计划做介入性诊治的情况下选择插管法。

偶发性肺栓塞、孤立性亚段肺栓塞和过度诊断

在肿瘤检查和术后胸部 CT 扫描中,偶发性 PE 很常见。有 5% 的肿瘤分期常规胸部 CT 扫描有偶发性 PE。而在可疑 PE 的患者中 CTPA 检查只有 5% ~ 7% 有阳性结果。因此 PE 检出率在常规肿瘤分期的胸部 CT 和 CTPA 筛查中结果几乎相同。所以,在所有胸腹部增强 CT 影像中,均应当排查肺动脉是否有栓子。

偶发性 PE 的临床意义还有争议。在临床实践中,许多有轻微或无症状 PE 的肿瘤患者,在门诊处理。一些人认为孤立性亚段 PE 应该算一个独立分类。小样本的研究认为,心肺功能正常,没有 DVT 的孤立性亚段 PE 患者,尽管无抗凝治疗,预后也不错。已有的资料显示,在 CTPA 能够及时诊断大量 PE 的时代,由 PE 引起的病死率仍然保持不变,因此推测,PE 可能被过度诊断,而很多患者是不需要治疗的。对于孤立性亚段 PE 的患者,是否需要采取保守治疗,应该实施前瞻性随机对照试验研究。

栓塞的类型

慢性肺栓塞

临床上普遍会关注 PE 是慢性还是急性的。实

践证明,这个很难回答,血管再通征象可出现在栓塞事件后的数小时到数月的任何时间。慢性 PE 有一些独特的 CT 影像学特征,与急性 PE 一样,分为血管和实质性影像学表现(图 27.15)。慢性 PE 可表现为以下四种征象:①完全闭塞的动脉比相邻的正常血管窄,而且会形成一个凹面充盈缺损,称为贮袋畸形(图 27.16);②未梗阻性外周血管,附有新月体的充盈缺损(偏心、贴壁),和血管壁形成一个钝角,有时伴有钙化灶;③对比剂穿过增厚而细小血管;④充满对比剂的动脉中可见束带和网状影。束带是指贴附于血管壁两端的带状结构,但网状影则是多个分支束带。血管有偏心性增厚的血管壁钙化,有时也看不到血管内有栓子。其他征象包括血管狭窄、串珠状、支气管或体循环血管侧支形成。支气管动脉增粗扩张大于 2mm 是慢性阻塞性 PE 常见典型征象,比急性 PE 更常见,也是可以反映血管血栓负荷的指标。继发性肺动脉高压(见下文)可能会导致中心肺动脉扩张,包括 MPA 扩张大于 29mm。

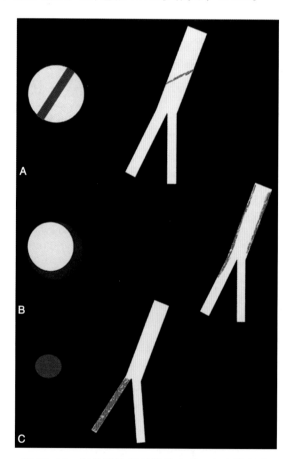

图 27.15　慢性肺栓塞的常见表现。(A)横行束带或网状结构。(B)血栓再通形成血管壁钝角凸起,且于分叉处不终止。与之对比,急性肺栓塞在血管壁上呈锐角。(C)慢性肺栓塞,血管变细,而急性闭塞的肺动脉直径正常或增粗

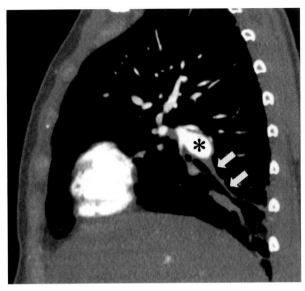

图 27.16　矢状位 CT 肺动脉造影显示右下叶肺动脉的真菌性动脉瘤(星号)与静脉吸毒者的变细的慢性闭塞性肺动脉(箭)

慢性 PE 最具有特征性的 CT 表现是马赛克灌注,在肺窗表现为高密度与低密度相间,过度透光区的血管直径通常很小。其他影像学征象包括外周肺实质密度增高、瘢痕和胸膜增厚,有可能是既往肺梗死的后遗症,也可有支气管扩张征象。

在 PE 病例中,有 0.5%～4% 的患者会出现慢性血栓栓塞性肺动脉高压(chronic thromboembolic pulmonary hypertension, CTEPH)这一远期并发症。CTEPH 的定义为急性 PE 后平均肺动脉压>25mmHg 持续 6 个月,尽管进行 3 个月以上的不间断抗凝治疗,肺血管内血栓未溶解,同时肺血管阻力 ≥3Wood 单位(1Wood 单位 = $8×10^{-4}$N · s · cm^{-5})。尽管确切的机制仍不清楚,但认为持续性存在的栓子成为血管的一部分,导致血管腔狭窄、闭塞和肺血管阻力升高。CTEPH 的危险因素包括慢性炎症(例如炎性肠病和慢性骨髓炎),骨髓增殖性疾病,脾切除术后和心室-动脉分流术。临床症状不特异,如劳力性呼吸困难,会被认为是常见的缺血性心脏病或间质性肺疾病。

肺栓塞:不止于血凝块

肺栓塞通常是软的血凝块(血栓形成)。然而多种物质可能会引起栓塞,包括感染性物质(脓毒性栓子)、骨水泥、肿瘤、羊水和脂肪。

脓毒性栓塞

脓毒性(感染性)肺栓塞是含微生物血栓停留在肺动脉,经常发生于三尖瓣心内膜炎。其他见于中心静脉导管感染、外周静脉炎血栓、免疫功能低下(例如其他器官移植)。症状可能包括发热、咳嗽和已知的肺外感染源性的咯血。脓毒性栓塞是 Lemierre 综合征的特征之一,其特征是年轻成人口咽感染后继发性颈内静脉血栓性静脉炎。

影像学表现包括双肺外周分布的大小不等(1～3cm)、边界不清、常伴有空洞化的肺结节。CT 上则显示胸膜下球形结节,往往伴有空洞,有边缘强化的楔形结节,密度不均匀,按重力分布,可有细支气管充气征。供血血管与结节相连(供血血管征)是典型征象但不是特异性征象。同时,也可出现不特异的晕征,它是出血性梗死导致的中央结节周围环绕磨玻璃影,但没有特异性。其他征象包括纵隔淋巴结增大和胸腔积液。阅片时也要注意 SVC 和心腔内有无血栓和赘生物。

骨水泥栓塞

骨水泥(聚甲基丙烯酸甲酯)栓塞是经皮椎体成形术中少见的并发症,发生率为 3.5%～23%。骨水泥渗透到椎体静脉丛和静脉,然后顺血流到达肺动脉。通常无症状,或呼吸困难,极少见死亡的报道。术中透视时怀疑有并发症的患者,要及早进行影像学检查。胸部 X 线片可显示椎体成形术后椎体双侧分支、线性不透明结构,与栓塞的骨水泥一致。CT 显示肺动脉内多发管状高密度影,椎旁高密度的骨水泥也很明显。对于骨水泥栓塞后的处理尚有争议。对于有症状的患者,建议抗凝和支持治疗。通常不会行手术取出骨水泥栓子,但有报道这样做的。

肿瘤栓塞

肿瘤栓塞是指远处的原发肿瘤细胞迁移到肺动脉腔内,癌细胞在此处定植。乳腺癌、肝癌、肾癌、胃癌、前列腺癌和子宫绒毛膜癌是最常见引起肿瘤栓塞的肺外恶性肿瘤。肿瘤栓塞准确的发病率尚不清楚,但据报道,在 3%～26% 的尸检中发现肺部肿瘤栓塞。临床中,肿瘤患者如果出现非急性呼吸困难和右心衰或肺动脉高压症状时,需要考虑到肿瘤栓塞的可能性。

较大的肿瘤性栓子在 CTA 上可清晰显示,表现为充盈缺损,类似于柔软的血栓性栓子,而肿瘤患者中也较常见血栓性栓子,所以很难准确区分血栓性和肿瘤性栓子。肿瘤性栓子的特征为充盈缺损有延迟强化,或者抗凝时间很长而栓子持续存在。其他征象包括外周肺动脉扩张或串珠状表现,以及明确有肿瘤成分。微小的肿瘤性栓子无特异性表现。V/Q 扫描可显示多个亚段灌注缺损。CT 上包括细小动脉轻度扩张,呈串珠状外观,光滑或者结节状小叶间隔增厚,以及树芽征,它是由肿瘤栓塞中央小动脉所致,并伴有血栓性微血管病变。其他征象包括胸膜下楔形实变(代表肺段梗死区域),外周磨玻璃影(提示肺出血)。广泛分布的肿瘤性栓子可继发性导致肺动脉高压和右心扩大等影像学特征。

当肺部广泛肿瘤性栓子形成,则预后较差,治疗方案有限。而早期靶向化疗可能对某些肿瘤如绒毛膜癌和肾母细胞瘤有明显的改善作用。

羊水栓塞

羊水栓塞的特征是胎儿的鳞状细胞、黏蛋白、胎粪、胎毛或胎脂进入母亲的肺血管。70% 的病例是由于正常分娩时子宫静脉撕裂,羊水强行进入母体血液。其余的羊水栓塞是手术或创伤相关的胎盘破裂所致。临床症状很严重,突发呼吸困难和发绀,进而迅速引起肺水肿、休克、心肺衰竭。孕产妇和胎儿的病死率分别为 80% 和 40%。

X 线片显示双肺弥漫性密度增高,与急性肺水肿和其他(例如出血和误吸)导致的急性呼吸窘迫肺部影像无法区别。羊水栓塞后的实变区域可在几天内吸收,也会持续存在。由于进展性肺动脉高压和右心衰竭(肺源性心脏病),可能表现为心脏增大。CT 可显示弥漫性双肺磨玻璃影,但由于疾病的严重性,CT 扫描检查往往受限。

羊水栓塞的预后是非常差的,据报道,发病 1h 内病死率高达 50%。治疗方法有限,急诊剖宫产只是为了提高婴儿的生存率。

脂肪栓塞

脂肪栓塞是指脂肪从骨髓进入体循环或肺循环。这会引起血管阻塞和局部炎症反应。高达 3% 的单纯性长骨骨折患者和 33% 的严重骨盆创伤患者会出现脂肪栓塞。其他原因包括重度烧伤、胰腺炎、血红蛋白病和吸脂手术。脂肪栓塞发生 12~48h 内,会出现脂肪栓塞三联征,包括皮疹、精神异常和呼吸窘迫。

胸部 X 线片显示双肺斑片状或弥漫性的高密度影。以双下肺外周更为明显,类似于急性呼吸窘迫综合征的 X 线表现。无心脏增大、胸腔积液、间隔线增粗和肺静脉高压等,可鉴别心源性肺水肿。脂肪栓塞的影像学表现通常在发病后 1~2d 才出现,这些特征有助于肺挫伤的鉴别。肺挫伤的影像学异常是即刻出现的,通常是单侧和不对称的,且往往在 1d 内消退。CT 显示局部实变、磨玻璃影、边界不清的小叶中心型和胸膜下结节,还可见铺路石征。病程后期,周围肺动脉可能出现弥漫性钙化。在 CT 上还观察到少见的肺动脉内脂肪或骨髓沉积导致的低密度充盈缺损。

目前还没有专门针对脂肪栓塞的治疗方案。支持性护理基本上是唯一的选择。病死率为 10%~20%。

■ 其他肺血管疾病

肺动脉肉瘤

肺动脉肉瘤是一种罕见的肺动脉恶性肿瘤,文献报道仅有几百例。然而,它需要与 PE 进行鉴别。超过 50% 的肺动脉肉瘤最初被误认为是慢性 PE,表现为呼吸困难、胸痛、咳嗽和咯血等非特异性症状。

通过影像学鉴别肺动脉肉瘤和栓塞非常困难,有些征象有助于鉴别,肺动脉肉瘤更倾向于在主干和左右肺动脉内占据和扩展到整个管腔,这在 PE 上罕见(图 27.17),这被称为"蚀壁征"。另外,由于肉瘤组织有坏死或出血,病变密度不均匀,这与血栓不同。增强后可见斑片状和延迟强化征象,该征象于静脉期最容易显示。肺动脉肉瘤偶尔有骨化征象,这与慢性 PE 的钙化容易相混淆。最后一点,肺动脉肉瘤血管阻塞的程度往往与临床症状不成比例。因为血管内肿瘤生长缓慢,有足够的时间形成侧支循环。

在双能量 CT 的小样本研究中,与 PE 相比,肺动脉肉瘤组织有明显更高的碘浓度和碘相关的吸收衰减曲线,但这一双能量技术尚未广泛应用。MRI 上呈 T_1 高信号,注射钆对比剂会有增强,慢性 PE 中未见此征象。最后,与慢性 PE 不同,肺动脉肉瘤在 PET 上有阳性摄取。突破肺动脉腔外、转移到肺或纵隔是肉瘤的明确特征,但通常在病程后期出现。其他容易侵犯静脉和易于肿瘤栓塞的胸外恶性肿瘤,如肝细胞癌、肾癌或肾上腺癌,也应该作为鉴别诊断。

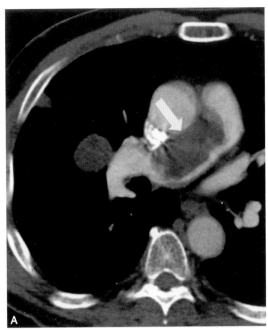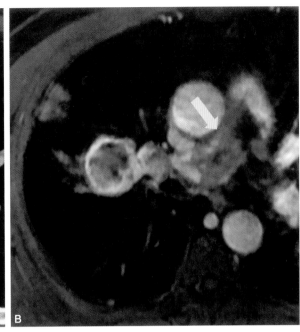

图 27.17　肺动脉肉瘤。(A)CT 肺动脉造影显示充盈缺损,右肺动脉几乎闭塞(箭)。(B)在 MRI 图像上有不均匀强化,这是肺动脉肉瘤的特征,同时注意到右肺肿块有不均匀异常强化

原位肺动脉血栓

原发于肺动脉内的血栓称为原位血栓形成,这与 PE 不同,后者血栓来自远处。原位血栓形成较为罕见,当肺动脉压接近体循环动脉压或当肺动脉内血流有湍流时,可能引起内皮损伤,从而激活凝血机制。原位血栓形成最常见于先天性短路分流,并导致严重的肺动脉高压(图 27.18)。在原发性肺动脉高压、右心衰竭、阻塞性肺疾病、肾病综合征和右心消融术后也可出现。肺切除术残端也可见血栓,但认为对临床影响不大。

虽然通过影像学鉴别原位血栓形成和 PE 有难度,也有几个特征有助于鉴别。与急性 PE(通常位于血管中央部位)相比,原位血栓形成倾向于位于血管周围并黏附在动脉壁上;另外也可观察到分层状的钙化,类似于全身动脉粥样硬化性疾病的钙化。治疗的重点是解决血栓形成的根本原因。与 PE 相比,原位肺动脉血栓形成通常不需要抗凝治疗,因为这增加了出血的风险,而且常常不能溶解血凝块。

肺动脉高压

肺动脉高压的定义是静息状态下平均肺动脉压(基于右心导管插入术)大于 25mmHg 或运动时大于 30mmHg。它可能是特发性的,但也有多种继发原因,包括 CTEPH、肺静脉高压(来自左心疾病)、阻塞性睡眠呼吸暂停、肺部疾病或低氧血症,以及肺血管疾病,如肺毛细血管瘤和肺静脉阻塞性疾病。临床症状包括非特异性的疲劳和呼吸困难等症状,症状往往隐匿,导致延误诊断。

MDCT 在诊断肺动脉高压和确定继发的、潜在可治疗的病因方面都很有用。已有文献报道,MPA 横径≥29mm 对诊断肺动脉高压的灵敏度为 87%,特异度为 89%。但很多地方为了提高诊断特异度,将阈值设定≥33mm。MPA 与升主动脉直径比值>1 的特异度为 90%,阳性预测值为 95%。左右肺动脉如果在距离分叉点 1cm 处超过 18~20mm,则视为增粗。如果肺叶动脉管径大于伴行支气管,则认为其扩张,由于血管的收缩作用,周围血管可明显变细。

继发性心脏改变包括右心房和 RV 增大,其横径分别大于 35mm 和大于 45mm。室间隔可能向 LV 翻转和弯曲。在扩张的 IVC 和肝静脉内可见自右心反流的高密度对比剂。心包积液或心包肥厚是肺动脉高压晚期可见到的征象。此外,还可观察到继发性肺实质病变,包括肺实质马赛克灌注、小叶中心磨玻璃影、间隔线和少量胸腔积液。

肺动脉瘤

肺血管性动脉瘤和假性动脉瘤很少见,通常发生在肺动脉,也能影响肺静脉或支气管动脉。真性动脉瘤包括血管壁的所有三层结构扩张,而假性动

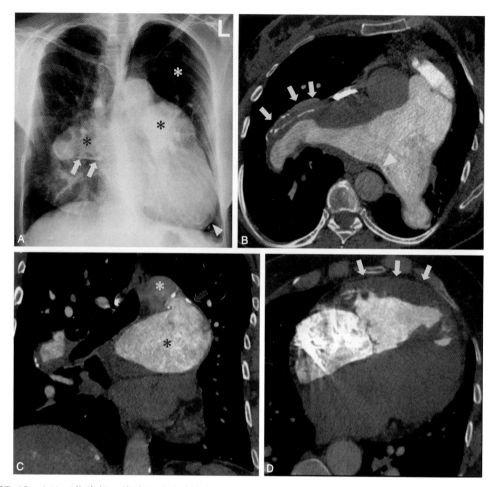

图 27.18　（A）正位胸部 X 线片显示肺动脉有明显扩张（红色星号），右肺动脉原位血栓有钙化（黄色箭），心尖上翘（黄色箭头），右心室扩张。（B）左肺过度充气（A；橙色星号）是由于左肺支气管被肺动脉挤压（橙色箭头），可见于 CT 肺动脉造影图像。右肺动脉（黄色箭）中的层状部分钙化血栓是原位血栓的特征，是严重的肺动脉高压引起慢性内皮损伤所致，其影像学特征与体循环动脉硬化粥样斑相似。还要注意肺动脉壁的增厚（箭头）。（C）这种程度的肺动脉扩张通常见于先天性短路分流。本例为动脉导管未闭，在修复失败后重新打开（红色箭）。少量对比剂从肺动脉（红色星号）到主动脉（黄色星号），表明肺动脉压超过体循环动脉压，导致从右到左分流（艾森曼格综合征）。（D）严重肺动脉高压最终导致右心室肥厚（黄色箭）

脉瘤则不包含三层结构，它是血管壁的破裂。就像其他部位的动脉瘤一样，其定义是血管直径较邻近正常血管增加>50%。外伤和感染是肺动脉瘤最常见的两个原因。肺动脉瘤也是罕见的血管炎和白塞病的典型表现。

外伤性假性动脉瘤

外伤性假性动脉瘤常常是医源性的，与肺动脉导管放置、胸管插入或活检有关，很少由胸部创伤引起。临床症状为胸痛、缺氧和咯血。胸部 X 线片可显示肺门增大、不特异性实变，或明显的结节或肿块。CTA 是影像学检查方法之一，它可准确显示肿瘤的大小、数量、位置和范围。虽然假性动脉瘤在形状和大小上各不相同，但它们通常与邻近的肺动脉增强相似。中央肺动脉损伤可导致血管壁不规则改变，并伴有纵隔血肿。肺部假性动脉瘤破裂导致咯血，其发病率和病死率都很高，因此早期识别和治疗很重要。肺动脉内线圈或球囊栓塞为首选方案，其他治疗方法有外科结扎、楔形切除、肺叶切除术和血管内支架植入术等。

感染性假性动脉瘤

在抗生素出现之前，感染性（真菌性）假性动脉瘤通常由结核病和梅毒引起。现在通常发生在感染性心内膜炎、侵袭性真菌感染或静脉药物滥用的情形。真菌性假性动脉瘤是由菌血症、随后的血管栓塞、脓毒性栓塞造成的血管闭塞，或是邻近的肺部感染或淋巴侵袭发生血管侵蚀引起的。大咯血是最严重的并发症,病死率超过 50%。

胸部 X 线片表现为单发或多发圆形结节,以下肺为主。CT 对准确诊断和术前评估最有价值。在急性期,真菌性假性动脉瘤表现为强化结节与血管密度相似,与局部空洞形成或坏死性肺炎相关,有时误认为是肿瘤。在亚急性和慢性的状态下,血管扩张是主要影像学表现,同时伴随周围的肺实质改变。血管性肿块大小变化较快,这一点支持感染而不是肿瘤。拉斯穆森动脉瘤是一种由结核病引起的假性动脉瘤。它们通常是单发的,直径小(<1cm),周围有肺实变或肺空洞,也可直径较大、多发病变。

感染性假性肺动脉瘤的最终治疗是外科手术,包括动脉瘤切除术或动脉瘤成形术,肺叶切除术或环扎术。微创治疗包括用弹簧圈或可分离球囊栓塞动脉瘤。一般至少使用 6 周抗生素,直到血培养阴性或炎性指标正常化。

白塞病

白塞病是一种累及多器官的慢性复发性血管炎,好发于地中海地区、中东地区和日本,以 20 ~ 30 岁男性为主。典型的表现是眼部葡萄膜炎,合并复发性口腔溃疡和生殖器溃疡。只有 5% 的患者在疾病晚期累及肺部。然而,肺动脉假性动脉瘤是白塞病累及肺部之后最常见的表现之一,肺动脉假性动脉瘤是继主动脉外最常累及的血管。典型的表现是双侧多发动脉瘤,直径大小在 1~7cm,以右下肺动脉最多见,其次是左右两侧的肺动脉。白塞病中肺动脉假性动脉瘤预示着预后不好,会导致大咯血,2 年内病死率为 30% ~ 50%。

在胸部 X 线片上最常见的表现是肺门旁结节或肿块样结构,可表现为双侧或单侧。罕见情况下,结节位于肺外周,或者病灶很大累及胸膜表面。相应的肺实质表现包括楔形、圆形、不规则或线条状肺密度增高,实际上是肺不张、出血或梗死。CT 是首选的诊断方式,表现为增强的梭形或囊状血管扩张伴形态各异的腔内血栓。动脉瘤远端的肺动脉也容易发生血栓形成并闭塞。同时可有其他相关影像学特征,可累及静脉系统,包括 SVC 或头臂静脉阻塞或动脉瘤样扩张,也可形成显著侧支,包括支气管动脉增粗和动静脉短路。CT 还可以更准确地评估其他肺实质表现,以及胸腔(积液)和纵隔病变(心包积液和纵隔炎)。合并腹主动脉瘤或闭塞并不少见,CT 可一并评估。

通过类固醇皮质激素和细胞免疫抑制剂等药物治疗,白塞病假性肺动脉瘤可消退。然而,若假性动脉瘤渐进性扩大或反复咯血,就需要更加积极的有创性治疗。在可行的情况下,使用线圈或丙烯酸胶选择性经导管栓塞术,较外科手术更有利。如果栓塞术后仍持续咯血,也可以考虑支气管动脉栓塞术。

先天性异常

多种先天性发育病变可能影响肺血管系统。在实际工作中,经常遇到两种具有明显不同的影像学特征的情形,分别是肺动静脉畸形和部分肺静脉回流异常。

动静脉畸形

肺动静脉畸形是肺动脉与静脉的直接异常联系,它们与遗传性出血性毛细血管扩张症(hereditary hemorrhagic telangiectasia,HHT)或 Osler-Weber-Rendu 综合征密切相关,为常染色体显性遗传。高达 80% 的肺动静脉畸形发生于 HHT 患者,高达 35% 的 HHT 患者有肺动静脉畸形。肺动静脉畸形较小时,患者可能是无症状的。如果病变扩大和导致明显的右到左分流,导致呼吸困难、缺氧、发绀和杵状指。分流也会造成短暂性脑缺血发作或脑卒中及脑脓肿的风险,严重者可能会发生咯血或血胸。

X 线检查并不敏感,但可能显示动静脉畸形导致的高密度影,动静脉畸形多发于下肺周围的胸膜下区域,特征性表现是至少有两条分支血管。MDCT 是首选的检查方法,其灵敏度为 98%,超过了有创性肺动脉造影。CT 图像上肺动静脉畸形表现为蛇形纤曲肿块,伴供血动脉和引流静脉的扩张。在大约 20% 的病例中可见多个引流动脉和静脉,在 HHT 患者中多发性病变更为常见。测量供血动脉的血管直径是非常重要的,如果直径≥3mm,则应进行栓塞治疗。虽然还没有制定精确的指南,但测量应尽可能接近肺动静脉畸形病灶,并避开其他肺血管分支。对供血血管直径≥3mm 的病例,MRA 的评价能力与 CT 相似,因此可以作为肺动静脉畸形患者随访和 HHT 患者筛查的手段。并发肝动静脉畸形并不少见,因此也需要进行腹部影像学检查。

弹簧圈栓塞治疗被认为是肺动静脉畸形最安全和最有效的手段,优先于外科手术治疗,可能需要反复干预。如果不干预,动静脉畸形供血动脉≥3mm,有 50% 的患者会有脑卒中、脑脓肿和其他并发症的风险。

部分肺静脉回流异常

部分肺静脉回流异常是一种先天性异常,其特征是1~3条肺静脉异常引流至体静脉或右心房而不是左心房,形成从左到右的分流,其患病率估计为普通人口0.7%。该疾病与特纳综合征和房间隔缺损有关。最常见的是左上肺静脉流入头臂静脉。4%的病例可见双侧肺静脉回流异常,直接引流至右心房的情况少见。弯刀综合征是一种特殊类型的异常肺静脉回流,整个右肺静脉引流至向下走行的新月形肺静脉(在影像学上类似于土耳其弯刀剑),然后汇入IVC。常合并其他发育异常,包括右位心、右肺发育不全、右下肺由腹主动脉供血等。部分肺静脉回流异常通常被偶然发现,且没有临床症状,但如果分流量比较大,可以引起呼吸困难、疲劳、心悸及胸痛等。

胸部X线片上的异常发现,要看哪种异常分流和分流量的大小,一般有以下征象,纵隔左缘轮廓异常代表所谓的垂直静脉,扩张的SVC引起的大气管右旁条状阴影增厚,右心房和RV增大,肺水肿和中央肺动脉扩张。本病的影像学检查首选CT和MRI,灵敏度高达100%。CT能够准确勾画异常静脉以及伴随的心血管和肺部异常。MRI检查能够提供额外的量化信息,如左向右分流的量。MRI通过测量Qp:Qs大于1.5作为阈值,决定是否手术矫正。很多部分肺静脉异常引流的患者,同时有冠状静脉窦型房间隔缺损,可通过心脏MRI显示。

参考书目

Bhalla S, Raptis CA. Vascular chest emergencies. In: Mirvis SE, Kubal WS, Shanmuganathan K, Soto JA, Yu JS, eds. *Problem Solving in Emergency Radiology.* 1st ed. Elsevier; 2013:231–242.

Carter BW, Abbott GF. Pulmonary arteries. In: Abbara S, Kalva SP, eds. *Problem Solving in Cardiovascular Imaging.* 1st ed. Elsevier; 2013:668–684.

Ceylan N, Bayraktaroglu S, Erturk SM, Savas R, Alper H. Pulmonary and vascular manifestations of Behcet disease: imaging findings. *AJR Am J Roentgenol.* 2010;194(2):W158–W164.

Chen MM, Coakley FV, Kaimal A, Laros RK Jr. Guidelines for computed tomography and magnetic resonance imaging use during pregnancy and lactation. *Obstet Gynecol.* 2008;112(2 Pt 1):333–340.

D'Avila A, Scanavacca M, Sosa E, Ruskin JN, Reddy VY. Pericardial anatomy for the interventional electrophysiologist. *J Cardiovasc Electrophysiol.* 2003;14(4):422–430.

Ghaye B, Ghuysen A, Bruyere PJ, D'Orio V, Dondelinger RF. Can CT pulmonary angiography allow assessment of severity and prognosis in patients presenting with pulmonary embolism? What the radiologist needs to know. *Radiographics.* 2006;26(1):23–39.

Gilman MD, Kazerooni EA Standardized reporting of CT pulmonary angiography for acute pulmonary embolism; 2014. https://www.rsna.org/uploadedFiles/RSNA/Content/Science_and_Education/Quality/Standardized%20Reporting%20of%20CT%20Pulmonary%20Angiography%20for%20Acute%20Pulmonary%20Embolism.pdf. Accessed August 10, 2015.

Hunsaker AR, Lu MT, Goldhaber SZ, Rybicki FJ. Imaging in acute pulmonary embolism with special clinical scenarios. *Circ Cardiovasc Imaging.* 2010;3(4):491–500.

Kwak MK, Kim WY, Lee CW, et al. The impact of saddle embolism on the major adverse event rate of patients with non-high-risk pulmonary embolism. *Br J Radiol.* 2013;86(1032):20130273.

Lacomis JM, Wigginton W, Fuhrman C, Schwartzman D, Armfield DR, Pealer KM. Multi-detector row CT of the left atrium and pulmonary veins before radio-frequency catheter ablation for atrial fibrillation. *Radiographics.* 2003;23 Spec No:S35–S48, discussion S48–S50.

Leung AN, Bull TM, Jaeschke R, et al. American Thoracic Society documents: an official American Thoracic Society/Society of Thoracic Radiology clinical practice guideline—evaluation of suspected pulmonary embolism in pregnancy. *Radiology.* 2012;262(2):635–646.

Lu MT, Cai T, Ersoy H, et al. Interval increase in right-left ventricular diameter ratios at CT as a predictor of 30-day mortality after acute pulmonary embolism: initial experience. *Radiology.* 2008;246(1):281–287.

Lu MT, Demehri S, Cai T, et al. Axial and reformatted 4-chamber RV/LV diameter ratios on CT pulmonary angiography as predictors of death after acute pulmonary embolism. *AJR Am J Roentgenol.* 2012;198(6):1353–1360.

Meinel FG, Nance JW, Schoepf UJ, et al. Predictive value of computed tomography in acute pulmonary embolism: systematic review and meta-analysis. *Am J Med.* 2015;128(7):747–759.

Nguyen ET, Silva CI, Seely JM, Chong S, Lee KS, Muller NL. Pulmonary artery aneurysms and pseudoaneurysms in adults: findings at CT and radiography. *AJR Am J Roentgenol.* 2007;188(2):W126–W134.

Pahade JK, Litmanovich D, Pedrosa I, Romero J, Bankier AA, Boiselle PM. Quality initiatives: imaging pregnant patients with suspected pulmonary embolism: what the radiologist needs to know. *Radiographics.* 2009;29(3):639–654.

Porres DV, Morenza OP, Pallisa E, Roque A, Andreu J, Martinez M. Learning from the pulmonary veins. *Radiographics.* 2013;33(4):999–1022.

Rajiah P, Desai MY. Pulmonary veins, atria, and atrial appendage. In: Abbara S, Kalva SP, eds. *Problem Solving in Cardiovascular Imaging.* 1st ed. Elsevier; 2013:643–656.

Stein PD, Chenevert TL, Fowler SE, et al. Gadolinium-enhanced magnetic resonance angiography for pulmonary embolism: a multicenter prospective study (PIOPED III). *Ann Intern Med.* 2010;152(7):434–443, w142–w143.

Stein PD, Yaekoub AY, Matta F, et al. Resolution of pulmonary embolism on CT pulmonary angiography. *AJR Am J Roentgenol.* 2010;194(5):1263–1268.

Wieseler KM, Bhargava P, Kanal KM, Vaidya S, Stewart BK, Dighe MK. Imaging in pregnant patients: examination appropriateness. *Radiographics.* 2010;30(5):1215–1229, discussion 1230–1233.

Wittram C. How I do it: CT pulmonary angiography. *AJR Am J Roentgenol.* 2007;188(5):1255–1261.

Wittram C, Kalra MK, Maher MM, Greenfield A, McLoud TC, Shepard JA. Acute and chronic pulmonary emboli: angiography-CT correlation. *AJR Am J Roentgenol.* 2006;186(6 suppl 2):S421–S429.

Wittram C, Maher MM, Halpern EF, Shepard JA. Attenuation of acute and chronic pulmonary emboli. *Radiology.* 2005;235(3):1050–1054.

Wittram C, Maher MM, Yoo AJ, Kalra MK, Shepard JO, McLoud TC. CT angiography of pulmonary embolism: diagnostic criteria and causes of misdiagnosis. *Radiographics.* 2004;24:1219–1238.

先天性心脏病和血管疾病

Carlos A. Rojas, Tony Hany Fattouch

■ 引言

先天性心脏病和血管疾病是相对少见的心脏或大血管畸形,发生在胚胎发育过程中。随着医学和外科治疗的进步,大多数患者可以存活到成年,因此胸部放射科医生必须熟悉常见畸形的影像学表现及其术后表现。虽然超声心动图仍然是评估这些患者的第一步,但随着 CT 和 MRI 技术的进步,这些成像方式已经成为评估先天性心脏和血管异常患者解剖和缺陷检测以及功能评估的关键因素。

■ 成像技术

心电门控 CT 和 MRI 在心脏和大血管先天性异常的检测中都起着重要的作用。

心电门控 CT

这是一种具有很高空间分辨率的成像方式,因此是评估先天性解剖缺陷、相关异常、术后解剖和术后患者并发症的有用工具。每项检查都应针对提出的临床问题进行定制。未增强的低剂量图像通常有助于识别术后高密度变化,并避免对对比度增强图像的误解。对比剂注射方案、对比剂体积和/或对比剂混合应针对每个患者具体情况而确定。使用心电门控,可以执行冠状动脉分析。虽然心脏 MRI 在评估心室体积和功能方面更准确,但也可以使用专用后处理软件结合回顾性门控 CT 成像来量化心室体积和功能。当试图评估隔板和/或导管的通畅性时,使用延迟成像可能是有帮助的,特别是对于 Fontan 形态的患者,因为它们的充盈延迟。

心脏 MRI

心脏 MRI 允许评估心脏的解剖和功能。它是评价心室容量和功能的金标准。每一次心脏 MRI 检查都是为回答所提出的临床问题而量身定做的。胸部使用非电影、黑血和亮血序列有助于评估纵隔和大血管。使用亮血电影图像有助于评估心脏的解剖和功能。相位对比图像被执行以量化通过特定成像平面的流量和速度。相位对比图像被规定为与被评估的血流正交，以获得最准确的评估。相位对比图像允许可重复的流量和速度量化，通常用于瓣膜评估（图 28.1）。在先天性心脏病患者中，通过量化 Qp∶Qs 和量化瓣膜功能，这种成像技术成为评价心内分流的最重要的技术。MRI 血管造影常用于评估血管解剖和相关异常。

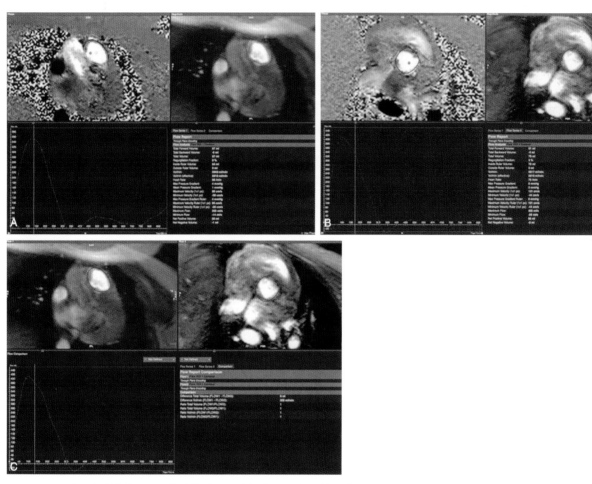

图 28.1　通过肺动脉瓣（A）和主动脉瓣（B）的相位和幅度短轴图像。在心脏周期中每个图像的瓣膜周围绘制感兴趣区（红色圆圈）后，可以确定通过瓣膜的血流量、峰值速度和压力梯度的体积和方向，以帮助识别和量化瓣膜疾病的数量。（C）通过肺动脉瓣（右；流量 1）和主动脉瓣（左；流量 2）的幅度图像，用于通过计算通过肺动脉瓣的血流量与通过主动脉瓣的血流量的比率（Qp∶Qs）来评估心内分流

■ 一般方法

重要的是对复杂先天性心脏病患者进行系统审查，以确保所有相关异常都被检查到，并且报告是完整的。胸部分析应从评估主动脉弓（左或右）和分支模式开始。最常见的主动脉弓异常是右位主动脉弓具有镜像分支模式（与先天性心脏缺陷高度相关）和右位主动脉弓伴有异常的左锁骨下动脉。评估主动脉口径以排除动脉瘤形成以及检测狭窄区域也很重要，特别是在主动脉峡部，例如缩窄。应评估肺动脉（pulmonary artery，PA），主要是 PA 增宽，这在肺动脉高压的患者中很常见。评估肺动脉分支可以显示狭窄区域。静脉连接应评估正常的引流模式。最常见的静脉异常是永存左上腔静脉（superior vena cava，SVC）。这条静脉通常流向主动脉弓的左侧，并汇入冠状窦。这种静脉很少汇入左心房，造成右向左分流。重要的是检查肺静脉与左心房的连接，以排除肺静脉异常回流。在评估心脏时，重要的是记住 Van Praagh 等基于胚胎发育提出的分段方法。它由三个步骤组成。第一步是确定内脏心房位置，第二步是确定形态右心室（right ventricle，RV）和左心室（left ventricle，LV）及其相互关系，第三步是定义心室动脉连接及其相互关系。

心脏基底部-心尖的方向应该分别描述（右位心，中位心及左位心）。心脏在胸腔内的位置也应单

独描述(左位,右位,中位)。心房不定位、左旋心、右旋心通常与先天性心脏缺陷有关。

第一步是确定内脏心房部位,它被定义为心房和胸腹器官之间的关系。要确定两个心房中的哪一个是形态左心房或右心房,请查看心耳的形状。左心耳为细长的指状,右心耳具有宽大的基部和三角形形状(图 28.2)。决定左心房和右心房的另一个线索是静脉心房一致性。右心房是接收下腔

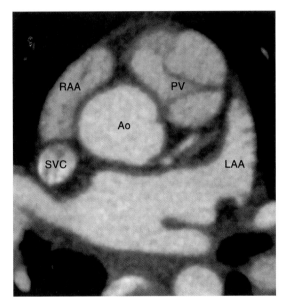

图 28.2　心脏 CT 在心耳水平的轴位倾斜图像显示右心耳(RAA)典型的宽基附着和三角形形状,以及左心耳(LAA)典型的细长手指状形状。Ao,主动脉;PV,肺动脉瓣;SVC,上腔静脉

静脉(inferior vena cava,IVC)的腔室。当这两种方法都不能确定形态左心房和右心房时,右心房应被认为是三叶肺一侧的心房。一旦确定了左心房和右心房,现在必须确定肝、脾和胃的位置。心位有三种类型:心房正位(正常心位),旋位心(与正常相反的心位),心房不定位(交界性心位)。心房不定位也称异位综合征,可进一步分为双侧右房(无脾症)和双侧左房(多脾症)。

第二步是确定心室环方向。要确定心室的旋转,首先必须确定 RV 的形态。识别 RV 最有帮助的方法是确定房室瓣和半月瓣之间的肌肉漏斗和由此产生的肌肉分离(图 28.3)。形态 RV 的其他重要特征包括房室瓣中存在间隔小叶,存在调节束,附着于间隔和游离壁的乳头肌,以及室间隔小梁形成。D 环 RV 是心脏的正常循环,RV 位于右位置,主动脉瓣位于肺动脉瓣的左侧。L 环 RV 在左位置具有形态 RV,而主动脉瓣位于肺动脉瓣的左侧。

第三步是确定大血管的位置和起源。大血管的正常位置是 PA 起点位于升主动脉的前面和左侧。旋位心的位置正相反。在 D-转位中,主动脉位于前部,起源于 RV。在 L-转位中,有一个位于前部的主动脉起源于形态 RV,位于左侧并与左心房相连。这导致形态 RV 位于肺动脉瓣左侧。术语 D-转位和 L-转位是指胸部大血管正常起源但位置异常。

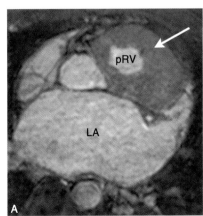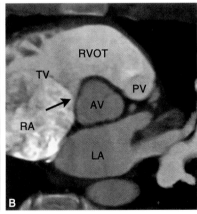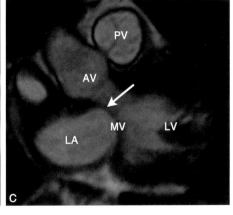

图 28.3　(A)来自胸部增强心电门控、呼吸导航磁共振血管成像的轴位图像显示了该患者右心室的肌肉漏斗(白色箭),该患者患有矫正型 L 型大动脉转位。(B)心脏 CT 主动脉瓣(AV)的短轴切面显示房室瓣和半月瓣之间的肌肉分离(黑色箭),这是右心室的特征。(C)肺动脉瓣(PV)的稳态自由进动电影图像显示房室瓣和半月瓣之间缺乏肌肉分离(白色箭),这是左心室(LV)的特征。LA,左心房;MV,二尖瓣;pRV,肺动脉右心室;RVOT,右心室流出道;TV,三尖瓣

■ 二叶主动脉瓣

二叶主动脉瓣是先天性心脏病最常见的类型之一,估计发病率为 0.9% ~ 2%。男性比女性更常见,比例为(2~3):1。它是一种常染色体显性遗传病,具有不完全外显性,并在发育过程中导致瓣叶的不完全分离。显示不完全分离的最常见的类型是以右冠瓣与左冠瓣形成前后两个瓣叶(70% ~ 86%),其次是右冠瓣和无冠窦瓣尖融合成左右两个瓣叶(12%)。必须评估收缩期的主动脉瓣形态,因为中缝(连接冠窦瓣的纤维嵴)可以模拟舒张时的三叶瓣。二叶主动脉瓣可与主动脉缩窄、主动脉瓣上狭窄、主动脉瓣下狭窄、室间隔缺损(ventricular septal defect,VSD)、动脉导管未闭(patent ductus arteriosus,PDA)和主动脉窦瘤相关(图 28.4)。二叶主动脉瓣患者比三叶瓣患者更常发生主动脉狭窄。小部分患者也可以发展为主动脉瓣反流。二叶主动脉瓣是感染性心内膜炎的风险因素,常与主动脉根部或升主动脉扩张有关。相关综合征包括勒斯-迪茨综合征和特纳综合征。

超声心动图是评估和随访二叶主动脉瓣患者最常见的成像方式,具有较好的时间和空间分辨率,量化速度、梯度和瓣膜区域的能力,以及缺乏使用电离辐射和肾毒性对比剂,因此成为首选的成像方式。CT 和 MRI 的使用数量一直在增长,特别是在主动脉的术前评估和胸主动脉瘤的随访中。CT,结合多平面重组的使用,是一种非常准确和可重复的测量主动脉的方法。使用回顾性心电门控采集可以进行瓣膜的形态学评估,以及瓣膜开放区域和/或反流孔的平面测量。心脏 MRI 可以类似于 CT 的解剖学评估,并且通过使用相位对比图像,允许对峰值速度进行量化以确定峰值收缩梯度(使用改进的伯努利方程:梯度 = $4v^2$,其中 v 为速度),从而确定主动脉狭窄的严重程度和流量量化以及主动脉瓣反流的程度。

二叶主动脉瓣患者的手术方式取决于患者是否需要主动脉瓣介入,主动脉修复,或两者兼而有之。不修复主动脉的主动脉瓣介入治疗可以通过主动脉瓣成形术、外科主动脉瓣置换术或 Ross 手术进行。由于缺乏经验,经导管主动脉瓣置换术在二叶主动脉瓣患者中的作用尚不确定。主动脉瓣成形术或球囊瓣膜切开术不推荐用于瓣膜钙化的老年患者。它在无显著钙化的青少年和年轻成人主动脉狭窄中起作用。青少年或年轻人有症状的二叶主动脉瓣的外科干预通常是通过生物瓣膜来完成的。自体肺移植和同种异体肺移植右侧重建(Ross 手术)的使用受到限制,因为其技术具有复杂性,自体主动脉移植、同种肺动脉移植存在并发症,而且有更简单和更有效的替代方法(例如机械和生物假体,包括无支架生物假体瓣膜)。

联合主动脉瓣置换术和升主动脉修复术可以用人工主动脉瓣和冠状动脉上主动脉移植物完成。对于需要主动脉瓣置换术且主动脉根部和升主动脉扩张的患者,可以使用包括主动脉瓣、主动脉根部和升主动脉的复合移植物(Bentall 手术)。在这种类型的手术中需要再次植入冠状突起。在二叶主动脉瓣患者中,当主动脉根部或升主动脉长度大于或等于 5.5cm 时,进行主动脉根部或升主动脉置换手术。如果有主动脉夹层家族史或快速生长(>5mm 每年),建议手术范围为 5.1 ~ 5.5cm。如果患者因严重狭窄或反流而进行主动脉瓣手术,主动脉直径大于 4.5cm 时,应进行修复。主动脉瓣的修复取决于患者的症状。

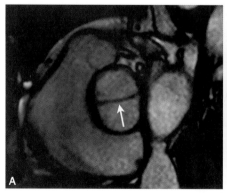
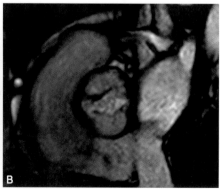
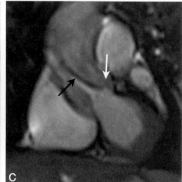

图 28.4　舒张期(A)和收缩期(B)的斜轴位稳态自由进动(SSFP)图像显示带有鱼嘴样开口的主动脉瓣的二叶式形态。注意只有一个连合。(C)收缩期斜冠状位 SSFP 图像显示典型的主动脉瓣叶圆拱(白色箭),伴随主动脉瓣狭窄的散相射流(黑色箭)

■ 主动脉缩窄

主动脉缩窄是降主动脉先天性狭窄,通常发生在动脉导管(ductus arteriosus,DA)水平。它占所有先天性心脏病的 4% ~ 6%,男性多于女性。原因尚不清楚,但两个主要的理论是主动脉弓发育不全继发于顺行血流减少和导管组织延伸至主动脉壁。考虑到与特纳综合征的关联,遗传易感性存在。

主动脉缩窄通常与其他先天性异常同时出现,包括二叶主动脉瓣、单心室变异、心内膜垫缺损、D-转位、VSD、房间隔缺损(atrial septal defect,ASD)、PDA 和主动脉狭窄或主动脉瓣下狭窄(图 28.5),也常与主动脉瘤密切相关。

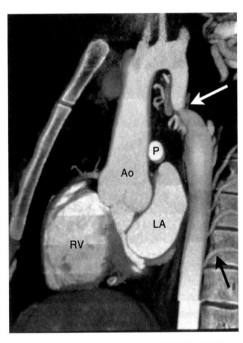

图 28.5　胸部 CT 扫描的矢状位容积再现图像显示主动脉缩窄(白色箭)发生在主动脉峡部。注意如何有多个胸部侧支循环(黑色箭)。Ao,主动脉;LA,左心房;P,肺动脉;RV,右心室

临床表现取决于狭窄的严重程度。在严重狭窄的情况下,当 PDA 关闭时,由于左心室(LV)后负荷增加,新生儿出现心力衰竭。在轻度狭窄的情况下,患者可能直到成年才能被识别。在这些患者中,典型的临床表现是上肢为收缩期高血压,下肢血压低,股动脉搏动减弱或延迟。

有一系列的解剖变异,从经典的短段缩窄,包括长段缩窄,肾小管发育不全,假性缩窄。心电门控 CT 是主动脉缩窄治疗前后解剖学评估的有用影像工具。利用 CT 极高的空间分辨率,可以精确测量狭窄区域。此外,在同一图像采集过程中对整个胸部可视化,可以评估侧支血管的存在。CT 通常是诊断工具,并用于手术矫正后患者的随访。心脏 MRI 和磁共振血管成像(MRA)也有助于评估这些患者,并且无电离辐射。通过使用相位对比图像,在缩窄处和距离缩窄处几厘米处规定,可以量化跨缩窄处的流量和速度。利用峰值速度和修正的伯努利方程(梯度 = $4v^2$),可以估计跨缩窄处的峰值梯度。此外,使用远端胸主动脉相位对比图像(在膈肌水平),可以评估通过侧支血管的血流。远端胸主动脉相对于缩窄处或仅远端的任何血流增加都被认为是异常的,提示侧支血管。

主动脉缩窄的治疗应尽早进行。使用的治疗方法(球囊血管成形术±支架成形术与手术)取决于治疗团队和相关畸形的专业知识。

问题解析

试图区分缩窄和假性缩窄可能是困难的。可以区分它们的成像特征如下。

在动脉韧带处锚定的拉长的主动脉与假性缩窄是相容的。它也被称为主动脉扭曲或弯曲。在 MRI 相位对比图像上梯度小于 20mmHg 的假性缩窄中没有发现明显的狭窄。假性缩窄不存在侧支血管。

■ 房间隔缺损

ASD 约占先天性心脏病的 13%。ASD 可分为房间隔发育异常引起的缺损(例如继发孔型 ASD 和原发孔型 ASD)和导致心房交通但房间隔发育正常的缺损(例如静脉窦和无顶冠状窦缺损)。

简要讨论房间隔的胚胎发育能更好地了解 ASD 及其影像学表现,这一点是很重要的。正常的心房隔膜在妊娠第五周开始,第一房间隔从共同心房的上侧向心内膜垫方向生长。在第一房间隔的游离端和心内膜垫之间的间隙称为原发孔型房间隔,第一房间隔和心内膜垫之间的融合使之关闭。多个小的窗孔(后来结合)出现在第一房间隔,称为继发孔型房间隔。房壁的内陷形成第二房间隔,它位于第一房间隔的右侧。随着第二房间隔继续向尾部生长,它最终覆盖了继发孔口。重要的一点是,第二房间隔并不完全分隔两个心房,留下一个椭圆形的孔,称为卵圆窝。卵圆窝完全被重叠的第一房间隔覆盖。出生时,随着肺的扩张,右侧压力下降,导致从左到右的梯度,导致第一房间隔与第二房间隔永久对立。

在三分之二的人群中,第一房间隔与第二房间隔永久融合,在其余人群中,有卵圆孔未闭(patent foramen ovale,PFO)(图28.6)。

原发孔型ASD占所有ASD的15%至20%。持续的原发孔型ASD是第一房间隔和心内膜垫之间异常融合所致。它被认为是心内膜垫缺损最轻微的形式。这种类型的缺损并不常见,通常被视为心内膜垫缺损的一部分,伴有VSD与二尖瓣和/或三尖瓣裂隙(图28.7A和B)。

继发孔型ASD相当于所有ASD的70%,是第一房间隔过度凋亡或第二房间隔不完全发育导致卵圆窝区域的缺陷。这些缺陷在女性比男性更常见。虽然大多数这些缺陷偶尔发生,但也有罕见的家族性病例。可以存在单个或多个缺陷。缺陷的大小和形状可以不同。这些缺陷可以与其他间隔缺损(例

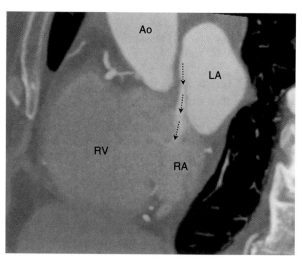

图28.6 一位42岁男性非典型胸痛患者心脏CT扫描的斜矢状位图像。顺便指出的是通过未闭的卵圆孔,高密度射流从左心房流向右心房(黑色虚线箭)。Ao,主动脉;LA,左心房;RA,右心房;RV,右心室

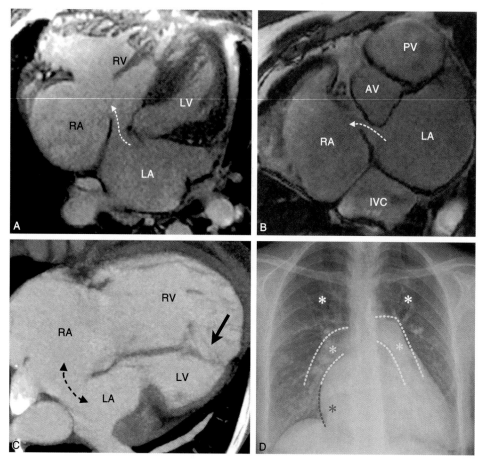

图28.7 (A,B)四腔心和短轴稳态自由进动图像显示原发孔型房间隔缺损(白色虚线箭)。注意继发性右心室扩大。(C)心脏CT的四腔心图像显示巨大的继发孔型房间隔缺损,房间隔缺损伴有游离的房间隔沟通(黑色虚线箭)。注意左向右分流心脏的典型表现,右侧压力增加,表现为右侧心腔明显扩张和室间隔向左弯曲(黑色箭)。(D)后前位胸部X线片显示左向右分流心脏的典型外观。注意右心房(蓝色虚线)是如何扩张的(蓝色星号)。肺动脉(黄色虚线)也增大(黄色星号),导致双肺的肺血管增加(黑色星号)。AV,主动脉瓣;IVC,下腔静脉;LA,左心房;LV,左心室;PV,肺动脉瓣;RA,右心房;RV,右心室

如初级静脉窦或静脉窦)和/或心外异常相关联,如遗传性心血管上肢畸形综合征(常染色体显性遗传病,存在肢体缺损和间隔缺损;图 28.7C 和 D)。

　　静脉窦性 ASD 是位于 SVC 或 IVC 汇入静脉和左心房之间的缺损,占所有 ASD 的 5% ~ 10%。上

静脉窦缺损比下静脉窦缺损更常见。这两种类型的缺损都与部分肺静脉回流异常有关。这些缺陷导致心房水平的左向右分流,房间隔完好。它们被认为是右上肺静脉与 SVC(上腔静脉)或右下肺静脉与 IVC(下腔静脉;图 28.8)之间缺乏隔膜所致。

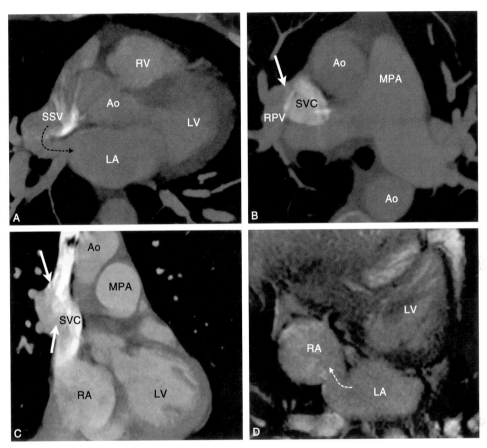

图 28.8　(A,B)胸部 CT 血管成像的轴位图像显示上静脉窦房间隔缺损(SSV),它将上腔静脉(SVC)的最下部分连接到左心房(LA)。此外,有部分肺静脉回流异常的几个右侧分支进入 SVC(白色箭)。(C)同一患者的冠状位图像再次显示几个右侧分支进入 SVC 的部分肺静脉回流异常(白色箭)。(D)四腔心稳态自由进动图像显示位于下腔静脉交界处附近的下静脉窦房间隔缺损(白色虚线箭)。Ao,主动脉;LV,左心室;MPA,主肺动脉;RA,右心房;RPV,右肺静脉;RV,右心室

　　冠状窦缺损(也称为无顶冠状窦)是少见的 ASD 类型,占不到 1%。它们是房壁和冠状窦之间缺乏分隔所致。这些患者中的很大一部分也有永存左 SVC(图 28.9)。

　　ASD 的治疗方法不同,取决于缺陷的类型、大小、数量和相关的异常。它是在有明显左向右分流(Qp∶Qs>1.5)的患者中进行的。重要的是要知道,大的缺陷可以导致右心腔显著扩张和右心压力升高。当肺动脉压力升高超过全身压力分流时,发生逆转。此时,这些患者依赖于高 PA 压力来迫使血液穿过毛细血管床,因此手术矫正是禁忌的。通常,ASD 是通过手术修复的。经皮闭合继发孔型 ASD

可以安全地治疗有单一小缺损的患者。

问题解析

　　静脉窦缺损伴肺静脉异常回流,由于位置的原因,经胸超声心动图难以识别。对于疑似心内分流且超声心动图显示房间隔正常的患者,应进一步进行 CT 或 MRA 评估。气泡检查阳性患者的静脉窦缺损,右侧心腔扩大,间隔缺损不能通过经胸超声心动图清楚地看到。这些患者通常表现为右心扩张和慢性右侧容量超负荷引起的肺动脉高压。在 CT 或 MRI 上,这些缺陷被认为是 SVC 或 IVC 与左心房之间的异常相通。它们与部分异常肺静脉回流到

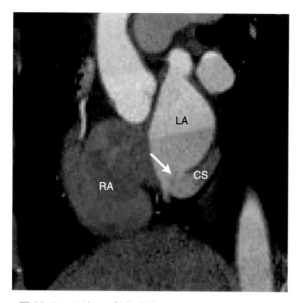

图 28.9 心脏 CT 斜矢状位显示无顶冠状窦房间隔缺损（箭），冠状窦（CS）与左心房（LA）相通。RA，右心房（Courtesy Dr. Juan Carlos Batlle，Baptist Health South Florida，Radiology Associates of South Florida）

SVC、IVC 或右心房有关。

区分继发孔型 ASD 和 PFO 可能具有挑战性。PFO 不被认为是 ASD，因为房间隔结构正常发育。第一房间隔和第二房间隔之间缺乏融合，导致这两个腔之间潜在相通，即 PFO。PFO 存在于三分之一的人口中。通过 PFO 的流动可以是连续的，也可以是间歇的。继发孔型 ASD 是第一房间隔和/或第二房间隔的异常发育所致，导致永久性的心房间相通。形态学上，PFO 具有隧道形状，而 ASD 是一个洞。

■ 室间隔缺损

VSD 是心脏最常见的先天性病变。它存在于所有先天性心脏畸形患者中的近 50%。它们单独出现或与其他缺陷一起出现。文献中对这些类型的缺陷有多种分类，这使主题复杂化。与 ASD 类似，VSD 可分为四种不同类型：膜性、动脉下性、肌性和入口性。室上嵴是 VSD 分类中一个重要的解剖学标志，它是一种肌肉突出物，它将右心室小体和右心室流出道（right ventricular outflow tract，RVOT）分开，并将膜性 VSD（室上嵴下方）与动脉下性 VSD（室上嵴上方）分开。

膜性 VSD 是最常见的 VSD 类型，约占 VSD 的 75%。这些缺陷也称为膜周、膜下 VSD 或膜旁 VSD。它们位于主动脉瓣的正下方和三尖瓣隔叶的前面（图 28.10A）。它们可以通过三尖瓣隔叶的移位和瘢痕形成或主动脉瓣的脱垂而自发关闭。

动脉下性 VSD 占 VSD 的 5%。它们位于半月瓣的正下方。这些缺陷也被称为出口、肺动脉下、漏斗内、双重缺损或圆锥间隔 VSD。它们很少自发关闭。

肌性 VSD 占 VSD 的 20%。它们可以是单发，也可以是多发，也可以是小的或大的。这些缺陷中约有三分之二位于心尖段。它们中的大多数自发关闭（图 28.10B）。

VSD 通常见于复杂先天性心脏病患者。孤立的 VSD 病例很少见。VSD 的评估通常使用超声心动图进行。

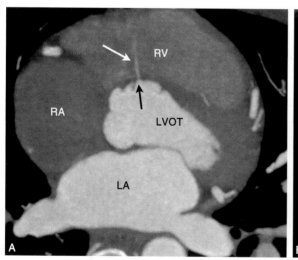
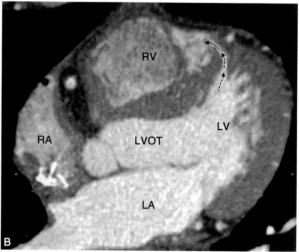

图 28.10 （A）心脏 CT 轴位图像显示膜周室间隔缺损（黑色箭），薄层碘化对比剂从左心室流出道（LVOT）延伸至右心室（RV；白色箭），直接低于主动脉瓣水平。（B）来自不同患者的轴位图像显示肌性室间隔缺损（黑色虚线箭）。LA，左心房；LV，左心室；RA，右心房

导致明显左向右分流的 VSD 通常需要外科手术治疗。

■ 冠状动脉异常

由于正常冠状动脉解剖的众多变化,冠状动脉异常很难分类。它们可以分为四个主要类别:①无左主干[左旋支和左前降支(left anterior descending branch,LAD)起源于左冠状窦];②每支冠状动脉在主动脉根部或主动脉附近的异常位置;③冠状动脉开口在正常冠状窦外的异常位置,例如无冠状窦、升主动脉、LV、RV、PA、主动脉弓;④冠状动脉开口异常位于不正常的窦腔或由左冠状窦发出的单冠状脉——右冠状动脉(right coronary artery,RCA),LAD起源于右冠状窦,左回旋支起源于右冠状窦,以及起源于右冠状窦的左冠状动脉主干走行异常(例如主动脉后,肺动脉前,间隔,动脉间)。

大多数冠状动脉异常无临床意义,是偶然的影像学发现。与心绞痛和主要不良心脏事件有关的冠状动脉异常是左前降支(LAD)或左主干起源于右冠状窦伴动脉走行异常,以及较轻程度的 RCA 起源于左冠脉窦伴动脉走行异常。所提出的心肌缺血的机制是收缩期冠状动脉受压,壁内段狭窄,狭状口和锐角起源。RCA 起源于左冠状窦并有动脉间走行异常可进一步分为高动脉间行程(高于肺动脉瓣水平)和低动脉间行程(低于肺动脉瓣水平)。与低动脉间行程相比,高动脉间行程与心绞痛和主要不良心脏事件的关联性更高,是扩张的主动脉根部和 PA 之间的异常血管收缩期压迫所致(图 28.11)。

许多冠状动脉异常的患者会根据具体情况进行治疗。手术治疗取决于异常的类型和患者的症状。外科手术包括冠状动脉旁路移植术或壁内冠状动脉段去顶术。

冠状动脉异常起源于 PA 会造成血流动力学显著异常,导致心肌缺血。异常冠状动脉(起源于 PA)以低压、低氧系统灌注心肌,导致心肌缺血并可导致

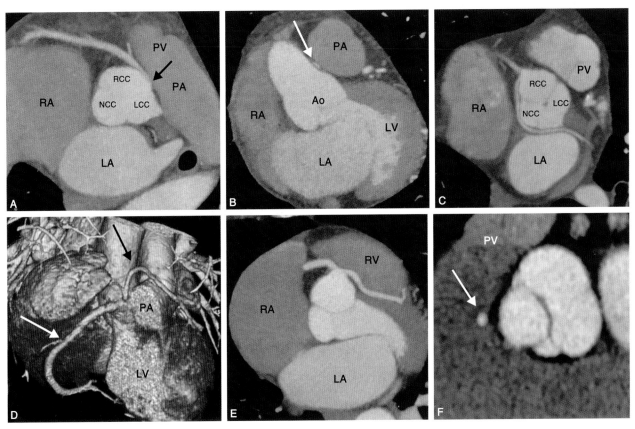

图 28.11　(A,B)心脏 CT 轴位和斜冠状位图像显示右冠状动脉(RCA)异常,起源于左冠状窦(LCC;轮廓标记为粉色),具有动脉间行程。注意狭状口和锐角起源(A;黑色箭),以及主动脉(Ao)和肺动脉(PA)之间的 RCA 的狭缝状外观(B;白色箭)。(C)心脏 CT 斜轴位图像显示冠状动脉左回旋支异常(轮廓标记为蓝色),起源于右冠状窦(RCC),主动脉后方走行。(D)心脏 CT 三维容积成像显示左前降支(LAD;黑色箭)起源于 LCC,肺动脉前方走行。(E,F)心脏 CT 的轴位和斜矢状位图像显示 LAD(轮廓标记为黄色)由 RCA(F;白色箭)发出,室间隔间走行。注意 LAD 是如何被心肌包围的(白色箭)。LA,左心房;LV,左心室;NCC,无冠窦;PV,肺动脉瓣;RA,右心房;RV,右心室

缺血性心肌病。此外,这种类型的异常会导致侧支血管形成,从而形成从冠状动脉的正常起源到异常冠状动脉的盗血现象,导致左向右分流。这种异常最常见的变异是起源于 PA 的异常左冠状动脉(anomalous left coronary artery arising from the PA, ALCAPA),也称为 Bland-White-Garland 综合征。起源于 PA 的异常 RCA(anomalous origin of the RCA arising from the PA, ARCAPA)远不常见,并且与较少的症状有关。当发现这两种异常时,都要通过手术进行修复。

问题解析

　　心肌桥是常见的诊断和临床难题。心肌桥的定义是冠状动脉某一段走行于心肌内,而不是心外膜。据报道,其在 CT 血管成像(CTA)中的发病率高达58%,表明这是一种偶然的影像学表现,与临床无关。需要注意的是,正因为心肌桥的存在,青少年或年轻人出现其他原因不明的劳力性心绞痛。在这些患者中,使用检查(例如核素心肌灌注显像)有助于确认或排除心肌桥作为症状的原因,并指导治疗方案。

■ 动脉导管未闭(PDA)

　　动脉导管(DA)起源于左主动脉第六弓。它在胎儿循环期间发挥作用,通常在分娩后 10~15h 自

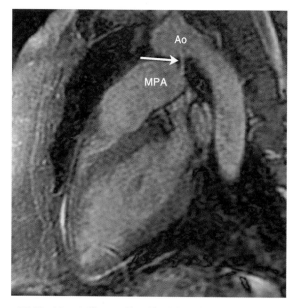

图 28.12　心脏 MRI 的三维平衡稳态梯度回波序列的矢状位图像显示动脉导管未闭(箭),连接胸主动脉(Ao)和主肺动脉(MPA)

动关闭。高阻力的肺循环通过 DA 注入低阻力的体循环中。DA 通常从远端主动脉弓(在左锁骨下段的水平面)与左肺动脉干或肺动脉主干连接(图28.12)。在右位主动脉弓的情况下,DA 通常来自左无名动脉,并插入到左 PA 的近端区域。在右位主动脉弓与变异的左锁骨下动脉的情况下,DA 通常起源于变异的左锁骨下动脉,并插入左 PA 的近端,形成血管环。

　　临床明显的 PDA 的外科治疗是在新生儿身上通过电子胸腔镜手术结扎进行的。药物治疗仅用于早产儿。由于理论上细菌性心内膜炎的风险很小,影像学检查中偶然遇到的无声 PDA(听诊无异常)的治疗是有争议的。

■ 血管环和吊索

　　血管环是一种主动脉弓异常,即气管和食管完全被动脉血管结构包围。这导致气管支气管树和/或食管受压。血管环是引起气管阻塞的最重要的血管原因。两个最常见的完整血管环是双主动脉弓和右位主动脉弓,伴有异常的左锁骨下动脉和左动脉韧带。

　　其他不太常见的变异包括左主动脉弓具有异常的右锁骨下动脉和右动脉韧带,左主动脉弓具有右降主动脉和右 DA,右主动脉弓具有左降主动脉(旋主动脉弓)和左 DA(图 28.13)。

　　不完整的血管环不太可能与呼吸道或胃肠道症状相关。这些包括肺吊带,左或右锁骨动脉下异常和无名动脉压迫。无名动脉压迫导致气管前部受压,因为无名动脉沿主动脉弓后方出现。肺吊带是由左肺动脉在气管和食管之间走行的异常起源引起的(图 28.14)。

问题解析

　　区分具有镜像分支模式的右位主动脉弓和具有左弓远端闭锁的双主动脉弓是困难的。提示双主动脉弓合并左弓远端闭锁的影像学特征包括左侧锁骨下动脉与闭锁纤维索和动脉韧带的下部和后部栓系,以及轴位影像上颈动脉和锁骨下动脉的对称分支模式。降主动脉近端存在主动脉憩室,有助于诊断(图 28.15)。具有镜像分支模式的右位主动脉弓与先天性心脏病高度相关。

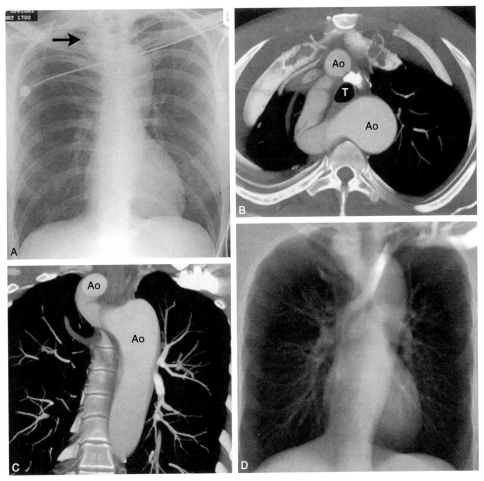

图 28.13　41 岁男性,旋主动脉(Ao)。(A)后前位胸部 X 线片显示气管右旁可见肿块影(黑色箭)。(B,C)同一患者的 CT 斜轴位和冠状位容积再现图像显示旋主动脉。注意右主动脉弓;然而,主动脉穿过中线并在中线左侧的正常位置下降。(D)同一 CT 扫描的平均投影图像显示旋主动脉,有助于将胸片上的发现关联起来。T,气管

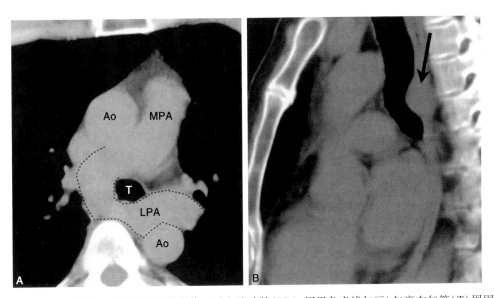

图 28.14　胸部 CT 轴位(A)和矢状位(B)图像显示左肺动脉(LPA;用黑色虚线勾画)包裹在气管(T)周围的肺吊带。(B)胸部 CT 矢状位显示食管和气管之间 LPA(箭)的特征性位置。Ao,主动脉;MPA,主肺动脉

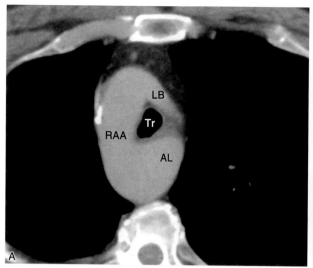
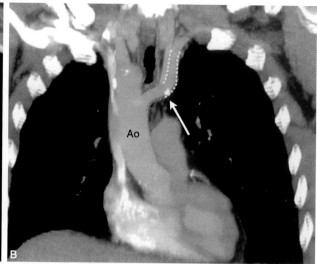
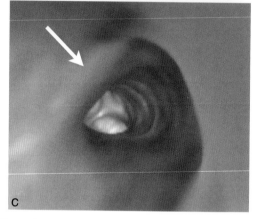

图 28.15 （A）胸部 CT 轴位图像显示双主动脉弓,右位大主动脉弓和相关的左侧闭锁节段（AL）。（B）胸部 CT 的斜冠状影像显示左锁骨下动脉栓系（白色箭表示栓系）。注意右位主动脉弓（A;RAA）是如何使气管（A;Tr）变窄的。（C）虚拟支气管镜图像（朝向气管下方隆突的方向）再次显示了邻近 RAA 所致狭窄（箭）。Ao,主动脉;LB,左头臂动脉

■ 法洛四联症

1888 年法国内科医生 Etienne-Louis Arthur Fal-lot 首次描述,法洛四联症(tetralogy of Fallot,TOF)由肺动脉狭窄、主动脉骑跨、VSD 和 RV 肥厚组成,占所有先天性心脏病病例的 7% ~ 10%。它被认为与胚胎发生过程中室间隔的前移有关。这会导致RVOT 变窄和继发性 RV 肥大。室间隔的前部位置导致主动脉骑跨和室间隔的不完全融合。它可以与许多其他先天性异常相关,不仅包括右位主动脉弓、冠状动脉异常,还有主动脉扩张。三分之二的 TOF患者存在 PDA。TOF 患者的外科修复通常在 1 岁内进行,目的是实现 VSD 的关闭和 RVOT 的扩大。目前没有使用建立分流来增加肺动脉流量。

纠正 TOF 最常见的三种手术方案是漏斗切除术、跨环补片修补和 RV 至肺动脉导管的放置,这取决于 RVOT 狭窄的严重程度。对于肺动脉瓣正常的

轻至中度 RVOT 狭窄的病例,首选的手术方法是漏斗切除术,包括切除肥厚的心肌。在大多数 RVOT或肺动脉环明显狭窄的患者中,VSD 闭合的跨环补片修补术是首选的治疗方法。在 TOF 严重变异的患者中,存在肺动脉瓣闭锁或 PA 闭锁,需要进行RV 至肺动脉导管的手术。肺功能不全是接受 TOF修复的患者最常见的并发症,尤其是接受跨环补片修复的患者。虽然大多数用于修复严重 TOF 的管道都是带瓣的,但经常会出现瓣膜退行性变,导致瓣膜功能不全。管道狭窄也是慢性退行性变的结果。从轻度到重度不等,可导致 RV 扩张,心律失常和收缩功能障碍。补片修复部位的动脉瘤形成是另一种常见的并发症,在这些患者中高达 50%。复发性或持续性 RVOT 梗阻是与孤立性漏斗切除术相关的最常见的并发症。

在修复 TOF 的患者中,先进的心脏成像(特别是心脏 MRI)的作用是至关重要的。稳态自由进动

（SSFP）图像用于准确评估心室容积和收缩功能，而流速编码电影（velocity-encoded cine，VEC）用于血流定量。准确评估以体表面积为指标的心室舒张末期容积用于指导中度至重度肺反流时瓣膜置换术的时机，如下所述。使用 VEC 图像可以准确量化肺动脉瓣反流或狭窄的程度，并在持续性或复发性 VSD 的设置中检测分流（Qp∶Qs）。所有进行 TOF 修复的新患者均常规进行 MRA，以评估肺动脉分支狭窄和完成形态学评估。

修复的 TOF 或类似生理学中重度肺反流（反流分数 ≥25%）患者的肺动脉瓣置换术适应证如下：

1. 符合以下两个或两个以上标准的无症状患者

（1）RV 舒张末期容积指数>150mL/m² 或 z 评分>4；体表面积在公布的正常范围之外的患者，RV/LV 舒张末期容积比>2

（2）RV 收缩末期容积指数>80mL/m²

（3）RV 射血分数<47%

（4）LV 射血分数<55%

（5）QRS 持续时间>140ms

（6）与右心容积负荷相关的持续性快速性心律失常

（7）其他血流动力学显著异常

1）RVOT 梗阻，RV 收缩压 ≥2/3 体循环压

2）严重的 PA 分支狭窄（流向患侧肺的血流量<30%），不适合经导管治疗

3）至少中度三尖瓣反流

4）残余 ASD 或 VSD 的左向右分流，肺循环-体循环流量比 ≥1.5

5）严重的主动脉瓣反流

6）严重主动脉扩张（直径 ≥5cm）

2. 有症状的患者　通过心脏 MRI 或替代成像方式记录的可归因于严重 RV 容量负荷的症状和体征，满足上述一个或多个定量标准；症状和体征如下。

（1）非心外原因（例如肺部疾病、肌肉骨骼异常、遗传异常、肥胖）的运动不耐受，有代谢车的运动试验记录（≤70% 的年龄和性别对应的预测 VO₂，不能用变时功能不全来解释）

（2）心力衰竭的体征和症状（例如非心外原因引起的轻度劳力性或静息性呼吸困难，外周水肿）

（3）心律失常引起的晕厥

■ 大动脉转位

右位型大动脉转位

右位型大动脉转位（dextrotransposition of the great arteries，D-TGA）是一种异常的圆锥动脉干旋转，导致大血管与心室的位置和连接异常（心室和大动脉连接不一致）。心房和心室正常定位和连接（房室连接一致性）。这导致了与生命不相容的闭环并联电路。为了出生后生存，必须在两个回路（例如 PDA、ASD 或 VSD）之间进行通信。这在糖尿病母亲的婴儿中更为常见。有许多相关的心血管异常，如 VSD，缩窄，肺动脉流出道梗阻，二尖瓣和三尖瓣狭窄及闭锁。冠状动脉异常是常见的，最常见的变异是位于前部的无冠窦。

这种缺损的外科矫正可以在心房水平（Mustard 和 Senning 手术）进行，也可以通过动脉瓣在动脉水平进行。动脉切换（Jatene 手术）已经取代了心房切换。手术方法是在冠状动脉上方切断 RV 的主动脉，在肺动脉瓣上方切断 LV 的 PA，然后将主动脉重新连接到 LV，PA 重新连接到 RV。再植入主动脉至 PA 根部和 PA 至主动脉根部。用周围的纽扣将冠状结构从主动脉根部切除，然后重新植入新的主动脉内。Lecompte 操作将主 PA 放置在主动脉前，左和右主 PA 位于主动脉两侧（图 28.16）。与心房水平开关相比，Jatene 动脉开关具有更有利的结果，因为形态心室与其工作负荷正确配对。新的主动脉扩张是常见的，据报道见于高达 50% 的患者。这种手术的主要并发症是吻合口的 PA 狭窄。

左位型大动脉转位

左位型大动脉转位（levotransposition of the great arteries，L-TGA）是一种异常的圆锥动脉干旋转，导致主动脉根部位于 PA 的前方和左侧。大血管在矢状面上相互平行，就像 D-TGA 患者一样。与 D-TGA 相反，在 L-TGA 中，患者存在异常连接的心房和心室（房室连接不一致），以及异常连接的心室和大动脉（心室和大动脉连接不一致），导致先天性矫正型转位。重要的是瓣膜跟随它们的心室，这种形态 LV 总是有一个二尖瓣，而形态 RV 总是有一个三尖瓣。同样的道理也适用于半月瓣，也就是说，主动脉总是有一个主动脉瓣，而 PA 总是有一个肺动脉瓣。房室连接不一致与心室和大动脉连接不一致导致形态 RV 位于左侧，处理形态 LV 的负荷，反之亦然。这

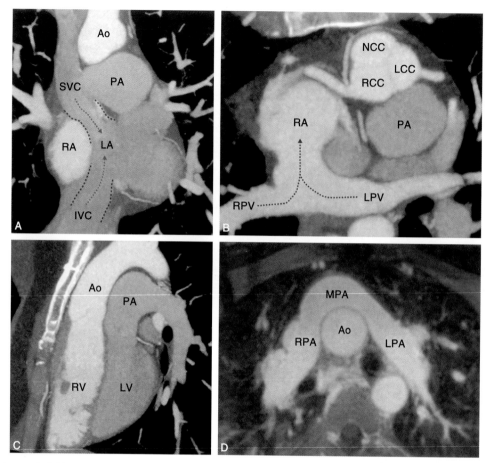

图 28.16　30 岁女性 Mustard 手术后状态下的右位型大动脉转位。（A）斜冠状位心脏 CT 显示全身性挡板（黑色虚线）未闭的上肢和下肢将静脉血从上腔静脉（SVC）和下腔静脉（IVC）导入左心房（LA；蓝色虚线）。（B）心脏 CT 轴位图像显示肺静脉汇入右心房（RA；红色虚线箭）。还要注意的是，主动脉位于肺动脉（PA）的前面，手术矫正后的主动脉窦具有预期的形状，无冠窦（NCC）位于右、左冠窦（RCC 和 LCC）的前面。（C）心脏斜矢状位 CT 显示主动脉（Ao）起源于右心室（RV），PA 起源于左心室（LV）。（D）右位型大动脉转位，20 岁男性，Jatene 术后采用 Lecompte 手法。胸部增强、心电门控、呼吸导航的磁共振血管成像轴位图像显示主肺动脉（MPA）位于升主动脉前面，右和左肺动脉（RPA 和 LPA）覆盖在升主动脉（Ao）周围。LPV，左肺静脉；RPV，右肺静脉

最终会导致心力衰竭。相关异常包括 VSD、肺动脉狭窄、三尖瓣尖端移位和心肌致密化不全。直到最近，外科矫正的重点是纠正相关的畸形，但随着人们对未矫正的 L-TGA 的长期并发症的认识增加，现在进行了双切换手术。在这个过程中，执行心房和动脉水平切换。

■ 单心室

许多情况会导致功能性单心室，而手术治疗通常是相似的。外科治疗的目标是分离肺循环和体循环，并允许单心室作用于体循环。这是通过将从体内返回的脱氧血液直接连接到 PA 来实现的。手术矫正是分阶段进行的。

第一阶段的重点是建立可靠的肺动脉系统血流，以允许正常发育。这在过去是通过实施 Blalock-Taussig 分流术（锁骨下动脉到同侧 PA）来完成的。过去使用的其他手术方案包括 Potts 分流术（左 PA 和降主动脉之间的吻合）和 Waterston 分流术（右 PA 和升主动脉之间的吻合）。然而，由于存在许多并发症，这些手术不再进行。目前，由于并发症较少，改良的 Blalock-Taussig 分流术是首选术式。改良的 Blalock-Taussig 分流术使用合成移植物连接锁骨下动脉和 PA。Sano 手术是这个第一阶段手术的改进，在这个手术中，创建了一个 RV 到 PA 的管道。

第二阶段手术建立上腔静脉肺动脉连接，切断体循环到 PA 的分流。这在过去是通过 Glenn 连接实现的，该连接包括将右 PA 与主 PA 隔离并将其连接到 SVC。目前使用双向 Glenn，其中主 PA 与

单心室隔离,SVC 连接到右 PA。在这种情况下,上半身的静脉回流被动地填满左 PA 和右 PA。半Fontan 手术是心内 Fontan 的前一步,而双向 Glenn是心外 Fontan 导管的前一步。

在第三阶段,体循环和肺循环是完全隔离的。这是通过将 IVC 的血液回流到 PA 来实现的。对于双向 Glenn 吻合术的患者,放置一条心外管道连接IVC 和 PA。对于半 Fontan 的患者,行心内挡板手术(图 28.17)。

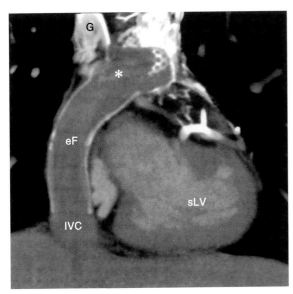

图 28.17 三尖瓣闭锁,Fontan 和双向 Glenn 吻合术后状态。在这位 19 岁男性中,心脏 CT 斜冠状位图像显示心外 Fontan(eF)未闭,它将下腔静脉(IVC)的血液引导至肺动脉汇合处(星号)。还有一个未闭双向Glenn(G),它将血液从上腔静脉引导到肺动脉的汇合处。sLV,系统性左心室

使用 MRI 的 SSFP 图像对 Fontan 手术患者进行成像对评估心室大小和功能至关重要。VEC 图像用于评估 Fontan 导管或挡板和 Glenn 分流管的通畅性。MRA 用于检测静脉侧支和肺动静脉畸形,高达 25% 的孤立性上腔静脉肺动脉吻合术患者可见。

问题解析

在 Fontan 手术的患者中,因为存在与左肺动脉分支混杂的对比剂和较差的混浊有关的伪影,评估肺栓塞是困难的。确定这些患者是否存在肺栓塞的最佳方法是在下肢静脉和上肢静脉同时注射对比剂并进行 CT 肺动脉造影,在获得最佳增强时使用团注跟踪触发。获得额外的第二延迟相位成像可能是有益的。其他可能有用的有限成像方式包括磁共振血管成像(MRA)和分注式 V/Q 扫描(Split InjectionVQ Scan)。

使用 CT 评估 Fontan 移植物和 Glenn 连接的通畅性可能很困难,因为无法使用上肢注射使 IVC 与PA 管腔有造影剂充填。在这些情况下,静脉注射对比剂可以用两种不同的方案来回答这个问题。第一个方案是通过上肢和下肢进行两次单独的同时注射,以获得 Fontan 和 Glenn 连接的同时有造影剂充填,同时使右和左心腔有造影剂充填。为了获得这一点,优选具有低注射速率的对比剂注射。第二个方案是延迟扫描(对比剂注射后 60~90s)以允许静脉有造影剂充填。

■ 总结

先天性心脏和大血管异常很少见,却越来越多地出现在成功接受手术矫正的成人患者中。对于放射科医生来说,熟悉常见的外科手术程序及其影像学表现对于识别并发症和指导患者护理是很重要的。

参考书目

Angelini P. Congenital heart disease for the adult cardiologist: coronary artery anomalies—an entity in search for an identity. *Circulation.* 2007;115:1296–1305.

Attenhofer Jost CH, Schaff HV, Connolly HM, et al. Spectrum of reoperations after repair of aortic coarctation: importance of an individualized approach because of coexistent cardiovascular disease. *Mayo Clin Proc.* 2002;77:646–653.

Brickner ME, Hillis LD, Lange RA. Congenital heart disease in adults. Second of two parts. *N Engl J Med.* 2000;342:334–342.

Brown ML, Burkhart HM, Connolly HM, et al. Coarctation of the aorta: lifelong surveillance is mandatory following surgical repair. *J Am Coll Cardiol.* 2013;62:1020–1025.

Eckart RE, Scoville SL, Campbell CL, et al. Sudden death in young adults: a 25-year review of autopsies in military recruits. *Ann Intern Med.* 2004;141:829–834.

Engelfriet P, Boersma E, Oechslin E, et al. The spectrum of adult congenital heart disease in Europe: morbidity and mortality in a 5 year follow-up period. The Euro Heart Survey on adult congenital heart disease. *Eur Heart J.* 2005;26:2325–2333.

Geva T. Repaired tetralogy of Fallot: the roles of cardiovascular magnetic resonance in evaluating pathophysiology and for pulmonary valve replacement decision support. *J Cardiovasc Magn Reson.* 2011;13(1):9.

Jacobs JP, Burke RP, Quintessenza JA, et al. Congenital heart surgery nomenclature and database project: ventricular septal defect. *Ann Thorac Surg.* 2000;69(suppl 4):S25–S35.

Johri AM, Rojas CA, El-Sherief A, et al. Imaging of atrial septal defects: echocardiography and CT correlation. *Heart.* 2011;97(17):1441–1453.

Lapierre C, Déry J, Guérin R, Viremouneix L, Dubois J, Garel L. Segmental approach to imaging of congenital heart disease. *Radiographics.* 2010;30(2):397–411.

Lee HJ, Hong YJ, Kim HY, et al. Anomalous origin of the right coronary artery from the left coronary sinus with an inerarterial course: subtypes and clinical importance. *Radiology.* 2012;262:101–108.

Ordovas KG, Muzzarelli S, Hope MD, et al. Cardiovascular MR imaging after surgical correction of tetralogy of Fallot: approach based on understanding of surgical procedures. *Radiographics.* 2013;33(4):1037–1052.

Parikh SR, Hurwitz RA, Hubbard JE, et al. Preoperative and postoperative "aneurysm" associated with coarctation of the aorta. *J Am Coll Cardiol.* 1991;17:1367–1372.

Ringel RE, Gauvreau K, Moses H, Jenkins KJ. Coarctation of the aorta stent trial (COAST): study design and rationale. *Am Heart J.* 2012;164:7–13.

Rojas CA, El-Sherief A, Medina HM, et al. Embryology and developmental defects of the interatrial septum. *AJR Am J Roentgenol.* 2010;195(5):1100–1104.

Rojas CA, Jaimes C, Abbara S. Ventricular septal defects: embryology and imaging findings. *J Thorac Imaging.* 2013;28(2):W28–W34.

Silversides CK, Kiess M, Beauchesne L, et al. Canadian Cardiovascular Society 2009 consensus conference on the management of adults with congenital heart disease: outflow tract obstruction, coarctation of the aorta, tetralogy of Fallot, Ebstein anomaly and Marfan's syndrome. *Can J Cardiol*. 2010;26:e80–e97.

Van Praagh S, Carrera ME, Sanders SP, et al. Sinus venosus defects: unroofing of the right pulmonary veins—anatomic and echocardiographic findings and surgical treatment. *Am Heart J*. 1994;128:365–379.

Verheugt CL, Uiterwaal CS, Grobbee DE, Mulder BJ. Long-term prognosis of congenital heart defects: a systematic review. *Int J Cardiol*. 2008;131:25–32.

Warnes CA, Williams RG, Bashore TM, et al. ACC/AHA 2008 guidelines for the management of adults with congenital heart disease: a report of the American College of Cardiology/American Heart Association Task Force on Practice Guidelines (writing committee to develop guidelines on the management of adults with congenital heart disease). *Circulation*. 2008;118:e714–e833.

第 29 章

获得性主动脉疾病

Jonathan H. Chung, Suhny Abbara, Tami J. Bang

本章概要

■ 引言

主动脉是人体最大的动脉,起源于左心室流出道并在全身分支。胸主动脉疾病的范围很广,病因可能是慢性或急性的,先天性或后天性的,有症状或无症状的。

获得性胸主动脉疾病的临床表现从无症状(例如升主动脉瘤)到严重的急性胸痛(例如主动脉夹层)不一。多排 CT(MDCT)技术的进步,以及先进成像技术的日益普及,提高了临床对主动脉疾病的认识,并在很大程度上取代了直接导管血管造影作为主动脉成像的方法。

确定需要成像的患者

在急性胸痛的情况下,通常会进行基础成像,根据对主动脉疾病的临床怀疑程度,可以进行断层高级成像。在急性创伤(钝性或穿透性胸部创伤)的情况下,也经常进行影像学检查;影像学检查方式可根据创伤机制和/或对血管损伤的临床怀疑程度来选择。

此外,慢性主动脉疾病可随后进行一系列检查。这些影像学检查通常用于疾病(例如胸主动脉瘤)的监测,在这些疾病中,大小的改变或增加可能会促使更积极的治疗或外科干预。

■ 成像技术

X 射线摄影

胸部 X 线检查通常是急慢性胸主动脉疾病的第一个放射学检查。胸部摄影的主要用途在于正面投照,常被用作排除急性主动脉疾病的筛查工具。然而,X 射线摄影在胸主动脉疾病的详细检查中的作用有限,其主要原因是解剖细节有限,对比度分辨率低。

X 射线摄影的优点

胸部 X 线检查具有快速、方便和便携等显著优点。X 射线摄影在最初评估一个不稳定的患者或一个不易定位或移动的患者中起着核心作用。正位胸部 X 线片可以作为一个有用的筛查工具,因为正常的胸部 X 线片对钝性创伤有 98% 的阴性预测值。

虽然 X 射线摄影有电离辐射,但剂量相对较低。在主动脉病变已有特征性的情况下,通过检测随时间的变化,X 射线摄影可能是一种有用的监测工具。

X 线片对钙化(特别是动脉粥样硬化性钙化)的检测很有用,特别是在主动脉和瓣膜小叶或瓣环中。它还有助于支持装置的监视和假体装置(例如假体瓣膜、血管内移植物、起搏器导线)的定位。

X 射线摄影的缺点和局限性

X 射线摄影有许多局限性,主要是由于图像的二维采集和低对比度分辨率。这就限制了纵隔测量的准确性和可重复性。

虽然 X 线片可以显示纵隔的外部轮廓,但内膜的异常并不明显。因此,急性异常如夹层、穿透性主动脉溃疡(penetrating aortic ulcer, PAU)和壁间血肿(intramural hematoma, IMH)通常在影像学上不明显。

X 射线摄影的缺点除了定位、吸气和投影之外,还有伪影。例如,前后位影像比后前位影像放大纵隔的大小更多。此外,仰卧位或呼气相能人为地使心脏纵隔轮廓变大。由于缺乏可再现的图像,测量和比较可能不准确。

用 X 射线摄影解析问题

胸部 X 线检查通常是在患者直立姿势下进行的,有后前位和侧位投影。这最大限度地减少了与定位相关的纵隔轮廓和伪影的变形。然而,在紧急情况下(例如脊柱创伤、急性胸痛、血流动力学不稳定),这可能是无法实现的。在这些情况下,可以用前后位 X 线片代替。

虽然相对不敏感,但胸部 X 线片有可能显示急性主动脉病变的征象。例如,纵隔增宽或模糊的正常主动脉轮廓可能提示主动脉异常。尽管罕见,动脉粥样硬化性钙化向内移位实际上是急性主动脉夹层的诊断。虽然这些病例几乎总是进行断层成像以进一步定性,但 X 线片上的异常发现可能是严重主动脉病变的第一个警告信号。

计算机体层成像

CT 在 20 世纪 90 年代初被引入,提供了一种非创伤性的替代导管定向血管造影的方法。早期的 CT 迭代使用单个探测器,需要更长的采集时间和令人望而却步的长时间屏气。此外,第一批碘对比剂是高渗的,且不良反应发生率高。

自从 MDCT 问世以来,采集时间大大减少,使得成像可以在一次屏气中完成。此外,薄层切片和重建软件允许在放射科医生的工作站进行等容多平面重建。较新的对比剂是低渗的,有较低的变态反应和肾损伤。

CT 的优点

CT 是一种相对快速的检查方法,可以获得准确和可重复的主动脉三维图像。利用现代 MDCT 技术,可以对主动脉进行多平面重建,准确评价和定性主动脉。

胸主动脉 CT 的实际图像采集可以在几秒内完成,特别是随着新技术(例如双源 CT)的出现。然而,总体而言,CT 比 X 射线摄影更耗时,因为它需要患者准备(确保静脉通道)、扫描仪设置和图像后处理时间。然而,CT 成像的整个过程从开始到结束都可以在几分钟内完成。这允许对危重患者进行非创伤性成像,并可以加快管理和治疗决策。快速获取 CT 的第二个优势与儿科患者或疼痛患者有关,即采集时间短,更容易耐受,避免了患者不适带来的运动伪影。

CT 的缺点和局限性

CT 成像的一个固有缺点是与图像采集相关的电离辐射。当对儿童患者进行成像或进行疾病监测的系列检查时,辐射剂量是特别值得关注的。

此外,主动脉腔的诊断性成像需要静脉注射对比剂。然而,在慢性肾功能严重不全(肾小球滤过率 <30mL/min)的情况下,静脉造影是禁忌的;在这些情况下,不能进行增强 CT 成像。然而,值得一提的是,如果在对比剂注射后进行血液透析,终末期肾病患者可能会接受碘对比剂。

此外,对碘对比剂的过敏并不少见,而且碘对比剂的使用可能是禁忌的,例如在过敏反应的情况下。即使在轻度过敏的情况下,预先用药也需要 7~13h,这在评估创伤或急性胸痛时通常是不可行的。

虽然 CT 的采集时间相对较短,但运动伪影(包括心脏运动和呼吸)可能会导致图像质量下降。然而,采用双源技术和更多探测器的高端 CT 可能会减少伪影并缩短扫描时间。

用 CT 平扫解析问题

平扫是每一次主动脉检查的重要部分。平扫可以描述内膜粥样硬化性钙化的特征,在增强扫描时可能会被对比剂所掩盖。同样,手术材料,如缝合线或纱布,在 CT 图像上是致密的;如果没有平扫图像,这些可能被误认为对比剂渗漏或假性动脉瘤。

重要的是,急性 IMH 在平扫 CT 上最为明显。这可视为沿血管壁的新月状高密度影。然而,这在增强扫描时可能是模糊的,或者可能被误认为是动脉粥样斑块或附壁血栓,而不是急性病理改变。

可以通过多种方法降低辐射剂量。如果可能,应始终使用自动管电流。对于体形偏瘦或儿科患者,也可以降低管电压。双源 CT 可以在较低的辐射剂量下更快获得图像。双源技术也已用于虚拟平扫,消除了额外进行 CT 平扫所产生的剂量。然而,这项技术相对较新,并不是普遍可用的。使用迭代重建(而不是滤波反投影)的较新软件可以降低影像噪声,从而使诊断图像具有较低的辐射剂量。

用 CT 增强解析问题

增强 CT 血管成像(CTA)是急性主动脉疾病急诊评估的主要手段。增强扫描可显示对比剂在血管腔内的充盈情况,从而对内膜进行有针对性的评估。

对比剂以 3~5mL/s 的速度静脉注射,通常随后使用生理盐水追踪器,在对比剂容量降低的同时允许对比剂在循环系统中的推进。通常使用团注跟踪策略,在血池(通常是升主动脉)上设置感兴趣区。当升主动脉的密度达到阈值时,扫描开始。

在某些情况下,可以在注射对比剂后 2min 进行延迟扫描。延迟扫描可以评估假腔的晚期对比剂充盈(在主动脉夹层的情况下)或内漏的延迟充盈情况(在移植物内修复的情况下)。此外,延迟扫描可能显示血管造影期不明显的对比剂外渗。

几乎所有的检查都要经过后处理,包括多平面(轴位、矢状位和冠状位)重建和最大密度投影图像。交互式重建软件的附加功能是可以允许曲面重建(例如胸主动脉的糖果棒视图)。主动脉的三维表面再现可以帮助显示胸腔疾病更多的影像学特征

和制订治疗计划。

磁共振成像

MRI 是一种无电离辐射的成像方法,为 CT 在胸部断层成像中的应用提供了一种替代方法。MRI 使用强磁场和射频脉冲的组合来产生断层图像。与 CT 相比,这需要多个序列(图像采集)。MRI 主动脉成像最有用的工具通常是对比增强(使用基于钆的对比剂)磁共振血管成像(magnetic resonance angiography,MRA)。然而,一些 MRA 序列也可以使用平扫序列获得,这在某些钆对比增强为禁忌的病例中是有用的。

MRI 的优点

MRI 在无电离辐射的情况下提供断层图像,因此具有明显的优势。这是许多情况下的理想选择,特别是在年轻患者或需要系列检查进行监测的患者中。MRI 提供多平面重建的图像,可以根据患者的个体解剖调整到任何平面。除了解剖学信息,MRI 还可以通过使用电影和相位对比序列提供功能成像。

与 CT 相比,MRI 的另一个优点是其使用的对比剂。当碘过敏不能进行增强 CT 检查时,可以在没有交叉反应的情况下使用钆。此外,当所有静脉对比剂均为禁忌证时(见下文),平扫 MRA 也可以提供有用的诊断信息。

MRI 的缺点和局限性

MRI 的一个主要缺点是其检查时间较长。完整的 MRI 检查可能需要 30~60min。这在急性主动脉综合征的情况下并不理想,因为介入治疗的决定需要在几分钟内做出,而不是几小时。此外,检查时间长就可能需要镇静,特别是儿科患者。

对于肥胖患者,磁体的大小可能会妨碍其使用。磁体的大小因制造商和型号而异,但总体而言,MRI 孔径通常比 CT 窄,可能不适用于肥胖患者。

由于 MRI 相关的高磁场和组织加热,某些设备是禁忌的。例如起搏器、自动植入式心脏除颤器、脊椎刺激器和深部脑刺激器。眼眶、脑或椎管中的金属碎片也可能妨碍 MRI 的使用,因为碎片加热或运动可能会导致邻近组织的损伤。

MRI 中的对比剂(以钆为基础)通过肾排泄。由于肾源性全身性纤维化的风险,有肾功能衰竭的患者是使用钆类药物的禁忌。与碘对比不同,钆

在所有肾功能衰竭的病例中仍然是禁忌,即使患者正在进行血液透析。

用 MRI 平扫解析问题

多种技术被用于主动脉的非创伤性 MRI 评价。黑血序列(传统的自旋回波序列)能产生主动脉壁-腔界面和纵隔结构的高对比度图像。亮血(梯度回波)序列可以使用静态和电影技术,并可以产生解剖和功能数据。此外,利用流速编码电影序列,可以获得定量的血管流动数据。三维飞行时间图像可用于非创伤性血管造影。然而,飞行时间图像容易产生伪影(特别是在慢流或湍流的情况下),且在增强扫描时作用不大。

用 MRI 增强解析问题

在 MRI 平扫序列之后,静脉注射基于钆的对比剂后获得 MRI 增强图像。获取血管强化的时机在 MRA 序列中是至关重要的,因为对比剂充盈血管的时间很短。

增强 MRA 利用钆的 T_1 缩短特性。使用单次屏气技术可以获得主动脉的增强后 T_1 加权序列。图像以任意数量的投影获得,并且可以重建为最大密度投影或表面渲染图像。

与 CT 类似,必须首先获得一系列平扫的图像。

除了提供基线来评估增强扫描之外,还可以减去通过增加的信息计算出的图像。

■ 主动脉解剖

正常胸主动脉解剖

胸主动脉起源于主动脉瓣处的左心室流出道,并延伸至膈肌水平(图 29.1)。和所有动脉一样,主动脉由三层组成。内膜是最内层。主动脉基质有平滑肌细胞,构成主动脉中层。外膜是最外层。外膜有自己的主动脉供应,称为营养血管,这是一个包围主动脉的供血动脉网络。营养血管在主动脉疾病的发生发展中起着重要作用。

胸主动脉分为升主动脉、主动脉弓和降主动脉三个解剖段。主动脉根部是胸主动脉的第一部分,位于主动脉瓣环和窦房结之间。主动脉窦被认为是主动脉根部的一部分,并产生冠状动脉。重要的是要记住,升主动脉的前 3cm 在心包反折范围内,这是评估升主动脉疾病的重要考虑因素。

主动脉弓起始于头臂动脉,延伸至左锁骨下动脉(图 29.2)。主动脉弓有头臂动脉、左颈总动脉和左锁骨下动脉三支。左锁骨下动脉的末端位于主动脉峡部,左锁骨下动脉延伸至动脉韧带。

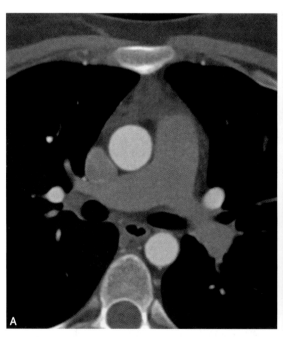
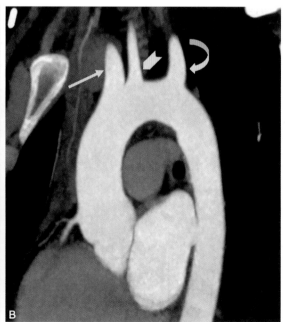

图 29.1　CT 血管成像显示主动脉解剖正常。(A)正常升主动脉和降主动脉的轴位 CT 血管成像图像。正常胸主动脉的长度小于 4cm。(B)正常胸主动脉的矢状位最大密度投影显示其从主动脉根部延伸至膈肌。它通常有三条血管分支。大血管通常从主动脉弓发出,顺序如下:右头臂动脉(直箭)、左颈总动脉(箭头)和左锁骨下动脉(曲箭)

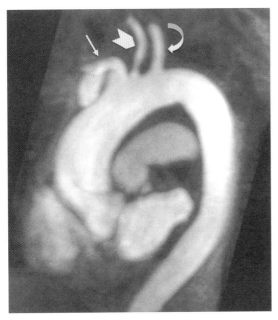

图 29.2 矢状位最大密度投影重建增强磁共振血管成像，显示胸主动脉弓的正常轮廓，分支至右头臂动脉（直箭）、左颈总动脉（箭头）和左锁骨下动脉（曲箭）

降主动脉从峡部延伸到膈肌。降主动脉有多个分支，包括支气管动脉、脊髓动脉、肋间动脉和膈上动脉。

主动脉解剖的正常变异

在 7% 的无症状人群中，左侧椎动脉直接从主动脉弓发出。这通常没有什么临床意义，但在导管引导的血管造影或手术前了解这一点是有帮助的。

主动脉弓分支的另一个常见变体是双血管弓，其特点是头臂动脉和左颈总动脉有共同起源，这在正常人群中出现的比例高达 25%（图 29.3）。这种解剖学变异被称为牛型主动脉弓，这实际上是一个不恰当的词——奶牛的主动脉弓实际上只有一条头臂干，锁骨下动脉和双颈动脉干就是从这条主干发出的。

在大约 0.5% 的人群中，右锁骨下动脉直接从主动脉发出。然而，在这些病例中，锁骨下动脉出现在左侧锁骨下起始处的远侧，沿着食管后方异常走行穿过纵隔。

导管憩室也是常见的主动脉弓变异，发生在主动脉峡部。憩室动脉瘤性扩张可能会使这种局灶性轮廓异常复杂化。

假性缩窄发生在延长的、多余的胸主动脉上。在这种情况下，血管的多余部分会发生扭曲。主动脉中的这些多余的皱褶可以模仿主动脉的局灶性狭窄或先天性狭窄。假性缩窄在特纳综合征患者中很常见，这是由于主动脉弓横部延长。

当主动脉弓向上延伸出锁骨，进入胸廓入口时，就会出现颈主动脉弓。这可能是一个孤立性发现，也可能发生在先天性心脏病和/或胸部疾病的背景下。

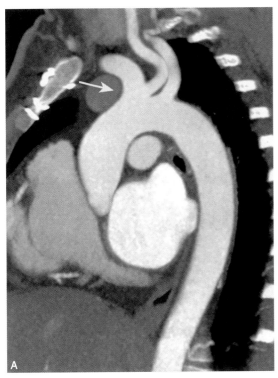
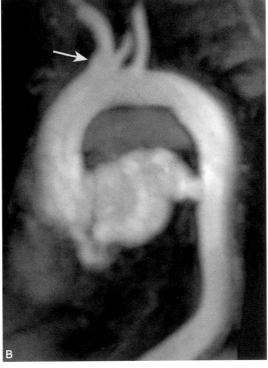

图 29.3 双主动脉弓。矢状面最大密度投影对两个牛型主动脉弓患者的 CT 血管成像图像（A）和对比增强磁共振血管成像图像（B）进行重建。注意右头臂动脉和左颈总动脉共同起源的两个血管形态（箭）

主动脉解剖评估中的误区

假性缩窄与缩窄

真正的缩窄是先天性主动脉狭窄,发生在主动脉峡部(动脉导管水平)。因此,真正的缩窄导致血流阻塞。缩窄的次要征象包括左心室肥大或侧支血管增粗,如肋间动脉和胸廓内动脉。

相反,假性缩窄是由扩张型主动脉的冗余引起的。尽管主动脉内的整体血流实际上并没有阻塞,但主动脉中多余的皱褶会给人一种管腔狭窄的感觉。因此,在相位对比 MRI 上应该没有侧支血管、但具有正常血流。

■ 慢性主动脉疾病

动脉粥样硬化

动脉粥样硬化的病因

动脉粥样硬化是由长期高血压继发的动脉慢性炎症。脂质沉积到血管壁,炎性细胞因子和细胞浸润血管壁。一个包含动脉粥样硬化的斑块有一个纤维帽,它保护脂质核心不会暴露在血管腔内。斑块可以是钙化的,也可以是非钙化的。

动脉粥样硬化的影像学表现

X 线片对非钙化粥样斑块的检出相对不敏感。然而,钙化的动脉粥样硬化可以在主动脉弓(正位图像)或主动脉壁(侧位图像)看到。CT 平扫对动脉粥样硬化的钙化斑块检测非常敏感,但非钙化斑块可能显示不清。相反,CTA 对非钙化斑块的检测非常敏感,而钙化偶尔显示不清。

MRA 对动脉粥样硬化的检测非常敏感,表现为沿着主动脉血管壁走行的不规则影像。另一方面,在 MRI 上可能很难发现钙化。

胸主动脉瘤

主动脉的正常大小

问题解析:测量主动脉

正常的主动脉是弯曲的三维结构。因此,在标准轴位、矢状位和冠状位平面测量主动脉管腔可能会低估或高估血管的实际大小。薄层数据和后处理软件对于准确和可重复性的主动脉测量是必不可少的。

后处理软件允许在主动脉旋转时在其平面上进行真实重建,并对主动脉进行准确的横断面分析。这不仅在急性主动脉疾病的评估中很重要,而且在主动脉疾病的监测中也很重要,例如,评估主动脉瘤是否增大。按照惯例,主动脉大小是从主动脉壁最外层(外径)开始测量的。

胸主动脉瘤的影像学表现

根据定义,当主动脉的三层结构(内膜、中膜和外膜)全部扩张时,就会发生主动脉瘤。尽管大小标准一直存在争议,但公认的正常主动脉最大管径为 4cm(图 29.4)。

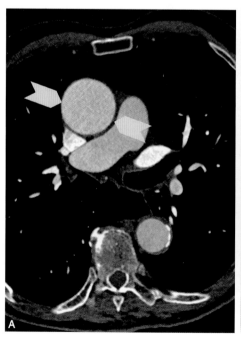
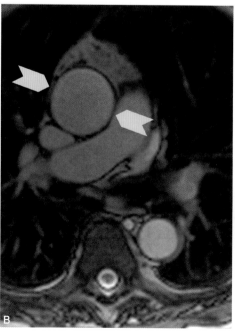

图 29.4　升主动脉瘤。(A)轴位 CT 血管成像和轴位增强磁共振血管成像。(B)显示胸主动脉扩张,直径达 4.7cm(箭头)。注意升主动脉相对于降主动脉的口径

在 X 线片上,这表现为大的、扩张的和弯曲的主动脉。然而,由于与投影相关的伪影和多个重叠的纵隔结构,仅凭放射学外观测量主动脉是不可靠的。横断面成像的多平面重建可以更好地评估,如增强 CT 或 MRI。大多数胸主动脉瘤(60%)发生在升主动脉。40% 的病例受累于降主动脉。

胸主动脉瘤的临床意义

由于血流动力学的改变和主动脉抗张强度的降低,动脉瘤样主动脉天生就很脆弱。主动脉瘤有较高的主动脉夹层和/或破裂的可能性。预测动脉瘤破裂的危险因素是动脉瘤的整体大小和扩大率。随着主动脉大小的增加,主动脉的抗张强度降低,从而增加破裂的可能性。

■ 急性主动脉综合征

壁间血肿

壁间血肿的病因

IMH 是一种急性主动脉综合征,特征是急性出血进入主动脉中层。它被认为是血管破裂进入血管壁所致。IMH 可能有完整的内膜,尽管复杂的病例可能有局灶性主动脉夹层或内膜中断。

IMH 最常见的易感因素是高血压。IMH 也可能因为创伤或 PAU 而发生。

壁间血肿的影像学表现

IMH 在平扫 CT 上最具特征性。在轴位图像上,IMH 在主动脉壁呈新月状密度(图 29.5)。随着血肿的机化和血栓的形成,IMH 是高密度的,相对于主动脉血池具有不同的 MRI 信号特征(图 29.6)。

CT 平扫对 IMH 的定性诊断具有重要意义。否则,血管腔的强化可能会模糊 IMH 的高密度。

IMH 的分类与主动脉夹层相似。累及升主动脉的 IMH 为 Stanford A 型,左锁骨下动脉远端 IMH 为 Stanford B 型。

壁间血肿的治疗

根据 Stanford A 型和 B 型分类,IMH 的治疗与主动脉夹层相似。IMH 的临床病程多种多样,可能会随着时间的推移而消失,或者导致动脉瘤扩张或夹层。Stanford A 型 IMH 通常作为外科急诊治疗,Stanford B 型 IMH 通常接受内科治疗。

问题解析:如何区分壁间血肿和血管炎

从影像学的角度来看,鉴别 IMH 和血管炎可能很困难。两者均与横断面影像显示的主动脉壁增厚有关。

临床和人口学信息可能有助于区分血管炎和 IMH。大动脉炎(最常影响主动脉的血管炎)通常影

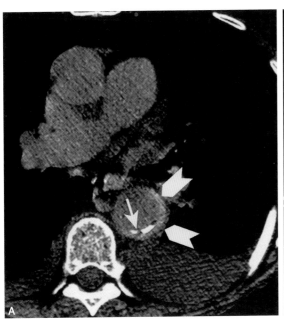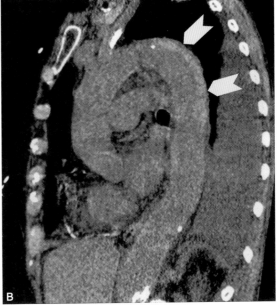

图 29.5 CT 平扫表现为急性壁间血肿(IMH)。轴位平扫(A)和矢状位平扫(B)显示主动脉伴有新月形的高密度 IMH(箭头)。注意背景动脉粥样硬化和血肿与内膜钙化的关系(箭),清楚地显示高密度血肿的壁内位置

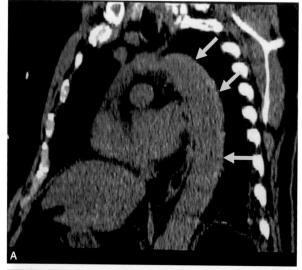

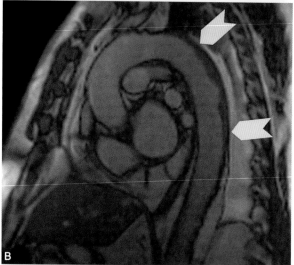

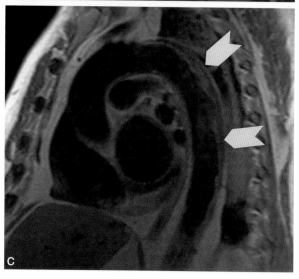

图 29.6　急性壁间血肿（IMH）的矢状位图像。（A）平扫矢状位显示降主动脉（箭）呈偏心性曲线型高密度，与急性 IMH 一致。（B）平扫矢状位稳态自由进动序列。（C）T$_2$ 黑血序列显示与 IMH 对应的主动脉血管壁不规则异常信号（箭头）

响亚洲血统的年轻女性。相比之下，IMH 更常与高血压相关，通常影响老年人。

此外，血管炎是一种影响主动脉的炎症状态。在炎症活跃的情况下，静脉注射对比剂后主动脉可能会增强，并导致所谓的双环结构的增强。相反，IMH 并没有增强。

穿透性主动脉溃疡

穿透性主动脉溃疡的病因

PAU 是一种急性主动脉综合征，发生在动脉粥样硬化性主动脉斑块的情况下。当溃烂的斑块破坏主动脉内膜时，就会发生 PAU。这会导致弹性板层破裂，并可能延伸到主动脉中层。

PAU 最常见的易感因素是高血压。PAU 发生于主动脉广泛动脉粥样硬化。PAU 患者可能表现为急性胸痛。在某些情况下，患者没有症状，可在因其他原因进行检查时偶然发现。

穿透性主动脉溃疡的影像学表现

增强 CT 对 PAU 的检出效果最好。它的特点是充盈的对比剂超出了主动脉的正常轮廓。

在 PAU 的病程中，斑块的溃烂破坏了血管壁。在最轻微的情况下，这只会影响主动脉内膜。然而，PAU 也可能延伸到主动脉内膜之外，并可能导致 IMH 或主动脉夹层。

问题解析：如何区分穿透性主动脉溃疡和斑块

即便用断层成像，PAU 也很难与主动脉内膜溃烂斑块相鉴别。多平面重建可能有助于勾勒主动脉壁的轮廓和斑块与主动脉的关系。根据定义，PAU 必须显示主动脉壁以外仍有对比剂填充（图 29.7）。

主动脉夹层

主动脉夹层的病因

主动脉夹层发生于主动脉内膜撕裂；血液填满内膜和中膜之间的间隙，否则这只是一个潜在的间隙。自发性夹层通常继发于高血压。然而，管腔破裂的其他原因（例如 PAU、创伤）也可能导致内膜片剥离的延伸。

主动脉夹层的影像学表现

主动脉夹层的特征是内膜片移位到主动脉腔

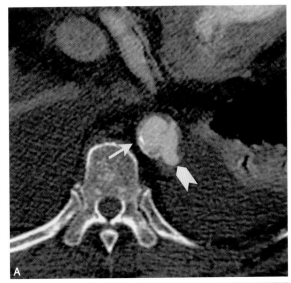

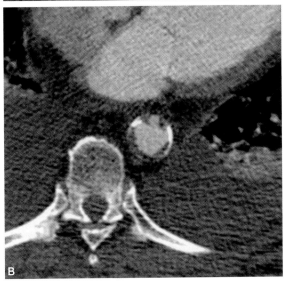

图 29.7　穿透性主动脉溃疡（PAU）。（A）PAU 的增强 CT 图像。注意内膜钙化（箭）表示主动脉内膜的边缘。PAU 中充填的对比剂明显超出正常血管壁（箭头）。（B）相比之下，同一患者图像在不同层面显示有溃烂斑块。注意对比与动脉粥样硬化性钙化的关系，以及对比剂如何不会延伸到主动脉壁之外

内。在内膜缺损的下游，中层的潜在空间被血液或对比剂填满，被称为假腔。来自血流的压力迫使内膜片向下延伸。在横断面成像上，主动脉夹层有一个内膜片来分隔真腔和假腔。

主动脉夹层的分类

　　主动脉夹层按 Stanford 分类系统分类。在放射学文献中，涉及升主动脉的夹层被归为 Stanford A 型（图 29.8）。开始于左锁骨下动脉起始处远端的夹层根据放射学文献被归类为 Stanford B 型；无名动脉在外科文献中是转折点（图 29.9）。最重要的一点是，主动脉夹层的形态要清楚地传达给当地医疗中

心的外科团队。Stanford A 型夹层通常作为外科急诊处理。Stanford B 型夹层通常是通过血压控制来进行内科处理的。

　　对于 Stanford B 型夹层，通常会对主动脉进行一系列检查，以评估内膜片是否延伸或是否有主动脉瘤增大的迹象。慢性主动脉夹层可能具有急性主动脉夹层所没有的特征。例如，随着时间的推移，长期存在的假腔可能会形成血栓和钙化。此外，慢性主动脉夹层可通过内膜片在真腔和假腔之间形成开窗或交通。

主动脉夹层的并发症

　　很明显，主动脉夹层内膜片将主动脉分成真腔和假腔。假腔通常比真腔大，甚至可以将真腔缩小到限流状态。在主动脉弓，通过夹层内膜片的隔离可能会影响左锁骨下动脉的血流，导致上肢血压不同。在腹主动脉，这种现象可能导致肠缺血或肾损伤。

　　此外，主动脉夹层可能扩散到下游分支（图29.8B 和 C）。在 Stanford A 型夹层中，内膜片可能撕裂到主动脉根部或冠状动脉；在这些情况下，血管破裂可能发生在心包内，并可能导致危险的心脏压塞（图 29.10）。其他分支也可能受累，包括锁骨下动脉、颈动脉、肠系膜动脉和髂动脉。

　　在慢性情况下，主动脉夹层会导致固有的主动脉变弱，并可能导致动脉瘤样扩张。由于血流缓慢，假腔可能发生血栓形成；血栓可能脱落，导致下游梗死。

影像学在主动脉夹层中的作用

　　虽然在急性胸痛的初步评估中常常使用 X 线平片，但对于主动脉夹层的检测，平片并不敏感或特异。然而，在某些情况下，动脉内膜粥样硬化性钙化可能继发于主动脉中层的血液而向内移位。虽然这在 X 线平片中是罕见的征象，但当此征象出现时即可诊断主动脉夹层（图 29.11 和图 29.12）。

　　由于扫描时间短，使用方便，CT 在很大程度上已成为评价急性主动脉夹层的主要方法。CT 对主动脉夹层的检测具有高度的灵敏度和特异度，但 CT 检查具有电离辐射而且需要使用碘对比剂。相反，MRI 没有电离辐射，并且检查中可进行增强扫描，也可只进行平扫。因此，MRI 是监测慢性主动脉夹层（评估夹层内膜撕裂延伸或动脉瘤增大）和评估慢性肾病中的夹层的理想方法。然而，在扫描急性疾病

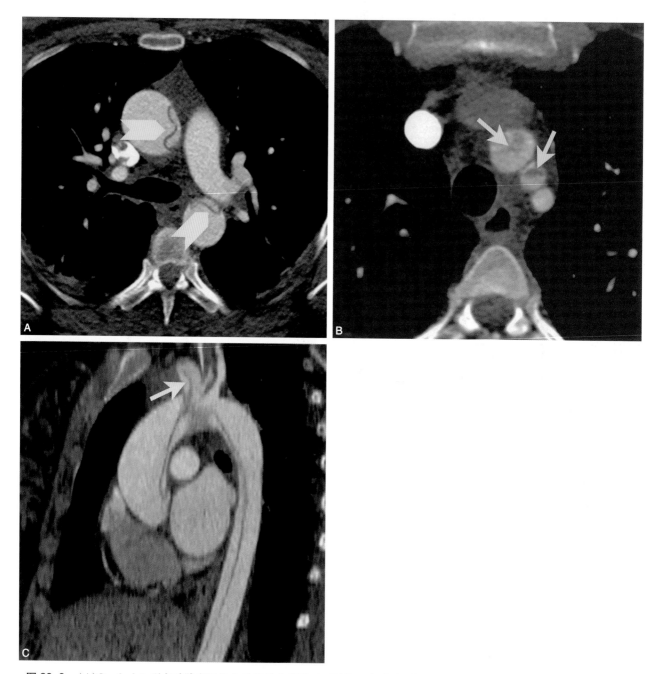

图 29.8　(A)Stanford A 型主动脉夹层的主动脉轴位增强 CT 图像。内膜片(箭头)涉及升主动脉、主动脉弓和降主动脉。轴位(B)和矢状位(C)增强 CT 图像显示剥离的内膜片延伸至头臂动脉和左颈总动脉(箭)

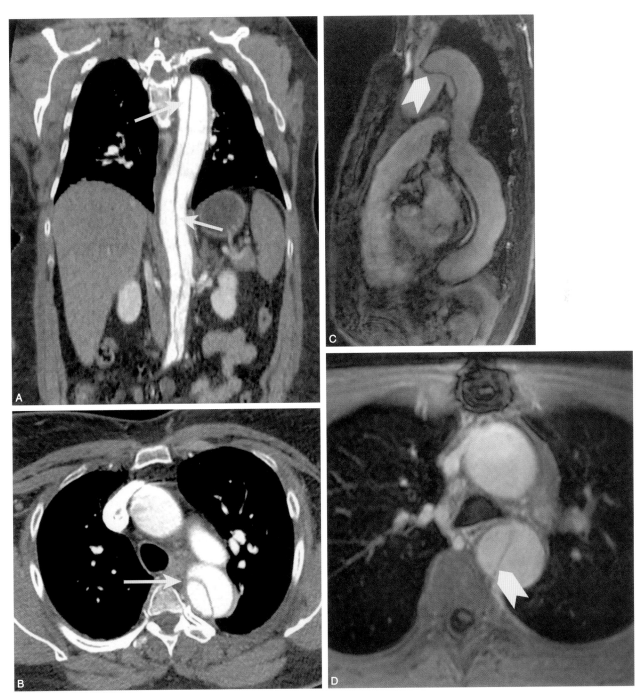

图 29.9　Stanford B 型主动脉夹层。冠状位（A）和轴位（B）Stanford B 型主动脉夹层的增强 CT 血管成像图像。剥离的内膜片（箭）起始于左锁骨下动脉起始处以外。内膜片向下游延伸至主动脉分叉水平。另一位 Stanford B 型主动脉夹层患者的矢状位（C）和轴位（D）增强磁共振血管成像图像。左锁骨下动脉下游开始内膜剥离（箭头）。升主动脉没有受累

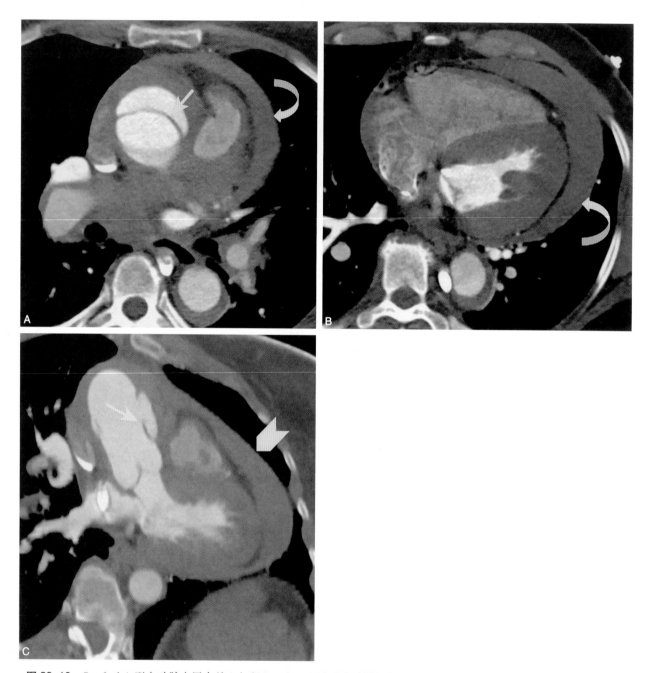

图 29. 10　Stanford A 型主动脉夹层合并心包积血。(A,B)涉及主动脉根部的 Stanford A 型夹层的增强 CT 图像。在胸主动脉上有一个内膜片(直箭),高密度心包积液符合心包积血(曲箭)。(C)轴位曲面重建图像定位主动脉根部内膜不规则(直箭)。由于主动脉根部位于心包返折内,此位置的主动脉损伤可导致心包内出血(箭头)

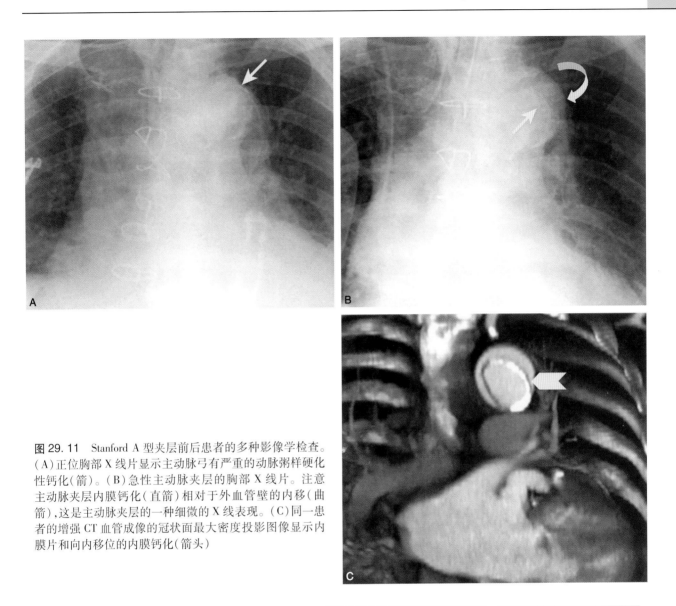

图 29.11　Stanford A 型夹层前后患者的多种影像学检查。(A)正位胸部 X 线片显示主动脉弓有严重的动脉粥样硬化性钙化(箭)。(B)急性主动脉夹层的胸部 X 线片。注意主动脉夹层内膜钙化(直箭)相对于外血管壁的内移(曲箭),这是主动脉夹层的一种细微的 X 线表现。(C)同一患者的增强 CT 血管成像的冠状面最大密度投影图像显示内膜片和向内移位的内膜钙化(箭头)

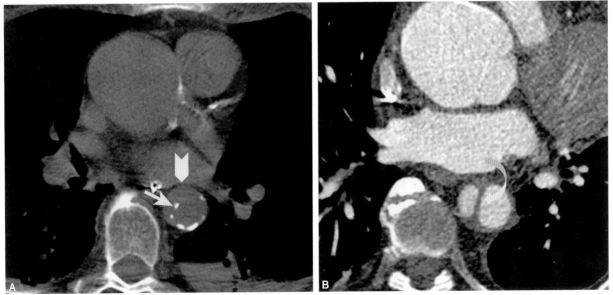

图 29.12　主动脉夹层内膜破裂。(A)胸部 CT 平扫显示动脉粥样硬化性钙化(箭)相对于降主动脉的外轮廓(箭头)向内移位。(B)同一患者的增强扫描显示内膜片(曲箭)

或血流动力学不稳定的患者时,MRI 较长的采集时间是它的短板。

横断面影像(包括 CT 或 MRI)在主动脉夹层并发症的评估中起着关键作用。具体地说,CT 可用于评估内膜片延伸的程度,以及即时并发症,包括心包积血、缺血和血管破裂。

问题解析:鉴别真腔和假腔

在假腔形成血栓的情况下,区分真假腔通常并不困难。然而,在急性主动脉夹层的情况下,鉴别真假腔存在一定的困难。

真腔应该与主动脉的正常部分连续,包括内膜片的上游和下游。此外,真腔通常沿着主动脉弓的后部和降主动脉的前部螺旋状排列。

由于充盈方式的不同,假腔应该表现出相对于真腔的延迟充盈。改变 CT 图像的窗宽窗位可以帮助区分管腔。

主动脉夹层真腔和假腔的一个可靠的鉴别特征是所谓的鸟嘴征,当假腔在夹层结束时有一个锐角,由内膜片和正常的血管中层或外膜形成。多平面和曲面重建在识别这一特征时非常有用(图 29.13)。

假腔通常比真腔大,尽管这不是一个可靠的指标。此外,蛛网征,即残留中层纤维的细丝状填充缺陷,可以帮助识别假腔(尽管只在少数情况下存在)。

急性主动脉综合征评估中的误区

运动伪影

运动伪影与较长的采集时间具有较高的相关性。最常见的运动伪影来自患者的呼吸和心脏运动。其他因素也可能增加运动伪影,如患者情绪激动,精神状态改变,呼吸极度短促或患者年龄较小。

运动可能会导致沿着血管壁出现带状伪影,这可以类似于内膜片。此外,运动会使主动脉的精确测量复杂化。

随着 MDCT 的使用,采集时间大大减少。使用高端 CT[例如 Flash CT(西门子)或双源 CT],可以在一次屏气中对整个主动脉进行成像,从而减少呼吸伪影。心脏心电门控是在舒张期获得图像,可以消除心脏运动伪影。在其他情况下,镇静或麻醉可能有助于减轻患者的激动或减少运动。

包含平扫图像

如前所述,MDCT 已成为评估急性主动脉综合征的主流方式。CTA 已成为评估 PAU 和主动脉夹层等综合征的必要手段。然而,主动脉腔内的高密度对比剂可能会掩盖主动脉壁的异常,某些异常(例如 IMH)在增强后图像上可能不太明显。因此,主动脉的每一次 CT 检查都必须包括平扫图像,以评估主动脉壁相对于血池的密度。

■ 主动脉损伤

因为主动脉是人体最大的动脉,所以主动脉损伤可能会造成毁灭性的后果。胸部钝性损伤或突然减速会造成主动脉剪切损伤。然而,完全性主动脉损伤(穿过主动脉的所有三层)会导致快速失血,患者通常无法存活足够长的时间接受成像。

在创伤中有用的影像学检查

评估钝性或穿透性胸部创伤的首要步骤通常是拍摄正位胸部 X 线片,即便其作用有限。摄片时因为担心会损伤脊柱,通常不采用直立位,几乎只采用仰卧位和前后位。

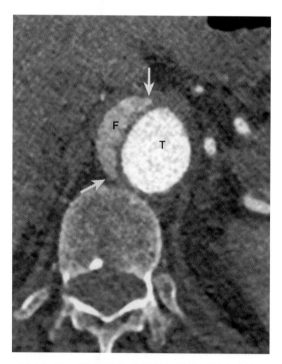

图 29.13   增强 CT 扫描轴位图像显示降主动脉/腹主动脉夹层内膜片。差别灌注可以识别真腔(T)和假腔(F)。鸟嘴征(箭)指的是夹层内膜片相对于主动脉外轮廓的锐角,这有助于识别假腔(除了差别灌注)

如前所述,X 射线摄影在主动脉内膜损伤的评估中作用不大。然而,它可能有助于发现主动脉损伤的次要征象,即纵隔血肿。血肿可能导致纵隔增宽,右气管旁带增厚,或失去正常的主肺动脉窗。其他放射学线索如血胸、高位肋骨骨折、胸骨骨折和肩胛骨骨折提示高机械性损伤,增加了主动脉损伤的可能性。

多排 CT(MDCT)是评估急性主动脉损伤最常用的方法,这在很大程度上是因为它的可用性和快速采集时间。增强 CT 对急性主动脉损伤以及相关损伤(包括骨折、肺挫伤、气胸和心包积液)的检测高度敏感。

MRI 在创伤中的应用有限。检查所需的时间会推迟临床决策,因为几分钟的时间可能会影响生存率。

急性创伤性主动脉损伤的定位

主动脉剪切损伤是由钝性主动脉损伤或突然减速引起的。当主动脉拴在胸壁或其他结构上时,就会发生损伤。因此,最常见的损伤部位是主动脉根部、主动脉峡部(主动脉被动脉韧带拴住)或食管裂孔。然而,重要的是要记住,沿主动脉可能有多处损伤。

假性动脉瘤

假性动脉瘤最好被描述为一种封闭的主动脉破裂。动脉瘤是动脉管壁的三层结构都扩张,而假性动脉瘤只会导致动脉管壁的一层或两层结构的局灶性外露。在这些病例中,创伤性损伤破坏了主动脉内膜和主动脉中层,而外膜保持完好。主动脉腔内的血压导致可扩张的外膜异常增宽。

假性动脉瘤的影像学表现

假性动脉瘤导致损伤部位的动脉轮廓局灶性异常。通常主动脉峡部为其好发部位,因为附着在那里动脉韧带使主动脉容易发生减速损伤。然而,由于假性动脉瘤的发生具有很高的创伤机制,它通常与其他纵隔异常相关,包括纵隔血肿。

创伤性主动脉夹层或横断:主动脉损伤的典型影像学表现

在严重损伤和血流动力学不稳定的情况下,可能不会进行影像学检查,以加快紧急手术干预。然而,随着 CT 的普及和检查时间的减少,主动脉损伤的影像也越来越多。

影像学表现随损伤程度的不同而变化。当主动脉最内层受损时,轻微的内膜面不规则或小的内膜片可能为仅有的发现(图 29.14)。较深的主动脉壁损伤可能导致主动脉壁局部变弱,导致假性动脉瘤(图 29.15)。在最极端的全层主动脉损伤病例中,可以明显看到对比剂渗入纵隔。轻度损伤(例如主动脉内膜的有限损伤)可以通过内科手段和后续检查来处理。然而,高度损伤或那些在系列检查中体积增大的损伤需要手术或血管内干预。

主动脉损伤影像学诊断中的误区

运动

在创伤的背景下,运动可能会混淆对主动脉的评估。在 MDCT 时代,大多数检查可以在一次屏气中完成,从而减少呼吸运动伪影。然而,心脏运动可能是有问题的,并可能导致主动脉壁的假性不规则。这可能导致正常的主动脉轮廓被误认为假性动脉瘤或真正的主动脉损伤被误认为伪影。

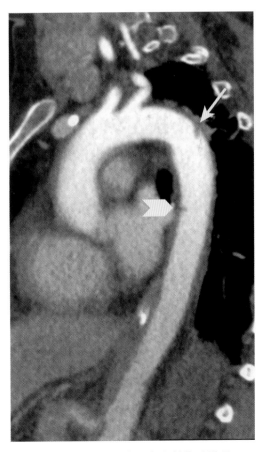

图 29.14 主动脉损伤。高速创伤后增强 CT 扫描的矢状位曲面重建。内膜损伤发生在主动脉峡部区域(箭),并向下段延伸(箭头)

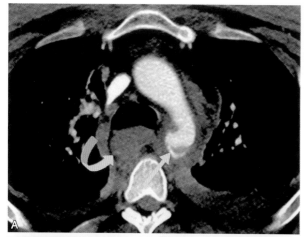

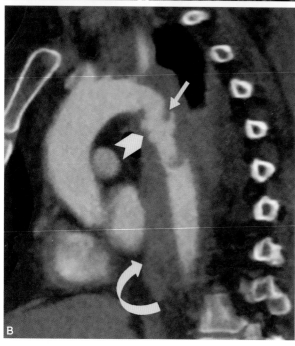

图 29.15　封闭的主动脉破裂和假性动脉瘤形成。CT 血管成像的轴位（A）和矢状位（B）图像显示峡部水平的内膜局灶性不规则（直箭）。此外，在此节段可见主动脉的局限性不规则和突出（箭头），与封闭的主动脉破裂时假性动脉瘤的形成相一致。注意纵隔周围的血液（曲箭）

对于急性主动脉综合征的评估，心电门控可能为急性主动脉损伤的诊断提供一些帮助。然而，这项技术并不是在所有地点或一天中的所有时间都可以使用，而且患者受伤的紧迫性可能不允许进行这一额外的步骤。

外伤的次要征象可能有助于区分真性创伤和伪影。主动脉损伤多发生在高速或高机械性创伤的情况下。伴随而来的高机械性损伤，如胸骨或肩胛骨骨折，更可能出现在主动脉损伤的背景中。此外，合并纵隔血肿、纵隔脂肪沉积（fat stranding）或邻近肺挫伤也可提示存在急性主动脉损伤。

主动脉的正常解剖变异

问题解析：主动脉纺锤体与主动脉损伤

主动脉纺锤体是正常主动脉变异中的一种，为降主动脉局部（位于峡部的远端）管径的增加。这种梭形扩张被认为是胎儿时期的解剖残留，通常会在其他原因进行成像时偶然发现。在创伤的背景下，主动脉管径的这种改变可能被误认为急性损伤；然而，平滑的边缘和周围血肿的缺乏可能有助于将这种变异与真正的主动脉损伤区分开来。

问题解析：假性动脉瘤与导管憩室

导管憩室是指发生在动脉导管附着处沿主动脉下方呈局灶性膨出的结构。导管憩室和创伤性主动脉损伤均发生在峡部。导管憩室可见于多达三分之一的无症状人群。然而，这种局灶性主动脉轮廓的异常可能与假性动脉瘤或其他一些局灶性外伤类似。

典型的导管憩室轮廓光滑平整，与主动脉呈钝角。相比之下，主动脉损伤通常更不规则，可能与主动脉有尖锐的夹角，并可以在任何方向发生。然而，需要重点注意的是，在意想不到的位置和方向上也可以出现非典型的主动脉憩室。此外，憩室的动脉瘤样扩张可能导致憩室相对于主动脉呈锐角，从而进一步混淆影像学表现（图 29.16）。

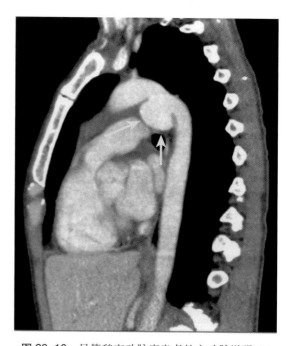

图 29.16　导管憩室动脉瘤患者的主动脉增强 CT 斜矢状位图像（箭）。这种解剖变异发生在峡部，这也是一个常见的创伤部位。了解导管憩室的典型位置对于鉴别这种变异与真正的病理改变很重要。此外，相较于急性损伤，局灶性内膜钙化是一种缓慢的发展过程

最重要的是，外伤的继发征象可以支持创伤性主动脉损伤的诊断而不是良性变异。创伤性主动脉损伤很少在没有纵隔血肿的情况下发生。若高机械性创伤合并其他表现（例如多发性骨折、肺挫伤、腹部实质性器官损伤），则诊断更倾向于创伤而不是正常变异。

■ 总结

获得性主动脉疾病的种类繁多，例如需要及时干预的急性病变，以及需要随访观察或药物治疗的进展较为缓慢的病变。详细了解这类疾病的影像学表现及诊断陷阱将有助于放射科医生迅速和正确地识别主动脉疾病，并指导进一步的治疗。

参考书目

Abbara S, Kalva S, Cury RC, Isselbacher E. Thoracic aortic disease: spectrum of multidetector computed tomography imaging findings. *J Cardiovasc Comput Tomogr*. 2007;1(1):40–54.

Alfson DB, Ham SW. Type B Aortic dissections: current guidelines for treatment. *Cardiol Clin*. 2017;35(3):387–410.

Armerding MD, Rubin GD, Beaulieu CF, et al. Aortic aneurysmal disease: assessment of stent-graft treatment-CT versus conventional angiography. *Radiology*. 2000;215(1):138–146.

Attenhofer Jost CH, Schaff HV, Connolly HM, et al. Spectrum of operations after repair of aortic coarctation: importance of an individualized approach because of coexistent cardiovascular disease. *Mayo Clin Proc*. 2002;77(7):646–653.

Batra P, Bigoni B, Manning J, et al. Pitfalls in the diagnosis of thoracic aortic dissection at CT angiography. *Radiographics*. 2000;20(2):309–320.

Berko NS, Jain VR, Godelman A, et al. Variants and anomalies of thoracic vasculature on computed tomographic angiography in adults. *J Comput Assist Tomogr*. 2009;33(4):523–528.

Bonaca MP, O'Gara PT. Diagnosis and management of acute aortic syndromes: dissection, intramural hematoma, and penetrating aortic ulcer. *Curr Cardiol Rep*. 2014;16(10):536.

Bosner RS, Pagano D, Lewis ME, et al. Clinical and patho-anatomical factors affecting expansion of thoracic aortic aneurysms. *Heart*. 2000;84(3):277–283.

Burkhart HM, Gomez GA, Jacobson LE, et al. Fatal blunt aortic injuries: a review of 242 autopsy cases. *J Trauma*. 2001;50(1):113–115.

Chung JH, Ghoshhajra BB, Rojas CA, et al. CT angiography of the thoracic aorta. *Radiol Clin N Am*. 2010;48(2):249–264.

Clouse WD, Hallett JW, Schaff HV, et al. Improved prognosis of thoracic aortic aneurysms: a population-based study. *JAMA*. 1998;280(22):1926–1929.

Coady MA, Davies RR, Roberts M, et al. Familial patterns of thoracic aortic aneurysms. *Arch Surg*. 1999;134(4):361–367.

Coady MA, Rizzo JA, Hammond GL, et al. Surgical intervention criteria for thoracic aortic aneurysms: a study of growth rates and complications. *Ann Thorac Surg*. 1999;67(6):1922–1926, discussion 1953–1958.

Davies RR, Gallo A, Coady MA, et al. Novel measurement of relative aortic size predicts rupture of thoracic aortic aneurysms. *Ann Thorac Surg*. 2006;81(1):169–177.

Davies RR, Goldstein LJ, Coady MA, et al. Yearly rupture or dissection rates for thoracic aortic aneurysms: simple prediction based on size. *Ann Thorac Surg*. 2002;73(1):17–27, discussion 27–28.

Fan ZM, Zhang ZQ, Ma XH, et al. Acute aortic dissection with intimal intussusception: MRI appearances. *AJR Am J Roentgenol*. 2006;186(3):841–843.

Feczko JD, Lynch L, Pless JE, et al. An autopsy case review of 142 nonpenetrating (blunt) injuries of the aorta. *J Trauma*. 1992;33(6):846–849.

Geyer LL, Schoepf UJ, Meinel FG, et al. State of the art: iterative CT reconstruction techniques. *Radiology*. 2015;276(2):339–357.

Gomes AS, Bettmann MA, Boxt LM, et al. Acute chest pain—suspected aortic dissection. American College of Radiology. ACR appropriateness criteria. *Radiology*. 2000;215(suppl):1–5.

Greenberg RK, Secor JL, Painter T. Computed tomography assessment of thoracic aortic pathology. *Semin Vasc Surg*. 2004;17(2):166–172.

Hagan PG, Nienaber CA, Isselbacher EM, et al. The International Registry of Acute Aortic Dissection (IRAD): new insights into an old disease. *JAMA*. 2000;283(7):897–903.

Hayashi H, Matsuoka Y, Sakamoto I, et al. Penetrating atherosclerotic ulcer of the aorta: imaging features and disease concept. *Radiographics*. 2000;20(4):995–1005.

Heinemann M, Laas J, Karck M, et al. Thoracic aortic aneurysms after acute type A

aortic dissection: necessity for follow-up. *Ann Thorac Surg*. 1990;49(4):580–584.

Husainy MA, Sayyed F, Puppala S. Acute aortic syndrome—pitfalls in gated and non-gated CT scan. *Emerg Radiol*. 2016;23(4):397–403.

Isselbacher EM. Thoracic and abdominal aortic aneurysms. *Circulation*. 2005;111(6):816–828.

Johnson PT, Chen JK, Loeys BL, et al. Loeys-Dietz syndrome: MDCT angiography findings. *AJR Am J Roentgenol*. 2007;189(1):W29–W35.

Kaatee R, Van Leeuwen MS, De Lange EE, et al. Spiral CT angiography of the renal arteries: should a scan delay based on a test bolus injection or a fixed scan delay be used to obtain maximum enhancement of the vessels? *J Comput Assist Tomogr*. 1998;22(4):541–547.

Kaji S, Nishigami K, Akasaka T, et al. Prediction of progression or regression of type A aortic intramural hematoma by computed tomography. *Circulation*. 1999;100(19 suppl II):II281–II286.

Kazerooni EA, Bree RL, Williams DM. Penetrating atherosclerotic ulcers of the descending thoracic aorta: evaluation with CT and distinction from aortic dissection. *Radiology*. 1992;183(3):759–765.

Kuzmik GA, Sang AX, Elefteriades JA. Natural history of thoracic aortic aneurysms. *J Vasc Surg*. 2012;56(2):565–571.

Layton KF, Kallmes DF, Cloft HJ, et al. Bovine aortic arch variant in humans: clarification of a common misnomer. *AJNR Am J Neuroradiol*. 2006;27(7):1541–1542.

Lee CH, Goo JM, Ye HJ, et al. Radiation dose modulation techniques in the multidetector CT era: from basics to practice. *Radiographics*. 2008;28(5):1451–1459.

LePage MA, Quint LE, Sonnad SS, et al. Aortic dissection: CT features that distinguish true lumen from false lumen. *AJR Am J Roentgenol*. 2001;177(1):207–211.

Lin FY, Devereaux RB, Roman MJ, et al. Assessment of the thoracic aorta by multidetector computed tomography: age- and sex-specific reference values in adults without evident cardiovascular disease. *J Cardiovasc Comput Tomogr*. 2008;2(5):298–308.

Lobato AC, Puech-Leao P. Predictive factors for rupture of thoracoabdominal aortic aneurysm. *J Vasc Surg*. 1998;27(3):446–453.

Lu TL, Huber CH, Rizzo E, et al. Ascending aorta measurements as assessed by ECG-gated multi-detector computed tomography: a pilot study to establish normative values for transcatheter therapies. *Eur Radiol*. 2009;19(3):664–669.

Maksimowicz-McKinnon K, Hoffman GS. Takayasu arteritis: what is the long-term prognosis? *Rheum Dis Clin North Am*. 2007;33(4):777–786, vi.

Mao SS, Ahmadi N, Shah B, et al. Normal thoracic aorta diameter on cardiac computed tomography in healthy asymptomatic adults; impact of age and gender. *Acad Radiol*. 2008;15(7):827–834.

Meszaros I, Morocz J, Szlavi J, et al. Epidemiology and clinicopathology of aortic dissection. *Chest*. 2000;117:1271–1278.

Moore AG, Eagle KA, Bruckman D, et al. Choice of computed tomography, transesophageal echocardiography, magnetic resonance imaging, and aortography in acute aortic dissection: international registry of acute aortic dissection (IRAD). *Am J Cardiol*. 2002;89(10):1235–1238.

Morgan-Hughes GJ, Marshall AJ, Roobottom CA. Refined computed tomography of the thoracic aorta: the impact of electrocardiographic assistance. *Clin Radiol*. 2003;58(8):581–588.

Morris JH, Mix D, Cameron SJ. Acute aortic syndromes: update in current medical management. *Curr Treat Options Cardiovasc Med*. 2017;19(4):29.

Nelsen KM, Spizarny DL, Kastan DJ. Intimointimal intussusception in aortic dissection: CT diagnosis. *AJR Am J Roentgenol*. 1994;162(4):813–814.

Nienaber CA, von Kodolitsch Y, Nicholas V, et al. The diagnosis of thoracic aortic dissection by noninvasive imaging procedures. *N Engl J Med*. 1993;328(1):1–9.

Nienaber CA, von Kodolitsch Y, Petersen B, et al. Intramural hemorrhage of the thoracic aorta: diagnostic and therapeutic implications. *Circulation*. 1995;92(6):1465–1472.

Nistri S, Sorbo MD, Marin M, et al. Aortic root dilatation in young men with normally functioning bicuspid aortic valves. *Heart*. 1999;82(1):19–22.

Nuenninghoff DM, Hunder GG, Christianson TJ, et al. Incidence and predictors of large-artery complication (aortic aneurysm, aortic dissection, and/or large-artery stenosis) in patients with giant-cell arteritis: a population based study over 50 years. *Arthritis Rheum*. 2003;48(12):3522–3531.

Ocak I, Lacomis JM, Deible CR, et al. The aortic root: comparison of measurements from ECG-gated CT angiography with transthoracic echocardiography. *J Thorac Imaging*. 2009;24(3):223–226.

Pagni S, Denatale RW, Boltax RS. Takayasu's arteritis: the middle aortic syndrome. *Am Surg*. 1996;62(5):409–412.

Parikh SR, Hurwitz RA, Hubbard JE, et al. Preoperative and postoperative "aneurysm" associated with coarctation of the aorta. *J Am Coll Cardiol*. 1991;17(6):1367–1372.

Quint LE, Francis IR, Williams DM, et al. Evaluation of thoracic aortic disease with the use of helical CT and multiplanar reconstructions: a comparison with surgical findings. *Radiology*. 1996;201(1):37–41.

Quint LE, Williams DM, Francis IR, et al. Ulcerlike lesions of the aorta: imaging features and natural history. *Radiology*. 2001;218(3):719–723.

Raptis CA, Hammer MM, Raman KG, et al. Acute traumatic aortic injury: practical considerations for the diagnostic radiologist. *J Thorac Imaging*. 2015;30(3):202–213.

Rojas CA, Restrepo CS. Mediastinal hematomas: aortic injury and beyond. *J Comput Assist Tomogr*. 2009;33(2):218–224.

Roos JE, Willmann JK, Weishaupt D, et al. Thoracic aorta: motion artifact reduction with retrospective and prospective electrocardiography-assisted multi-detector row CT. *Radiology*. 2002;222(1):271–277.

Rubin GD. MDCT imaging of the aorta and peripheral vessels. *Eur J Radiol*. 2003;45(suppl 1):S42–S49.

Safir J, Kerr A, Morehouse H, et al. Magnetic resonance imaging of dissection in pseudocoarctation of the aorta. *Cardiovasc Intervent Radiol.* 1993;16(3):180–182.

Schoenhoff FS, Zanchin C, Czerny M, et al. Aorta related and all-cause mortality in patients with aortic intramural hematoma. *Eur J Vasc Endovasc Surg.* 2017;54(4):447–453.

Sebastia C, Quiroga S, Boye R, et al. Aortic stenosis: spectrum of diseases depicted at multisection CT. *Radiographics.* 2003;23:S79–S91.

Stanson AW, Kazmier FJ, Hollier LH, et al. Penetrating atherosclerotic ulcers of the thoracic aorta: natural history and clinicopathologic correlations. *Ann Vasc Surg.* 1986;1(1):15–23.

Steenburg SD, Ravenel JG, Ikonomidis JS, et al. Acute traumatic aortic injury: imaging evaluation and management. *Radiology.* 2008;248(3):748–762.

Svensson LG, Crawford ES, Hess KR, et al. Experience with 1509 patients undergoing thoracoabdomial aortic operations. *J Vasc Surg.* 1993;17(2):357–368.

Takach TJ, Reul GJ, Duncan JM, et al. Sinus of valsalva aneurysm or fistula: management and outcome. *Ann Thorac Surg.* 1999;68(5):1573–1577.

Therrien J, Thorne SA, Wright A, et al. Repaired coarctation: a "cost-effective" approach to identify complications in adults. *J Am Coll Cardiol.* 2000;35(4):997–1002.

Tops LF, Wood DA, Delgado V, et al. Noninvasive evaluation of the aortic root with multislice computed tomography implications for transcatheter aortic valve replacement. *JACC Cardiovasc Imaging.* 2008;1(3):321–330.

Valente T, Rossi G, Lassandro F, et al. MDCT evaluation of acute aortic syndrome (AAS). *Br J Radiol.* 2016;89(1061):20150825.

Von Kodolitsch Y, Aydin MA, Koschyk DH, et al. Predictors of aneurysmal formation after surgical correction of aortic coarctation. *J Am Coll Cardiol.* 2002;39(4):617–624.

Von Kodolitsch Y, Csosz SK, Koschyk DH, et al. Intramural hematoma of the aorta: predictors of progression to dissection and rupture. *Circulation.* 2003;107(8):1158–1163.

Wang GX, Hedgire SS, Le TQ, et al. MR angiography can guide ED management of suspected acute aortic dissection. *Am J Emerg Med.* 2017;35(4):527–530.

Williams MP, Farrow R. Atypical patterns in the CT diagnosis of aortic dissection. *Clin Radiol.* 1994;49(10):686–689.

Zhao DL, Liu XD, Zhao CL, et al. Multislice spiral CT angiography for evaluation of acute aortic syndrome. *Echocardiography.* 2017;34(10):1495–1499.

第30章
缺血性心脏病

Julian L. Wichmann, Akos Varga-Szemes, Pal Spruill Suranyi,
U. Joseph Schoepf

■ 引言：心血管成像技术的应用

心血管疾病仍然是工业化国家最常见的死亡原因之一。在过去的几十年中,心血管成像技术取得了实质性的进步,并已较成熟地应用于临床。缺血性心脏病的定义为由氧气供应不足而导致的心肌效率下降,这主要是由阻塞性冠状动脉疾病(coronary artery disease,CAD)引起的。通过心血管成像技术获得的多个参数可对缺血性心脏病患者进行更精准的风险分层和管理。

影像学指征

风险评估仍然是临床常规心血管成像的主要指征。冠状动脉 CT 血管成像(coronary computed tomography angiography,CCTA)已被纳入大多数主要指南,作为检测 CAD、评价冠状动脉搭桥术(coronary artery bypass graft,CABG)腔内通畅性和显示先天性心脏病的首选标准检查手段。大量多中心研究表明,与侵入性冠状动脉造影(invasive coronary angiography,ICA)相比,CCTA 具有高度灵敏度和特异度。虽然 CCTA 常高估冠状动脉的狭窄程度,但利用高的阴性预测值来排除 CAD 是一种可靠的方式。多项研究还推荐在急诊中使用 CCTA 对急性胸痛和可疑 CAD 的患者进行甄别。

但是 CCTA 被定义为一种结构学检查,通常需要使用其他功能成像方式来评价检测到的冠状动脉狭窄的血流动力学意义。这种心肌灌注显像(myocardial perfusion imaging,MPI)主要由单光子发射计算机体层摄影(SPECT)或磁共振成像(MRI)完成,当然也可以使用其他方式,例如正电子发射体层成像、负荷超声心动图、血流分数储备 CT(fractional flow reserve CT,CT-FFR)。这就解释了为什么对缺血性心脏病患者进行全面检查通常基于多模式成像方式。然而,合适的成像方式和方案的选择也会受到多种因素和患者个体差异的影响(框 30.1)。

技术参数

CT 探测器设计和阵列

可行的降低 CT 辐射剂量和对比剂剂量的技术

后处理算法(3D,4D 和血流分数储备 CT)

MR 场强和孔径

患者因素

年龄

性别

体重和身体状态

心率

心律

血压

药物治疗和手术史

肾功能

遵守呼吸指令的能力

装置和植入物

幽闭恐惧症

临床参数

影像学指征

恰当的成像方式

具体的临床问题

对临床路径的影响

确定适当的成像方式

X 射线(胸部 X 线检查,侵入性冠状动脉造影)

对于大多数急诊患者,可以获得最初的胸部 X 线片。尽管这种检查手段不常用于检测缺血性心脏病,但它可以提供某些 CAD 指标,如 X 线片可见的严重冠状动脉钙化或某些心腔的特征性扩大提示可能存在瓣膜病变和心力衰竭。

在对缺血性心脏病的常规临床实践评价中,X 射线技术常用于 ICA 中。这种侵入性方法仍然是评估 CAD 的金标准,特别是 FFR 测量可以对冠状动脉狭窄的血流动力学意义进行准确评估。ICA 可再次确认 CCTA 检测到的 CAD,并使用 FFR 来量化其严重程度,同时还可以适时地通过球囊血管成形术和支架置入来进行治疗。

计算机体层成像(冠状动脉 CT 血管成像,CT 心肌灌注显像)

由于过去几十年的多项重大技术革新,CT 已成为一种可用于检测多种心脏病变的常规检查手段。当前,它仍然主要用于检测或排除 CAD。初步评价通常采用低剂量、非增强的钙化积分扫描,以检测冠状动脉钙化斑块(图 30.1)。Agatston 钙化积分被广泛应用于冠心病风险分层和预后评价。但是,特别是在年轻患者中,可能会出现非钙化的冠状动脉软斑块,或者可能会出现急性的血栓或栓子,非增强扫描无法检测到这些病变。因此,需要进行增强的 CCTA 来评价冠状动脉通畅程度和高危冠状动脉异常(例如,动脉间或组织内走行异常)。CCTA 可用于评价 CABG 的通畅性,新一代的扫描仪可以检测到支架内的血栓形成,这得益于其更高的时间分辨率、空间分辨率和改进的可减少金属伪影的算法。新引进的低剂量技术可有效降低辐射剂量,在临床实践中可低至亚毫西弗水平。因此,CCTA 已成为排除中低风险可疑 CAD 患者的一线检查手段。

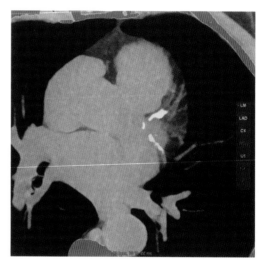

图 30.1 一位 77 岁老年男性患者的钙化评分和 Agatston 评分。软件会自动识别高密度物质(阈值,130HU),并以粉红色显示。在最大密度投影图像上手动定位冠状动脉左前降支(黄色)和回旋支(绿色)局灶性和严重钙化斑块。该患者总的 Agatston 积分为 387.8

为了进行全面的心脏评估,可使用 CT 进行静息态和负荷态 MPI(CTMPI)(图 30.2)。越来越多的证据表明 CTMPI 可能有助于鉴别伴有血流动力学异常的冠状动脉狭窄。与其他已被证实较可靠的心肌活性成像方式相比,CTMPI 的优势在于可提供全面的、单模式的心脏评价。在一个时段同时执行两次检查,而无须再次定位,这种方法最终被证明是一种更具时间效率和成本效益的成像解决方案。

心脏磁共振成像

由于过去几十年的多项重大技术革新,心脏磁共振(cardiac magnetic resonance,CMR)已成为评价左、右心室功能和心肌活性的金标准,且无须使用含

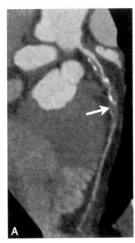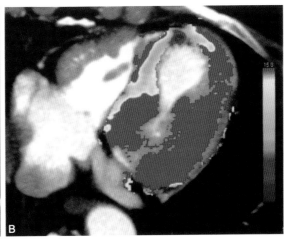

图 30.2　冠状动脉狭窄与心肌灌注不足的相关性。(A)冠状动脉 CT 血管成像显示冠状动脉左前降支的多个混合斑块(箭)。(B)彩色编码的 CT 心肌灌注显像显示在相应的血管供血区域中存在局灶性前间隔灌注缺损。红色代表心肌血容量的峰值。紫色代表最小值

碘对比剂。越来越多的证据表明负荷心肌灌注 CMR 在检测心肌灌注缺损方面优于 SPECT。有些学者甚至认为这种成像技术对于无心外冠状动脉阻塞性病变但怀疑有冠状动脉微血管功能损害的女性患者更加有益。越来越多的心脏起搏器和血管内支架可兼容磁共振(magnetic resonance,MR)设备,并且一些单层图像、自由呼吸的扫描协议和运动校正算法可用于大多数的扫描中。

而且,CMR 心肌延迟强化(late gadolinium enhancement,LGE)可显示心肌坏死、瘢痕以及受累心肌的多种其他结构性疾病(例如心肌淀粉样变性、结节病、心肌炎)。此外,负荷多巴酚丁胺 CMR 还是负荷多巴酚丁胺超声心动图检查的可行替代方法。

尽管如此,CMR 仍要耗费比心脏 CT 更多的时间,并且一些患者由于严重的幽闭恐惧症而拒绝或中止 MR 检查。因此,CMR 的某些概念,包括延迟增强成像,已经沿用到 CT 上,以使特定的患者具有相似的检查特征,但这种技术还不成熟,仍在探索中。

核医学

SPECT 仍然是成熟的心肌灌注显像(myocardial perfusion imaging,MPI)技术,用于检测心肌缺血,因为大量研究表明其作为预后指标的价值。尽管如此,其相对高的辐射暴露、对放射性核素示踪剂的要求以及相当低的特异性导致了其他前述 MPI 技术的发展。虽然使用^{82}Rb 或^{13}N-氨的心脏正电子发射断层扫描(PET)也是可行的,但它在临床常规中仅被少数人使用,主要是由于获得这些放射性示踪剂的较为困难。

■ CT 成像算法

可疑冠状动脉疾病患者的检查

心脏影像科医生应依据指征、患者临床参数和扫描者的技能为每一位患者量身定制恰当的成像协议。目前冠状动脉成像仍是 CT 检查的主要内容。首先,应确定是否仅用冠状动脉的解剖数据就能够回答临床问题,是否还需要功能性数据,甚至心肌灌注评价。除此以外,在急诊情况下,可能更需要全胸的胸痛三联 CTA,而不是标准的 CCTA。

具有中低先验概率的 CAD 患者是 CCTA 的理想候选人。一些已知 CAD 的患者可能从 CCTA 中获益,如评价冠状动脉支架或旁路移植术后的通畅性。CABG 术后的患者需要更大的视野才能显示胸廓内动脉全程。

初始风险评价通常采用非增强、低剂量、钙化积分扫描,以初步了解心脏解剖结构并确定最佳扫描方案,但在冠状动脉支架植入、有心肌梗死病史或 CABG 术后的患者中这一步骤可省略。

图像质量主要取决于所使用的扫描协议、患者的心律和身体状态。大多数心脏 CT 检查需要使用心电门控技术,但一些较新的扫描技术除外。目前,被广为接受的指南是对心率<80 次/min 的患者使用前瞻性心电门控触发方案进行扫描,以减少辐射剂量,而对心率>80 次/min 的患者采用回顾性心电门控方案进行扫描,以确保诊断图像的质量。

为降低心率,某些患者可能需要口服或静脉内使用 β 受体阻滞剂,有禁忌证除外(例如严重哮

喘）。许多接受心脏 CT 检查的患者也可能有高血压或心律失常的病史，并且已经接受过 β 受体阻滞剂的治疗。舌下使用硝酸甘油可以使冠状动脉扩张，从而改善成像质量。硝酸甘油应在扫描前 3 ~ 5min 给药，如目前正在接受其他血管扩张药（例如西地那非）治疗，则禁用硝酸甘油，因为这可能并发严重的低血压。为确保最佳扫描时机，根据不同的机器，可使用团注示踪和试验性团注技术。心肌功能分析需要使用回顾性心电门控协议，或者使用更新的由前瞻性心电门控触发的填充技术。根据患者的临床病史和成像指征，可在血管成像后 7 ~ 15min 进行延迟增强扫描以检测心肌瘢痕。

图像重建和三维后处理在心脏 CT 中起着至关重要的作用。严重钙化或支架患者可使用更锐利的卷积核来重建，以增加管腔的对比度。特别是在复杂病例中，曲面多平面重建（curved multiplanar reconstruction，cMPR）有助于显示斑块形态并评价管腔狭窄程度。在可行的情况下，也可以计算基于 CT 的 FFR 值并将其用临床决策中。三维容积重建对于显示 CABG 的解剖结构和心脏畸形非常有用。快照图像可供其他小组同事制订干预计划。但应注意的是，与 ICA 相比，CCTA 通常会稍微高估冠状动脉狭窄的严重程度。

报告结果

每份心脏 CT 报告应首先描述扫描技术和图像重建参数。如果可能的话，钙化积分扫描得到的 Agatston 评分应该用相应的 MESA（Multi-Ethnic Study of Atherosclerosis）百分位数来进行说明，并根据年龄、种族和性别进行调整。CCTA 图像的分析，最好应描述每个主要冠状动脉（右冠状动脉、左主干、左前降支、左回旋支、中间支），对血管走行、是否存在斑块和斑块分布进行简要描述。由于不能准确量化管腔狭窄程度，冠状动脉狭窄程度应定性地描述为轻度（<30%）、中度（30% ~ 70%）或重度（>70%）。冠状动脉异常，特别是那些具有恶性潜能的异常，也应描述。

心脏解剖即使正常也至少应简单地描述，大血管结构也应进行评价。应特别关注心肌，因为灌注缺损（急性或慢性）可能表现为节段低密度。慢性改变，包括心肌变薄、脂肪化生、钙化和动脉瘤，也应报告。如果进行功能成像，应报告定量结果（例如射血分数、舒张末期容积和收缩末期容积），如存在区域室壁运动异常也应报告。

必须评价所有图像序列的心外发现，因为对于可疑 CAD 而无任何住院史的患者来说，CCTA 可能是其首次断层成像。肺组织应单独用更宽的视野和更锐利的卷积核重建来进行评价，以避免漏掉小的肺结节。急性或慢性肺部疾病（例如肺炎、肺气肿、纤维化）和胸腔积液也应描述。胸部应用专门的软组织卷积核重建以发现肿块和淋巴结病变。胸壁、骨性结构和可见的部分腹部结构最好都要描述。

不幸的是，放射科医生通常对患者 CCTA 后的临床信息知之甚少。此外，主治医生对 CCTA 报告的解读可能会有所不同，并会因此影响到临床路径的选择。CCTA 可很好地排除 CAD，但是在预测有实际血流动力学意义的狭窄方面缺乏特异性。因此建议对冠状动脉的状态进行广泛的描述，并强调潜在的有意义的狭窄，因为这可能代表没有显示真正狭窄程度的罪犯血管。还可以建议其他影像学检查（CMR，SPECT）。总而言之，与所有报告一样，报告应回答主要的临床问题，而不是对所有病例重复使用相同的报告模板。

减少辐射剂量和对比剂剂量

最近的几项技术创新有助于大大降低 CCTA 的辐射剂量和常规临床实践中所需的对比剂剂量，并可应用于大多数患者。常规 CCTA 多为回顾性心电门控，使用持续照射和相对较高的管电压，以获得足够的组织穿透能力，有效剂量为 10 ~ 18mSv。而前瞻性心电门控协议为间歇性照射，从而大大降低辐射暴露。根据患者心率和扫描设备情况，可以使用前瞻性心电门控方案（<80 次/min）或大螺距（<65 次/min）采集。大螺距扫描将 CCTA 的辐射剂量降至 1mSv 以下，但仍然局限于特定的患者群体。

新一代设备具有自动化的扫描自适应管电压和管电流调节，这可以大大减少辐射剂量而不影响图像质量。以往设备的管电压多为 120kV，随着探测技术的进步，新设备的参考管电压仅为 70kV（图 30.3）。在增强 CT 扫描中，低管电压采集可有效减少对比剂剂量，与正常采集方式相比，碘衰减更高，可获得更好的对比度噪声比，同时影像噪声仅有轻度增加。此外，采用迭代重建算法可减轻这种细微的影像噪声并进一步提高图像质量。

大多数用于减少辐射剂量的技术都可以同时减少对比剂剂量。由于低管电压采集使得碘衰减的增加，对比剂的剂量可相应减少。此外，大螺距 CCTA

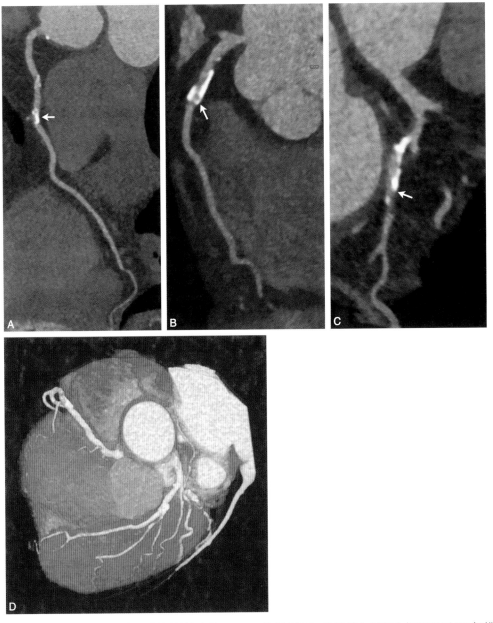

图 30.3　一位 77 岁男性患者使用低剂量技术的 CCTA。使用 70kV$_p$ 的低管电压和大螺距双源 CT 扫描。采用基于衰减的自动管电流调节和专用的迭代重建算法。估计有效剂量为 0.3mSv。曲面重建显示右冠状动脉（A），左前降支（B）和回旋支（C）有多个斑块（箭）。（D）容积再现（VR）图像显示心外膜血管的走行方向

协议由于扫描速度更快,需要的对比剂剂量也会相应减少。

■ 心脏磁共振成像算法

心脏磁共振检查的禁忌证

　　由于 MR 设备可产生强磁场,必须对接受 CMR 检查的患者进行安全性筛查,对未知的激活设备、铁磁性植入物、不明性质的动脉瘤夹、眼内金属碎片、植入型心律转复除颤器(implantable cardioverter de-fibrillator,ICD)和任何目前对 MRI 不安全的植入物都是绝对禁忌证。而对于 MRI 相对禁忌证,在扫描前都要进行全面严格的风险评估,如严重的幽闭恐惧症、大型金属线和尚未经过 MR 安全性测试的激活设备。大多数心脏起搏器属于后者,在与心脏病专家协商后,可以在 CMR 检查之前将起搏器编程为 MR 模式,在扫描这些患者时,必须使用更传统的梯度回波序列来调整成像参数,以确保安全,减少能量沉积和金属引起的磁敏感伪影。

　　较新的支架、心脏瓣膜、线圈和封堵器是相对禁忌证。通常可以在制造商指定的一定时间后对具有

此类植入物的患者进行成像。新型 MR 兼容植入式起搏器现已上市,并且新一代 ICD 已通过 MR 安全性测试。尽管每年会发布越来越多的 MR 兼容的设备和植入物,这些植入物造成的伪影仍对图像解读提出很大挑战。由于大多数起搏器和 ICD 导线都固定在右心,因此在大多数情况下,对左心室的显示影响很小。

可疑冠状动脉疾病患者的检查

虽然 CT 是目前评估冠状动脉形态的非侵入性标准检查,并且正在努力开发用于功能评价的 CT 技术,但是由于 CMR 具有更高的时间分辨率,CMR 在心肌功能和灌注评价领域仍处于主导地位。当 CAD 患者转入 CMR 时,可提出一系列的诊断问题,以确定适合于给定临床情况的成像方案。

原因不明的心力衰竭患者和已知 CAD 的患者通常会接受常规方案,有时也称为可行性方案,包括定位像、T_2 加权像、电影和静息态灌注成像以及首过和延迟增强反转恢复图像。信号采集使用心电门控技术。大多数图像为分段采集,也就是说,它们是在连续多个心动周期中采集的,需要屏气 7~20s 以使膈肌保持相对恒定的水平。有些图像是单幅图像,这意味着它们是在单个心动周期内获取的。

在三个标准长轴(二腔心位、三腔心位和四腔心位)和多层短轴方向上以 20~40ms 的时间分辨率获取电影放映环,从而可以进行整体和局部心脏及瓣膜功能评价。使用钆对比剂后可进行静息态心肌灌注扫描,从而评价心肌的早期对比剂摄取。静息态灌注有助于显示可疑心腔内血栓或肿块。对比剂注入后 2min 采集早期增强图像,可评价血栓或微血管灌注缺损,对比剂注入后 10~20min 进行 LGE 成像,可评估心肌内对比剂的蓄积。

如患者存在负荷诱导的局部缺血症状,则可以在上述常规扫描方案中加入负荷协议。多巴酚丁胺负荷 CMR 可检测负荷引起的室壁运动异常。但是,在某些心脏疾病中是禁止使用多巴酚丁胺的,如严重的高血压、不稳定型心绞痛、急性心肌梗死、严重的主动脉瓣狭窄和肥厚型梗阻性心肌病。更常使用的方案是血管扩张剂负荷灌注成像,该设计是针对心肌负荷诱发的局部缺血。这一方法的原理是对比剂在心肌中首过速度明显减慢,与缺血心肌的范围有关。腺苷[0.14mg/(kg·min),持续 3min]和瑞加诺生(0.4mg,团注)是最常用的负荷药物。使用负荷药物当天,应控制食物和咖啡因的平均摄入量。

这些负荷药物的使用禁忌证包括药物过敏、二或三级房室传导阻滞、长 QT 间期综合征、病态窦房结综合征、慢性阻塞性肺疾病哮喘发作、肺部疾病、严重的低血压和不稳定型心绞痛。应在负荷试验前后持续监测心率、血氧饱和度和血压。

CAD 通常与瓣膜病变(例如主动脉瓣钙化和狭窄,由乳头肌梗死引发的二尖瓣关闭不全)相关。在这种情况下,CMR 不仅能评价瓣膜形态和运动异常,还可以评价通过瓣膜的血流。与多普勒超声心动图相似,相位对比序列可反映血流速度,用于定量评价峰值速度以及前向和反流容积。新的相位对比 CMR 序列甚至可以自由呼吸的方式应用于四个维度。

在临床上,冠状动脉 MR 血管成像是 CMR 的一个相对较新的领域。目前已进行了一些关于 CMR 冠状动脉成像的可行性研究。虽然 CMR 在时间分辨率上优于 CT,但其空间分辨率仍不如 CT。此外,三维数据的采集需要多个心动周期才能完成,从而导致在不同心跳和多次屏气下采集的图像之间存在错层问题。有一些原型序列可实现心电和呼吸门控或各种运动校正算法的组合,以实现良好的图像质量,同时不屏气还可提高患者检查舒适度。使用这些序列,可显示冠状动脉的近中段。然而,由于存在明显的失相位伪影,冠状动脉(和主动脉瓣)的钙化对图像解读提出了进一步挑战。

钆对比剂的使用

含钆对比剂是相对安全的,报告的钆对比剂过敏反应数量明显少于碘对比剂。多年前,当人们发现肾源性系统性纤维化(nephrogenic systemic fibrosis,NSF)与某些含钆药物有关时,就提出应关注这类药物的使用。但是,到目前为止,含钆药物与 NSF 进展的因果关系尚不明确。最近较新的观点认为钆可长期持续在人体内累积,但其确切的临床意义仍不清楚。具有环状结构的新型对比剂表现出相当高的分子稳定性,从而提高了患者的安全性。参考目前的指南,钆对比剂绝不可用于严重肾脏疾病的患者[肾小球滤过率<30mL/(min·1.73m²)]和小于 4 周龄的新生儿。

报告结果

报告应先描述 CMR 协议、对比剂及用量,然后以结构化的顺序进行报告。一般描述应包括心房和心室腔大小,房间隔和室间隔的连续性以及心包的情况。

对 CMR 图像进行进一步评价需要对各个序列进行综合性概述。将 T_2 加权像、电影、灌注以及早期和延迟增强图像匹配进行分析是非常重要的，例如，某些节段心肌 T_2 加权像信号增高可能与电影序列上同一节段心肌运动功能减退有关，静息态灌注、早期增强图像上的低信号区域和延迟增强图像上的高信号区域，符合急性心肌梗死。因此，每个图像中的发现都应分别报告、匹配并最终总结形成印象。

应当讨论 T_2 加权像中是否存在心肌水肿。T_2 高信号可能表示心肌水肿（图 30.4），T_2 高信号也可能代表由心肌内出血导致含血红素的血液降解产物的存在。水肿可能代表急性梗死或炎症。出血可能是由于闭塞的冠状动脉再血管化。

长轴和短轴位电影可以定性评价整体和局部心脏功能（图 30.5）。短轴位电影成像可进行左心室功能整体定量评价。作为整体功能评价的一部分，可以计算左、右心室的舒张末期容积和收缩末期容积、每搏输出量、射血分数、心输出量和心肌质量。这些指标通常以体表面积赋值。对局部心脏功能的定性和定量评价是基于节段室壁的增厚。通常使用美国心脏协会左心室模型、17 节段心脏命名法来进行评价。视觉评价用于定性解读（正常运动，运动减少，无运动，运动障碍）。完全的和小范围的室壁增厚或室壁运动幅度（例如心内膜移位）可以进行定量评价。

负荷灌注的评价更为复杂。首先，应只报告真正的灌注缺损。灌注缺损定义为，根据 17 节段模型，应包括至少两个相邻心肌节段的低信号区域，并在几个连续的心动周期中均可见到。因为在一个心动周期内只能有三或四个层面图像，所以灌注成像无法覆盖整个左心室。一般采集三个短轴位（心尖

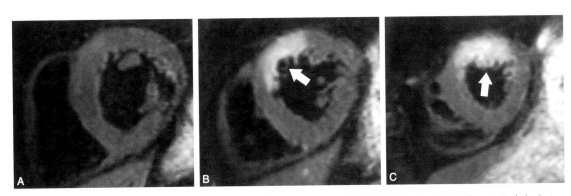

图 30.4　心肌梗死患者的心室基底部（A）、心室中部（B）和心尖部（C）短轴位 T_2 加权图像。心室中部和心尖部前壁节段心肌高信号（箭）对应急性心肌水肿

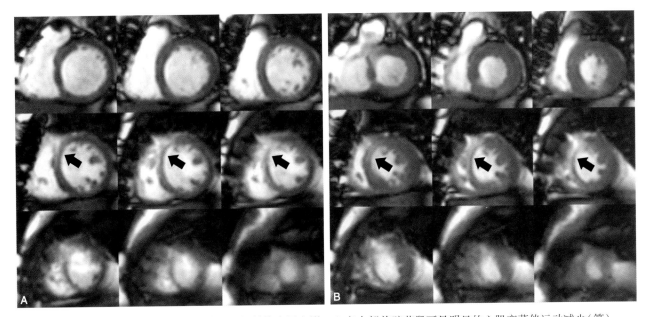

图 30.5　舒张末期（A）和收缩末期（B）短轴位多层电影。心室中部前壁节段可见明显的心肌变薄伴运动减少（箭）

部、中部和基底部)和一个长轴位图像。报告灌注缺损,应指出受累部位和节段,并提供累及室壁厚度的百分比。静息态观察到的灌注缺损通常对应于永久性心肌损伤,例如先前发生的心肌梗死。只有负荷灌注的缺损是可逆的(图30.6)。新的软件算法还可以进行定量灌注分析并计算绝对心肌血流量。

最后,应对增强扫描进行评价。首过增强图像可用于检测低信号的微血管阻塞(无复流)和心内血栓。延迟增强扫描可凸显急性、亚急性心肌坏死和慢性瘢痕(图30.7)。这些图像通常可覆盖整个左心室。应根据17节段模型报告观察到的心肌增强情况。应指出强化心肌部位(心尖部、中部和基底部)和节段。心肌坏死和缺血所致瘢痕应与冠状动脉供血区一致,病变范围最少累及两个心肌节段。至关重要的是确认该模式提示的缺血性原因,即主要位于心内膜下,而其他模式(例如斑片状、心外膜下、心肌中层)通常提示非缺血性原因。

已报道的几种方法确定过度增强(无活性)区域范围的分级方法,如受累节段数量、受累室壁厚度百分比(透壁率为室壁厚度的0~25%,25%~50%,50%~75%或75%~100%)。定量分析通常是基于一定阈值的算法,可以将正常心肌与病变区分开。实际的梗死面积可以报告为绝对体积或占总心肌的百分比。

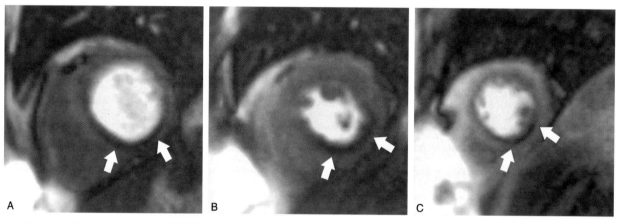

图30.6　急性胸痛患者的负荷心肌灌注图像。短轴位基底部(A)、心室中部(B)和心尖部(C)层面显示基底部、心室中部下壁和下侧壁以及心尖部下壁节段心肌负荷灌注缺损

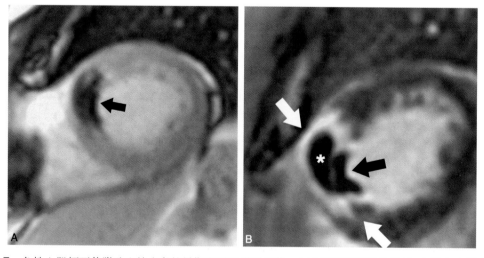

图30.7　急性心肌梗死伴附壁血栓患者的早期和延迟增强图像。(A)早期增强图像显示,心肌中未增强的区域与微血管阻塞相一致,前壁节段中有附壁血栓(箭)。(B)延迟增强图像显示一个明亮的区域(白色箭),周围被黑色区域环绕,与急性梗死伴中央微血管阻塞(星号)相一致。还可见无增强的附壁血栓(黑色箭)

■ 问题解析

高心率或心律失常

心脏 CT 的图像质量受心肌和邻近血管结构运动伪影的高度影响。当心脏以规律的节律收缩时，心电图同步检测到该模式，并在心动周期的最小运动间期内提供最佳的辐射暴露。这一概念是心电同步降低辐射剂量方案的基础。心律失常或高心率可能会干扰此类算法。因此，较早一代的扫描设备通常在这些患者中使用回顾性心电门控方案，继而产生较高的电离辐射剂量。在这种情况下，新一代扫描设备则可以提供更优秀的算法。

异位搏动相对常见，可能发生在有和没有心脏病史的患者中。因为它通常是间断和偶发的，所以在患者躺在检查床上进行扫描准备期间评估心电图尤为重要。额外使用 β 受体阻滞剂可能起到一定抑制作用，但不能完全消除异位搏动。当然，当前的扫描设备可以在扫描过程中实时监测到异位搏动并进行调整。一些研究表明，回顾性心电门控技术可用于异位搏动和其他形式心律失常的患者，而不必损失图像质量。辐射剂量<1mSv 的大螺距协议都可以用于这些患者。对于新一代扫描设备来说，如用于评价冠状动脉通畅性和 CAD，则不必使用造成高辐射暴露的全螺旋采集模式。

心房颤动（简称房颤）曾经是低剂量方案甚至是常规心脏 CT 检查的禁忌证。多项最新研究表明，新一代扫描设备具有更快扫描速度，可以实现对这一部分患者的心脏 CT 扫描，甚至可以采用低剂量方案。此外，行心脏 CT 检查的房颤患者大多需要观察左心房、左心耳和肺静脉，而不是冠状动脉。这直接影响到扫描方案的选择和随之产生的辐射暴露，因此，应事先申请与医生进行沟通，可以选择采用大螺距、低管电压和自动剂量调节软件。

CMR 的图像质量对心律失常同样敏感。最好质量的图像需要进行分段采集，也就是说，一个图像要在多个心动周期中进行采集，并且采集期间所有心动周期的长度要完全一致，这一点非常重要。绝大多数的电影 CMR 序列采集使用回顾性心电门控方式。对于频发异位搏动的患者，可以使用更耗时的前瞻性心电门控技术，这一技术可以自动跳过异位搏动的心动周期。或者也可以采用时间分辨率稍差的实时电影序列。而对于心律失常的患者，可使用首过灌注、早期和延迟增强（可行性）成像进行单一图像采集。

肥胖

图像质量受 X 射线光子数、人体组织的透过性和行程的直接影响。对超重患者进行断层成像仍是一大挑战。但对于 X 射线发生器，光子屏蔽和探测器技术的最新创新已大大改善了肥胖患者 CT 检查的图像质量。尽管如此，肥胖患者 CT 扫描的基本原理仍然是通过调整 X 射线管电压和管电流来增加射线能量，同时还应考虑检查的类型和影像学指征。在增强扫描特别是 CT 血管成像时，通常可以通过降低管电压来增加血管内衰减。

由于肺部的解剖学特征，与腹部成像相比，肥胖患者的胸部 CT 图像对比度会更高。通常情况下，如果采用自动管电流调节技术，大多数的胸部 CT 检查可以在 100kV$_p$ 下安全进行。最新一代的扫描设备甚至可以在 70～80kV$_p$ 的管电压下进行心脏 CT 增强检查，但通常需要使用专门的后处理软件进行图像处理。此外，新一代扫描设备可在低管电压条件下增加光子发射，从而得到更好的诊断图像质量，同时还减少了辐射剂量（图 30.8）。然而，即使在高管电压条件下，也可以使用现有的减少辐射暴露的解决方案，例如选择前瞻性心电门控方案。甚至可以在窦性心律和心动过缓（<65 次/min）的肥胖患者中使用大螺距模式。特别是对于不太可能有 CAD 的患者，即使在较低的管电压下，心脏 CT 也会提供足够的图像质量，以排除冠状动脉狭窄。对于已知 CAD、植入支架或 CABG 的患者，则应选择 100kV$_p$ 或更高的管电压。

在 CMR 中，就图像质量或成像协议而言，肥胖是一个不太重要的问题。肥胖患者成像的主要限制因素是孔径。大多数扫描仪的孔径为 60cm。在心脏扫描时，应将心脏定位在磁体的等中心点。如果心脏的区域位于等中心点，由于其上下径较长，则至少上腹部也必须进入孔中。这意味着腹围加上线圈（如果线圈部分覆盖了上腹部）应小于孔径的尺寸。但更常见的限制因素是胸部最宽处（包括肩膀和上臂，患者的手放于体侧）的患者周长。当患者无法进入常规尺寸的磁体中，如果可能，可使用大口径 3-T MR 扫描仪（70cm）进行心脏扫描，或者考虑其他成像方式。

高密度物质

尽管 CT 技术可在快速采集时间内得到高分辨

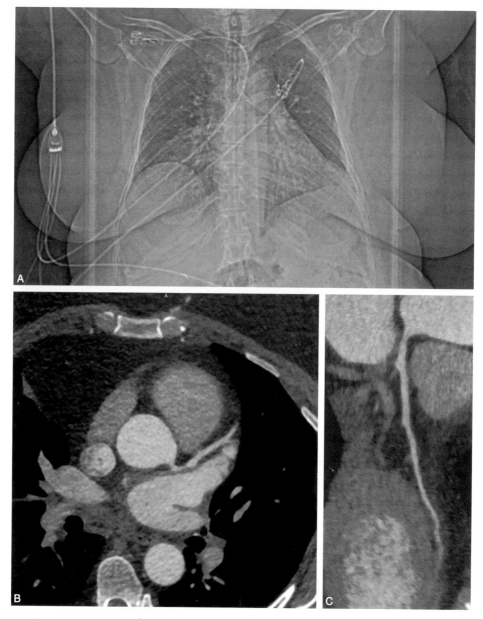

图 30.8　体重指数为 41.5kg/m^2 的 50 岁肥胖女性患者的冠状动脉 CT 血管成像（CCTA）实例。（A）定位像显示胸廓直径较大。CCTA 使用第三代双源 CT 前瞻性心电门控扫描方式。左前降支的轴位图像（B）和曲面重建（C）显示诊断图像质量

率和软组织对比度的图像，但它仍可能会因高密度物质（例如手术夹、冠状动脉支架、起搏器导线和瓣膜假体）引起的射线硬化效应伪影和散射线而受到损害。解决这个问题的第一步是评价定位像和冠状动脉钙化扫描。这样可发现任何能引起伪影的因素，从而提前对实际的 CT 血管成像计划进行调整。以前常使用高管电压（120～140kV$_p$）和管电流技术来减少此类伪影，但这会增加辐射剂量。现在的扫描设备可采用两种不同的方式来达到这一目的。使用这种算法的绝大多数患者管电压为 100kV$_p$（图 30.9）。通常这种算法需要用原始数据在扫描界面

上完成。此外，还要用锐利的卷积核重建图像，以进一步减少伪影。

双能量 CT 可采用另一种不同的方法来解决这个问题。此外还有多种后处理可能。单能量重建可减少高密度物质的射线硬化效应伪影。

高密度物质（例如金属植入物、可植入设备）相关的 MR 安全事项在"心脏磁共振成像算法"一节讨论。在患者进入扫描设备前，应向厂家确认植入物的 MR 兼容性。即使植入设备是 MR 可兼容设备，若磁场内金属结构靠近成像区域，在某些序列上仍然会引起明显的磁敏感伪影。胸骨的金属线和心脏

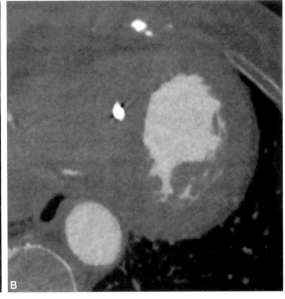

图 30.9 专用的迭代金属伪影减少算法在 70kV_p 心脏扫描中的效果。（A）起搏器导线尖端产生的射线硬化效应伪影（箭）叠加在室间隔上。（B）消除了大多数金属条纹伪影，并提高了对心肌评价的质量

起搏器导联是靠近心脏最常见的金属部分，它们不会造成明显伪影而影响 CMR 的诊断质量。人工瓣膜置换可导致瓣膜水平的信号缺失，造成对瓣膜本身病变评价受限，但仍然可以进行血流评价并观察瓣膜异常效应和并发症。

血管和瓣膜的钙化以及缺血性心脏病患者的其他表现也可能引起钙质沉积部位自旋相位位移导致的信号丢失。信号丢失可能影响瓣膜的测量（直径和面积测量）和血管结构的评价（例如冠状动脉窦）。如果图像存在较大伪影而不能满足诊断要求，应告知主治医生，并建议其他成像方法。

支架腔内评价

由于存在射线硬化效应，冠状动脉支架可能会与冠状动脉管腔重叠，因此对心脏成像提出了特殊的挑战。但是，由于存在支架内血栓形成的风险，支架内腔的评价是心脏成像的一项相对普遍的任务，尤其是在支架植入后的第一年内。一般来说，前述针对高密度物质射线硬化效应伪影的技术也适用于支架内成像：应尽量少用低管电压采集，应使用更锐利的卷积核和迭代算法进行重建。大多数新一代 CT 扫描设备能够为支架腔内评价提供足够的图像质量。

此外，还开发了专门用于评价支架内腔通畅性的新技术。通过测量支架近端和远端的衰减值，可以评价冠状动脉内对比剂的浓度梯度。事实证明，这种简单的方法对发现支架内血栓形成很有帮助，而对小支架的评价效果尤其突出。基于软件的数字减影血管造影技术是神经血管成像中的一项成熟技术，但在心脏 CT 领域仍是一个待研究的课题。在临床常规检查中，通过调整扫描和图像重建参数并精心评价 cMPR 数据集，可以很容易获得高质量的支架图像。

幽闭恐惧症

由于 MRI 设备的孔径较小，因此许多患者在经历一段时间的检查后会出现幽闭恐惧症。不同的策略已被尝试用来增加患者的舒适度，更宽的孔径的磁体适合更高体重指数的患者，还开发了带有镜子的特殊结构，使患者可以从孔内向外看。在 MR 检查期间，听音乐也可以起到很好的效果。在情况严重时，可以使用镇静剂。口服地西泮 5 ~ 10mg 可能会减轻门诊患者的症状。在极少数情况下，甚至可以考虑全身麻醉。

屏气困难

心脏病患者经常存在长时间屏气困难的情况，而这是大多数 CMR 信号采集所必需的。在这种情况下，可以减少采集时间（屏气时间），也可以使用自由呼吸方案。采集时长受几个参数的影响。而减少采集时间最有效的方法是减少成像部分的数量和/或降低空间分辨率，而这些调整将导致图像质量下降。在情况严重时，可能必须使用自由呼吸协议，例如实时电影成像（时间和空间分辨率低）和单次采集

（全部图像采集自单一心动周期）。

■ 利与弊

CT 成像

- 为消除影响最佳成像协议（高图像质量和低辐射剂量）的因素，对拟行心脏 CT 的患者进行扫描前评价是至关重要的。
- 影响心脏 CT 辐射剂量的主要因素是基于心率和心律的扫描协议。
- 降低管电压和管电流可进一步减少辐射剂量。迭代重建算法可提高图像质量。
- 应特别注意可能会造成射线硬化效应伪影的物质，必须相应地调整成像协议并使用其他后处理方式。
- 即使在心律失常或房颤患者中，新一代扫描设备也可以获得较高的图像质量，而不会增加辐射暴露。
- 心脏 CT 的专用后处理同样对图像解释有特别帮助。应常规做 cMPR 并进行评价。

CMR 成像

- 为确定可能的禁忌证，恰当的患者筛选是必需的，如金属植入物和植入性设备。
- 大多数较新的植入物是 MR 兼容的。对于 ICD，必须给予特别的注意。
- 对于行增强 CMR 的患者，如果没有过去 30d 的肾小球滤过率值，必须进行肾功能评价。
- 心律失常患者可使用回顾性心电门控技术。
- 对于不能屏气的患者，可使用自由呼吸、单次采集或呼吸门控序列。

■ 总结

在临床上，缺血性心脏病患者代表一个对常规 CT 和 CMR 检查有独特和较高要求的人群。希望放射学家使用最新技术，以减少辐射暴露并实现较高的图像质量和诊断准确性。最近的技术创新为两种成像方式存在的大多数问题提供了合适的解决方案。在成像之前对患者进行全面评价仍然非常关键，并且在检查过程中必须制订个性化方案。因此，心脏成像仍然是为数不多的、需要高度的医患沟通并调整成像参数的影像学检查之一。继其他方式，

特别是侵入性技术（例如 ICA）之后，尖端技术一般应该用于加强 CT 和 MRI 在心脏成像中的关键临床作用。

参考书目

Achenbach S, Marwan M, Ropers D, et al. Coronary computed tomography angiography with a consistent dose below 1 mSv using prospectively electrocardiogram-triggered high-pitch spiral acquisition. *Eur Heart J*. 2010;31(3):340–346.

Al Sayari S, Kopp S, Bremerich J. Stress cardiac MR imaging: the role of stress functional assessment and perfusion imaging in the evaluation of ischemic heart disease. *Radiol Clin North Am*. 2015;53(2):355–367.

Anderson KM, Odell PM, Wilson PW, Kannel WB. Cardiovascular disease risk profiles. *Am Heart J*. 1991;121(1 Pt 2):293–298.

Bamberg F, Becker A, Schwarz F, et al. Detection of hemodynamically significant coronary artery stenosis: incremental diagnostic value of dynamic CT-based myocardial perfusion imaging. *Radiology*. 2011;260(3):689–698.

Baumann S, Wang R, Schoepf UJ, et al. Coronary CT angiography-derived fractional flow reserve correlated with invasive fractional flow reserve measurements — initial experience with a novel physician-driven algorithm. *Eur Radiol*. 2015;25(4):1201–1207.

Cerqueira MD, Weissman NJ, Dilsizian V, et al. Standardized myocardial segmentation and nomenclature for tomographic imaging of the heart. A statement for healthcare professionals from the cardiac imaging committee of the Council on Clinical Cardiology of the American Heart Association. *Circulation*. 2002;105(4):539–542.

Choi JH, Min JK, Labounty TM, et al. Intracoronary transluminal attenuation gradient in coronary CT angiography for determining coronary artery stenosis. *JACC Cardiovasc Imaging*. 2011;4(11):1149–1157.

Cury RC, Abbara S, Achenbach S, et al. CAD-RADS™: Coronary Artery Disease — Reporting and Data System: An Expert Consensus Document of the Society of Cardiovascular Computed Tomography (SCCT), the American College of Radiology (ACR) and the North American Society for Cardiovascular Imaging (NASCI). Endorsed by the American College of Cardiology. *J Am Coll Radiol*. 2016;13(12 Pt A):1458–1466.e9.

De Cecco CN, Varga-Szemes A, Meinel FG, Renker M, Schoepf UJ. Beyond stenosis detection: computed tomography approaches for determining the functional relevance of coronary artery disease. *Radiol Clin North Am*. 2015;53(2):317–334.

Douglas PS, Hoffmann U, Patel MR, et al. Outcomes of anatomical versus functional testing for coronary artery disease. *N Engl J Med*. 2015.

Ebersberger U, Makowski MR, Schoepf UJ, et al. Magnetic resonance myocardial perfusion imaging at 3.0 tesla for the identification of myocardial ischaemia: comparison with coronary catheter angiography and fractional flow reserve measurements. *Eur Heart J Cardiovasc Imaging*. 2013;14(12):1174–1180.

Expert Panel on MRS, Kanal E, Barkovich AJ, et al. ACR guidance document on MR safe practices: 2013. *J Magn Reson Imaging*. 2013;37(3):501–530.

Flohr TG, De Cecco CN, Schmidt B, Wang R, Schoepf UJ, Meinel FG. Computed tomographic assessment of coronary artery disease: state-of-the-art imaging techniques. *Radiol Clin North Am*. 2015;53(2):271–285.

Geyer LL, Glenn GR, De Cecco CN, et al. CT evaluation of small-diameter coronary artery stents: effect of an integrated circuit detector with iterative reconstruction. *Radiology*. 2015;140427.

Hao D, Ai T, Goerner F, Hu X, Runge VM, Tweedle M. MRI contrast agents: basic chemistry and safety. *J Magn Reson Imaging*. 2012;36(5):1060–1071.

Hendel RC, Patel MR, Kramer CM, et al. ACCF/ACR/SCCT/SCMR/ASNC/NASCI/SCAI/SIR 2006 appropriateness criteria for cardiac computed tomography and cardiac magnetic resonance imaging: a report of the American College of Cardiology Foundation Quality Strategic Directions Committee Appropriateness Criteria Working Group, American College of Radiology, Society of Cardiovascular Computed Tomography, Society for Cardiovascular Magnetic Resonance, American Society of Nuclear Cardiology, North American Society for Cardiac Imaging, Society for Cardiovascular Angiography and Interventions, and Society of Interventional Radiology. *J Am Coll Cardiol*. 2006;48(7):1475–1497.

Hoffmann U, Truong QA, Schoenfeld DA, et al. Coronary CT angiography versus standard evaluation in acute chest pain. *N Engl J Med*. 2012;367(4):299–308.

Lin K, Carr JC. MR imaging of the coronary vasculature: imaging the lumen, wall, and beyond. *Radiol Clin North Am*. 2015;53(2):345–353.

Meyer M, Haubenreisser H, Schoepf UJ, et al. Closing in on the K edge: coronary CT angiography at 100, 80, and 70 kv-initial comparison of a second- versus a third-generation dual-source CT system. *Radiology*. 2014;273(2):373–382.

Nordbeck P, Ertl G, Ritter O. Magnetic resonance imaging safety in pacemaker and implantable cardioverter defibrillator patients: how far have we come? *Eur Heart J*. 2015;36(24):1505–1511.

Piccini D, Monney P, Sierro C, et al. Respiratory self-navigated postcontrast whole-heart coronary MR angiography: initial experience in patients. *Radiology*. 2014;270(2):378–386.

Pletcher MJ, Tice JA, Pignone M, Browner WS. Using the coronary artery calcium score to predict coronary heart disease events: a systematic review and meta-analysis. *Arch Intern Med*. 2004;164(12):1285–1292.

Renker M, Nance JW Jr, Schoepf UJ, et al. Evaluation of heavily calcified vessels with coronary CT angiography: comparison of iterative and filtered back projection image reconstruction. *Radiology*. 2011;260(2):390–399.

Renker M, Schoepf UJ, Wang R, et al. Comparison of diagnostic value of a novel noninvasive coronary computed tomography angiography method versus standard coronary angiography for assessing fractional flow reserve. *Am J Cardiol*. 2014;114(9):1303–1308.

Schoepf UJ, Becker CR, Ohnesorge BM, Yucel EK. CT of coronary artery disease. *Radiology*. 2004;232(1):18–37.

Schoepf UJ, Zwerner PL, Savino G, Herzog C, Kerl JM, Costello P. Coronary CT angiography. *Radiology*. 2007;244(1):48–63.

Schwitter J, Wacker CM, Wilke N, et al. MR-IMPACT II: magnetic resonance imaging for myocardial perfusion assessment in coronary artery disease trial: perfusion-cardiac magnetic resonance vs. single-photon emission computed tomography for the detection of coronary artery disease: a comparative multicentre, multivendor trial. *Eur Heart J*. 2013;34(10):775–781.

Secchi F, De Cecco CN, Spearman JV, et al. Monoenergetic extrapolation of cardiac dual energy CT for artifact reduction. *Acta Radiol*. 2014.

Srichai MB, Barreto M, Lim RP, Donnino R, Babb JS, Jacobs JE. Prospective-triggered sequential dual-source end-systolic coronary CT angiography for patients with atrial fibrillation: a feasibility study. *J Cardiovasc Comput Tomogr*. 2013;7(2):102–109.

Takx RA, Blomberg BA, El Aidi H, et al. Diagnostic accuracy of stress myocardial perfusion imaging compared to invasive coronary angiography with fractional flow reserve meta-analysis. *Circ Cardiovasc Imaging*. 2015;8(1).

Taylor AJ, Cerqueira M, Hodgson JM, et al. ACCF/SCCT/ACR/AHA/ASE/ASNC/NASCI/SCAI/SCMR 2010 appropriate use criteria for cardiac computed tomography. A report of the American College of Cardiology Foundation Appropriate Use Criteria Task Force, the Society of Cardiovascular Computed Tomography, the American College of Radiology, the American Heart Association, the American Society of Echocardiography, the American Society of Nuclear Cardiology, the North American Society for Cardiovascular Imaging, the Society for Cardiovascular Angiography and Interventions, and the Society for Cardiovascular Magnetic Resonance. *J Am Coll Cardiol*. 2010;56(22):1864–1894.

Thomson LE, Wei J, Agarwal M, et al. Cardiac magnetic resonance myocardial perfusion reserve index is reduced in women with coronary microvascular dysfunction. A National Heart, Lung, and Blood Institute-sponsored study from the women's ischemia syndrome evaluation. *Circ Cardiovasc Imaging*. 2015;8(4):e002481.

Wichmann JL, Bauer RW, Doss M, et al. Diagnostic accuracy of late iodine-enhancement dual-energy computed tomography for the detection of chronic myocardial infarction compared with late gadolinium-enhancement 3-T magnetic resonance imaging. *Invest Radiol*. 2013;48(12):851–856.

第31章

心肌病和心肌炎的影像学表现

Brian B. Ghoshhajra, Pedro Vinícius Staziaki, Marie-Helene Levesque

■ 引言

心肌病和心肌炎在临床上经常能遇到,在病变的诊断、管理和随访过程中影像学检查起着非常重要的作用。本章将讲述有影像学特征的心肌病以及在临床工作中最常进行影像学检查的心肌病的影像学表现。

■ 影像:What、Why 和 How

心肌病的定义

心肌病是最终可能导致心脏功能失调和心律失常的心肌病变。根据结构和功能不同受累情况,可将心肌病分为不同的类型。尽管在临床上通常会使用缺血性心肌病和高血压性心肌病的概念,但实际上心肌病不包括诸如 2006 年 AHA 和 2008 年欧洲心脏病学会(European Society of Cardiology,ESC)所定义的冠状动脉粥样硬化性心脏病(CAD)、心脏瓣膜病变、系统性高血压或先天性心脏病等致使心脏功能受损的心血管病变。基于主要器官受累情况,AHA 将心肌病分为原发性心肌病和继发性心肌病

两大类。原发性心肌病仅累及心肌,可分为遗传性、获得性或遗传和获得混合性病变(表 31.1)。继发性心肌病是全身系统病变的背景下心肌受累的病变(表 31.2)。

表 31.1　美国心脏协会发布的原发性心肌病的分类

类型	举例
遗传性	HCM、ARVC/D、LVNC
获得性	心肌炎、应激、PPCM
混合性	DCM、限制型心肌病

注:ARVC/D,致心律失常型右心室心肌病或发育不全;DCM,扩张型心肌病;HCM,肥厚型心肌病;LVNC,左心室心肌致密化不全;PPCM,围生期心肌病。

表 31.2　美国心脏协会发布的继发性心肌病的分类

类型	举例
浸润性心肌病	淀粉样变性、戈谢-赫勒-亨特病
贮积性心肌病	血色病、糖原贮积病、法布里病、尼曼-皮克病
毒性心肌病	药物性、重金属性、化学性
心内膜心肌性心肌病	热带心内膜心肌纤维化、高嗜酸性粒细胞增多综合征
肉芽肿性心肌病	结节病

448

续表

类型	举例
内分泌性心肌病	糖尿病、甲状腺功能亢进症、甲状腺功能减退症、甲状旁腺功能亢进症、嗜铬细胞瘤、肢端肥大症
心肌表面性心肌病	努南综合征、皮疹病
神经肌肉性、神经性心肌病	弗里德赖希共济失调、进行性假肥大性肌营养不良、埃默里-德赖弗斯肌营养不良、强直性肌营养不良、神经纤维瘤病、结节性硬化症
神经营养缺乏性心肌病	维生素 B_1、维生素 C（坏血病）、肉碱
自体免疫性、胶原性心肌病	系统性红斑狼疮、皮肌病、类风湿性关节炎、硬皮病、结节性多动脉炎
癌症治疗后遗性心肌病	蒽环类、环磷酰胺、放射治疗

心肌病患者进行影像学检查的原因

心肌病患者进行影像学检查的重要作用在于鉴别缺血性或者非缺血性病变的类型，因为心力衰竭通常是由心肌缺血或者梗死引起的。通过冠状动脉造影、冠状动脉 CTA 或者心脏磁共振成像（cardiac magnetic resonance imaging，CMR）诊断缺血性心肌病很重要，因为在有一定的存活心肌时进行血管再通后左心室功能会有所提高。在 CMR 上，伴不同程度透壁以及冠状动脉供血区的心内膜下的心肌延迟强化（late gadolinium enhancement，LGE）与缺血性病变相吻合。CMR 可根据 LGE 累及区域小于 50%（存活）或超过 50%（不存活）心肌壁厚来区分存活心肌和具有恢复潜力（不存活）减弱的瘢痕心肌。

影像学检查对于评估非缺血性心肌病的表型表达和心功能不全的程度至关重要。CMR 可以通过异常 LGE 的存在来识别梗死或瘢痕心肌，这具有预后价值，并可能影响临床管理，例如决定植入自动植入型心律转复除颤器。最后，由于没有电离辐射，超声心动图和 CMR 成为对肥厚型心肌病（hypertrophic cardiomyopathy，HCM）或致心律失常型右心室心肌病或发育不全（arrhythmogenic right ventricular cardiomyopathy or dysplasia，ARVC/D）的患者亲属进行筛查以及对各种心肌病的治疗反应和并发症进行系列评估的重要工具。

程序性思考

用超声心动图解析问题

经胸超声心动图通常是鉴别各种心肌病表型、评估心肌运动异常以及测量心腔容积、心室射血分数和心肌壁厚度的一线工具。多普勒超声心动图有利于评估心脏瓣膜病和心脏舒张功能异常。但是，超声心动图存在着不同的检查者之间以及不同的检查之间的不一致性。在经胸超声心动图时，会因为声窗不合适（肥胖患者）或者看不到心尖、右心室游离壁等区域而无法确诊。经食管超声心动图虽然可以提高可视性，但因为是有创检查，存在着食管穿孔、出血和误吸的可能性。

用冠状动脉 CTA 解析问题

在新诊断的心肌病中，重要的是确保心力衰竭不是由 CAD 相关的缺血或梗死引起。尽管导管血管造影是金标准，但冠状动脉 CTA 是一种经验证的无创性替代方法，适用于冠心病概率较低的患者（例如无冠心病危险因素的年轻患者）。可以采集功能数据来评估室壁运动异常，并测量心室容积、心室射血分数和心肌壁厚度。注射含碘对比剂后的延迟成像也可用于检测心肌纤维化，该技术类似于 CMR 中的 LGE 序列。尽管 CMR 在评估心功能和心肌纤维化方面的对比度分辨率、准确性和再现性较高，但冠状动脉 CTA 对于有 CMR 禁忌证的患者（例如植入起搏器的患者）是一种有用的替代方法。肺部或纵隔的偶然 CT 表现可能提示心肌病的病因。例如，在存在肺结节伴纵隔和肺门淋巴结病变的情况下，心肌的异常 LGE 可能是由结节病引起的。充血性心力衰竭的征象可能在 CT 上出现，包括小叶间隔增厚、磨玻璃影、胸腔积液和双侧肺门淋巴结边界扩大。

用心脏磁共振成像解析问题

CMR 已成为心肌病变最有价值的成像方式，本章将重点讲述。CMR 是对其他成像模式的补充，用于评估心脏及心包形态、心脏与瓣膜功能以及心肌灌注。它还提供了关于心肌组织特征的独特的数据。成像技术和协议需要根据疑似病理进行调整；因此，应在扫描前获得适当的临床信息，并密切监测 CMR 图像的采集。

评估心肌形态学

使用快速自旋回波序列和通过双反转恢复脉冲技术进行的血液抑制的黑血成像用于获取具有心脏、心包和大血管形态的高的平面内空间分辨率的静态图像。该序列产生的图像中，心肌具有中等信号强度（signal intensity，SI），与相邻的黑血和亮的心外膜脂肪形成对比。

使用在多个平面（垂直和水平长轴、三腔和短轴）中采集的平衡稳态自由进动（steady-state free procession，SSFP）序列的明亮血液成像提供了高时间分辨率的电影图像，其中血池相对于相邻心肌的中等 SI 是明亮的。

评估心肌功能

使用 ECG 分段平衡 SSFP 序列的亮血序列成像可产生心脏的动态功能成像，并可在任何平面上采集。区域性室壁运动异常的存在可以在 SSFP 序列上描述，无论是否使用心肌标记技术：20～30 个连续屏气短轴 SSFP 图像，每个图像在从基底到顶点的不同心动周期期间采集，可使用专用查看软件进行查询。这是定量评估双心室舒张末期容积、收缩末期容积、射血分数和心肌质量的最准确和可重复的方法。定量评估左心室容积、射血分数，当进行 CMR 以评估 ARVC/D 时，通常在右心室流出道（right ventricular outflow tract，RVOT）中获取额外的 SSFP 序列，以及右心室的长轴视图和短轴平面，以便更好地描述右心室和右心室游离壁的运动。

表征心肌组织

心肌水肿。T_2 加权成像，使用短轴平面上的双回波、双反转恢复、快速自旋回波序列，用于检测由局灶性心肌水肿和/或坏死引起的心肌内液体积累。与正常心肌的中等 SI 相比，T_2 加权信号异常高。然而，T_2 加权信号均匀增加的弥漫性心肌水肿比局灶性水肿更难检测。为了改善弥漫性心肌水肿的检测，可以计算 T_2 比率，将心肌的信号标准化为骨骼肌-心肌 T_2 标测的信号，通过采集重复不同 T_2 准备时间的多个 T_2 加权图像生成，提供了心肌水肿的视觉和定量分析，是诊断弥漫性心肌炎的一个有前景的工具。

心肌铁沉积。铁是一种顺磁性元素，可改变局部磁场，并导致受影响心肌的 T_2^* 加权信号显著降低。心脏铁沉积水平可以在 T_2^* 加权的图像上进行量化，这有助于监测原发性血色病或继发性含铁血黄素沉着症患者。

心肌脂肪。T_1 加权自旋回波成像有助于描述与心肌病相关的脂肪心肌置换。心肌的局灶性脂肪置换在 T_1 加权图像上显示高 SI，并且可以通过显示 SI 丢失的脂肪饱和来确认。虽然 ARVC/D 在组织学上表现为肌细胞的纤维脂肪替代，但由于缺乏这一常见发现的特异性，成像上右心室壁脂肪的存在不是 ARVC/D 的诊断标准。它通常代表与年龄相关的生理变化。冠状动脉区域左心室心肌心内膜下脂肪化生的存在表明先前的心肌梗死。结节性硬化复合症或肌营养不良相关的心肌病和扩张型心肌病（dilated cardiomyopathy，DCM）中也有心肌脂肪的存在。

心肌纤维化。利用反转恢复梯度回波 T_1 加权序列进行的 LGE 成像是一种非常强大的工具，可以根据心肌纤维化的模式来描述心肌病变。在注射钆后 10～20min 采集图像，触发延迟设置为收缩期或舒张期。图像通常在短轴视图中采集，但额外的正交视图通常有助于确认异常的存在并更好地显示心尖。反转时间设置为使正常（右心室或左心室）心肌变暗，而病理心肌因坏死（急性病变）或纤维化（慢性病变）扩大细胞外空间并积聚钆而变亮。异常 LGE 的形态可为弥漫性、斑片状、结节状或线形，其分布可分为心内膜下、心肌中部和心外膜下区域。心内膜下是心肌的最内层，对缺血和梗死最敏感。心外膜下是指心肌的最外层。中间心肌（或心内膜）是位于心内膜下和心外膜下之间的心肌。使用 AHA 的 17 节段模型描述了左心室心肌中异常 LGE 的定位，该模型包括 6 个基底段、6 个室中段、4 个心尖段和心尖。LGE 异常模式不仅能够区分缺血性心肌病和非缺血性心肌病，还可以提供鉴别诊断，以确定非缺血性心肌病的病因（表 31.3）。

LGE 成像技术旨在优化局灶性心肌纤维化增强（异常 LGE）和正常心肌增强之间的区分，所选反转恢复时间抵消了正常心肌的增强。因此，它无法证明弥漫性心肌纤维化，因为其信号被选定的反转恢复时间弥散抑制。不同的 CMR 技术已被开发用于检测弥漫性心肌纤维化，例如 T_1 加权早期整体增强比，它将心肌中钆的早期摄取与骨骼肌中的摄取进

表 31.3 不同心肌病异常 LGE 的模式

LGE 的模式	鉴别诊断
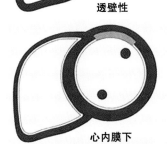 **透壁性**	血管区域(浅灰色) • 透壁心肌梗死潜在的非血管区(深灰色) • 心肌炎 • 结节病
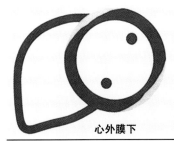 **心内膜下**	血管区域(深灰色) • 多支血管心肌梗死(浅灰色) • 淀粉样变 • 高嗜酸性粒细胞增多综合征 • 心内膜纤维化
中间心肌	线性(浅灰色) • 特发性 DCM • 心肌炎 RV 插入点(白色) • HCM • 右心室压力过载 斑片状和/或结节状(深灰色) • 心肌炎 • 结节病 • HCM • 淀粉样变 • Chagas 病 • 法布里病
心外膜下	• 心肌炎 • 结节病 • Chagas 病 • 法布里病

注:DCM,扩张型心肌病;HCM,肥厚型心肌病;LGE,心肌延迟强化。

行比较。弥漫性心肌纤维化和心肌炎的 T1 加权早期整体增强比增加。这可以通过对比前后的多个 T1 加权采集进行测量,通过一种称为细胞外体积比计算的技术与红细胞比容水平相关,这是弥漫性异常的标志,最常见的是纤维化。另一种称为 T1 标测的技术可以可视化和量化弥散性心肌纤维化引起的 T1 信号变化,这种变化通常发生在任何其他成像发现之前。使用快速梯度回波序列进行 T1 标测,在不

注射钆和/或注射钆后,多次增加反转时间(50 ~ 1 000ms)。当细胞外室因纤维化、水肿或淀粉样变性而增加时,对照前 T1 标测测量固有心肌对比度 T1 更高。T1 在脂质(见于法布里病)和铁积聚方面较低。对比后 T1 标测量化了由纤维化、淀粉样变性或水肿引起的细胞外体积(间质)的扩张。

评估心肌灌注

注射钆后在休息时进行的 T1 加权灌注序列可以显示心肌瘢痕区域的心肌灌注缺损,这有助于区分瘢痕和心肌水肿,当心肌瘢痕和水肿显示异常 LGE 时,心肌水肿具有正常到增加的灌注。

血流加速评估

狭窄或反流引起的心内或跨瓣血流加速可在 SSFP 或梯度回波序列上显示[例如梗阻性 HCM 左心室流出道(left ventricular outflow tract,LVOT)中的加速射流]。然而,相位对比成像更为敏感,并提供了流速和体积的精确量化。它用于评估瓣膜狭窄或反流,测量梗阻性 HCM 的梗阻程度,并评估限制型心肌病的舒张功能障碍。

■ 原发性心肌病

遗传性心肌病

肥厚型心肌病的影像学表现

HCM 的特征是不适当的左心室肥厚,心室腔变小,且任何其他心脏或系统疾病(例如主动脉狭窄或系统性高血压)都无法解释。HCM 是由编码肌节蛋白的一个基因突变引起的,在组织学上表现为肌原纤维紊乱,伴有心肌肥大和纤维化。HCM 是最常见的原发性遗传性心肌病,在普通人群中估计患病率为 0.2%;60% 的病例是遗传传播的,HCM 常见家族聚集性发病。HCM 的临床表现和自然史高度多变。一些患者仍无症状且未确诊,而另一些患者可能出现心室内阻塞(通常发生在 LVOT 水平)、心肌缺血、舒张功能障碍、心力衰竭或室性心律失常的症状。HCM 是年轻人和明显健康的运动员发生室性心律失常引起的心脏性猝死(sudden cardiac death,SCD)的最常见原因,每年死亡率为 0.5% ~ 1.0%。

成人左心室心肌舒张末期壁厚 15mm 或更大(或与儿童体表面积相关的等效阈值)是 HCM 的标志。高血压患者或进行常规和强化体育锻炼的患者(所谓的运动员)的心脏可能因重塑而出现心室肥

大,但左心室壁增厚通常是对称的(同心的)和边界增加的(12~15mm;正常左心室壁厚度<12mm),运动员心脏通常伴有与左心室壁增厚成比例的轻度左心室扩张。

根据壁增厚的分布,HCM 有几种形态变异。不对称间隔肥大是最常见的变异,主要发生在基底左心室前壁和前间隔壁。左心室壁增厚的螺旋模式很常见,从前基底壁开始,以逆时针螺旋向左心室心尖部移动,累及下室壁(图 31.1)。HCM 的心尖变异为非梗阻型,左心室心尖增厚和/或左心室壁厚度从基底向心尖逐渐变细。心尖腔闭塞,有时左心室腔呈铲状(图 31.2A)。心尖 HCM 在日本的发病率很高,心电图(electrocardiogram,ECG)前外侧导联中存在 T 波倒置时要考虑该病可能。HCM 的另一个变体是中心室型(图 31.2B)。它通常会在左心室心尖和心底之间产生腔内梯度,导致不易收缩的心尖动脉瘤(2% 的 HCM 患者),有心尖血栓形成的风险。对称(同心)HCM 是不太常见的变体(5%)。18%的 HCM 患者出现右心室受累。在少数(5%~10%)HCM 患者中,存在进行性不良心室重塑,导致终末期扩张型 HCM。

在超声心动图上,HCM 的诊断依赖于左心室壁厚度>15mm 和/或左心室间隔与左心室相对后壁厚度的比值增加(>1.5∶1)。多普勒超声心动图可以评估因心室硬度增加和心室舒张功能受损而经常出现在 HCM 中的舒张功能障碍。然而,6%~12% 的 HCM 病例未被超声心动图检测到,这可能是因为超声心动图无法很好地显示某些区域(例如左心室

外侧壁、心尖、右心室游离壁)。在大约一半的患者中,超声测量的精确壁厚与金标准 MRI 不一致,最常见的原因是高估,16% 的病例涉及临床显著阈值。

CMR 的主要作用是明确 HCM 的诊断和表型。电影图像通常显示收缩功能正常或增加,心室容积正常或减少,并且可以显示在收缩期间左心室中和/或心尖水平的左心室腔几乎完全闭塞。在短轴 SSFP 图像上垂直于心肌壁测量左心室舒张末期壁厚,结合长轴 SSFP 图像测量心尖段的壁厚。应避免成像平面与左心室壁的切向定向,因为这可能导致高估壁厚。

三腔心位 SSFP 序列和 LVOT 上进行的相位对比成像用于描述和量化在不对称室间隔变异型 HCM 中邻近上室间隔肥大的左心室流出道上的收缩期血流加速度。三腔心视图是评估二尖瓣前叶收缩期前向运动的最佳方法,这可能进一步加剧左心室流出道梗阻并引起二尖瓣反流的后向喷射,对于左心房扩大(图 31.2C),使用相位对比序列测量 LVOT 的峰值速度(v),该峰值速度可以使用修正的伯努利方程转化为压力梯度(压力梯度 = $4v^2$)。大于 55mmHg 的梯度被认为是梗阻性的,可能在静止状态下出现,也可能由锻炼、做瓦尔萨尔瓦动作或使用亚硝酸异戊酯引起。相位对比序列的成像平面应垂直于 LVOT,其中信号空隙最明显,以确保测量左心室流出口中遇到的峰值速度。相位对比成像也可用于量化二尖瓣反流或测量 HCM 中心室形态中基底和心尖之间的压力梯度。

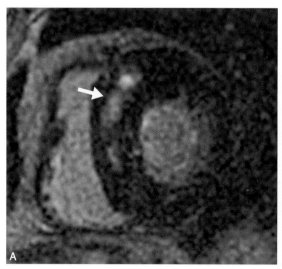
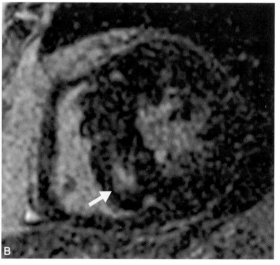

图 31.1　不对称间隔肥厚型心肌病(HCM)。短轴心肌延迟强化(LGE)序列显示 HCM 影响最厚的节段中典型的心肌中部斑块状 LGE(箭)。它还显示了 HCM 心肌螺旋模式肥厚,从基底部的前中室间隔壁开始(A),并以逆时针螺旋向 LGE 心尖部移动,从而累及中室水平的下中室间隔壁(B)

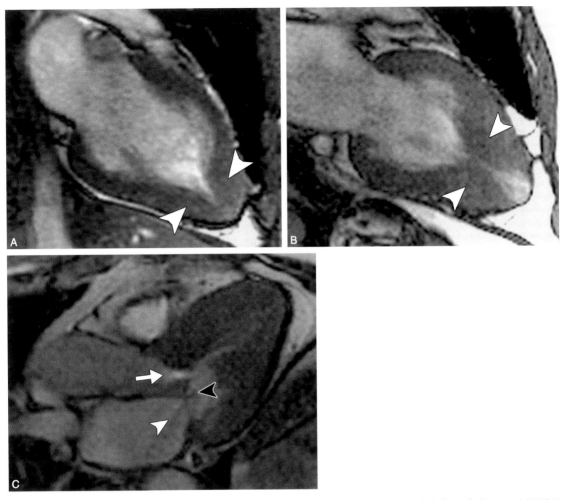

图 31.2　不同患者中肥厚型心肌病(HCM)的常见形态变异。(A)舒张期的双室稳态自由进动(SSFP)视图显示了 HCM 的心尖变异,心尖心肌增厚(箭头),心肌壁厚度从基底到心尖逐渐变细。注意左心室(LV)腔的铲状外观。(B)收缩期的双腔 SSFP 图像显示了 HCM 的左心室中间部的形式(箭头),其中室中腔闭塞并形成薄壁心尖动脉瘤。(C)收缩期室间隔肥厚,左心室腔闭塞,左心室流出道(LVOT)变窄,这是由于上室间隔肥大和二尖瓣前叶收缩期前向活动(黑色箭头)。LVOT 中有加速射流(白色箭),提示梗阻,相位对比成像可以更好地评估压力梯度。二尖瓣的收缩期前向运动导致二尖瓣反流(白色箭头)后向喷射,并与左心房扩大相关

　　应获得 LGE 序列以评估心室肥大区域的心肌纤维化。HCM 中异常 LGE 的典型模式是位于肥厚节段的心肌中部或心室中部的右心室插入点附近的斑块状。LGE 异常的存在和程度是不良结果(例如室性心律失常和心力衰竭)的独立预测因子。

　　CMR 有助于评估 HCM 的治疗反应。可通过相位对比成像监测药物治疗对 LVOT 梗阻程度的影响。手术室间隔肌切除术、室间隔酒精消融术或室间隔卷取术的成功率可通过电影图像、相位对比成像和 LGE 成像来评估,以定位和评估中隔缩小部位的范围,检测该区域是否太小或位于目标区域之外,并监测整个 LVOT 的压力梯度。有症状患者 LVOT 梗阻的减少与收缩功能的改善和心肌质量的显著减少相关。

　　在冠状动脉 CTA 中,HCM 患者的左前降支深在型心肌桥发生率高于其他伴有或不伴有左心室肥厚的心脏病患者。深肌裂(或左心室基底下壁隐窝)可出现在正常亚段,但现在被重新编码为 HCM 的形态学表达,有时出现在尚未发生疾病的 HCM 突变携带者中(图 31.3)。

致心律失常性右心室心肌病的影像学表现

　　ARVC/D 是一种罕见的遗传性常染色体显性疾病,其特征是心脏桥粒的基因突变,而心脏桥粒提供了心肌细胞之间的结构联系。它导致右心室肌细胞的进行性丢失,左心室肌细胞较少,伴有心肌组织的炎症修复和纤维脂肪替代。它主要影响右心室薄壁(所谓的发育不良三角)的下、顶端和漏斗部以及左心室下外侧壁,导致右心室壁变薄、动脉瘤形成、运动障碍的局部区域,最终演变为右心室整体扩张和功能障碍。ARVC/D 在普通人群中的估计发病率为

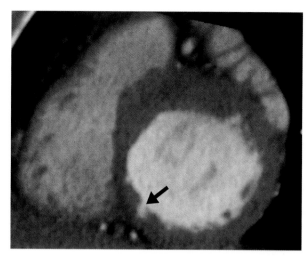

图 31.3 一名 39 岁男性因胸部疼痛入院,其舒张期心肌隐窝短轴 CT 图像。CT 血管成像显示无冠状动脉病变,但在基底下室壁偶然发现肌肉隐窝(箭),左心室壁厚度正常。虽然正常受试者中可能存在这种情况,但有时在尚未发生该疾病的 HCM 突变携带者中也会出现这种情况

框 31.1　2010 年修订的工作组诊断致心律失常型右心室心肌病或发育不全的主要标准[a]

◇ **整体或区域功能障碍和结构改变**
　□ 通过二维超声心动图,局部右心室运动不能、运动障碍或动脉瘤,加上以下一项(舒张末期):
　　● PLAX RVOT≥32mm(根据身体尺寸校正 PLAX/BSA≥19mm/m²)
　　● PSAX RVOT≥36mm(针对身体尺寸校正 PLAX/BSA≥21mm/m²)
　　● 局部面积变化≤33%
　□ 通过 MRI 局部右心室运动不能或运动障碍或右心室收缩不同步,加上以下一项:
　　● 右心室舒张末期容积与 BSA 的比值≥110mL/m²(男性)或≥100mL/m²(女性)
　　● 右心室射血分数≤40%
　□ 通过右心室血管造影,局部右心室运动不能、运动障碍或动脉瘤
◇ **心内膜心肌活检**
　□ 心肌细胞减少,右心室游离壁纤维置换
◇ **心电图复极异常**
　□ 右心前导联 T 波倒置
◇ **心电图去极化和传导异常**
　□ ε 波
　□ 心律失常
　□ 家族史

注:BSA,体表面积;PLAX,胸骨旁长轴视图;PSAX,胸骨旁短轴视图;RVOT,右心室流出道。
[a] 本框中未详细说明次要标准。

1/(1 000~5 000),在意大利发病率有所上升。其临床表现多种多样,包括室性心律失常,有相当大的 SCD 风险,特别是在年轻人和运动员中。这种疾病是渐进性的,对于室性心律失常或 ARVC/D 家族史阳性的患者,早期检测对于通过植入自动植入型心律转复除颤器预防 SCD 非常重要。

右心室内膜心肌活检是一种侵入性程序,由于纤维脂肪替代物的斑块状和主要心外膜分布,ARVC/D 的诊断率较低。心律失常性右心室发育不全工作组于 1994 年制定了 ARVC/D 诊断标准,包括结构、组织学、心电图和心律失常的主要及次要标准,以及遗传特征。2010 年提出了修订标准,以提高诊断敏感性,并纳入二维超声心动图、CMR 和血管造影的特定成像标准(框 31.1)。诊断 ARVC/D 必须有两个主要标准,一个主要标准加两个次要标准或四个次要标准。由于成像结果只能解释一个主要标准或一个次要标准,ARVC/D 的诊断不完全依赖于成像,需要基于家族史、心电图变化和/或心内膜心肌活检的额外标准。ARVC/D 的诊断具有挑战性,尽管患者仍有 SCD 的风险,但早期的影像学表现可能是正常的。

在超声心动图上,ARVC/D 的主要任务组标准是局部右心室壁运动异常,RVOT 扩大,右心室收缩功能下降。其他超声表现为小梁紊乱和高反射调节带。在 CMR 上,患者俯卧位进行 SSFP 序列,轴位、矢状位和心脏短轴视图可以很好地显示薄的右心室游离壁。ARVC/D 的发现包括室壁变薄和右心室游

离壁的局部室壁运动异常,伴有运动障碍和收缩期囊状突出/动脉瘤。术语"手风琴征"是指收缩期右心室游离壁多灶性隆起的扩展区域(图 31.4)。仅限于节制索插入部位周围右心室壁区域的右心室壁运动异常应谨慎解释,因为它可能是健康受试者的正常变异。在 ARVC/D 的更晚期存在右心室扩张、RVOT 扩大、右心室功能障碍和右心室小梁发育不良。即使脂肪心肌浸润是 ARVC/D 在组织学上的标志,但成像上脂肪的存在不包括在修订的工作组标准中,因为它通常代表与衰老相关的生理变化。尽管如此,一些机构仍在常规使用高分辨率、T₁ 加权、自旋回波图像,以评估右心室壁的脂肪浸润,这可能通过脂肪饱和得到证实。高达 70% 的 ARVC/D 病例中出现异常 LGE,但这不是修订的工作组标准的一部分。

左心室致密化不全的影像学表现

左心室致密化不全(left ventricular noncompaction,LVNC)心肌病(也称海绵状心肌或左心室过度

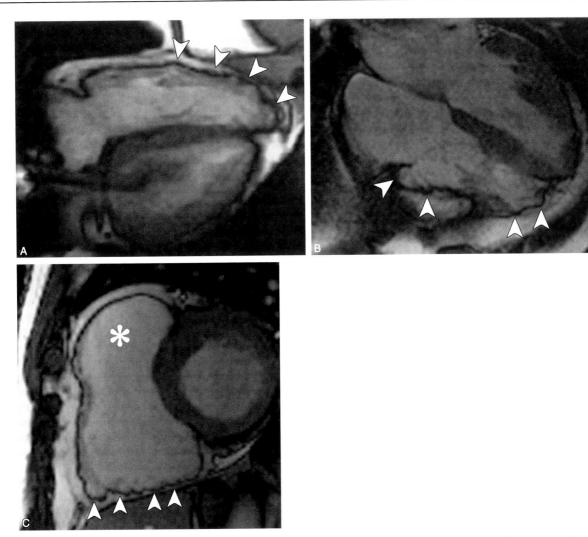

图 31.4　致心律失常型右心室心肌病或发育不全(ARVC/D)。不同患者舒张末期(A)和收缩末期(B)的水平长轴稳态自由进动(SSFP)视图描绘了右心室(RV)自由壁的多个小出口和动脉瘤(箭头),在收缩期最为突出,并产生所谓的手风琴征。这是 ARVC/D 的早期征象,被纳入修订的工作组标准。(C)舒张期短轴 SSFP 显示与正常大小左心室相比右心室扩张,右心室流出道扩大(星号),右心室下壁变薄和起皱(箭头)

小梁形成)的特征是左心室腔内有一层广泛的非致密心肌。最终可能出现左心室扩张、局部或整体左心室运动障碍和左心室收缩功能受损。LVNC 见于儿童和成人患者,可能为孤立性,或者与先天性心脏异常相关。并发症包括收缩功能障碍、血栓栓塞性疾病、缺血、室性心律失常和 SCD。LVNC 的确切发病机制尚不确定,但最普遍接受的假设是,它是由子宫内心肌纤维松散交织的网状结构的压实过程停止引起的,该网状结构通常从心外膜发展到心内膜,从基底和中隔开始,向心尖和侧壁发展。这可以解释为什么室中水平的心尖、侧壁和下壁是最常受影响的节段。可以看到右心室受累,但这不是可靠的标志,因为正常人的右心室比左心室有更多的小梁。

超声心动图和 CMR 已经建立了形态学诊断标准,以区分 LVNC 患者与正常受试者和其他类似于 LVNC 的患者,如 HCM、DCM 引起的心肌肥厚,以及高血压引起的左心室肥厚。在超声心动图上,LVNC 的诊断符合四个主要诊断标准:①无共存心脏异常;②收缩末期测得的非致密心肌与致密心肌之比大于 2:1;③节段性分布,主要累及心尖、中外侧和/或中后壁;④深部小梁凹陷内血流的彩色多普勒证据。在 CMR 上,在舒张末期测量非致密心肌与致密心肌的直径比,而在垂直于壁采集的 SSFP 序列上,在超声心动图上测量收缩末期。应避免成像平面与左心室壁的切向定向,因为这可能导致对非致密层相对范围的高估。左心室壁多个节段的非致密心肌与致密心肌之比为 2.3:1 或更大,被认为是诊断左心室肥厚的特异性指标(图 31.5)。然而最近对无心脏病或高血压的正常个体的数据表明,43% 的正常个体中至少有一个区域存在大于 2.3:1 的比率,6% 的

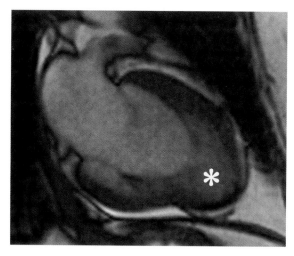

图 31.5　左心室致密化不全（LVNC）。舒张末期的双腔稳态自由进动序列显示心尖段心内膜下左心室小梁增加（星号）。非致密心肌与致密心肌的比率大于 2.3∶1。在其他视图中，左心室壁的多个部分出现这种情况；因此，这与 LVNC 一致

正常人中至少有两个区域存在大于 2.3∶1 的比率，这表明可能有必要重新评估 LVNC 的当前 CMR 标准。LGE 成像有助于评估非致密心肌中的左心室血栓形成。心肌纤维化主要见于心内膜下，邻近非致密心肌，并与左心室收缩功能障碍程度相关。

获得性心肌病

慢性心肌炎

　　心肌炎是一种获得性心肌病，其特征是心肌急性或慢性炎症，伴有水肿、坏死和可能的纤维化瘢痕。病毒感染（例如细小病毒、人类疱疹病毒、腺病毒、柯萨奇病毒）在以前健康的患者中占大多数，但任何感染因素都可能导致心肌炎。心肌炎症的其他可能触发因素包括药物过敏反应、毒素或系统性免疫紊乱（例如炎性肠病、巨细胞性心肌炎、系统性红斑狼疮、甲状腺毒症、韦格纳肉芽肿病）。急性心肌炎的临床表现多种多样，由于最初表现为心电图、超声心动图和实验室检查的非特异性症状和发现，早期识别往往困难。急性心肌炎的诊断应考虑以下临床表现：①出现与急性冠脉综合征相似症状的患者，心脏血清生物标志物水平升高，但无阻塞性 CAD；②流感样综合征，发热、乏力和关节痛；③不明原因的新发充血性心力衰竭，尤其是在小于 40 岁时。预后通常良好，但一些患者会发展为 DCM，最终需要心脏移植。尽管心内膜心肌活检仍然被认为是确定心肌炎诊断和病毒基因组检测的金标准测试，但它

是一种容易出现采样错误和低灵敏度的侵入性程序。

　　CMR 已成为疑似心肌炎心内膜心肌活检的有价值的替代方法。CMR 的作用是排除心肌病的其他缺血性和非缺血性原因，评估和监测心肌组织损伤和收缩功能，区分急性和治愈的心肌炎，并检测伴随的心包积液和心包炎。尽管 SSFP 图像对心肌炎不具有特异性，但可显示局部或整体室壁运动异常、左心室容积增加和左心室射血分数减少。

　　心肌炎 CMR 的国际共识小组提出了诊断性 CMR 标准，也称为 Lake Louise 标准，可应用于近期发作或持续性心肌炎症状，有明显心肌损伤（心室功能障碍、新的心电图改变或肌钙蛋白水平升高）的证据，无明显阻塞性 CAD 的患者。评估 CMR 心肌炎症变化有三个标准，包括心肌水肿（T_2 比率）、充血或毛细血管渗漏（早期整体增强比）和心肌纤维化或坏死（异常 LGE）。在三个标准中的两个或多个标准存在的情况下，心肌炎的诊断准确率为 78%，相比之下，如果仅进行 LGE，准确率为 68%。2018 年对"Lake Louse 共识标准"进行更新，并纳入新的序列，如增加了 T_2 映射以检测心肌水肿，以及固有 T_1 加权信号强度和细胞外体积（ECV）。更新版标准的灵敏度和特异性分别为 88% 和 96%。

　　为了评估心肌水肿，T_2 加权三重反转恢复图像，以及在左心室短轴采集的脂肪和血液抑制反转脉冲，在高 SI 的水肿和中等 SI 的正常心肌之间提供了良好的对比度（图 31.6A）。体线圈用于防止信号不均匀性。心肌水肿的分布可能是区域性或弥漫性的。由于弥漫性水肿难以通过视觉评估检测，T_2 比率是一种定量分析，将心肌的 SI 与骨骼肌（竖脊肌或背阔肌）的 SI 归一化。通过手动追踪心肌的心内膜和心外膜轮廓以及同一切片的骨骼肌中的感兴趣区（region of interest，ROI）来测量：T_2 比率 =（心肌 SI）/（骨骼肌 SI）。T_2 比率为 1.9∶1 或更大，或局部心肌水肿可视化是诊断心肌炎的三个 Lake Louise 共识标准之一。

　　心肌充血反映了可逆的心肌炎症变化，由于急性细胞损伤，心肌炎症区域中钆的累积更大，从而允许钆在细胞内空间中累积。通过对比增强、T_1 加权、快速自旋回波技术检测，并在钆注射前和注射后前 3min 进行图像采集。在自由呼吸期间，在短轴或轴位视图中，使用体线圈采集图像，并在整个心房上具有饱和带。在预对比 T_1 加权图像的同一切片上，在整个左心室心肌和骨骼肌上跟踪 ROI，并将其复

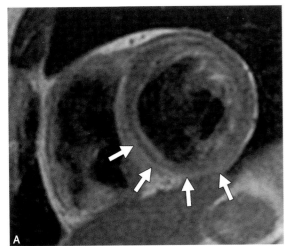

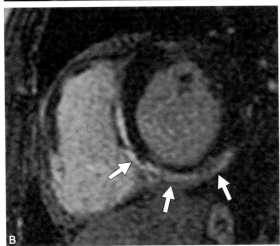

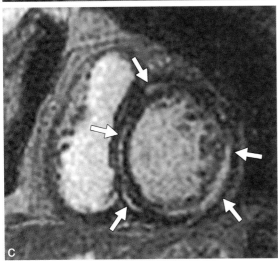

图 31.6　心肌炎。短轴 T_2 加权（A）和心肌延迟强化（LGE）图像（B）显示心肌水肿。一位 19 岁病毒性心肌炎患者，T_2 加权图像上的增高的信号强度在心外膜下分布于室间隔中下部，左心室中部水平下壁（A；箭），以及相应的异常 LGE（B；箭）。（C）一位 29 岁系统性红斑狼疮（SLE）伴心肌炎女性患者的短轴 LGE 序列显示弥漫性异常 LGE，主要累及中壁（箭）。10% 的 SLE 患者临床表现为心肌炎，但尸检时的发病率接近 40%

制到相应的对比度增强图像。早期整体增强比可通过以下公式计算：

$$早期整体增强比 = \left[(SI_{postmyo} - SI_{premyo}) / SI_{premyo} \right] / \left[(SI_{postskm} - SI_{preskm}) / SI_{preskm} \right]$$

其中 $SI_{postmyo}$ 和 SI_{premyo} 是钆前后的心肌 SI，$SI_{postskm}$ 和 SI_{preskm} 是钆前后的骨骼肌 SI。早期整体增强比为 4∶1 或更高（一家供应商的 1.5T 扫描仪），5∶1 或更多（另一家供应商提供的 1.5T 扫描仪），或心肌增强的绝对增加（$SI_{postmyo} - SI_{premyo}$）/$SI_{premyo}$ 为 45% 或更高，反映了心肌炎症，并满足 Lake Louise 共识的三个标准之一。

LGE 异常是心肌炎的第三个 CMR 标准。异常 LGE 的模式是可变的，通常涉及心外膜下或心内膜，通常位于下外侧壁。异常 LGE 可能是局部跨壁的，但通常不遵循血管分布，也不仅涉及心内膜下（图 31.6B）。

虽然 Lake Louise 共识标准在临床实践中常用于评估心肌炎，但在改变这些标准的价值方面存在重大限制。例如，由于肌肉萎缩，用于计算 T_2 比率和早期整体增强比的骨骼肌 ROI 几乎不可能获得，或者可能因磁场均一性或活动性肌炎而改变。T_1 和 T_2 标测可分别改善对心肌水肿和纤维化的评估。

Chagas 心肌病的影像学表现

Chagas 心脏病是由克氏锥虫引起的。它是拉丁美洲发病率和病死率的主要原因，应在有此类流行病学史的患者中予以考虑。可通过克氏锥虫的阳性血清学抗体（免疫球蛋白 G）确诊。该疾病有急性期和慢性期。急性 Chagas 感染通常在儿童期获得，最常在未被注意的情况下发生，很少出现心包积液、心脏压塞，或罕见的心肌炎。慢性 Chagas 心肌病在急性感染后持续几十年，患者表现为 DCM 和不同程度的心肌纤维化，50% 的患者在左心室或右心室有心尖动脉瘤（图 31.7）。异常 LGE 的模式为非缺血性，包括心肌中部和心外膜下，通常位于左心室壁的心尖部和底部下外侧段。

应激性心肌病的影像学表现

应激性心肌病（也称 Takotsubo 心肌病、心碎综合征或心尖气球综合征）是一种获得性可逆的左心室收缩功能障碍病因，在无阻塞性 CAD 的情况

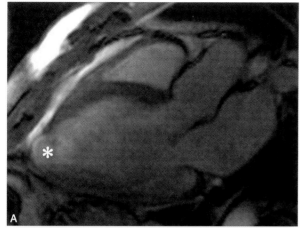

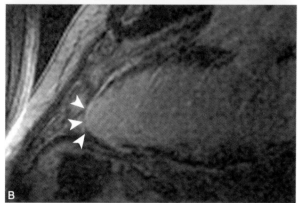

图31.7 Chagas 心肌病。74 岁心力衰竭患者的三腔心稳态自由进动（A）和两腔心心肌延迟强化（LGE）（B）序列。左心室中度扩张。左心室收缩功能中度下降。左心室心尖动脉瘤（A；星号），薄动脉瘤壁 LGE 异常（B；箭头）。该患者的克氏锥虫血清学抗体呈阳性

下，心电图上出现短暂 ST 段抬高，心肌血清生物标记物释放最少。它代表 1% ~ 2% 的急性冠脉综合征，优先影响绝经后妇女。它是由情绪或身体压力引起的，如亲属的死亡或最近的手术。应激性心肌病的病理生理学尚不完全清楚，但嗜铬细胞瘤产生儿茶酚胺的患者也有类似的心脏疾病。预后良好，因为支持性治疗导致几乎所有患者自发完全恢复。

应激性心肌病的典型形式（82% 的病例）是左心室心尖运动不能，收缩时左心室腔心尖球囊扩张，保留了基底节段的心肌功能。室壁运动异常超出单条心外膜冠状动脉的范围。在少数病例中，两个心室都出现心尖气球。在心导管插入术期间进行的心室造影中，心尖的气球样变像一个圆底窄颈的章鱼钓鱼壶，在日语中被称为 Takotsubo。应激性心肌病的其他变型为室中型（17%），运动障碍仅限于心室中部，心尖相对正常，而相反型（1%）为心室基底部运动障碍，心室中部，心尖相对正常。在 CMR 上，径向

长轴电影 SSFP 图像有助于显示室壁运动异常和心室功能障碍（平均左心室射血分数为 47.7%；图 31.8）。T_2 加权图像上可观察到心肌水肿；LGE 序列上可以看到心肌瘢痕，但通常不存在，这不是主要特征。应仔细检查定位图像，以排除肾上腺或肾上腺外嗜铬细胞瘤作为应激性心肌病的病因。

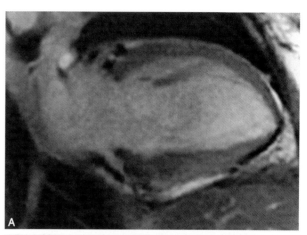

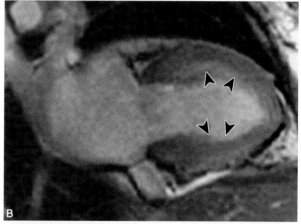

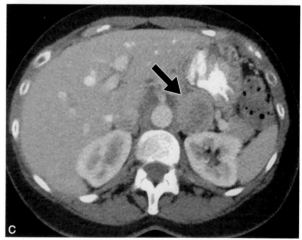

图31.8 儿茶酚胺诱导的心肌病。舒张末期（A）和收缩末期（B）的两腔心稳态自由进动图像显示，一名 46 岁女性在择期整容手术后出现急性心力衰竭，其运动障碍仅限于左心室中部（箭头），基底和心尖相对正常。（C）后来发现她患有左肾上腺嗜铬细胞瘤（箭）

围生期心肌病的影像学表现

围生期心肌病（peripartum cardiomyopathy，PPCM）被定义为在妊娠最后 1 个月至产后 5 个月期间，在没有预先存在心脏病的情况下发生的心力衰竭。其特征是心肌炎症，伴有或不伴有心包炎。PPCM 的病因仍不确定，但可能包括病毒性心肌炎、妊娠免疫反应异常、妊娠血流动力学改变的反应异常和催乳素代谢异常。在美国，其发病率约为 1/（3 000～4 000），非裔美国人的发病率更高。诊断可能会延迟，因为患者出现类似于妊娠正常生理变化的心力衰竭症状（例如足部水肿、疲劳、呼吸困难）。患者也可能出现并发症，如心室血栓引起的全身或肺栓塞，心律失常或 SCD。约 50% 的病例完全恢复，无并发症，但持续 6 个月以上的 PPCM 预后较差。

PPCM 的影像学表现与 DCM 的其他病因相似，PPCM 是排除诊断。成像的作用是量化心肌功能障碍的严重程度，并排除妊娠期心脏功能障碍的其他原因（例如心肌梗死、潜在瓣膜心脏病、因妊娠血流动力学改变而加剧的先天性心脏病），超声心动图在孕妇中起着重要作用。无钆的 CMR 可用于评估心室功能和瓣膜，但钆是 C 类药物，应在妊娠期间避免。在产后患者中，钆可以使用，但不是很有用，因为没有特殊的异常 LGE 模式来表征 PPCM。PPCM 中的多模式成像发现是扩大的心腔，应仔细评估是否存在腔内血栓，由于围生期高凝状态和心功能不全，并伴有血流淤滞，患者存在心脏血栓形成的高风险。

混合性心肌病

扩张型心肌病的影像学表现

DCM 是世界范围内最常见的获得性心肌病，其特征是左心室、右心室或两个心室的舒张和收缩能力下降，在没有 CAD 或异常负荷条件（例如高血压、瓣膜病）的情况下发生或与之成比例。DCM 有多种原因。DCM 的遗传（家族）形式可能导致 20% 至 48% 的病例，并且已经确定了许多相关的基因突变。DCM 也可能继发于心肌炎，毒素暴露（例如慢性酒精摄入、可卡因、蒽环类药物、重金属），全身性疾病（例如自身免疫病、胶原血管病、结节病、终末期肾病），内分泌障碍（甲状腺功能障碍），代谢障碍（营养缺乏），或可能是特发性的。

DCM 的多模式成像显示心室扩张和整体收缩

功能下降。成像的作用是区分 DCM 的缺血性和非缺血性形式。缺血性 DCM 预后较差，治疗方案也不同，包括可能的冠状动脉血运重建。有创冠状动脉导管造影用于排除 DCM 患者的 CAD 相关疾病，但冠状动脉 CTA 和 CMR 的 LGE 序列现在越来越多地作为其替代品。在 DCM 中，通常没有异常 LGE。少见情况下，在壁中出现线性异常 LGE，特别是在室间隔，这反映了特发性 DCM 中出现的壁中节段纤维化，并与心律失常风险增加相关（图 31.9）。也可以看到斑片状 LGE。LGE 成像和具有长反转恢复时间（例如 600ms 的反转时间）的附加 LGE 序列有助于评估可能在收缩不良的心室中形成的腔内左心室血栓。相位对比序列可以评估 DCM 继发的瓣膜功能障碍。

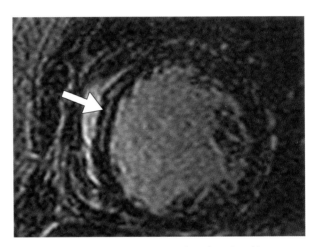

图 31.9　特发性扩张型心肌病。该心脏短轴心肌延迟强化（LGE）图像显示左心室扩张，室间隔壁中出现线性 LGE（箭），这是特发性扩张型心肌病壁中纤维化的特征

限制型心肌病的影像学表现

限制型心肌病是最不常见的心肌病。其特征是心肌硬度增加，导致心室充盈受损、舒张功能障碍和心力衰竭。限制型心肌病包括广泛的涉及心肌和/或心内膜的病理，并表现为限制性生理学。这包括原发性特发性限制型心肌病、心肌纤维化、心肌浸润性疾病（例如淀粉样变性、结节病）、心肌贮积病（例如血色病、法布里病）和心内膜心肌病（例如高嗜酸性粒细胞增多综合征）。

成像时，心室容积正常或减小，心肌壁厚度正常。心室充盈压力增加，双心房扩大和房室瓣反流（图 31.10）。可能发生心房血栓。主要鉴别诊断为缩窄性心包炎，因为心室充盈受损和舒张功能障碍

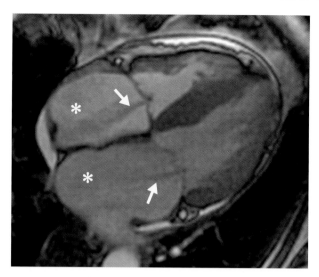

图31.10　限制型心肌病。继发于淀粉样变性的舒张性心力衰竭和限制型心肌病患者的四腔稳态自由进动磁共振图像。无扩张的心室的向心壁增厚,双心房扩张(星号),房室瓣反流喷射(箭)。这些发现是限制性生理学的特征

是这两种疾病的特征。使用 CMR 进行鉴别很重要,因为限制型心肌病是通过药物治疗的,而缩窄性心包炎是通过心包切除术治疗的。心包增厚(>4mm)和室间隔弹跳提示缩窄性心包炎。室间隔弹跳是室间隔在舒张早期发生的一种矛盾的弹跳运动,最初指向左心室,然后远离左心室,并因吸气而加剧。T_2^* 和 LGE 序列有助于评估限制型心肌病的潜在原因,如血色病或淀粉样变性。

■ 继发性心肌病

心内膜心肌病的影像学表现

　　心内膜心肌病是继发性限制型心肌病,根据地理分布和临床表现分为两种不同类型,尽管两种类型的高嗜酸性粒细胞增多综合征和热带心内膜心肌纤维化之间存在明显重叠。高嗜酸性粒细胞增多综合征是一种全身性疾病,其特征是外周嗜酸性粒细胞增加超过6个月,导致终末器官损伤,包括心脏受累,称为 Loeffler 心内膜心肌炎。高嗜酸性粒细胞增多综合征发生在温带国家,进展更快,并见于与嗜酸性粒细胞增多性肿瘤(嗜酸性粒细胞白血病)、感染(寄生虫)、过敏和其他疾病相关的不同临床场景中,热带心内膜心肌纤维化主要是年轻人的一种疾病(在非洲、印度南部和巴西,10岁和30岁时出现双峰发病率)。其发病机制基本上未知,但已经提出了几种理论,包括嗜酸性粒细胞增多、感染(例如弓

形体病、类风湿热、疟疾、寄生虫),环境暴露(例如土壤中的铈)以及免疫和遗传原因。

　　Loeffler 心内膜心肌炎主要影响一个或两个心室的心尖和瓣膜下区域。它是由嗜酸性粒细胞在心肌壁的浸润引起的,随后出现脱颗粒和坏死,导致心内膜心肌炎,并在疾病的第一阶段进行性室壁增厚。该病的第二阶段以频繁的室壁和心尖血栓形成为特征,第三阶段以心尖广泛的心内膜下纤维化为特征。严重的三尖瓣和二尖瓣反流是由腱索瘢痕化和变形以及乳头肌拴系引起的常见现象。

　　在超声心动图和 CMR 上,左心室中部至心尖部和/或右心室向心壁增厚(图31.11)。舒张末期心室容积显著减少,严重房室瓣功能不全和双心房扩大。心室心尖闭塞可能类似于 HCM 的心尖变异,但限制性充盈模式与双心房扩大更符合高嗜酸性粒细胞增多综合征。左心室心内膜下和/或右心室心尖或弥漫性的 LGE 异常,但延伸超出单条心外膜冠状动脉的范围。这种异常 LGE 的主要鉴别诊断是淀粉样变性,但心内膜心肌病的血池明亮,而淀粉样变性患者的血池暗,这是由于钆的异常动力学。室壁血栓是一种常见的并发症,即使收缩功能保留,也应在 LGE 序列上进行评估。CT 和 CMR 的辅助发现包括肺嗜酸性粒细胞增多引起的肺周围实变。

心脏结节病的影像学表现

　　在5%的结节病患者中,心脏受累在临床上是明显的,但由于尸检发现20%~60%的病例中有心肌病变,因此可能诊断不足。在这些亚临床无症状病程的患者中,室性心律失常、传导阻滞和 SCD 的风险仍然显著增加。早期诊断心脏受累对预防并发症非常重要。临床过程是可变的,从自发消退到 DCM 和心力衰竭的进展。

　　根据结节病的组织学阶段,影像学表现各不相同,CMR 能更好地描述。在急性期,心肌的非凝固性肉芽肿浸润引起炎症,T_2 信号局部增加,灌注成像早期钆增强,LGE 序列增强。由于水肿,常可见到局灶性心肌增厚。在更晚期的炎症后阶段,可能出现反映替代性纤维化的异常 LGE,有时伴有心肌壁变薄。节段性收缩异常可能出现在所有阶段。心脏结节病在 T_2 加权图像和 LGE 序列上以多种模式出现,但通常呈斑块状或结节状,累及心内膜和心外膜下,或局部跨壁。它通常位于室间隔的基底段(图

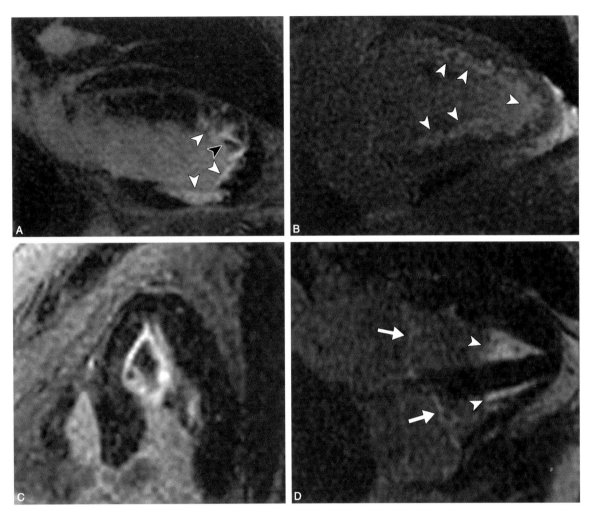

图 31.11　心内膜心肌病的各种临床情况。(A)一名 56 岁高嗜酸性粒细胞增多综合征的男性患者。这张两腔心心肌延迟强化(LGE)图像显示了非血管分布的异常心内膜下 LGE,主要位于心室心尖(白色箭头),并伴有室壁血栓(黑色箭头)。患者患有栓塞性卒中。(B)一名 76 岁女性患有嗜酸性粒细胞白血病引起的嗜酸性心内膜心肌炎。两腔心 LGE 视图显示左心室弥漫性异常心内膜下 LGE。(C)Loeffler 综合征。左心室心内膜下弥漫性异常 LGE 伴腔内血栓,通常发生在炎症期后的第二阶段。(D)在疾病的第三阶段,血栓消失。其特征是两个心室心尖部(箭头)和瓣膜下区域(箭)广泛的心内膜下纤维化

31.12);当心脏功能障碍是结节病的第一表现时,诊断具有挑战性。室间隔基底部和结节型的影像学定位提示结节病优于心肌炎。已知心外疾病患者的异常 LGE 也强烈怀疑心脏结节病。在可疑病例中,CMR 发现有助于指导心内膜心肌活检靠近病理区域,因为在大多数病例中,由于局部心肌受累,活检的灵敏度低至 20%。弥漫性严重心脏结节病影响少数患者,表现为弥漫性心肌增厚、水肿和整体运动障碍减退,在晚期发展为 DCM。CMR 的另一个作用是监测心脏结节病对 T_2 加权图像和灌注成像上反映的心肌炎症消退和异常 LGE 可能减少的治疗反应。最后,应评估心外结节病的 CT 和 CMR 表现,包括肺结节、纵隔和肺门淋巴结病,以及肺动脉高压的体征,如肺动脉增宽、右心室肥大和扩张。

心脏淀粉样变性的影像学表现

心脏淀粉样变性是一种继发性浸润性心肌病,由不溶性纤维淀粉样蛋白在整个心肌、心房和瓣膜的细胞外沉积引起。它可能是淀粉样变性的第一个也是唯一一个表现,或者可能在调查系统性淀粉样变性患者时发现。50% 的系统性淀粉样变性患者存在心脏受累,影响疾病的预后,因为这种限制型心肌病发展为舒张性心力衰竭。轻链淀粉样变性是影响心脏的最常见形式,预后特别差,如果不治疗,中位生存期小于 6 个月。许多其他形式的淀粉样变性被确认,包括遗传性(ATTRm)、老年性(ATTRwt)和透析相关淀粉样变性。诊断心脏淀粉样变性的金标准试验是用刚果红染色的心内膜心肌活检,但这种方法是有创的。

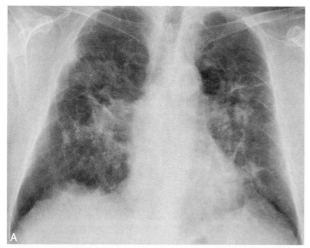

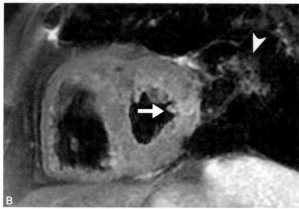

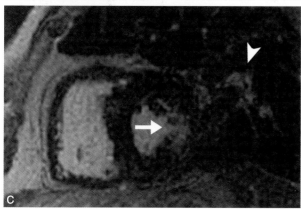

图 31.12 结节病。(A)胸部 X 线片显示气管旁和肺门肿大,肺中段纤维化改变占主导地位,与结节病一致。(B)T₂ 加权和心肌延迟强化(LGE;C)图像描绘了结节病的心脏受累,心肌水肿的结节性病灶(B;箭)和相应的异常 LGE(C;箭)累及左心室中部水平的下外侧壁的壁中心肌。心脏磁共振成像可以看到肺实变影(箭头)

在临床实践中,心脏淀粉样变性的诊断通常由超声心动图提示,并由 CMR 和/或非心脏活检支持。

超声心动图检查结果包括两个心室向心性肥厚(壁厚>12mm)、心肌回声增强和淀粉样物质浸润引起的瓣膜突出。多普勒超声心动图显示了一种限制性模式,在连续检查中出现进行性舒张功能障碍。

射血分数通常保持到疾病晚期。然而,其他疾病如 HCM 和血色病可能有相似的超声心动图结果。

CMR 具有组织表征的优势,与心内膜心肌活检相比,具有良好的灵敏度(80%)和高特异度(94%)。在 CMR 中,心脏淀粉样变性通常会导致向心性心室壁增厚(12mm),并伴有心室扩张。房间隔和右心房后壁增厚(6mm)是一个常见特征(图 31.13)。左心室射血分数正常或降低,心脏淀粉样变性表现为限制性生理过程:限制性舒张期充盈,双侧心房扩张。淀粉样物质沉积导致细胞外空间扩张,并伴有心内膜心肌纤维化。在 CMR 中,这导致异常心肌和血池钆动力学的特征模式(图 31.13)。心肌细胞外空间的扩张创造了一个保留钆的环境,79%~97% 的患者出现异常 LGE。心肌中异常 LGE 的模式可能是弥漫性跨壁、弥漫性心内膜下或局灶性和斑片状。然而,由于心肌中钆的快速清除,异常 LGE 可能难以评估。因此,注射钆后进行 LGE 序列的延迟比其他心肌病的延迟短——注射钆 5min,而非注射钆 10~20min。异常 LGE 也可能难以描述,这是因为在反转恢复序列上由淀粉样沉积引起的 T₁ 信号改变,心肌信号不完全为零,导致难以确定使正常心肌为零的最佳反转时间。一般来说,如果发现心肌抑制困难,应强烈认为心脏淀粉样变性是原因。相位敏感的反转恢复序列,对心肌零点的特定反转时间的选择不太敏感,在这种情况下通常很有用。细胞外空间的系统性扩张也被认为可以解释 LGE 图像上血池中没有残留钆的原因,导致具有心肌的特征性暗血池,该心肌由于次优的心肌置零而在正常的反转时间范围内保持明亮。淀粉样变性中钆的这种异常动力学也可以用在多个反转时间(电影反转恢复)获得的短轴来描述,该短轴显示在血池置零之前发生的心肌异常置零。

心脏血色病和铁代谢性心肌病的影像学表现

铁过载心肌病被定义为心脏铁沉积增加引起的收缩或舒张功能障碍,继发于原发性血色病或继发性含铁血黄素沉着症。原发性血色病是一种影响铁代谢的常染色体隐性疾病,通常见于中年患者,皮肤色素沉着增加,肝功能异常,血清铁蛋白水平升高,三分之一的患者心脏受累。继发性含铁血黄素沉着症是慢性贫血(例如重型 β 地中海贫血、镰状细胞病、骨髓增生异常)患者反复输血导致的一种铁过载。继发性含铁血黄素沉着症往往在早期出现,通常在青春期。两种形式在 CMR 上有相似的影像学表现。它们有时可以根据器官分布进行区分,因为

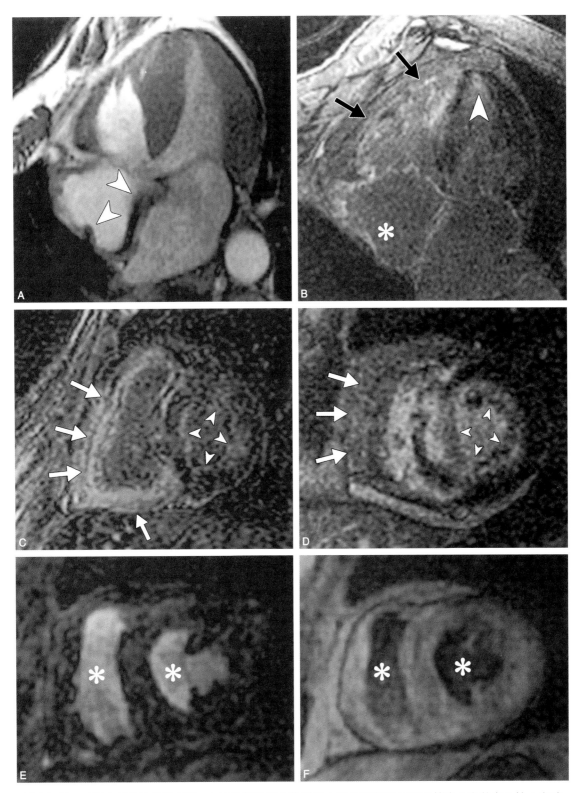

图 31.13　不同患者的淀粉样变性。(A)这张四腔心稳态自由进动视图显示了无扩张心室的向心性心室壁增厚以及房间隔和右心房后壁增厚(箭头)。四腔心(B)和短轴心肌延迟强化(LGE;C)视图显示了左心室弥漫性心内膜下 LGE(白色箭头)和右心室的跨壁 LGE(分别为 B 和 C 中的黑色箭和白色箭)。在(B)中,房室(星号)和房室瓣均有弥漫性 LGE。(D)短轴 LGE 显示左心室更重要的 LGE(白色箭头)和淀粉样物质沉积导致的右心室壁明显增厚(白色箭)。155ms(E)和 255ms(F)时的短轴电影反转恢复显示了淀粉样变性中钆的异常动力学,155ms 时心肌消失(变暗),255ms 时血池消失(星号)

两者都影响肝,但原发性血色病累及胰腺,而继发性含铁血黄素沉着症也累及脾和骨髓。由于心肌中的铁沉积与其他器官中的铁沉淀无关,因此有必要对铁过载进行心脏特异性测量。对无症状患者的早期识别对于预防心力衰竭和 DCM 非常重要。CMR 提供了一种安全、无创的方法来评估心肌铁含量,而超声心动图的结果是非特异性的。心肌活检是一种灵敏度有限的有创方法,因为铁沉积倾向于斑块状。

　　超声心动图和 CMR 显示,室壁厚度从正常到轻度增加,伴有舒张功能障碍和限制性生理学。收缩功能障碍和 DCM 通常不会出现,直到铁浓度达到临界水平。CMR 可以基于心肌 T_2^* 信号特征的变化识别和量化心肌中的铁沉积负荷。铁引起磁场的局部变化,与 T_2 加权和 T_2^* 加权图像上的骨骼肌相比,心肌的弛像时间更短,SI 更暗。特定 T_2^* 加权序列用于定量心肌铁负荷。使用在多个回波时间采集的屏气梯度回波序列,在左心室中水平的短轴平面中执行该序列。ROI 位于室间隔,远离血池和心外膜静脉。对每个图像测量 ROI 内的 SI,并绘制回波时间,以形成指数衰减曲线,这种现象称为 T_2^* 衰减(图 31.14)。为

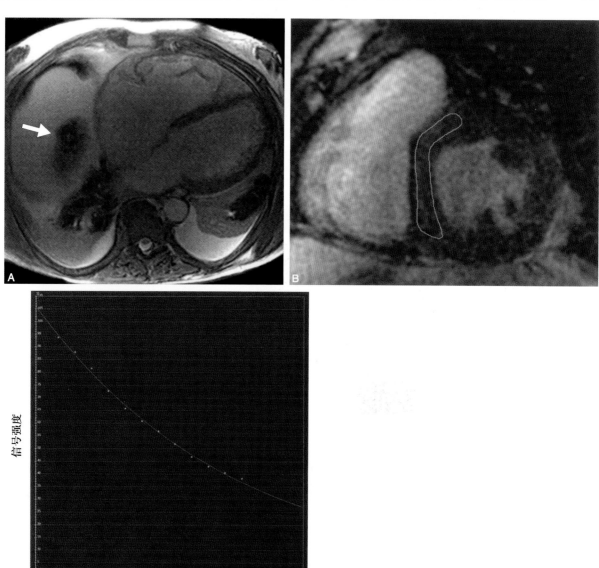

图 31.14　患有肝硬化、慢性贫血和食管静脉曲张的酒精中毒患者的继发性含铁血黄素沉着症,需要多次输血。(A)轴位定位器显示肝(箭)、脊柱内骨髓和左心室心肌的信号强度(SI)降低,心腔扩张。(B,C)描述了该患者的心肌铁定量过程。在具有可变回波时间(TE)的同一水平采集的多个梯度回波 T_2^* 图像的室间隔(橙色轮廓)中追踪感兴趣区。根据不同回波时间采集的可变心肌 SI 数据绘制在图形上以计算 T_2^* 衰减时间,在该患者中为 16ms(<20ms 是异常的,与铁沉积增加一致)

了获得平均 $T_2{}^*$，指数趋向线与方程拟合：$y = K_e{}^{TE/T_2{}^*}$（其中 K_e 为常数，TE 表示回波时间，y 为 SI）。在心肌铁过载中，$T_2{}^*$ 值通常低于 20ms。该技术也可用于监测铁螯合治疗的有效性，因为心肌 $T_2{}^*$ 增加也与左心室功能恢复相关。

法布里病心脏受累的影像学表现

　　法布里病是多种代谢贮积疾病之一（例如糖原贮积症 I 型和 II 型、戈谢病、尼曼-皮克病、半乳糖唾液酸贮积症和黏多糖贮积症），可诱发由物质异常积聚引起的浸润性心肌病。这些疾病常累及心脏，是发病率和病死率的重要原因。沉积导致左心室肥厚和舒张功能障碍，如果不治疗，最终发展为收缩功能障碍和心力衰竭。并发症包括小血管疾病引起的心律失常和缺血。法布里病是一种常染色体隐性溶酶体突变，导致心肌中鞘糖脂积累增加。法布里病通常在儿童或青少年时期诊断，但心脏受累出现在

20~40 岁。成像仪特别感兴趣，因为它导致左心室壁增厚，其模式类似于 HCM 的同心形式。6% ~ 12% 的晚发性 HCM 患者随后被发现患有法布里病。区分这两种疾病是至关重要的，因为早期发现法布里病和启动酶替代疗法可以显著减低心肌质量并改善心肌功能。

　　在超声心动图和 CMR 上，法布里病表现为左心室壁弥漫性增厚（12mm），左心室质量增加，舒张功能障碍，早期收缩功能保留。心内膜下的鞘糖脂沉积可能导致超声心动图上的特征性二元外观，其特征是心内膜的回声增强，通过低回声空间与高回声心肌分离，并沿室间隔最佳可见。在 CMR 中，约 50% 的病例具有非缺血模式的异常 LGE，通常涉及中层心肌和心外膜下，保留心内膜下，主要位于左心室基底下外侧壁，与 HCM 形成对比，HCM 通常不涉及左心室的这一段（图 31.15）。在终末期，左心室基底下外侧壁可能显示明显变薄和严重的局部室壁运动异常。

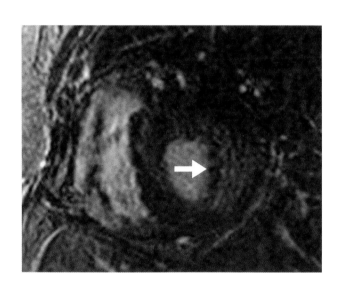

图 31.15　法布里病。这张短轴心肌延迟强化（LGE）图像显示心肌增厚和模糊的壁中 LGE，主要位于左心室基底下外侧壁（箭）

■ 总结

　　心脏成像，特别是 CMR，为诊断和监测心肌病提供了有价值的信息，是一种优秀的无创成像技术，可以区分化学性和非缺血性心肌病，并识别疾病模式，从而缩小非缺血性疾病患者的鉴别诊断范围。在许多临床场景中，它已成为心内膜心肌活检的有价值的替代品。CMR 不仅提供了关于心脏形态、功能和心肌组织的有价值信息，也可以检测纤维心肌替代的存在，这有助于潜在有害并发症的风险分层，如心律失常、心力衰竭和 SCD。然而，心肌病变的成像可能具有挑战性，因为不同心肌病变之间的成像特征存在重叠。尽管组织学上存在心肌病理学，但

一些心肌病没有特定的影像学特征或可能有正常的影像学表现。

参考书目

Abdel-Aty H, Boye P, Zagrosek A, et al. Diagnostic performance of cardiovascular magnetic resonance in patients with suspected acute myocarditis: comparison of different approaches. *J Am Coll Cardiol.* 2005;45(11):1815–1822.

Acquatella H. Echocardiography in Chagas heart disease. *Circulation.* 2007;115(9):1124–1131.

Anderson LJ, Holden S, Davis B, et al. Cardiovascular T2-star (T2*) magnetic resonance for the early diagnosis of myocardial iron overload. *Eur Heart J.* 2001;22(23):2171–2179.

Baessler B, Luecke C, Lurz J, et al. Cardiac MRI texture analysis of T1 and T2 maps in patients with infarctlike acute myocarditis. *Radiology.* 2018;289(2):357–365.

Bogaert J, Taylor AM. Heart muscle diseases. In: Bogaert J, Dymarkowski S, Taylor AM, Muthurangu V, eds. *Clinical Cardiac MRI.* 2nd ed. Springer; 2012:275–353.

Chan AK, Somarouthu B, Ghoshhajra B. Magnetic resonance imaging for hypertrophic cardiomyopathy update. *Top Magn Reson Imaging.* 2014;23(1):33–41.

Deva DP, Williams LK, Care M, et al. Deep basal inferoseptal crypts occur more commonly in patients with hypertrophic cardiomyopathy due to disease-causing myofilament mutations. *Radiology.* 2013;269(1):68–76.

Eitel I, von Knobelsdorff-Brenkenhoff F, Bernhardt P, et al. Clinical characteristics and cardiovascular magnetic resonance findings in stress (Takotsubo) cardiomyopathy. *JAMA.* 2011;306(3):277–286.

Friedrich MG. Cardiomyopathies. In: Manning WJ, Pennell D, eds. *Cardiovascular Magnetic Resonance.* 2nd ed. Philadelphia: Churchill Livingstone; 2010:515–531.

Friedrich MG, Sechtem U, Schulz-Menger J, et al. Cardiovascular magnetic resonance in myocarditis: A JACC white paper. *J Am Coll Cardiol.* 2009;53(17):1475–1487.

Henry TS, Cummings KW. Myocardial nonischemic cardiomyopathies. In: Abbara S, Kalva SP, eds. *Problem-Solving in Cardiovascular Imaging.* Elsevier; 2013:505–521.

Hindieh W, Weissler-Snir A, Hammer H, et al. Discrepant measurements of maximal left ventricular wall thickness between cardiac magnetic resonance imaging and echocardiography in patients with hypertrophic cardiomyopathy. *Circ Cardiovasc Imaging.* 2017;10(8):e006309.

Hundley WG, Bluemke DA, Finn JP, et al. ACCF/ACR/AHA/NASCI/SCMR 2010 expert consensus document on cardiovascular magnetic resonance: a report of the American College of Cardiology Foundation Task Force on expert consensus documents. *Circulation.* 2010;121(22):2462–2508.

Kawel N, Nacif M, Arai AE, et al. Trabeculated (noncompacted) and compact myocardium in adults: the multi-ethnic study of atherosclerosis. *Circ Cardiovasc Imaging.* 2012;5(3):357–366.

Kimura F, Matsuo Y, Nakajima T, et al. Myocardial fat at cardiac imaging: how can we differentiate pathologic from physiologic fatty infiltration? *Radiographics.* 2010;30(6):1587–1602.

Kwong RY, Falk RH. Cardiovascular magnetic resonance in cardiac amyloidosis. *Circulation.* 2005;111(2):122–124.

Marcus FI, McKenna WJ, Sherrill D, et al. Diagnosis of arrhythmogenic right ventricular cardiomyopathy/dysplasia: proposed modification of the task force criteria. *Circulation.* 2010;121(13):1533–1541.

Marcus FI, McKenna WJ, Sherrill D, et al. Diagnosis of arrhythmogenic right ventricular cardiomyopathy/dysplasia: proposed modification of the task force criteria. *Eur Heart J.* 2010;31(7):806–814.

Maron BJ, McKenna WJ, Danielson GK, et al. American College of Cardiology/European Society of Cardiology clinical expert consensus document on hypertrophic cardiomyopathy. A report of the American College of Cardiology Foundation Task Force on Clinical Expert Consensus Documents and the European Society of Cardiology Committee for Practice Guidelines. *J Am Coll Cardiol.* 2003;42(9):1687–1713.

Maron BJ, Towbin JA, Thiene G, et al. Contemporary definitions and classification of the cardiomyopathies: an American Heart Association scientific statement from the Council on Clinical Cardiology, Heart Failure and Transplantation Committee; Quality of Care and Outcomes Research and Functional Genomics and Translational Biology Interdisciplinary Working Groups; and Council on Epidemiology and Prevention. *Circulation.* 2006;113(14):1807–1816.

McCrohan JA, Moon JC, Prasad SK, et al. Differentiation of heart failure related to dilated cardiomyopathy and coronary artery disease using gadolinium-enhanced cardiovascular magnetic resonance. *Circulation.* 2003;108(1):54–59.

McKenna WJ, Thiene G, Nava A, et al. Diagnosis of arrhythmogenic right ventricular dysplasia/cardiomyopathy. Task force of the working group myocardial and pericardial disease of the European Society of Cardiology and of the Scientific Council on Cardiomyopathies of the International Society and Federation of Cardiology. *Br Heart J.* 1994;71(3):215–218.

Moon JC, McKenna WJ, McCrohon JA, Elliott PM, Smith GC, Pennell DJ. Toward clinical risk assessment in hypertrophic cardiomyopathy with gadolinium cardiovascular magnetic resonance. *J Am Coll Cardiol.* 2003;41(9):1561–1567.

Moon JC, Messroghli DR, Kellman P, et al. Myocardial T1 mapping and extracellular volume quantification: a Society for Cardiovascular Magnetic Resonance (SCMR) and CMR Working Group of the European Society of Cardiology consensus statement. *J Cardiovasc Magn Reson.* 2013;15:92.

Mouquet F, Lions C, de Groote P, et al. Characterisation of peripartum cardiomyopathy by cardiac magnetic resonance imaging. *Eur Radiol.* 2008;18(12):2765–2769.

O'Donnell DH, Abbara S, Chaithiraphan V, et al. Cardiac MR imaging of non-ischemic cardiomyopathies: imaging protocols and spectra of appearances. *Radiology.* 2012;262(2):403–422.

O'Hanlon R, Grasso A, Roughton M, et al. Prognostic significance of myocardial fibrosis in hypertrophic cardiomyopathy. *J Am Coll Cardiol.* 2010;56(11):867–874.

Petersen SE, Selvanayagam JB, Wiesmann F, et al. Left ventricular noncompaction: insights from cardiovascular magnetic resonance imaging. *J Am Coll Cardiol.* 2005;46(1):101–105.

Richardson P, McKenna W, Bristow M, et al. Report of the 1995 World Health Organization/International Society and Federation of Cardiology Task Force on the definition and classification of cardiomyopathies. *Circulation.* 1996;93(5):841–842.

Sharkey SW, Lesser JR, Zenovich AG, et al. Acute and reversible cardiomyopathy provoked by stress in women from the United States. *Circulation.* 2005;111(4):472–479.

Sievers B, Addo M, Franken U, Trappe HJ. Right ventricular wall motion abnormalities found in healthy subjects by cardiovascular magnetic resonance imaging and characterized with a new segmental model. *J Cardiovasc Magn Reson.* 2004;6(3):601–608.

Sparrow PJ, Merchant N, Provost YL, Doyle DJ, Nguyen ET, Paul NS. CT and MR imaging findings in patients with acquired heart disease at risk for sudden cardiac death. *Radiographics.* 2009;29(3):805–823.

Vermes E, Friedrich MG. Current role of magnetic resonance imaging for suspected myocarditis. In: Abbara S, Kalva SP, eds. *Problem Solving in Cardiovascular Imaging.* Elsevier; 2013:423–430.

Vignaux O. Cardiac sarcoidosis: spectrum of MRI features. *AJR Am J Roentgenol.* 2005;184(1):249–254.

Walker CM, Chung JH, Reddy GP. Septal bounce. *J Thorac Imaging.* 2012;27(1):W1.

Watkins H, Ashrafian H, Redwood C. Inherited cardiomyopathies. *N Engl J Med.* 2011;364(17):1643–1656.

第 32 章

心脏和脉管肿瘤

Nagina Malguria, Attila Tóth, Suhny Abbara

■ 引言

心脏的良性和恶性肿瘤并不常见,尸检系列的发生率为 0.002%~0.3%。但是,即使是良性心脏肿瘤,也可能会出现明显的阻塞性症状或发生心律失常。心脏左侧的肿瘤有可能引起系统性或神经性栓塞现象。心脏肿瘤的影像学目的如下:①肿瘤的解剖定位,有时能为具体诊断提供依据;②组织特征;③与血栓、其他非肿瘤性良性实体性病变及解剖变异区别。

除非心脏病变较大或导致心脏肥大,否则常规的 X 线检查很少可用于评估心脏质量。心脏肿瘤的影像学评估通常始于超声心动图,并且由于其用途广泛,心脏肿瘤通常是在超声心动图上偶然发现。但是,超声心动图检查有其局限性;它取决于操作者或声窗的限制,例如在大量的有慢性阻塞性肺疾病的患者中。

鉴于计算机体层成像(CT)具有高空间分辨率和快速采集多平面数据的能力,CT 在评估心脏质量方面具有重要作用。在一些病例中,其准确的脂肪和钙化的特征可能有助于缩小鉴别诊断的范围。MRI 具有高组织对比度分辨率和多平面成像,通常是评估心脏肿瘤的一种选择方式。MRI 平面可能需要为特定的肿瘤位置进行调整。用于评估心脏肿瘤的标准协议从定位像开始,然后是标准平面中的稳态自由进动(SSFP)图像(间隔旁或垂直长轴位,水平长轴位,短轴系列位,三腔心位)。T_1 轴位快速自旋回波图像应在最适合评估可疑肿块的平面中进行,不伴有或伴有(如有需要)脂肪抑制。T_2 加权图像可以评估肿块的水肿或特征。磁共振标记可能会渗入心肌或累及心包。在钆剂注射期间获得的首过灌注图像可用于评估肿块的血管形成。延迟 8~15min 的钆剂图像可在短轴位中获得覆盖左心室的图像,并在任何需要显示肿块的平面中进行采集。

在灌注图像和钆剂延迟(LGE)图像扫描期间,快速自旋回波、T_1增强扫描后图像可以在最佳平面中获得,该平面由肿块的位置决定。

■ 心脏良性肿瘤

黏液瘤

在原发性心脏肿瘤中,良性肿瘤占90%,其中最常见的是黏液瘤(50%~80%)。黏液瘤更常见于女性,其发病率是男性的三倍,通常出现在生命的第四到第六个十年中。在60%~80%的病例中,黏液瘤见于左心房(图32.1),在房间隔的区域和卵圆窝,其次是右心房(15%~28%),右心室(8%;图32.2),左心室(3%~5%),以及少见的瓣膜。其中约有10%是双心房,通常从左心房向右延伸到卵圆窝。

大多数黏液瘤被偶然发现,但约有7%黏液瘤出现综合征,伴有卡尼综合征,这是一种 X 连锁常染色体显性综合征,由心脏和心外黏液瘤,斑点状的皮肤色素沉着,内分泌过度活跃和神经鞘瘤组成。与卡尼综合征相关的黏液瘤多发生在年轻患者中,这些患者更可能是男性,并且在切除后往往会复发。最近的研究表明,散发性黏液瘤和与卡尼综合征相关的黏液瘤都可能存在 *PRKAR1A* 基因突变,这表明这些肿瘤中至少有一些是合理的遗传起源。

临床上,有10%~15%的黏液瘤在诊断时无症状。或者,由于白介素的产生或与左、右心力衰竭有关的阻塞性症状,患者可能会出现系统性的全身症状。大部分活动的左心房黏液瘤可能会通过二尖瓣脱垂,导致功能性二尖瓣阻塞,或者由于肿瘤通过二尖瓣来回脱垂而出现所谓的破坏球效应。栓塞表现

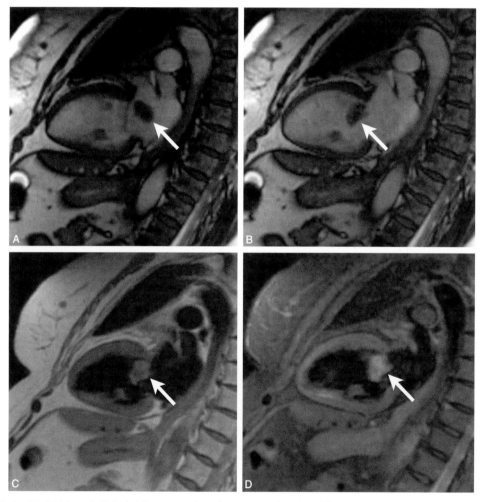

图 32.1　活动的左心房黏液瘤(箭)。(A)在两腔心(2CH)或垂直长轴心位的稳态自由进动(SSFP)电影序列的早期收缩期图像中显示左心房肿块。(B)从 2CH SSFP 电影获得的晚期舒张期图像。在心动周期中,左心房肿块进入左心室。(C)黑血 T_1 图像显示病灶中异质 T_1 加权信号,与心肌相比略低。(D)三反转恢复(黑血,脂肪抑制),表明肿块的 T_2 加权信号非均匀增加

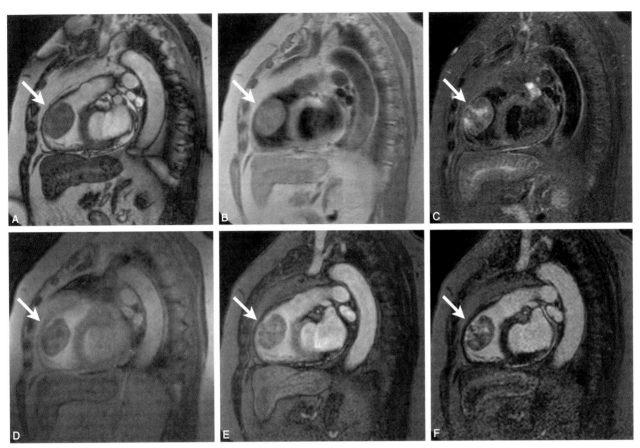

图 32.2　右心室流出道黏液瘤(箭)。(A)右心室的稳态自由进动(SSFP)图像。略微不均匀的 T_2/T_1 加权信号与心肌非常相似。(B)黑血,T_1 加权快速自旋回波序列(TSE)图像在同一视图中;不均匀的中等信号强度。(C)T_2 加权的 TSE 图像。不均匀信号特征显示信号强度增高和降低的区域。黏液瘤的成分和一些血液降解产物可导致信号增高,而钙化和含铁血黄素(或较小范围)的纤维化成分导致信号降低。(D)首次灌注图像显示在静脉注射对比剂(Gd-DO3A-丁醇)后信号不均匀摄取。(E)运用有意识的长反转时间,在对比剂注射后 2~7min 获取的早期增强反转恢复快速场回波图像,显示了轻度的不均匀强化。(F)注射对比剂 10~20min 后延迟增强反转恢复快速场回波图像运用反转时间使心肌无效。该肿块显示出不均匀强化,这是异质组织学结构的标志

在 30%~50% 的黏液瘤中可见,通常累及脑和视网膜循环。

　　病理上,黏液瘤是圆形的小叶肿块,表面凸起。已经报道了囊状黏液瘤。三分之一的黏液瘤钙化,有些可能显示出血。在大体病理学上,黏液瘤的三分之一是乳头状的,其余的是息肉状的。乳头状黏液瘤因碎片脱落而更容易出现神经系统和全身性栓塞事件,而息肉样类型则更容易出现阻塞性症状。右心房黏液瘤比左心房黏液瘤更容易钙化。

影像学表现

　　黏液瘤在 CT 上的表现为不均匀的低密度,常表现出更低密度,很少见到与周围心肌同等强化。钙化(如果存在)在 CT 上可见,通常表现为粗大或点状钙化,在右心房黏液瘤中更常见,在左心房黏液瘤中不常见。心房黏液瘤狭窄地附着于房间隔。在

MRI 上,黏液瘤通常在 T_1 加权像上是等信号,在 T_2 加权像上是高信号。平衡 SSFP 图像显示了心房黏液瘤的活动性(图 32.1),它可能会通过房室瓣脱出,造成暂时性阻塞。在平衡 SSFP 图像上,黏液瘤通常与血池相比呈低信号,与正常心肌相比呈高信号。

　　在早期的首次通过图像上,它们可能没有表现出增强或有轻微的增强。在钆剂延迟增强序列后 10~15min 显示较大程度的不均匀强化。图像不均匀强化后与坏死、出血、纤维化和钙化区域相关(图32.2)。

脂肪瘤

描述

　　心脏脂肪瘤是心脏第二常见的原发肿瘤。它们

可能发生在任何部位,常出现在年轻时。它们是由成熟的脂肪细胞组成的有完整包膜的病变。大约50%起源于心外膜和中层心肌,其余50%起源于心内膜下。脂肪瘤可能散发于心脏或与结节性硬化症有关。脂肪瘤通常被偶然发现,无症状,但可增大到引起冠状动脉或心包压迫(心外膜),心律失常(心肌内)或流出道梗阻(心内膜下)。

影像学表现

在 CT 和 MRI 上,它们遵循含脂肪组织的典型外观(即 CT 上的密度低而 T_1 MRI 序列上的亮度高),并通过施加脂肪饱和(或抑制)脉冲来抑制。另外一个有用的依据是在 T_1 和 T_2 加权序列上与周围纵隔或胸壁脂肪相似的信号强度,在 CT 上相似的密度。脂肪瘤是无血管的,无强化(图 32.3)。

心脏脂肪瘤需要与房间隔的脂肪瘤样肥厚相鉴别,后者在老年和超重患者中经常可见。与脂肪瘤相比,它们通常累及房间隔,并保留卵圆窝,形成典型的哑铃外观(图 32.4)。在这些病变中存在具有

代谢活性的棕色脂肪,这些棕色脂肪在正电子发射体层成像(PET)中可能有代谢活性。

纤维瘤

描述

心脏纤维瘤是第二常见的先天性肿瘤,通常存在于小儿或年轻的成人。肿瘤倾向于累及心室,左心室多于右心室。纤维瘤通常局限,并可能发生中央钙化。它是儿童中最常被切除的心脏肿瘤,是儿童尸体解剖中发现的第二常见的良性原发肿瘤。男性和女性的患病率相等。综合征性纤维瘤与高林综合征有关,高林综合征是一种常染色体显性遗传疾病,与多种基底细胞癌、颌骨囊肿、骨骼异常有关,并且有可能在多个器官系统中发展成肿瘤。

影像学表现

大多数心脏纤维瘤是孤立的,通常发生在室间

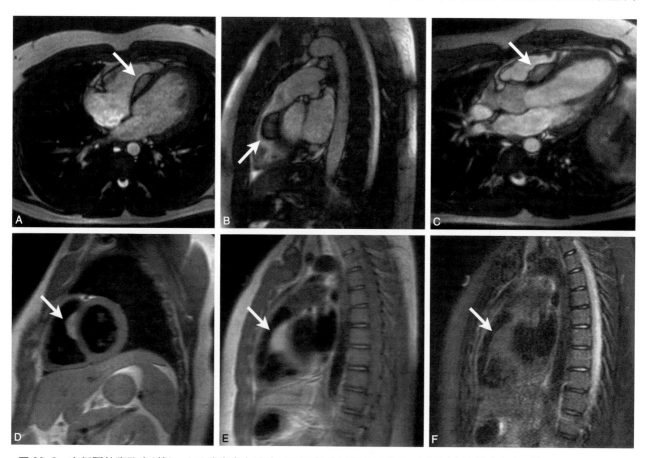

图 32.3 室间隔的脂肪瘤(箭)。(A)稳态自由进动(SSFP)轴位图像显示病灶,室间隔中的黑边突出到右心室。(B)SSFP右心室流出道病变图像。(C)相同病变的 SSFP 三腔心位图像。(D)T_1 加权快速自旋回波(FSE),黑血,短轴图像。病变与皮下脂肪的信号特征相匹配。(E)T_1 加权 FSE,右心室流出道图像在另一层面显示病变。(F)在脂肪抑制、T_2 加权、三重反转恢复 FSE 图像上病变信号减低

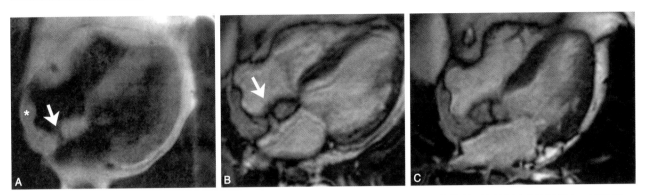

图 32.4　房间隔脂肪瘤样肥厚。(A)轴位双反转恢复图像,在房间隔中呈哑铃状的高信号,并保留房间隔(箭)。请注意,房间隔中的信号与心外膜脂肪的信号相匹配。在该病例中,沿着右心房的后壁也可以看到脂肪浸润,并一直延伸到界嵴。来自轴位(B)和四腔心位(C)稳态自由进动序列的静止舒张期图像显示由房间隔中的脂-液界面引起的蚀刻伪影,在整个病变过程中保留了卵圆窝(B;箭)

隔或心室游离壁。CT 是最易鉴别中央营养不良性钙化的检查设备。在 MRI 上,这些病变在 T_1 加权像为等信号到高信号,而在 T_2 加权像上是稍低信号。在注射钆剂对比剂后的延迟影像上,它们既可以表现出明显强化,也可以表现出边界清晰中央低信号区域,与外周包膜等信号(图 32.5 和图 32.6)。

横纹肌瘤

描述

横纹肌瘤是儿童中最常见的原发肿瘤。它们通常出现在出生的第一年。横纹肌瘤与结节性硬化症

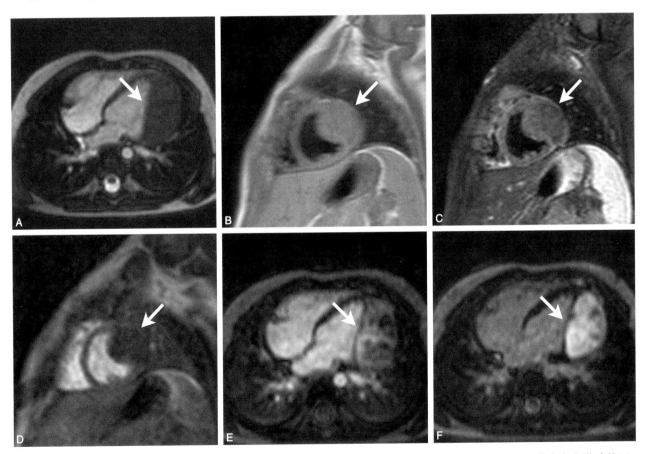

图 32.5　4 岁男孩左心室纤维瘤(箭)引起室性心律失常。患者接受植入型心律转复除颤器放置。(A)稳态自由进动的四腔心位图像显示左心室侧壁的等信号肿块。(B)短轴(SA)T_1 加权,血液抑制的快速自旋回波序列图像。肿块显示中等信号强度。(C)SA 脂肪饱和的 T_2 加权图像。与心肌相比,纤维瘤略深。(D)在细胞外对比剂应用过程中的 SA 首过灌注图像。肿瘤未强化。(E)注射钆剂对比剂后 2~3min 拍摄的早期四腔心位图像,对心肌无效。肿块显示出不均匀强化。(F)在注射对比剂后 20min 拍摄的四腔心位反转恢复延迟的超增强图像。肿瘤表现出明显的延迟强化,边界清楚

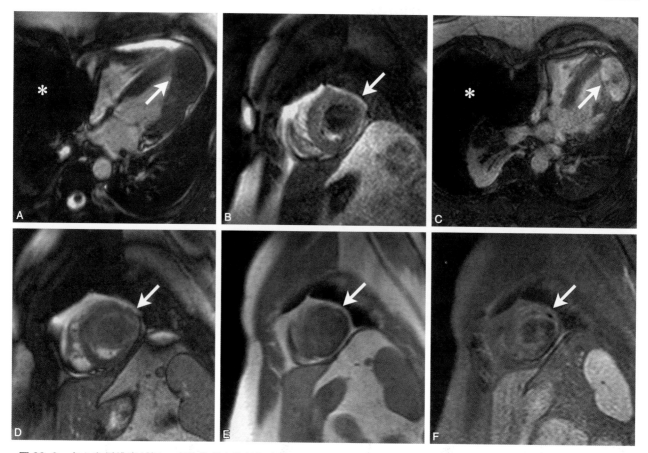

图 32.6　左心室纤维瘤(箭)。意外发现自发性气胸(PTX)。(A)四腔心位(4CH)平衡稳态自由进动(b-SSFP)序列。与心肌相比,肿瘤为等信号(星号,PTX)。(B)短轴首过灌注图像。在细胞外钆剂对比剂给药期间,肿块显示出低血管化。(C)4CH 延迟增强(反转恢复快速自旋回波序列)图像。注射后 10min,纤维瘤表现出明显强化(星号,PTX)。在星号后面,可以看到右肺萎陷,位于脊柱的腹侧。(D)短轴 b-SSFP 序列,注射对比剂后显示外周强化。(E)短轴,T_1 加权,血液抑制的快速自旋回波序列图像。肿瘤信号强度略不均匀。(F)短轴,T_2 加权,血液抑制的频率反转恢复图像。纤维瘤显示中央非均匀性减低信号

高度相关,60%~80% 的心脏横纹肌瘤与结节性硬化症有关,并且超过 50% 的结节性硬化症患者患有横纹肌瘤。病变的多样性与结节性硬化症的关联甚至更高。病灶局限,大小范围从几毫米到几厘米。从组织学上讲,它们是错构瘤。它们出现在心室肌壁内。大多数横纹肌瘤会在 4 岁时自发消退,只有当病变有症状并引起阻塞时才考虑手术切除。

影像学表现

横纹肌瘤通常在产前超声检查中被诊断为高回声。在 T_1 加权图像上,它们通常与周围的心肌等信号,而在 T_2 加权图像上则为高信号(不同于纤维瘤)。它们通常显示无显著的或仅有最小的早期强化,并且在延迟增强序列上是等信号。

血管瘤

描述

血管瘤是血管源性肿瘤,占所有心脏肿瘤的

5%~10%。从组织学上,它们分为海绵状血管瘤、毛细血管瘤、动静脉血管瘤或混合性血管瘤。

影像学表现

在心脏 MR 图像上,由于缓慢的血流,血管瘤通常在 T_1 和 T_2 加权图像上是不均匀和高信号,并且由于血管成分高,注射对比剂后明显强化,但因钙化和纤维间隔,可能存在不均匀区域(图 32.7 和图 32.8)。

副神经节瘤

描述

副神经节瘤是神经内分泌肿瘤。在心脏内,它们常起源于交感神经系统,也可能显示与儿茶酚胺相关的症状。这些病变有时可能是多发性内分泌肿瘤综合征的一部分,也可能与身体其他部位的类似病变有关。这些病变通常是由心外膜引起的,包括

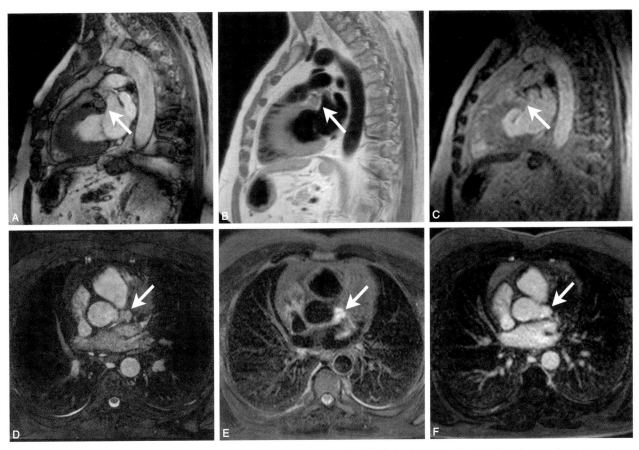

图 32.7　血管瘤。对胸痛患者行冠状动脉 CT 血管成像未显示冠状动脉病变,但可见一位于左主干分叉下、靠近主动脉根的肿块(箭)。这是心包旁血管瘤的相对常见的位置。为进一步明确诊断行心脏 MRI 检查。(A)舒张末期矢状位平衡稳态自由进动序列。与心肌相比,这种边界清楚的异常病变在 T_2/T_1 加权像上有更高信号。(B)矢状位 T_1 加权黑血快速自旋回波序列(TSE)图像。肿瘤显示中等信号,类似于心肌。(C)矢状位首过灌注图像。明显强化表明肿瘤高度血管化。(D)轴位各向同性重建的三维、高分辨率、导航驱动,T_2 预备脉冲、脂肪抑制的平衡快速场回波序列。没有累及邻近结构。(E)轴位 T_2 加权黑血 TSE 图像。与心肌相比,肿瘤显示信号强度增加。(F)轴位注射钆对比剂后的延迟增强图像。强化程度与血池相似

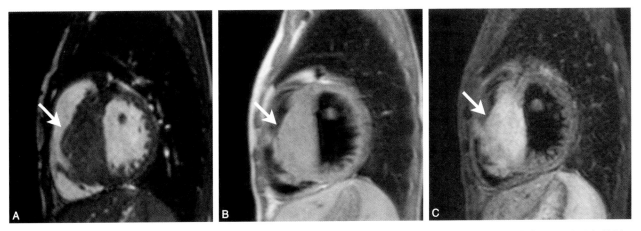

图 32.8　血管瘤。该患者的血管瘤是在儿童早期发现的,同时进行了心脏直视手术以闭合其房间隔缺损。经过几年的随访,患者出现了室性心律失常。要求进行心脏 MRI 检查以进一步明确血管瘤(白色箭)。(A)矢状位平衡稳态自由进动(b-SSFP)序列舒张末期。可以看到增厚的室间隔和右心室小梁。T_2/T_1 加权像的信号强度与心肌相似。(B)矢状位 T_1 加权黑血快速自旋回波序列(TSE)图像。肿瘤显示中等信号,类似于心肌。(C)矢状位 T_2 加权像黑血 TSE 图像。血管瘤横跨室间隔,并延伸到几个右心室小梁。

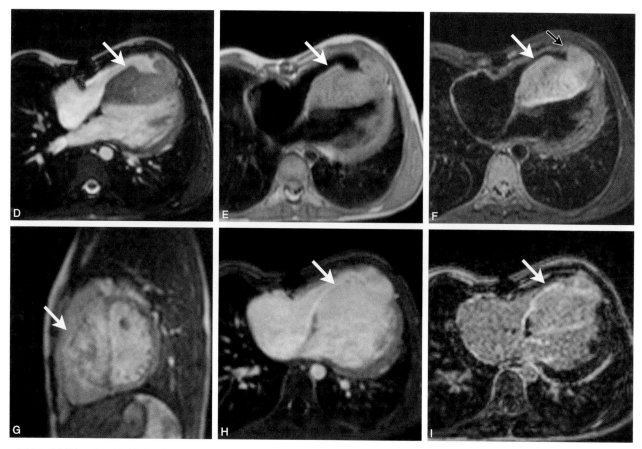

图 32.8(续) (D)注射对比剂后轴位 b-SSFP 序列舒张末期。与心肌相比,肿瘤的 T_2/T_1 加权像信号强度更高。(E)轴位 T_1 加权黑血 TSE 图像。肿瘤显示出类似于心肌的中等信号。(F)轴位 T_2 加权黑血 TSE 图像。血管瘤横跨整个室间隔,并延伸到几个右心室小梁和右心尖的一部分(黑色箭)。(G)矢状位注射细胞外钆对比剂后早期增强图像。对比剂充填不均匀,但与血池大致相似。(H)轴向早期增强图像。强化幅度类似于血池。(I)轴位延迟增强图像。肿瘤的外缘显示过度强化,而病变主体与血池相似

心房沟和房室沟,或大血管根部,并在心包内突出。基因检测可能会发现与琥珀酸脱氢酶相关的突变。其自然生活史多变。有些趋向于退化,某些不变,而某些则可能扩大。在影像学上,这些肿瘤在核医学间碘苄胍扫描中可能呈阳性。在 CT 和 MRI 上,它们显示明显强化(图 32.9)。

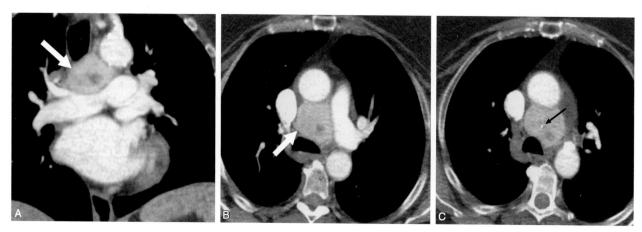

图 32.9 冠状位(A)和轴位(B)重建心脏 CT 显示肺动脉底部和主动脉之间的不均匀强化肿块(白色箭),这是副神经节瘤的典型位置。(C)轴位重建(层面高于 B)显示肿瘤内呈点状钙化(黑色箭)

乳头状弹力纤维瘤

描述

乳头状弹力纤维瘤是良性肿瘤,主要影响瓣膜,占所有瓣膜肿瘤的 75%。大体上,它们具有乳头状的叶状结构。形状各不相同。一些肿瘤有发育良好的头部,而另一些则具有细长的茎状突起。在镜下,这些病变由衬有内皮的无血管结缔组织组成。最常见的部位是主动脉瓣,其次是二尖瓣,三尖瓣和肺动脉瓣。这些肿瘤可以没有症状,或者左侧病变伴有卒中或其他全身性栓塞症状。

影像学表现

这些病变通常是在超声心动图上偶然发现的。在 MRI 上,它们表现为小而高度活动的均质瓣膜团,在电影影像上具有低信号强度和周围湍流。可视化肿瘤可能会因其移动性而造成困难(图 32.10)。增强后的图像,可以与血栓鉴别。它们偶尔会钙化,CT是识别钙化存在的最佳方式。

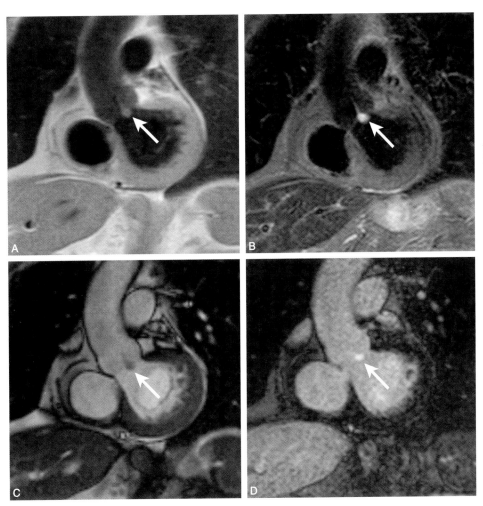

图 32.10　主动脉瓣的乳头状弹力纤维瘤(箭)。由于它的高度移动性,可能很难在心脏 MR 图像上正确发现和描述。除非附着的茎短,否则小块可能会移入或移出层面,或变得模糊。(A)T_1 加权,血液抑制的左心室流出道(LVOT)图像。肿瘤显示中等信号强度。(B)T_2 加权,血液抑制的频率反转恢复,LVOT 图像。肿瘤显示出高信号。(C)LVOT 平衡稳态自由进动序列。信号强度类似于其他软组织。(D)注射细胞外钆对比剂(钆贝葡胺)后 10~20min 的延迟增强图像。肿瘤显示出明显的强化,将其与血栓鉴别

■ 心脏恶性肿瘤

转移性肿瘤

描述

　　转移性肿瘤是心脏最常见的恶性肿瘤,发病率比原发性肿瘤高出 30~40 倍。肺癌是最常转移到心脏的原发性恶性肿瘤,其次是淋巴瘤、白血病、乳腺癌和食管癌(图 32.11 至图 32.14)。黑色素瘤向心脏转移的频率最高,但黑色素瘤比肺癌和乳腺癌少见,因此在心脏转移性肿瘤中所占的比例较低。转移性扩散可经直接侵袭(例如肺癌、乳腺癌、食管癌),血源性播散(例如黑色素瘤、白血病、淋巴瘤),经大血管的静脉播散(例如肾癌、肝癌、肾上腺皮质癌、腹膜后肿瘤),以及纵隔淋巴结转移。

影像学表现

　　心脏转移的最常见部位是心包,通常来自直接侵袭或淋巴转移。影像学表现为心包结节状或肿块状增厚和渗出性心包积液。如果出血或渗出,心包积液可能在 CT 上密度增高,而在 MRI 的 T_1 加权序列上则变亮。一般来说,大多数转移到心脏的病变在 T_1 加权序列上是深色的,而在 T_2 加权序列上是亮的,黑色素瘤除外,在 T_1 加权序列上是明亮的。在右侧肾癌和肝细胞癌经静脉扩散的情况下,下腔静脉(inferior vena cava,IVC)可能在增强 CT 和多相MRI 上表现出充盈缺损,并延伸到右心房。

心脏原发性恶性肿瘤

　　肉瘤是心脏最常见的原发性恶性肿瘤,其中血管肉瘤最常见。局限于心脏的原发性心脏淋巴瘤很

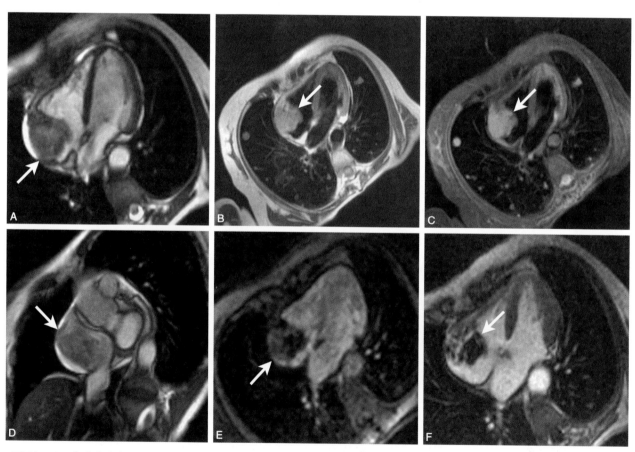

图 32.11 乳腺癌患者。经超声心动图发现可疑心房转移。箭指向肿瘤。(A)四腔心位(4CH)稳态自由进动(SSFP)舒张末期。累及右心房壁的不均匀肿瘤,延伸至右心房室沟。(B)4CH T_1 加权黑血快速自旋回波图像。T_1 信号比心肌亮一些。双肺可见多发转移性结节。(C)4CH,T_2 加权,黑血,脂肪抑制(三重)图像。可以看到信号强度不均匀。双肺多发转移性结节显示明显。(D)短轴 SSFP 舒张末期,注射对比剂后显示病变不均匀增强。(E)4CH 首过灌注图像,早期吸收不均匀,表明病变是血管源性肿瘤而不是血栓。(F)4CH 延迟增强图像,心脏内转移性病变不均匀增强。双肺结节在这些图像上无法看到

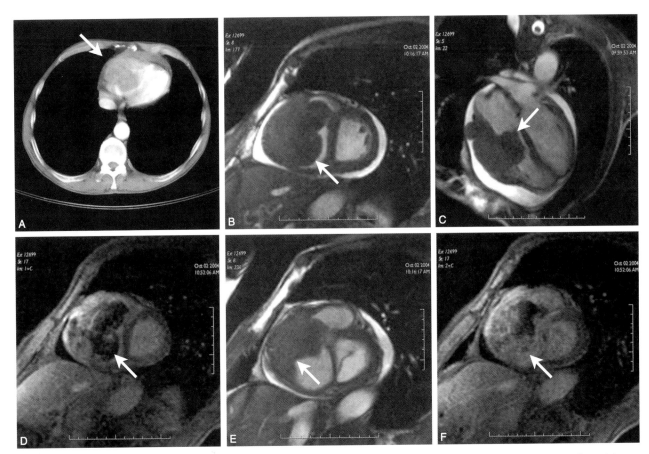

图 32.12　直肠癌病史。胸部 CT 发现可疑右心室转移性肿瘤。箭指向肿瘤。(A)注射碘对比剂后,胸部 CT 图像显示右心室肿块。注意心包积液。(B)短轴(SA)稳态自由进动(SSFP)图像舒张末期。转移病灶的 T_2/T_1 信号类似于心肌。心包积液过多。(C)SA 延迟增强图像,转移灶不均匀强化。(D)使用稳态采集舒张末期的四腔心位快速成像。转移灶(箭)越过右心房和心室的边界,浸润到右心房室沟,通常提示恶性肿瘤。(E)SA SSFP 舒张末期朝向心脏底部。转移至主动脉根部。(F)SA 延迟增强图像。转移灶不均匀强化

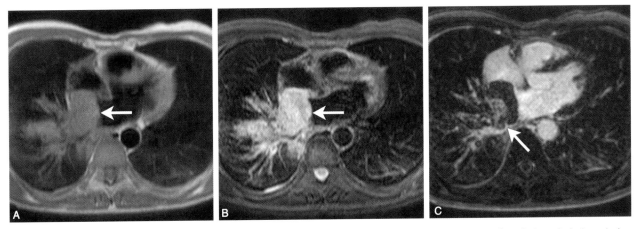

图 32.13　肺癌侵犯心脏。箭指向肿瘤。(A)轴位血液抑制 T_1 加权快速自旋回波序列(TSE)图像。在左心房中有一个中等信号强度的边界不清的肿块,穿过房间隔进入右心房。(B)轴位血液抑制 T_2 加权频率反转恢复 TSE 图像。信号强度不均匀增加。(C)轴位反转恢复图像,注射对比剂后延迟 10~20min 扫描,使用反转时间使心肌衰减。恶性肿瘤显示不均匀强化

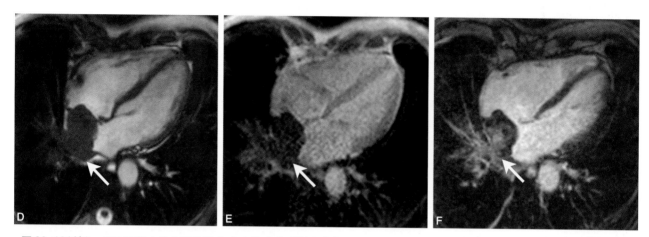

图 32.13（续）　（D）四腔心位（4CH）稳态自由进动序列舒张末期。肿块可见中等 T_2/T_1 信号。（E）4CH 首过灌注图像显示在静脉注射细胞外对比剂（Gd-DO3A-丁醇）后强化不均匀。（F）反转恢复快速场回波图像延迟 10~20min 后增强扫描，使用反转时间使心肌衰减。肺癌侵袭病变显示不均匀强化

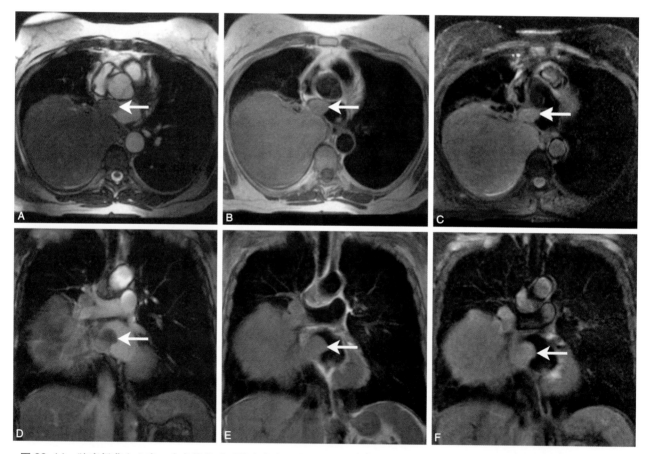

图 32.14　肺癌侵袭左心房。白色箭指示恶性病变向心内延伸。（A）轴位电影稳态自由进动（SSFP）舒张末期。从右肺到左心房可见轻度不均匀的 T_2/T_1 中等信号强度的肿瘤。（B）轴位血液抑制，T_1 加权快速自旋回波序列（TSE）图像，不均匀的中等信号强度。（C）轴位 T_2 加权，黑血，脂肪抑制的图像，不均匀，T_2 加权的信号强度略有增加。（D）冠状位的 SSFP 舒张末期电影，通过右上肺静脉分叶状肿瘤延伸到左心房。（E）冠状位血液抑制的 T_1 加权 TSE 图像，不均匀的中等信号强度。（F）冠状位 T_2 加权的黑血，脂肪抑制的 TSE 图像，不均匀的 T_2 加权信号强度略有增加

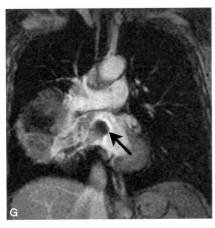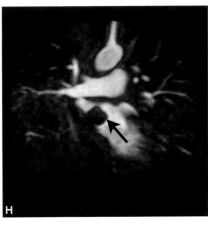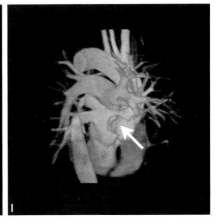

图 32.14(续)　(G)冠状位反转恢复快速场回波图像,在注射对比剂后 3 到 8min 内早期增强扫描,使用有意识的长反转时间。肺癌侵袭病变表现出不均匀强化。侵袭性肿瘤尖端的非增强成分可能是血栓(黑色箭)。(H)冠状位三维对比增强磁共振血管成像(CE-MRA)扫描的薄层最大密度投影,细胞外钆对比剂在吸气末首次通过时进行扫描。黑色箭指示左心房转移灶。(I)CE-MRA 容积重建。白色箭指示由病变形成的充盈缺损

少见,但是心脏第二常见的原发性恶性肿瘤。在免疫表型分析中,恶性血管肉瘤的血管标志物(例如 CD31 和 CD34)呈阳性。恶性淋巴瘤对白细胞共同抗原和全 B 细胞标志物(例如 CD20)或全 T 细胞标志物(例如 CD3)有反应。相反,转移性癌通常细胞角蛋白呈阳性,而转移性黑色素瘤 S100 呈阳性。

肉瘤

描述

肉瘤是心脏最常见的原发性恶性肿瘤,主要见于成人,通常在第二个和第三个十年之间。总体而言,这些肿瘤预后较差,预期平均生存期为 25 个月。在心脏肉瘤中,血管肉瘤最常见,约占所有病例的 37%。没有明显组织学特征的肉瘤被认为是未分化肉瘤,是第二常见的原发性心脏恶性肿瘤。其他罕见类型包括滑膜肉瘤,恶性纤维组织细胞瘤,动脉内膜肉瘤,骨肉瘤和平滑肌肉瘤。

横纹肌肉瘤是儿童时期最常见的心脏原发性恶性肿瘤。血管肉瘤在右侧更为常见,通常起源于右心房的侧壁。随着生长,它们可能会通过心外膜脂肪,穿过房室瓣进入右心室(图 32.15)。根据至少一个最近的系列,其他肉瘤平均分布在心脏的左右两侧之间。左侧出现的肉瘤通常较局限,后期浸润和转移较少,总体生存率更高。

血管肉瘤通常表现为右心衰竭,血性心包积液和转移。显微镜下,血管肉瘤由迅速增生的间变性细胞组成,它们来自血管和线样不规则的充满液体

的空间。肿瘤中通常有广泛的出血和坏死区域。大体上,有两种形态学变化,即局灶型(明确界定的腔内肿块突出到右心房)和弥散型,其迅速累及右心室和心包,并出现右心衰竭和心脏压塞。

影像学表现

影像学检查显示,血管肉瘤可能表现为界限分明的或弥散性浸润的右侧肿块,具体取决于亚型。心包受累表现为脂肪层增厚、积液、结节或明显破坏。在 MRI 上,由于肿瘤坏死或出血,肿瘤表现出异质性的 T_1 和 T_2 信号;由于血管性疾病,首过灌注表现出明显增强,而延迟超增强图像表现出异质性的增强。骨肉瘤在 CT 上显示表面钙化。其他肉瘤通常表现为广泛性充盈缺损。其中一些起源于左心房,这是肉瘤的常见起源部位,可能累及肺静脉(图 32.16 和图 32.17)。

淋巴瘤

描述

心脏淋巴瘤受累通常是弥漫性疾病的一部分,原发性心脏淋巴瘤很少见,约占原发性心脏肿瘤的 1%,使其成为心脏第二常见的原发性恶性肿瘤。这些肿瘤大多数是 B 细胞表型。近年来,由于与 EB 病毒相关的淋巴增殖性疾病,原发性心脏淋巴瘤略有增加,这种情况发生在感染人类免疫缺陷病毒和接受移植的患者中。然而,总的来说,有免疫能力的患者比免疫受损的患者更常发生原发性心脏淋巴瘤。

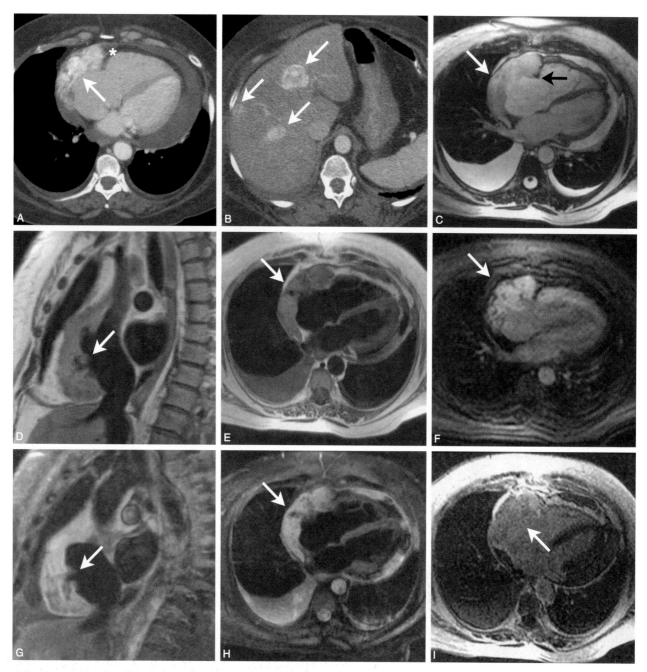

图 32.15　右心房血管肉瘤。(A)胸部轴位增强 CT 图像。箭指示右心房侧壁明显强化的病变,延伸穿过心外膜脂肪,该心外膜脂肪加宽(星号)进入心包。注意心包积液。(B)腹部轴位增强 CT 图像。箭指示肝富血供转移灶。(C)轴位稳态自由进动舒张末期。源于右心房侧壁和后壁的血管肉瘤(白色箭)延伸至右心房室沟(黑色箭)。(D)矢状位 T_1 加权黑血快速自旋回波(FSE)图像,显示源自右心房的血管肉瘤(箭)。(E)轴位 T_1 加权黑血 FSE 图像。肿瘤中的信号空隙(箭)是由于其中的血管间隙。(F)注射细胞外对比剂(钆双胺)期间拍摄的首过灌注图像,明显强化(箭)。(G)矢状位 T_2 加权黑血 FSE 脂肪抑制(三重)图像。肿瘤内的信号强度不均匀增加(箭),火山状延伸到右心房。(H)轴位 T_2 加权,黑血 FSE,脂肪抑制(三重)图像。肿瘤高信号(箭),伴有心包积液和胸腔积液。(I)轴位晚期增强图像,反转时间使心肌衰减。肿瘤的对比剂积累类似于血池(箭)

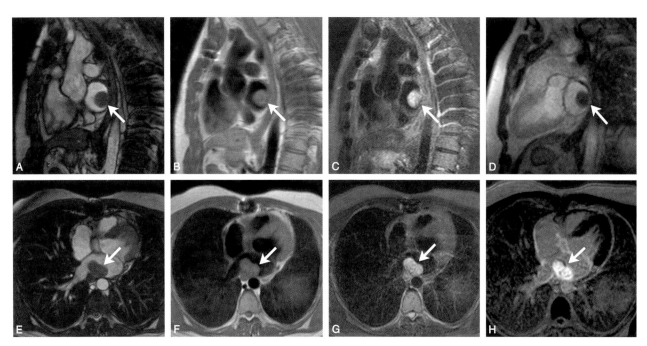

图 32.16　左心房复发性高级别黏液纤维肉瘤。曾有左心房高级别黏液纤维肉瘤切除术史。箭指示肉瘤。(A)矢状位稳态自由进动。源自左心房后壁的 T_2/T_1 加权中等信号强度病变。(B)矢状位血液抑制的 T_1 加权快速自旋回波序列(TSE)图像,同一病变中等信号强度。(C)矢状位黑血,T_2 加权的 TSE 图像,T_2 加权的信号强度不均匀增加。(D)两腔心位的首过灌注图,显示在静脉注射细胞外对比剂(Gd-DO3A-丁醇)期间几乎没有强化。(E)轴位电影平衡稳态自由进动舒张末期,中等信号强度的分叶状病变。(F)轴位血液抑制 T_1 加权 TSE 图像。病变与肌肉等信号强度。(G)轴位黑血,T_2 加权,频率反转恢复 TSE 图像。T_2 加权信号强度不均匀增加。(H)在注射对比剂后使用反转时间使心肌衰减的 10~20min 后拍摄的轴向反转恢复延迟增强图像。复发性黏液纤维肉瘤表现为延迟强化

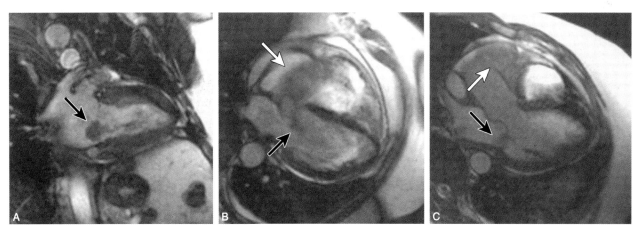

图 32.17　滑膜纤维肉瘤。(A~C)初步检查。两腔心位(2CH;A),四腔心位(4CH;B)和三腔心位(3CH;C)稳态自由进动(SSFP)图像。二尖瓣上的肿瘤突入左心房(黑色箭)。一种同样在三尖瓣上的大块肿瘤也延伸到右心室流出道(RVOT;白色箭)。患者拒绝所有治疗

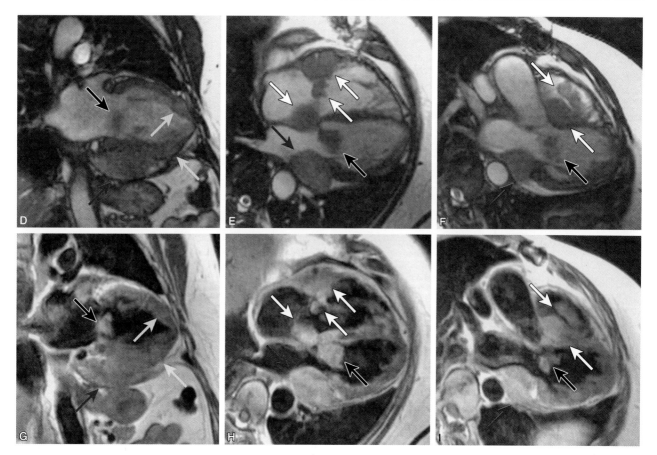

图 32.17(续) (D~I)8 个月后进行随访检查。患者同意接受治疗,但是那时已经太迟了。(D)后续 2CH SSFP,收缩末期。前尖壁和心尖出现新的病变(黄色箭)。另一个新的大块病变发现在左心包下部和心包下腔,并延伸到左心房室沟(红色箭)。(E)之后 4CH SSFP,收缩末期。三尖瓣病变(白色箭)已经变大,并扩散到右心房室沟。二尖瓣病变更大(黑色箭)。注意左心房室沟有一个新的病变,与心包病变相邻(红色箭)。(F)3CH SSFP 图像 RVOT 的侵袭已经进展(白色箭),二尖瓣病变增大(黑色箭)。左心房室沟的新病变与心包病变相邻(红色箭)。(G)2CH,T_1 加权黑血快速自旋回波(FSE)图像。左心室前尖部病变(黄色箭)和心包间隙病变(红色箭)显示略微不均匀的中等信号强度。注意异质性二尖瓣病变(黑色箭)。(H)4CH T_2 加权黑血 FSE 脂肪抑制图像。三尖瓣病变内异质性增加的信号强度,延伸到右心房室沟(白色箭)。二尖瓣病变更大(黑色箭)。注意左心房室沟中与心包病变相邻的新病变(红色箭)。(I)3CH T_2 加权黑血 FSE 脂肪抑制图像。病变的信号强度不均匀,大多数情况下高于心肌。RVOT 的侵袭已经进展(白色箭)。二尖瓣病变增大(黑色箭)。左心房室沟的新病变与心包病变相邻(红色箭)

影像学表现

淋巴瘤通常表现为弥漫性浸润性浅分叶状肿块,斑片状增强,通常伴有心包积液(图 32.18 和图 32.19)。最常见的受累部位是心房,右心房比左心房更常见。在右心房内,游离壁是最常见的受累部位。右心房淋巴瘤可穿过房室沟延伸到右心室,并包裹右冠状动脉。心脏的血管肉瘤可能有类似的受累模式。影像学鉴别的一个线索是瓣膜受累更倾向于血管肉瘤。瓣膜缺乏淋巴管,因此可避免淋巴瘤。

转移性病变和埃德海姆-切斯特病是穿过右心房室沟的其他实质性病变。在心脏中,右侧房室受累通常提示恶性肿瘤(图 32.20)。在 CT 上,淋巴瘤相对于心肌表现为低密度或等密度肿块,表现出不均匀性强化。在 MRI 上,这些病变在 T_1 加权图像上是低信号到等信号,在 T_2 加权图像上是等信号到高信号。尽管心脏淋巴瘤通常与心包积液有关,但一种称为原发性渗出性淋巴瘤的变体仅表现为心包积液。在这些病变中通常有大量积液,可进展为心脏压塞,并伴有卡波西肉瘤。

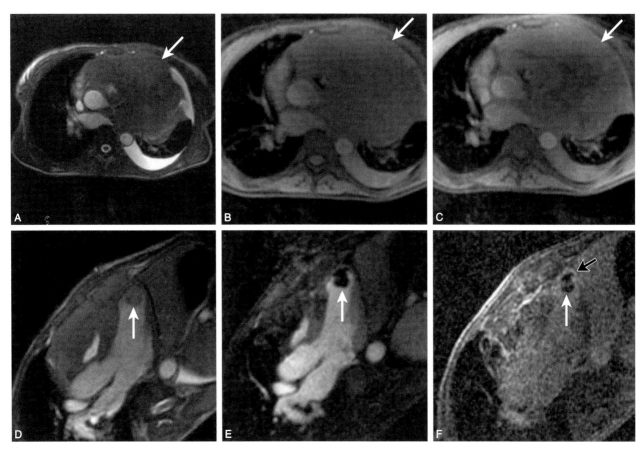

图 32.18 弥漫性大细胞非霍奇金淋巴瘤。该患者还患有心肌梗死和血栓。(A)轴位快速成像采用稳态采集(FIESTA)舒张末期。大的纵隔肿瘤(白色箭)包裹着主动脉根,冠状动脉左主干及其分支。左侧胸腔积液。(B)注射对比剂前的轴位脂肪抑制梯度回波(GRE)图像。肿瘤中存在异质中等信号(白色箭)。(C)轴位脂肪抑制的 GRE 图像,注射对比剂(细胞外钆剂)后,肿瘤非均匀性强化(白色箭)。(D)三腔心位(3CH)FIESTA,舒张末期。心尖充盈缺损(白色箭)。心尖部心肌很薄并且没有运动能力。(E)3CH 早期增强图像,心尖部异常信号区域没有强化,表示血栓(白色箭)。(F)3CH 后期增强图像心尖部过度增强(黑色箭)表示梗死;血栓(白色箭)与梗死相邻

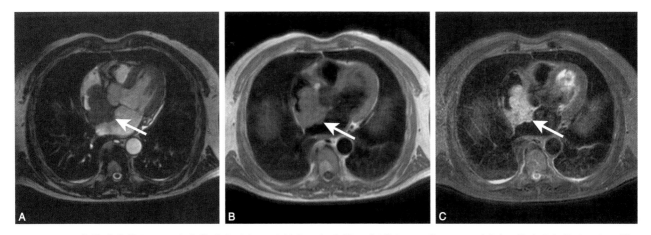

图 32.19 化学治疗前(A~C)和化学治疗后(D~F)的大 B 细胞淋巴瘤(箭)。心脏 MRI 显示良好,肿瘤残留物少。(A)轴位平衡稳态自由进动(b-SSFP)收缩末期。肿瘤累及右心房,延伸至房间隔和左心房,并围绕主动脉根。T_2/T_1 加权信号大致类似于心肌。(B)轴位 T_1 加权黑血快速自旋回波序列(TSE)图像。可以看到非均匀的中等信号强度。(C)轴位 T_2 加权黑血 TSE 频率反转恢复(SPIR)图像。肿瘤表现出高信号强度

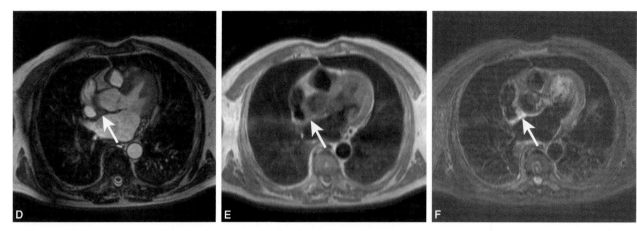

图 32.19(续)　(D)轴位 b-SSFP 收缩末期。化学治疗后,肿瘤明显缩小。(E)轴位 T_1 加权黑血 TSE 图像。房间隔中有非常小的残留肿瘤。(F)轴位 T_2 加权黑血 TSE,SPIR 图像。房间隔中残留的肿瘤很小

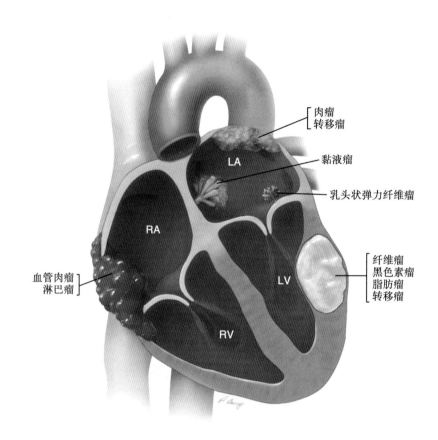

图 32.20　心脏的常见肿瘤及其典型部位。血管肉瘤和淋巴瘤可发生在右心房(RA)的游离壁,并延伸到右心室(RV)。其他肿瘤及其部位:其他肉瘤,左心室(LV)后壁;黑色素瘤和转移瘤,可发生在任何地方;黏液瘤,左心房(LA),附着于卵圆窝;乳头状弹力纤维瘤,瓣膜上;纤维瘤、脂肪瘤,壁内,常见于 LV(Courtesy Pam Curry,UT Southwestern Medical Center,Dallas)

■ 解剖变异和类似结构

解剖变异

　　界嵴是沿着右心房后壁从上腔静脉一直延伸到 IVC 的明确的纤维肌性隆起。它标志着右心房后壁

和小梁前壁的融合面(图 32.21)。在成人中,界嵴是右心房和右心耳之间的解剖边界,并且是前梳状肌的附着点。在这些梳状肌中矢状带最突出,并显示为源于界嵴向前弯曲的弦。CT 扫描表现多样,从粗短到细长,界嵴可能被误认为是血栓或肿瘤,尤其是在超声心动图上,但在 CT 和 MRI 上很容易通过

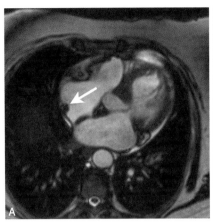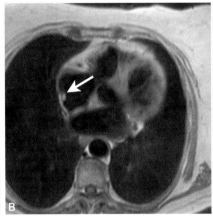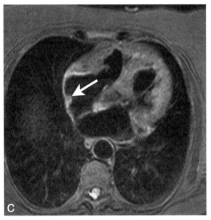

图 32.21　界嵴。超声心动图发现可疑右心房肿瘤。心脏 MRI 扫描显示沿右心房后壁的正常解剖结构界嵴（箭）。有时它可以表现为与右心房壁分离的头尾向的线状结构，被称为矢状带。（A）轴位平衡稳态自由进动收缩末期。（B）轴位 T_1 加权黑血快速自旋回波序列（TSE）图像。（C）轴位 T_2 加权黑血 TSE 频率反转恢复，脂肪抑制图像

其典型的位置和外观来鉴别。

　　在 IVC 与右心房的交界处可能会看到残留的胎儿咽鼓膜瓣膜。在约 40% 的病例中，可在冠状窦与右心房的交界处看到贝比斯瓣。对这些瓣膜及其解剖位置的认识可以与肿块鉴别。

　　华法林嵴（coumadin ridge）是左上肺静脉与左心耳的交界处。球茎状时可能会误认为肿块。

血栓

　　血栓是最常见的心内占位性病变。最常见的部位是左心耳，但它可以出现在任何部位。血栓可在心室或心肌病的心内动脉瘤和假性动脉瘤相关的低流速状态下观察到，或可附着在终止于心脏的留置导管和管线上（图 32.22）。血栓也可能在心脏内肿

瘤的表面形成。血栓通常在 CT 上均质且不增强。左心耳血栓与缓慢血流可通过延迟强化区分，若为血栓，充盈缺损持续存在。血液产物的大量繁殖与钆对比剂后序列的不强化有助于明确诊断（图 32.23）。慢性血栓可能显示钙化或一定程度的新生血管。

干酪样二尖瓣环钙化

　　干酪样二尖瓣环钙化通常累及二尖瓣后环，可能被误认为肿块。CT 可以明确诊断，并显示出钙化的外围边缘和中央较低密度的均质（干酪）物质（为液化钙和组织）。由于干酪样物质在术中出现，外科医生将二尖瓣环钙化也称为牙膏瘤（图 32.24 和图 32.25）。

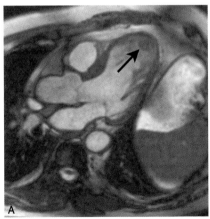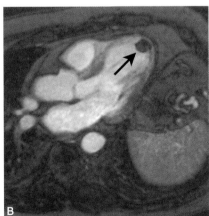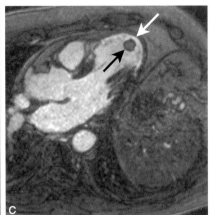

图 32.22　患者左前降支区域心尖部心肌梗死后出现心尖血栓（暗信号；黑色箭），伴有左心室致密化不全且心尖部梗死瘢痕（明亮的增强；白色箭）。（A）左心室流出道（LVOT）平衡稳态自由进动舒张末期。（B）LVOT 早期增强图像。（C）LVOT 后期增强图像

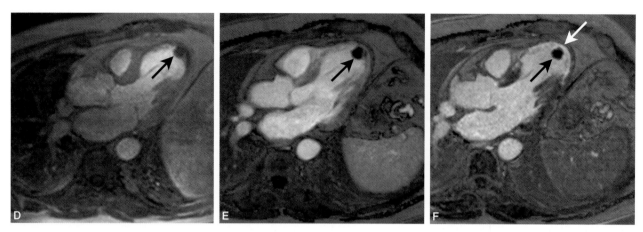

图 32.22（续）　（D）首过灌注，k-t BLAST，平衡快速场回波图像显示血栓（黑色箭）和心肌梗死瘢痕未强化。（E）LVOT 早期增强扫描采用相位敏感反转恢复（PSIR）序列。（F）LVOT 延迟增强 PSIR 序列。检查 PSIR 序列很重要，由于使用的反转时间相对较短，血栓可能会在 MI 上显示出信号增加。不要被 MI（C）上的血栓中间的明亮信号所迷惑，负信号可能会导致这种情况，要依靠 PSIR 图像

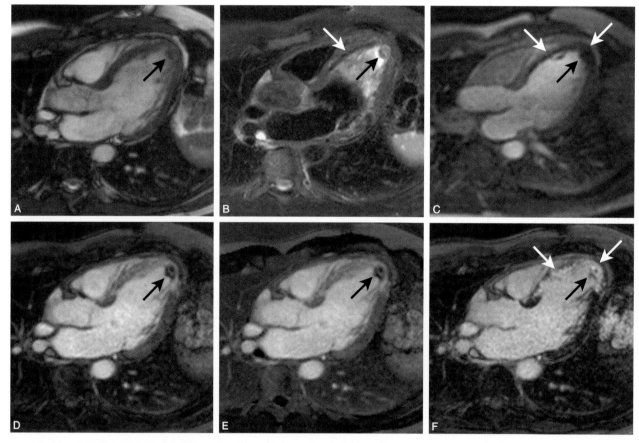

图 32.23　左前降支区域梗死机化的心尖血栓；心尖部血栓（暗信号，黑色箭），心肌梗死（白色箭）。（A）左心室流出道（LVOT）平衡稳态自由进动舒张末期。（B）LVOT T₂ 加权黑血频率反转恢复，用于脂肪抑制图像。心尖的明亮信号是梗死的壁运动异常，在顶点的血液缓慢流动所致。白色箭指示梗死瘢痕；慢性梗死包含致密结缔组织。（C）首过灌注 k-t BLAST 平衡快速场回声 LVOT 图像显示血栓（黑色箭）和心肌梗死瘢痕（白色箭）未强化。（D）LVOT 早期增强图像，血栓中有内部亮信号。（E）LVOT 早期增强相位敏感反转恢复图像，血栓中有内部信号。（F）LVOT 延迟增强图像。血栓在后期对比剂几乎完全充填。这是血栓机化的迹象。可以将这种强化心尖血栓与之前显示的心尖血栓进行比较

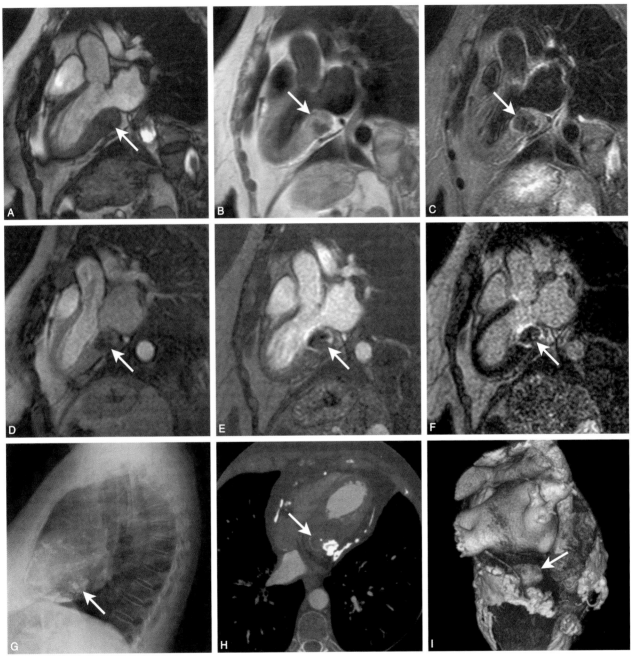

图 32.24　干酪样二尖瓣环钙化。箭指示干酪样二尖瓣环钙化。(A)左心室流出道(LVOT)平衡稳态自由进动舒张末期；T_2/T_1 加权信号略低。(B) LVOT T_1 加权黑血快速自旋回波序列(TSE)图像。与中央暗信号相比，外边界的信号增加。(C) LVOT T_2 加权黑血 TSE 频率反转恢复，用于脂肪抑制图像。与心肌相比，异常信号增加。外缘显示出略微增加的信号。(D)首过灌注 k-t BLAST 平衡快速场回声 LVOT 图像，未强化。(E) LVOT 早期增强图像。外缘显示强化，内部几乎没有强化。(F) LVOT 延迟增强图像，外边界增强，中央无强化。(G)侧位胸部 X 线片。基底下外侧钙化。还存在心包粗大钙化。(H)轴位心脏 CT 图像。可见下外侧二尖瓣钙化和心包钙化。(I)心脏 CT 扫描的容积重建；心包和二尖瓣环钙化

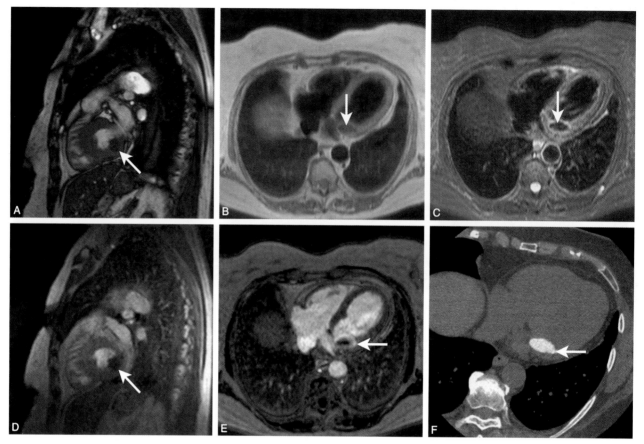

图 32.25　干酪样二尖瓣环钙化(箭)。(A)矢状位(左心室流出道)平衡稳态自由进动舒张末期。与心肌相比,T_2/T_1 加权信号更低。(B)轴向 T_1 加权黑血快速自旋回波序列(TSE)图像,中心信号减低。(C)轴向 T_2 加权黑血 TSE 频率反转恢复,用于脂肪抑制图像。与心肌相比,异常信号增加;外缘显示信号略有增加。(D)首过灌注 k-t BLAST 平衡快速场回波矢状图像,未强化。(E)轴位晚期增强图像,外边界延迟强化,中央未强化。(F)轴位心脏 CT 图像。下外侧钙化可以清楚区分

肥厚型心肌病

局灶性、肿块样和心尖型心肌病可能在影像上表现为心肌局部增厚。在肥厚型心肌病中,这种所谓的病变将在所有影像序列上伴随心肌,在电影 MRI 评估中可能表现出一定的收缩性。

埃德海姆-切斯特病

埃德海姆-切斯特病或综合征(也称多骨硬化性组织细胞增生症)是一种非朗格汉斯细胞组织细胞增生症,其特征是由富含脂质的泡沫组织细胞组成的单核细胞浸润。它是一种多系统疾病,可能累及心脏,通常是心包,右心房和房室沟。另一种累及形式是动脉周围型,在心脏中表现为冠状动脉周围或主动脉周围的软组织浸润。几乎总是伴有特征性骨受累,伴有双侧对称、下肢、长骨骨干和干骺端硬化,骨骺端相对少见。其他受累部位是中枢神经系统、眼眶、肺、肾上腺和肾。经活检证实诊断(图 32.26)。

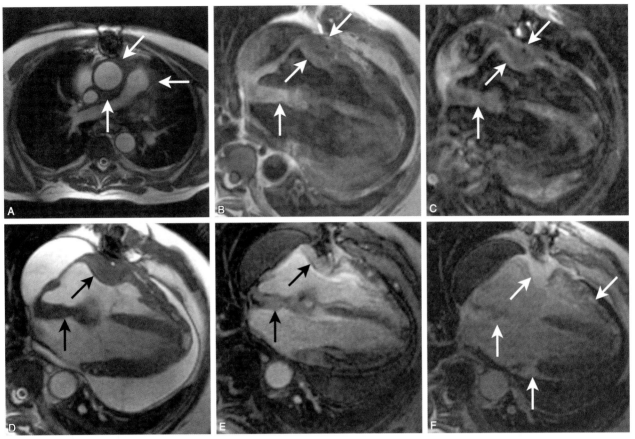

图 32.26　埃德海姆-切斯特病。该患者双侧眼球突出多年,顽固性心包积液。心包开窗手术怀疑弥散性肿瘤。心脏 MRI 扫描显示非朗格汉斯细胞组织细胞增生症引起的对心血管结构的多灶性侵犯。黑色箭和白色箭指示弥漫性浸润性疾病。(A)轴位快速成像采用稳态采集(FIESTA)舒张末期,升主动脉和肺动脉干增厚。这称为被覆主动脉征。(B)四腔心位(4CH)T₁ 加权黑血快速自旋回波(FSE)图像。房间隔增厚,房室沟受累。注意沿右心房室沟增厚,通常提示恶性肿瘤,但也见于埃德海姆-切斯特病。(C)4CH T₂ 加权黑血 FSE 脂肪抑制(三重)图像。因为渗入,异质信号增加。(D)4CH FIES-TA 舒张末期。T₂/T₁ 加权信号类似于心肌信号。(E)4CH 早期增强图像,增厚的结构早期强化。(F)4CH 晚期增强图像,增厚的心房壁和房室沟明显延迟强化。右心室表面也有点状强化

■ 心包肿瘤

心包囊肿

描述

心包囊肿,也称为间皮囊肿,是一种体腔异常形成的先天性病变。它们通常是单房的,由单层间皮细胞排列组成,由厚的结缔组织的外层支撑。心包囊肿最常见的位置是右心角,其次是左心角,然后是纵隔的其他部位。

影像学表现

通常在影像学检查时偶然发现心包囊肿。在 CT 上,它们表现为明确的不均匀的液体密度的病变,不含内部分隔。在 MRI 上,囊肿在 T₁ 加权序列上显示低信号,在 T₂ 加权序列上显示高信号,通常不增强(图 32.27)。具有蛋白物质或出血性物质的心包囊肿在 CT 上显示中等密度,在 T₁ 加权图像上显示中等至高信号。

心包间皮瘤

描述

原发性心包间皮瘤极为罕见,但这是心包最常见的原发性恶性肿瘤。与胸膜间皮瘤不同,其与石棉沉着病的关系尚不确定。

影像学表现

在 CT 和 MRI 上,心包间皮瘤均表现为沿心包膜的异质性或结节样强化的肿块,累及内脏和壁层,并可能侵犯邻近结构。在大约 50% 的患者中发现了转移性疾病。与更常见的心包转移的鉴别诊断在影像学上具有一定的挑战性(图 32.28)。

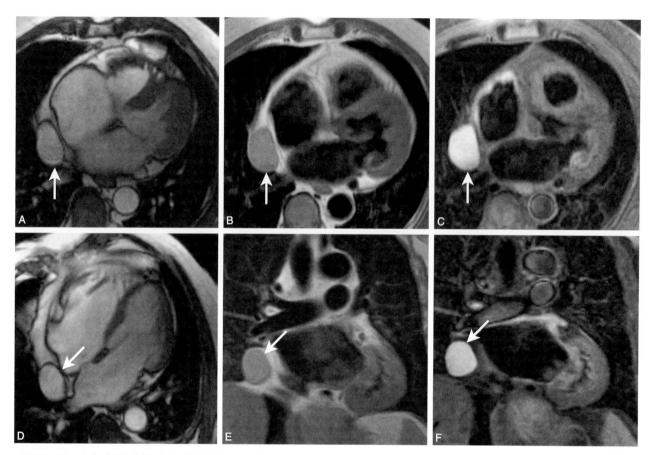

图 32.27　心包囊肿，边缘清晰，信号强度均匀(箭)。(A)轴位快速成像采用稳态采集(FIESTA)舒张末期。高 T_2/T_1 加权信号等效于液体信号。(B)轴位 T_1 加权黑血快速自旋回波(FSE)图像，由于含有蛋白质而具有中等信号强度。(C)轴位 T_2 加权黑血 FSE 脂肪抑制(三重)图像。高 T_2/T_1 加权信号等效于液体信号。(D)四腔心位 FIESTA 舒张末期。高 T_2/T_1 加权信号等效于液体信号。(E)冠状位 T_1 加权黑血 FSE 图像，由于含有蛋白质而具有中等信号强度。(F)冠状位 T_2 加权黑血 FSE 脂肪抑制(三重)图像。高 T_2/T_1 加权信号等效于液体信号

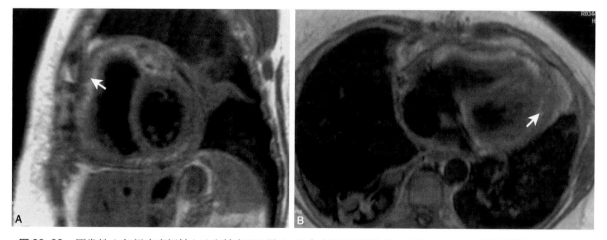

图 32.28　原发性心包间皮瘤短轴(A)和轴向(B)黑血，T_1 加权 MRI 扫描整个心脏。心包膜弥漫性结节(箭)，贲门上部脂肪浸润。仅凭影像学检查，很难将其与心包转移区分开。此病例经活检证实

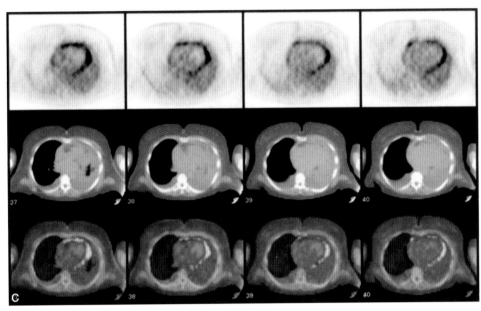

图 32.28(续) （C）来自正电子发射计算机体层成像（PET-CT）的轴位图像。沿心包的肿瘤弥漫性摄取。第一排，轴位 PET 图像；中间排，轴位 CT；最下面一排，融合的 PET-CT 图像。有双侧胸腔积液

心包转移

心包转移比原发性心包恶性肿瘤更常见。肺癌、乳腺癌、淋巴瘤和白血病很有可能转移到心包。心包转移表现为心包壁层和脏层的强化的结节或光滑增厚。

■ 脉管肿瘤

脉管畸形和肿瘤是一组影响动脉、毛细血管、静脉或淋巴系统的不同类的病变。它们涵盖多种病变、综合征和肿块。由于病变的异质性，已经提出了

几种分类系统。最初由 Mulliken 和 Glowacki 提出的系统现已被国际脉管异常研究学会（International Society for the Study of Vascular Anomalies）进行了修改，扩展和采用（表 32.1）。良性脉管肿瘤包括各种血管瘤和化脓性肉芽肿。局部侵袭性或交界性脉管肿瘤包括卡波西样、网状或复合性血管内皮瘤，乳头状淋巴管内血管内皮瘤和卡波西肉瘤。恶性脉管肿瘤包括血管肉瘤和上皮样血管内皮瘤。

心内血管畸形在组织学上分为毛细血管畸形、海绵状血管瘤、动静脉畸形或更常见的混合类型（图 32.29）。

表 32.1 脉管异常的分类

脉管肿瘤	脉管畸形			
	单一脉管畸形	合并脉管畸形	主要命名的脉管	与其他异常相关
良性肿瘤 局部侵袭性或交界性肿瘤 恶性肿瘤	毛细血管畸形 淋巴管畸形 静脉畸形 动静脉畸形 动静脉畸形和瘘管（高流量）	合并血管畸形（一个病变中有两个或多个血管畸形） 毛细血管-静脉、毛细血管-淋巴管、毛细血管-动静脉、淋巴管-静脉、毛细血管-淋巴管-静脉、毛细血管-静脉-动静脉，或毛细血管-淋巴管-静脉-动静脉畸形	影响淋巴管、静脉、动脉、起源异常 行程 数量 长度 直径 • 未发育 • 发育不全 • 狭窄 • 扩张 • 动脉瘤 瓣膜 通道 胚胎血管持续存在	Klippel-Trenaunay 综合征

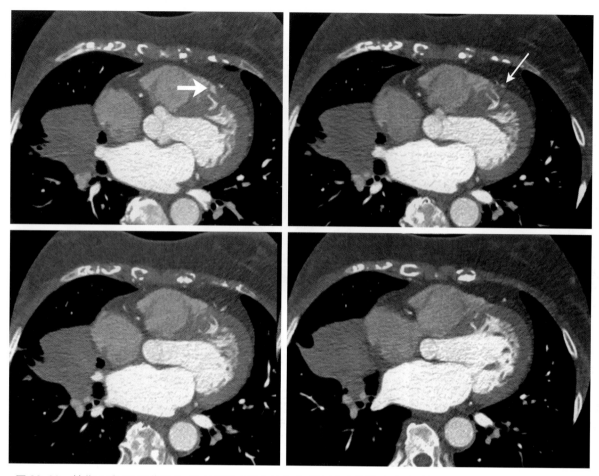

图 32.29   轴位心脏 CT 图像显示，以左前降支供血的心内高流量动静脉畸形（细箭），集中在室间隔内，显示病灶（粗箭）并通过血管通道进入左心室

淋巴管瘤（淋巴管畸形）

描述

淋巴管瘤为分叶的、充满液体的无强化的囊性病变，并伴有分隔。当前最佳的术语是淋巴管畸形（lymphatic malformation，LM）。它们分为巨囊性 LM（最大囊肿直径>1cm）和微囊性 LM（最大囊肿直径<1cm）。这些病变表现为局部肿块，可在组织平面之间浸润。它们还可能出现液体泄漏，例如体腔中的乳糜状液体或从皮肤囊泡中渗出。皮肤和皮下组织通常受影响，LM 也可能累及肌肉、骨骼或内脏。淋巴管瘤几乎在身体各部位均发病，与淋巴系统的无处不在有关。

影像学表现

LM 最佳检查是直观的超声检查和 MRI。巨囊性 LM 的囊性成分很容易观察到，而微囊性 LM 主要

是实性病变。囊肿中的液-液层来自蛋白质或血液的分层。MRI 能更好地显示更深层的、更具有浸润性的 LM。

静脉内平滑肌瘤病

静脉内平滑肌瘤病是一种罕见的肿瘤，起源于子宫平滑肌瘤。平滑肌细胞的血管内增生超出平滑肌瘤的边界。常见播散到髂静脉和 IVC，通常局限在血管内，不侵入组织。大约 30% 的病例会播散到 IVC，而 10% 的病例会发生心内播散（通常是右心房）（图 32.30）。

静脉内平滑肌肉瘤

静脉内平滑肌肉瘤是一种罕见的肿瘤，由血管壁的平滑肌细胞引起。静脉系统平滑肌肉瘤累及 IVC 的病例占 50%。尽管存在血管内变异，但大多数肿瘤以血管外生长为主。血管外变异可以使管腔完全消失，即所谓的不易察觉的管腔征。

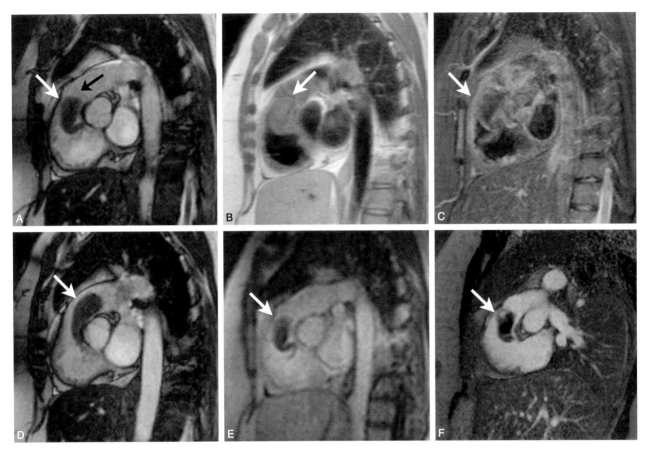

图 32.30　平滑肌瘤病。子宫切除后组织学显示为恶性平滑肌瘤。超声心动图随访发现可疑右心室流出道(RVOT)转移或血栓形成。白色箭指示肿瘤。(A)RVOT 平衡稳态自由进动(b-SSFP)舒张末期。附着在主动脉根部附近,位于舒张期肺动脉瓣下方(黑色箭)。(B)RVOT T_1 加权黑血快速自旋回波序列(TSE)图像。非常接近心肌的中等信号。(C)RVOT T_2 加权黑血 TSE 频率反转恢复,用于脂肪抑制图像。与心肌相比,信号强度相对较低。(D)RVOT b-SSFP 收缩末期。肿瘤的主体在整个心动周期上都有明显的移位。它在收缩期突出于肺动脉瓣上方 2.5cm。(E)RVOT 首过灌注 k-t BLAST 饱和恢复平衡快速场回波图像。肿块主体显示局部首过强化。(F)RVOT 延迟增强图像。细胞外钆对比剂有斑点积聚

参考书目

Antunes C, Graça B, Donato P. Thoracic, abdominal and musculoskeletal involvement in Erdheim-Chester disease: CT, MR and PET imaging findings. *Insights Imaging*. 2014;5(4):473–482.

Beroukhim RS, Prakash A, Buechel ER, et al. Characterization of cardiac tumors in children by cardiovascular magnetic resonance imaging: a multicenter experience. *J Am Coll Cardiol*. 2011;58(10):1044–1054.

Broderick LS, Brooks GN, Kuhlman JE. Anatomic pitfalls of the heart and pericardium. *Radiographics*. 2005;25(2):441–453.

Burke A, Virmani R. Pediatric heart tumors. *Cardiovasc Pathol*. 2008;17(4):193–198.

Chiles C, Woodard PK, Gutierrez FR, Link KM. Metastatic involvement of the heart and pericardium: CT and MR imaging. *Radiographics*. 2001;21(2):439–449.

Cho JM, Danielson GK, Puga FJ, et al. Surgical resection of ventricular cardiac fibromas: early and late results. *Ann Thorac Surg*. 2003;76(6):1929–1934.

Di Vito A, Mignogna C, Donato G. The mysterious pathways of cardiac myxomas: a review of histogenesis, pathogenesis and pathology. *Histopathology*. 2015;66(3):321–332.

Haroche J, Cluzel P, Toledano D, et al. Images in cardiovascular medicine. Cardiac involvement in Erdheim-Chester disease: magnetic resonance and computed tomographic scan imaging in a monocentric series of 37 patients. *Circulation*. 2009;119(25):e597–e598.

International Society for the Study of Vascular Anomalies. Classification of vascular anomalies. http://www.issva.org/classification.

Jeudy J, Kirsch J, Tavora F, et al. From the radiologic pathology archives: cardiac lymphoma: radiologic-pathologic correlation. *Radiographics*. 2012;32(5):1369–1380.

John PR. Vascular anomalies. In: Abbara S, Kalva SP, eds. *Problem Solving in Cardiovascular Imaging*. Philadelphia: Elsevier; 2013:813–834.

Khosa F, Magoon P, Bedi H, Khan AN, Otero H, Yucel K. Primary and metastatic vascular neoplasms: imaging findings. *AJR Am J Roentgenol*. 2012;198(3):700–704.

Maleszewski JJ, Larsen BT, Kip NS, et al. PRKAR1A in the development of cardiac myxoma: a study of 110 cases including isolated and syndromic tumors. *Am J Surg Pathol*. 2014;38(8):1079–1087.

Motwani M, Kidambi A, Herzog BA, Uddin A, Greenwood JP, Plein S. MR imaging of cardiac tumors and masses: a review of methods and clinical applications. *Radiology*. 2013;268:26–43.

Mulliken JB, Glowacki J. Classification of pediatric vascular lesions. *Plast Reconstr Surg*. 1982;70(1):120–121.

Nascimento AF, Winters GL, Pinkus GS. Primary cardiac lymphoma: clinical, histologic, immunophenotypic, and genotypic features of 5 cases of a rare disorder. *Am J Surg Pathol*. 2007;31(9):1344–1350.

O'Donnell DH, Abbara S, Chaithiraphan V, et al. Cardiac tumors: optimal cardiac MR sequences and spectrum of imaging appearances. *AJR Am J Roentgenol*. 2009;193(2):377–387.

Patel R, Lim RP, Saric M, et al. Diagnostic performance of cardiac magnetic resonance imaging and echocardiography in evaluation of cardiac and paracardiac masses. *Am J Cardiol*. 2016;117(1):135–140.

Randhawa JS, Budd GT, Randhawa M, et al. Primary cardiac sarcoma: 25-year Cleveland Clinic experience. *Am J Clin Oncol*. 2016;39(6):593–599.

Singhal P, Luk A, Rao V, Butany J. Molecular basis of cardiac myxomas. *Int J Mol Sci*. 2014;15(1):1315–1337.

Tao TY, Yahyavi-Firouz-Abadi N, Singh GK, Bhalla S. Pediatric cardiac tumors: clinical and imaging features. *Radiographics*. 2014;34(4):1031–1046.

Wang JG, Han J, Jiang T, Li YJ. Cardiac paragangliomas. *J Card Surg*. 2015;30(1):55–60.

Webb EM, Wang ZJ, Westphalen AC, Nakakura EK, Coakley FV, Yeh BM. Can CT features differentiate between inferior vena cava leiomyosarcomas and primary retroperitoneal masses? *AJR Am J Roentgenol*. 2013;200(1):205–209.

第五部分

基于解剖分区的疾病分类

第33章

膈肌和胸壁

Cameron Hassani, Christopher Lee

本章概要

■ 膈肌

相关解剖学

膈肌是一个圆顶形的肌肉,中心有一个不可收缩的肌腱。通过肌肉向前和向外侧附着于体壁(肋骨、肋软骨、下胸骨和剑突)(图33.1A)。后侧肌肉腱脚将膈肌连接到后体壁(下胸椎和腰椎)。右膈脚通常比左膈脚更大、更长。左右膈脚在主动脉前方由正中弓状韧带连接(图33.1B)。

膈神经是膈肌的运动神经和感觉神经。膈神经起源于C_3、C_4和C_5,从颈部两侧区穿行到胸廓入口。右膈神经沿上腔静脉、右心房和下腔静脉向外侧下行,分支支配膈肌的上面。左膈神经沿主动脉弓和左心缘向外侧下行,然后在膈上面分支。分支后,膈神经均通过腔静脉孔,进一步支配膈肌下面。

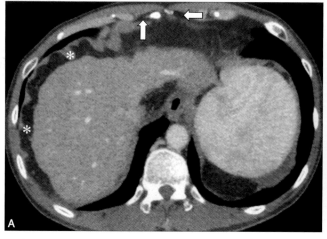
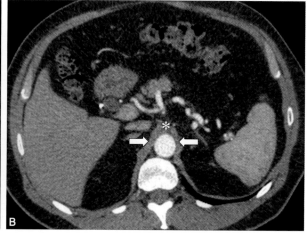

图33.1　正常膈肌CT表现。(A)膈肌(星号)附在肋骨和胸骨上。请注意含脂肪和血管的胸肋三角(箭),在膈肌前面,在胸骨和肋骨之间。(B)左右膈脚(箭)位于主动脉前方,由正中弓状韧带(星号)相连

膈肌有三个重要的裂孔:腔静脉孔、食管裂孔和主动脉裂孔。腔静脉孔位于膈肌的中间部分,在 T_8 水平,下腔静脉从此裂孔穿行至胸腔,右膈神经的分支和淋巴管也通过此裂孔穿行。食管裂孔位于右膈脚肌纤维内,在 T_{10} 水平,食管、迷走神经和淋巴管穿行。主动脉裂孔,不是膈肌真正的裂孔,它位于膈肌的后部,左右膈脚之间,通常在 T_{12} 水平。主动脉通过这个裂孔,且不受膈肌收缩的影响,此裂孔还有胸导管、奇静脉穿行。

胸肋三角,或称 Morgagni 孔,是两侧膈肌前中部的小间隙,在膈肌的胸骨和肋骨附着处之间,而不是膈肌内部的开口。上腹血管和淋巴管通过这些裂孔。膈疝(例如 Morgagni 疝)可发生在这些部位。

功能

膈肌是主要的呼吸肌,由膈神经支配。吸气时膈肌向心性收缩来增加胸廓容积并降低了胸膜腔内压。膈肌舒张允许被动呼气,继发于肺和胸膜的弹性回缩。不同程度的肌肉收缩会导致用力呼气,也有助于非呼吸功能,如呕吐、排便和分娩。

吸气时,三个膈肌裂孔会以不同的方式改变形状。腔静脉孔扩张,使更多的血液通过静脉;食管裂孔收缩,充当食管括约肌的功能;膈肌收缩对主动脉裂孔的大小和形状没有影响。

肺容积增加,或肺气肿使膈肌变平,将限制膈肌的正常功能,也可限制活动的程度。

影像学检查

显示膈肌最好的成像技术

胸部 X 线检查、透视、超声检查、计算机体层成像(CT)和磁共振成像(MRI)均可显示膈肌。胸部 X 线检查通常是评估膈肌疾病的初筛方法,也是显示膈肌病变最常用的检查方法,灵敏度高达 90%。正位片能对膈肌位置和轮廓进行很好的评估。侧位片进一步显示了膈肌的轮廓,并为诊断一侧膈肌相对抬高提供了额外的信息。然而,胸部 X 线检查并没有足够的特异度来区分非创伤性和创伤性膈肌抬高的原因。

透视提供了膈肌运动的实时成像。通常情况下,在患者进行几次正常的潮气呼吸和几次深呼吸的同时进行连续的透视成像。患者最终通过鼻孔进行短暂的快速呼吸,并在前后位和侧位获得实时图像。膈肌的不同运动代表不同的疾病,稍后将做介绍。

超声是一种实用的检查技术,提供了膈肌的实时成像,具有便携性(在重症监护病房具有很大的优势)以及没有电离辐射。超声的局限性包括依赖于检查人员的经验,视野小,受肺或肠内空气的影响而产生伪影。超声可用于评估膈肌的偏移和厚度,检查时患者的呼吸动作与透视检查时相似。低频(1~3MHz)探头能探测更深的深度,用于评估运动和偏移,而高频(7~18MHz)探头提供了更好的空间分辨率,因此可以精确测量肌肉厚度。

CT 在显示膈肌运动功能异常方面作用有限。然而,它在识别功能障碍的潜在原因方面是有用的,如恶性肿瘤。CT 也很容易识别非膈肌原因的抬高,如胸腔积液、肺部病变和腹部病变。CT 多平面重组在评估膈肌创伤时具有重要的意义,因为其检查破裂的特异度很高。

MRI 通常不用于膈肌的检查,这主要是因为设备的普及率低,成像时间长,分辨率低,放射科医生缺乏经验。动态 MRI 可能会在未来发挥更大的作用,因为它能实时动态显影,且无电离辐射。

正常膈肌的影像学表现

在正侧位片上,膈肌光滑,并向内倾斜,最高点应在连接肋膈角和同侧心膈角的直线上方至少 1.5cm 处。右侧膈肌通常高于左侧,正位片吸气末通常在第六和第七前肋骨之间。当膈肌接触到两肺下叶时,其轮廓应该是清晰可见的,如果轮廓模糊,则提示下叶的病变。

CT 表现与胸部 X 线片相似,膈肌与相邻脂肪、肺和腹部之间的边缘是锐利、清晰的。扇形结构是一种常见的正常变异,是由于局部膈肌的肌肉内陷和缩进至肝表面,这应与肝肿块相鉴别(图 33.2)。扇形结构通常出现在深吸气时。正中弓状韧带表现为一薄层韧带组织拱在主动脉前方。在某些情况下,该韧带从主动脉发出时撞击腹腔动脉,可能导致正中弓状韧带综合征(图 33.3)。

在实时透视检查或超声检查中,膈肌在吸气时向后移动并且随着呼气而突出。膈肌后外围的偏移最明显。吸气时膈肌通常是一个变厚的回声带。增厚率可以计算如下:

$$(吸气时厚度-呼气时厚度)/呼气时厚度$$

增厚<20% 和/或呼气末厚度<0.2cm 提示瘫痪。偏移也可以在吸气和呼气时被测量,偏移>2.5cm 为

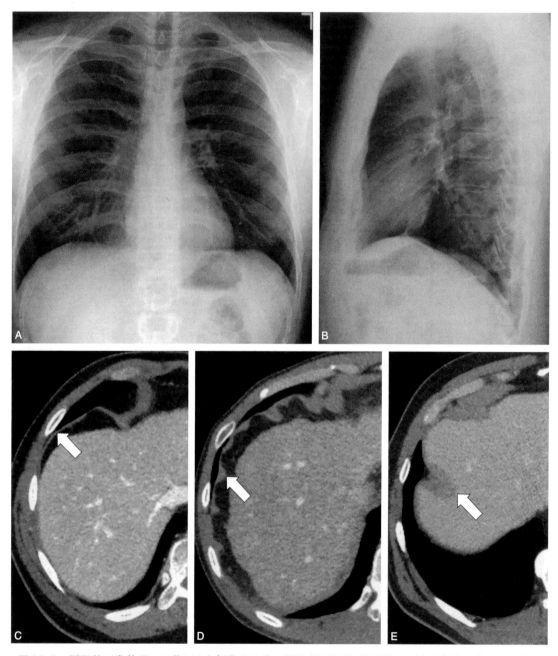

图33.2 膈肌的正常外观。正位(A)和侧位(B)片。膈肌是平滑的,圆顶状,双侧对称的。在CT上膈肌可以是光滑的(C)或为结节状的轮廓(D),这取决于呼吸时相(箭)。(E)明显的膈肌皱褶可与相邻肝或脾的肿块混淆

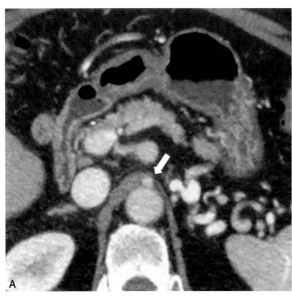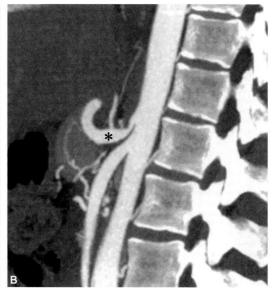

图 33.3　正中弓状韧带综合征。轴位（A）和矢状位（B）CT 扫描显示腹腔动脉在左右膈脚的连合处狭窄，正中弓状韧带（箭），腹腔动脉狭窄后呈 J 形扩张（星号）

正常。偏移<2.5cm 且任何程度的反向运动都被认为是异常的。

膈肌抬高的诊断方法

对膈肌抬高的评估应始终结合临床。在无症状的患者，单侧抬高通常是由于膈肌膨出。对于有胸骨切开术病史的患者，应该考虑瘫痪的可能。

膈肌膨出

膈肌的局部弱点导致局灶性抬高。膈肌膨出是由于膈肌正常的肌肉被纤维组织取代。可能的原因是先天性或后天性的，先天性膈肌发育不全更为常见。在成人，膈肌膨出几乎是无症状的（偶然发现的），一般是单侧。它通常影响膈肌的前内侧部分。侧位胸部 X 线片可以明确诊断，并可显示相对高度（图 33.4A~C）。实时 X 线透视或超声显示抬高部分膈肌运动减弱，其余部分的运动正常。大多数病例不需要后续的影像学检查或治疗。

在没有典型影像学表现的患者，可能有膈肌麻痹或轻度瘫痪、因肿块效应而抬高或感觉到膈肌位置抬高。X 线片可排除肺容积缩小。CT 可排除腹部肿块引起的抬高。排除其他原因后，动态透视或超声可诊断膈肌轻瘫或瘫痪。

膈肌麻痹

这种情况常见于膈神经手术中断后。不太常见的原因是颈部和/或纵隔恶性肿瘤、外源性神经压迫、神经病变或特发性原因引起的膈神经侵犯。瘫痪通常是单侧的，无症状的，但也可以是双侧的，在这种情况下，临床表现可能从呼吸困难到呼吸衰竭不等。影像显示整个膈肌的抬高，而不是局限于一部分膈肌的抬高（图 33.4D 和 E）。在实时透视或超声检查中，麻痹的膈肌在潮气和深呼吸时会显示出运动减弱或无运动。在快速吸气时，观察到受影响膈肌向头侧运动，而对侧正常膈肌则向下移动。如果双侧膈肌受到影响，由于它们的运动是对称的，可能无法立即识别出矛盾运动。在吸气过程中膈肌向头侧运动都应提醒放射科医生有瘫痪的迹象。在超声检查中，瘫痪的膈肌通常变薄，在呼气末测量<0.2cm。此外，实时超声可以显示呼吸过程中无增厚（在吸气末和呼气末之间<20%增厚）。

膈肌轻度瘫痪

这提示膈肌无力（不要与麻痹混淆）。与瘫痪相似，整个半侧膈升高，在潮气呼吸期间伴有减少或延迟和快速呼吸的反常运动。然而，如果在深吸气时可以看到膈肌某种程度的运动，则诊断为轻度瘫痪而不是麻痹。

类似原发性膈肌疾病的膈肌升高原因

膈肌升高可以出现在没有结构或功能异常的情况下，如呼气正常，腹部压力增加（例如伴肥胖、肝脾肿大、腹水、瓦尔萨尔瓦动作），或肺容积缩小（肺不张或肺切除）。肌无力与狼疮性肌炎也是膈肌升高

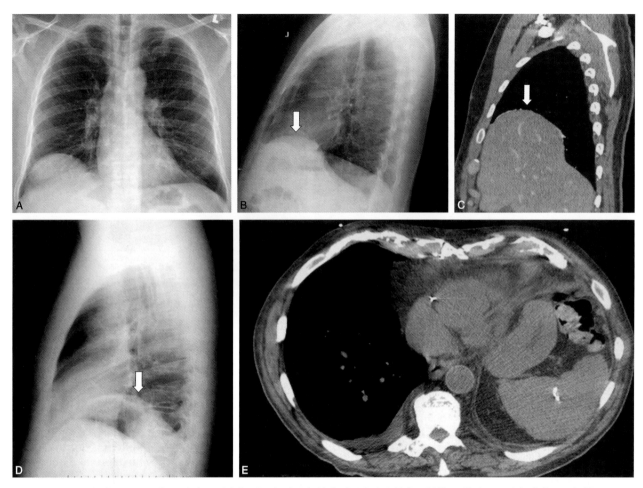

图33.4　膈肌抬高。(A)正位X线片显示右侧膈肌相对左侧抬高,但原因不明确。侧位X线片(B)及矢状位CT扫描(C)显示右侧膈肌前部弓状隆起(箭),与膈肌膨出相符。(D)另一位患者的侧位X线片显示整个左侧膈肌抬高(箭),此例继发于麻痹。(E)轴向CT扫描通过下胸部显示腹腔左侧内脏不对称抬高,应该提醒放射科医生膈肌膨升,此病例继发于麻痹

的一个原因。

膈肌抬高的原因

膈肌抬高的一个原因是肺下胸腔积液,它是位于肺基底和膈肌表面之间的一种胸腔积液。在这种情况下,膈肌实际上并没有升高,仅仅在胸部X线片上表现为升高,这是因为胸腔积液构成了膈肌的轮廓,形成了新的、靠上的空气界面。在正位片中,一个有用的提示是膈肌中心横向位移(图33.5)。当肺下积液位于左侧时,胃泡与肺之间的距离常增加。肺下胸腔积液还应勾画出通过类似膈肌轮廓的突出的肺血管的轮廓。在侧位片上,可以看到直布罗陀岩征,膈肌广泛变平,最前部分呈陡崖状。

膈肌变平的原因

膈肌变平通常是肺过度充气的结果,例如肺气肿,阻塞性气道疾病,或囊性肺疾病。胸腔积液也会出现膈肌变平,这是因为大量气胸或胸腔积液引起

胸压增高。

非创伤性膈肌缺损

非创伤性膈肌缺损包括先天性膈疝(congenital diaphragmatic hernia,CDH)、食管裂孔疝(hiatal hernia,HH)和手术缺损。CDH包括Bochdalek疝(Bochdalek hernia,BH)和Morgagni疝(Morgagni hernia,MH),BH更为常见。在成人中,这些通常是偶然发现的。大的疝形成的肿块可导致肺部、胃肠道或泌尿系统症状。多达50%的CDH在产前检查可以发现。

BH是后外侧胸腹膜未融合导致的。它通常位于左侧,在侧位片上可以看到。在正位片上,有一个局限性的明显的膈肌抬高,是由于突出的脂肪,偶尔还有其他腹部内容物(图33.6)。

相比之下,MH的典型位置是膈肌的右侧和前内侧,90%的病例位于右心膈角。它通常含有网膜和结肠,但也有文献提示含有实质脏器。类似于

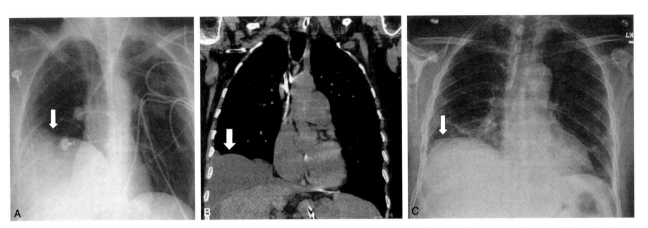

图 33.5　肺下胸腔积液。正位 X 线片（A）和 CT 冠状位（B）显示右侧膈肌明显抬高，膈顶出现侧移（箭）。（C）另一位患者的正位 X 线片显示少许的肺下胸腔积液，右侧膈肌明显抬高，膈顶出现侧移（箭）

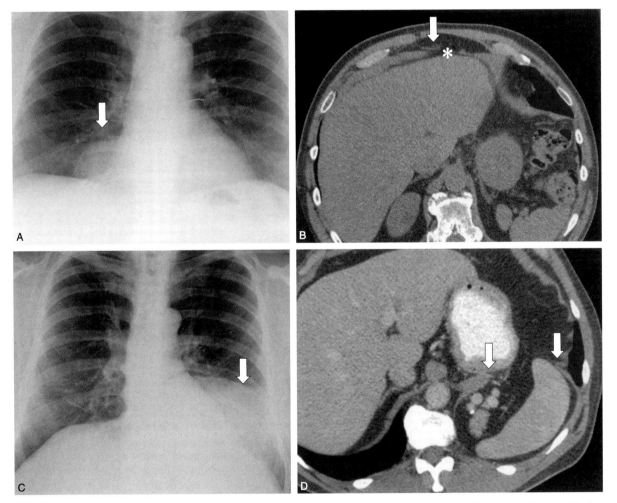

图 33.6　先天性膈疝。（A）正位 X 线片显示明确的右心膈角肿块（箭）。（B）同一患者的轴位 CT 扫描显示膈肌前部的缺损（星号），伴有疝出的大网膜脂肪与血管（箭）进入纵隔，组成 Morgagni 疝。（C）另一患者 Bochdalek 疝，正位片显示左侧下胸部不透明膈肌的轮廓（箭）。（D）与轴位 CT 扫描相同患者膈肌后部出现较大缺损（箭），伴有脾、肠系膜血管和胰尾疝入胸腔

BH,正位片显示膈肌明显抬高。侧位片通常显示一个清晰的心脏上方的肿块。MH 可通过腹壁内容物疝出部分膈肌轮廓来区分。

HH 是食管裂孔扩大的结果,可以是部分或整个胃进入胸腔。HH 主要有两种类型,即滑动型疝(食管胃结合部疝入胸腔)和食管旁型疝(食管胃结合部仍在正常位置)。滑动型或食管旁型的 HH 通常表现为脊柱左侧的肿块,伴有迷走或迷走食管接口。在侧位片上,肿块常可见于心脏后方,具有特征性的气液平面。

膈肌损伤的特点

膈肌破裂是罕见的,发生于 0.8% ~ 8% 的下胸部或上腹部钝性或穿透性损伤,通常是由于交通事故。大多数损伤发生在后外侧,长度为 10cm 或更长。左侧比右侧更常见,可能是由于肝的存在。后外侧部分最常受累,这是因为此处为相对薄弱的肌肉腱连接;中心腱损伤是罕见的。之前存在的 CDH 增加膈肌破裂的可能性。破裂在临床上很难诊断,许多破裂最初是未被发现的,因此影像学是主要的

诊断工具。膈肌延迟性破裂也有报道,在出现临床症状时影像学也会表现出来。

胸部 X 线片通常是无明显异常,但对损伤的检测没有特异性。最可靠的损伤征象是胃、小肠、结肠高于膈肌的预期位置,尤其是合并邻近肋骨骨折或胸腔积液。鼻胃管的存在特别有助于确定胃在膈肌上方的异常位置。其他非特异性征象包括一侧膈肌抬高和轮廓模糊。

CT 是评估膈肌损伤的主要方法,然而大部分的膈肌在轴向 CT 上是平面的,因此需要进行多平面(矢状面和冠状面)的评估。膈肌破裂最具特征的 CT 征象是膈肌不连续,即所谓的膈肌悬垂征、内脏依靠征和颈圈征,以及胸腔内有腹部内容物。悬垂的膈肌标志表示撕裂的膈肌的一个游离边缘,该膈肌沿着胸壁从其正常方向移动或卷曲(图 33.7A 和 B)。内脏依靠征是指直接位于后胸壁的腹部突出器官(图 33.7C)。最后,颈圈征(也称沙漏征)代表了突出器官穿过膈肌缺损时的结构,最常见于冠状位和矢状位重建(图 33.7D)。较不特异的征象包括与对侧相比受影响的膈肌相对增厚、膈肌抬高或相

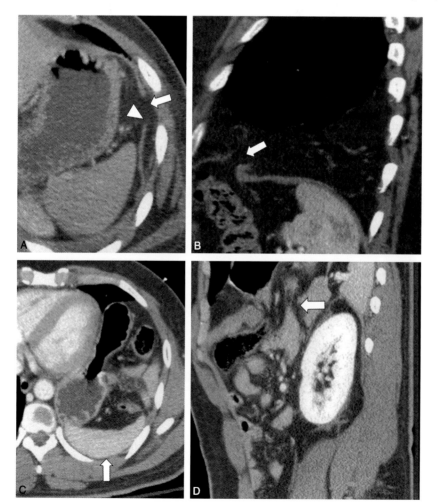

图 33.7   膈肌破裂。轴位(A)和矢状位(B)CT 图像显示膈肌不连续(箭)和膈肌悬垂征(箭头),符合破裂表现。(C)在不同的膈肌破裂患者中,脾和腹腔器官在没有膈肌支撑的情况下独立地(箭)位于后胸壁上,这与内脏依靠征相一致。(D)另一位患者的矢状位 CT 扫描显示膈肌不连续和颈圈征(箭)。小肠和胃在通过缺损处时会变窄,就像被一个项圈包绕一样

关的损伤,如肋骨骨折、气胸、血胸、气腹或腹腔积血。

超声已被用于评估膈肌的创伤,但由于肠内气体的伪影(在膈肌破裂的情况下更容易出现),具有明显的局限性。MRI 可以可靠地描绘创伤的征象,类似于 CT,但通常不适用于急性创伤。

X 射线透视与肠造影并不常用,但可以显示狭窄肠道,因为它通过受损的膈肌进入胸部(颈圈征)。

发生在膈肌的肿块

虽然这非常少见,但良恶性肿块均可累及膈肌。良性病变更为常见。

最常见的良性病变是囊肿。支气管囊肿、间皮囊肿、畸胎囊肿和棘球蚴囊都可累及膈肌。CT 上囊肿呈均匀、清晰、水样密度病变,无强化。囊肿壁可伴或不伴钙化。MRI 显示一个均匀的 T$_2$ 液体信号。

囊肿在超声上通常表现为薄壁、低回声或无回声病灶,表现为后壁回声增强,伴或不伴壁钙化。在棘球蚴囊的独特病例中,在超声或 MRI 上可以看到囊肿内有多个囊泡。CT 也可显示囊肿内有囊泡,较大的病变有间隔或有实性和囊性成分的不均匀肿块。在成人中,囊肿会有症状,表现为胸痛、上腹部不适或呼吸困难。当有症状、棘球蚴感染或诊断不明时,建议手术切除膈肌囊肿。

脂肪瘤是膈肌第二常见的良性原发性病变。脂肪瘤是一种包裹的、均匀的、含脂肪的病变,通常发生在膈肌的后部(图 33.8A)。它们通常发生在肥胖患者身上。脂肪瘤和恶性脂肪肉瘤的鉴别可能很困难,但大的病灶伴有散在的厚间隔、结节和同侧胸腔积液时,应该提示脂肪肉瘤的诊断。脂肪瘤不应与 BH 混淆,BH 也发生在膈肌后部。脂肪瘤应该被膈肌或组织所包围,而 BH 则被视为脂肪通过一个没有完全被膈肌包围的缺损而突出。

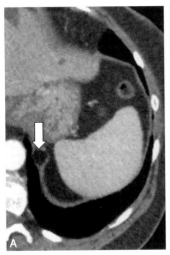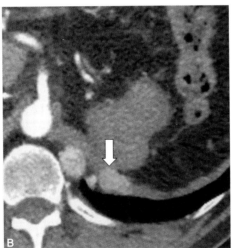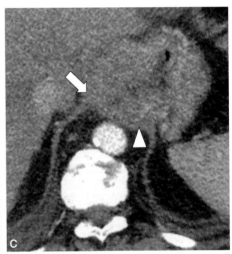

图 33.8　膈肌肿块。(A)轴位 CT 扫描显示左侧膈肌内有少量含脂肪的肿块,是膈肌脂肪瘤(箭)最常见的部位之一。(B)在另一位患者中,CT 轴位扫描显示在转移性肾癌患者的左侧膈肌中有增强的结节(箭)。(C)胃癌患者的轴位 CT 扫描显示胃肿块直接侵犯左(箭头)和右(箭)膈脚,显示膈肌和肿块之间的脂肪间隙消失

其他罕见的原发性膈肌良性肿瘤包括纤维瘤、血管瘤、神经鞘瘤、软骨瘤、错构瘤、平滑肌瘤等。良性子宫内膜移植到膈肌也有报道,可能表现为月经性气胸。

大多数膈肌恶性肿块是由于继发性受累,可以是直接受累,也可以是转移性扩散。直接侵犯可发生于肺癌、间皮瘤、食管癌或上腹部恶性肿瘤(图33.8C)。

转移性疾病的常见来源包括胸腺癌(以胸膜腔滴状转移的形式)和卵巢癌(图 33.8B)。大多数报告显示原发恶性病变少见,通常为肉瘤,横纹肌肉瘤

或纤维肉瘤,脂肪肉瘤较少见。影像学特征是非特异性的,外观不均匀,增强形式多样。当肿块很大时,它与膈肌来源的肿瘤很难诊断。

■ 胸壁

重要解剖学

胸壁是一个由骨、肌肉、软骨和脂肪组成的圆柱体,包裹和保护内脏。在功能上,胸壁有助于上肢和躯干的运动和呼吸。脊柱、肋骨和肋软骨构成了胸

廓圆柱体的核心,为中心重要器官提供防御。通常有 12 根肋骨,在胸骨和剑突的前部聚集。肋骨之间有 11 个肋间隙,每个肋间隙包含肌肉、脂肪,以及神经、动脉和静脉的神经血管束。神经血管束通常在肋间上缘走行,沿着每根肋骨的尾端表面,靠近壁胸膜。

胸壁和胸膜之间的区域称为胸膜外间隙(extrapleural space,EPS)。EPS 由三部分组成,从深到浅分别为胸膜外深层脂肪(与壁胸膜接触的脂肪层),胸内筋膜(肋骨和肋软骨内衬的疏松结缔组织),肋间最里面的肌肉。在 CT 上,EPS 被视为脂肪或软组织衰减的细条纹,直接衬在胸膜上。这个条纹被称为胸膜外条纹,代表着胸腔内筋膜和最内层肋间肌的组合。胸膜外深层脂肪可被视为条纹的一部分,或在条纹和胸膜之间的一层脂肪(图 33.9A 和 B)。

EPS 可因炎症或邻近疾病(例如脓胸、间质性肺疾病或癌症)的浸润而变得明显。如果 EPS 明显但主要由脂肪构成,则应考虑肥胖或长期使用类固醇(图 33.9C)。在胸部 X 线片上,这常常与胸膜增厚混淆。EPS 也可以因血肿或积气扩张,通常继发于创伤或医源性的间隙剥离。EPS 通常不包含可见的淋巴结;出现淋巴结通常是由炎症或转移性疾病引起的(图 33.9D)。

在胸骨与肋骨之间的前肋间隙和深至肋骨间肌的范围内,是一个脂肪区,有胸廓内动脉(也称内乳动脉)走行。胸廓内动脉是成对的动脉,在胸的两边各一条,在第七肋软骨上供应前壁和乳房。邻近胸廓内动脉的是胸廓内静脉和淋巴结。胸廓内动脉淋巴结是乳腺癌或腹部癌症经胸扩散转移的重要标志。

放射科医生应该注意胸骨肌,这是一种在大约 5% 的人群中可以看到的正常解剖变异,在乳房 X 线

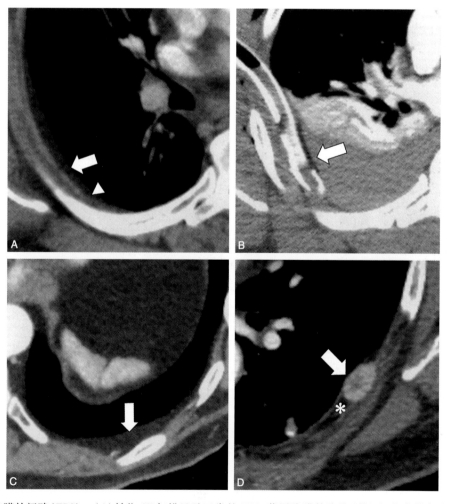

图 33.9　胸膜外间隙(EPS)。(A)轴位 CT 扫描显示正常的 EPS:薄层胸膜外脂肪(箭)和胸膜外条纹(箭头),它是胸内筋膜和最内侧肋间肌的组合。(B)另一位患者的轴位 CT 扫描显示一个胸膜造痿管,它被 EPS 的薄层胸膜外脂肪定位在管腔深处。(C)另一个长期应用类固醇的患者的轴位 CT 扫描显示明显的脂肪(箭)。(D)胸膜外转移性淋巴结病,位于增厚的壁胸膜外(箭),中心位于胸膜外脂肪(星号)

检查中会显得特别突出,可能会被误认为是胸壁肿块。胸骨肌可以是单侧或双侧的。从颈静脉切迹到胸骨下段,在胸大肌前可见一条相对狭窄的肌肉带。如果在头尾位乳房 X 线片中,胸壁有明显的凸出肿块,放射科医生应将其视为正常变异。

影像学检查

胸壁成像最优技术

MRI 是描述胸壁及其异常的最可靠的影像学工具。MRI 对肿瘤的大小、形态、血管和累及程度的描述优于 CT。心脏和/或呼吸门控已被用于减少或消除运动相关伪影。在乳腺肿块的病例中,病灶强化的时间过程可以用来鉴别良恶性肿块。MRI 对发现小而隐匿的肿块尤其重要。乳腺 MRI 不推荐用于常规检查,但在筛选高危妇女(例如 BRCA 基因突变或有强烈家族史的妇女)方面确实有一定作用。

CT 还可以提供对肿瘤大小、形态、血管和范围的准确评估,同时具有快速扫描时间和广泛应用的优点。然而,与 MRI 相比,CT 在软组织分辨力方面有限。

X 线片可用于骨和软组织异常的检测,但在描述或描绘疾病范围方面的作用有限。

PET-CT 的作用主要是检测原发性或转移性胸壁恶性肿瘤和评估疗效。

超声检查通常用于评估乳腺肿块,在鉴别实性和囊性肿块以及指导经皮穿刺活检方面尤为重要。超声造影已成为评价肉瘤性病变及其他实体性肿块的一种有前途的技术。

肺或胸膜疾病对胸壁的侵犯

胸内恶性肿瘤对胸壁侵犯的判断是肿瘤分期的主要部分。当评估肺部或胸膜感染时,确诊胸壁侵犯也很重要,因为侵犯是侵袭性感染的标志。侵袭的最佳指标是肋骨破坏和/或胸壁肌肉组织受累(图 33.10A)。在肋骨或肌肉受累不明显的病例中,EPS 可能是一个非常有用的标志。任何 EPS 的消失或模糊都应引起对胸壁侵犯的关注。与胸膜外脂肪或最内层肋间肌相连的肿块也提示胸壁侵犯(图 33.10B)。如果是胸壁引起的病变,如血肿或肿瘤,在病变和肺之间看到一条脂肪带时,则病变仍在胸壁内(脂肪带代表 EPS)。

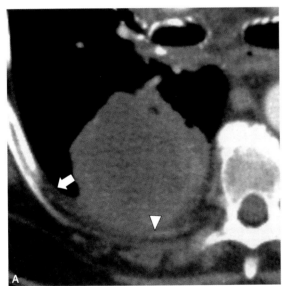
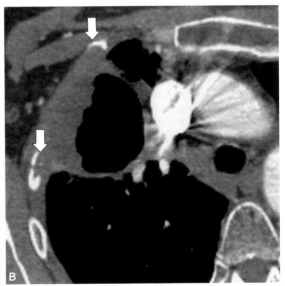

图 33.10　胸壁侵犯。(A)CT 显示右下叶肺癌侵犯胸壁。肿块与胸膜外条纹(箭头)紧密相连,胸膜外脂肪平面消失(箭)。(B)在不同的患者中,CT 扫描显示右上肺叶脓肿,也有胸壁侵犯,最明显的是肋骨破坏(箭)

常见先天和发育异常

最常见的先天畸形包括颈肋、漏斗胸、鸡胸、颅骨锁骨发育不良和波伦综合征。

颈肋,又称副肋,是 C_7 椎体的多余肋。它们大小不一(短的肋骨或全尺寸的有关节的肋骨),数量也不

一,通常在两侧可见。大多数病例无症状。最常见的相关并发症是继发于邻近血管(锁骨下动脉或静脉)和/或神经(臂丛)压迫的胸廓出口综合征。颈肋可以在正位 X 线片上被识别为起源于颈椎的肋骨。

漏斗胸是胸骨最常见的先天畸形,是指胸骨向内凹陷。正位胸部 X 线片显示右心边界模糊,心脏

向左移位,前肋骨向下倾斜。侧位片显示胸骨相对于前肋骨的特征性凹陷(图 33.11A 和 B)。CT 可用于精确测量 Haller 指数(Haller index,HI)(见下文)和评估胸壁畸形有关的并发症(图 33.11C)。

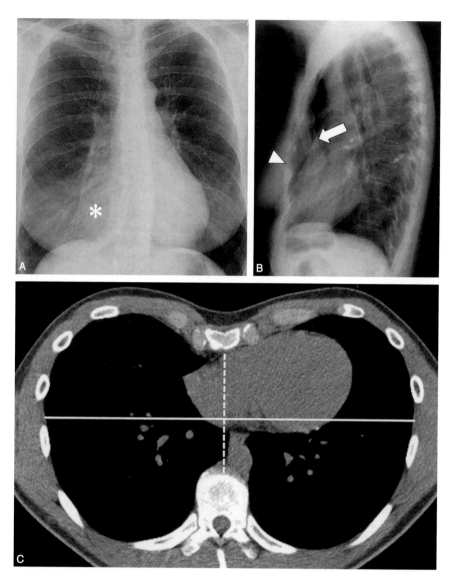

图 33.11 漏斗胸。正位(A)和侧位(B)胸部 X 线片显示右心边界轮廓模糊的阴影(A;星号)。(B)侧位片显示胸骨(箭)相对于前肋(箭头)向内移位,证实漏斗胸。(C)轴位 CT 扫描显示 Haller 指数的测量。测量是在胸骨和脊柱之间最窄的前后(AP)距离处进行的。实线表示肋骨之间的横向距离。虚线表示胸骨和脊柱之间的 AP 距离

和漏斗胸相反,鸡胸显示胸骨前突和邻近肋软骨的凸畸形。鸡胸通常是胸骨体前凸型(累及胸骨体),较少见的是胸骨柄前凸型(累及胸骨柄)。在正位片上识别不出鸡胸,但在侧位片或 CT 扫描上能很好地显示。类似于漏斗胸,畸形程度可以用 HI 计算(见下文)。

颅骨锁骨发育不良是一种中线结构延迟骨化的遗传性疾病。在胸部,以部分或全部锁骨缺失、多余肋骨和脊椎病为特征。胸部 X 线片显示锁骨缺失,由于没有上覆骨,肺尖呈放射状。

波伦综合征表现为单侧胸肌缺失和同侧并指畸形。可能还伴有同侧肋骨发育不全。胸部 X 线片通常显示单侧胸廓透光性增强;CT 显示单侧胸肌缺如。

漏斗胸的重要测量

在评估漏斗胸时,手术计划在一定程度上取决于 HI 的精确测量。HI 是内肋缘外侧距离与前椎体和胸骨最短距离之比。对于漏斗胸,应在胸骨最凹陷处测定 HI。正常的 HI 为 2.5,而 HI>3.25 则被认

为是严重的漏斗胸。在手术修复的决策过程中,HI 与临床和美容因素一起考虑。其计算方法如下:

肋骨内缘之间的横向距离/胸骨内缘至椎体前缘的前后距离

创伤背景下的重要发现

胸部是创伤性损伤的第三常见部位,仅次于头部和四肢。CT 对胸部损伤的诊断优于胸部 X 线片。胸部创伤可分为钝性或穿透性,穿透性损伤的典型特征是胸腔内侧与皮肤之间有一条通道(例如刺伤、枪伤)。90% 的胸部损伤都是钝性伤造成的。

肋骨骨折是最常见的胸部钝性损伤。相对无保护措施的第四至第八肋骨骨折最为常见。通常需要较高的冲击力才能损伤上肋骨。肋骨骨折常与胸腔内损伤相关。例如,52% 的心脏挫伤病例与肋骨骨折有关。此外,肋骨骨折本身可能导致邻近损伤,如气胸、血胸或肺挫伤。高达 15% 的上肋骨骨折合并锁骨下血管和/或臂丛损伤。一种重要的创伤性损伤是连枷胸。当三根连续的肋骨在两个或多个地方骨折时,就会发生连枷胸。这种骨折模式的结果是胸壁的一部分完全独立于胸壁的其余部分,允许在呼吸过程中自由矛盾地运动。大多数连枷胸需要手术治疗和长时间的机械通气。

胸骨骨折是由于直接钝性前损伤(例如在机动车事故中安全带或安全气囊受伤)。相关损伤包括胸骨后纵隔血肿、肺挫伤、心肌挫伤和脊柱损伤。胸锁关节脱位也可以出现,前脱位更常见,通常耐受性较好。胸锁关节后脱位可合并邻近纵隔血管、气管和食管的损伤。

肩胛骨骨折很少见,通常是由更严重的损伤造成的。因此,它们通常与其他损伤相关,如肋骨骨折、气胸或肺挫伤。脊柱骨折也很少见,通常是过屈型或轴向负荷型。可能有相关的脊髓损伤,当考虑脊髓损伤时,推荐使用 MRI 进行评估。

软组织血肿被认为是胸壁脂肪或肌肉组织内的高密度(即 30~80HU)液体聚集。血肿可由动脉或静脉出血引起。血肿内或血肿附近的高密度对比剂提示血肿的动脉来源,这需要用动脉造影来评估。胸膜外血肿发生在 EPS,几乎总是伴有相邻的肋骨骨折。胸膜外脂肪征是胸膜外血肿的一个有帮助的征象。这个征象指的是 EPS 内的血液积聚,它将胸膜外脂肪从肋骨移位到胸膜和肺。

皮下气肿(subcutaneous emphysema,SE)是指胸壁筋膜平面之间和内部的气体。在创伤环境中,气体可能来自纵隔(纵隔气肿)、胸腔(气胸)或继发于穿透伤的开放性伤口。

胸壁肿块

软组织肿块

胸壁肿块一般不常见,通常起源于软组织或骨。软组织肿块可进一步分为良性病变和恶性病变。影像学特征千变万化;然而,良性病变的特点是生长缓慢或没有生长。病变的快速增长应该提示恶性肿瘤的可能。良性慢性病变可见骨扇形或轻度骨质侵蚀,而明显的骨侵犯提示恶性。

最常见的软组织肿块包括脂肪瘤、血肿、周围神经鞘瘤(peripheral nerve sheath tumor, PNST)、转移瘤、脂肪肉瘤、背部弹力纤维瘤、淋巴瘤、血管瘤、硬纤维瘤和恶性纤维组织细胞瘤(malignant fibrous histiocytoma,MFH)。

脂肪瘤和脂肪肉瘤

脂肪瘤是良性、有包膜、含脂肪的肿块,更常出现在老年和肥胖患者中(图 33.12A)。脂肪瘤的真实患病率是不可衡量的,因为它们通常是在没有进一步检查的情况下在影像学上偶然发现的,但它们很可能代表最常见的胸壁肿块。在 CT 和 MRI 上,这些表现为均匀的脂肪密度/强度病变,没有大片或结节状强化区域。CT 或 MRI 上可出现细小的间隔,表现为微弱的强化。脂肪抑制的 T_1 加权 MRI 上均匀的信号丢失是脂肪瘤的一个特征。CT 上任何(相对于邻近皮下脂肪)密度增加的区域和 MRI 上钙化或骨化、厚间隔或脂肪抑制不均匀的区域都表明是软组织成分,因此增加了恶性脂肪肉瘤的怀疑(图 33.12B)。大于 10cm 的病灶也提示脂肪肉瘤,尽管这一发现的特异性较低。脂肪肉瘤在 T_1 和 T_2 加权 MRI 上表现为均匀或不均匀信号,这取决于病理亚型。分化好的病变含有更多的脂肪,而去分化或未分化的脂肪肉瘤有更多的软组织成分和由此产生的不均匀信号。任何对比增强都应该被认为是异常的,是恶性肿瘤的征兆。脂肪肉瘤的准确诊断很重要,因为它通常表现为无痛性胸壁肿块。

血肿

这些是胸壁聚集的血液,在平扫 CT 上表现为高密度团块(30~70HU)(图 33.12C)。有些血肿会显示出液体-红细胞比容水平。血肿通常见于手术后(胸壁血管受损)或正在接受抗凝治疗的患者。血肿不溶解可能形成慢性扩张性血肿。伴有

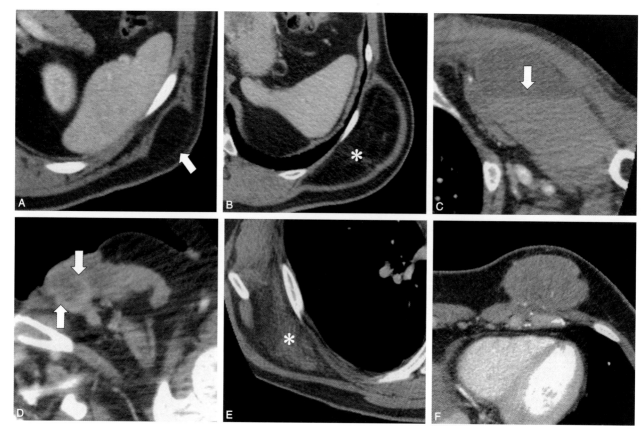

图 33.12 软组织肿块。(A)轴位 CT 扫描显示与脂肪密度一致的均匀有包膜的脂肪瘤(箭)。(B)另一位患者的轴位 CT 扫描显示与脂肪肉瘤相容的包裹性脂肪密度肿块,内部间隔较厚(星号)。(C)抗凝患者的轴位 CT 扫描显示左前胸壁有一个界限清楚的肿块,有液体-红细胞比容水平(箭),与血肿一致。(D)轴位 CT 扫描显示左胸壁前壁肿块,中央低密度,周边结节状强化(箭),与恶性纤维组织细胞瘤一致。(E)轴位 CT 扫描显示肩胛下后外侧胸壁有一个肿块(星号)。肿块呈条纹状,脂肪和软组织混合,具有背部弹力纤维瘤的特征。(F)不同患者的轴位 CT 扫描显示胸壁前壁内有一个不均匀强化的肿块,与广泛转移性黑色素瘤患者的转移相一致

增强的血肿应怀疑是软组织肿瘤出血,或创伤背景下的血管破裂。

周围神经鞘瘤

另一种常见的胸壁软组织肿瘤是周围神经鞘瘤(PNST),这是一种起源于周围神经的神经源性肿瘤。据报道,多达 27% 的 PNST 起源于胸壁。神经鞘瘤是最常见的 PNST(85%),其次是神经纤维瘤。胸壁 PNST 起源于神经根,或者来自肋间神经或脊神经根的肋间隙,或者来自臂丛。这些病变可以是良性的,也可以是恶性的,没有特定的影像学特征来可靠地区分它们。然而,任何疑似 PNST 大小的快速改变都应该引起人们对恶性肿瘤的关注。

在 CT 或 MRI 上,PNST 通常是边界光滑,圆形或卵圆形的肿块。神经鞘瘤在 T_1 加权像上与肌肉呈等信号或高信号,在 T_2 加权像上呈不均匀高信号。神经纤维瘤通常在 T_1 加权像上与肌肉等信号或低信号,在 T_2 加权像上呈高信号,周围相对于中心的 T_2 高信号的特征性靶区有时很明显。一般说来,神经鞘瘤和神经纤维瘤在增强后的 CT 和 MRI 上表现出明显的强化,有时神经纤维瘤表现为靶状的周边强化。较小的病灶表现出更均匀的强化,而较大的病灶表现出更不均匀的强化。恶性 PNST 通常表现为坏死和出血区域,以无强化区域为标志。由于富含脂质的施万细胞的存在,高达 75% 的神经鞘瘤在 CT 上表现为低密度,因此有可能被误认为脂肪瘤。增强仍然是一个关键的区别因素,MRI 扫描上也有高 T_2 信号。组织活检通常是诊断所必需的,但在存在多处皮肤病变时可能不需要,这将支持神经纤维瘤病的诊断。

其他肿瘤和病变

胸壁血管瘤包括良性血管瘤、血管球瘤和恶性血管肉瘤。血管瘤是一种罕见的良性肿块,可发生在肌肉内、肋间隙或皮下间隙。血管瘤是由产生特定影像学特征的血管组成的。在 CT 上,它们的密度通常是不均匀的,高达 30% 的病变含有钙化;CT 对肿瘤内钙化的检出优于 MRI。由于血管瘤的血管性

质,对比剂注射后血管瘤明显增强。在 MRI 上,这些病变可以看到与扩张的迂曲血管相对应的流空信号,并观察到明显的对比增强。恶性血管肉瘤表现为巨大的无痛性肿块,生长速度很快。它们可在放射治疗(例如乳腺癌)、慢性淋巴水肿或化学暴露后在胸壁内发展。

背部弹力纤维瘤是一种位于胸壁后外侧的良性病变,位于前锯肌与肋骨之间的肩胛下特征性位置。它们在女性中更常见,高达 60% 的病例是双侧的。CT 表现为界限不清的肿块,内部呈线状或不均匀的低密度(代表纤维或脂肪成分;图 33.12E)。MRI 上可见与肌肉信号强度相似的低信号团块,病灶内可见高 T_1、T_2 信号。这些病变在 PET-CT 上可能表现为轻度到中度的高代谢。

胸壁转移并不常见,通常为晚期广泛转移的恶性肿瘤。肺癌、乳腺癌和间皮瘤转移通常是由直接扩散或淋巴管扩散引起的,而黑色素瘤和肾癌是通过血液扩散的(图 33.12F)。

软组织肉瘤是一种罕见的恶性肿瘤。纤维肉瘤和 MFH 发生在成人,横纹肌肉瘤发生在儿童。除了脂肪肉瘤,没有特殊的影像学特征来区分各种类型的肉瘤。据报道,MFH 在 CT 上表现为中心低密度,与其黏液样基质相对应,周围有更多结节强化(图 33.12D)。在 MRI 上,这些病灶具有不同的信号特征,表现为不均匀强化。

同样,淋巴瘤和其他血液系统恶性肿瘤(例如骨髓瘤、浆细胞瘤)在胸壁也很少见。直接累及胸壁的继发性胸壁侵犯比原发性胸壁恶性肿瘤更为常见。大 B 细胞淋巴瘤是最常见的原发性胸壁淋巴瘤,而霍奇金淋巴瘤是最常见的继发性恶性肿瘤(通常来自纵隔或腋窝)。胸壁淋巴瘤表现为边界清楚的软组织密度肿块,扩散至并包裹邻近结构,如骨或软骨。CT 显示软组织肿块,轻度增强。MRI 特征包括相对于肌肉的 T_2 高信号。淋巴瘤可以表现为中心性坏死,在 CT 或 MRI 上表现为不均匀的低强化。

浆细胞瘤是一种软组织肿块,称为髓外浆细胞瘤。然而,骨浆细胞瘤也可以有一个突出的软组织成分。软组织病变在 CT 和 MRI 上通常是边界清晰的分叶状肿块,增强相对均匀。

骨性肿块

与软组织肿块相似,源于骨骼的胸壁病变可以是良性的,也可以是恶性的。良性骨肿瘤包括骨软骨瘤、动脉瘤样骨囊肿(aneurysmal bone cyst,ABC)、纤维性结构不良(fibrous dysplasia,FD)、骨化性纤维黏液样肿瘤、骨巨细胞瘤和软骨黏液样纤维瘤。恶性病变包括软骨肉瘤、骨髓瘤或浆细胞瘤、骨肉瘤和尤因肉瘤。虽然恶性病变可能很难与良性病变相区分,但骨外软组织成分的存在高度提示恶性肿瘤。

良性骨性病变

骨软骨瘤是最常见的良性骨肿瘤,也是最常见的肋骨良性肿瘤。在胸部,它们最常出现在肋骨或肩胛骨,通常在肋骨软骨交界处。在影像学上,它们表现为带蒂病变,在病变的髓腔和起始骨之间具有特征性的连续性(图 33.13A)。骨软骨瘤有时表现为透明帽,在 X 线片和 CT 上可见清晰的放射密度边缘;透明帽在 MRI 上显示高 T_2 信号。帽子增厚、骨质侵蚀和/或病变部位疼痛加重提示癌变。大多数骨软骨瘤是单发的,但在骨软骨瘤病中可以是多发的,也称为多发性遗传性外生骨疣。

内生骨疣,也被称为骨岛,是一种非常常见的偶然发现。它为一个小的无症状的非肿瘤性致密骨病灶。它通常为 1cm(范围为 2mm ~ 2cm),高密度,卵圆形,位于髓腔内(图 33.13B 和 C)。MRI 显示 T_1 和 T_2 加权序列信号降低。CT 上高度提示 2mm ~ 2cm 的卵圆形髓质病变存在骨岛,是鉴别骨岛与转移性病变的有用工具。

纤维性结构不良(FD)是另一种常见的良性骨性病变。绝大多数是单发,但也可以是多发性的。FD 通常起源于肋骨,但也有报道称起源于锁骨。FD 可以是无症状的,也可以是伴有疼痛和骨折的。病变的特征性表现是在 X 线片和 CT 扫描上表现为生长缓慢、膨胀性、梭形肿块,中心有肥皂泡或磨玻璃样外观(图 33.13D)。然而,有一系列的表现,包括皮质增厚和类似佩吉特病的小梁增多(图 33.13E)。病变内可见不规则钙化。这些病变在 MRI 上表现为可变的 T_2 信号和以低 T_1 信号为主。FD 可在骨显像上显示放射性示踪剂摄取增加。

动脉瘤样骨囊肿(ABC)是一种良性但生长迅速的病变。影像学特征性地显示一个膨胀性和溶解性病变,典型的位置偏心(图 33.13F)。ABC 偏爱脊柱的后部部分。它们偶尔会显示出软组织延伸到骨骼之外,这使得它们很难与恶性肿瘤区分开来。确定病变内与出血相对应的液面可能是有帮助的,但对 ABC 来说不是特异性的。

软骨瘤是一种罕见的、通常无痛的病变。它位于管状骨的髓腔内,通常在肋骨内。这些是典型的 1 ~ 2cm 的小病灶,透明,但含有中央软骨样钙化,呈

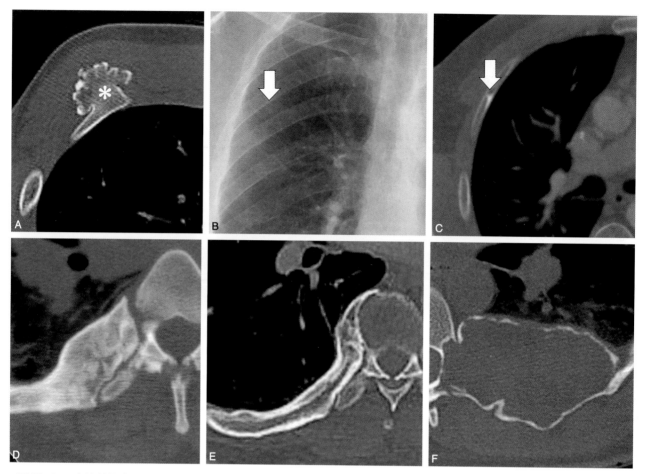

图 33.13　良性骨性病变。(A)轴位 CT 扫描显示,前肋骨有一个带蒂病变,病变的髓腔与肋骨之间有特征性的连续性,与骨软骨瘤(星号)相容。正位 X 线片(B)显示右上叶上方有结节密度(箭),轴位 CT 扫描(C)对应于右前三分之一肋骨内的局灶性硬化灶(箭),与骨化生或骨岛相容。在胸部 X 线片上,新发现可能与肺结节相混淆。纤维性结构不良在 CT 扫描上有多种表现,通常为扩张性磨玻璃样病变(D),也有皮质增厚(E)。(F)轴位 CT 扫描显示位于中胸椎体和相邻肋骨后部偏心的膨胀性溶解性病变,与动脉瘤样骨囊肿相容

现为环状和弧形。恶变为低度软骨肉瘤。任何与这些病变相关的疼痛都应该引起恶性肿瘤的怀疑。

　　佩吉特病是一种骨吸收和重建障碍的慢性疾病,导致增厚但脆弱的骨骼。虽然少见于胸腔,但有脊柱受累的倾向。影像学显示皮质和小梁增厚,这在 PET-CT 上可能是高代谢。

恶性骨性病变

　　转移瘤是肋骨最常见的恶性病变。常见的原发恶性肿瘤包括肺、乳腺、甲状腺、肾和前列腺。转移瘤有多种表现,可以是局灶性、弥漫性、溶骨性或成骨的,伴或不伴相应的软组织成分。

　　软骨肉瘤是胸壁最常见的原发性恶性肿瘤。它最常发生于肋骨前部、肋软骨交界处或胸骨。男性发生率是女性的两倍,通常发生在 20 岁以下或 40 岁以上的患者中。在 X 线片或 CT 扫描上,它们看起来是生长缓慢、膨胀性的髓内病变,伴有骨质破坏。病灶内可能存在钙化,钙化可以是线状、环状或弧形,呈点状或致密状(图 33.14A)。在 MRI 上,病灶内钙化区域在所有序列上都为低信号。在 CT 或 MRI 上通常有不同的对比度增强,可出现周边强化,可能与脓肿相混淆(图 33.14B 和 C)。

　　浆细胞瘤和骨髓瘤是起源于骨髓的浆细胞肿瘤。这些病变通常出现在 50～70 岁,多见于男性。浆细胞瘤是孤立性疾病,而多发性骨髓瘤是多发性病变。浆细胞瘤表现为疼痛、扩张、溶解的肿块,通常位于椎体内。骨外浆细胞瘤也有类似的表现,但可以视为一种纯粹的软组织病变,没有直接累及骨组织。多发性骨髓瘤是一种全身性疾病,表现为多灶性骨溶解,有时被误认为全身性骨量减少(图 33.14D)。MRI 表现为低 T_1、高 T_2 信号,弥漫性强化。

　　骨肉瘤是一种罕见的胸部间叶性肿瘤,好发于肋骨、肩胛骨和锁骨。骨性疾病在较年轻的患者中更为常见,而骨外型则见于 50 岁左右的患者。胸壁

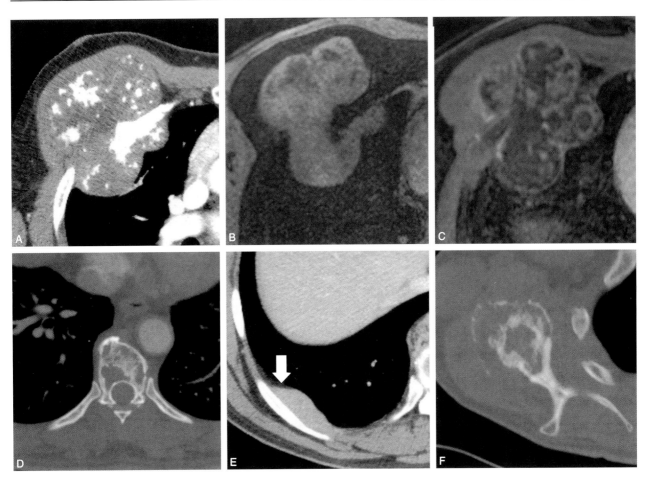

图 33.14　恶性骨肿瘤。（A）软骨肉瘤在 CT 扫描上表现为起自前肋骨的膨胀性破坏性肿块,瘤体内有不规则的软骨基质。MRI 表现为 T_2 加权像信号增强（B）和增强后 T_1 加权像周边强化（C）。在另一位患者（D）中,胸椎多发性溶解性病变与多发性骨髓瘤一致。（E）与之相反,髓外浆细胞瘤在 CT 扫描上表现为沿肋间隙边界清楚的强化肿块,移位了胸膜外脂肪（箭）,但没有邻近的骨质破坏。（F）右肩胛骨骨肉瘤,表现为膨胀性溶骨性肿块,伴有皮质破坏,透明区与硬化区混杂

骨肉瘤通常表现为疼痛的肿块,局部延伸并转移到肺部和淋巴结。X 线和 CT 扫描显示软组织肿块含有骨样基质;重要的是,矿化位于中心位置（图 33.14F）。MRI 表现多种多样,但以高 T_1、T_2 信号为主,强化不均匀。

胸壁感染

胸壁感染是一种广泛的疾病,包括软组织感染,如蜂窝织炎、脓肿、化脓性肌炎和坏死性筋膜炎,以及骨和关节感染,如骨髓炎和感染性关节炎。感染通常继发于侵入性手术（例如胸腔造瘘管置入脓胸）,导致脓肿。胸壁感染通常发生在免疫功能低下的个体、糖尿病患者和术后患者。化脓性感染最常见的致病菌是金黄色葡萄球菌和铜绿假单胞菌。在免疫功能低下的患者中,其他常见的微生物包括放线菌、曲霉和分枝杆菌。胸壁蜂窝织炎或脓肿表现为液体或软组织肿块。脓肿可见周边强化（图 33.15A 和 B）。慢性或侵袭性感染可侵蚀或侵袭肋

骨。慢性环境中也可见窦道或瘘管。邻近的脓胸或肺炎也可能存在。坏死性筋膜炎是一种累及肌肉间筋膜层的感染。CT 表现无特异性,但通常包括肌肉间筋膜内的液体,有时还包括气体。MRI 更好地显示筋膜层和周围肌肉内的液体 T_2 信号增加;增强后 T_1 加权图像显示相关的脓肿形成,为边缘强化的液体聚集。

脓胸伴胸膜皮肤瘘是脓胸的一个亚型,定义为感染直接从胸腔向胸壁扩散（图 33.15C）。最常见的致病微生物是结核分枝杆菌、放线菌和曲霉。

胸壁骨髓炎通常累及胸骨、肋骨或胸锁关节。胸骨骨髓炎可能是心胸手术的并发症,也可能是静脉药物滥用的并发症。骨髓炎的影像学表现包括骨量减少、皮质侵蚀、骨膜反应和混合性透亮硬化。MRI 表现为骨髓水肿呈高 T_2 信号和低至中等 T_1 信号。

化脓性关节炎很少见,但可发生在胸部,尤其是胸锁关节。最常见的微生物是铜绿假单胞菌和金黄

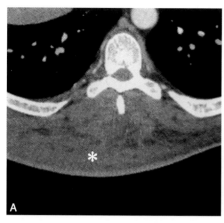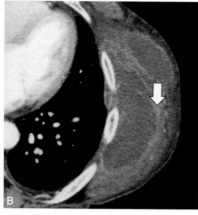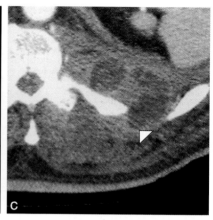

图 33.15　胸壁各种感染情况。（A）轴位 CT 扫描显示皮肤增厚和皮下肿块样浸润（星号），与蜂窝织炎相容。（B）另一位患者的轴位 CT 扫描显示侧壁肿块，边缘强化（箭），与脓肿相容。（C）另一名患者的轴位 CT 扫描显示左侧脓胸，积液延伸至肋骨以外，显示胸壁延伸（箭头）

色葡萄球菌；95% 的胸锁骨化脓性关节炎是单侧的。CT 或 MRI 通常显示受影响的骨质溶解，进而发展为硬化和皮质增厚。骨或关节周围可能有相关的软组织肿块；邻近的脂肪和肌肉的炎性浸润有助于此实体与恶性肿瘤的鉴别。

肋软骨炎是一种局限性的肋软骨交界处感染，可继发于邻近肺部感染、术后感染或血源性感染。在 CT 上，肋软骨炎表现为肋软骨交界处的局灶性软组织肿胀，伴或不伴破坏。这与 Tietze 综合征不同，Tietze 综合征是一种良性的肋软骨炎，不是由感染引起的，也表现为肋软骨交界处的软组织增厚。

可导致肌肉萎缩的炎性疾病

多发性肌炎和皮肌炎是影响骨骼肌的自身免疫性疾病。当多发性肌炎与皮疹相关时，称为皮肌炎。这些疾病的典型表现为肌肉萎缩、纤维化和软组织钙化。病程早期，肌肉体积增大，密度增加，继发炎性浸润，周围皮下脂肪增厚。无定形和不规则的软组织钙化见于高达 70% 的儿童，但仅见于 10% 的成人，且与疾病严重程度相关。CT 是显示钙化的首选方法，但 MRI 在显示软组织水肿、肌肉增厚、肌肉萎缩和纤维化方面更具优势。

皮下气肿

皮下气肿（SE）是皮肤下的气体。SE 通常是创伤性的或医源性的。穿透伤后，气体从患者外部进入皮下组织。医源性 SE 可以是手术后或操作后，如中心血管通路、胸管放置或胸部手术。在近期的胸外科手术中增加 SE 应该引起肺部通过外科开口漏气的怀疑。SE 常常与气胸或纵隔气肿有关。对于

纵隔气肿，气体通过胸腔入口，进入颈部和胸壁皮下组织。

SE 在 X 线片上最好显示，为异常透光，不局限于肺部，呈细丝状、线状或球状。这些亮度通常能勾勒出肌肉和肌纤维的轮廓，其分支外观类似于银杏叶（称为银杏叶征）。

胸壁坏死性筋膜炎的病例中罕见 SE，由所谓的食肉菌引起，通常为乙型溶血性链球菌。这是一种危及生命的疾病，通常发生在免疫功能低下的患者中。虽然坏死性筋膜炎多发生在下肢或腹部，但在胸腔引流或胸部手术后也可发生在胸腔。

SE 在罕见的坏死性肺部和/或胸膜感染中也有报道，这些感染侵犯胸壁，并在这些间隙和胸壁之间形成瘘管状的气体沟通。

参考书目

Abbey-Mensah GN, Waite S, Reede D, Hassani C, Legasto A. Diaphragm appearance: a clue to the diagnosis of pulmonary and extrapulmonary pathology. *Curr Probl Diagn Radiol.* 2017;46(1):47–62.

Bergin D, Ennis R, Keogh C, et al. The "dependent viscera" sign in CT diagnosis of blunt traumatic diaphragmatic rupture. *AJR Am J Roentgenol.* 2001;177(5):1137–1140.

Birnbaum DJ, D'Journo XB, Casanova D, Thomas PA. Necrotizing fasciitis of the chest wall. *Interact Cardiovasc Thorac Surg.* 2010;10(3):483–484.

Boon AJ, Harper CJ, Ghahfarokhi LS, et al. Two-dimensional ultrasound imaging of the diaphragm: quantitative values in normal subjects. *Muscle Nerve.* 2013;47(6):884–889.

Bradley FM, Hoover HC Jr, Hulka CA, et al. The sternalis muscle: an unusual normal finding seen on mammography. *AJR Am J Roentgenol.* 1996;166(1):33–36.

Brink JA, Heiken JP, Semenkovich J, et al. Abnormalities of the diaphragm and adjacent structures: findings on multiplanar spiral CT scans. *AJR Am J Roentgenol.* 1994;163(2):307–310.

Carter BW, Benveniste MF, Betancourt SL, et al. Imaging evaluation of malignant chest wall neoplasms. *Radiographics.* 2016;36(5):1285–1306.

Chelli Bouaziz M, Jelassi H, Chaabane S, et al. Imaging of chest wall infections. *Skeletal Radiol.* 2009;38(12):1127–1135.

Ch'en Y, Armstrong JD. Value of fluoroscopy in patients with suspected bilateral hemidiaphragmatic paralysis. *Am J Roentgenol.* 1993;160(1):29–31.

Chetta A. Chest radiography cannot predict diaphragm function. *Respir Med.* 2005;99:39–44.

Chung JH, Carr RB, Stern EJ. Extrapleural hematomas: imaging appearance, classification, and clinical significance. *J Thorac Imaging.* 2011;26:218–223.

Cohn D, Benditt JO, Eveloff S, McCool FD. Diaphragm thickening during inspiration. *J Appl Physiol (1985).* 1997;83(1):291–296.

David EA, Marshall MB. Review of chest wall tumors: a diagnostic, therapeutic, and reconstructive challenge. *Semin Plast Surg.* 2011;25(1):16–24.

Desser TS, Edwards B, Hunt S, et al. The dangling diaphragm sign: sensitivity and comparison with existing CT signs of blunt traumatic diaphragmatic rupture. *Emerg Radiol.* 2010;17(1):37–44.

Goretsky MJ, Kelly RE Jr, Croitoru D, Nuss D. Chest wall anomalies: pectus excavatum and pectus carinatum. *Adolesc Med Clin.* 2004;15(3):455–471.

Hammerman AM, Susman N, Strzembosz A, Kaiser LR. The extrapleural fat sign: CT characteristics. *J Comput Assist Tomogr.* 1990;14(3):345–347.

Iochum S, Ludig T, Walter F, et al. Imaging of diaphragmatic injury: a diagnostic challenge? *Radiographics.* 2002;22(Spec No):S103–S116, discussion S116–S118.

Jeung MY, Gangi A, Gasser B, et al. Imaging of chest wall disorders. *Radiographics.* 1999;19(3):617–637.

Kaya SO, Karabulut N, Yuncu G, et al. Sinus cut-off sign: a helpful sign in the CT diagnosis of diaphragmatic rupture associated with pleural effusion. *Eur J Radiol.* 2006;59(2):253–256.

Keats T, Anderson M. *Atlas of Normal Roentgen Variants That May Simulate Disease.* 9th ed. Philadelphia: Elsevier/Saunders; 2013.

Kerns SR, Gay SB. CT of blunt chest trauma. *AJR Am J Roentgenol.* 1990;154(1):55–60.

Kim MP, Hofstetter WL. Tumors of the diaphragm. *Thorac Surg Clin.* 2009;19(4):521–529.

Kransdorf MJ, Bancroft LW, Peterson JJ, et al. Imaging of fatty tumors: distinction of lipoma and well-differentiated liposarcoma. *Radiology.* 2002;224(1):99–104.

Kuhlman JE, Bouchardy L, Fishman EK, Zerhouni EA. CT and MR imaging evaluation of chest wall disorders. *Radiographics.* 1994;14(3):571–595.

Lennon EA, Simon G. The height of the diaphragm in the chest radiograph of normal adults. *Br J Radiol.* 1965;38(456):937–943.

Levine BD, Motamedi K, Chow K, et al. CT of rib lesions. *AJR Am J Roentgenol.* 2009;193(1):5–13.

Lichtenberger JP 3rd, Carter BW, Abbott GF. Pitfalls in imaging of the chest wall. *Semin Roentgenol.* 2015;50(3):251–257.

Mak SM, Bhaludin BN, Naaseri S, Di Chiara F, Jordan S, Padley S. Imaging of congenital chest wall deformities. *Br J Radiol.* 2016;89(1061):20150595.

Moore K, Agur A. *Essential Clinical Anatomy.* 4th ed. Baltimore: Lippincott Williams & Wilkins; 2011.

Mullan CP, Madan R, Trotman-Dickenson B, et al. Radiology of chest wall masses. *AJR Am J Roentgenol.* 2011;197(3):W460–W470.

Muller N. *High-Yield Imaging: Chest.* Philadelphia: Saunders/Elsevier; 2010.

Nason LK, Walker CM, McNeeley MF, et al. Imaging of the diaphragm: anatomy and function. *Radiographics.* 2012;32(2):E51–E70.

Ontell FK, Moore EH, Shepard JA, Shelton DK. The costal cartilages in health and disease. *Radiographics.* 1997;17(3):571–577.

O'Sullivan P, O'Dwyer H, Flint J, et al. Soft tissue tumours and mass-like lesions of the chest wall: a pictorial review of CT and MR findings. *Br J Radiol.* 2007;80(955):574–580.

Pierce JC 3rd, Henderson R. Hypermetabolism of elastofibroma dorsi on PET-CT. *AJR Am J Roentgenol.* 2004;183(1):35–37.

Poole DC, Sexton WL, Farkas GA, et al. Diaphragm structure and function in health and disease. *Med Sci Sports Exerc.* 1997;29(6):738–754.

Ulano A, Bredella MA, Burke P, et al. Distinguishing untreated osteoblastic metastases from enostoses using CT attenuation measurements. *AJR Am J Roentgenol.* 2016;207(2):362–368.

Urschel JD, Takita H, Antkowiak JG. Necrotizing soft tissue infections of the chest wall. *Ann Thorac Surg.* 1997;64(1):276–279.

Wanek S, Mayberry JC. Blunt thoracic trauma: flail chest, pulmonary contusion, and blast injury. *Crit Care Clin.* 2004;20(1):71–81.

Weksler B, Ginsberg RJ. Tumors of the diaphragm. *Chest Surg Clin North Am.* 1998;8(2):441–447, Review.

Wiener MF, Chou WH. Primary tumors of the diaphragm. *Arch Surg.* 1965;90:143–152.

Worthy SA, Kang EY, Hartman TE, et al. Diaphragmatic rupture: CT findings in 11 patients. *Radiology.* 1995;194(3):885–888.

Yamaguchi M, Yoshino I, Fukuyama S, et al. Surgical treatment of neurogenic tumors of the chest. *Ann Thorac Cardiovasc Surg.* 2004;10(3):148–151.

第 34 章

纵隔相关问题解析

Jeanne B. Ackman

■ 纵隔病变

尽管在断层图像上识别纵隔肿块并不困难,但是定性却颇具挑战性。诊断的特异性对于防止不必要的干预,降低相关发病率和费用支出至关重要。本章试图作为一个指南,最大限度地利用现有影像设备来诊断纵隔病变,以提高诊断的准确性并为患者提供有益的临床处理意见。由于前纵隔病变历来就容易混淆,本章将以前纵隔病变为重点,另一个重点是迄今为止没有得到充分利用的胸部 MRI 检查。

当前主要的纵隔影像学诊断工具包括胸部 X 线检查(chest radiography,CXR)、食管造影、胸部 CT 扫描、^{18}FDG-PET 和胸部 MRI。如果充分发挥这些诊断性影像学检查工具的潜力,有时可以取代内镜检查、手术探查和活检。

纵隔病变通常是在其他目的进行胸部影像学检查时偶然发现,或者是患者的症状或体征使得临床怀疑纵隔肿块,或者是出血或病变破裂而导致纵隔逐渐或迅速增大,从而导致气道、血管、食管或神经根受压。出现的症状和体征包括呼吸急促、吞咽困难、胸痛、声音嘶哑(源于喉返神经受累)、偏瘫(源于膈神经受累),以及罕见的神经根病变。

确定肿块来源于哪个纵隔腔隙是缩小鉴别诊断范围的第一步,可以根据其所在特定空间结构以及细胞组成进一步分辨。中心法和结构移位法都可以为这种分析提供帮助。中心法假定,在轴位像上病灶最大部分的中心所在的腔室就是病灶起源的腔室。结构移位法的前提是,大的占位病变通常会将其毗邻的腔隙中正常结构推出并取而代之。

缩小鉴别诊断范围的第二步是组织成分鉴定。总的来说,CXR 表现最差,CT 较好,MRI 最好。

第三步也是最后一步,是基于统计概率和临床表现的考虑。因此,当面对纵隔病变时,应提出以下问题:位于纵隔哪个腔隙?组织类型是什么?从统计概率和临床表现考虑,最可能是什么病变?

本章中纵隔各腔隙的划分将采用由 Carter 等和国际胸腺恶性肿瘤兴趣组近期在《胸部肿瘤杂志》(*Journal of Thoracic Oncology*)上发表的关于纵隔三腔法的定义。纵隔各腔隙的最新定义是基于横断面影像,而非 CXR 影像。所有三个纵隔腔隙的上下分界都是从胸廓入口到膈肌。前纵隔或血管前腔隙是指胸骨后到心包前的所有结构。中纵隔或内脏腔隙是指从心包膜的前缘向后到胸椎的前三分之一与中间三分之一的连接处。后纵隔或椎旁腔隙包括胸壁包裹的上述连接处后方的所有纵隔结构,向后延伸至胸椎横突外侧缘。

■ 成像问题解析

胸部 X 线检查

在 CXR 影像上,纵隔肿块的第一个征象是纵隔解剖结构、轮廓或边线的移位、变形,或者通常充满空气的间隙被软组织影填塞了,如胸骨后间隙。纵隔轮廓线在第 2 章已经讨论过了。例如,CXR 影像中,前联合的扩大或增宽可能是前纵隔或血管前腔隙肿块的早期征象。当软组织影代替了通常充满空气的胸骨后间隙时,也可提示前纵隔肿块。通过观察气管旁线的轮廓、主肺动脉窗的填充或奇静脉-食管隐窝的变形可以发现中纵隔或内脏腔隙肿块。如果肿块的轮廓毗邻椎旁线或椎骨,可以推断是后纵隔或椎旁腔隙肿块。

虽然 CXR 可以提示纵隔肿块,但由于胸部 X 线片上纵隔结构间缺乏软组织对比,很少能得出特异性诊断。因此,一旦胸部 X 线片发现纵隔肿块,下一步通常是胸部 CT 或 MRI 的横断面成像检查。

食管造影

食管造影可以直接或间接地提示纵隔肿块,通过勾勒食管腔内肿块轮廓、食管走行异常或显示肿块对食管的占位效应来推断纵隔肿块的存在(图 34.1)。

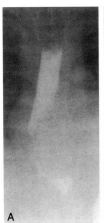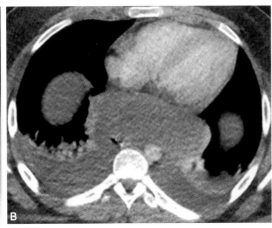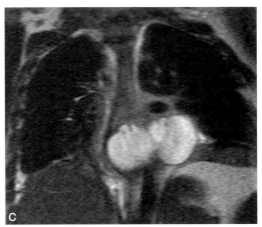

图 34.1　男性,16 岁,上腹痛。(A)碘帕醇食管造影显示食管向右移位并被巨大的中纵隔肿块压迫。(B)轴位胸部 CT 增强检查显示不均匀强化肿块压迫食管向右后方移位。(C)冠状位单次激发快速自旋回波 T$_2$ 加权 MRI 显示肿块为多房性复杂囊肿,食管覆盖于其右侧缘。经手术切除证实为感染性食管重复囊肿

食管造影对于食管瘘和食管穿孔的诊断很有帮助。最安全的方法是使用低渗性碘对比剂,如碘帕醇,如果使用低渗性对比剂食管造影没有阳性发现时,可以改用硫酸钡造影。此外,CT 和 MRI 也可以发现这些病变(图 34.2 和图 34.3)。

胸部 CT

胸部 CT 不仅更容易显示纵隔病变所在腔隙,而且能提供了一些组织成分的信息,较 CXR 更好地描述病变形态,病变的囊性或实性性质和增强特征、均质或非均质,是否含有脂肪和钙化,以及病变是否有侵袭性。

与传统的单能 CT 成像技术相比,双能量 CT 增强检查在鉴别囊性病变和实性病变方面有一定的优势,因为它提供了物质的分解图像。但是这种 CT 对感兴趣区(region of interest,ROI)CT 值的评估并不是绝对的。这些图像是由两种基本物质(例如水、钙、碘)的相减生成的。水基像,也称虚拟非对比图像,是通过从图像中数字减碘(经静脉注入对比剂)生成的,有助于区分增强和非增强的病变,并允许量化水含量(单位为 mg/mL)。水基像也有助于在胸部增强 CT 上鉴别钙与碘。碘基像有助于识别高密度的出血以及鉴别其他非增强组织与增强组织。双能量 CT 能够实现使用较低剂量的对比剂增强检查,因为它的图像可以在几个不同的虚拟单能水平上重建,范围从 40keV 到 190keV,较低的 keV 图像产生更好的碘对比,而较高的 keV 图像则可减少噪音和伪影。

FDG-PET

除了在癌症分期中的重要作用外,[18]FDG-PET 在纵隔病变评估中的作用有限。它的优点是能够显示病变内的代谢活动水平,并找出临床上难以用 CT 检测到的重要病变,一些病变可能很小或者与相邻

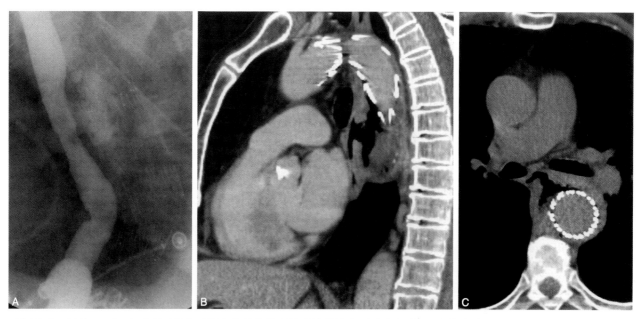

图 34.2　男性,64 岁,未破裂型胸主动脉瘤合并多菌脓肿及持续性主动脉食管瘘,经胸管内修复术后的改变。(A)食管造影。(B)矢状位胸部 CT 平扫加增强。(C)胸部 CT 平扫显示主动脉食管瘘

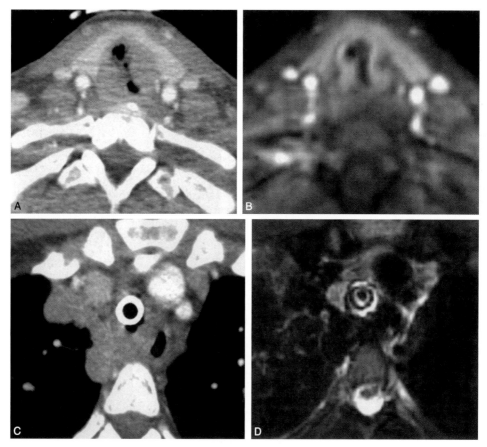

图 34.3　女性,32 岁,患有慢性纤维性纵隔炎,内镜活检导致气管食管瘘(TEF)。(A)胸部 CT 平扫加增强,与轴位三维,超快速梯度回波,脂肪抑制,T_1 加权 MR 图像对应。(B)展示了气管食管瘘。(C)胸部 CT 平扫加增强,与水平位,呼吸触发,脂肪抑制,T_2 加权 MR 图像对应。(D)显示上胸部有一连续的、体积更大的肿块。这个浸润性肿块在左后外侧气管和食管之间,部分填充了胸膜外间隙的右内顶部。肿块在 T_2 加权 MRI 上显示为低信号,反映了其含有纤维成分,这是 CT 所不能识别的组织特征。如果在活检之前进行 MRI 检查,进行介入活检手术的医生在取样前将对组织的质感有更好的认识(硬的,有阻力的),并可能采取不同的方法,避免医源性气管食管瘘

组织的密度相同,但具有代谢活性。很多病变可能太小或者代谢活性不足,尽管是恶性的,但 18FDG-PET 也无法检测到。此外,许多良性纵隔病变(包括胸腺增生和炎性纵隔囊肿)也会表现出[18]FDG-PET 活性(图 34.4),因此可能被误认为恶性,或至少为了排除恶性病变而建议切除。即使是正常的胸腺也可能表现为[18]FDG-PET 活性。对于 CT 上不确定的纵隔病变,在考虑做 PET 检查之前先进行 MRI 检查,以确定是否有良性病变的特征,而不应直接推荐患者去做[18]FDG-PET。MRI 在特定的病例中可以避免辐射暴露,并减少不必要的手术费用。PET 比 MRI 更昂贵、更耗时,与 MRI 不同,PET 会使患者暴露在大剂量的辐射中(有效剂量范围为 8~26mSv)。

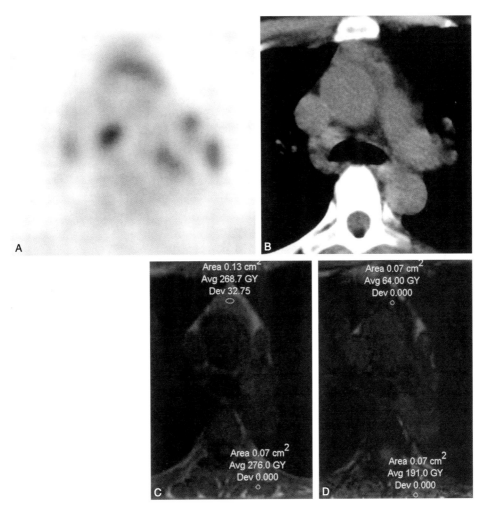

图 34.4　女性,42 岁,胸腺增生及结节病,[18]FDG-PET 检查阳性。(A)胸腺组织及结节病纵隔淋巴结[18]FDG-PET 活性。(B)胸部 CT 平扫显示胸腺床中有超出相应年龄段的软组织。同相位(C)和反相位(D)超快速梯度回波化学位移 MRI 显示反相位图像上胸腺组织明显抑制(化学位移比为 0.4),证明过量的胸腺组织中含有镜下或体腔脂肪,因此表现为胸腺增生

胸部 MRI

　　与 CT 相比,MRI 具有更高的软组织分辨率和由此导致的更高的组织特性,因此作用如下:①可以明确区分囊性和实性病变(图 34.5);②显示单纯囊性病变或复杂囊性病变;③可检测血液制品(图 34.6 和图 34.7);④根据相对或实际 T_2 低信号判断是否存在平滑肌和胶原纤维组织(图 34.3、图 34.8 和图 34.9);⑤通过动态对比增强检查显示病变的增强模式(图 34.10);⑥利用表观扩散系数(apparent diffusion coefficient, ADC)(图 34.8)映射显示弥散受限的程度,无任何辐射暴露。MRI 高软组织分辨率可较好地显示胸壁及神经血管受侵。自由呼吸稳态自由进动(SSFP)MRI 和心脏标记 MRI 可以进一步帮助评估纵隔肿块对相邻结构的侵犯。MRI 也可以更好地显示

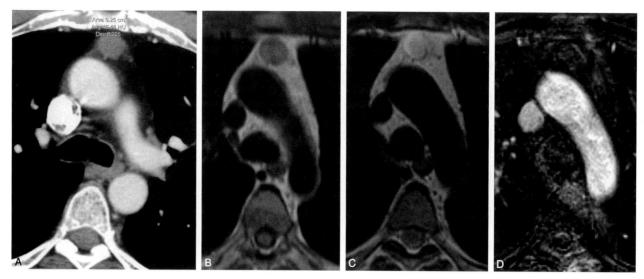

图34.5   52岁男性胸腺囊肿。(A)胸部CT增强检查显示胸腺床上有一个CT值为46HU的结节。CT无法分辨病变是囊肿还是实性胸腺肿瘤。(B~D)轴位屏气、心电门控、双反转恢复T_1加权、T_2加权、后处理、增强,三维超快速梯度回波脂肪抑制T_1加权减影磁共振图像显示T_1和T_2高信号、无强化胸腺结节,壁薄而光滑,提示为胸腺囊肿[From Ackman JB. A practical guide to nonvascular thoracic magnetic resonance imaging. J Thorac Imaging. 2014;29(1):17-29]

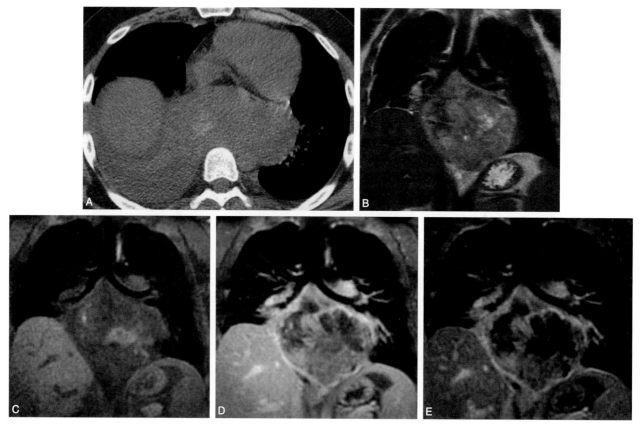

图34.6   患者男性,24岁,中纵隔未分化小圆细胞肉瘤并瘤内出血,患者呼吸困难、心悸3周。(A)轴位和冠状位胸部CT增强图像显示一较大的密度不均中纵隔肿块合并右侧胸腔积液。无法确定肿块主要是出血性的还是实性的,也不可能确定实性成分的位置。(B~E)冠状位屏气单次激发快速自旋回波、T_2加权、平扫超快速梯度回波(GRE)、脂肪抑制T_1加权、增强超快速GRE、脂肪抑制、增强后,分别进行后处理减影的MRI,显示为T_1/T_2不均质信号的混合有出血、坏死的实性肿块。经后处理的减影图像清楚地显示了强化的实性成分,并为内镜医生提供了重要的信息,即支气管镜活检在隆嵴下应能取到有诊断意义的组织

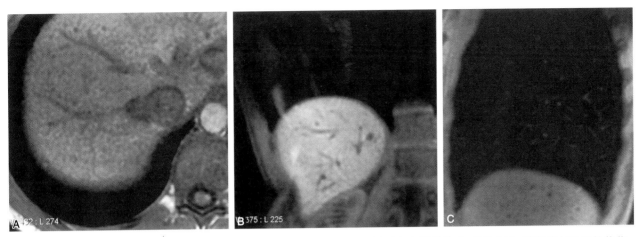

图 34.7　女性,24 岁,经期胸痛 2 年,沿着右后外侧膈胸膜生长的 4mm 的子宫内膜异位症,轴位(A)、冠状位(B)和矢状位(C)三维超快速梯度回波,T_1 加权抑脂序列 MRI 显示一个圆形、边界清楚的 T_1 高信号微小病变,此为在患者有症状的月经期获得的 MRI 图像。早前的 MRI 是在患者非经期时做的,所以无法识别此病变

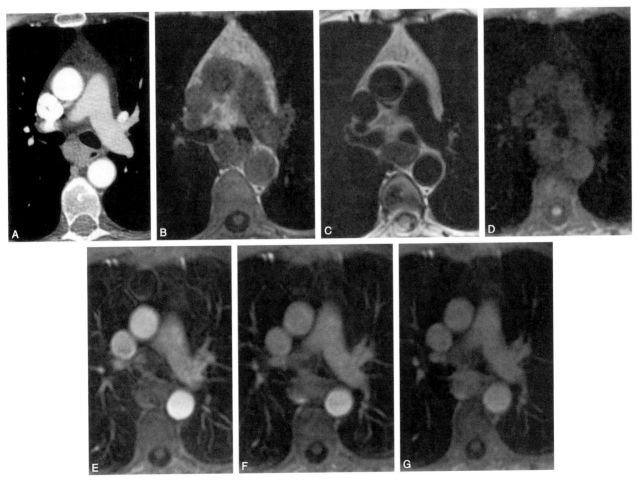

图 34.8　63 岁女性,食管平滑肌瘤。(A)轴位胸部 CT 显示食管中段旁右侧软组织信号肿块。CT 上无法确定其组织成分,可能是囊性或实性的。(B,C)轴位屏息同相位 T_1 加权和心电门控双重反转恢复,T_2 加权 MRI 扫描分别显示病变为 T_1 和 T_2 低信号至等信号,提示可能有平滑肌、胶原纤维和/或纤维组织的存在。轴位屏气平扫(D)和增强(E~G)三维超快速梯度回声脂肪抑制,T_1 加权 20s,1min 和 5minMRI 扫描显示实性病变呈轻度渐进性强化。MRI 表现和病变发生位置提示食管平滑肌瘤,随后的内镜细针穿刺活检证实了这一诊断

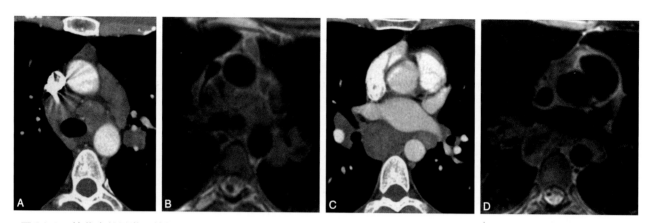

图 34.9　结节病的黑淋巴结征。对比胸部 CT 增强扫描(A,C)和心脏门控双反转恢复 T_2 加权 MRI 图像(B,D)显示了 CT 上的非钙化性淋巴结,在两个不同 MRI 扫描平面,均表现为 T_2 低信号的陈旧性肉芽肿内的纤维化改变,本病例考虑为结节病

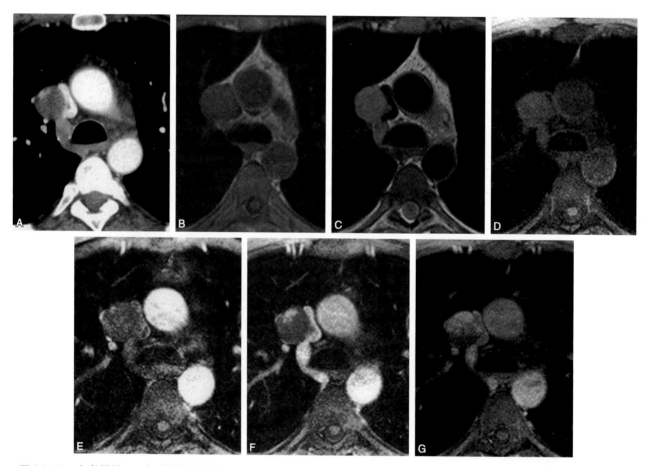

图 34.10　患者男性,57 岁,中纵隔血管瘤。(A)胸部 CT 显示 CT 值为 30HU,边界清楚的圆形病灶压迫上腔静脉使之凹陷,其外缘为高密度病灶,可能是钙化或局灶性强化。轴位同相位超快速梯度回波(GRE)T_1 加权(B)和心脏门控 T_2 加权 MRI(C)扫描显示病变呈均匀 T_1 稍高信号高和 T_2 高信号。(D~G)20s、1min 和 5min 的轴位三维超快速 GRE 脂肪抑制 T_1 加权像显示病灶周围结节强化,随着时间的推移出现部分填充。该病变的信号特征和动态增强模式符合血管瘤表现,已经手术证实;由于担心最终会发生上腔静脉综合征,进行了手术治疗

病变所在的腔隙,改变鉴别诊断。例如,无论是 CXR 还是 CT 检查,都很难分辨病变是纵隔内的还是纵隔旁的。在这种情况下,MRI 更高的软组织分辨率和对软组织平面更好的定义可能会有所帮助(图 34.11)。然而,MRI 显示钙化较为困难,MRI 上的钙化通常是 T_2 低信号。MRI 的这些功能在评估纵隔病变时具有更高的诊断特异性,可为内外科临床治疗提供更多有价值的信息。

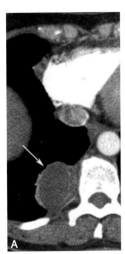
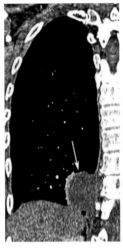
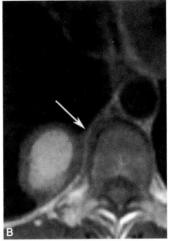
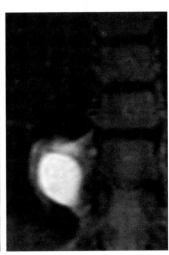
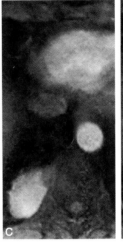
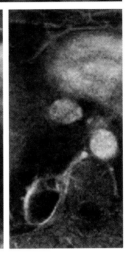

图 34.11　患者女性,59 岁,胸膜内支气管囊肿。(A)轴位和冠状位胸部增强 CT 显示右侧椎旁复杂囊性病变(箭)。难以分辨肿块是否为位于后纵隔的囊性神经鞘瘤,还是位于胸膜腔的胸膜外隔离症或胸膜内复杂支气管囊肿。(B)轴位同相位 T_1 加权和冠状位单次激发快速自旋 T_2 加权 MRI 显示,囊性病变中含有 T_1/T_2 高信号液体(蛋白质或出血)。轴位 T_1 加权像很好地显示了右侧椎旁条形脂肪影(箭),证明肿块位于后纵隔外。它与肺呈钝角,说明其位于胸膜。(C)轴位预处理和后处理减去增强脂肪抑制 T_1 加权图像,显示病变囊壁不规则增厚和分隔强化。缺乏体循环动脉供血,结合 MRI 所见,符合胸膜内复杂支气管囊肿,此病例经手术证实

由于没有电离辐射,MRI 可用于筛查或随访有淋巴结病变的年轻人或孕妇和/或辐射抵抗的淋巴瘤患者和慢性淋巴细胞白血病、黑色素瘤转移的孕妇(无静脉注射钆对比剂)、子宫内膜异位囊肿、副神经节瘤和容易诱发基因突变的畸胎瘤患者[例如,琥珀酸脱氢酶复合物亚单位 D 整合膜蛋白(SDHD)基因的突变],以及抗 N-甲基-D-天冬氨酸受体抗体的畸胎瘤患者。纵隔和胸腺 MRI 检查方案见表 34.1 和框 34.1。

表 34.1　纵隔 MRI 扫描方案

脉冲序列[a]	制造商		
	GE	SIEMENS	PHILIPS
屏息下轴位和矢状位 SSFP 平衡式 GRE	FIESTA	True FISP	BFFE
屏息下 T_2 冠状位超快速自旋回波	SSFSE	HASTE	UFSE
屏息下 T_2 矢状位超快速自旋回波加脂肪抑制	SSFSE	HASTE	UFSE
屏息下轴位同反相位 T_1(化学位移)超快速 GRE	FSPGR	Turbo FLASH	TFE

续表

脉冲序列[a]	制造商		
	GE	SIEMENS	PHILIPS
屏息下心电门控双反转恢复 T_2	Double IR FSE T_2	Double IR TSE T_2	Double IR UFSE T_2
屏息下三维前后超快速 GRE（使用钆剂增强扫描），在注射钆对比剂后 20s（轴位扫描），1min（轴位扫描）和 3min（矢状位扫描）和 5min（轴位扫描）时获得[b]	LAVA	VIBE	THRIVE
可选，屏息下冠状位/矢状位 STIR	Fast STIR	Turbo STIR	STIR TSE
可选，b 值为 50,400,800 的弥散加权回波平面成像	eDWI	DWI	DWI
可选，屏息下心电门控双重反转恢复	Double IR prep FSE T_1	Double IR prep TSE T_1	Double IR Prep UFSE T_1
可选，屏息下心电门控矢状位双重反转恢复脂肪抑制 T_2	Double IR FSE fat-saturated T_2	Double IR TSE fat-saturated T_2	Double IR UFSE fat-saturated T_2
可选，呼吸触发放射状获得 T_2 FSE（周期性旋转重叠平行线，增强重建）	PROPELLER	BLADE	MultiVane
可选，呼吸触发放射状获得 T_2 FSE+脂肪抑制（周期性旋转重叠平行线，增强重建）	PROPELLER	BLADE	MultiVane
可选，呼吸触发水平位驱动平衡 T_2	FRFSE	RESTORE	DRIVE
可选，呼吸触发水平位驱动平衡脂肪抑制 T_2	FRFSE	RESTORE	DRIVE

资料来源：Ackman JB. A practical guide to non-vascular thoracic magnetic resonance imaging. J Thorac Imaging. 2014;29（1）:17-29。
[a] 所有脉冲序列的层厚为 4mm。
[b] 选择添加，例如在注射钆对比剂 2min 和 4min 后轴位扫描。
可以选择不同的扫描平面，以最佳显示病变特征为准。
FSE，快速自旋回波；GRE，梯度回波；IR，反转恢复；SSFP，稳态自由进动；STIR，短反转时间反转恢复。

框 34.1　非侵袭性胸腺病变扫描方案[a]

屏息（BH）轴位稳态自由进动成像

屏息轴位超快速梯度回波（GRE）T_1

屏息心电门控轴向双反转恢复 T_2

如有必要[b]，屏息平扫三维、增强三维超快速 GRE 并自动减影（注入钆对比剂后），分别在 20s（轴位扫描）、1min（轴位扫描）、3min（矢状扫描）、5min（轴向扫描）成像

　　[a] 所有脉冲序列的默认层厚为 4mm。
　　[b] 如果胸腺病变在反相位显像中被均匀抑制了，并且化学位移比≤0.7 或信号强度指数>10%，就不需要增强。

■ 按解剖部位划分的纵隔病变

　　表 34.2 按照前、中、后分别列出了纵隔病变。

血管前腔隙或前纵隔

　　纵隔血管前腔隙内的正常解剖结构包括胸腺、淋巴管、淋巴结、血管和脂肪。因此，淋巴结增大（无论是由炎症、转移或淋巴增殖性病变所致）和胸腺病变大部分都发生在这个腔隙内。胸腺病变包括良性非肿瘤性病变，如胸腺增生和胸腺囊肿；良性肿瘤性病变，如成熟畸胎瘤和胸腺脂肪瘤；恶性肿瘤性病变，最常见的是胸腺瘤。更罕见的胸腺肿瘤包括胸腺癌和胸腺神经内分泌肿瘤（以前称为胸腺类癌）。生殖细胞肿瘤较上述大多数胸腺病变少见，成熟畸胎瘤是最常见的生殖细胞肿瘤。淋巴管瘤和血管瘤也可能存在于成人的血管前腔隙，但较为罕见。

正常的前纵隔结构

　　正常的前纵隔结构有时会被误认为异常，反之亦然。

心包脂肪垫与心包囊肿

　　在胸部 X 线片上，难以确定一个明显的心膈角肿块是心包脂肪垫还是心包囊肿时，为了避免辐射暴露并明确回答临床问题，进行纵隔 MRI 是合理的（图 34.12）。也可以选择胸部 CT 检查。心包囊肿在 CT 和 MRI 两种检查中的位置和形态可能会不同，通常在 CT 上呈水样密度，在 MRI 上呈 T_1 低信号和 T_2 高信号。在较罕见的病灶内出血病例中，其 CT 值和 MRI 的 T_1 加权信号可能会增加。通常在 CT 或 MRI 上没有明显的心包（间皮）囊肿的囊壁强化。

表 34.2　按解剖部位划分的纵隔肿块

前纵隔（血管前腔隙）[a]	中纵隔（内脏腔隙）	后纵隔（椎旁腔隙）
淋巴结肿大	淋巴结肿大	淋巴结肿大
胸腺病变（囊肿，增生，肿瘤）		
甲状腺和甲状旁腺病变	甲状腺病变 升主动脉瘤 主动脉弓动脉瘤 主肺动脉扩张 迷走右或左锁骨下动脉 气管病变 食管病变 副神经节瘤和其他神经源性肿瘤 降主动脉瘤	神经源性肿瘤包括神经纤维瘤，神经鞘瘤，副神经节瘤，脊柱旁脊膜膨出
生殖细胞肿瘤	胰腺假性囊肿	胰腺假性囊肿
心包囊肿或间皮囊肿[b]	间皮囊肿	间皮囊肿 髓外造血
Morgagni 疝	食管裂孔疝	Bochdalek 疝
支气管囊肿（罕见）	前肠重复囊肿	前肠重复囊肿
脓肿	脓肿	脓肿
血肿	血肿	血肿
纤维性纵隔炎	纤维性纵隔炎	纤维性纵隔炎
血管瘤	血管瘤	血管瘤
淋巴管瘤	淋巴管瘤	淋巴管瘤
肉瘤	肉瘤	肉瘤

资料来源：Ackman JB. A practical guide to nonvascular thoracic magnetic resonance imaging. J Thorac Imaging. 2014;29(1):17-29。

[a] 纵隔腔隙的划分是基于新的国际胸膜恶性肿瘤兴趣组的分类方案，引用自 Carter et al. A modern definition of mediastinal compartments. J Thorac Oncol. 2014;9(9):S97-S101（参见本章的结尾）。

[b] 理论上，在体内任何间皮层存在的地方都可以发现间皮囊肿。

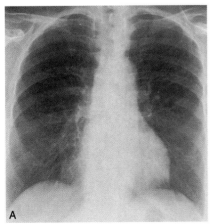 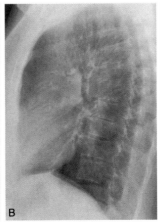 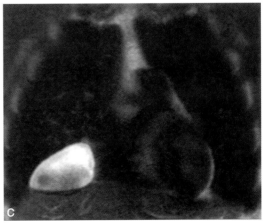

图 34.12　一位 66 岁妇女的心包囊肿。正位（A）和侧位（B）胸部 X 线片显示一个相对透光并右凸的右心膈角肿块。胸部 X 线片无法显示该纵隔肿瘤的组织成分，可能是液体、脂肪或其他软组织成分。冠状位单次激发快速自旋回波 T_2 加权（C）

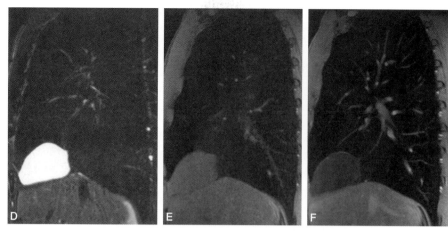

图 34. 12（续）　矢状位单次激发快速自旋回波脂肪抑制 T_2 加权（D）以及平扫（E）和增强（F）超快速三维梯度回波，脂肪抑制 T_1 加权图像，显示了均匀 T_1 低信号和 T_2 明显高信号的右心膈角肿块，几乎看不见壁。沿肿块前上部的带状强化组织提示压迫性肺不张。冠状面图像上肿块内的小块低 T_2 信号，表示邻近的心脏搏动导致的运动伪影或二次脉冲内的质子自旋去相位

正常胸腺

正常成人胸腺在胸部 X 线片上不可见。在胸部 CT 或 MRI 上，它可呈三角形，箭头状或四边形，其内可含脂肪或无脂肪。胸腺的上半部分，特别是年轻人，有时可能是圆形或分叶状的。Baron 等于 1982 年报道正常胸腺叶最大厚度在 6~19 岁时的上限为 1.8cm，20 岁以后为 1.3cm。2013 年，Ackman 等在 20~30 岁的成人中发现了正常胸腺外观的性别差异，年轻女性的胸腺通常比男性的胸腺更丰满、更像四边形，密度也更高。对这种性别差异的认知应能减少把正常胸腺误诊为胸腺增生或肿瘤的概率。此项研究还发现，对于三角形的胸腺，正常胸腺叶最大厚度的上限为 1.6cm，而不是 1.3cm。如果胸腺是四边形的，那么 20~30 岁的人正常胸腺的上限是 2.2cm。除非有进一步的研究论证，对于 30 岁以上的成人，1.3cm 应该继续作为正常胸腺叶最大厚度的上限。在 CT 上，正常胸腺组织与肌肉等密度，增强后无明显强化。在 MRI 上，正常胸腺组织对比肌肉表现为 T_1 等信号和 T_2 高信号，增强后可见强化。

年龄是区分正常和增生胸腺的重要因素。胸腺在青春期达到最大的重量，然后随着时间的推移逐渐退化，到 40 岁时大部分变成脂肪，到 60 岁时，除了存留最大为 7mm 的结节和网状结节条索，几乎完全变成脂肪。如果胸腺形态、厚度、CT 值或 MR 信号正常，但胸腺组织较相应年龄段增多，提示胸腺增生。[18]FDG-PET 显像在胸腺中会产生令人困惑的结果。正常胸腺和增生性胸腺都可能是 FDG-PET 活性。在这种情况下，胸腺的形态、厚度、CT 值以及相关的 MR 信号都必须被考虑在内，以确定 FDG-PET 活性胸腺组织是正常或异常。

非肿瘤性前纵隔肿块

胸腺增生与胸腺肿瘤（误区：非抑制正常胸腺）

胸腺增生很难与胸腺肿瘤相鉴别，不管是淋巴瘤还是胸腺瘤。2007 年 Inaoka 等报道了用化学位移 MRI 在实性胸腺组织中显示的微小脂肪证实了胸腺增生的诊断（或正常胸腺，取决于胸腺的形态、厚度和相应年龄的 CT 值或 MR 信号）。通常，微小脂肪的检测可以基于反相化学位移 MR 图像与同相图像相比明显的信号下降而做出定性判断（图 34. 13）。然而，有时信号的减弱肉眼是看不出来的。当信号不明显时，可以通过计算化学位移比（chemical shift ratio，CSR）或信号强度指数（signal intensity index，SII）对信号的衰减进行简单的定量评估。CSR 计算如下：

$$CSR = \frac{OP\ SI\ 胸腺/OP\ SI\ 椎旁肌肉}{IP\ SI\ 胸腺/IP\ SI\ 椎旁肌肉}$$

其中，IP 为同相位，OP 为反相位，SI 为 ROI 测量的信号强度。CSR≤0.7 提示正常或胸腺增生（图 34. 13）。在大多数情况下，CSR≥1.0 提示胸腺肿瘤，0.8 和 0.9 表示不确定值。如果同相位和反相位图像是通过双回波化学位移 MRI 获得的，SII 可以用来评估脂肪抑制的程度（见下文），只需要将 ROI 放置在胸腺组织上，而不是椎旁肌肉组织上。SII 的计算方法如下：

$$SII = [(IP\ SI\ 胸腺 - OP\ SI\ 胸腺)/IP\ SI\ 胸腺] \times 100$$

SII>9% 提示正常胸腺或胸腺增生，而不是肿

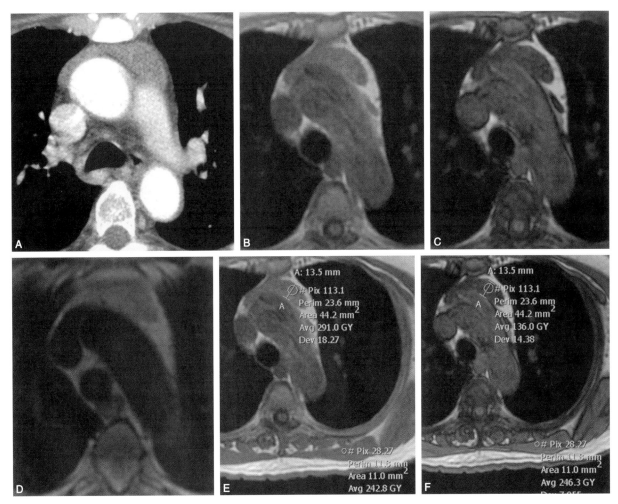

图 34.13 女性，64 岁，胸腺增生伴重度甲状腺功能亢进。(A)轴位胸部增强 CT 显示胸腺组织较相应年龄段增多，胸腺最大厚度 1.6cm。轴向同相位超快速梯度回波(GRE)T_1 加权(B)，反相位超快速梯度回波(GRE)T_1 加权(C)，心电门控双重反转恢复 T_2 加权(D)反相位图像显示胸腺组织被均匀抑制，表明存在弥漫性分布的微脂肪。胸腺组织轻度 T_2 高信号。(E，F)化学位移比(CSR)计算。轴位同相超快速 GRE T_1 加权(E)和反相位超快速 GRE T_1 加权(F)图像，在同一图像上的胸腺组织和胸壁肌肉上设置感兴趣区进行 CSR 计算。CSR=(反相位胸腺组织/反相位胸壁肌肉)÷(同相位胸腺组织/同相位胸壁肌肉)=(136/246)÷(291/243)=0.5

瘤。然而，没有任何测量是完美的。年轻人胸腺组织中偶尔可能因缺乏足够的微脂肪以引起反相化学位移 MRI 的抑制，正如图 34.14 所示的 21 岁女性的 MRI 扫描图像。

因此，诊断医生一定要谨慎判断，并确认其他影像学发现和临床背景是否更倾向于得出正常胸腺或胸腺增生的诊断，而不是胸腺肿瘤。当 CSR 或 SII 的结果与正常胸腺或胸腺增生的形态相冲突时，MRI 平扫的连续随访是有帮助的，从 3~6 个月开始，后续随访间隔加倍，前提是胸腺组织形态不随时间而变化。如果随时间推移胸腺组织恢复原状(图 34.15)和/或出现抑制，则可推断其为正常或胸腺增生，并可避免手术切除。

胸腺囊肿：与胸腺实性病变鉴别

如果胸腺床区的病变是圆形、椭圆形或囊状、边界清楚、非侵袭性、密度均匀，并且最大 CT 值为 100HU，那么病变可能是良性胸腺囊肿，不太可能是单房淋巴管瘤，更不是实性病变。在这种情况下，胸腺 MRI 可以鉴别。CT 显示的高密度通常是由于出血，MRI 上可以表现为病灶 T_1 高信号(图 34.5)。MRI 也可检测到囊肿内微小病变的复杂表现，如强化的壁结节和/或分隔，在未被证实为其他病变的情况下，可以先假定病变为囊性胸腺瘤；而且，这样的病变也可能是炎症性的。胸腺囊肿可为单房性或多房性，可与胸腺增生和胸腺肿瘤共存。由于自发性出血和再吸收，良性囊肿的大小和密度可能随时间而波动。

淋巴管瘤和血管瘤

虽然较为少见，淋巴管瘤和血管瘤可以发生在前纵隔和其他纵隔腔隙。淋巴管瘤通常表现为单房

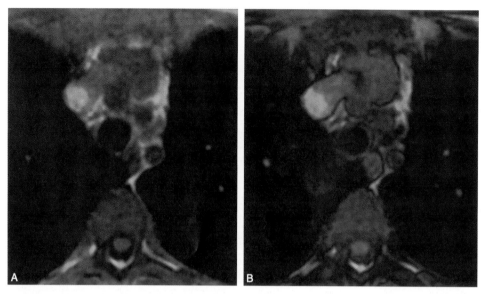

图 34.14   经组织病理学证实，一名 21 岁女性以晕厥和心律失常为临床表现，胸腺无抑制。同相位超快速梯度回波（GRE）T₁ 加权像（A）与反相位超快速梯度回波（GRE）T₁ 加权像（B）反相位图像无信号抑制。虽然病理组织标本中存在微脂肪，但其数量不足以引起反相位化学位移 MRI 的信号抑制（Modified from Ackman JB, Mino-Kenudson M, Morse CR. Nonsuppressing normal thymus on chemical shift magnetic resonance imaging in a young woman. J Thorac Imaging. 2012；27：W196-W199）

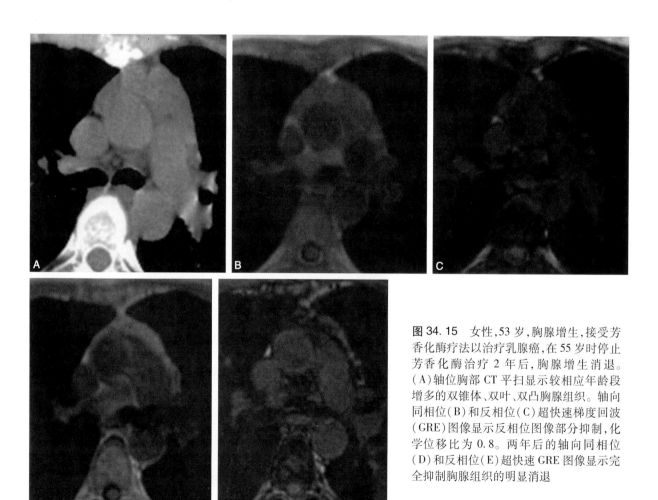

图 34.15   女性，53 岁，胸腺增生，接受芳香化酶疗法以治疗乳腺癌，在 55 岁时停止芳香化酶治疗 2 年后，胸腺增生消退。（A）轴位胸部 CT 平扫显示较相应年龄段增多的双锥体、双叶、双凸胸腺组织。轴向同相位（B）和反相位（C）超快速梯度回波（GRE）图像显示反相位图像部分抑制，化学位移比为 0.8。两年后的轴向同相位（D）和反相位（E）超快速 GRE 图像显示完全抑制胸腺组织的明显消退

或多房性囊肿,并可呈水样密度或高密度。因为有无数的小囊肿,它们可以在 CT 上表现为实性,并可见强化的分隔。尽管它们是良性的,但它们可以很大(图 34.16),并具有浸润性。

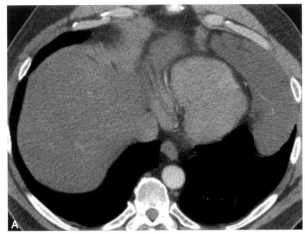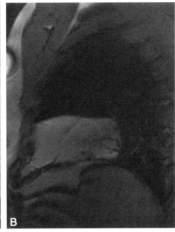

图 34.16　男性,46 岁,多房淋巴管瘤伴钙化分隔。(A)轴向增强胸部 CT 扫描显示左心膈角多房囊性肿块伴细钙化分隔。(B)矢状位稳态自由进动图像显示水加权序列上明显的囊性病变高强度。MRI 无对比扫描显示病变内的多发分隔,CT 几乎看不见

在 CT 上很难对纵隔血管瘤做出明确的诊断,因为在大多数情况下,由于电离辐射和缺乏必要性,标准的胸部 CT 通常不与延迟增强 MRI 一起进行。当延迟增强 MRI 发现一个 T_2 高信号的病变,增强后外周结节样强化并随着时间对比剂填充或部分填充,MRI 可诊断为纵隔血管瘤。纵隔血管瘤病例已经在先前展示过(图 34.10)。然而,在肝脏中,并不是所有的血管瘤都表现出这种强化模式。纵隔血管瘤表现为疏松的脂肪夹层形态和质地,也可以是边界清楚,无脂肪夹层。

血管前腔隙或前纵隔肿瘤

前纵隔肿块,体积较大,形态不规则,增强后不均匀强化,至少有部分为实性,伴或不伴纵隔淋巴结增大或侵犯邻近结构,都需要讨论其鉴别诊断,通常不管其性质如何,都需要切除,除非考虑为淋巴瘤。

胸腺增生、胸腺囊肿、淋巴瘤与胸腺瘤的鉴别诊断

前纵隔影像判读中最困难的问题之一是如何区分胸腺增生、胸腺囊肿和淋巴瘤(通常不需要切除)与胸腺肿瘤(需要切除)。鉴别困难导致了许多不必要的胸腺切除术。事实上,文献中有 22% ~ 68% 的胸腺切除术是不必要的或非治疗性的。因此,解决血管前腔隙或前纵隔问题的重点是将这些占位相互区分开来。在最近的一项为期 6 年的队列研究(表 34.3)中,Ackman 等发现这些病变在 CT 上存在显著差异,并推断在 MRI 上存在如下差异:

表 34.3　胸腺瘤、淋巴瘤、胸腺增生和胸腺囊肿的鉴别特征[a,b]

病灶及周围结构的 CT 表现	胸腺瘤	淋巴瘤	胸腺增生	胸腺床囊肿
偏离中线	32/39[a](82%)	5/19[a](26%)	1/10(10%)	4/9[a](44%)
双锥体	0/42(0)	0/31(0)	6/10(60%)	0/10(0)
四边形、三角形、双叶	0/42(0)	0/31(0)	10/10(100%)	0/10(0)
圆形、椭圆形或囊状	20/42(48%)	5/31(16%)	0/10(0)	10/10(100%)
分叶状	19/42(45%)	23/31(74%)	0/10(0)	1/10[c](10%)
分叶和多结节	4/42(10%)	8/31(26%)	0/10(0)	0/10(0)
无定形	0/42(0)	3/31(10%)	0/10(0)	0/10(0)
界限清楚	39/42(93%)	17/31(55%)	10/10(100%)	10/10(100%)

续表

病灶及周围结构的 CT 表现	胸腺瘤	淋巴瘤	胸腺增生	胸腺床囊肿
均质信号（密度）	14/42（33%）	4/31（13%）	3/10（30%）	10/10（100%）
脂肪浸润或大理石花纹样	0/42（0）	0/31（0）	5/10（50%）	0/10（0）
相关的淋巴结增大	5/42（12%）	10/31（32%）	0/10（0）	0/10（0）
明显心包受累	0/42（0）	7/31（22%）	0/10（0）	0/10（0）
占位效应	12/42（28%）	23/31（74%）	0/10（0）	1/10（10%）

资料来源：Ackman JB，Verzosa S，Kovach AE，et al. High rate of unnecessary thymectomy and its cause. Can computed tomography distinguish thymoma，lymphoma，thymic hyperplasia，and thymic cysts？ Eur J Radiol. 2015；84（3）：524-533。

[a] 具有统计学意义。

[b] 分数中的分母是胸腺瘤、淋巴瘤、胸腺增生和胸腺囊肿影像学病例中能够判断是否能够进行中线分析的例数而不是病例总数（分别是 $n=39, 19, 10, 9$ 而不是 $n=42, 31, 10$ 和 10），因为在一些情况下（特别是淋巴瘤病例），无法明确病变是位于中线还是偏离中线。

[c] 10 个胸腺床囊肿病例中有一个既是椭圆形又呈分叶状。

1. 相对于中线的位置
2. 形态学
3. 界限或边界
4. 密度或信号均匀与否
5. 存在或缺乏
   a. 脂肪浸润或大理石花纹样
   b. 相关的淋巴结增大
   c. 明显心包受累
   d. 占位效应

胸腺增生　胸腺增生最典型的表现是位于中线，常为双锥体，通常是四边形、三角形和/或双叶型。边界常清晰，当有大量的脂肪层状包围着胸腺岛或增生（或正常）胸腺组织的小网状结节条索时，可以表现出疏松且连续的边界。粗脂肪夹层或脂肪大理石纹（图 34.17）是胸腺增生的特异性表现，但并非所有病例都存在（图 34.13 和图 34.14）。单纯胸腺增生无占位效应，但胸腺增生合并胸腺病变时可有占位效应。

胸腺囊肿　胸腺囊肿更倾向于位于中线位置。它们轮廓分明，呈圆形、椭圆形或囊状。它们在重力作用下呈一种液囊的形态，这种情况并不少见，就像放置在水平面上的热水瓶（图 34.18）。

与其他囊肿一样，胸腺囊肿在影像学检查时，由于其液囊的性质和呼吸相的不同，每次检查形态上会有变化。它们的密度或信号几乎总是均匀的，CT 值从 0 到 100HU 不等。重要的是要认识到，如果发现肿块的 CT 值为 20~100HU，不能不假思考地诊断为实性肿块（图 34.19）。

胸腺囊肿在 CT 上多次被误认为胸腺瘤，因为人们不知道测量的 CT 值大于水的病变可能是囊性的，

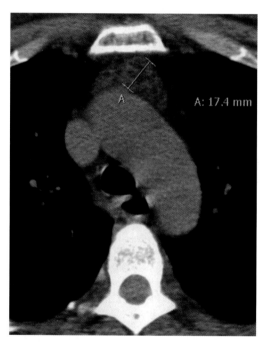

图 34.17　女性，51 岁，淋巴滤泡增生患者，CT 平扫显示胸腺增生，其内夹杂脂肪

而不是实性的。真正的胸腺囊肿对邻近结构产生占位效应的报道尚不多见。但是，胸腺床中较大的囊肿，如较大的间皮囊肿，是可以引起占位效应的（图 34.20）。

在前纵隔病变的鉴别诊断中，识别胸腺床囊肿对于避免不必要的胸腺切除术至关重要。Ackman 等在为期 6 年的序贯试验研究中，对四家转诊医院进行了统计，因胸部 CT 诊断为胸腺瘤而进行了胸腺切除术的病例中，53% 实为良性胸腺囊肿。在同一队列中，进行胸腺切除术病例中，胸腺增生占 38%，其余的为反应性和萎缩性组织。当确认有囊肿的可

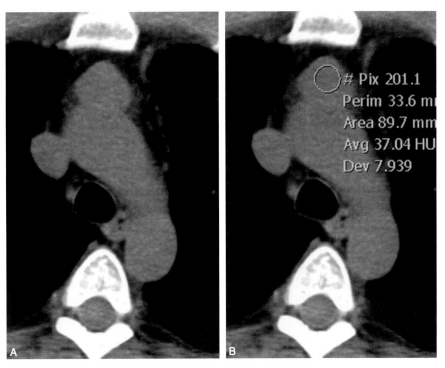

图 34.18　女性,61 岁,胸腺囊肿呈囊状或热水瓶状。胸部 CT 平扫,CT 值 37HU,患者接受开胸手术,病理报告为良性胸腺囊肿。如果她在术前做了 MRI,可能就免于手术了

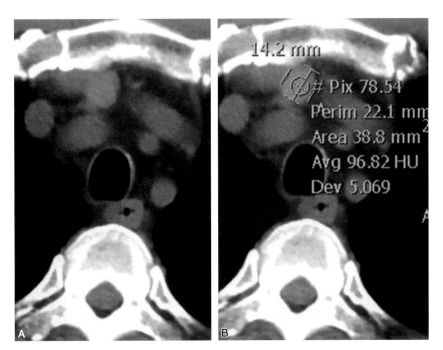

图 34.19　男性,70 岁,胸腺囊肿,CT 值 97HU,CT 平扫,(A)为未设置感兴趣区测量,(B)为设置感兴趣区测量

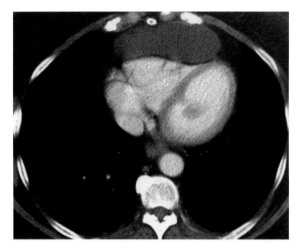

图 34.20　胸部 CT 扫描时，巨大血管前腔隙间皮囊肿，对右心室产生占位效应

能性时，胸腺 MRI 可以识别出单纯性囊肿（原文注：这里使用的"单纯性囊肿"一词包括含蛋白或含出血的胸腺囊肿，其他方面为单纯性胸腺囊肿，壁薄而光滑，没有增强的内部分隔），并可通过定期随访确保其为良性病变；对于复杂囊肿可随访或切除；实性病变需要手术切除。

淋巴瘤　原发性前纵隔淋巴瘤很难被描述为中线或中线以外，但是，它比胸腺瘤更容易跨越中线两侧。分叶状和多结节分叶状在前纵隔淋巴瘤中很常见。与胸腺瘤相比，多个融合淋巴结形成的分叶状多结节形态几乎是淋巴瘤所特有的（图 34.21）。相

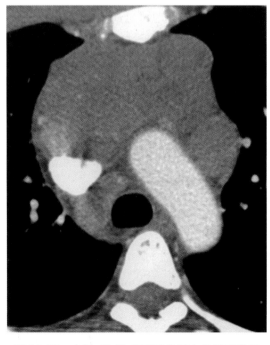

图 34.21　女性，43 岁，原发性纵隔大 B 细胞淋巴瘤，胸部增强 CT 可见前纵隔肿块呈分叶状和多结节，有的病例会伴有相邻的中纵隔淋巴结增大

关的淋巴结增大在淋巴瘤中比胸腺瘤更常见。在淋巴瘤中，相比于胸腺瘤，占位效应和明显的心包受累也更为常见，这可能是因为队列研究中，低风险胸腺瘤的比例高于高风险胸腺瘤。

胸腺瘤　胸腺瘤最典型的特征是位置偏离中线，形态呈圆形，边界清晰，密度或信号不均匀（图 34.22）。如果在胸腺床上发现圆形、界限清楚的肿块，且肿块密度均匀，则应考虑为胸腺囊肿而不是胸腺瘤，并应进行 MRI 检查来区分囊性和实体病变，避免不必要的临床干预，包括胸腺切除术。在 Ackman 等的系列研究中，低风险胸腺瘤多于高风险胸腺瘤，近 50% 的病例观察到分叶状形态，而胸腺瘤合并分叶状多结节形态非常少见。淋巴结增大罕见，只有不到三分之一的病例可见占位效应。晚期胸腺瘤多呈分叶状，但很少呈多结节状，常伴有淋巴结增大。

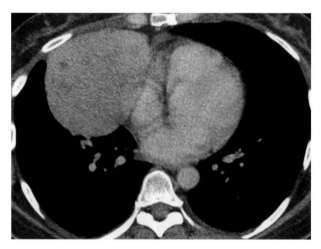

图 34.22　女性，46 岁，WHO 分级为 A 型低级别胸腺瘤。胸部 CT 扫描显示肿块呈圆形，边界清楚，密度不均，偏离中线，对右心腔有轻度占位效应

低风险胸腺瘤、高风险胸腺瘤和淋巴瘤的鉴别　动态增强 MRI 有助于前纵隔占位性病变中胸腺瘤和淋巴瘤的鉴别诊断。2002 年，Sakai 等发现胸腺瘤比其他肿瘤（包括淋巴瘤、胸腺癌和生殖细胞肿瘤）能更快达到强化峰值。他们还证明了低风险胸腺瘤比高风险胸腺瘤增强后强化更快。低风险胸腺瘤达到峰值的平均时间为 1.3min（图 34.23），高风险胸腺瘤为 2.5min，非胸腺瘤为 3.2min。

当需要从高风险胸腺瘤中鉴别出低风险者以帮助制订治疗计划时，虽然活检是最终评估的首选方法，但是弥散加权成像（diffusion-weighted imaging，DWI）的表观扩散系数（ADC）图也有所帮助。2009 年，Abdel Razek 等发表的研究成果显示，ADC 值为

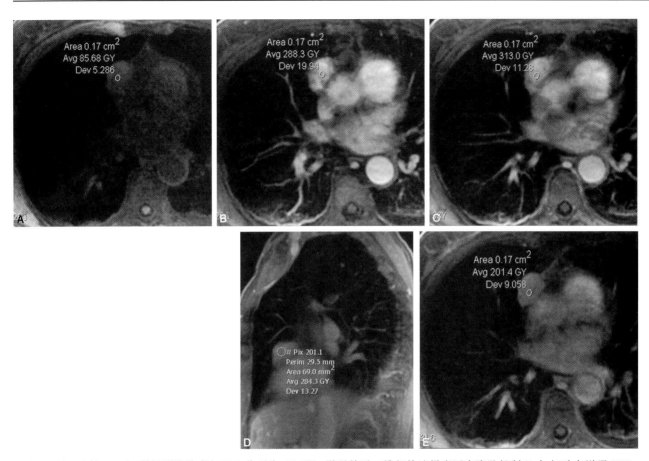

图 34.23 女性,67 岁,低级别胸腺瘤(WHO 分型为 AB 型),增强前后三维超快速梯度回声脂肪抑制 T_1 加权动态增强 MRI 的快速达峰时间,其感兴趣区(ROI)值在平扫(A)、20s(B)、1min(C)、3min(D)、5min(E)时分别为 86、288、313、284 和 201,在 3min 的评估中,由于矢状面 ROI 可能与轴位图像上的位置不完全相同,因此受到了一定的限制。胸腺床右部肿块的快速强化时间、位置和形态(轻度分叶状、卵球形、边界清楚)表现更倾向于胸腺瘤而不是淋巴瘤

$1.25\times10^{-3}\,mm^2/s$ 可以作为阈值来区分这些实性病变,典型的高风险胸腺瘤和胸腺癌的 ADC 值小于 $1.25\times10^{-3}\,mm^2/s$,而典型的低风险胸腺瘤的 ADC 值较高,但此 ADC 阈值只能作为一个粗略的参考。

前纵隔脂肪性肿块

发现前纵隔肿块含有融合性的肉眼可见脂肪或显微镜下脂肪、液体成分(MRI 可检测到后者),不包括夹杂脂肪的胸腺增生,通常提示存在皮样囊肿或成熟畸胎瘤。胸腺脂肪瘤和脂肪肉瘤均可能含有脂肪和软组织成分,但均不应含有脂-液平面或显微镜下的脂肪液,而其实这是畸胎瘤的病理特征(图 34.24);这两种肿瘤都很少见。

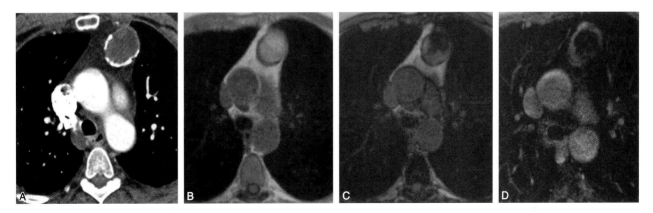

图 34.24 女性,59 岁,皮样囊肿或畸胎瘤。(A)胸部 CT 显示左侧胸腺床部分钙化,边界清楚,呈卵圆形,密度不均。在同相位(B)、反相位(C)超快速梯度回波(GRE)T_1 加权 MRI,经过处理后减去超快速三维 GRE 脂肪抑制 T_1 加权 MRI(D),反相位图像显示病变的非依赖性成分受到抑制,无内部强化,但可见不规则壁强化。反相位图像的抑制表明在这个复杂囊肿中存在微脂肪与液体混合。虽然在 CT 上可以看到病变的壁钙化,但在 MRI 上却观察不到,这些发现是畸胎瘤的病理特征

胸腺脂肪瘤的软组织成分是胸腺组织。在脂肪肉瘤中,软组织的增加通常表明脂肪肉瘤的级别更高。胸腺脂肪瘤和脂肪肉瘤的鉴别特征为胸腺脂肪瘤通常与邻近的解剖结构一致,且外观相对无侵袭性、无浸润性。胸腺脂肪瘤通常不会在内脏和血管结构之间迂回伸展,但脂肪肉瘤会这样(图 34.25)。

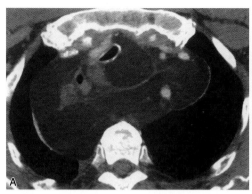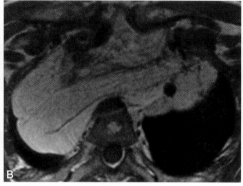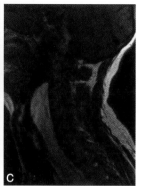

图 34.25   巨大脂肪肉瘤从胸部延伸至颈椎前方,在气管、食管和大血管之间延伸,并使之移位。(A)胸部 CT 平扫增强。(B)胸部轴位 T_1 加权 MRI 图像。(C)颈部矢状位 T_1 加权 MRI 图像

血管前腔隙或前纵隔肿块的处理方案

图 34.26 提供了关于血管前腔隙或前纵隔肿块的处理方案。

内脏腔隙或中纵隔

气管、食管、心脏和大血管(包括胸主动脉)、心包、神经(例如迷走神经、喉返神经、膈神经)、副神经节和淋巴管都位于中纵隔,中纵隔病变包括淋巴结增大、炎症、转移或淋巴组织增生,气管和食管肿块,前肠重复囊肿,间皮囊肿或心包囊肿,良性和恶性的心脏肿块(无论是原发的还是转移的恶性肿瘤),血管动脉瘤,神经源性肿瘤(例如神经纤维瘤、神经鞘瘤、副神经节瘤),淋巴管瘤和血管瘤。

正常的中纵隔结构有时会被误认为异常

偶尔,CXR 会把正常的中纵隔结构误认为异常。一位年轻女性的胸部 X 线片显示肺动脉段膨隆,这

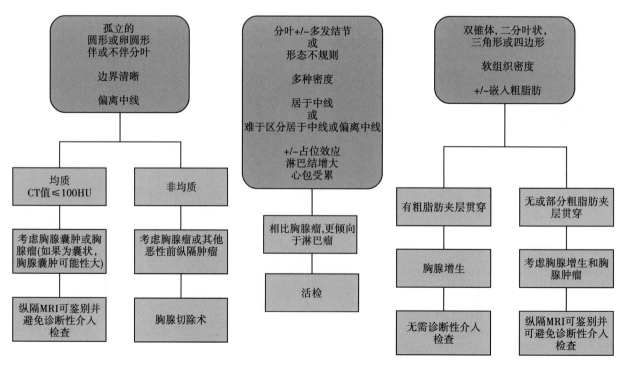

图 34.26   血管前腔隙或前纵隔肿块的处理方案

可能是主肺动脉增宽或淋巴结增大所致。虽然胸部 CT 很容易做出鉴别，但 MRI 同样可快速鉴别且无辐射暴露，只需一个 8～10s 的屏息轴向稳态自由进动脉冲序列，所以应考虑将 MRI 作为替代检查方法（图 34.27）。

中纵隔先天发育异常性病变

纵隔前肠重复囊肿（典型为支气管囊肿和食管重复囊肿）可以是水样密度，CT 值小于 100HU。当其密度较高时，很像软组织病变。在这种情况下，MRI 有助于区分囊性病变和实性病变（图 34.28）。

一般情况下，前肠重复囊肿呈典型的圆形或卵圆形，边界清楚，密度或信号均匀。MRI 表现为 T_1 低、中、高信号，T_2 明显高信号（与脑脊液等信号），可以无强化或薄而光滑的壁强化。食管重复囊肿应与食管密切接触，其管壁可能略厚于支气管囊肿，其形状可呈长圆形或管状，呈垂直走向。然而，这两种情况都可能发生在隆嵴下和奇静脉-食管隐窝。可出现出血、感染（图 34.1）和穿孔，部分原因是囊肿内偶见异位胃黏膜。前肠重复囊肿的鉴别诊断包括淋巴管瘤和胸膜心包囊肿或间皮囊肿。如果囊肿与椎管关系密切和/或同时存在椎体异常，则可明确诊断为神经管原肠囊肿。

血管瘤和淋巴管瘤在前纵隔病变中已经讨论过。图 34.10 显示经病理证实的中纵隔或内脏腔隙血管瘤的 CT 和 MRI 特征。T_1 为低至中等信号，T_2 高信号，以及随时间渐进性外周结节性强化的 MRI 特征与肝血管瘤相似。

中纵隔外伤性、手术性和炎性病变

CXR 发现纵隔增宽，需要鉴别的不仅包括淋巴结增大、其他实性和囊性肿块，还包括纵隔血肿，根据临床表现推断出纵隔血肿通常很容易，例如，在心脏搭桥手术或其他创伤后短期内发病。当 CXR 无法明确诊断时，下一步通常是胸部 CT，而 MRI 则是为了进一步解决问题。在胸部 X 线片上发现纵隔气肿、心包气肿和其他异常气体影，虽然鉴别诊断范围较为广泛，但可根据临床情况予以缩小。其中一个可排除的诊断是由哮喘或咳嗽引起的纵隔气肿。根据临床表现，积气的位置和形态，是否存在胸腔积液或其他液体等进行判断，需要考虑的疾病包括气管和食管穿孔，腹膜或腹膜后的气体进入纵隔，气管食管瘘（图 34.3），食管支气管瘘或胸膜瘘管，食管心包瘘管（图 34.29）。

中纵隔的其他炎性病变包括纤维性纵隔炎和大血管炎。纤维性纵隔炎的胸部 X 线表现并无特异性，但它在胸部 X 线片上可能表现为纵隔增宽和淋巴结增大，伴或不伴钙化。在 CT 或 MRI 上表现为局灶性肿块或浸润性病变，像肿瘤性病变一样包裹并压迫支气管血管结构，并伴有不同程度的钙化和强化。当病变内存在足够的纤维化或胶原物质导致 T_2 信号减低时，可增加 MRI 诊断的特异性，这在慢性纤维性纵隔炎中很常见（图 34.3）。而急性纵隔炎 T_2 为高信号。大血管炎可使血管壁增厚，其 CT 表现类似于慢性血栓栓塞性肺动脉高压（图 34.30）、肺血管肉瘤、浸润性淋巴瘤和纤维性纵隔炎（图 34.3）。

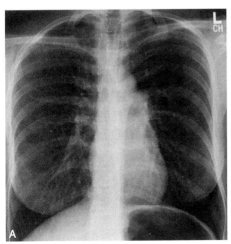
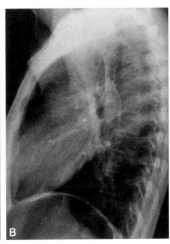
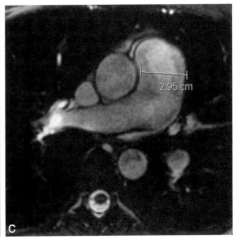

图 34.27　女性，26 岁，正位（A）和侧位（B）胸部 X 线片显示左肺门突出，经 8～10s 屏息轴位稳态自由进动（无增强的白血梯度回波）MRI 复查。（C）通过肺门层面显示主肺动脉横径为正常值上限，无淋巴结增大

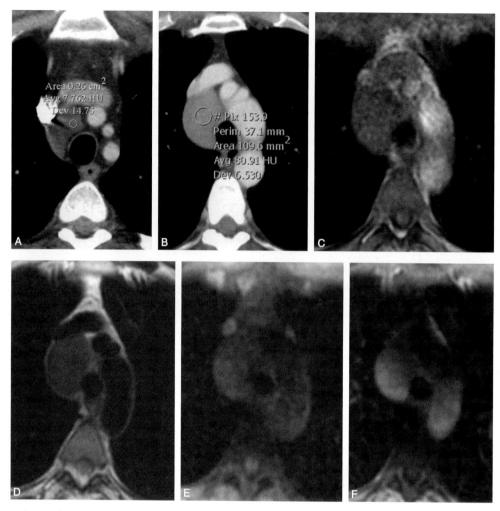

图 34.28　中纵隔囊性病变与实性病变对比。(A,B)分别为两名成人的胸部增强 CT,密度均匀,边界清晰的很像液体的病变填充于右侧气管旁间隙,(A)中病变测量为水样密度,CT 值为 8HU,(B)中病变 CT 值为 81HU。(A)病变初诊为支气管囊肿或间皮囊肿。考虑到(B)的病变可能是囊性的或实性的(已发现高达 100HU 的支气管囊肿),故进行了 MRI 检查。(C,D)轴位同相位 T_1 和 T_2 加权像心脏门控双反转恢复,(B)中的病变为等 T_1 信号和低或等 T_2 信号,由于 T_2 缺乏高信号,故囊肿不太可能,除非有 T_2 内含有血液成分,如子宫内膜异位囊肿。平扫(E)和增强后 5min 对比后(F)三维梯度回波,脂肪抑制,T_1 加权 MRI 扫描显示(B)中右侧气管旁中度强化,证实其为实性肿块。除了位置因素外,上述所见更倾向于含有纤维组织(纵隔孤立性纤维性肿瘤)或致密平滑肌的间叶性肿瘤。手术切除后,组织病理学检查提示其为一个罕见的右侧气管旁平滑肌瘤

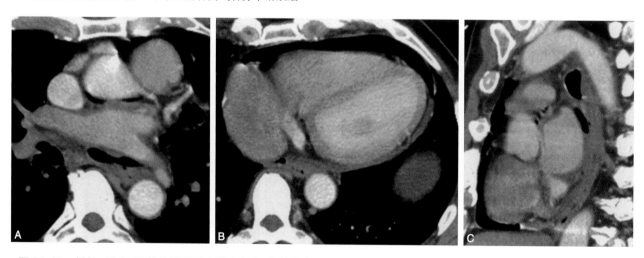

图 34.29　男性,65 岁,肺静脉消融后食管心包瘘,食管狭窄上段的扩张。(A,B)上、下水平的轴位胸部 CT 图像,除心包气肿外,还显示了出现瘘的两个可能位置。(C)相应部位矢状位 CT 增强图像

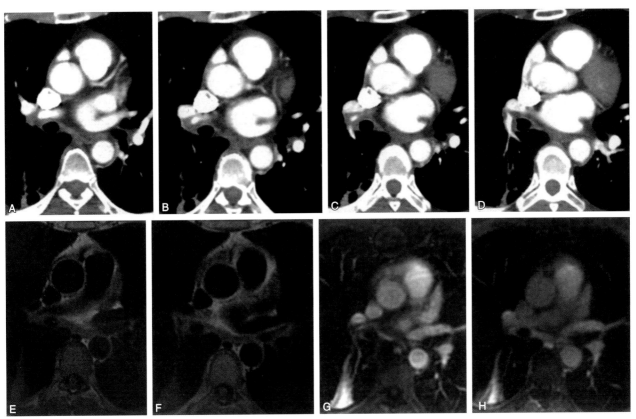

图 34.30　女性,49 岁,胸痛加重数月,大动脉炎累及右主肺动脉远端、右叶间动脉和右叶间动脉分支近端。(A~D)连续轴位增强胸部 CT 图像(2.5mm 层厚)经右主肺动脉远端、叶间肺动脉层面显示异常软组织影沿血管壁偏心性生长,局限性肺动脉狭窄,右下叶透过度减低。目前尚不清楚这些表现是否代表慢性肺栓塞、血管炎或浸润性肿瘤。(E,F)两个连续的心脏门控双反转复位,T_1 加权图像(4mm 层厚)显示出明显的血管壁异常增厚,经轴位超快速对比度三维梯度回波、脂肪抑制、T_1 加权增强 20s 后(G)和增强 5min 后(H)MR 图像证实。增强 20s 后图像显示明显狭窄的肺动脉段(高信号对比剂通过的管径 3~4mm),增强 5min 后图像显示狭窄段的血管壁强化,可见更多的稀释的钆通过狭窄的部分。增强 5min 时腔内对比的低信号也可能是由于自旋从湍流中去相位。在所有的图像上,均可见一个楔形的右下叶透过度增高影。增强后 MRI 扫描表现为明显的均匀强化,较肺梗死而言,更像是肺不张

纵隔增强 MRI 有助于区分这些病变,不仅可以确定病变位于血管内或血管外,还可以通过 T_2 信号(与肿瘤不同,慢性纤维性纵隔炎通常是 T_2 低信号)和增强模式来区分。据报道,MRI 血管壁强化的程度与疾病活动性有关。除非有组织和细胞的浸润,血管腔内血栓不应强化。2004 年,Yi 等证明了肺动脉肉瘤与肺栓塞的 CT 表现的鉴别诊断特点,前者表现为填充在肺动脉近端管腔内的低密度充盈缺损,可导致管腔扩张并向腔外扩大。在他们的研究中,肺动脉肉瘤增强后仍表现为低密度病变。MRI 扫描比 CT 扫描具有更高的软组织分辨率,可以更好地显示肺动脉肿瘤的强化,而血栓栓子强化不明显。

内脏腔隙或中纵隔肿瘤

中纵隔肿瘤包括淋巴瘤,来源于气管支气管树及食管的肿瘤,生长于中纵隔内神经(包括膈神经、迷走神经、喉返神经)的神经鞘瘤,通常发生在中纵隔内主动脉肺动脉旁的副神经节(以及后纵隔或椎旁腔隙的交感副神经节)的副神经节瘤,以及其他罕见的病变,如肉瘤。

尽管食管镜检查是食管病变的主要诊断方法,但食管钡餐造影仍有一定作用,特别是在 CT 上发现可疑的食管壁增厚后作为初步筛查或总体检查。胸部 CT 仍然是大多数临床或影像学怀疑中纵隔肿瘤时的初始评估和分期的首选方式。MRI 可以提高对副神经节瘤和神经鞘瘤与淋巴结和其他肿块的鉴别诊断的特异性。与大多数淋巴结相比,副神经节瘤或肾上腺外嗜铬细胞瘤在 MRI 上表现为明显的 T_2 高信号,且增强后明显强化。它们会或不会在自旋回波 T_1 加权MRI 上表现出血供丰富的肿瘤区出现低信号的

典型"胡椒盐"征（由于血液流空效应）；后者在巨大副神经节瘤中较为常见。（神经鞘瘤的影像学表现将在"椎旁腔隙或后纵隔"中讨论。）当CT无法明确纵隔病变是否由液性或实性组织组成，或两者都有时，MRI可以做出判断。MRI还可以更好地确定实性成分的位置，并确定它们是否适合诊断性微创介入检查（例如内镜活检）（图34.6）。

椎旁腔隙或后纵隔

由于血管、淋巴管、交感副神经节、肋间神经和脊神经根均位于椎旁间隙，因此最典型的血管瘤（图34.31）、淋巴结增大和神经源性肿瘤会发生于此。髓外造血、淋巴管瘤和血管瘤也可能发生在后纵隔。

也会发生在后纵隔的前述病变

大部分可发生于后纵隔的病变，包括前肠重复囊肿、淋巴管瘤及血管瘤、炎性病变、血管病变和肿瘤，在本章前面已经被提及、讨论和/或描述。因此，本节的重点将是如何利用成像手段（特别是MRI）来区分神经源性肿瘤，这是后纵隔肿瘤中最常见的一种。MRI比CT能够更好地显示神经源性肿瘤的范围及其与神经根的关系。

神经源性肿瘤

神经纤维瘤和神经鞘瘤在CT上表现相似。两者都是界限清楚、低密度至中等密度的病变。在MRI上，虽然神经纤维瘤和神经鞘瘤都是低至中等T_1信号，但它们的T_2信号特征通常不同。神经纤维

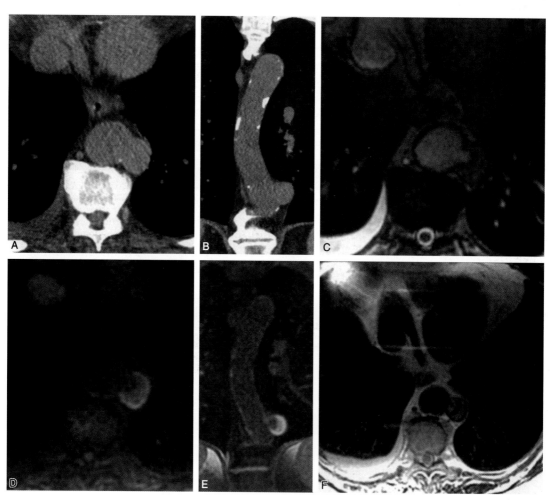

图34.31　男性患者，70岁，高血压、冠心病、肾功能不全并囊状假性主动脉瘤伴附壁血栓。（A，B）随访胸部CT平扫可见降主动脉下段左侧进行性增大的、目前已达2cm的肿块。CT无法明确这个肿块是否真的是位于主动脉左侧，是否为病理性增大的淋巴或肿瘤，或者是从主动脉发出的血管性病变。（C~F）轴位稳态自由进动［C；亮血梯度回波（GRE）］，轴位和冠状位超快速三维GRE脂肪抑制T_1加权（D，E）和轴位心脏门控双反转恢复T_2加权MR平扫图像（F）显示为囊状假性动脉瘤，可见T_1/T_2高信号的附壁血栓

瘤无包膜或假包膜,典型表现为中央部 T_2 低信号和外周 T_2 高强度(所谓的靶征),表现出有限的强化(图 34.32)。神经纤维瘤很少含有囊性成分。当神经纤维瘤出现囊性变、T_2 信号不均匀增高、增强后强化时,应考虑病变演变为恶性周围神经鞘瘤的可能性。神经鞘瘤呈囊状,无论是否为囊性,其典型表现为中央 T_2 高信号。神经鞘瘤中度强化(图 34.33)。

副神经节瘤与其他神经源性肿瘤在影像表现上不同,无论是否出现如前所述的经典的胡椒盐征,都会呈现明显的 T_2 高信号和增强后的明显强化。

节细胞神经瘤是 MRI 上表现为中度 T_1 和 T_2 信号的惰性良性肿瘤。由于肿瘤内弯曲条带状低信号,它们在 T_1 和 T_2 上可呈螺旋状改变(图 34.34)。相反,节细胞神经母细胞瘤和神经母细胞瘤可表现出均匀或不均匀的信号和增强表现,可含有出血,可出现转移,通常出现在年轻人和儿童人群中。

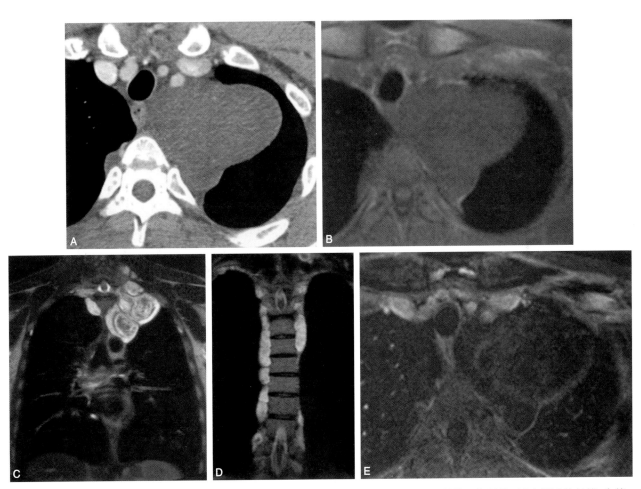

图 34.32　男性,21 岁,神经纤维瘤病。(A)增强 CT 显示左侧中后纵隔有一较大分叶状软组织肿块,压迫邻近的气管、食管和大血管轻度移位。可见右侧椎旁有另一较小的软组织肿块。(B~D)轴位单次激发同相位 T_1 加权像(B)及两幅冠状位单次激发快速自旋回波 T_2 加权像(C,D),其中(C)为胸中部水平(从前到后),(D)为胸椎水平。左侧上纵隔肿块呈 T_1 中等信号。在 T_2 加权像上,此肿块及多个双侧椎旁病变呈靶征,这是神经纤维瘤的特征性表现,即病灶中心呈 T_2 低信号,周围呈 T_2 高信号。(E)轴位后处理后超快速三维梯度回波脂肪抑制 T_1 加权像显示非常有限的增强,没有囊性或坏死改变,此为良性神经纤维瘤的典型特征

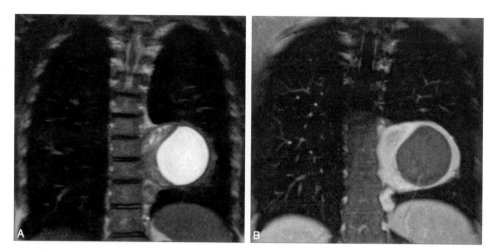

图 34.33　男性患者,36 岁,椎旁左侧神经鞘瘤,一个为囊性,另一个为实性,父亲有 1 型神经纤维瘤病史。冠状位单次激发快速自旋回波 T₂ 加权像(A)和冠状位超快速三维梯度回波脂肪抑制 T₁ 加权像(B)。与神经纤维瘤不同,显示病变周围呈 T₂ 低信号,中心呈 T₂ 高信号并增强后实性部分强化

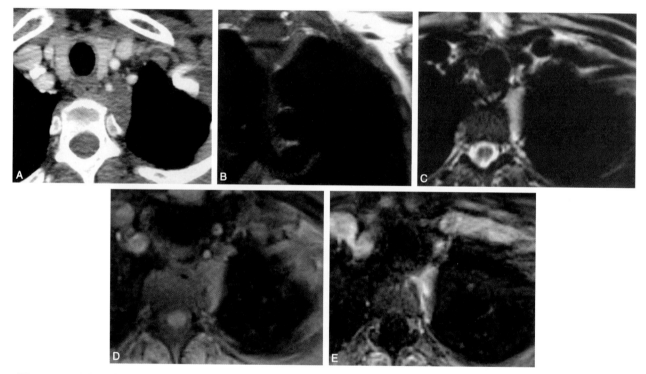

图 34.34　女性患者,55 岁,左后纵隔节细胞神经瘤,近期咳嗽,肺炎,行胸部 CT 检查偶然发现。(A)轴位胸部 CT 扫描显示沿左肺尖内侧和左侧椎旁间隙的浸润性软组织肿块,密度均匀,CT 值为 38HU,呈斑块状,需要鉴别的是浸润性淋巴瘤和浸润性肺癌,以及神经源性肿瘤。(B)冠状位 T₂ 加权像显示,嵌在左心尖部胸膜外或后纵隔脂肪内的 T₂ 信号增高影,其边界较 CT 上更为清晰。(C)轴位、较重 T₂ 加权像。(D,E)预处理和后处理后,减去超快速三维梯度回波脂肪抑制 T₁ 加权图像显示平扫中度 T₁ 信号和增强后螺旋状混杂信号。本例中未出现节细胞神经瘤在 T₁ 和 T₂ 平扫图像上的螺旋状表现

■ 误区和解决方法

表 34.4 列出了纵隔病变诊断的一些常见误区

及其解决方法。

及其解决方法。

表 34.4　纵隔病变影像学诊断中常见的误区及解决方法

误区	解决方法
将 CT 上纵隔囊性病变误认为实性病变	当 CT 上发现一纵隔病变,其边界清晰,密度均匀,圆形、卵圆形或囊状,或 CT 值小于 100HU,但无法明确时或者需要从肿块的固体成分中识别液体以优化微创活检的诊断率时,纵隔 MRI 是有帮助的
将[18]FDG-PET 活性的正常胸腺或胸腺增生误认为淋巴瘤、淋巴瘤治疗后复发或胸腺肿瘤	如果可能,参考 CT 上所示胸腺外观;如果不确定或无法做 CT 检查,则应使用 MRI 加以区分
将年轻女性正常胸腺误认为胸腺增生或肿瘤	应认识到正常年轻女性胸腺在 CT 上外形较为饱满,呈较高的软组织密度的四边形,偶尔会在反相位化学位移 MRI 上缺乏信号抑制
对囊性病变误用化学位移比评估,导致误认为胸腺肿瘤	评估纵隔病变的囊性成分时,避免使用化学位移比。除非囊腔内含有显微镜下或体素内脂肪,否则在反相位 MRI 扫描中,囊腔内的液体不应被抑制,而腔内的脂肪是皮样囊肿或畸胎瘤的病理特征
未能理解 MRI 上宏观和微观脂肪抑制的区别	粗脂肪在 T_1 和 T_2 加权快速自旋回波 MRI 扫描上呈 T_1/T_2 高信号,在脂肪抑制图像上信号抑制或下降。显微镜下或体素内脂肪(与软组织或液体混合)的反相位梯度回波化学位移 MRI 信号抑制或降低
CT 上将慢性血栓栓塞性肺疾病误认为肺动脉肉瘤或大血管炎(或相反)	聚焦薄层(3~4mm)心电门控动态增强 MRI 和后处理减影可以帮助鉴别
CT 上将小的副神经节瘤误认为淋巴结	MRI 特异性信号改变和动态增强扫描 MRI 有助于鉴别

■ 选择恰当的诊断性影像学检查

选择恰当的诊断性影像学检查应根据肿块的性质和患者的具体情况而定。当在 CXR 上发现纵隔占位时,除非提示贲门失弛缓症或担心食管穿孔,此时食管造影应该是首选,否则下一步通常是横断面成像检查。应根据患者年龄、对辐射暴露的担心程度、是否认为肿块是孤立的且与任何原发恶性肿瘤无关等因素,决定是否进行胸部 CT 或直接进行纵隔 MRI 检查。

虽然目前直接进行 MRI 检查并不是常规做法,但大多数可疑的、孤立的、偶然发现的纵隔肿块可以通过 MRI 进行更彻底、更明确的评估。特别是在年

轻的、健康的成人中,他们患有转移性病变、肺内微小结节和原发性肺癌的可能性很低,因此绕过胸部 CT,从 CXR 直接转为 MRI 检查是合理的。

接下来将对每种成像方式的优缺点进行总结。

各种成像方式的优缺点总结

表 34.5 总结了所有讨论的各种成像方式在解决纵隔问题方面的优缺点。这些优点和缺点必须与辐射暴露的影响和特定患者护理周期的成本进行权衡,而不是与单个检测的成本进行权衡。例如,如果 MRI 的发现避免了不必要的手术,它将产生巨大的成本节约。

表 34.5　各种成像方式的优缺点[a]

成像方式	优点	缺点
胸部 X 线检查	对一名症状或体征与纵隔肿块有关的患者进行合理的初步评估,将病变部位初步定位在纵隔三个腔隙中的一个,略微缩小了鉴别诊断范围	软组织分辨率低,几乎完全缺乏诊断特异性且有辐射暴露
食管造影	能够明确是瘘管、瘘道或穿孔,食管黏膜或管腔是否受累;间接推断纵隔肿块的位置	无组织特异性;不能确定是黏膜下还是壁内病变;有辐射暴露

续表

成像方式	优点	缺点
胸部 CT	较胸部 X 线检查能更好地判定病变的纵隔腔隙位置和组织特征	软组织分辨率较 MRI 低,但可发现钙化;有辐射暴露
18FDG-PET	为列表中唯一可显示病变代谢活动的成像方法;正常和良性病变(例如正常和胸腺增生)可出现假阳性结果;恶性病变(例如惰性肿瘤)可出现假阴性结果	对获知除了代谢活性以外的组织特征作用有限,除非同步做了诊断性 CT 检查;付出较多的劳动和时间;为列表中最贵的检查方法;有辐射暴露
MRI	由于软组织分辨率高,对纵隔肿块定位和组织特征的显示高于 CT,但钙化检出除外;在病变定位、病变特点、支气管血管、神经血管和胸壁的侵犯或累及方面,可以提供比 CT 更好的手术指导;与碘化对比剂相比,钆对比剂过敏率较低;可对年轻患者、妊娠患者及其他患者的无法确定的、可能是良性的病变进行连续随访,通常不需要增强;无辐射暴露	检查时间虽然比 PET-CT 时间短,但总体比 CT 长得多;价格较 CT 昂贵

资料来源:Ackman JB. High rate of unnecessary thymectomy and its cause. Can computed tomography distinguish thymoma, lymphoma, thymic hyperplasia, and thymic cysts? Eur J Radiol. 2015;84:524-533。

ª纵隔相关问题解析。

■ 总结

　　纵隔病变的特异性诊断,首先要判断其位于纵隔的哪个腔隙,组织特征,随后根据统计学及临床表现对最可能出现的病变进行评估。应用影像学诊断进行虚拟活检是目标。当 CT 无法确定时,MRI 检查可增加诊断的特异性。了解目前放射学检查方法的适用范围、优缺点对于提高纵隔病变的诊断特异性至关重要,并可间接减少不必要的手术并降低医疗费用。

参考书目

Abdel Razek AA, Khairy M, Nada N. Diffusion-weighted MR imaging in thymic epithelial tumors: correlation with World Health Organization classification and clinical staging. Radiology. 2014;268-275.

Ackman JB. A practical guide to nonvascular thoracic magnetic resonance imaging. J Thorac Imaging. 2014;29(1):17-29.

Ackman JB. MR imaging of mediastinal masses. Magn Reson Imaging Clin North Am. 2015;23(2):141-164.

Ackman JB, Calkins JC, Risacher S, Shepard JA. A 4-year retrospective review of our experience developing a successful non-vascular thoracic MR practice. J Thorac Imaging. 2013.

Ackman JB, Mino-Kenudson M, Morse CR. Nonsuppressing normal thymus on chemical shift magnetic resonance imaging in a young woman. J Thorac Imaging. 2012;27(6):W196-W198.

Ackman JB, Verzosa S, Kovach AE, et al. High rate of unnecessary thymectomy and its cause. Can computed tomography distinguish thymoma, lymphoma, thymic hyperplasia, and thymic cysts? Eur J Radiol. 2015;84(3):524-533.

Ackman JB, Wu CC, Halpern EF, et al. Nonvascular thoracic magnetic resonance imaging: the current state of training, utilization, and perceived value: survey of the Society of Thoracic Radiology membership. J Thorac Imaging. 2014;29(4):252-257.

Agarwal PP, Seely JM, Matzinger FR. Wandering pleuropericardial cyst. J Comput Assist Tomogr. 2006;30(2):276-278.

Balcombe J, Torigian DA, Kim W, Miller WT Jr. Cross-sectional imaging of paragangliomas of the aortic body and other thoracic branchiomeric paraganglia. AJR Am J Roentgenol. 2007;188(4):1054-1058.

Baron RL, Lee JK, Sagel SS, Peterson RR. Computed tomography of the normal thymus. Radiology. 1982;142(1):121-125.

Brix G, Lechel U, Glatting G, et al. Radiation exposure of patients undergoing whole-body dual-modality 18f-FDG PET/CT examinations. J Nucl Med. 2005;46(4):608-613.

Carter BW, Tomiyama N, Bhora FY, et al. A modern definition of mediastinal compartments. J Thorac Oncol. 2014;9(9):S97-S101.

Charruau L, Parrens M, Jougon J, et al. Mediastinal lymphangioma in adults: CT and MR imaging features. Eur Radiol. 2000;10(8):1310-1314.

Choe YH, Han BK, Koh EM, et al. Takayasu's arteritis: assessment of disease activity with contrast-enhanced MR imaging. AJR Am J Roentgenol. 2000;175(2):505-511.

Chung JH, Cox CW, Forssen AV, et al. The dark lymph node sign on magnetic resonance imaging: a novel finding in patients with sarcoidosis. J Thorac Imaging. 2014;29(2):125-129.

Chung MH, Lee HG, Kwon SS, Park SH. MR imaging of solitary pulmonary lesion: emphasis on tuberculomas and comparison with tumors. J Magn Reson Imaging. 2000;11(6):629-637.

Coursey CA, Nelson RC, Boll DT, et al. Dual-energy multidetector CT: how does it work, what can it tell us, and when can we use it in abdominopelvic imaging? Radiographics. 2010;30(4):1037-1055.

Diaz A, Black E, Dunning J. Is thymectomy in non-thymomatous myasthenia gravis of any benefit? Interact Cardiovasc Thorac Surg. 2014;18(3):381-389.

Gawande RS, Khurana A, Messing S, et al. Differentiation of normal thymus from anterior mediastinal lymphoma and lymphoma recurrence at pediatric PET/CT. Radiology. 2012;262(2):613-622.

Hahn HP, Fletcher CD. Primary mediastinal liposarcoma: clinicopathologic analysis of 24 cases. Am J Surg Pathol. 2007;31(12):1868-1874.

Jerushalmi J, Frenkel A, Bar-Shalom R, et al. Physiologic thymic uptake of 18F-FDG in children and young adults: a PET/CT evaluation of incidence, patterns, and relationship to treatment. J Nucl Med. 2009;50(6):849-853.

Jeung MY, Gasser B, Gangi A, et al. Imaging of cystic masses of the mediastinum. Radiographics. 2002;22 Spec No:S79-S93.

Johnson TR. Dual-energy CT: general principles. AJR Am J Roentgenol. 2012;199(5 suppl):S3-S8.

Kent MS, Wang T, Gangadharan SP, Whyte RI. What is the prevalence of a "nontherapeutic" thymectomy? Ann Thorac Surg. 2014;97(1):276-282.

McNeeley MF, Chung JH, Bhalla S, Godwin JD. Imaging of granulomatous fibrosing mediastinitis. AJR Am J Roentgenol. 2012;199(2):319-327.

Munden RF, Nesbitt JC, Kemp BL, et al. Primary liposarcoma of the mediastinum. AJR Am J Roentgenol. 2000;175(5):1340.

Nakazono T, White CS, Yamasaki F, et al. MRI findings of mediastinal neurogenic tumors. AJR Am J Roentgenol. 2011;197(4):W643-W652.

Olsen WL, Dillon WP, Kelly WM, et al. MR imaging of paragangliomas. AJR Am J Roentgenol. 1987;148(1):201-204.

Priola A, Priola S, Ciccone G, et al. Differentiation of rebound and lymphoid thymic hyperplasia from anterior mediastinal tumors with dual-echo chemical-shift MR imaging in adulthood reliability of the chemical-shift ratio and signal intensity index. Radiology. 2015;274(1):238-249.

Rosado-de-Christenson ML, Pugatch RD, Moran CA, Galobardes J. Thymolipoma: analysis of 27 cases. Radiology. 1994;193(1):121-126.

Sakai S, Murayama S, Murakami J, et al. Bronchogenic carcinoma invasion of the chest wall: evaluation with dynamic cine MRI during breathing. J Comput Assist Tomogr. 1997;21(4):595-600.

Sakai S, Murayama S, Soeda H, et al. Differential diagnosis between thymoma and non-thymoma by dynamic MR imaging. *Acta Radiol.* 2002;43(3):262–268.

Seo JS, Kim YJ, Choi BW, Choe KO. Usefulness of magnetic resonance imaging for evaluation of cardiovascular invasion: evaluation of sliding motion between thoracic mass and adjacent structures on cine MR images. *J Magn Reson Imaging.* 2005;22(2):234–241.

Singla S, Litzky LA, Kaiser LR, Shrager JB. Should asymptomatic enlarged thymus glands be resected? *J Thorac Cardiovasc Surg.* 2010;140(5):977–983.

Sugita R, Morimoto K, Yuda F. Intrapleural bronchogenic cyst. *Eur J Radiol.* 1999;32(3):204–207.

Tanaka O, Kiryu T, Hirose Y, et al. Neurogenic tumors of the mediastinum and chest wall: MR imaging appearance. *J Thorac Imaging.* 2005;20:316–320.

Vinee P, Stover B, Sigmund G, et al. MR imaging of the pericardial cyst. *J Magn Reson Imaging.* 1992;2(5):593–596.

Yi CA, Lee KS, Choe YH, et al. Computed tomography in pulmonary artery sarcoma: distinguishing features from pulmonary embolic disease. *J Comput Assist Tomogr.* 2004;28(1):34–39.

第35章

胸膜

Matthew P. Moy, Gerald F. Abbott, and Subba R. Digumarthy

本章概要

■ 胸膜解剖

胸膜是由胸腔间皮层支撑起的一种间质。它由两层组成:内部的脏胸膜及外部的壁胸膜。脏胸膜位于肺及其叶间裂之间,由肺小动脉供血,通过肺静脉引流。壁胸膜位于胸壁、膈肌及纵隔,由体循环供血,通过奇静脉、半奇静脉和胸廓内静脉引流。

胸膜腔及其正常组成成分

胸膜腔是位于脏胸膜和壁胸膜之间的一个潜在腔隙,左右胸膜腔不相通。尽管胸膜可透过气体和液体,但正常情况下胸膜腔内不含气体。相反,胸膜腔内约有 5mL 生理性胸膜液,起着润滑作用。胸膜液能以 100mL/h 的速率分泌,而胸膜腔能以大概 300mL/h 的速率吸收液体。胸膜腔内的淋巴引流可帮助清除细胞、蛋白质和其他颗粒物质,此过程发生在壁胸膜的间质内,通向胸壁上的淋巴管最终到达胸导管。脏胸膜的淋巴引流通过肺间质内的淋巴管引流入肺门淋巴结。

胸膜成像:不同成像方法的适应证和优点

胸膜评估

胸膜和胸膜腔直接可见,有需要的话,还可以通过视频协助胸部手术或开胸手术取样。这些过程具有侵入性,会导致并发症。影像学方法可非侵入性评估胸膜,有助于诊断、治疗过程规划和影像指导介入。

X 线片适应证

　　X 线片是一种低成本的胸膜和胸膜腔的筛查评估的有用方法,可以发现一些不同的病变,包括气胸、积液和胸膜肿块,由于对比度分辨率较差,X 线片对于病变的显示是有限的。胸膜的边缘由肺内的空气界面和沿胸壁、纵隔和膈肌的软组织密度来界定。当交界面模糊或沿胸壁或纵隔的软组织轮廓异常时,可怀疑胸膜异常。例如,直立和仰卧位时重力依赖的胸膜液聚集在特定的位置(肋膈角),但包裹性积液可像肿块一样(图 35.1)。X 线片对下列已知的胸膜病变也有用,如监测胸腔积液或气胸大小。

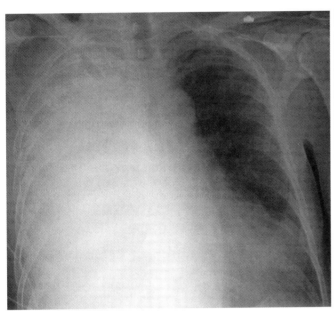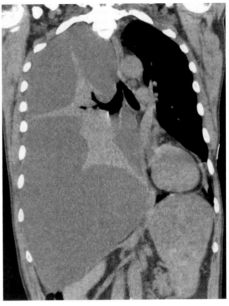

图 35.1　包裹性胸腔积液。后前位胸部 X 线片(左)和冠状位胸部 CT 扫描(右)的组合图像显示大量包裹性右侧胸腔积液,胸部 X 线片上可见整个血胸阴影。CT 显示大量积液,多处局限性包裹,整个右肺压迫性不张。大量积液使右侧膈肌向下移位,使其轮廓变平

超声适应证

　　超声可区分液体和固体组织,可作为排除病变的检查方法,对异常 X 线表现进一步评估。超声更适用于胸腔积液评估和超声引导下的胸腔穿刺术。积液表现为无回声聚集,与有回声的肋骨和含气肺组织的模糊影很容易区分。超声上可见回声性分隔,这在其他成像方法中不明显(图 35.2)。胸腔盲穿失败的患者中,超声有助于定位包裹性胸腔积液。超声引导可减少胸腔穿刺术并发症的风险。此外,超声能在床边检查,可评估那些病情不稳,不能到放射科检查的危重患者。

CT 适应证

　　CT 具有较高的空间分辨率和对比度分辨率,可评估胸部结构,包括胸膜,特别是静脉注射对比剂后。CT 的主要优势不仅包括病变的检测,还包括成分分析和精确定位(胸膜、胸膜外或实质)。CT 是诊断胸腔积液、气胸最敏感的方法,对胸膜肿块、胸膜增厚和钙化的检测也很敏感。与 X 线检查相比,CT 可对整个胸腔及相邻胸膜结构进行横断面评估。多平面重建可以通过单一序列的图像采集获得。静脉注射对比剂有助于鉴别囊性病变与实性病变,以及肺脓肿的脓胸。CT 是常规评估胸膜肿块、胸膜恶性肿瘤、胸膜增厚的程度及范围以及石棉相关胸膜疾病的首选方法。

MRI 适应证

　　常规 MRI 对胸膜检查的作用有限。相对于 CT 而言,MRI 具有较好的软组织对比度,但 MRI 的空间分辨率、采集时间和成本限制了它在胸膜疾病评估中的常规应用。MRI 是辅助 CT 评估胸膜肿块和恶性病变的有用方法,因为它在检测胸壁、纵隔和膈肌侵犯方面比其他方法更准确和敏感。MRI 显示位于肺尖的肺及胸膜病变较 CT 更清晰。一些研究显示 MRI 有助于解释胸腔积液形成的原因。然而,

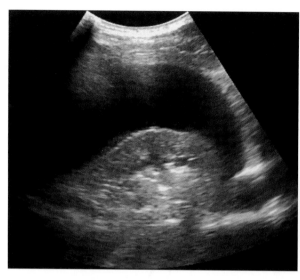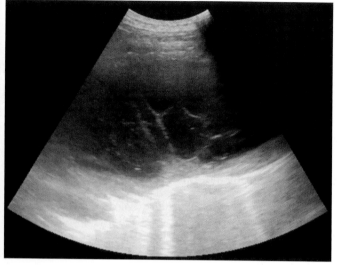

图 35.2　胸腔积液的超声表现。这张组合图显示了两个患者胸腔积液的超声表现,一个是单纯的无回声液体(左图),另一个有多分隔(右图),提示胸腔积液内形成腔室。非感染性肺炎的胸腔积液或感染性积液(例如脓胸)中可发现分隔。如果出现支气管胸膜瘘,感染性胸腔积液的分隔可使空气形成多个气-液平面

MRI 的信号特征不具有特异性。

PET 的适应证

FDG-PET 是评估一些胸膜病变的有用方法,尤其是结合诊断性 CT 时。PET-CT 对恶性肿瘤(包括恶性间皮瘤)的分期较 CT、MRI 以及单独使用 PET 更为准确,能更好地检测胸内和胸外淋巴结肿大,PET-CT 也可用于疗效评估。PET-CT 也可用于区分恶性间皮瘤和胸膜转移瘤与大多数胸膜良性病变。虽然感染或滑石粉胸膜固定术也可以是高代谢,但恶性肿瘤常表现出更高的 FDG 摄取。

■ 胸腔积液

胸腔积液量的重要性

虽然胸腔积液量与患者的症状没有必要联系,但它提示疾病的严重程度,胸腔积液越多越容易出现症状。胸腔积液量可提示是否进行胸腔穿刺,也有助于评估是否需要影像引导。少量胸腔积液(侧卧位胸部 X 线片上测得<1cm,容积<300mL)是胸腔穿刺的相对禁忌证。而经皮穿刺取少量积液可提供必要的诊断信息。少量积液时可通过影像引导进行胸腔穿刺,这可增加胸腔积液取样的成功率,减少并发症。

胸腔积液量可以通过 X 线片和 CT 来估算。在侧卧位 X 线片上可以检测到的最少液体体积约为 10mL,因此,任何可见的胸腔积液量至少为 10mL。

侧位胸部 X 线片上,后肋膈角变钝,积液渗出量至少为 50mL。在后前位胸部 X 线片上,积液量至少达 200mL 时才能使外侧肋膈角模糊,积液量至少达 500mL 时才能使正常的膈肌轮廓模糊。轴位 CT 图像上可估计积液的量,当高于一侧膈肌时积液量最大。积液占一侧胸腔前后方向 25% 以下或锁骨中线上测量其前后径小于 3cm,其容积小于 300mL;积液占一侧胸腔 50% 以上或前后径大于 10cm,其容积大于 1 000mL。

胸腔积液在 CT 上的特征

CT 能很好地反映胸腔积液的空间特征,能准确地确定胸腔积液的位置和范围。轴位上,自由流动的胸腔积液具有重力依赖性,表现为新月形。相反,包裹性积液呈凸透镜状,可使邻近肺实质移位。在疑难病例中,俯卧位或仰卧位成像有助于区分单纯性积液和包裹性积液。

总的来说,CT 可诊断出某些特殊类型的胸腔积液,但在描述胸腔积液形成的原因方面具有局限性。CT 很容易诊断急性血胸,表现为高密度,通常 CT 值为 35~70HU(图 35.3)。有时可见血细胞沉积反应(重力依赖层面密度较高而形成液-液平面)。随着血胸的进展,液体密度更接近水样密度,与其他原因造成的积液难以辨别。乳糜胸常表现为低密度积液(<0HU)或出现脂肪-液平面。然而,由于脂肪和蛋白质的平均化,它的密度通常接近于水。CT 不能可靠地区分渗出液和漏出液。虽然一些特征多见于渗出液,例如多房的腔隙、胸膜增厚、胸膜结节,但是这

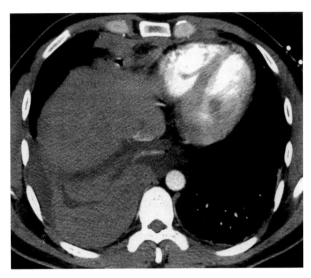

图 35.3　急性血胸。增强轴位 CT 显示在右侧胸腔积液区有大面积高密度,该患者诊断为血胸,一直接受华法林治疗。与胸腔积液相比,血胸表现为沿中间和内侧走行的阴影,密度与相邻的右侧肝穹窿相符合,测量 CT 值在血液范围(35~45HU)

些征象不具有特异性,不能代替胸腔积液的实验室检查。

■ 脓胸

脓胸的影像学特征

　　在发热的患者中,脓胸通常表现为胸腔积液。

脓胸最常见的影像学表现是单纯性胸腔积液。包裹性胸腔积液不常见,但却是复杂性增加的重要征象,应高度怀疑感染,尤其是那些不明原因持续发热以及白细胞升高的患者。在 CT 上,包裹脓胸的脏胸膜和壁胸膜的每一层都清晰显示,呈均匀增厚,这种表现称为胸膜分裂征。静脉注射对比剂后,两层胸膜明显强化。

多房化对治疗的影响

　　脓胸的治疗包括广谱抗生素及经皮穿刺脓液引流。关键是辨别和描述每一个可见的局限性脓肿,因为每一个脓腔都可能需要单独引流。如果患者在插入胸膜腔造口引流管后再次受到损伤,应注意任何没有引流到或引流不足的脓液。有时由于脓液黏度很高或 CT 上未能显示脓腔分隔,单个的小脓腔可能需要多次引流。

脓胸内气体的意义

　　脓胸内(或任何胸腔积液)自发出现空气表明存在支气管胸膜瘘(图 35.4)。支气管胸膜瘘是复杂感染(尤其是结核),反复自发性气胸或肺癌放化疗的并发症。如果存在支气管胸膜瘘,关键是充分引流脓液以确保良好的愈合,防止脓液反流进入支气管树引起弥漫性肺炎。有时胸腔引流不够,需手术引流或修补。全肺切除术后,若支气管内漏出的空气与胸腔相通,也可并发支气管胸膜瘘。

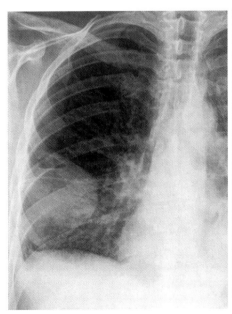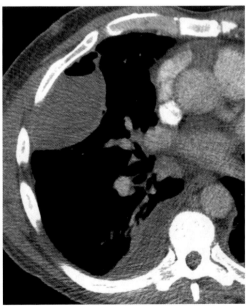

图 35.4　脓胸合并支气管胸膜瘘。后前位胸部 X 线片(左图)和增强轴位 CT(右图)的组合图像显示了右胸侧面包裹性胸腔积液,其内可见气-液平面,沿脊柱旁可见继发性积液。包裹性胸腔积液内的气体通常是由于支气管胸膜瘘。在后前位胸部 X 线片上,包裹性积液的边界不完整,表现为起源于胸膜或胸壁的肺外病变的放射学征象

■ 气胸

张力性气胸的征象

张力性气胸是指空气在胸腔内不断积聚（通常吸气时气体不断增加，呼气时胸腔内气体不能排出），导致纵隔向对侧移位，最终同侧和对侧肺组织被压缩，导致呼吸衰竭，右心回心血量减少。这是临床的首要诊断，但与张力性气胸相关的几个放射学表现应立即与转诊医生沟通。这包括纵隔任何的占位效应，例如纵隔向对侧移位或气管偏移，应高度怀疑是否有张力性气胸（图 35.5）。然而，在保持正压通气的患者中，即使存在张力性气胸，纵隔移位可能并不明显。同侧膈肌翻转或同侧肋间隙增宽也是胸腔压力和张力增加的征象。同侧肺组织塌陷的程度并非张力的可靠征象，因为潜在的肺部疾病或胸膜瘢痕可防止某些区域的肺组织塌陷。

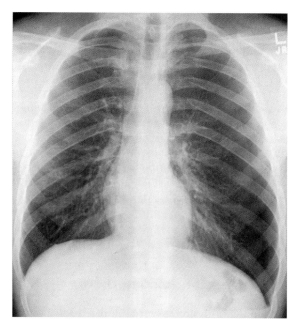

图 35.5　张力性气胸。后前位胸部 X 线片显示左半胸外侧异常透亮影，塌陷的左肺边缘有一条清晰的胸膜线。心脏向对侧移位，左侧膈肌向下移位，左侧肋膈隐窝透亮影（称为深沟征）

肺尖肺气肿或肺大疱的重要性

严重的肺尖肺气肿或肺大疱患者可反复出现自发性气胸。肺大疱切除术可使该类患者受益（与胸膜固定术联合使用），因此识别这些扩张的气腔有助于指导管理和预防气胸。同时，对侧同时出现的肺大疱也会影响手术计划，因为双侧都可能成为手术治疗的目标。CT 冠状位通常能清楚地显示肺尖肺大疱。应该避免将胸膜腔造口管置入肺尖肺大疱内而导致支气管胸膜瘘。

■ 脂肪瘤和脂肪肉瘤

脂肪肉瘤的影像学特征

脂肪瘤是胸壁和膈肌最常见的良性肿瘤，通常在无症状的患者中被偶然发现。大多数脂肪瘤几乎完全由脂肪组成，包膜薄，可能有纤细的内部纤维带。脂肪肉瘤是一种相对少见的恶性脂肪肿瘤，在脂肪性肿块内出现任何增厚的软组织密度带、结节状软组织或大量软组织成分都应怀疑脂肪肉瘤。CT 是评估这些表现最好的方法，静脉注射对比剂后软组织成分可强化。虽然脂肪瘤也会随着时间增大，但大的含脂肪病变应怀疑恶性的可能性。

MRI 的作用

MRI 可准确地描述软组织的特征，其表现与这些组织在 CT 上的表现相似。脂肪成分很容易与软组织成分鉴别。脂肪在 T_1、T_2 都为高信号，在脂肪饱和序列上信号缺失。软组织在 T_1 和 T_2 上的信号多变，注入钆对比剂时可强化。MRI 还可用来明确手术计划所累及的范围。如果 CT 表现不能确定病变，则 MRI 有助于诊断其他肿块（例如肌内神经纤维瘤）和评价神经源性肿瘤累及的范围。

■ 石棉相关胸膜疾病

良性石棉相关胸膜疾病的种类

石棉接触史使间质性肺疾病、肺癌和恶性间皮瘤的风险显著增加，所以有石棉暴露史的患者令人担忧，但良性石棉相关胸膜疾病更为常见。四种良性疾病分别是无钙化的胸膜斑、钙化的胸膜斑、良性石棉性胸腔积液和弥漫性胸膜纤维化。

胸膜斑是最常见的良性病变，在石棉接触后 20~30 年间形成。这些斑块由透明纤维组织组成，形成于壁胸膜内，胸膜斑在 X 线和 CT 上具有特征表现（图 35.6）。X 线表现为胸膜非连续性增厚，可钙化或不钙化，边界不完整，并且沿着肋骨、膈肌、脊柱旁胸膜表面特征性分布。它们通常广泛分布于肺尖和肋膈隐窝的胸膜面。

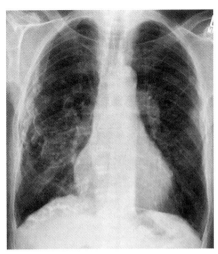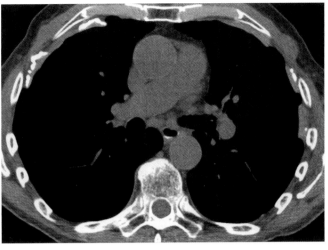

图 35.6　胸膜斑。后前位胸部 X 线片(左)和 CT 扫描(右)组合图像显示石棉相关胸膜斑的特征性表现。X 线片上,胸膜斑表现为非连续性胸膜增厚,可钙化或不钙化,边界不完整,沿肋骨、膈肌、脊柱旁胸膜表面特征性分布。CT 可更好地显示钙化或无钙化的胸膜斑,通常分布于肋骨旁,更低层面可见膈肌、右侧脊柱旁胸膜表面出现相似的斑块

　　无钙化的胸膜斑通常在 X 线片上可见,可能边界不完整。胸膜斑钙化时在 X 线片上可见度增加,大约 50% 的病例会有这种表现。钙化可表现为结节状、层状、不规则状,边界不清。侧位 X 线片对鉴别沿膈胸膜的胸膜斑尤其有用。CT 对无钙化和钙化胸膜斑的检出比 X 线检查更加敏感。

　　良性石棉性胸腔积液与接触石棉的量相关,出现早于其他石棉相关表现,常在 10 年内发生,但是通常在接触后 1 年内发生。积液通常为单侧渗出液,也可为出血性。对于积液的检测,结合临床石棉接触病史并排除其他积液原因(特别是恶性积液),即可确诊。

　　一般认为,弥漫性胸膜纤维化出现在石棉相关胸腔积液或胸膜炎之后。在 X 线片上,胸膜弥漫性光滑增厚,无结节,肋膈角常消失(图 35.7)。相反,表现为胸膜斑时肋膈角不消失,纤维化常累及脏胸膜及其下邻近的肺组织,CT 常可见胸膜下纤维带。

冬青叶样胸膜钙化

　　后前位胸部 X 线片观察,钙化的石棉相关胸膜斑表现为沿胸侧壁走行的致密迂曲钙化边,就像冬青叶的形状一样(图 35.6)。当胸膜斑位于前、后胸膜时可出现这种表现,这种钙化形式是石棉相关胸膜斑的特征性表现。

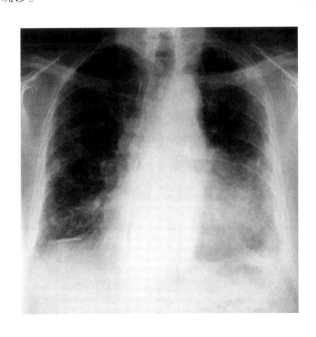

图 35.7　弥漫性胸膜增厚。后前位胸部 X 线片显示双侧肋膈角胸膜增厚,同时存在沿肋骨、膈肌、右侧脊柱旁胸膜表面分布的钙化性胸膜斑。胸膜斑通常不发生于肺尖和肋膈隐窝的胸膜表面,而弥漫性胸膜增厚的特征性表现为单侧或双侧肋膈隐窝受累,常为石棉相关胸腔积液的结果

■ 间皮瘤

恶性间皮瘤的影像学特征

间皮瘤是胸膜最常见的原发性恶性肿瘤,在美国每年新发病例约 2 500 例,是继转移瘤之后胸膜第二常见的恶性肿瘤。它起源于壁胸膜的间皮细胞,而非脏胸膜。石棉接触史是最强的易患危险因素,且与剂量有关。在 X 线片和 CT 上有下列几个表现时应高度怀疑胸膜恶性肿瘤,无论是原发性(例如间皮瘤)或转移性:

- 胸膜增厚>1cm,胸膜结节,围绕一侧胸腔呈圆周状生长,累及纵隔胸膜(在纤维胸中通常不会出现)。
- 胸膜斑可见于约 25% 的间皮瘤患者,被认为是石棉接触史的标志。
- 60% 恶性间皮瘤患者可见弥漫性胸膜增厚。
- 所有病例中约 50% 可见散在胸膜肿块(图 35.8)。
- 同侧胸廓容积减少,与圆周状胸膜增厚有关,可能继发肿瘤包裹肺组织。
- 同侧胸腔积液是间皮瘤常见的表现。
- 同时出现纵隔或胸内淋巴结肿大,这在良性胸膜疾病中不常见。

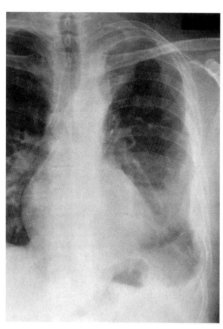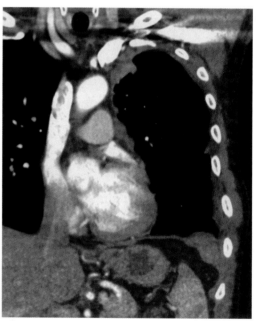

图 35.8　恶性间皮瘤。后前位胸部 X 线片(左)和冠状位 CT 重建(右)组合图像显示左侧胸膜增厚。CT 提示胸膜恶性肿瘤:胸膜增厚>1cm,结节,圆周状生长,累及纵隔胸膜。这些表现可见于原发和继发性胸膜恶性肿瘤。胸膜斑可见于约 25% 的间皮瘤患者,被认为是石棉接触史的标志

MRI 和 PET-CT 对局部浸润的评估(恶性间皮瘤 FDG 摄取明显增高)比 CT 更敏感。PET-CT 在检测淋巴结肿大和准确分期方面较其他方法更有优势。

■ 问题解析

有助于鉴别肺下胸腔积液与低肺容积的影像学特征

肺下胸腔积液是位于肺底和膈肌之间的积液。在 X 线摄影中,液体和肺实质之间的界面可类似于升高的半膈肌,这种表现称为假性半膈肌。几种放射学特征可提示肺下胸腔积液的存在(图 35.9)。在后前位胸部 X 线片上,右肺下积液的顶点形成假性半膈肌,横向位置超过了真实右半膈肌预期的位置。从侧面看,右肺下积液可能表现为右肺下叶下方平的水平面,前斜界面上肺下积液与该层面叶间裂走行相符,肺下积液形成的界面突然下降到前肋膈角(称为直布罗陀岩征)。左肺下积液时,假性半膈肌由胃泡不正常分离形成。胃泡到膈肌的距离>2cm 可提示肺下积液。

提示恶性胸腔积液的影像学特征

尽管没有可靠的成像表现能区分渗出液和漏出

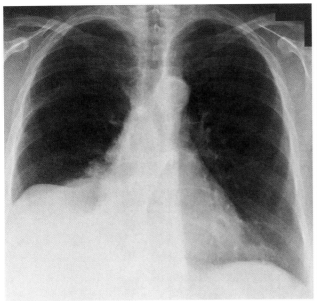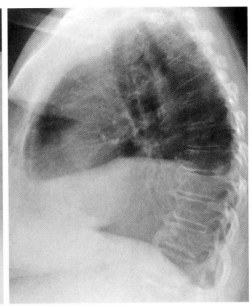

图 35.9　肺下积液（后前位和侧位胸部 X 线片）。后前位胸部 X 线片（左）显示假性半膈肌锐利的边界，它的顶点比真正右侧膈肌顶点更靠外侧。侧位片（右）显示肺下积液与右肺下叶之间存在边界清晰的水平界面，倾斜面的前方可确认主要的叶间裂在该水平。侧位片上的该表现类似于直布罗陀巨岩的轮廓

液（恶性胸腔积液通常都是渗出液），但有一些特征更常见于恶性积液。尤其是单侧大量胸腔积液，可考虑恶性积液。胸膜结节和结节性胸膜增厚是恶性胸腔积液最敏感、最特异的 CT 表现，尽管光滑性胸膜增厚也可能发生（图 35.10）。增强 CT 提高了胸膜增厚和结节的可视性。冠状位或矢状位重建是评估膈胸膜最好的方法，该区域的小结节容易漏诊。肺部肿块、胸壁肿块、纵隔或胸膜外淋巴结肿大的相关表现有助于支持恶性积液。MRI 在检测恶性相关的胸膜改变方面和 CT 价值相当，但 MRI 成本相对较高，采集时间长，所以更常把 CT 作为常规评估恶性胸膜病变的方法。恶性积液与胸膜 FDG 亲和力增加有关，PET 有助于评估已知恶性肿瘤患者胸膜受累程度或排除恶性积液。假阳性可能发生在一系列感染和先前滑石粉胸膜固定术后，这些也是高代谢。怀疑恶性积液者应行胸腔积液细胞学分析，并与相关提供者沟通。

有助于鉴别脓胸和肺脓肿的影像学特征

　　脓胸位于胸膜腔内（外周至肺实质），通常呈细长状或凸透镜状，与未受累的胸膜成锥形钝缘，相邻的肺组织被推移远离胸壁。如果脓胸中出现气-液平面，与后前位和侧位胸部 X 线片相比，正交 X 线摄影可能显示气-液平面长度存在差异。相反，肺脓肿通常呈环形或球形，如果存在气-液平面，其在正交 X 线摄影上的长度应大致相等（图 35.11）。脓肿

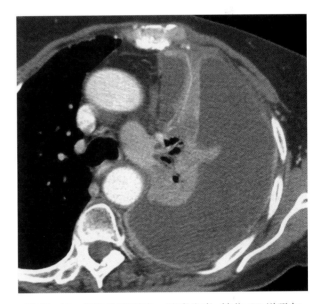

图 35.10　恶性胸腔积液。肺癌患者，轴位 CT 增强扫描显示左侧大量胸腔积液，外侧胸膜、沿左侧脊柱旁胸膜和纵隔胸膜光滑增厚。单侧大量胸腔积液应高度怀疑恶性胸腔积液的可能性，相关的胸膜光滑和结节状增厚可进一步支持恶性胸腔积液。该病例中，肺门存在中央低密度肿块及左肺上叶肺不张，提示原发性肺癌

与胸膜之间可形成更锐利的边缘，且不推压肺组织远离胸膜。

鉴别滑石粉胸膜固定术和胸膜钙化

　　滑石粉是治疗复发性气胸和恶性胸腔积液行胸膜固定术时常用的一种化学剂。它可通过胸膜腔造口管以泥浆的形式注入或在胸腔镜下以粉末

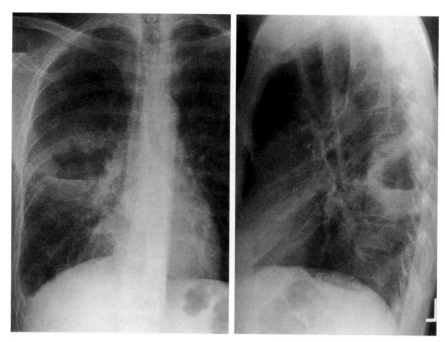

图 35.11 肺脓肿。鉴别脓胸与脓肿。后前位（左）和侧位胸部 X 线片（右）组合图像显示右下叶背段可见空洞性肿块，其内含有气-液平面，其长度在正侧位上大致相等，这种表现提示球形肺脓肿。相反，支气管胸膜瘘形成的脓胸相关气-液平面的长度在后前位和侧位胸部 X 线片上通常存在差异，凸透镜状表现在胸腔积液中更具有特征性

的形式注入。在 CT 上，滑石粉表现出的放射性高密度是其内镁成分所致，与胸膜钙化相似（图 35.12）。滑石粉的 CT 值为 300~350HU。滑石粉呈簇状或细线状，在 X 线片上不可见。相反，石棉相关胸膜疾病、血胸或之前的脓胸所形成的钙化通常更广泛、更像板状，且可在 X 线片上可能看到。

有助于区分皮肤皱襞和气胸的影像学特征

在胸部 X 线片上，重叠的皮肤皱襞或衣服表现可能类似于气胸的带状界面，尤其是当其平行于胸膜表面时（图 35.13）。皮肤皱襞通常呈黑色或透亮边缘，而由于脏胸膜的投影，气胸内缘呈白色或高密度边缘。如果该边缘连续超出肋骨，则可确定其为

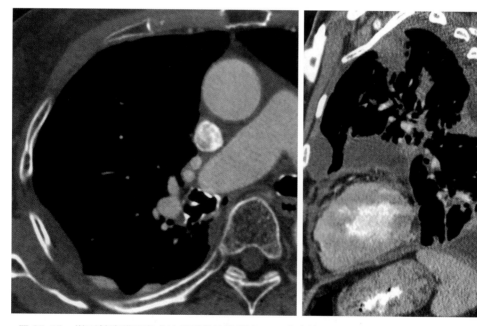

图 35.12 滑石粉胸膜固定术治疗恶性胸腔积液。77 岁女性（左），73 岁男性（右），两者均行胸膜固定术治疗难治性恶性胸腔积液，其轴位 CT 及矢状位重建 CT 组合图像显示特征性 CT 表现。局限性和片状高密度胸膜增厚为滑石粉胸膜固定术后镁沉积。矢状位图像（右）也显示了多发包裹性胸腔积液。滑石粉的 CT 值为 300~350HU。与钙化性胸膜斑相比，滑石粉在 X 线片上通常不可见（图 35.6）

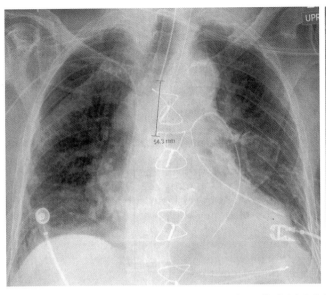
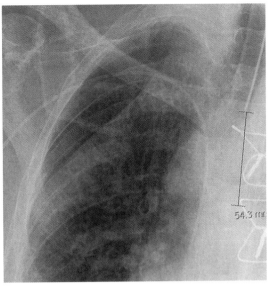

图 35.13　皮肤皱襞类似于气胸。后前位胸部 X 线片（左）和同一图像的细节（右）显示一条斜带状阴影,边缘锐利,类似气胸。在细节图（右图）中,肺外周的肺纹理清晰可见,超出了皮肤皱襞的边缘

皮肤皱襞。同样,如果在边缘和胸壁之间可见肺血管纹理,则该边缘是皮肤皱襞所致,而非气胸。

有助于鉴别肺实质、胸膜和胸膜外病变的影像学特征

有时胸膜腔、胸膜外间隙及胸膜下肺组织内的病变很难定位。这种影像学表现的区别对鉴别诊断有重要影响。即使胸膜外和胸膜病变或胸膜和肺实质病变之间可能存在重叠,但几种影像学特征有助于准确定位病变。很多病例需活检确诊。

胸膜外病变使脏胸膜及壁胸膜移位,与肺实质形成钝角。肋骨破坏或肌肉浸润的放射学表现并非都会存在,但其存在可确定胸膜外病变。

多数胸膜病变与肺实质呈钝角,X 线片可显示不完整边界征。然而,如果胸膜病变较大或有蒂,则可能与肺形成锐角。胸膜纤维化或先前的胸膜固定术可影响胸膜肿块的外观,使其与肺实质形成锐角。

肺实质病变中心在肺内,与邻近正常肺实质形成锐角。然而,在胸膜或胸壁侵犯的背景下可形成钝角,这些病变可在胸部 X 线片上表现出不完整边界（图 35.14）。肺血管包裹的相关表现有助于肺实质病变的定位,该表现不会发生于肺外肿块。

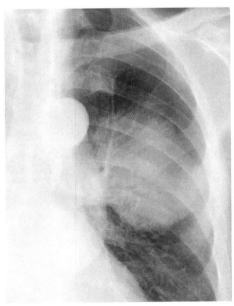
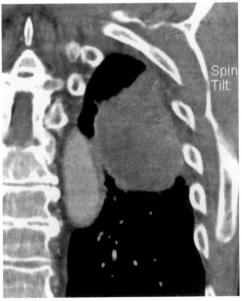

图 35.14　边界不完整的肺癌。后前位胸部 X 线片（左）和冠状位重建 CT 扫描（右）的组合图像显示左肺上叶肿块。在胸部 X 线片上,肿块的上下边界清晰可见,但其外周部分边界不清晰、不完整。肺实质病变累及胸膜时可能存在不完整边界征,这在胸膜病变中更具特征性（例如胸膜肿瘤、包裹性积液）。不完整边界征提示存在胸内肺外病变,通常累及胸膜或胸壁

■ 误区

胸腔积液与腹水

　　CT上很难鉴别胸腔积液与上腹部腹水。由于方向问题及膈肌较薄,在轴位上鉴别更为困难。然而,下列几种线索有助于区分两者:

- 胸腔积液使膈脚向前移位。
- 膈肌容积平均化导致胸腔积液与肝或脾的界面模糊不清,然而腹水与肝或脾之间的界面锐利、清晰。
- 胸腔积液优先积聚于肋膈隐窝,因此主要见于胸廓外周。膈肌是圆顶状突出,因此轴位平面上腹水聚积于中心(图35.15)。
- 轴位上从头到脚移动时,胸腔积液越来越少,腹水则相反。
- 如果膈肌倒转,则最后两个表现是相反的,会造成困惑。在这种情况下,冠状位和矢状位重建有助于区分胸腔积液与腹水。

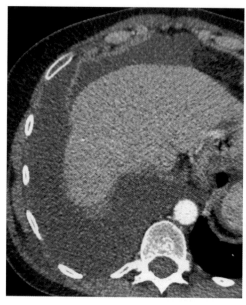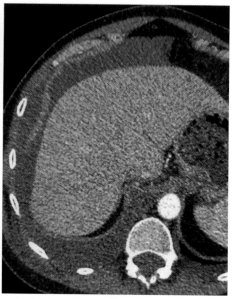

图35.15　胸腔积液和腹水。两幅相邻层面的下胸部(左)和上腹部(右)的组合图像显示相邻的积液代表腹水和胸腔积液,通过薄薄的膈肌的位置而区别。胸腔积液积聚在肋膈隐窝,因此位于膈肌周围,而腹水则在中央积聚。胸腔积液与肝的边界模糊不清(左图后外侧),而腹水与肝之间的边界清楚(左图为前方,右图为前外侧及后外侧)

全肺切除术

　　为治疗良性或恶性疾病行肺切除术的患者(如果该患者病史未知),在X线片上的术后特征性表现与胸膜病变相似。肺部手术切除后,该侧胸腔呈实性阴影,与大量胸腔积液易混淆。此外,肺切除腔相关的术后并发症非常重要,需要引起重视。值得注意的是,全肺切除术中不切除壁胸膜。

　　术后即刻,肺切除腔内充满空气,表现类似于大的气胸,但纵隔向肺切除侧移位,同时同侧膈肌上移,反映了胸腔容积缩小。随时间推移,空气反复吸收,并被血性积液所代替,表现为逐渐升高的气-液平面,直到全肺切除腔呈实性阴影,这通常发生在数周到数月内。胸腔容积减少表现包括同侧纵隔移位、心脏后侧旋转及剩下的肺组织通过中线向前疝出。在这一点上,肺切除术后的表现与大量胸腔积液或胸腔容积减少后胸腔积液很容易鉴别。异常的胸腔积液可导致纵隔向对侧移位。

　　认识一些涉及肺切除腔的重要并发症很有必要。

支气管胸膜瘘

　　这是一个潜在致命的并发症,发生于支气管残端渗漏,发病率为2%~13%,病死率为16%~70%。这通常是术后早期并发症(第一周内),但可为继发性感染或复发性恶性肿瘤的后期并发症。立位胸部X线片上,支气管胸膜瘘可导致肺切除腔内气-液平面下降及纵隔对侧移位。肺切除腔内正常阴影中再度出现气-液平面,是晚期支气管胸膜瘘形成的征象。

食管胸膜瘘

　　这是一种不常见的并发症(发生率<1%),其X线表现与术后早期和晚期支气管胸膜瘘相似。它发

生于食管直接损伤或围术期缺血。CT 有助于区别两者。

脓胸

发病率与支气管胸膜瘘相似。同样,它表现为气-液平面下降,纵隔向对侧移位或在实性阴影中再度出现气-液平面。感染可能是源于直接污染或血源性,脓胸可能与支气管胸膜瘘和食管胸膜瘘并存。危险因素包括右肺切除术、肺叶切除后全肺切除、新辅助放射治疗、胸膜严重污染、脓毒症、纵隔淋巴结清扫和术后机械通气。CT 有助于进一步评估,显示胸膜增厚或结节,以及识别并发支气管胸膜瘘或食管胸膜瘘。

乳糜胸

这是一种罕见的并发症(发生率约为 1%),发生于胸导管损伤。乳糜胸会引起积液,并伴纵隔向对侧移位。它与胸腔积液或血胸在 X 线片上无法区分,需要直接取样才能确诊。

术后影像学的另一个潜在误区是气胸发生于非手术侧。肺切除术后纵隔远离残余肺是正常的,所以如果患者的手术史尚不为放射科医生所知,即使是小的气胸也可以类似于张力性气胸。在极少数情况下,可能有一种假象,双侧气胸继发于跨中线的非手术性胸膜腔前疝。与相关人员沟通和对患者的临床评估是必不可少的。CT 能在手术史不完全的情况下明确术后解剖来解决任何遗留的疑问。

假瘤(叶间胸腔积液)

斜裂或水平裂内的胸腔积液有时被称为假瘤,因为它在 X 线片上与肺部肿块相似。即使肾衰竭和肝性胸腔积液也常常造成叶间积液,但叶间积液通常见于心力衰竭。典型的叶间积液表现为卵圆形或透镜状的密度均匀阴影,没有细支气管充气征(图 35.16)。假瘤常沿着水平裂分布,沿斜裂分布不太常见。侧位片有助于定位,与正位片相比,叶间积液的形状和方向会发生改变,而真正的肿块不会变化。卧位可使液体流出叶间裂。心力衰竭的其他表现有助于支持诊断,如心脏增大和心源性肺水肿。

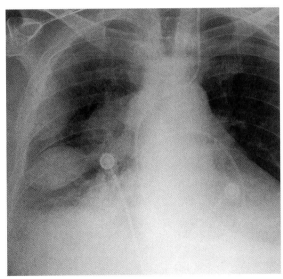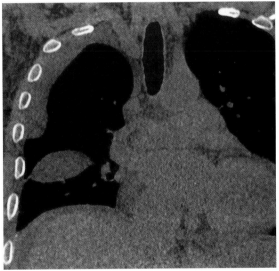

图 35.16　假瘤。后前位胸部 X 线片(左)和冠状位 CT 重建(右)的组合图像显示沿水平裂走行的凸透镜状肿块,患者治疗心力衰竭后好转。类似的积液可能沿斜裂发生。这两种情况下,侧位胸部 X 线片定位通常更清楚

胸膜孤立性(局部)纤维性肿瘤

胸膜孤立性纤维性肿瘤是间皮下结缔组织起源的罕见的原发性胸膜肿瘤。尽管少数可能是恶性的,但大多数是良性的。较小的胸膜肿块与相邻的肺实质之间可形成钝角,且影像学上通常边界不完整,较大的胸膜肿瘤通常与肺实质形成锐角,较少出现不完整的边界征。孤立性纤维性肿瘤的大小不一,较大的肿瘤表现为单发分叶状肿块,没有相关的淋巴结肿大(图 35.17)。一些可能会起源于叶间裂内,大约 80% 的单发性胸膜纤维性肿瘤累及下胸部。如果肿块带蒂,较大的肿瘤可能会出现位置改变。在 CT 上,小肿块表现为均匀的软组织密度,而大肿块密度不均,具有螺纹外观,可能出现囊性区域,钙化少见。在 CT 和 MRI 上静脉注射对比剂可见不均匀强化。

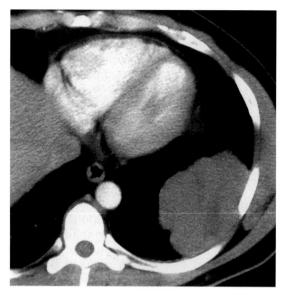

图 35.17 孤立性纤维性肿瘤。轴位增强 CT 显示沿左下胸部胸膜表面走行的分叶状、不均匀肿块，为胸膜孤立性纤维性肿瘤的特征性影像学表现

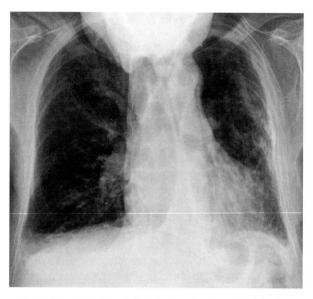

图 35.18 纤维胸。后前位胸部 X 线片显示沿左侧胸腔广泛的钙化性胸膜增厚，左肺容积减少。患者既往有创伤性血胸病史

纤维胸

纤维胸是先前感染、血胸、自身免疫性疾病、尿毒症或药物反应引起的胸膜纤维化反应的结果。它表现为单侧、弥漫性胸膜增厚和钙化，在 X 线片上表现为单侧胸腔容积缩小，类似于恶性间皮瘤（图 35.18）。然而，纤维胸不是恶性病变，仅在有症状患者中将其与正常肺实质剥离达到治疗效果。纤维胸易于形成广泛、致密、环状的胸膜钙化（>25% 胸膜表面）。恶性间皮瘤中约 20% 病例可出现钙化，是包裹石棉相关胸膜斑所致。CT 特别有助于识别纤维胸，因为钙化通常累及脏胸膜和壁胸膜表面，两者间常被液体和软组织密度隔开，通常不累及纵隔胸膜（80% 病例）。增强 CT 有助于识别强化的结节，提示恶性病变而非纤维胸。

参考书目

Chae EJ, Seo JB, Kim SY, et al. Radiographic and CT findings of thoracic complications after pneumonectomy. *Radiographics*. 2006;26:1449–1467.

Cugell DW, Kamp DW. Asbestos and the pleura: a review. *Chest*. 2004;125:1103–1117.

McLoud TC. The pleura. In: McLoud TC, Boiselle PM, eds. *Thoracic Radiology: the Requisites*. 2nd ed. Philadelphia: Mosby Elsevier; 2010:379–399.

Moy MP, Levsky JM, Berko NS, Godelman A, Jain VR, Haramati LB. A new, simple method for estimating pleural effusion size on CT scans. *Chest*. 2013;143(4):1054–1059.

Murray JG, Patz EF, Erasmus JJ, Gilkeson RC. CT appearance of the pleural space after talc pleurodesis. *AJR Am J Roentgenol*. 1997;169:89–91.

Nadich DP, Webb WR, Muller NL, et al. Pleura, chest wall, and diaphragm. In: Nadich DP, Webb WR, Muller NL, et al, eds. *Computed Tomography and Magnetic Resonance of the Thorax*. 4th ed. Philadelphia: Lippincott Williams & Wilkins; 2007:769–883.

Nickell LT, Lichtenberger LP, Khorashadi L, Abbott GF, Carter BW. Multimodality imaging for characterization, classification, and staging of malignant pleural mesothelioma. *Radiographics*. 2014;34:1692–1706.

Rosado-de-Christenson ML, Abbott GF, Strollo DC. Neoplasms of the lung, pleura, and chest wall. In: Gourtsoyiannis NC, Ros PR, eds. *Radiologic-Pathologic Correlations: From Head to Toe*. Berlin: Springer; 2005:165–184.

Stark DD, Federle MP, Goodman PC, Podrasky AE, Webb WR. Differentiating lung abscess and empyema: radiography and computed tomography. *AJR Am J Roentgenol*. 1983;141:163–167.

Walker CM, Takasugi JE, Chung JH, et al. Tumorlike conditions of the pleura. *Radiographics*. 2012;32(4):971–985.

第 36 章

气管和支气管

Pierluigi Ciet, Benedikt H. Heidinger, Nihara Chakrala, Diana Litmanovich

本章概要

■ 中央气道的解剖学和生理学：放射科医生必备知识

解剖学

气管是由软骨和纤维肌组成。气管起自喉的下界(在声带下方 2cm 处,C_6 椎体水平),止于隆嵴(脊柱的 T_5 水平),并于隆嵴水平分叉成主支气管。气管长度为 10~12cm,胸骨柄上方的胸外部分为 2~4cm。气管矢状和冠状直径根据患者的身高、体重、年龄和性别而异。男性矢状位的直径为 13~27mm,女性为 10~23mm。冠状面直径分别为 13~25mm 及 10~21mm。

C 形软骨环,共有 16~22 个环,位于气管的前面和侧面轮廓。软骨环的生理功能为加强气管壁,在呼气时保持管腔通畅。随着年龄的增长,这些软骨环容易发生钙化,尤其是在女性和长期服用华法林的患者中。气管壁的后部分,也称为膜部,是一层薄薄的纤维肌膜,与食管前壁紧密相连。在持续的呼吸运动中,膜部在吸气末和呼气末分别呈凸形和凹形,其含有少量的平滑肌,常称为气管肌。气管肌有内环肌层和外纵肌层。这些肌层与食管的肌层相似,有共同的胚胎起源,但收缩能力相对有限。主支气管和叶支气管也有软骨和纤维肌成分,随着气道向外伸展,软骨板形状发生不规则变化以适应气道远端和肺边缘区呼吸运动的要求。

甲状腺下动脉和极右肋间动脉的分支向上为气管供血,而支气管动脉和第三肋间动脉的分支向下供血。迷走神经、喉返神经和交感神经干的分支支配气管,副交感神经系统是支配气道平滑肌和血管的主要神经通路。这些神经支配支气管收缩、黏液分泌和支气管血管扩张。

气管内壁复层柱状纤毛上皮含有杯状细胞,产生黏液,黏液的主要成分能滋润和保护呼吸道。黏液和纤毛协同执行纤毛的清洁功能,即吸入的外来颗粒被推向喉、咽,随后被吞咽或作为痰排出。

生理学

气管解剖与其功能有关。首先,因为气管是气体的通道,它的结构必须是弹性的,这样才能承受在呼吸周期中发生的构象变化。气管在吸气末伸长,其大小和位置发生三维变化,气管的弹性回缩通过 C 形软骨恢复原来的长度和位置,防止呼气时塌陷。在一般人群中,这有很大的变异。研究显示,健康受试者中有 78% 的人出现了气道塌陷。下面几节将对中央气道塌陷评估进行更详细的描述。其次,气管的纤毛黏膜在气管支气管清除中起着至关重要的作用,是清除气道的机制。这种机制是由咳嗽反射辅助的,它推动黏液最终作为痰从口中排出或吞入食管。黏液膜还代表了免疫系统的第一道屏障,因为它含有糖蛋白、免疫球蛋白、白蛋白、脂质、酶、抗菌剂、细胞产物和介质。最后,气管主干和支气管还发挥上呼吸道的空气调节功能,气体加热主要在鼻腔。体育运动或者流感导致鼻塞时,气体加热主要在口腔完成。

■ 成像方法的适用性:扫描技术选择

胸部 X 线检查

胸部 X 线检查(chest X-ray,CXR)是一种快速、低成本、低辐射的检查方式,可对中央气道进行初步评估。其目的主要是排除相关临床症状的实质来源或其他来源。

在 CXR 中,气管表现为一个倒置的 Y 结构,由于含有空气,与周围的纵隔组织相比颜色更深。边界明确的气管线,称为气管旁带,界定了气管的轮廓,是评估中央气道的关键。右侧气管旁带通常在正位 CXR 上显示为一条线,从锁骨水平延伸至奇静脉弓水平的右侧气管支气管角。这条线很容易识别,因为空气存在于气管旁带两侧(肺和气管腔),并由右气管壁、相邻胸膜面和纵隔脂肪组成。气管旁带的厚度为 3～4mm;增厚可能是一种病理表现,如脂肪瘤病,气管旁淋巴结病,甲状腺、甲状旁腺或气管恶性肿瘤和胸腔积液。同样,左侧气管旁带为左肺上叶及毗邻纵隔脂肪之间的左侧气管壁和胸膜,在正位 CXR 上较右侧气管旁带少见。

计算机体层成像

CT 是最准确的非侵入性评估方式,不仅能评估气道,而且能评估整个胸腔。CT 能更好地描述胸部 X 线检查(CXR)异常,如异常的气管轮廓、肺不张或弥漫性实质疾病累及气道。目前,在介入性支气管镜手术前也经常对患者进行 CT 检查,以获得准确的

术前相关的解剖和周围肺病变的活检指导。此外,CT 通常用于因呼吸道疾病而服药和外科治疗的患者的随访。CT 唯一的缺点是有辐射危害,这可能对患者产生不良影响,尤其是儿童,因为相比成人,他们对辐射更敏感。新一代的 CT 机使用自动曝光控制装置,可以将剂量降低到 3mSv 以下。

关键问题:如何设计和评估合适的 CT 气道成像方案

常规的气道评估 CT 方案包括高分辨率轴位图像,可提供气道腔大小及形状、异常的存在和位置以及纵隔、肺门和肺相关异常的精确信息。常规的扫描参数和后处理重建设置见表 36.1 和表 36.2。轴位图像也可用于评估气道疾病的直接和间接征象,如支气管壁增厚和支气管扩张或空气滞留。如怀疑为呼吸道恶性肿瘤或感染,需要静脉注射对比剂做增强扫描;其他情况,平扫就可以了。

表 36.1　多排 CT 的标准扫描参数

扫描仪	多排 CT
kV$_p$,mAs	110～140,50～80
螺距	≥1
扫描范围	肺尖到肺基底或主支气管的第一或第二级支气管
数据采集	吸气末,呼气末[a];使用较低的 kV 和 mA 设置;用力呼气[a],低 kV 和 mA 设置

[a] 怀疑气管软化症时。

表 36.2　标准多平面二维(2D)和三维(3D)重建

后处理重建功能	特性
2D 重建	1mm 厚度;轴位、冠状位和矢状位
2D 厚层 MPR	1～10mm 厚度,冠状面,± MinIP 算法
3D 表面再现	气管和主支气管的表面重建
3D 虚拟支气管镜检查	气管和主支气管的内表面重建

注:MinIP,最小密度投影;MPR,多平面重建。

然而,轴位图像通常与气道的二维(2D)和三维(3D)多平面重建(multiplanar reconstruction,MPR)相结合。2D 和 3D 重建图像增强了对轻微和局限性气道狭窄的识别。曲面 MPR 用于测量截面直径或非线性结构的面积(例如,位于弯曲气管中的狭窄)。最小密度投影技术对于显示肺实质内空气滞留及肺

气肿的气体分布是非常有用的。这些 MPR 是补充信息,不能因为提供了包含多种信息的描述气道解剖的重建图像就忽略轴位图像。

对中央气道的 CT 评估始于原始轴位图像的显示。应首先评估气管和支气管腔及壁,然后是周围的纵隔和肺门结构。在气道评估中使用一致的肺窗设置是非常重要的,因为不同的设置可能导致支气管壁厚度发生显著变化。肺和纵隔评估的推荐窗口设置如下:①肺窗设置,窗位(window level,WL)为 -700~-450HU,窗宽(window width,WW)为 1 200~1 500HU;②纵隔设置,WL 为 40~50HU,WW 为 350~400HU。

磁共振成像

在过去的 20 多年里,MRI 技术有了很大的进步,使得 MRI 可以应用于气道成像。MRI 比 CT 更优越的一点在于无电离辐射,因此成为儿科群体检查和多次随访的成像首选。此外,MRI 电影模式为获取研究气道动力学信息提供了可能性。

MRI 相对于 CT 的第二个重要优势是其固有的高组织分辨率。通过不同的组织加权(T_1、T_2、质子密度),MRI 可以区分不同的组织成分,如脂肪和水。MRI 可以在不使用对比剂的情况下对胸部血管进行评估,既可以使用稳态自由进动读出法进行亮血法对比,也可以使用黑色血液制剂进行单次扫描、快速自旋回波读出法进行黑血法对比。

MRI 的空间分辨率低于 CT,其各向同性体素的集合范围通常为 2~5mm^3。最常用的序列是屏气条件下的 3D 梯度回波(gradient echo,GRE)。它可以通过使用相控阵躯干或头颈部脊柱线圈而获得。后一种设置可以提高空间分辨率,各向同性体素约为 1mm^3。中央气道成像的首选组织加权是质子密度,它增强了中央气道壁的信号,使纵隔脂肪的亮度最小化。T_2 利用 2D 单镜头快速自旋回波或 3D 快速自旋回波技术可以获得加权。三维采集使三维后处理技术类似于那些获得的 CT。

关键问题:如何设计和评估合适的 MR 气道成像计划

对于中央气道评估,通常在冠状面、矢状面和斜位面同时显示单体素厚度(1~10mm)的 2D MPR。厚层 2D MPR 可以与最小密度投影算法一起使用,这种技术通过强调最低的衰减体素(即最大密度投影)(例如空气)来提高气道与周围肺实质的可视性。2D MPR 改进了对于气道狭窄,气道狭窄的纵向范围,以及复杂的先天性气道畸形的检测和评估。这些重建有时与沿着气道管腔进行的曲面平面重组相结合,允许在一个平面上描绘多个相邻的气道段(图 36.1)。

三维重建可以是气道外部或内部的重建图像。外部或表面重建显示气道的外表面及其与相邻纵隔和肺结构的关系。这项技术可以有选择性地分割中央气道,对于潜在疾病的解剖结构进行快速的浏览。三维表面重建改善了轻度和局限性气道狭窄的检测,提高了轴位图像的可信度。

气管内三维重建,或虚拟支气管镜,提供了一个与传统支气管镜类似的腔内视野。这一技术使中央气道管腔显示直到第六至第七级细支气管。虚拟支气管镜在评估气道狭窄,指导经支气管活检和异物抽吸等方面非常有用。它可用于常规支气管镜检查不可行的情况(例如儿童)或困难的情况(例如重度阻塞性狭窄,不允许常规支气管镜通过)。

对于中央气道的 MRI 方案通常包括一个多相动态采集,有特殊的呼吸控制要求,如用力呼气末不能咳嗽,或暂停呼吸。这些动态获取通常用于评估气管支气管软化症(tracheobronchomalacia,TBM)。用于评估动态气管塌陷的典型序列有二维轴向和矢状位的稳态自由进动技术、三维 GRE 多相并行成像或对比剂动力学时间分辨力成像。1.5T MRI 的基本扫描参数见表 36.3。

表 36.3　1.5T MRI 的标准扫描参数

参数	屏气采集[a]	动态呼气
序列	扰相梯度回波序列(SPGR)[b]	对比剂动力学时间分辨力成像(TRICKS)[b]
重复时间	1.4ms	2.1ms
回波时间	0.6ms	0.8ms
翻转角	2°~3°	2°~3°
体素大小	2~3mm 各向同性/等方向的	3mm 各向同性/等方向的
数据采集时间	8~12s(±并行成像)	19s 内 48 相像

[a] 呼气末和吸气末。
[b] 一般电器品牌中使用的名称:机器品牌不同,相应 MRI 序列的名称不同。

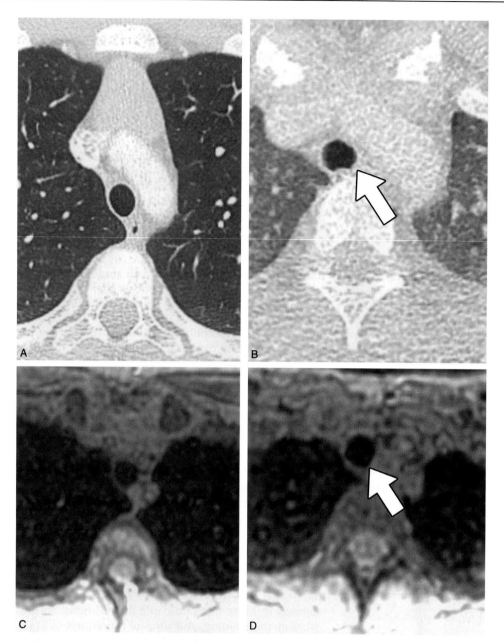

图 36.1　一名 43 岁健康男子。轴位吸气末（A）和呼气末（B）CT 图像。轴位吸气末（C）和呼气末（D）重组，三维扰相梯度回波序列。注意呼气时气管形状的变化（箭）和呼气时肺实质密度的增加（B 和 D）

　　除了 MRI 不同的组织权重提供不同的信息，MRI 对中央气道的评估与 CT 相似。例如，T_1 加权通常用于血管显示，T_2 加权用于支气管显示，质子密度加权用于肺实质和中央气道。因此，一旦检测到异常，重要的是评估不同组织加权的信号特征。此外，在 MRI 中，不同的窗位设置会影响管腔的外观和大小，因此保持窗位设置恒定（平均、最大密度投影、最小密度投影）是很重要的，特别是在评估气管塌陷时。然而，与 CT 不同的是，MRI 没有明确定义窗位设置。建议使用平均算法和类似

的 WW 和 WL 在吸气末和呼气末（或动态）之间采集。

　　尽管有上述优点，MRI 仍然比 CT 空间分辨率低，MRI 检查比 CT 更困难，更耗时。由于各中心之间缺乏标准的 MRI 协议，阻碍了在胸椎成像中使用这种模式的进度，因此 MRI 仍未能常规用于气道成像的临床实践。

关键问题：如何准备气道 CT 或 MRI 的检查

　　任何接受气道成像的患者必须为扫描期间的呼吸操作做好充分准备。病理评估时，如 TBM，需要专

门的 CT 和 MRI 呼气成像。CT 主要有两种类型：一类是成对的吸气末和呼气末 CT，另一类是成对的吸气末和动态呼气 CT。第一类包括肺总量（total lung capacity，TLC）和残气量（residual volume，RV）。在这种情况下，受试者在扫描前接受训练，以达到 TLC、RV 和屏气几秒钟。MRI 屏气时间较长，达 8～12s。第二类包括在 TLC 和用力呼气时的采集，后者复制峰值流量操作[第 1 秒用力呼气量（forced expiratory volume in 1 second，FEV_1）]。在这个动态采集过程中，患者被训练成到达 TLC，并尽可能快地呼出所有空气。这种动态采集的可能变化是咳嗽操作，即要求患者从 TLC 中咳嗽出空气。这些动态操作的目的是在呼气时找出气管的塌陷点。需要强调的是，患者应该在不噘嘴的情况下呼气，因为这样做会人为地增加气管腔内压力，可能掩盖轻微 TBM 的表现。

在扫描之前，CT 或 MRI 技术人员可以帮助患者训练这些呼吸动作，如果可能的话，可以由专门的技术人员协助。这项训练对儿童患者至关重要，因为它减少了与 MRI 检查相关的不安，提高了 MRI 时间的效率，增加了成功完成 MRI 检查的儿童数量。最近，一些中心引进了 CT 和 MRI 兼容的肺量计以提高这些呼吸动作的再现性，并可以在患者吸气和呼气结束时获取图像。

■ 病理学

中央气道疾病的分类比较复杂。存在三种主要的分型：①按病理分型，分为良性和恶性；②按病因分为先天性和后天性；③以解剖学基础分为局限性和弥漫性。出于实际的临床目的，本章将讨论解剖分类（表 36.4）。在每个分型中，根据发病率高低进行描述。

常见的局限性中央气道疾病

医源性狭窄

医源性狭窄包括插管后狭窄和移植后狭窄。插管后狭窄是获得性局限性气道狭窄最常见的原因，可发生在气管插管或气管造口管置入后。这种类型的狭窄在使用低压气囊气管内管应用之前很常见，应用之后这种狭窄的发生率已经降低到不到 1%。

表 36.4　局限性和弥漫性中央气道疾病

局限性	弥漫性
医源性（插管后狭窄，移植术后狭窄）	气管支气管软化症（先天性或原发性，获得性或继发性）
创伤性	剑鞘样气管
肿瘤（类癌，良性，原发性恶性，继发性恶性）	气道运动过度塌陷
先天性（气管支气管、支气管闭锁）	结节病
特发性气管狭窄	肉芽肿性多血管炎（韦格纳肉芽肿病）
壁外压迫	巨气管支气管症
支气管结石症	复发性多软骨炎
支气管色素沉着纤维化	骨化性气管支气管病
异物	淀粉样变
感染（真菌、鼻硬结病、肺结核）	炎性肠病

然而，长期放置气管造口管的气管狭窄发生率仍在 30% 左右。

气管插管后狭窄最常见的部位是声门下区，位于袖口水平，而气管造口术后狭窄通常发生在造口部位。气管最易受感染的部位是黏膜覆盖的软骨环。插管后狭窄以偏心或同心气管壁增厚为特征，管腔狭窄，沿气管长轴长度为 1.5～2.5cm。典型的症状是用力时呼吸困难、喘鸣和喘息。在 CT 上，轴位图像显示气管腔局限性和环形狭窄，可以产生典型的沙漏样外观（图 36.2）。

此外，移植后支气管吻合口狭窄较为常见。在肺移植合并感染和排斥反应的患者中，患病率更高。患者在移植后的第一个月出现症状，以肺功能检查（pulmonary function test，PFT）激发和抑制失败为特征，尤其是 FEV_1。在 CT 上可以通过对吻合口局部狭窄的测量评估其狭窄程度，在临床上与 PFT 有很好的相关性。气道狭窄的治疗包括支气管镜介入，如扩张和支架植入，以及外科手术。

创伤

气管损伤可由插管时气管壁穿孔、直接钝性

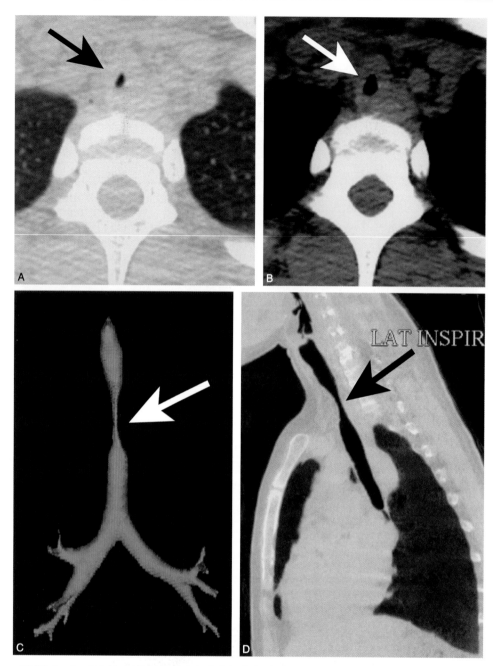

图36.2 21岁女性,气管插管后上段胸内气管典型位置狭窄。肺窗(A)和纵隔窗(B)的轴向CT图像显示伴随管壁增厚严重的向心性气管狭窄(箭)。矢状位最小密度重建CT(C)和三维重建(D)图像显示典型的沙漏样气管狭窄(箭)

伤、肺门处主干支气管撕裂损伤等引起,忽略气道损伤的病因,所有的病变在愈合的过程中伴随狭窄的发生,呈现典型的沙漏样外观。CT是评估其位置、形态学特征、累及范围和并发症的首选方法。

肿瘤

中央气道肿瘤可以是恶性的,也可以是良性的(框36.1)。恶性肿瘤远比良性肿瘤常见,在成人中占大部分。主要为局部侵袭或血行转移扩散。良性肿瘤在儿童和年轻人中更为常见。呼吸道肿瘤以阻塞症状为特征,如慢性咳嗽、呼吸困难、反复感染、咯血等。呼吸困难只发生在晚期肿瘤,此时气道管腔明显变窄。

继发性恶性肿瘤

继发性恶性肿瘤可能是局部侵袭或血行转移的结果。局部侵袭可由甲状腺癌、食管癌、肺癌或喉癌引起。CT上气管侵犯的直接征象是原发肿瘤附近

框 36.1　　中央气道肿瘤的分类	
上皮性肿瘤	间叶性肿瘤
恶性	恶性
鳞状细胞癌[a]	软组织肉瘤
腺癌	软骨肉瘤
大细胞癌	淋巴瘤
神经内分泌肿瘤	良性
类癌（典型和非典型）	脂肪瘤
大细胞神经内分泌肿瘤	纤维瘤
小细胞癌	纤维瘤病
良性	组织细胞瘤
乳头状瘤	血管瘤
乳头瘤病	血管外皮瘤
唾液腺	化学感受器瘤
恶性	平滑肌瘤
腺样囊性癌	颗粒细胞瘤
黏液表皮样癌	施万细胞瘤
癌	软骨瘤
良性	软骨母细胞瘤
多形性腺瘤	继发性肿瘤
黏液腺瘤	直接侵犯
肌上皮瘤	食管，胸腺，喉，肺
嗜酸细胞腺瘤	血行转移
	乳腺，结肠，肾，卵巢，子宫，
	睾丸，黑色素瘤，肉瘤

[a] 鳞状细胞癌和腺样囊性癌占中央气道恶性肿瘤的 86%。

的支气管内肿块、软骨破坏和支气管瘘（图 36.3 和图 36.4）。经常转移到中央气道的肿瘤有乳腺癌、结肠直肠癌、肾癌、肺癌、卵巢癌、甲状腺癌、子宫癌、睾丸癌、黑色素瘤和肉瘤。在 CT 上，血行转移表现为支气管内结节或气管壁上软组织密度肿块，其管壁偏心增厚，增强后强化（图 36.5）。

原发性恶性肿瘤

鳞状细胞癌（squamous cell carcinoma，SCC）是气管最常见的原发肿瘤，以 50~60 岁男性居多，男女比为（2~4）∶1。它与吸烟密切相关。多达 40% 的气管鳞癌患者会发展成其他吸烟相关性癌症，如头颈癌或肺癌。SCC 倾向于局部浸润。当它延伸到食管时，气管食管瘘（tracheoesophageal fistula，TEF）是常见的。SCC 的 CT 表现包括一个腔内息肉样肿块，呈软组织密度和边缘不规则的分叶状。SCC 在 PET 显像上显示出高的 FDG 亲和度。

腺样囊性癌（adenoid cystic carcinoma，ACC）是第二常见的恶性肿瘤，起源于唾液腺。它与吸烟习惯或性别优势无关。发生的年龄比 SCC 早，通常在 40 岁。ACC 表现为腔内局灶性肿块，多位于气管和主支气管，沿黏膜下层浸润生长伴周围管壁增厚。与 SCC 相比，ACC 的生长速度较慢，对局部的侵袭倾向较小。CT 显示边界清晰的软组织肿块浸润气道壁，并在晚期浸润周围的纵隔脂肪。

环形增厚可导致局部狭窄，在冠状面和矢状面 MPR 图像中更容易发现。PET-CT 显示 ACC 具有较高的 FDG 摄取率。

第三种恶性肿瘤是黏液表皮样癌（mucoepidermoid carcinoma，MEC）。MEC 起源于气管支气管树

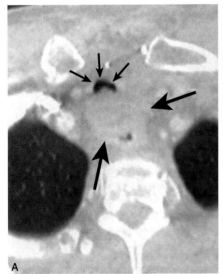
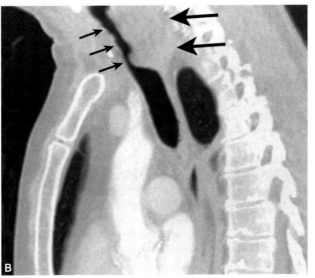

图 36.3　一名 50 岁男子患有间变性甲状腺癌侵犯气管。轴位（A）和冠状位（B）CT 图像显示气管旁有一个软组织肿块（大箭）。肿块侵犯气管，引起管腔狭窄（小箭）

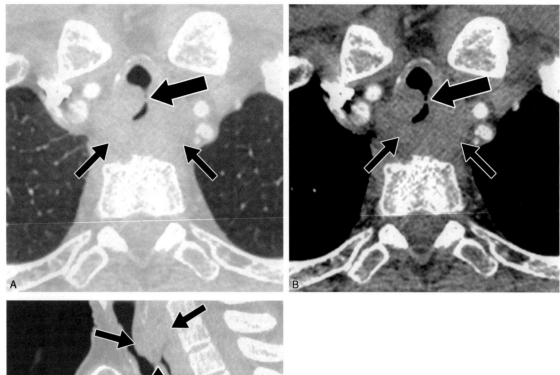

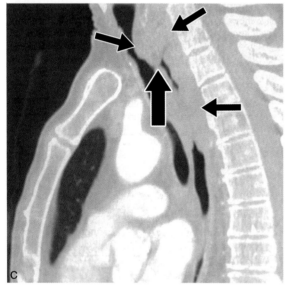

图 36.4　60 岁男性食管癌患者气管食管瘘。轴位 CT 肺窗(A)和纵隔窗(B)显示气管与食管之间连通(大箭)。食管周围还要注意一个软组织肿块(小箭)。(C)矢状位重建 CT 图像显示气管与食管连通(大箭),肿块位于食管周围(小箭)

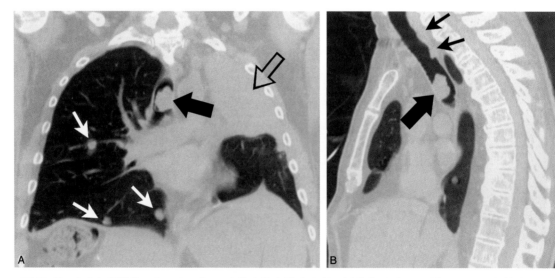

图 36.5　中央气道转移。(A,B)一位 60 岁的直肠癌转移患者。冠状位重建 CT 图像(A)显示气管内软组织肿块(黑色实心箭)。左上叶阻塞性肺不张(黑色空心箭),肺实质多发结节(白色箭)。(B)矢状位 CT 重建图像显示气管内游离的软组织肿块(大箭)和附着气管壁生长的软组织肿块(小箭)

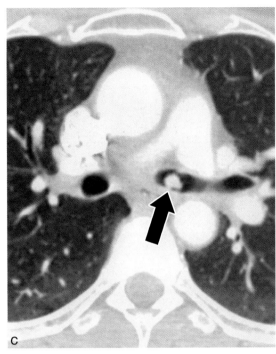

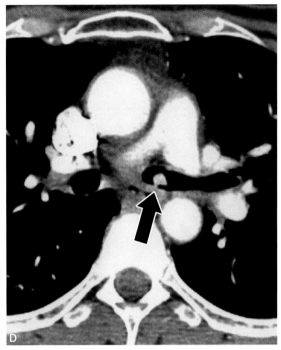

图 36.5(续)　(C,D)一名 48 岁患有乳腺癌转移的妇女。轴向 CT 肺窗(C)和纵隔窗(D)显示左侧主干支气管有圆形软组织肿块(箭)

内的小唾液腺。它通常发生在 40 岁以下的患者身上。与 SCC 和 ACC 相比,MEC 通常位于气道远端,常累及肺叶和支气管肺段。MEC 的 CT 表现为椭圆形或分叶状支气管内肿块,轻度增强(与类癌鉴别诊断)。

　　类癌是一种罕见的神经内分泌肿瘤,范围从低级(典型)、中级(非典型)到高级小细胞癌。与 MEC 一样,类癌发生于 40 岁以下的患者。类癌是儿童最常见的支气管肿瘤,可产生激素和神经胺(例如促肾上腺皮质激素、5-羟色胺、生长抑素)。出现与气道阻塞相关的症状,如慢性咳嗽、反复感染、咯血等,比激素分泌引起的相关症状更常见。CT 上显示类癌一个光滑的圆形腔内或分叶状肿块,其内可有钙化(图 36.6)。类癌在 PET-CT 扫描中可能表现出低的 FDG 亲合度,其他成像方式包括生长抑素受体闪烁成像和奥曲糖醇成像,奥曲糖醇是一种核医学技术,使用生长抑素类似物(奥曲肽)放射标记。

良性肿瘤

　　良性肿瘤较恶性肿瘤少见,占所有肺肿瘤的不到 2%。在 CT 上,良性肿瘤表现为气管支气管腔内的肿块,不发生局部侵犯或远处转移。其中一些肿瘤具有典型特征,这有助于其在 CT 上的表征(表 36.5)。

　　鳞状细胞乳头状瘤和错构瘤是最常见的中央气道良性肿瘤。鳞状细胞乳头状瘤可为单发或多发。在成年男性中,单发型乳头状瘤通常累及喉部和支

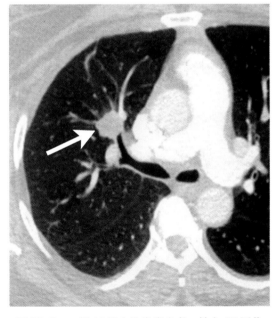

图 36.6　一例 48 岁女性类癌患者。轴向 CT 图像显示软组织棘状肿块(箭),阻塞右上叶近端支气管(支气管征阳性)

表 36.5　气道肿瘤的典型特征

特征	肿瘤类型
含脂肪病变	脂肪瘤、错构软骨瘤
病灶内钙化	错构瘤、软骨瘤、类癌
含脂肪和钙化物病变	错构瘤
高强化肿瘤	类癌、血管瘤、纤维瘤和血管球瘤

气管,较少累及气管,并且与吸烟有关。多发性乳头状瘤,也称为喉气管乳头状瘤病,与人乳头瘤病毒(6型和11型)感染有关。该病通常在出生时获得,在幼儿中发病率很高。在CT上,乳头状瘤表现为气管内有蒂的分叶状结节,不含钙化或脂肪(图36.7)。当累及肺乳头状瘤病产生多个肺结节,主要分布在肺下叶,可形成空洞。肺部病变可以恶化为癌,因此需要持续的随访。

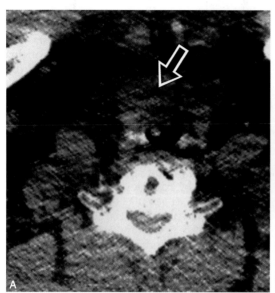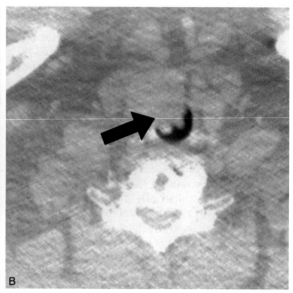

图36.7 72岁女性气管乳头状瘤。(A)纵隔窗轴位CT图像,由于放射伪影(箭),难以检查上段气管。软组织肿块很容易被忽视。(B)肺窗轴位CT图像能更好地显示分叶状肿块(箭)

错构瘤是一种含有脂肪、软骨、纤维组织和上皮成分的肿瘤。这些肿瘤通常位于肺实质,最常发生的位置为段支气管。在CT上,它们表现为边界清楚的病灶,范围从几毫米到2~3cm不等(图36.8)。病灶内的低密度和高密度灶为脂肪和钙化。

脂肪瘤占良性肺肿瘤的不到0.1%。在CT上,这些肿瘤表现为边界清楚的腔内低密度肿块,常伴有支气管阻塞的征象,如肺不张和阻塞性肺炎。

成肌细胞瘤是一种罕见的良性肿瘤,通常发生在头部和颈部,很少发生在中央气道。这些肿瘤多发生于四十多岁的女性。CT上常见支气管腔内息肉样软组织密度肿块,伴支气管阻塞征象。

神经鞘瘤是一种罕见的神经源性肿瘤,起源于神经鞘的施万细胞。在CT上表现为边界清楚、组织密度低的肿块,增强后明显强化。

平滑肌瘤多见于支气管而非气管。在CT上,平滑肌瘤通常表现为椭圆形病变,伴有阻塞性改变和轻度强化。

类肿瘤是类似于肿瘤的软组织肿块。黏液在气道中最易被误认为是肿瘤(图36.9)。在大多数情况下,由于其内低密度气泡、气管内游离分布和咳嗽后的活动,它可以与肿瘤鉴别。然而,当其厚且紧贴气道壁时,可能很难与肿瘤区分开。如果在随访影像后仍然存在,建议使用支气管镜进行鉴别诊断。其他类肿瘤包括支气管结石、骨化性气管支气管病、淀粉样变和局灶性感染。

局限性先天异常

临床上常发现先天性气管支气管变异,其发生率为1%~12%。它们通常无症状,可能与心血管疾病(例如肺动脉吊索、右侧主动脉弓)或其他异常有关。严重中央气道先天异常是罕见的,包括气管不发育和TEF,发生于婴儿时期。

支气管闭锁是局限性的,其近肺门旁的节段性支气管缺失,而远端气道正常。支气管闭锁最常见的部位是左上叶,尤其是尖后段支气管。闭锁部位的远端支气管可能充满黏液并扩张,形成支气管囊肿。支气管闭锁远侧的肺泡通过侧支进行通气,可能产生局限性过度充气或空气滞留。CXR主要表现为肺门周围的管状混浊,伴或不伴气-液平面,以及因周围空气被截留而产生的高透亮度(图36.10)。在CT上表现为管状或分支状充满黏液的支气管,远端空气被截留,这在呼气相上有更好的表现。如果没有侧支通气,支气管闭锁可引起肺不张或肺叶囊性扩张。尽管可能发生反复感染或气胸,支气管闭锁通常是无症状或偶然诊断的。

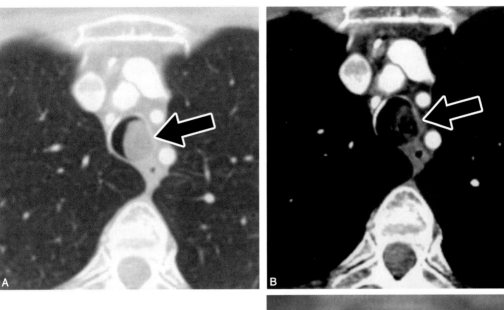

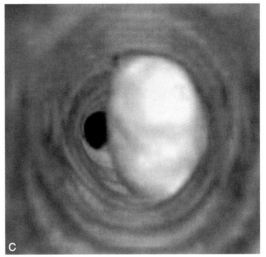

图 36.8 一名 72 岁妇女,患有气管错构瘤。轴位 CT 肺窗(A)和纵隔窗(B)显示左肺上叶尖后段气管处有圆形息肉样软组织肿块(箭),不侵犯周围结构。(B)纵隔窗显示病灶内有脂肪分布,CT 值为-82HU。(C)肿块的虚拟支气管镜图像

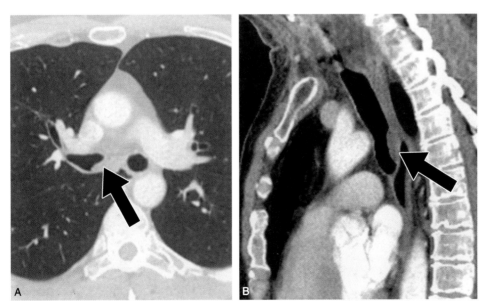

图 36.9 (A,B)一位 50 岁妇女气管内黏液分泌物。轴位(A)和矢状位重建(B)CT 图像显示气管相关部分(B)的软组织肿块(箭)向下延伸至右主支气管(A)

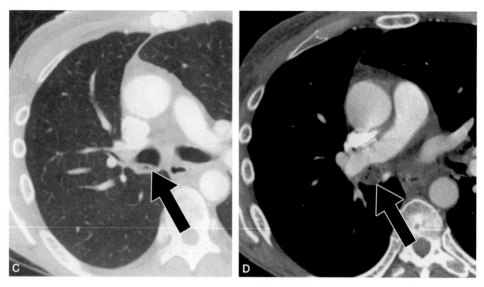

图 36.9(续)　(C,D)一名 44 岁男子的轴位 CT 图像显示右主支气管相关部分(C)的含气泡的软组织肿块(箭),导致支气管阻塞(D)

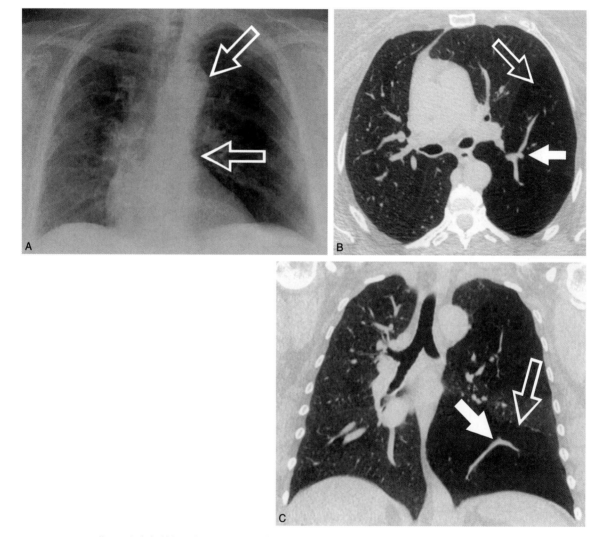

图 36.10　一位 59 岁支气管闭锁妇女。(A)后前位 CXR 显示左肺过度充气伴纵隔向右移位(箭)。(B,C)轴位和冠状位 CT 图像显示左下叶不透明(实心箭),实质部分高透过度(空心箭)。再次注意纵隔移位

先天性气管支气管狭窄以管腔缩小50%以上为特征,通常是由于气管支气管壁异常(例如不成比例的软骨)或腔内分隔。气管支气管狭窄最常见的是局限性(3 型),但也可能是弥漫性(1 型)或漏斗样(2 型)。气管支气管狭窄也可由周围结构如血管环、移位的无名动脉和血管悬带的外源性压迫引起(图 36.11)。气管支气管狭窄常与先天性大叶性肺气肿和小静脉阻塞综合征有关。

原发支气管憩室是原始胚芽的中断分裂。它通常发生在气管的水平,起源于右侧隆嵴上方几厘米处。它可能与 TEF、气管狭窄和先天性肺气道畸形有关。必须与继发性憩室进行鉴别诊断,如气管突出、喉囊肿、Zenker 憩室、支气管囊肿等。

气管性支气管(tracheal bronchus,TB)是一种异常的支气管,通常起源于气管远端并指向右肺上叶(图 36.12)。TB 可能是突出的,形成一个盲囊。移位型 TB 比额外型 TB 更常见。当整个右上叶支气管移位时,称为猪支气管。这可能导致处于正常位置的气管发生节段性或大叶性塌陷。TB 通常无症状,但可引起反复感染、咳嗽、喘鸣和咯血。临床症

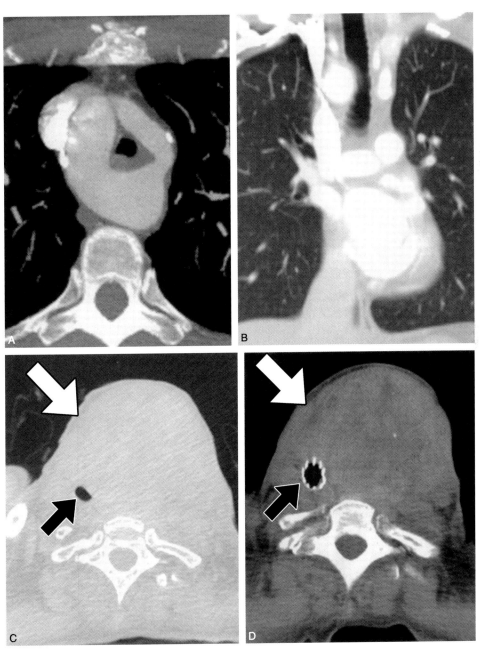

图 36.11　(A,B)一位 64 岁双主动脉弓患者气道壁外压迫。轴向最小密度投影(A)和冠状位(B)重建 CT 图像显示环绕气管的血管环,导致管腔狭窄。(C,D)一位 82 岁的女性甲状腺肿患者。轴向 CT 图像显示一个巨大的颈部软组织肿块(白色箭)压迫气管(黑色箭)。(D)采用腔内支架植入术治疗

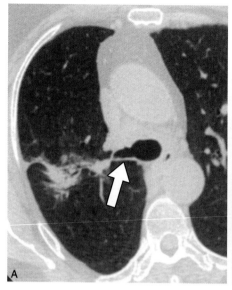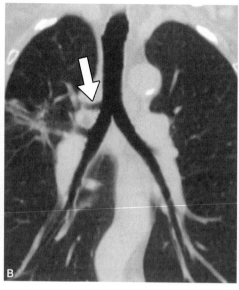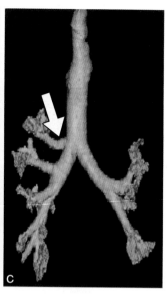

图 36.12   一位 77 岁女性，气管性支气管。轴位（A）、冠状位重建 CT（B）和三维重建图像（C）显示支气管（箭）起源于气管隆嵴水平，供应右肺上叶的尖段

状在额外型 TB 和左侧 TB 中更为常见。支气管扩张、肺不张、灶性肺气肿和囊性肺畸形均可发生。TB 还与其他先天性异常有关，包括奇叶、气管狭窄、部分肺静脉异常回流和其他先天性心脏病。

副心支气管（accessory cardiac bronchus，ACB）通常起源于中间支气管的内壁，或较少起源于右主支气管。如果 ACB 有盲端，气道软骨的存在有助于区分 ACB 与憩室。ACB 通常是偶然发现的，但可能引起反复感染、咳嗽或咯血。ACB 与 TB、支气管扩张有关。

支气管桥（bridging bronchus，BB）是一种极为罕见的气道异常，其特征为异常的支气管从纵隔中线的一侧穿入另一侧。BB 有两种类型。在第一种经典类型中，右下叶由起源于左主支气管内侧的支气管通气。在这种类型中，右主支气管可能缺失或仅表现为一个短憩室。这通常与气管狭窄或肺发育不全有关。然而，右主支气管也可能位于隆嵴水平，使右肺上叶通气。

在第二类 BB 中，右肺下叶起源于隆嵴的远前侧支气管通气。这称为前桥支气管。区分 BB 和 TB 很重要，因为 BB 通常与气管和支气管狭窄以及其他先天性异常有关。

BB 于 $T_5 \sim T_7$ 水平在气管中线左侧形成所谓的假性隆嵴，而不是 $T_4 \sim T_5$ 的正常水平。BB 的走行比右主支气管更水平。BB 通常伴有其他畸形，如血管异常、肺静脉异常回流（pulmonary anomalous venous return，PAVR）和心脏畸形。BB 通常是有症状的，表现为反复的肺部感染，由气道狭窄引起的呼吸窘迫，以及阻塞的迹象，如肺不张和支气管扩张。

获得性气道憩室

获得性憩室是黏膜通过后外壁薄弱处（例如软骨环之间）的突出物。通常位于右侧，在胸廓入口的水平。获得性憩室常见于慢性阻塞性肺疾病（chronic obstructive pulmonary disease，COPD）、哮喘或先天性气道扩张（例如巨气管支气管症的气管支气管扩大）患者。较少的情况下，它们可能是由于腺病或纤维化的牵拉机制。获得性憩室通常无症状，偶然被发现，但有时可出现非特异性症状，如咳嗽、反复感染、咯血和喘鸣。典型的 CT 表现是主气道附近的局部空气外溢（图 36.13）。虽然先天性憩室的位置和软骨的存在可能有助于诊断，但难以区分原发性和继发性憩室。

支气管结石症

支气管结石症是存在于气道腔内的钙化或骨化物质。该病通常是由于邻近淋巴结钙化或肺内钙化灶侵蚀支气管并进入管腔，与慢性坏死性肉芽肿疾病相关。其他不太常见的原因如下：①长期异物引起的支气管内钙化；②钙化支气管软骨板的侵蚀和挤压；③来自较远部位的钙化物质迁移至支气管，如胸膜斑或肾支气管瘘。支气管结石症最常见的症状是干咳、咯血和反复感染。有些患者可能会咳出钙化物质（吐石症），从而有助于诊断。罕见的并发症是支气管食管瘘或支气管主动脉瘘。在胸部 X 线检查（CXR）上，若表现出阻塞的征象，如肺不张、黏液嵌塞和支气管扩张，更常发现钙化灶，特别是小的钙化。在对患者进行 CXR 检查随访的过程中，发现原先确

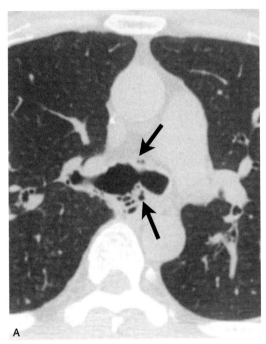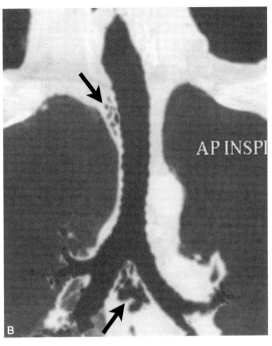

图36.13　一位46岁男性,气道憩室病。轴位(A)和冠状位最小密度投影重建(B)CT显示气管、支气管多发憩室(箭)

诊的钙化病灶消失或移位,这可能是支气管结石的一个间接征象。在CT上,支气管内或支气管周围的钙化结节需要与肺不张、支气管扩张、黏液嵌塞和阻塞性肺炎等梗阻征象一起鉴别。为了区分支气管内和支气管周围的钙化结节,可以应用MPR与骨或宽窗设置(例如WL为300HU,WW为1 800~2 000HU)。

支气管色素沉着纤维化

支气管色素沉着纤维化(bronchial anthracofibrosis,BAF)是一种罕见的中央气道疾病,病因不明。BAF的特点是由支气管黏膜下黑色素(来自希腊语ánthrakos,意思是"煤")沉着引起的支气管炎性狭窄。BAF在亚洲国家更为常见,且多见于不吸烟的女性。BAF与结核分枝杆菌感染和吸入生物质燃料烟雾有关。症状并不特异,包括咳嗽、呼吸困难、胸痛等。在CT上,由BAF引起的支气管狭窄通常是多灶性的(1~5个节段),通常是双侧的(节段性或大叶性)。通常不累及气管和主支气管。相关表现为肺不张、实变、间质改变、钙化或非钙化的淋巴结病。右肺中叶是最常见的受累部位,其次是右肺上叶和左肺上叶。然而,影像学表现是非特异性的,很难与支气管肺癌和肺结核鉴别。因此,确诊通常是通过支气管镜和活检。

异物

异物误吸在儿童中比成人更普遍。在成人中,异物误吸往往发生在神经系统异常或药物、酒精成瘾等吞咽机制受损的人群中。患者表现为突然的咳嗽、窒息和呼吸困难,伴或不伴呕吐。这种临床表现也被称为吸入综合征,它是临床怀疑异物吸入的最具预测性的因素。其他相关症状是复发性和难治性的肺部感染,严重的呼吸窘迫,发绀,以及呼吸肌收缩。症状取决于异物的位置;当异物位于叶支气管或亚段支气管等较远处时,临床症状可能很少或不存在。在成人中,由于右主支气管短直,异物通常位于右侧支气管树;但在儿童中,左右支气管发生异物吸入的概率是相等的。

在CXR上,只有异物不透射线时才能直接看到(图36.14)。然而,异物通常是透射线的,因此可能只有间接的症状,如肺不张、过度充气、纵隔移位和阻塞性肺气肿。几乎一半(40%)的患者CXR是正常的。在这些病例中,一旦高度怀疑异物阻塞,应立即行支气管镜检查。支气管镜被认为是诊断气管支气管异物的金标准并能去除异物,因此通常优先于横断面成像。CT用于评估初始支气管镜检查后漏诊或残留的异物。

感染

有几种感染会累及中央气道。这里将讨论导致局灶性节段狭窄的最常见类型——支气管内膜结核(endobronchial tuberculosis,EBTB)、呼吸道硬结和真菌感染。

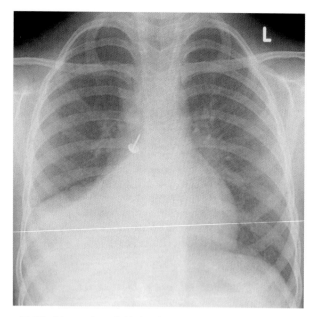

图36.14　一名5岁男童,有异物误吸。后前位胸部X线片显示中间支气管内不透明异物,符合图钉异物的影像学表现。注意右中叶和右下叶萎陷

EBTB是一种由结核分枝杆菌感染气管支气管树的疾病。支气管狭窄在EBTB急性期患者中占68%,在慢性期患者中占90%。最常见的受累部位是右肺上叶和右主支气管。10%~40%的结核病患者伴有肺实质结核。根据部位、受累程度和分期不同,临床表现也不同。呼吸症状通常不是特异的,比如慢性咳嗽对止咳药物没有效果,并可持续数月。有时,患者可能有支气管出血、咯血和胸痛。痰标本检查的诊断结果是可变的,而PFT通常是限制性的。在不到10%的患者中,CXR是异常的,因此CT是主要的检查方式,因为它可以检测和评估局灶性大叶性节段性支气管狭窄伴继发性肺不张、过度充气或阻塞性肺炎(图36.15)。树芽状外观是支气管播散的征象。CT对于计划行支气管镜检查的患者也很有价值,支气管镜可以通过组织活检进行准确诊断。

呼吸道硬结是由革兰氏阴性菌硬鼻结克雷伯菌引起的上呼吸道慢性肉芽肿性疾病。呼吸道硬结感染通过空气飞沫传播,通常始于鼻。然而,它可以延伸到喉、咽和气管。呼吸道硬结感染进展缓慢多年,有缓解期和复发期。该病常见于热带和温带地区,如非洲、亚洲、南美洲和中美洲。男性多见鼻、咽硬结,女性多见喉、气管硬结;硬结患者的年龄范围为20~40岁。喉气管硬结常发生在声门下区。临床上最常见的症状是鼻塞、鼻畸形和鼻出血。最常见的胸内影像学表现是声门周围对称或不对称狭窄,并

延伸至气管和支气管。影像学检查是缩小鉴别诊断的重要手段,通常需要活检来排除其他原因。

支气管内真菌感染是一个未被认识的疾病。气道真菌定植取决于周围环境因素和宿主状态。危险因素包括长期机械通气、类固醇治疗和肺移植。最常见的病原体依次为曲霉属、粗球孢子菌、接合菌属真菌、念珠菌属、新型隐球菌和荚膜组织胞浆菌。

曲霉是一种普遍存在的霉菌,没有地理偏差(图36.16)。它是免疫缺陷宿主中最常见的气道定植真菌。有四种不同类型的曲霉引起气道感染。腔内曲霉球是免疫功能强的宿主中最常见的类型。最重要的诱发因素是肺内空腔的存在,通常与肺结核或结节病有关。患者通常无症状,最常见的症状是间歇性咯血。CXR和CT显示一个含有软组织肿块(真菌球)的腔,产生典型的空气新月征。当曲霉球充满腔,病变很容易被误认为癌。变应性支气管肺曲霉病是一种人体对曲霉的过敏反应,其特征是产生大量的黏液、异常的黏液纤毛清除和黏液嵌塞。诱发因素主要是支气管哮喘。患者表现为反复喘息、低热、咳嗽、咳痰增多和胸痛。在CT上,管状黏液样填充物累及段支气管和亚段支气管,具有典型的中央分布特征,多见于上叶。气道阻塞可引起肺不张和实变。当支气管阻塞长期存在时,30%的患者会有钙沉积。

气管支气管曲霉病通常发生在肺移植受者,也可发生在其他类型的免疫缺陷宿主,如其他实体器官移植受者、血液恶性肿瘤者和人类免疫缺陷病毒(human immunodeficiency virus, HIV)感染者。患者表现为进行性呼吸困难、咳嗽和咯血。感染患者偶有痰液阻塞。曲霉气管支气管炎有几种不同的类型。在阻塞性支气管曲霉病中,气道内充满厚厚的黏液栓,伴轻微黏膜炎症或溃疡。在溃疡型中,有气管支气管黏膜的局灶性侵犯。最后,假膜性气管支气管炎的特征是气管支气管树的广泛炎症和侵袭,黏膜上覆盖着坏死碎片和曲霉菌丝形成的假膜。曲霉气管支气管炎在CT上难以检出,表现为支气管向心性增厚、支气管内小结节、均匀或不均匀支气管狭窄。这些发现是非特异性的,因此,为了进一步确诊,通常需要支气管镜检查。侵袭性气道曲霉病占曲霉感染的10%。它常见于中性粒细胞减少症和艾滋病患者。侵袭性曲霉病通常发生在支气管周围。在CXR上,最常见的表现是单侧或双侧斑片状实变,而在CT上以小叶中心结节影和支气管周实变伴周围磨玻璃影(晕征)为特征。

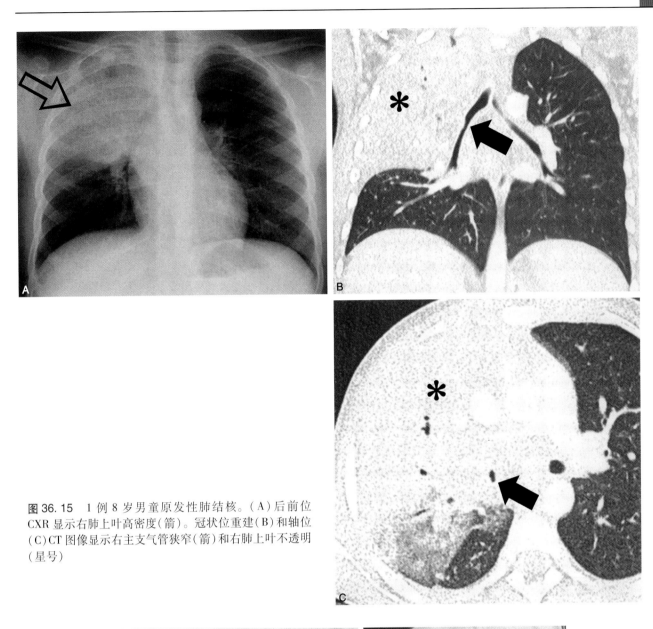

图 36.15 1 例 8 岁男童原发性肺结核。(A)后前位
CXR 显示右肺上叶高密度(箭)。冠状位重建(B)和轴位
(C)CT 图像显示右主支气管狭窄(箭)和右肺上叶不透明
(星号)

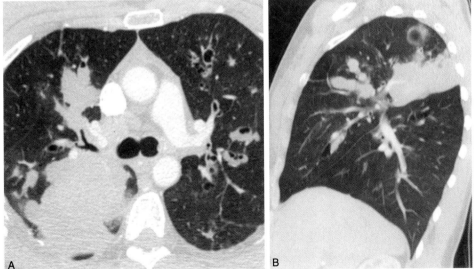

图 36.16 一位 40 岁妇女,曲霉病。轴位(A)和矢状位重建(B)的 CT 图像显示支气管柱状扩张,支气管内分泌
物,右肺上叶后段肺实变。一系列的结果表明与变应性支气管肺曲霉病的影像学表现一致

弥漫性中央气道疾病

气管支气管软化症（TBM），剑鞘样气管，巨气管支气管症，结节病，肉芽肿性多血管炎（granulomatosis with polyangiitis，GPA）（韦格纳肉芽肿病），复发性多软骨炎（relapsing polychondritis，RP），骨化性气管支气管病，淀粉样变，以及炎性肠病（inflammatory bowel disease，IBD）可见长段气道受累。这些弥漫性气道疾病的影像学表现见表36.6。

表 36.6　弥漫性气道疾病的影像学表现

图例	疾病	受影响部位	壁增厚	钙化	软化	管腔狭窄
A（正常／剑鞘样气管）	剑鞘样气管	胸内气管	否	可能	是	是
B（正常／GPA(Wegener)）	肉芽肿性多血管炎（GPA）	声门下	结节样	少有	少有	环形狭窄
C（正常／淀粉样变）	淀粉样变	气管支气管	结节样或环形	可能	少有	是
D（正常／TPO）	骨化性气管支气管病（TPO）	较低的2~3级气管和支气管	广泛结节样	常见	否	是
E（正常／RP）	复发性多软骨炎（RP）	气管	广泛光滑	可能	是，常见	是，尤其是急性期
F（正常／TBM）	气管支气管软化症（TBM）	气管、主支气管和叶支气管	仅在复发性感染时出现	可能，看情况	呼气末塌陷>50%并且动态呼气图像塌陷>70%	可变，运动时气道狭窄加重
G（正常／结节病）	结节病	声门下气管的一部分和近端部分	结节性增厚	可能	少见	壁内或壁外

注：A.剑鞘样气管冠状位伸长；B.肉芽肿性多血管炎的周壁增厚；C.淀粉样变的淀粉样蛋白黏膜下层沉积（箭）；D.骨化性气管支气管病前外侧壁结节性增厚（黑色）和后膜保留（星号）；E.复发性多软骨炎前外侧壁平滑增厚，后膜保留（星号）；F.气管支气管软化症的皱眉外观（#表示复发性感染时前壁可能增厚）；G.结节病壁不规则增厚。

气管支气管软化症

TBM 是一种以过度的气管支气管塌陷为特征的疾病。它通常是由软骨软化引起的气道前壁和/或侧壁薄弱引起的。在用力呼气或咳嗽的情况下，这些相对薄弱的气管壁鼓入气管腔（图 36.17）。较少的情况下，除了前壁和侧壁部分，气道后壁也可能被累及，从而造成环形的塌陷。原发性 TBM 的病因尚不清楚，但软骨环异常（例如软骨与肌肉的比例减少，或软骨环长度增加）等气管发育异常已被报道。原发性 TBM 也可能与先天性异常有关，如 TEF。继发性（或获得性）TBM 与慢性气管插管、慢性气道炎症、COPD、RP 和壁外压迫有关。根据塌陷的严重程度、位置和形态对 TBM 进行分类（表 36.7）。一种

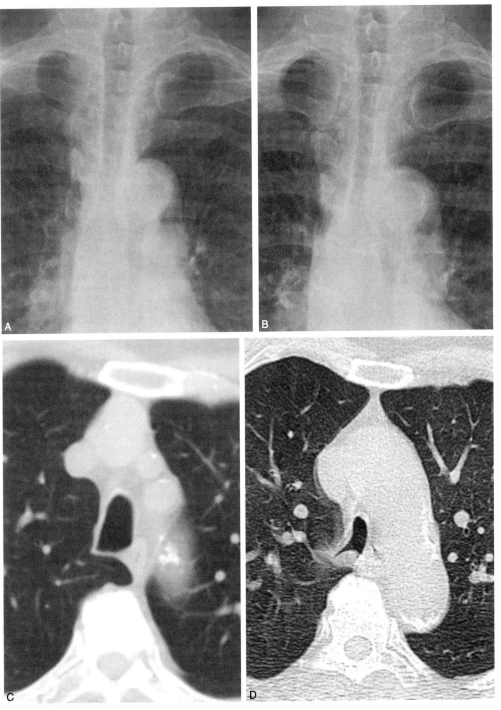

图 36.17　一位 71 岁气管支气管软化症患者。后前位 CXR 显示吸气时气管结构正常（A），呼气时气管狭窄（B）。轴位 CT 图像显示吸气时剑鞘样气管（C），呼气时外侧气管直径明显减小（D）

典型的症状是所谓的"犬吠样咳嗽",这种症状在不到 5% 的患者中出现。更常见的情况是,患者因反复呼吸道感染、运动时呼吸困难和喘息等临床症状而寻求医疗救助。因此,TBM 常被误认为哮喘,在对哮喘治疗无效的患者中应引起注意。同样,PFT 是特异性的,但通常是正常的。

表 36.7 气管支气管软化症(TBM)分类

依据	分类
位置	Ⅰ型,中间支气管和左主支气管 Ⅱ型,气管和近端主支气管 Ⅲ型,肺内段和远端支气管
严重程度	轻度,50%~70% 的塌陷 中度,70%~90% 的塌陷 重度,>90% 塌陷
形态	月状吸气形态(冠状径与矢状径之比>1):高度特异性的 TBM 形态 吸气双凸形("鱼嘴"):常与 TBM 相联系 剑鞘畸形(冠状径与矢状径之比<0.6):TBM 常见于慢性阻塞性肺疾病患者 呼气半月形("皱眉征"):TBM 的高特异性圆形

定义 TBM 的恰当阈值仍然存在争议。最常见的诊断标准是支气管镜检查中塌陷程度超过 50%。然而,不同的研究表明,有些健康的志愿者气道塌陷也超过这个阈值。气道塌陷取决于采集图像时患者的呼吸动作。动态呼气时,气管塌陷的程度大于呼气末。因此,动态呼气时应测量气管萎陷,阈值设为 70%,避免 TBM 的过度诊断。

关键问题:怎样在合适区域测量气道塌陷

多排 CT(MDCT)是 TBM 筛查的成像方式。两种 CT 方案可用于 TBM:一种是吸气末和呼气末采集,另一种是吸气末和动态呼气采集。呼气末和动态呼气成像可以通过低剂量设置来减少累积剂量。第一种措施计划包括在 TLC 和 RV 的过程中两次屏气获得,而第二种方案在特定的呼吸动作中获得。这些动作包括峰值流量(FEV$_1$)或咳嗽动作。在这些操作中,当患者用力呼气或咳嗽时,图像采集就会被触发。目前,动态采集比屏气采集更受青睐,因为它们能更好地诱发 TBM。然而,对于依从性不好的患者,如幼儿或插管的成人,仍使用屏气装置。在 CT 上,TBM 评估应首先确定和测量在呼气显像时最狭窄的气管腔(呼气末或动态呼气)的横截面积(cross-sectional area,CSA)。然后,根据解剖学位置

确定吸气末的同一气管水平,并通过以下公式计算气道塌陷程度:

$$\Delta 气管腔(\%) = [(CSA 吸气末 - CSA 呼气末)] / CSA 吸气末 \times 100$$

相关的支气管壁增厚、黏液堵塞、肺不张和/或实变的表现在吸气末采集时可以得到更好的评估,而在呼气图像中更容易检测到滞留的空气。

关键问题:如何鉴别气管支气管软化症与气道运动过度塌陷

气道运动过度塌陷(excessive dynamic airway collapse,EDAC)是指气道腔内 50% 以上的病理塌陷,完全是结构完整的气道软骨后壁膜松弛所致。EDAC 常被误称为 TBM,但其病理生理学和形态与 TBM 不同。最常与 EDAC 相关的肺部疾病是 COPD 和哮喘。咳嗽及用力呼气时,气道压力差降低及气管后壁软骨环薄弱促使气管塌陷。最近,通过支气管镜或放射学研究,根据功能状态、程度、形态、起源和塌陷严重程度对 EDAC 进行了分级。这种分类不仅可以将 TBM 与 EDAC 区分开,还可以监测疾病程度的进展或治疗后是否改善。

剑鞘畸形以冠状面狭窄和矢状面狭窄为特征。胸内气管直径扩大,冠状径与矢状径之比<0.6。与气管软化不同,剑鞘畸形会造成固定的阻塞,只影响气管的胸内部分。部分与 COPD 密切相关,慢性肺过度充气压迫气管并产生冠状狭窄。

结节病

结节病是一种多器官肉芽肿性疾病,其特征是受累器官出现非干酪性肉芽肿。它通常发生在 20 到 60 岁的人群,在年轻人中更常见。可表现一种或多种异常:双侧肺门淋巴结肿大、肺内多发结节,以及皮肤、关节和眼部病变。呼吸系统常累及,最常见的表现为肺门、纵隔淋巴结肿大,其次为实质改变。

由于严重的实质损害,气道受累被忽视和低估的情况越来越多。气道受累是一个消极的预后因素,并与发病率和病死率相关。结节病可表现淋巴结肿大、支气管壁增厚(由于水肿、肉芽肿形成和黏膜易碎)、气道狭窄和实质纤维化引起的牵拉性支气管扩张而导致气道受压。与远端气道相比,气管和主支气管受累较少,很少出现症状。气道结节病的主要症状是慢性咳嗽(由于黏液纤毛清除减少),黏膜水肿,以及红斑。CT 最常用于评估实质改变和淋巴结病,有助于评估气道受累(图 36.18)。然而,它可能高估气

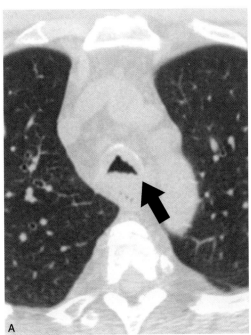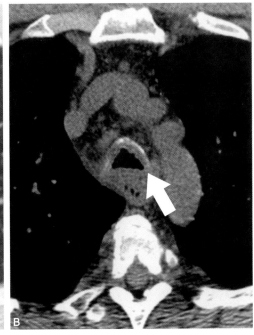

图 36.18　一位 55 岁男性,结节病。轴向 CT 图像在肺窗(A)和纵隔窗(B)显示气管严重环形不规则壁增厚和管腔狭窄(箭)

道受累,并可能导致高达 15% 的假阳性结果。支气管镜联合活检是诊断气道结节病的首选方法。结节病的治疗包括皮质类固醇和免疫调节剂。介入性支气管镜有时用于缓解严重晕气道狭窄的症状。

肉芽肿性多血管炎(韦格纳肉芽肿病)

　　GPA 是一种涉及肺、小动脉和肾的多系统疾病。这是一种病因不明的慢性复发性疾病,平均生存时间为 22 年。累及呼吸道有三种类型:慢性鼻窦炎、气管支气管疾病和实质结节。气管支气管疾病占 GPA 患者的 15% ~ 55%。它的特点是气管狭窄,腔内肿块病变,有时表现为 TBM。声门下狭窄是 GPA 最常见的气道表现。这可以是最初的表现,也可以是随后疾病病程发展过程中的相应表现。气管支气管狭窄可以是单发的,也可以是多发的,通常是环形的,并伴有进行性向心性管腔狭窄。气管环钙化和支气管扩张也是可以发生的。GPA 相关的实质表现为结节、实变、磨玻璃影和纵隔淋巴结病。常见的症状有咳嗽、声音嘶哑、咯血、呼吸困难、喘鸣和喘息。

　　影像学检查是缩小鉴别诊断的重要手段,常与支气管镜检查相结合。CXR 通常表现为多发肺内阴影,但对评价气管支气管 GPA 没有帮助,GPA 通过 CT 评估。CT 表现为气管内结节或不对称软组织肿块,气管环改变(图 36.19)。

　　弥漫性支气管壁增厚可导致节段性和大叶性肺不张。其他影像学表现包括双侧和弥漫性肺结节,可能形成空洞,伴有磨玻璃影和实变。气管支气管 GPA 的治疗包括免疫抑制剂,介入性支气管镜操作,以及手术治疗气道阻塞。尽管已经给予了适当的免疫抑制治疗,仍有大量 GPA 患者出现进行性气道疾病。

巨气管支气管症

　　巨气管支气管症是气管的弥漫性扩张,也称为 Mounier-Kuhn 综合征。该病通常见于 40 ~ 50 岁的男性,是结缔组织薄弱导致中央气道增大。当气管直径大于 3cm,右侧主干支气管直径大于 2.5cm,左侧主干支气管直径大于 2cm 时可确定诊断。气管壁的松弛度增加可能导致呼气衰竭。此外,支气管扩张和支气管憩室也很常见。巨气管支气管症也可见于皮肤松弛症或埃勒斯-当洛综合征。巨气管支气管症的患者,由于黏液纤毛清除减少,容易反复发生呼吸道感染。配对呼气末和呼气或动态呼气 CT 是诊断巨气管支气管症及相关 TBM 的首选方式(图 36.20)。少见的弥漫性气管扩张也可能是严重特发性肺纤维化、终末期结节病、原发性肺结核、放射治疗、真菌病和肺切除术中纤维化牵拉的结果。

复发性多软骨炎

　　RP 是一种慢性多器官疾病,其特征是耳、鼻、关

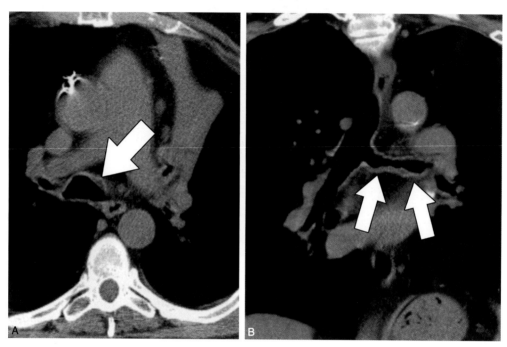

图 36.19 一位 73 岁男子,肉芽肿性多血管炎。轴位(A)和冠状位(B)CT 图像显示左侧气管壁增厚(箭)(A),左侧主干支气管壁增厚(B)

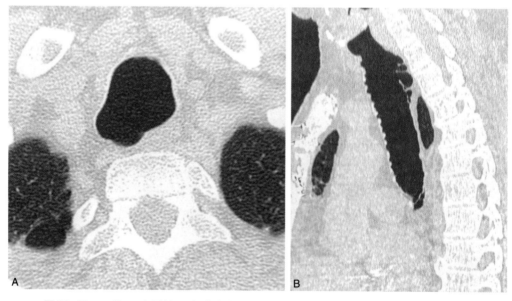

图 36.20 一位 66 岁男性,巨气管支气管症。轴位(A)、矢状位重建(B)和冠状位重建

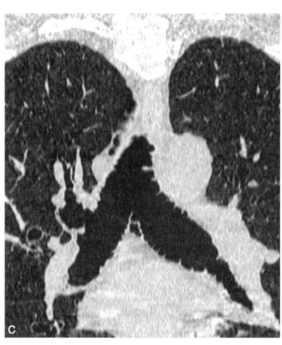

图 36.20（续）　（C）CT 图像显示气管和支气管明显扩张（Courtesy Dr. Alexander A. Bankier, Beth Israel Deaconess Medical Center, Boston）

节、气道和血管的反复软骨炎症。本病以女性为主，可发生于任何年龄。20%～50% 的患者有中央气道受累。RP 患者表现为气道阻塞症状，如呼吸困难、咳嗽、喘鸣、声音嘶哑等。不同病程的气道阻塞机制不同，活跃期气道水肿，纤维期软骨破坏和狭窄引起进行性塌陷。

在胸部 X 线片上，RP 可显示长段气管狭窄和继发的阻塞症状（例如肺炎、肺不张）。CT 是评估 RP 的首选方式，动态呼气成像更好地评估 TBM 的常见表现。其他重要的 CT 表现为多灶性或弥漫性气道狭窄、气道壁增厚、气道软骨钙化（典型的保留后膜壁）和继发性空气滞留（图 36.21）。大叶性和节段性支气管阻塞可引起肺不张、阻塞性肺炎和支气管扩张。在 RP 中，支气管镜检查被用来评估疾病的阶段和气道受累的严重程度。

骨化性气管支气管病

TPO 是一种罕见的原因不明的良性疾病，总患病率为 0.12%。它被认为与慢性炎症及感染、萎缩性鼻炎、硅沉着病、淀粉样变、分枝杆菌病等相关。TPO 的气管支气管异常表现为连接气管软骨的黏膜下软骨结节，并随后发生钙化和骨化。这些软骨性或硬骨的黏膜下结节在数年的时间内体积和数量增加，阻塞气道管腔。有趣的是，这些结节不累及气管后膜。TPO 患者通常在 60～80 岁，在儿科患者中也有 TPO 的描述。TPO 患者出现非特异性症状，如慢

性咳嗽、声音嘶哑、呼吸困难、咯血、反复呼吸道感染。因此，许多患者最初被误诊为哮喘或慢性支气管炎。PFT 的损伤取决于病变的位置和严重程度。中度症状患者可表现为阻塞症状，伴有异常的流速-容量曲线。

影像学检查对缩小鉴别诊断范围有重要意义，但很少能确诊 TPO。CXR 通常为阴性，但也有少数气道钙化或与气道阻塞相关的表现（例如肺炎、肺不张、支气管扩张）。CT 典型表现为大量钙化或非钙化的软骨结节突出于气道腔内，不累及膜性后壁（图 36.22）。当累及后膜时，应考虑其他疾病（例如淀粉样变）。其他相关 CT 表现为支气管壁增厚和气管软骨变形，无外在受压。虽然支气管镜检查是确诊的首选方法，但 TPO 目前尚无治疗方法，因此支气管镜检查的重点是改善症状。

气管支气管淀粉样变

气管支气管淀粉样变（tracheobronchial amyloidosis, TBA）是肺淀粉样变三种表现中最常见的一种，也包括持续性弥漫性间质沉积和实质结节（淀粉样瘤）。淀粉样变可以是特发性的，也可以与各种炎症性、遗传性或肿瘤性疾病相关。TBA 在 50 岁以上的男性中更为常见，可引起咳嗽、声音嘶哑、喘鸣、气道阻塞，有时还会发生咯血。气道阻塞可导致肺不张或复发性肺炎。有症状的 TBA 通常以局灶性气道异常为特征，这可能需要支气管镜或手术切除。诊

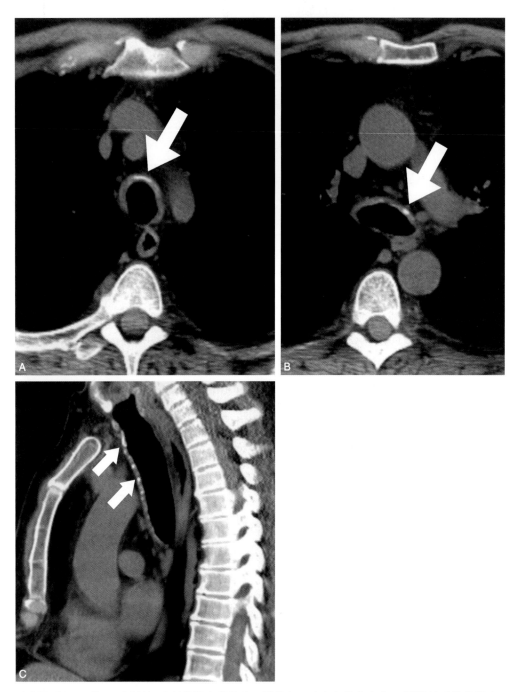

图 36.21 一位 65 岁男性,患复发性多软骨炎。轴位(A,B)和矢状位(C)CT 图像显示前软骨含气道壁增厚和钙化(箭),典型的后膜保留

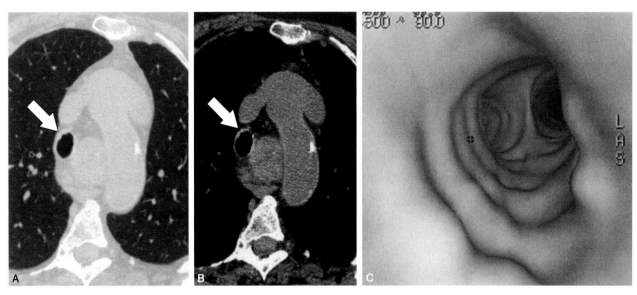

图 36.22　一位 77 岁女性,骨化性气管支气管病。轴位 CT 肺窗(A)和纵隔窗(B)显示前外侧的气管壁结节状增厚(箭)。(C)虚拟支气管镜显示结节状气管壁不规则

断通常通过活检和刚果红制剂上的绿色双折射显示来获得。

　　在 CT 上,TBA 呈弥漫性、浸润性、多灶性黏膜下斑块或结节状(图 36.23)。弥漫性不规则壁增厚伴钙化可累及气管至段支气管的任何部分,而不保留后膜(与 TPO 区别)。相关表现为肺不张、阻塞性肺炎和空气滞留。在鉴别诊断中,MRI 是有用的,因为

淀粉样蛋白沉积有中等 T_1 信号强度和低 T_2 信号强度。

炎性肠病和其他炎症性疾病

　　IBD 和其他炎症性疾病,如克罗恩病、溃疡性结肠炎和白塞病,有时可累及气道。在这些疾病中,溃疡性结肠炎是最常见的。气道受累通常表现为闭塞

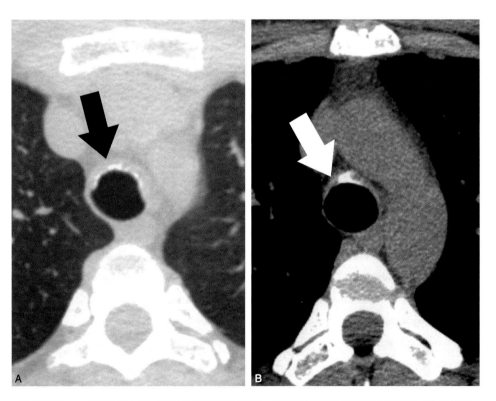

图 36.23　一位 24 岁女性,患中央气道淀粉样变。肺窗(A)和纵隔窗(B)的轴向 CT 图像显示前外侧气管明显均匀增厚(箭),并伴有钙化

性支气管炎,但也有其他表现,如溃疡性气管炎、气管支气管炎和支气管扩张。气道 IBD 的诊断常常是在胃肠道诊断后得到的。影像学表现不明确,因此临床病史和支气管镜检查具有特异性,这对诊断很重要。在 CT 上,气管支气管炎的表现包括向心性支气管壁增厚、气管环钙化和支气管扩张。

■ 误区和解决方法

鉴别分泌物与真正的支气管内病变

气道中部的黏液阻塞类似于支气管内病变。一些特征,如低密度、气泡含量和依赖位置,更倾向于黏液分泌诊断而不是真正的病变。在慢性气道炎症(例如 COPD、囊性纤维化)患者中,分泌物可表现为高 CT 密度,不含空气,或可能位于气道的游离区域。这些促使医生将恶性支气管内病变纳入考虑范围。在这些病例中,让患者剧烈咳嗽和咳痰后,再次获得吸气末图像就足够了,这些图像将反映出气管内分泌物真实的位移。当无移位时,应考虑支气管内病变,并通过支气管镜进一步评估。

评估非常短的气道狭窄区域

如前所述,气道短节段的狭窄的延伸范围在轴位图像上可能被低估。在这种情况下,冠状面和矢状面 MPR,连同曲面重建,可以精确评估狭窄的形状、扩展和与周围结构的关系。

界定健康个体气道过度塌陷的正确阈值

界定 TBM 的正确阈值仍然存在争议。使用最多的阈值为 50%,这源于支气管镜检查的评估,但尚未被证明是有用的。事实上,在成年健康志愿者的动态呼气成像中,分别有 54%、67% 和 61% 的平均呼气塌陷发生在气管、右主支气管和左主支气管。当用力动作(例如咳嗽)呼气成像时,塌陷程度甚至会更高。在这些病例中,可以考虑使用高达 70% 的阈值来避免 TBM 过度诊断。最后,需要进一步研究来确定 TBM 的最佳阈值。在气道成像中使用较新的方法,如 MRI,可能有助于确定这一阈值,特别是在儿科人群中,对他们来说 CT 辐射暴露仍然是一个值得关注的问题。

鉴别软骨环过度增厚与病理性狭窄

通过与相邻的气管环比较,可以检测到软骨环狭窄、过度增厚。在有病变的情况下,与相邻的软骨环相比,扩大的气管环会显得更大,而且经常变形。以上导致了新月形管腔狭窄,冠状位重建显示经典的沙漏样外观。

■ 总结

MDCT 使气管支气管成像发生了革命性的变化。三维重建和容积再现技术克服了轴向图像评估的局限性。最近,MRI 已被引入气道成像;它的高组织特征和时间分辨率可以提高气道成像的诊断能力。此外,其无辐射危害的特征将促使其在儿科人群中发挥更大的作用。

应该在 CXR 上仔细观察气管,以发现可能的异常,然后用 CT 和/或 MRI 进一步检查。对局限性和弥漫性中央气道疾病的病理学分类有了充分理解之后,可以获得更高的诊断率。这种分类有助于开发一种实用的诊断算法来评估中央气道疾病。

参考书目

Abdel Razek AA. Imaging of scleroma in the head and neck. *Br J Radiol.* 2012;85(1020):1551–1555.

Abu-Hijleh M, Lee D, Braman SS. Tracheobronchopathia osteochondroplastica: a rare large airway disorder. *Lung.* 2008;186(6):353–359.

Baughman RP, Culver DA, Judson MA. A concise review of pulmonary sarcoidosis. *Am J Respir Crit Care Med.* 2011;183(5):573–581.

Boiselle PM. Imaging of the large airways. *Clin Chest Med.* 2008;29(1):181–193.

Boiselle PM. Imaging of the large airways. *Clin Chest Med.* 2008;29(1):181–193, vii.

Boiselle PM, Lee KS, Ernst A. Multidetector CT of the central airways. *J Thorac Imaging.* 2005;20(3):186–195.

Brink JA, Amis ES Jr. Image wisely: a campaign to increase awareness about adult radiation protection. *Radiology.* 2010;257(3):601–602.

Carden KA, Boiselle PM, Waltz DA, et al. Tracheomalacia and tracheobronchomalacia in children and adults: an in-depth review. *Chest.* 2005;127(3):984–1005.

Cataneo AJ, Reibscheid SM, Ruiz Júnior RL, et al. Foreign body in the tracheobronchial tree. *Clin Pediatr (Phila).* 1997;36(12):701–706.

Chung MP, Lee KS, Han J, et al. Bronchial stenosis due to anthracofibrosis. *Chest.* 1998;113(2):344–350.

Ciet P, Wielopolski P, Manniesing R, et al. Spirometer-controlled cine magnetic resonance imaging used to diagnose tracheobronchomalacia in paediatric patients. *Eur Respir J.* 2014;43(1):115–124.

Desir A, Ghaye B. Congenital abnormalities of intrathoracic airways. *Radiol Clin North Am.* 2009;47(2):203–225.

Ernst A, Feller-Kopman D, et al. Central airway obstruction. *Am J Respir Crit Care Med.* 2004;169(12):1278–1297.

Ernst A, Rafeq S, Boiselle P, et al. Relapsing polychondritis and airway involvement. *Chest.* 2009;135(4):1024–1030.

Eslamy HK, Newman B. Imaging of the pediatric airway. *Paediatr Anaesth.* 2009;19(suppl 1):9–23.

Franquet T, Müller NL, Oikonomou A, et al. *Aspergillus* infection of the airways: computed tomography and pathologic findings. *J Comput Assist Tomogr.* 2004;28(1):10–16.

Franquet T, Serrano F, Giménez A, et al. Necrotizing aspergillosis of large airways: CT findings in eight patients. *J Comput Assist Tomogr.* 2002;26(3):342–345.

Gibbs JM, Chandrasekhar CA, Ferguson EC, et al. Lines and stripes: where did they go? From conventional radiography to CT. *Radiographics.* 2007;27(1):33–48.

Gillmore JD, Hawkins PN. Amyloidosis and the respiratory tract. *Thorax.* 1999;54(5):444–451.

Gómez-Seco J, Pérez-Boal I, Guerrero-González J, et al. Anthracofibrosis or anthracostenosis. *Arch Bronconeumol.* 2012;48(4):133–136.

Goske MJ, Applegate KE, Bulas D, et al. Alliance for radiation safety in pediatric imaging. Image gently: progress and challenges in CT education and advocacy. *Pediatr Radiol.* 2011;41(suppl 2):461–466.

Grenier PA, Beigelman-Aubry C, Brillet PY. Nonneoplastic tracheal and bronchial stenoses. *Radiol Clin North Am.* 2009;47(2):243–260.

Gross RE. Arterial malformations which cause compression of the trachea or esophagus. *Circulation.* 1955;11(1):124–134.

Han FF, Yang TY, Song L, et al. Clinical and pathological features and imaging manifestations of bronchial anthracofibrosis: the findings in 15 patients. *Chin Med J.* 2013;126(14):2641–2646.

Ingegnoli A, Corsi A, Verardo E, et al. Uncommon causes of tracheobronchial stenosis and wall thickening: MDCT imaging. *Radiol Med.* 2007;112(8):1132–1141.

Kang EY. Large airway diseases. *J Thorac Imaging.* 2011;26(4):249–262.

Karnak D, Avery RK, Gildea TR, et al. Endobronchial fungal disease: an under-recognized entity. *Respiration.* 2007;74(1):88–104.

Kim YJ, Jung CY, Shin HW, et al. Biomass smoke induced bronchial anthraco-fibrosis: presenting features and clinical course. *Respir Med.* 2009;103(5):757–765.

Ko JM, Jung JI, Park SH, et al. Benign tumors of the tracheobronchial tree: CT-pathologic correlation. *AJR Am J Roentgenol.* 2006;186(5):1304–1313.

Kwong JS, Müller NL, Miller RR. Diseases of the trachea and main-stem bronchi: correlation of CT with pathologic findings. *Radiographics.* 1992;12(4):645–657.

Lee KS, Boiselle PM. Update on multidetector computed tomography imaging of the airways. *J Thorac Imaging.* 2010;25(2):112–124.

Lee KS, Kim TS, Fujimoto K, et al. Thoracic manifestation of Wegener's granu-lomatosis: CT findings in 30 patients. *Eur Radiol.* 2003;13(1):43–51.

Murgu S, Colt H. Tracheobronchomalacia and excessive dynamic airway collapse. *Clin Chest Med.* 2013;34(3):527–555.

Ngo AV, Walker CM, Chung JH, et al. Tumors and tumorlike conditions of the large airways. *AJR Am J Roentgenol.* 2013;201(2):301–313.

Park CM, Goo JM, Lee HJ, et al. Tumors in the tracheobronchial tree: CT and FDG PET features. *Radiographics.* 2009;29(1):55–71.

Polychronopoulos VS, Prakash UB. Airway involvement in sarcoidosis. *Chest.* 2009;136(5):1371–1380.

Polychronopoulos VS, Prakash UB, Golbin JM, et al. Airway involvement in Wegener's granulomatosis. *Rheum Dis Clin North Am.* 2007;33(4):755–775, vi.

Prakash UB. Tracheobronchopathia osteochondroplastica. *Semin Respir Crit Care Med.* 2002;23(2):167–175.

Prince JS, Duhamel DR, Levin DL, et al. Nonneoplastic lesions of the tracheo-bronchial wall: radiologic findings with bronchoscopic correlation. *Radiograph-ics.* 2002;22(Spec No):S215–S230.

Rafeq S, Trentham D, Ernst A. Pulmonary manifestations of relapsing polychon-dritis. *Clin Chest Med.* 2010;31(3):513–518.

Ridge CA, O'donnell CR, Lee EY, et al. Tracheobronchomalacia: current concepts and controversies. *J Thorac Imaging.* 2011;26(4):278–289.

Rikimaru T. Endobronchial tuberculosis. *Expert Rev Anti Infect Ther.* 2004;2(2):245–251.

Sebening C, Jakob H, Tochtermann U, et al. Vascular tracheobronchial compression syndromes—experience in surgical treatment and literature. *Thorac Cardiovasc Surg.* 2000;48(3):164–174.

Seo JB, Song KS, Lee JS, et al. Broncholithiasis: review of the causes with radiologic-pathologic correlation. *Radiographics.* 2002;22(Spec No):S199–S213.

Swanson KL. Airway foreign bodies: what's new? *Semin Respir Crit Care Med.* 2004;25(4):405–411.

Urban BA, Fishman EK, Goldman SM, et al. CT evaluation of amyloidosis: spectrum of disease. *Radiographics.* 1993;13(6):1295–1308.

Webb EM, Elicker BM, Webb WR. Using CT to diagnose nonneoplastic tracheal abnormalities: appearance of the tracheal wall. *AJR Am J Roentgenol.* 2000;174(5):1315–1321.

第37章
心脏瓣膜

Ahmed H. El-Sherief, Rahul Renapurkar, Michael Bolen

本章概要

■ 引言

　　超声心动图是评价心脏瓣膜形态、功能和病变的主要影像方法。超声心动图应用广泛、便携,其声像图表现及描述普遍被临床医生所熟悉。然而,超声心动图依赖于操作者的技巧,有时还会受声波干扰的限制(例如,肥胖会影响患者图像)。在一些患者中,MRI 可用于评价心脏瓣膜的形态、功能及病变。MRI 能够较好地评估瓣膜形态,并且能够定量评估瓣膜功能不全(而超声心动图是半定量的),是评价心室容积、质量和射血分数的金标准。然而,MRI 设备相对昂贵、检查耗时,心脏 MRI 的操作及诊断技能仅为少数医生所掌握。在某些患者中(例如,评估心脏瓣膜作为术前规划的一部分或评估术后并发症),CT 可用于评估心脏瓣膜形态、病变以及在某些特定情况下的功能。

■ 心脏瓣膜解剖

　　心脏共有四个瓣膜:两个房室瓣(三尖瓣、二尖瓣)和两个半月瓣(肺动脉瓣、主动脉瓣)。房室瓣调节从心房到心室的血流,半月瓣调节从心室到大血管(肺动脉、胸主动脉)的血流。左心室的流入和流出瓣膜(二尖瓣,主动脉瓣)通过纤维组织相连,而右心室的流入和流出瓣膜(三尖瓣,肺动脉瓣)被右心室漏斗部的肌肉组织分开,这是评估复杂先天性疾病的一个关注点。

主动脉瓣

　　主动脉根部位于左心室和升主动脉之间,支撑并包绕主动脉瓣。主动脉根部复合体由心室-动脉连接处(也称瓣环)、主动脉瓣叶、主动脉瓣叶附着缘、主动脉窦、主动脉瓣叶间三角和窦管结合部组成(图 37.1)。正常的主动脉瓣由三个小叶(也称瓣尖)组成:右冠瓣、左冠瓣和无冠瓣。瓣叶从基底部(左心室内)延伸至窦管结合部,呈半月形附着。主动脉瓣瓣叶的半月形附着形成三角形的小叶间隙,这些小叶间隙的顶点称为联合。

　　在心室收缩期,主动脉瓣叶打开,让血液从左心室流入主动脉(图 37.2)。在心室舒张期,主动脉瓣叶关闭,防止血液回流到左心室(图 37.2)。

　　主动脉瓣的先天性变异包括一叶瓣,二叶瓣和

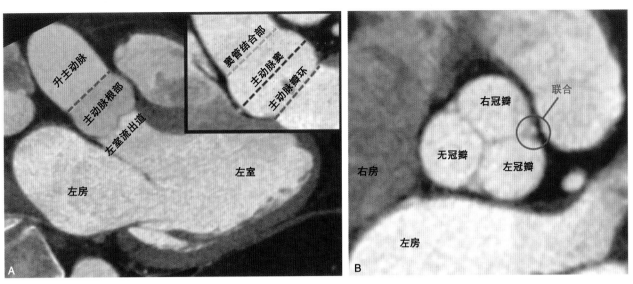

图 37.1　主动脉根复合体。（A）CT 图像上左心室（LV）三腔心位显示了主动脉根部复合体，包括主动脉瓣环、瓣叶、主动脉瓣附着缘、主动脉窦（S of V）、主动脉瓣叶间三角和窦管结合部（STJ）。（B）CT 图像上主动脉窦水平主动脉根部短轴位显示了主动脉瓣的瓣叶和联合

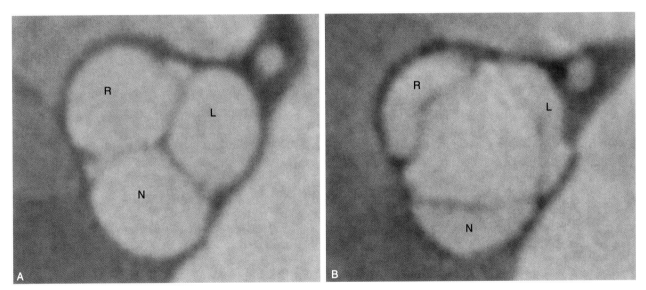

图 37.2　心室舒张末期和收缩末期的主动脉瓣膜。（A）CT 主动脉窦水平的主动脉根部短轴位图像显示，在心室舒张末期，主动脉瓣叶关闭。（B）CT 主动脉窦水平的主动脉根部短轴位图像显示，在心室收缩末期，主动脉瓣叶打开。L，左冠瓣；N，无冠瓣；R，右冠瓣

四叶瓣。

二尖瓣

　　二尖瓣位于主动脉瓣的左后方。二尖瓣复合体由二尖瓣环、二尖瓣小叶、腱索和乳头肌组成（图 37.3）。二尖瓣环是连接到二尖瓣小叶的复杂的鞍形纤维环。二尖瓣小叶有两个：二尖瓣前叶和后叶。二尖瓣前叶和后叶各分为三段（二尖瓣前叶 A1，A2 和 A3；二尖瓣后叶 P1，P2 和 P3）。二尖瓣小叶通过腱索附着到前外侧和后外侧乳头肌，并通过腱索附着到左心室壁。

　　心室舒张期二尖瓣开放，血液从左心房流入左心室。心室舒张期二尖瓣关闭，以防止血液反流到左心房。二尖瓣复合体的先天性变异包括乳头肌融合、双孔二尖瓣、瓣叶裂和瓣上环。

肺动脉瓣

　　肺动脉瓣位于主动脉瓣的左前上方。肺动脉根部复合体由右心室-肺动脉交界处（也称瓣环）、肺动脉瓣叶、肺动脉瓣叶附着处、肺动脉窦部、肺动脉瓣叶间三角和窦管结合部组成。正常的肺动脉瓣由三个小叶（也称尖瓣）组成。在心室收缩期，肺动脉瓣

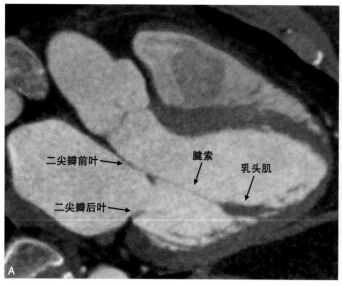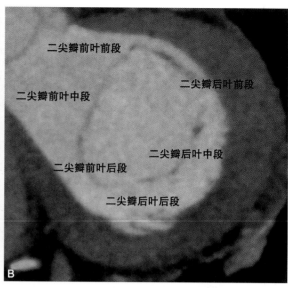

图 37.3　二尖瓣(MV)复合体。(A)CT 左心室三腔心层面显示了由二尖瓣环、二尖瓣小叶、腱索和乳头肌组成的二尖瓣复合体。(B)CT 二尖瓣环水平的二尖瓣复合体短轴位图像显示了二尖瓣小叶的节段解剖结构

小叶打开,血液从右心室流入肺动脉。在心室舒张期,肺动脉瓣小叶关闭,以防止血液回流到右心室。肺动脉瓣的先天性变异包括二叶瓣,四叶瓣以及瓣叶缺失(称为闭锁)。

三尖瓣

　　三尖瓣位于主动脉瓣的右后方。三尖瓣复合体由三尖瓣环、三尖瓣小叶、腱索和乳头肌组成。三尖瓣有三个瓣叶:前叶、后叶和隔叶。三尖瓣小叶通过腱索附着于乳头肌(通常是前乳头肌、后乳头肌和隔侧乳头肌)。在心室舒张期,三尖瓣小叶打开,血液从右心房流入右心室。在心室收缩期,三尖瓣小叶关闭,防止血液反流入右心房。

　　三尖瓣的先天性变异包括一个瓣叶不全或缺失(闭锁),隔瓣叶和后瓣叶下移并部分融合(Ebstein 畸形)。

■ 瓣膜反流

二尖瓣反流

　　二尖瓣反流(mitral valve regurgitation, MR)是瓣膜性心脏病最常见的类型。MR 可能是由于瓣膜小叶或瓣下结构的固有功能障碍而原发,最常见的类型是肌瘤样瓣膜变性。这会导致小叶和腱索的伸长,甚至脱垂(小叶向左心房弯曲>2mm)和 MR。当瓣叶或乳头肌破裂时,二尖瓣小叶在收缩期外翻进入左心房,通常伴有明显的 MR (图

37.4)。MR 的特征性改变可为功能性(继发性),其中小叶和瓣膜正常,通常是左心室缺血或扩张,导致瓣环扩大或乳头肌移位,导致小叶拴系和拉张。

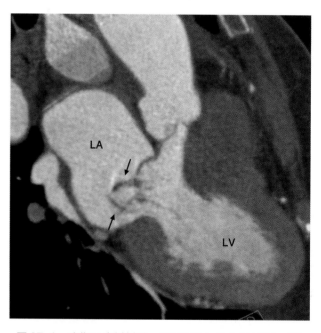

图 37.4　连枷二尖瓣瓣叶。CT 图像上左心室(LV)三腔心层面显示收缩期二尖瓣后叶向左心房内翻(箭之间)。LA,左心房

　　CT 和 MRI 上,MR 被诊断为心室收缩期二尖瓣不完全接合。在 MRI 电影稳态自由进动序列(SSFP)上,MR 表现为起源于二尖瓣并在心室收缩期延伸到左心房的流空信号(图 37.5)。

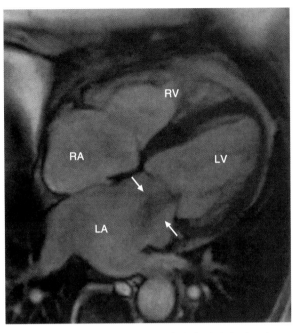

图37.5　二尖瓣反流。MRI 稳态自由进动序列四腔心层面显示起源于二尖瓣并在心室收缩期延伸到左心房的流空信号(箭之间)。LA,左心房;LV,左心室;RA,右心房;RV,右心室

主动脉瓣反流

　　主动脉瓣反流(aortic valve regurgitation,AR)是由主动脉根部复合体异常引起的,包括瓣环异常(例如,继发于囊性中膜变性的瓣环扩张)和瓣膜异常(例如风湿性心脏病的瓣膜增厚)。在 CT 和 MRI 上,AR 被诊断为心室舒张期主动脉瓣叶不完全接合(图37.6)。在 MRI SSFP 电影序列上,AR 表现为起源于主动脉瓣并在心室舒张期延伸到左心室流出道-左心室腔内的流空信号(图37.6)。

肺动脉瓣反流

　　肺动脉瓣反流(pulmonic valve regurgitation,PR)是由肺动脉根部复合体异常引起的,包括瓣环异常(例如重度肺动脉高压继发的瓣环扩张)和瓣叶异常(例如二叶肺动脉瓣)。临床上,显著的 PR 常见于肺动脉狭窄治疗后的患者和法洛四联症治疗后的患者。CT 和 MRI 上,PR 被确诊为心室舒张期肺动脉瓣叶不完全接合。在 MRI SSFP 电影序列上,PR 被确定为起源于肺动脉瓣并在心室舒张期间延伸到右心室腔内的流空信号。

三尖瓣反流

　　与二尖瓣相似,三尖瓣反流(tricuspid valve regurgitation,TR)可能为功能性(继发性),也可能由于小叶本身的紊乱(原发性),功能性 TR 在临床上更为常见。功能性 TR 通常是由右心室扩张破坏了三尖瓣和瓣下结构的正常几何结构和力学引起。而右心室扩张通常是由于左心室衰竭,但也可能是由于右心室梗死和肺心病。原发性 TR 不常见,可见于风湿性心脏病、心内膜炎和先天性病变,如 Ebstein 畸形时三尖瓣的隔叶和后叶部分融合到心肌,导致右心室入口部分心房化(图37.7)。

　　CT 和 MRI 上,TR 被确诊为心室收缩期三尖瓣叶不完全接合。MRI SSFP 电影序列上,TR 被确定

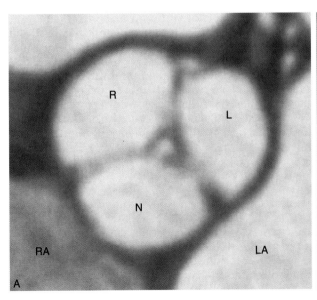
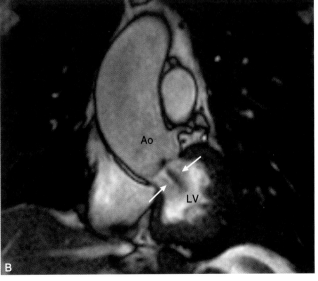

图37.6　主动脉瓣反流。(A)CT 主动脉窦水平的主动脉根部短轴位图像显示心室舒张期主动脉瓣叶不完全接合。(B)MRI 稳态自由进动序列主动脉根部的斜冠状面图像显示起源于主动脉瓣并在心室舒张期延伸到左心室流出道-左心室腔内的流空信号(箭之间)。Ao,主动脉;L,左冠瓣;LA,左心房;LV,左心室;N,无冠瓣;R,右冠瓣;RA,右心房

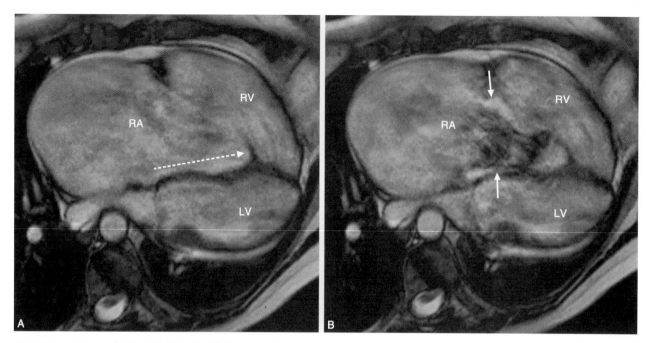

图 37.7　Ebstein 畸形。(A)稳态自由进动 MRI 四腔心层面显示右心室部分心房化,继发于三尖瓣隔叶和后叶与心肌的部分融合(虚线箭;三尖瓣隔叶附着物顶端移位)。(B)四腔心稳态自由进动 MRI 显示三尖瓣反流表现为起源于三尖瓣的流空信号(箭之间),并在心室收缩期间延伸至右心房。LV,左心室;RA,右心房;RV,右心室

为起源于三尖瓣并在心室收缩期间延伸到右心房的流空信号。

瓣膜反流的定量评估

利用流速编码电影序列增强扫描,MRI 可以定量评估瓣膜反流。流速编码电影序列可以直接定量评估 AR 和 PR,间接定量评估 TR 和 MR(例如,通过从每搏输出量中减去主动脉的前向血流来评估 MR)。与超声心动图相比,MRI 有潜在的优势,超声心动图可提供瓣膜功能不全的多参数半定量评估,但在特殊功能不全情况下可能会受到限制。

■ 瓣膜狭窄

主动脉瓣狭窄

主动脉瓣狭窄(aortic valve stenosis,AS)通常是由主动脉瓣变性或主动脉瓣先天性畸形(例如二叶主动脉瓣)引起的(图 37.8)。CT 和 MRI 上,AS 被确定为心室收缩期主动脉瓣口面积狭窄。在 MRI SSFP 电影序列上,AS 被确定为起源于主动脉瓣并在心室收缩期间延伸到主动脉根部的流空信号。轻度 AS 定义为瓣口面积 $>1.5cm^2$ 但 $<2.5cm^2$;重度 AS

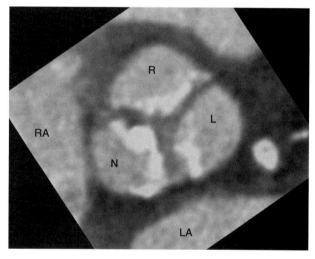

图 37.8　主动脉瓣钙化变性。CT 主动脉窦水平主动脉根部的短轴位图像显示主动脉瓣叶广泛钙化。L,左冠瓣;LA,左心房;N,无冠瓣;R,右冠瓣;RA,右心房

显示瓣口面积 $<1.0cm^2$,主动脉峰值流速 $>4.0m/s$ 和/或平均跨瓣压差 $>40mmHg$;严重狭窄显示瓣口面积 $<0.7cm^2$。

二尖瓣狭窄

二尖瓣狭窄(mitral valve stenosis,MS)通常是风湿性心脏病引起二尖瓣叶增厚、钙化、融合、腱索粘连所致。CT 和 MRI 上,MS 被定义为心室舒张期二尖瓣口开放受限。在 MRI SSFP 电影序列上,MS 被

确定为起源于二尖瓣并在心室舒张期间延伸至左心室腔内的流空信号。轻度 MS 定义为瓣口面积 $1.5 \sim 2.5cm^2$;重度 MS 显示瓣口面积 $<1cm^2$ 和/或平均跨瓣压差 $>10mmHg$。

癌。CT 和 MRI 上,PS 被确定为心室收缩期肺动脉瓣口区域的狭窄。轻度 PS 定义为最大跨瓣压差 $<36mmHg$,中度 PS 为 $36 \sim 64mmHg$,重度 PS 为 $>64mmHg$。

肺动脉瓣狭窄

肺动脉瓣狭窄(pulmonic valve stenosis,PS)通常是由于肺动脉瓣先天性畸形(例如,增厚、融合的交界处形成圆顶状结构,导致肺动脉瓣收缩期开放受限)。它也可能继发于风湿性心脏病或类

瓣膜狭窄的定量评估

CT 和 MRI 上仔细的平面测量可用于量化瓣口开放面积(图 37.9)。流速编码对比 MRI 可用于估计瓣膜狭窄,但峰值流速通常与多普勒超声心动图获得的流速不同。

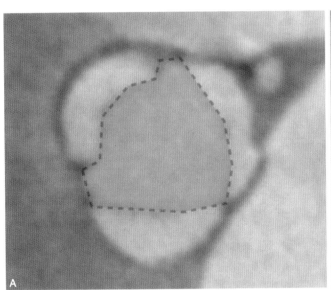
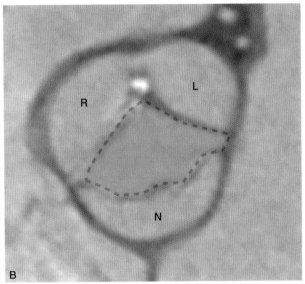

图 37.9　瓣膜平面测量法。(A)心室收缩末期 CT 上主动脉窦处主动脉根部的短轴位显示瓣口面积 $>2.5cm^2$。(B)心室收缩末期 CT 主动脉窦处主动脉根部的短轴位显示瓣口面积 $<2.5cm^2$(继发于功能性二叶主动脉瓣,其中主动脉瓣左右叶融合)。L,左冠瓣;N,无冠瓣;R,右冠瓣

■ 瓣膜赘生物

正常心脏瓣膜对感染性赘生物(例如感染性心内膜炎)或非感染性赘生物(例如系统性红斑狼疮)的侵袭具有抵抗力。获得性或先天性心脏病或直接创伤(例如置管、心脏瓣膜修复或置换)可导致心脏瓣膜损伤,从而增加赘生物发生的风险。瓣膜增厚,收缩或缩短,或穿孔可伴随瓣膜赘生物,导致瓣膜反流。较大的赘生物通常在 CT或 MRI 上可见,但较小或更具有流动性的赘生物可能无法很好地显示。赘生物通常发生在瓣膜的上游侧(例如主动脉瓣的心室侧和二尖瓣的心房侧)。发生心内膜炎的风险特征包括边缘不规则,附着在瓣叶的游离缘,以及不随心脏运动。在感染性心内膜炎中,感染的瓣周扩散可导致瓣膜裂开、瓣膜周围脓肿或假性动脉瘤形成,CT 或

MRI 可以通过大视野、多平面重建图像很好地显示这些改变(图 37.8)。人工瓣膜或其他植入物可能导致超声心动图上的伪影,这在 CT 上可能不那么突出。

■ 瓣膜肿瘤

最常见的原发性瓣膜肿瘤是乳头状弹力纤维瘤。乳头状弹力纤维瘤通常发生在主动脉瓣,其次是二尖瓣(前叶),通常发生在瓣膜的下游一侧。肿瘤直径非常小,影像学表现通常为乳头状、有蒂、可移动。虽然乳头状弹力纤维瘤是良性的,但它们与栓塞事件有关。有症状的患者或肿瘤直径大于 10mm 的无症状患者通常需要手术切除。CT 或 MRI 上也可以看到较大的乳头状弹力纤维瘤(图 37.10)。

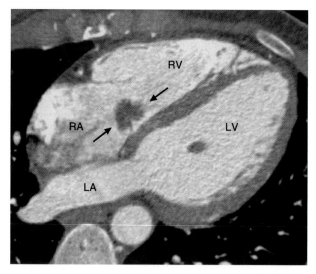

图 37.10 乳头状弹力纤维瘤。CT 多平面重组图像显示三尖瓣上的乳头状带蒂肿块。肿块经手术切除,病理证实为乳头状弹力纤维瘤。LA,左心房;LV,左心室;RA,右心房;RV,右心室

第二常见的原发性瓣膜肿瘤是黏液瘤。瓣膜黏液瘤通常发生在二尖瓣,其次是三尖瓣。

参考书目

Anderson RH. The surgical anatomy of the aortic root. *Multimed Man Cardiothorac Surg.* 2007;2007(102):mmcts.2006.002527.

Bennett CJ1, Maleszewski JJ, Araoz PA. CT and MR imaging of the aortic valve: radiologic-pathologic correlation. *Radiographics.* 2012;32(5):1399–1420.

Bonow RO, Carabello BA, Chatterjee K, et al. 2008 focused update incorporated into the ACC/AHA 2006 guidelines for the management of patients with valvular heart disease: a report of the American College of Cardiology/American Heart Association task force on practice guidelines (writing committee to revise the 1998 guidelines for the management of patients with valvular heart disease): endorsed by the Society of Cardiovascular Anesthesiologists, Society for Cardiovascular Angiography and Interventions, and Society of Thoracic Surgeons. *Circulation.* 2008;118:e523–e661.

Charitos EI, Sievers HH. Anatomy of the aortic root: implications for valve-sparing surgery. *Ann Cardiothorac Surg.* 2013;2(1):53–56.

Chen JJ1, Manning MA, Frazier AA, et al. CT angiography of the cardiac valves: normal, diseased, and postoperative appearances. *Radiographics.* 2009;29(5):1393–1412.

Entrikin DW. Valves: computed tomography. In: Abbara S, Kalva S, eds. *Problem Solving in Cardiovascular Imaging.* Philadelphia: Saunders; 2012.

Gowda RM, Khan IA, Nair CK, et al. Cardiac papillary fibroelastoma: a comprehensive analysis of 725 cases. *Am Heart J.* 2003;146:404–410.

Halpern EJ, Zwas DR. Valve assessment. In: Halpern EJ, eds. *Clinical Cardiac CT Anatomy and Function.* New York: Thieme; 2008.

Morris MF1, Maleszewski JJ, Suri RM, et al. CT and MR imaging of the mitral valve: radiologic-pathologic correlation. *Radiographics.* 2010;30(6):1603–1620.

Piazza N, de Jaegere P, Schultz C, et al. Anatomy of the aortic valvar complex and its implications for transcatheter implantation of the aortic valve. *Circ Cardiovasc Interv.* 2008;1(1):74–81.

Ryan R, Abbara S, Colen RR, et al. Cardiac valve disease: spectrum of findings on cardiac 64-MDCT. *AJR Am J Roentgenol.* 2008;190(5):W294–W303.

Saremi F1, Gera A, Ho SY, et al. CT and MR imaging of the pulmonary valve. *Radiographics.* 2014;34(1):51–71.

Walker CM, Reddy GP. Valves: magnetic resonance imaging. In: Abbara S, Kalva S, eds. *Problem Solving in Cardiovascular Imaging.* Philadelphia: Saunders; 2012.

第 38 章

心包影像学

Seth Kligerman

本章概要

■ 解剖和正常影像学表现

心包是围绕心脏的纤维囊,由两层组成:心包脏层和心包壁层。心包脏层是由非常薄(<1mm)的间皮细胞层组成。心包脏层排列在心脏的心外膜表面,并通过心外膜脂肪层与心脏表面隔开,心外膜脂肪的厚度可能会发生很大变化。心包壁层本身由两层构成:外部纤维层和内部浆膜层。类似于心包脏层,心包壁层的浆膜内层由间皮细胞层组成。浆膜心包是一个封闭的囊,由外部的心包壁层的浆膜层和内部的心包脏层的浆膜层组成,其本身位于纤维心包内。这两层浆膜层在大血管与心脏的连接处彼此连续。脏层和壁层浆膜之间的潜在空间是心包腔。两层浆膜层的间皮细胞向心包腔内分泌少量液体,以润滑心包腔。因此该空间通常包含 15~35mL 心包液。心包壁层的纤维层附着在心包壁层的间皮层上,每层由胶原和弹性纤维组成。在这些纤维层的周围是心包结缔组织层,其中包含大束胶原,形成心包膜韧带,这些韧带将心包松散地固定在胸骨柄,剑突和膈肌中心腱上。纤维层在主动脉弓上继续延伸,并与颈深筋膜融合。

在正常个体中,心包无法通过胸部 X 线检查来观察。在某些疾病过程中(将在后面进行讨论),可以通过射线照相术来观察心包的异常情况,但与 CT

成像相比,其评估价值是有限的。

在 CT 上,心包囊是一条围绕心脏的柔软的曲线薄带,可以看到它从大血管向下延伸到膈肌表面。在右心室前壁最为清楚,以心外膜和纵隔脂肪勾勒出轮廓(图 38.1 和图 38.2)。尽管可能在某些区域显示不佳,例如覆盖在左心室的侧面,但除了极少数情况外,均存在。除非通过周围液体分开或心包膜增厚,否则通常无法在 CT 横截面成像中显示出心包的各个浆膜层。心包通常很薄,厚度仅为 1~2mm,通常厚度小于 4mm 被认为是正常的。由于通常在心包囊中易发现积液,因此重要的是不要将积液与心包增厚混淆,尽管很难区分两者。如下所述,无数心包窦和隐窝中的液体很常见,不应将其误认为病理情况。

在 MRI 的 T_1 和 T_2 加权成像中,心包壁层将显示为围绕心脏的低信号暗线(图 38.3)。心包由周围心外膜和纵隔脂肪的高信号勾勒出。稳态自由进动(SSFP)成像是心脏 MRI 电影的主要成像序列,尽管强度可能不如 T_1 或 T_2 加权成像中暗,但心包仍然信号较低。由于化学位移伪影,心包厚度可能在 MRI 上被高估,尤其是在怀疑某些疾病时,其他序列也可用于心包显像。磁化(标记),自由呼吸的非门控电影,T_1 加权的增强后序列和延迟增强序列的空间调制都可以用于评估各种病理过程,下面将进行讨论。

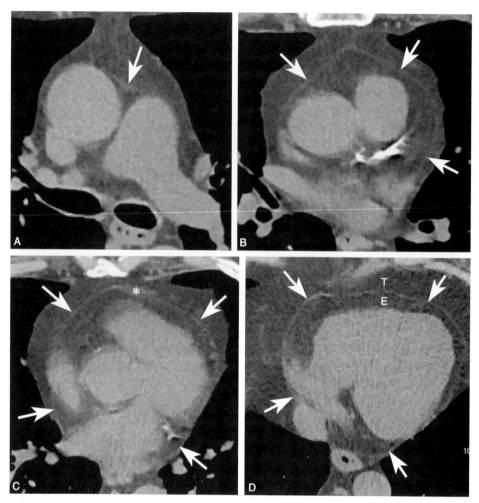

图38.1　CT检查上的正常心包。在升主动脉(A)，主肺动脉(B)，主动脉根(C)和冠状位水平上的轴向图像显示了从大血管水平到心肌水平的围绕心脏的软组织的曲线带(箭)。(D)心外膜脂肪(E)和纵隔脂肪(T)勾勒出最佳的心包状态(箭)。尽管整个心包通常很难可视化，但几乎总是存在。通常在心包囊中发现多达35mL的液体，重要的是不要将少量生理性液体(C;星号)与心包增厚混淆

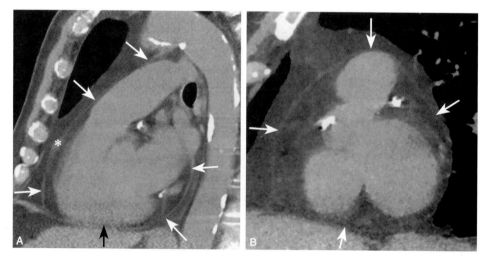

图38.2　CT上的正常心包表现。通过左心室底部的旁矢状位图像(A)和通过左心室底部的短轴位图像(B)显示了包围心脏的心包的延伸(白色箭)。尽管心包的某些部分看不清，例如沿膈肌表面的部分(A;黑色箭)，但仍存在于心包。心包中通常存在液体(A;星号)，勿将其与病理性增厚混淆

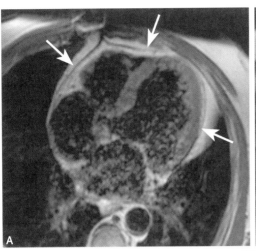
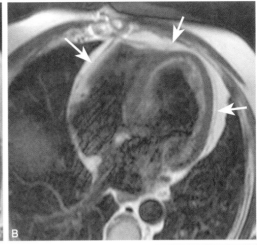

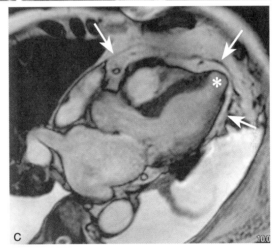

图 38.3　MRI 显示的正常心包。一位 68 岁男性的四腔心位 T₁ 加权(A)和 T₂ 加权图像(B),以及另一位 57 岁男性的稳态自由进动的三腔心位图像(C)显示正常心包,在所有序列上均与相邻心肌的低信号相等(箭)。与 CT 相似,由高信号强度纵隔脂肪勾画时,心包显示最清晰。还可以看到来自先前左前降支梗死的心尖动脉瘤(C;星号)

覆盖血管的心包脏层部分以短管状的形式排列。包围着升主动脉和肺动脉干的近端部分,被称为动脉性心系膜。包围上腔静脉(SVC)和下腔静脉(IVC)以及四条肺静脉的部分,被称为静脉性心系膜。静脉性心系膜与心包壁层浆膜层的附着发生在左心房后方和肺静脉之间,呈倒 U 形,形成斜窦(图 38.4)。斜窦与隆嵴下区相邻,并形成心包后隐窝。

另一个浆膜腔,即横窦,由动脉性心系膜和静脉性心系膜之间的腔道形成。因此,横窦位于左心房上方,主动脉和主肺动脉之后(图 38.5)。因此,它与多个隐窝相通,包括主动脉上隐窝,主动脉下隐窝,右肺动脉隐窝和左肺动脉隐窝。左右肺动脉隐窝形成横窦的横向范围。这些窦均位于各自的肺动脉以下(图 38.5)。主动脉上隐窝是横窦的一部分,它沿着升主动脉向上延伸,通常在 CT 上可见。主动脉上隐窝的前部位于升主动脉和肺动脉的前部,通常呈三角形,但外形和范围上可能会变化很大(图 38.5 和图 38.6)。在 CT 上,主动脉上隐窝的后部可以看到升主

动脉后的新月形液体聚集,通常位于左肺动脉的水平。该隐窝处可能会延伸到右气管旁区域。尽管这是正常的变异,但高位主动脉隐窝可与纵隔囊肿相混淆,从而导致不必要的干预(图 38.7)。主动脉下隐窝

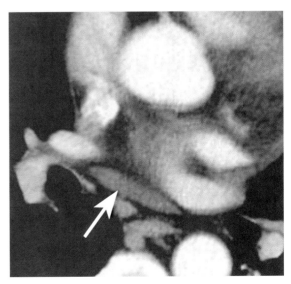

图 38.4　一名 44 岁男性的轴位 CT 图像显示位于左心房后方的斜窦中有积液(箭)

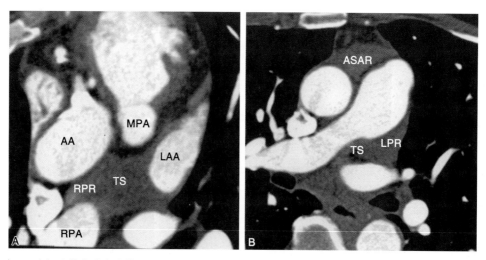

图38.5 一名59岁妇女横窦中的液体在肺动脉隐窝处延伸。(A)斜轴位图像显示横窦(TS)中的液体,其位于升主动脉(AA),主肺动脉(MPA)和左心耳(LAA)之间。TS与右主肺动脉(RPA)下方的右肺动脉隐窝(RPR)中的液体相邻。(B)更好的轴位图像显示左肺动脉隐窝(LPR)中的液体,该液体与TS相邻并且在左肺动脉以下。主动脉上隐窝的前部(ASAR)也有液体

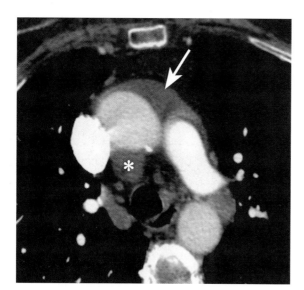

图38.6 一名65岁肺癌患者的主动脉上隐窝积液。左肺动脉水平的轴位图像显示了前部的月牙形液体(箭)和主动脉上隐窝的后部(星号)。该位置的液体很常见,不应与淋巴结肿大或其他疾病相混淆

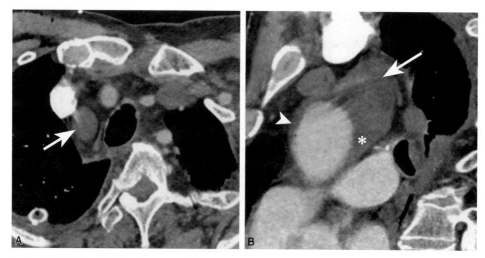

图38.7 一位42岁的男子,可见高起的心包上隐窝,形似纵隔囊肿。(A)在主动脉弓血管水平的轴位图像显示右气管旁区域的囊性肿块(箭)。(B)矢状位图像显示,该积液(箭)与主动脉上隐窝的后部(星号)和前部(箭头)连通,与高起的主动脉上隐窝相一致。这种解剖学变异很容易与纵隔囊肿相混淆,可能导致不必要的干预

位于升主动脉的右方和右心房之间,其最下方在主动脉瓣环的水平处。

除了这些,心包腔本身还有三个额外的隐窝,包括下腔静脉隐窝、左肺静脉隐窝(图 38.8)及右肺静脉隐窝(图 38.9)。下腔静脉隐窝在 SVC 的后方和右侧。左、右肺静脉隐窝各自位于两侧的上、下肺静脉之间。随着肺静脉延伸穿过纤维心包并排入左心房,心包的浆膜层覆盖于静脉。偶尔,右下肺静脉袖的周围充满液体,如同淋巴结肿大或肿瘤(图 38.10)。经常会在

静脉的两侧看到袖内的液体,但不会压迫静脉。特征性的部位和液体抑制可以帮助将其与病变区分开。

心包的血液由胸主动脉和心包膈动脉的分支提供。静脉引流通过心包静脉,引流至奇静脉、SVC 或头臂静脉。神经支配主要通过膈神经分支发生,尽管迷走神经支配了来自食管神经丛供应的一些心包后壁。心包的淋巴引流主要指向气管支气管淋巴结,较少指向心包前的淋巴管和淋巴结(心包的淋巴引流到纵隔淋巴结)。

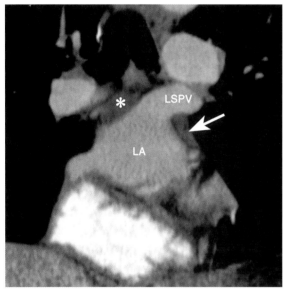

图 38.8　冠状位斜向多平面重组显示左肺静脉隐窝中的液体(箭),位于左上肺静脉(LSPV)和左下肺静脉之间。在斜窦的上方也可见少量液体(星号)。LA,左心房

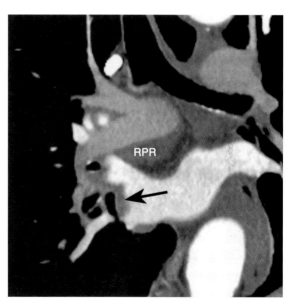

图 38.9　一名患有主动脉瘤的 45 岁女性的冠状位图像,显示右肺上静脉和右肺下静脉之间的右肺静脉隐窝有积液(箭)。右肺动脉下方的右肺动脉隐窝(RPR)中也存在液体

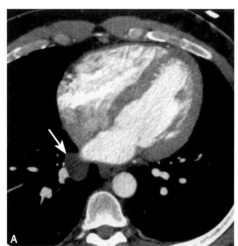

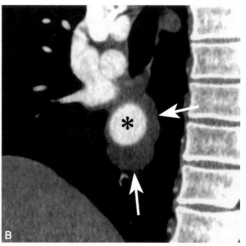

图 38.10　斜轴位(A)和斜矢状位(B)的多平面重组显示 26 岁男性右下肺静脉周围的浆膜袖中有积液(箭)。这些表现具有特征性,不应与肿物或淋巴结肿大相混淆

■ 心包先天性异常

心包囊肿

　　心包囊肿是由间皮细胞排列的良性先天性病变。如果与心包相连,则称其为心包憩室。心包囊肿是罕见的病变,每10万人中有1例。多数发生在心膈角,右侧较左侧多见。少数发生在纵隔的其他部位,通常与心包有关。大多数患者无症状,但多达三分之一的患者可能出现胸痛、呼吸困难或咳嗽,当囊肿压迫相邻结构时尤甚。

　　心包囊肿的影像学表现通常是特征性的。在胸部X线检查时,囊肿通常表现为圆形,与膈肌和前胸壁相连(图38.11)。在CT上,心包囊肿通常表现为薄壁的圆形或卵圆形病变,伴内部液体密度。蛋白质物质或出血可导致CT密度增加。如果在CT上无法明确诊断出囊肿,MRI可以帮助诊断。在T_2加权图像上,心包囊肿显示均一的高信号强度。在T_1加权成像中,囊肿通常会出现低信号,尽管根据蛋白质物质的程度,囊肿中可能会出现中等到高信号。但是,在MRI和CT上均不应存在内部分隔。另外,尽管囊壁可能会强化,但在CT或MRI上看不到内部强化。内部强化,MRI信号不均或CT低密度,囊壁增厚或出现大量分隔会增加囊性肿瘤的可能性。

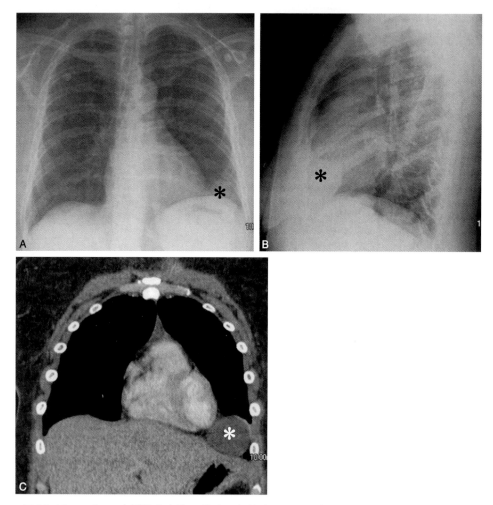

图38.11　一名33岁男性在术前X线片上偶然发现了心包囊肿。后前位(A)和侧位(B)X线片在左心膈角处显示圆形物质(星号),该病变与膈肌和胸壁相连。(C)冠状位CT显示与心包相邻的圆形囊肿(星号)。病变显示内部均匀的液体低密度,内部没有强化

　　心包憩室常无法与心包囊肿区分开来,但如果类囊肿结构与心包腔内液体直接相连,则怀疑憩室可能性大。另外,由于与心包保持连通,心包憩室中的液体会随时间变化。大多数心包囊肿和憩室无须治疗,但有症状的囊肿可能需要抽吸或手术。

心包缺损

　　先天性心包缺乏是一种罕见的变异,估计在

7 000~13 000 人中有 1 例发生。缺陷可能是部分的也可能是完整的,在左侧更为常见。关于病因的一种理论假设是,通常胚胎左心静脉消退得比正常情况早,从而导致缺陷。大多数心包缺损是无症状的,常偶然被发现。但是,在极少数情况下,左心房的一部分会因部分缺损而突出并嵌顿。这可能导致左心房部分梗死,最明显的是左心耳,随后发生晕厥和猝死。尽管这些缺陷通常是单独发生的,但仍有

30%~50% 的患者伴有先天性异常。心脏异常包括房间隔缺损,动脉导管未闭和二叶主动脉瓣,或可能存在肺部异常。在结缔组织疾病和存在马方综合征的患者中也可以见到。

心包缺损难以在 X 线片上进行诊断。心包左侧缺损会使心脏左旋。然而,最好的 X 线提示是主肺动脉和主动脉的清晰轮廓,这是肺位于这两个结构之间所致(图 38.12)。

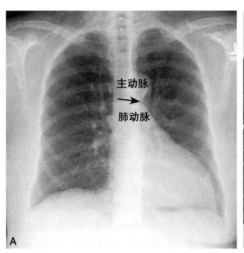

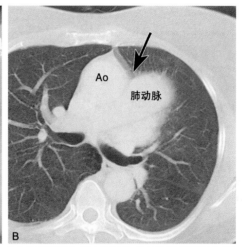

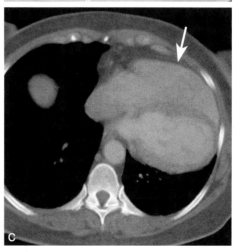

图 38.12 一名 55 岁妇女中偶然发现的心包部分缺失。(A)在后前位 X 线片上,由于肺在主肺动脉(PA)和主动脉之间延伸(箭),PA 的轮廓显示非常好。(B)通过 PA 的轴位图像显示了主 PA 与主动脉(Ao)之间的肺组织影突出,这一发现可诊断为无心包(箭)。(C)通过心室的轴位图像显示由于部分缺损,心脏向左旋转。可以看到部分心包覆盖右心室(箭)

先天性心包缺损的 CT 表现取决于病变是部分还是完全。在部分和完全左侧缺损中,心脏都向左旋转进入左胸腔,肺部介于主动脉和肺动脉之间。如果缺陷是局部的,心脏在左心耳的区域向左隆起(图 38.12)。心包部分缺如的实际缺陷可能很难看见,因为通常在左心室外侧不存在心包,即使在正常情况下,心包也常常难以定位在该区域。如果左侧完全缺损,则整个心脏通常会向左移位,并且肺会出现在心脏下缘和膈肌之间。在功能性电影成像中,在完全没有心包的个体中观察到了心尖的过度运动。

■ 获得性心包疾病

心包积液

心包积液通常可以在影像学上发现,表现为心包腔内液体异常积聚。该积液的特征可能是漏出液,渗出液,出血或脓肿(图 38.13)。漏出液是充血性心力衰竭或其他疾病的常见表现,导致右心充盈压增加。造成渗出性积液的原因很多,包括急性感染,炎症,恶性肿瘤,自身免疫性疾病和心包创伤。心包炎时渗出液很常见(见下文)。如果发生外伤或

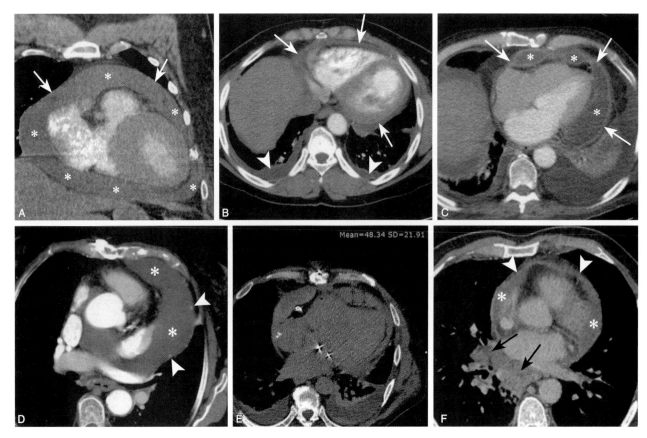

图 38.13 心包积液物质的类型。(A)一名 36 岁肾病综合征男子的冠状位 CT 显示漏出液大量积聚(星号)。心包未明显增厚(箭)。(B)轴位 CT 显示在一名 32 岁的女性中存在无菌渗出液,有狼疮相关的胸腔积液(箭头)和心包积液(箭)。(C)轴位 CT 显示,在一名 27 岁的急性结核性心包炎患者中,渗出性血清血渗液(星号)带有抗酸杆菌,淋巴细胞和单核细胞。有相应的心包增厚和增强(箭)。(D)斜轴位多平面重建 CT 图像显示一名 65 岁的肾细胞癌女性出现积液(星号)。看到两个代表转移沉积物的强化小结节状病灶(箭头)。心包穿刺术显示恶性细胞。(E)一名 73 岁急性 A 型夹层患者的轴位非增强 CT 显示高密度的心包积液,平均 CT 密度为 48.34HU。随后的手术证实存在心包积血。(F)一名耐甲氧西林金黄色葡萄球菌感染的 44 岁男子的心包积液显示心包增厚(箭头)和大块纵隔淋巴结肿大(黑色箭)。心包间隙中的液体(星号)显示平均 CT 密度为 34HU,与渗出物质一致。心包穿刺术中吸除了脓液

主动脉夹层,血性积液也会充满心包腔。在心包积脓中,单纯的脓液充满了心包腔,病死率很高。尽管大多数积液量小且无症状,但症状学会有所不同,具体取决于积液的原因和积聚的速度。

胸部 X 线检查很难发现心包积液,特别是积液量较小或中等时。如果心脏在后前位图像上显示出较大的烧瓶形心影,或者在短时间内心脏轮廓迅速增大,通常提示大量积液(图 38.14)。在侧位 X 线片上,由心包液体组成的脂肪垫征(也称奥利奥饼干征)由低密度的纵隔脂肪和心外膜脂肪组成,可以帮助诊断(图 38.15)。

如果怀疑临床上有明显的心包积液,通常将超声心动图检查作为初始检查,但可能会因声学窗差或心包聚集物的位置和特征而受限。CT 和 MRI 对量化心包积液都很有价值,在某些情况下可能提供一定程度的组织特征。在 CT 上,尽管存在重叠,但密度高于单纯液体的密度增加可能表示渗出或出血

过程(图 38.13E 和 F)。如下文所述,活动性心包炎患者通常会在给予静脉对比剂后表现出心包增强(图 38.13C 和 F)。如果心包存在结节,则应考虑心包恶性积液(图 38.13D)。对有外伤、手术或主动脉夹层史的患者,高密度液体提示心包积血(图 38.13)。

MRI 对证明心包积液的特征也很有价值。即使积液本质上很复杂,大多数积液在 T_2 加权序列和 SSFP 序列上的信号也很高。在 T_1 加权序列上,简单的漏出性积液通常显示低信号,而渗出性或出血性积液更可能表现出中等到高信号。但是,心包液的分类可能很困难,尤其是在积液量较大的情况下,因为即使在简单的漏出液的情况下,心脏运动期间心包液的非线性运动也会导致 T_1 加权图像上的信号错误升高(图 38.16)。

在延迟增强成像中,心包积液的外观将完全不同,这取决于是否使用幅值或相位敏感反转恢复

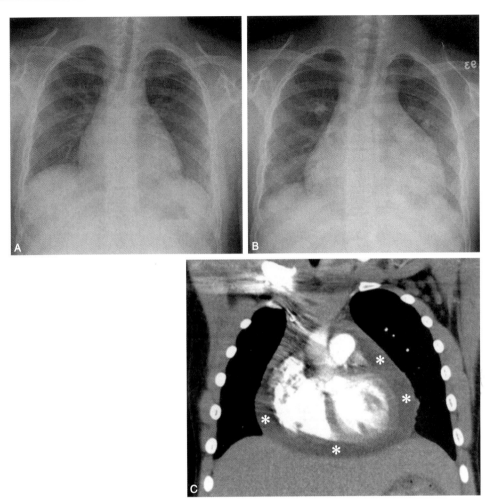

图 38.14　放射片上的心包积液的诊断。(A)一名就诊于急诊科的 8 岁男孩,表现为上呼吸道感染(URI),后前位(PA)X 线片显示心脏轮廓正常。(B)由于胸痛和呼吸急促,在 5 周后获得的 PA 射线照片显示,在短时间内心脏轮廓急剧增大,这应该引起对心包积液发生的怀疑。心脏轮廓呈现出球形。(C)在 B 图的 X 线片显示数小时后获得的冠状位 CT 显示出较大的心包积液(星号)。没有可见的心包增厚或增强,这并不排除对急性心包炎的诊断。放置心包引流管,发现有血清血液。考虑到最近的 URI 病史,怀疑是病毒原因,但没有从积液中培养出病毒

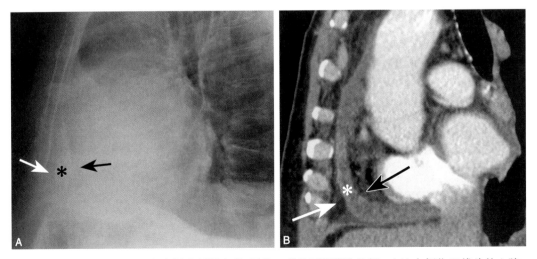

图 38.15　一位 59 岁慢性肾衰竭的男性患者,侧位 X 线片可见脂肪垫征。(A)在侧位 X 线片的心脏圆锥向下视图显示,较高密度的液体(星号)由中心的心外膜脂肪(黑色箭)和外围的纵隔脂肪(白色箭)勾勒出轮廓。(B)相应的 CT 显示心包积液(星号)由心外膜脂肪(黑色箭)和纵隔脂肪(白色箭)勾勒出轮廓,与侧位 X 线片上的发现类似

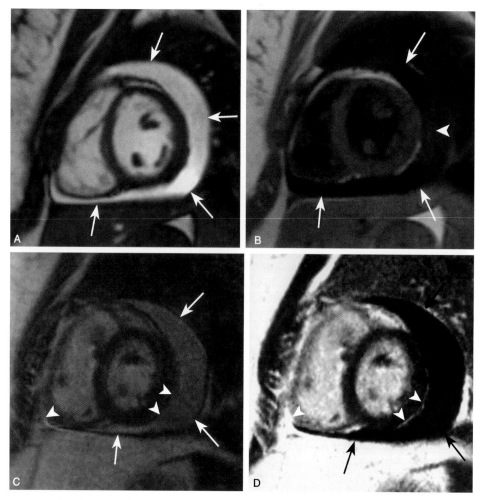

图 38.16　一名患有甲状腺功能减退症，双相障碍和胸痛的 19 岁女性的渗出性心包积液的 MRI。（A）穿过左心室中腔水平的短轴位稳态自由进动图像显示中等大小的心包积液，其信号均高（箭）。（B）在相同水平上的 T_1 加权黑血成像显示相对均匀的低信号心包积液（箭）。邻近横向段的中等信号区域（箭头）是中等至大量积液的常见发现，是由于心包液的非线性运动，但可能导致渗出性积液的误诊。短轴位幅值（C）和相位敏感反转恢复序列（D）反转时间设置为 290ms 至无效心肌的延迟增强图像，显示了这两个图像之间心包积液的外观不同。由于幅度重建使用纵向磁化强度（Mz）的绝对值，因此液体（白色箭）和心外膜脂肪（白色箭头）强度相似。但是，通过保存有关 Mz 极性的信息，心包液的 T_1 弛豫时间长于心肌时间，因此显得很暗（黑色箭）。相邻的心包脂肪（白色箭头）显得很亮，因为它的 T_1 弛豫时间比心肌时间短

（phase sensitive inversion recovery, PSIR）重建图像。本质上，使用幅值重建的延迟成像表示纵向磁化强度的绝对值，而 PSIR 保留其极性。因此，无论其位于设置的反转时间（inversion time, TI）之上（z+）还是之下（z−），其纵向磁化强度偏离零点的组织将显示信号增大。例如，如果将 TI 设置为 300ms（这是使心肌无效的常用时间），则 T_1 弛豫时间比正常心肌短的脂肪的磁化强度会高于零点（z+），而水的 T_1 弛豫时间比心肌长，其磁化强度低于零点（z−）。但是，由于幅度重建表示一个绝对值，因此脂肪和液体都将在幅度成像中显示出高信号。因此，使用幅值成像可能很难区分心外膜脂肪和心包液（图 38.16C）。但是，PSIR 保留了有关纵向弛豫极性的

信息，因此，更多负值归因于较暗的像素，而更多正值归因于较亮的像素。因此，使用 PSIR 重建，心包液会显得很暗，而心外膜脂肪会显得很亮（图 38.16D）。这是一个有用的工具，不仅可以区分组织，还可以阐明病变，例如在心包增厚或邻近的心肌炎症的情况下。

心脏压塞

　　心脏压塞可能使心包积液复杂化。当心包腔的压力超过右心室的压力时，就会发生这种情况。由于右心室充盈减少，心脏压塞可导致血流动力学损害和快速死亡。心脏压塞的发展取决于心包的可扩张性和心包积液的累积速度。可扩张的心包内液体

的缓慢积聚可导致大量心包液的积聚,而不会发生心脏压塞。但是,迅速出现积液的患者更容易出现心脏压塞,特别是当心包炎症或瘢痕导致心包顺应性降低时,100~200mL 的少量液体都可能导致心脏压塞。心脏压塞是一种临床和生理诊断,在评估心脏压塞时,横断面 CT 或 MRI 不应是首选的影像学检查方法。诊断通常基于临床标准,结合超声心动图上的典型心脏发现,特别是右心室游离壁的舒张性塌陷,右心房塌陷,室间隔的反常运动以及在吸气过程中心包囊内心脏的摆动运动来进行诊断。吸气时,经三尖瓣和肺动脉瓣的流量会增加,而经二尖瓣和主动脉瓣的流量会减少,这被称为流速悖论。心脏外的其他发现包括 SVC、IVC 扩张和 IVC 血量增多,所有这些都是右心房压力升高所致。

然而,尽管 CT 和 MRI 在心脏压塞的诊断中不应该起主要作用,但轴位成像的相关发现可能有助于诊断。典型的表现包括中度到重度的心包积液,右心房压缩或扁平化和/或右心室游离壁受压(图38.17)。还可以看到其他右心房压力升高的非特异性发现,包括 SVC,IVC 和静脉的扩张以及对比剂回流进入肝静脉。室间隔向左弯曲也可能发生,但同样是非特异性的,因为这可以在任何导致压力增高或右心室容量超负荷的情况下观察到。尽管积液是心脏压塞的最常见原因,但重要的是,心包囊内的大量空气也会导致心脏压塞(图38.18)。

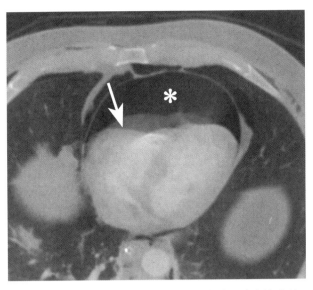

图 38.18 归因于气腹的心脏压塞。受到机动车撞击的行人的轴位 CT 显示大量心包内空气(星号),导致右心室受压(白色箭)。超声心动图显示心脏压塞

■ 心包炎症

急性心包炎

心包炎的病因很多。尽管许多情况都被认为是特发性的,很大一部分被认为是由病毒引起(图38.14)。但是,心包炎可以继发于细菌(图38.13F)、真菌、寄生虫或结核(图38.13C)感染。急性心包炎的其他原因包括心脏损伤后综合征,例如在心肌梗死后发生的症状(图38.19),结缔组织疾病[例如系统性红斑狼疮(图38.13B),类风湿关节炎,硬皮病],超敏反应,放射治疗,慢性肾衰竭,心包创伤,手术操作和恶性肿瘤(图38.13D)。

虽然引起心包炎症的原因有很多,但心包对损伤的反应是有限的。在急性炎症的情况下,根据病因和严重程度不同,心包会释放过量的液体、纤维蛋白或细胞,包含一种或多种成分。同样,对治疗的反应可能会有巨大区别。例如,与继发于病毒感染、结节病或超敏反应的急性心包炎患者相比,由结核病、放射、慢性肾衰竭或胶原血管疾病引起的急性心包炎患者更容易发生慢性心包纤维化和粘连。然而,损伤的严重程度和患者特定因素也有一定作用。某些患有特发性或病毒性纤维蛋白性心包炎的人可能会发展为永久性心包纤维性粘连,心包增厚或钙化性心包炎,而其他具有类似损伤机制的人可能显示出消退,没有慢性损伤(图38.20)。

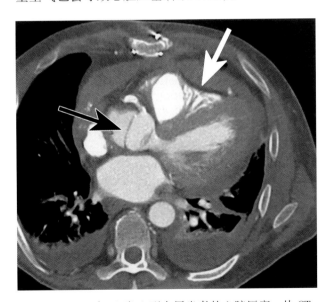

图 38.17 一名 73 岁 A 型夹层患者的心脏压塞。从 CT 血管造影的增强对比部分进行的轴位 CT 扫描显示了主动脉根部的内膜瓣(黑色箭)。同一研究(图 38.13E)的非增强部分表现出心包积血。右心室游离壁受压(白色箭)引起心脏压塞,这在超声心动图上已得到证实

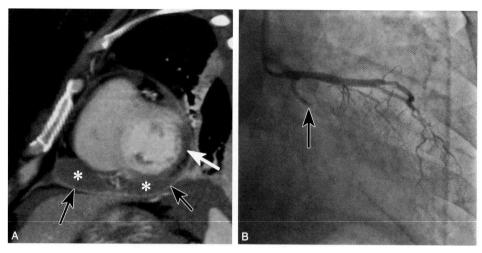

图 38.19 一位 55 岁的女性,在三周前发生左旋支(LCx)心肌梗死,出现心肌梗死后综合征。(A)贯穿中腔水平的心脏短轴位图像显示心包增厚和增强,沿左心室和右心室的内壁最为明显(黑色箭)。存在相关的小到中度心包积液(星号),并且缺乏左心室下外侧段的心肌强化,这与先前的梗死相符(白色箭)。(B)在急性心肌梗死时入院期间获得的冠状动脉造影显示左旋支完全阻塞(箭)

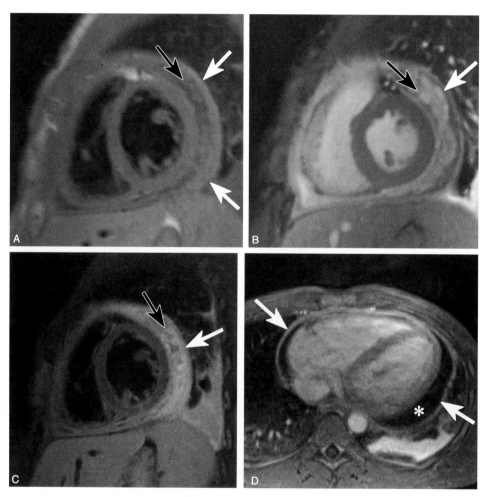

图 38.20 一名 21 岁男子,反复胸痛 5 周,特发性纤维蛋白性心包炎。T_1 加权(A),稳态自由进动(SSFP;B)和精准频率反转恢复(SPAIR)通过心脏短轴的 T_2 加权脂肪饱和(C)序列显示严重的心包增厚(白色箭)。在 T_1 加权和 SSFP 序列上,增厚心包的信号对下层心肌具有等强度的信号,而在 SPAIR 序列上由于水肿具有较高信号。除心包增厚外,心包积液还显示出明显的纤维蛋白束(黑色箭)。(D)T_1 加权对比成像显示增厚的心包(白色箭)。心包液(星号)没有强化

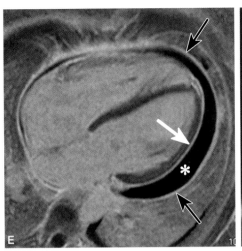

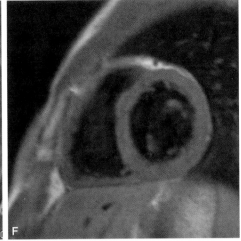

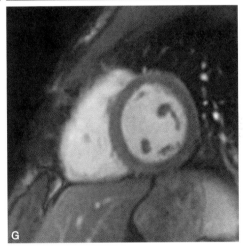

图 38.20(续) (E)在 300ms 的反转时间设置的相位敏感反转恢复(PSIR)延迟增强成像显示心包壁层(黑色箭)和脏层(白色箭)均增强。心包积液(星号)在 PSIR 序列上的信号似乎很低。心包窗和抗炎治疗后 2 个月,通过中腔水平的短轴 T_1(F)和 SSFP(G)序列显示了心包增厚和积液完全消失。造影后和延迟增强成像(未显示)也显示了心包增强的分辨率。尽管一些纤维蛋白性心包炎患者可能会出现永久性心包增厚和纤维化,但其他患者可能已经完全吸收

在急性情况下,许多急性心包炎患者都有尖锐的胸痛,通常在患者吸气和仰卧时更严重。由于纤维蛋白沉积,心包摩擦感可在检查时出现。心电图的改变经常出现,肌钙蛋白有小幅度升高。在 CT 上,心包通常增厚到直径 4mm 以上,表现为平滑或结节状强化(图 38.13C、图 38.13F 和图 38.19)。然而,缺乏增强和心包增厚并不排除急性心包炎的诊断(图 38.13B 和图 38.14)。在许多情况下,会有相应的心包积液,这可能有助于心包炎的诊断。可不出现心包积液,尤其是当心包增厚,心包腔已被先前的心包损伤所堵塞时。

在 MRI 上,心包炎的信号可能会改变,这取决于疾病严重程度和脉冲序列(图 38.20)。在 T_1、T_2 和 SSFP 序列上,心包呈中等信号(灰色),并增厚。心包积液的信号可能因液体的性质不同而不同。对水肿敏感的 T_2 加权序列,如短时反转恢复序列,可显示心包水肿和周围脂肪的炎症改变。在首次灌注、造影后 T_1 加权及延迟增强序列上,心包可出现强化。在心肌下层也可见延迟增强,可诊断为心肌心包炎(图 38.21)。

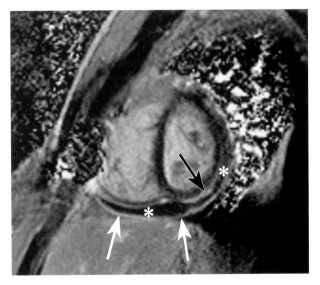

图 38.21 51 岁男性心包炎,心肌肌钙蛋白水平升高,但心导管检查发现冠状动脉正常。短轴,相位敏感反转恢复序列(PSIR),延迟钆对比剂增强扫描,反转时间设置为 300ms,显示心包增厚和延迟强化,最明显的是心脏的下外侧(白色箭)。心包积液在 PSIR 序列上的信号很低(星号)。左心室下外壁心外膜延迟强化(黑色箭),合并心肌炎

纤维性心包炎

如前所述,急性损伤后,在许多情况下心包可以恢复正常(图 38.20),在另一些病例中,由于纤维组织的沉积,心包受到永久性损伤,随后心包增厚。此外,心包的任何层之间,包括心外膜和心包脏层之间,心包脏层和壁层之间,心包的浆膜层和纤维层之间,都可能发生粘连。虽然心包粘连可能是局灶性的,但在某些情况下,粘连的范围非常广泛,以致心包间隙消失(图38.22)。值得注意的是,虽然心包增厚和粘连常同时存在,但在没有粘连的情况下也可以发生纤维性增厚,在没有纤维性增厚的情况下也可以发生粘连。

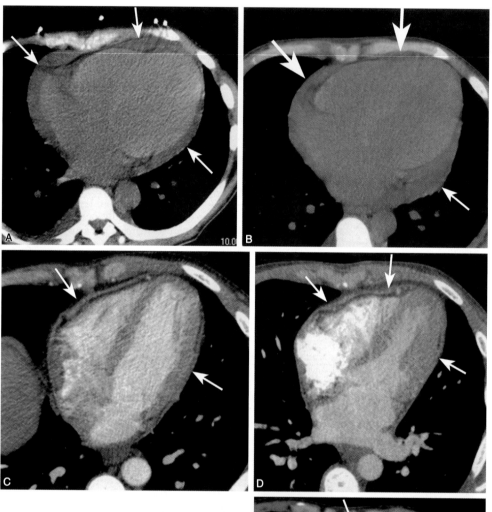

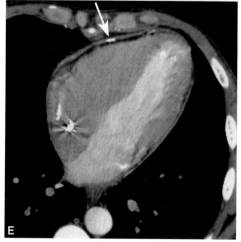

图 38.22   尿毒症心包炎 6 年多的发展过程,从纤维蛋白性心包炎到纤维性心包炎。2005年(A)和 2006 年(B)慢性肾衰竭患者的轴位CT 无对比增强扫描图像显示复发性心包炎(箭)。两例急性发作时,超声心动图均可见心包纤维束。2007 年(C)和 2009 年(D)的 CT增强轴位图像显示弥漫性心包增厚,无心包积液(箭)。在 2009 年至 2010 年的研究中(E),小的钙化灶沿心包分布(箭)。患者缩窄性心包炎症状加重,于 2012 年行心包剥脱术。病理示心包壁层及脏层纤维性粘连,导致心包腔闭塞

虽然急性心包炎的任何原因都可能导致纤维性心包炎和/或粘连,某些原因更容易导致慢性纤维性增厚。这些情况导致心包炎复发,包括肾脏疾病和某些胶原血管疾病,如类风湿关节炎、系统性红斑狼疮和硬皮病。特发性心包炎患者发生增厚和粘连的概率相对较高。其他引起纤维性心包疾病的原因包括放射、感染(最明显的是结核病)和心脏手术或创伤造成的心包损伤。

心包内钙沉积是心包损伤的终末期反应。虽然沉积物可能是局灶性的(图 38.22E),但可能发生广泛的钙化,导致整个心脏被包裹。钙化性心包炎的病因与引起纤维性心包炎的病因相同。

纤维性心包炎在 CT 上表现为心包增厚,积液量不一。传统上,心包厚度大于 4mm 被用来定义心包增厚,但这种明确的界限的局限性是显而易见的。心包强化可能不存在。虽然在胸部 X 线片上可以看到广泛的心包钙化,但钙化在 CT 上表现最好(图 38.23)。

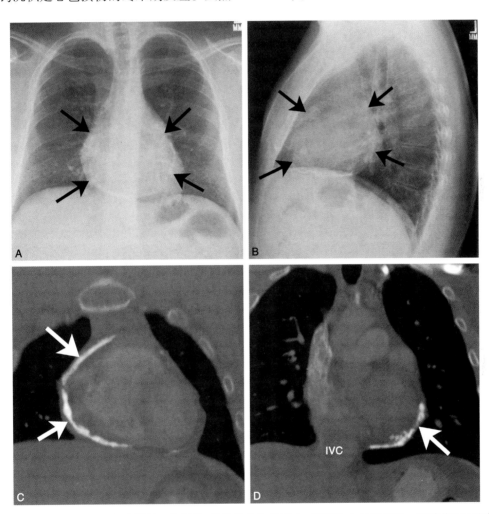

图 38.23 一位 66 岁男性,弥漫性心包钙化,结核性心包炎病史,缩窄性心包炎征象。后前位(A)和侧部(B)X 线片显示广泛的心包钙化(黑色箭)。(C,D)增强 CT 冠状位图像显示弥漫性钙化(白色箭)。弥漫性钙化性心包炎造成右心房压力增加,下腔静脉(IVC)严重扩张

在 MRI 上,心包会出现增厚和不规则,早期强化程度不同(图 38.21 和图 38.24)。然而,由于纤维组织的沉积,可以看到延迟增强。MRI 标记序列包括在心脏和心包上放置一个饱和线网格,可以显示心包壁层和脏层之间的粘连。正常情况下,心包层之间的网格线在心动周期中相互滑动,网格线断裂。心包壁层与脏层相互粘连时,其粘连部位的网格线保持完整。钙化可能很难看到,心包在所有序列将出现低信号,钙化区域不会强化。虽然心包纤维化、粘连和钙化的患者可以保持无症状,但患者发生生理性缩窄的风险增加。

缩窄性心包炎

缩窄性心包炎是一种心包顺应性降低的疾病,导致心室舒张压升高。缩窄性心包炎是长期心包疾病的典型后遗症,偶尔继发于急性或亚急性心包炎,

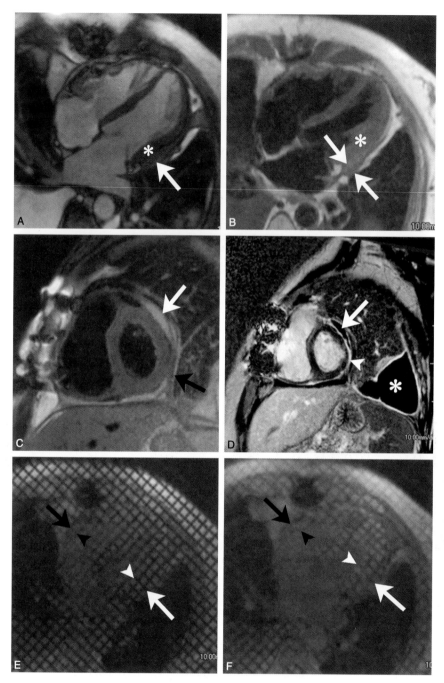

图 38.24 一位 75 岁男性，冠状动脉搭桥术后并发心包积血，现局灶性纤维性心包炎合并心包粘连。四腔平面的稳态自由进动（A）和 T_1 加权（B）序列显示心包局灶性增厚和积液（白色箭）沿左心室基底侧方（星号）。（C）短轴、精准频率反转恢复图像，通过左心室底部，可见心包增厚（黑色箭）和部分局限性心包积液（白色箭）。（D）短轴相位敏感反转恢复（PSIR）延迟钆增强成像，反转时间为 280ms，左心室前外侧和下外侧可见心包增厚和延迟强化（白色箭头）。在 PSIR 序列上，定位心包液的信号非常低（白色箭）。同时可见胸腔积液（星号）伴胸膜延迟强化。（E）舒张期获得的四腔平面梯度回声标记序列图像显示多条网格线。左心室侧壁心内膜面（白色箭头）和左心室心外膜面（白色箭）的网格线完整。类似地，右心室表面，心内膜（黑色箭头）和心外膜（黑色箭）的网格线也是完整的。（F）收缩期，右心室心内膜（黑色箭头）和心外膜（黑色箭）之间的网格线破裂，心包在心脏表面自由滑动。然而，沿左心室侧壁，网格线之间的心内膜（白色箭头）和心外膜（白色箭）表面保持完整，这意味着心包已被破坏，并与潜在的心外膜粘连

伴有心包纤维化、粘连和/或钙化。缩窄性心包炎的病因有很多,包括感染(例如结核性)、慢性肾病、结缔组织疾病、心包损伤(例如创伤、心脏手术)或放射。然而,大多数心包缩窄是继发于特发性心包炎。

缩窄性心包炎的病理生理学是继发于所有心腔压力的平衡,因为心脏的总容量是由瘢痕和无弹性心包决定的。与心脏压塞类似,心脏被迫在一个不兼容的空间内操作,导致肺静脉压力升高,这是维持心脏充盈所必需的。不兼容的空间也会导致心室相互影响,因为一个心室的容量增加导致另一个心室的容量减小。

典型的缩窄性心包炎表现为心排血量低,尤其影响心脏的右侧。超声心动图通常是最初进行的,可以显示在舒张期压力平衡。另外,通过多普勒测量,二尖瓣内侧环的偏移速度较二尖瓣外侧环增加,呼气时肝静脉的血流减少或逆转,极有可能是缩窄性心包炎。然而,在某些情况下,超声心动图的诊断效果有限或结果模棱两可,额外的成像可能有助于诊断。

CT 和 MRI 是诊断缩窄性心包炎的关键技术。两种方法都能很好地观察心包增厚(图 38.25 和图 38.26;图 38.22 和图 38.23)。在 CT 上,多达 27% 的缩窄性心包炎患者可见心包钙化。约 50% 的缩窄性心包炎患者存在心包钆延迟增强,这意味着心包有更多的成纤维细胞增生和慢性心包炎症。

尽管心包增厚是常见的影像学特征,但没有心包增厚并不排除诊断,因为多达 28% 的缩窄性心包炎患者在 CT 上显示心包厚度正常,组织学上 18% 为正常厚度。此外,终末期缩窄性心包炎患者比可逆缩窄性心包炎患者更有可能心包厚度正常。其他形态学特征可在 CT 或 MRI 上看到。心包顺应性差导致心腔形状改变。心室可呈锥形,可有一个或两个心房增大。右侧压力升高是常见的表现,包括静脉和奇静脉扩张,腹水,胸腔积液和周围水肿(图 38.25 和图 38.26)。然而,这些发现是非特异性的。回顾性门控 MRI 或心脏 CT 血管成像,心包和心室的不顺应相互依赖导致典型的隔跳。

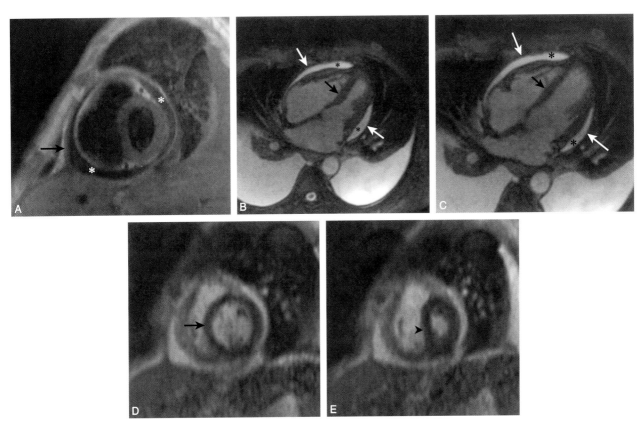

图 38.25　一位 45 岁男性缩窄性心包炎(CP)的 MRI 表现。(A)短轴 T_1 加权图像显示弥漫性心包增厚(箭)。小到中度心包积液(星号)。(B)早期及中期获得的四室稳态自由进动图像,心脏舒张期。(C)出现隔弹,这是 CP 的特征。在舒张早期,由于早期右心室(RV)充盈,RV 压力增加,导致隔膜向左弯曲(B;黑色箭)。在舒张中期,由于后期左心室(LV)充盈,增加的 LV 压力导致隔膜向右反弹(C;黑色箭)。心包增厚(白色箭)和积液(星号)。呼气(D)和吸气(E)时获得的自由呼吸、非门控、短轴电影图像显示了 CP 隔膜形态的呼吸变化。在早期吸气时,由于右侧静脉回流增加,RV 压力迅速增加,导致隔膜明显变平(E;箭头)

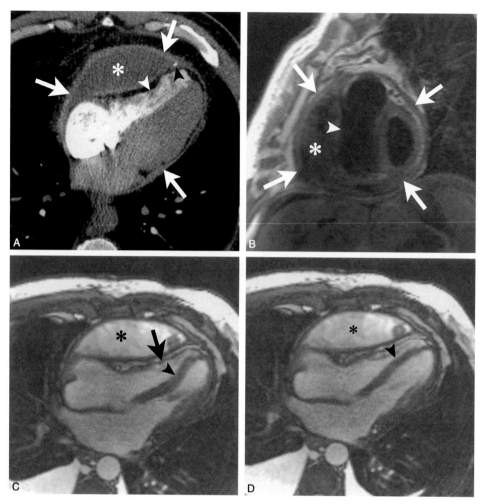

图 38.26　一名有心包血肿病史的 40 岁男子患有缩窄性心包炎（CP）。（A）轴位 CT 图像显示弥漫性心包增厚（白色箭）伴心包钙化灶（黑色箭头）。此外,心包积液较多（星号）导致右心室前壁受压（白色箭）,造成心脏压塞。（B）短轴 T_1 加权图像显示弥漫性心包增厚（箭）和右心室前壁积聚的液体（星号）压迫右心室前壁（白色箭头）。在舒张早期（C）和舒张中期（D）获得的四腔稳态自由进动图像显示隔膜,这是 CP 的特征。在舒张早期,隔膜向左弯曲（C;黑色箭头）,在舒张中期,隔膜向右反弹（D;黑色箭头）。此外,位置不均匀的心包积液（星号）导致右心室前壁受压（黑色箭）,与心脏压塞一致（Courtesy Dr. Travis Henry）

在缩窄性心包炎患者中,心室在舒张早期迅速充盈,然后突然终止,当达到心包收缩容积时,舒张期血流通过房室瓣。因为右心室充盈发生在左心室充盈之前,所以右心室压力的早期增加导致了舒张早期隔膜向左的矛盾运动。在左心室充盈和左心室压力增加时,隔膜往往会向右反弹。隔膜向右和随后向左的运动产生了特有的弹跳。虽然在其他导致舒张期室间隔变平的情况（例如右心室容量超负荷、肺心病和束支传导阻滞）下,也可以看到这种早期的舒张压反弹,但在缩窄性心包炎中,这种反弹更为明显。标记序列的心包粘连为缩窄性心包炎的诊断提供了间接的线索,但心包粘连的患者不一定具有收缩期生理功能。

由于心包粘连,二尖瓣内侧环可能发生偏移大于二尖瓣外侧环（奇异环）。虽然这可以用多普勒超声测量,但二尖瓣环的纵向运动也可以用 SSFP 成

像在四腔轴上测量,该方法对缩窄性心包炎的诊断具有较高的阳性预测值和特异性。

相位对比成像可以提供血液或组织流动的信息。由于心房高压,缩窄性心包炎导致心室迅速早期充盈,随后在舒张后期充盈率迅速下降。二尖瓣平面的相位对比成像显示舒张充盈时狭窄而高速的 E 波。心房搏动时,对应心室充盈的 A 波会减弱或消失。不幸的是,这一发现在限制性心肌病中也存在。为了帮助鉴别,最近的一项研究证明了实时、自由呼吸、相位对比成像的实用性,所有缩窄性心包炎患者呼气时经二尖瓣流量增加 25% ,吸入时经三尖瓣流量增加 45% 以上,但无缩窄性心包炎或对照的患者则没有。

在 MRI 上诊断缩窄性心包炎的最好方法之一就是呼吸检查,使用非门控、自由呼吸、电影 MRI 序列观察舒张性弹跳的变化（图 38.25）。由于缩窄性心包炎

中胸腔内压力与心内压力分离,负性的胸内压力不会传递到左心腔,导致从肺到肺静脉的血液减少。因此,在缩窄性心包炎患者中,吸气时胸腔内的负压增加了右心的静脉回流。然而,由于右心室的运动受到不顺应性心包的限制,右心室压力的增加导致室间隔明显变平。呼气时相反,当正性胸内压增加肺反流时,在隔膜的正常结构下向右弯曲。这一发现在限制性心肌病中是不存在的,可以帮助区分两者。

虽然心包增厚在缩窄性心包炎中很常见,但心包积液量通常不大。然而,在罕见的病例中,患者可能出现大量心包积液,导致心脏压塞生理学,叠加于僵硬、不顺应的心包上,导致一种限制性生理学。即使心包液被移除,限制性生理状态仍然存在。这种综合征被称为渗出性缩窄性心包炎,是一种罕见的疾病,在少于 7% 的心脏压塞患者中发生。与其他类型的心包炎相似,它通常是特发性的,但也可能因放射、恶性肿瘤或感染而发生。

■ 心包肿瘤

原发性心包肿瘤非常少见,与心脏肿瘤不同,更倾向是恶性的。因为心包的浆膜层由间皮细胞构成,原发性心包间皮瘤占原发性心包肿瘤的 50% 是不足为奇的。然而,这种情况仍然极为罕见,在 50 万例尸检中,其发生率不到 0.002 2%。虽然它与胸膜间皮瘤高度相关,但石棉暴露和心包间皮瘤两者之间的联系还不清楚。然而,在大约三分之一的病例中,患者已知接触过石棉。与胸膜间皮瘤相似,心包间皮瘤也可能是上皮样的,病理上为肉瘤样或双相性。在疾病早期,CT 和 MRI 显示复杂的心包积液和心包增厚,早期可能被误认为急性或慢性心包炎。不幸的是,心包液的细胞学检查仅能证实 20% 的患者有恶性细胞。随着病情的进展,肿块充满心包,常侵犯周围结构,包括心脏和血管系统(图 38.27)。预后差,很少有患者在诊断后存活超过 12 个月。

除了间皮瘤,原发性心包恶性肿瘤还包括肉瘤,淋巴瘤和生殖细胞肿瘤。原发性心包肉瘤有多种组织学亚型,包括血管肉瘤、滑膜肉瘤、纤维肉瘤、脂肪肉瘤、横纹肌肉瘤和未分化肉瘤。虽然大多数涉及心包的淋巴瘤是全身性疾病的一部分,原发性心包淋巴瘤也可以发生,它的外观千变万化,它可以表现为单个肿块,与其他肿瘤相似(图 38.28)。此外,原发性渗出性淋巴瘤可发生于 HIV 感染患者,表现为大量心包积液(图 38.29)。大多数心包内生殖细胞

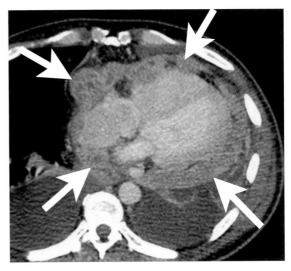

图 38.27　一位 61 岁男性患者,心包间皮瘤伴呼吸急促。轴位 CT 图像显示大量心包肿块和复杂的心包积液(箭)。心包间皮瘤少见,却是最常见的原发性心包肿瘤(Courtesy Dr. Travis Henry)

肿瘤发生于儿童,是良性畸胎瘤。然而,恶性生殖细胞肿瘤确实发生,对于任何儿童患者的异质心包肿块,本病应考虑在内(图 38.30)。

良性心包内肿瘤种类繁多,均属罕见。在儿科患者中,如果脂肪存在于心包内肿瘤,则应考虑畸胎瘤或脂肪母细胞瘤。在非儿科患者中,如果病变完全由脂肪组成,则可以诊断脂肪瘤(图 38.31)。胸副神经节瘤常发生于前纵隔。然而,心包内副神经节瘤确实发生,这些病变是良性的,但它们可以侵入周围的结构。这些肿瘤表现为明显 CT 和 MRI 上的增强,T_2 加权序列呈强烈高信号(图 38.32)。

肿瘤向心包的继发性扩散比原发性心包肿瘤更常见。最常转移到心包的恶性肿瘤包括肺癌、乳腺癌和淋巴瘤。转移性疾病可通过淋巴转移、血行转移或直接相邻转移发生。由于心包内含有丰富的淋巴管,淋巴道是心包转移的常见途径。许多肿瘤,如乳腺癌和淋巴瘤,通过淋巴管播散。黑色素瘤通常为血行传播,通常与其他弥漫性疾病相关。肾细胞癌也与血行转移相关(图 38.33)。直接侵犯通常发生于肺癌,但也可见于食管癌,纵隔淋巴瘤,甚至乳腺癌。

心包受累的症状与疾病的程度有关。胸痛和气短等非特异性症状很常见。积液通常是出血性的,可能相当大,导致 16% 的患者心脏压塞。弥漫性受累可包裹心脏,导致心包狭窄。CT 和 MRI 可以显示疾病的原发部位和心包受累的程度。典型的心包增厚表现为心包结节性改变。然而,增厚可能不存在,唯一的发现是心包积液,可能是液体和出血的混合物(图 38.34)。经 CT 或 MRI 增强后可出现心包部分强化。

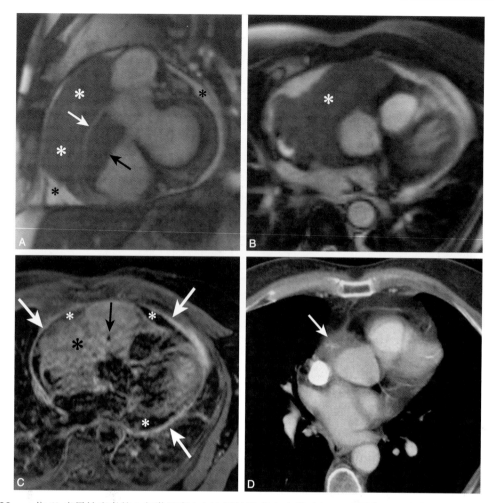

图 38.28　一位 62 岁男性患者的心包淋巴瘤。(A)短轴稳态自由进动(SSFP)图像显示右侧房室沟(白色星号)中央有一大块均匀肿块,包绕右冠状动脉(白色箭)。右心房也有侵犯(黑色箭)。少量心包积液(黑色星号)。(B)四腔 SSFP 图像显示肿块的大部分(星号)在心包腔内。(C)T$_1$ 加权后对比图像显示肿块弥漫性增强(黑色星号),增强右冠状动脉(黑色箭)。伴有心包增厚(白色箭)和少量积液(白色星号)。根据影像学判断此肿瘤为血管肉瘤,但病理显示为弥漫性大 B 细胞淋巴瘤。其他地方没有病变。(D)6 年后的 CT 轴位图像显示心包内少量软组织伴中央钙化(箭),与治疗后改变一致

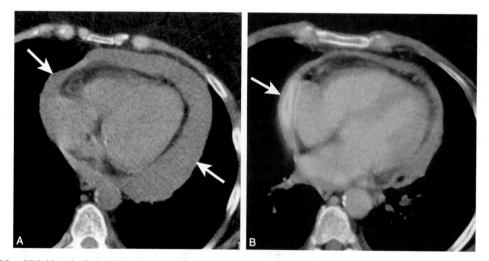

图 38.29　原发性心包渗出性淋巴瘤 57 年,一位 HIV 感染的老妇人。(A)平扫 CT 轴位图像显示中等大小的心包积液(箭)。进行了心包穿刺检查,发现有血性液体,有大量非典型淋巴细胞,与 B 细胞淋巴瘤一致。(B)经心包穿刺后结合 PET-CT 轴位图像显示残留心包积液伴多个区域的氟代脱氧葡萄糖摄取增加(箭),为恶性肿瘤。其他地方没有出现病变

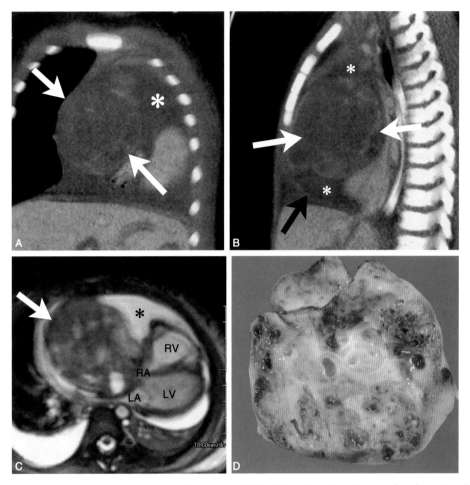

图 38.30　一个 21 月龄的女婴,其心包膜的恶性卵黄囊瘤表现为心脏压塞和甲胎蛋白(AFP)升高。矢状位(A)和冠状位(B)胸部增强 CT 图像显示心包内(B;黑色箭)软组织和囊性肿块(白色箭)。大量心包积液(A 和 B;星号)。(C)四腔稳态自由进动图像心包膜部分实性、部分囊性的不均质肿块(白色箭)和大量积液(星号)。肿块导致右心房(RA)几乎完全闭塞,病情严重,右心室(RV)和左心房(LA)受压。左心室(LV)向外侧移位。由于心脏停搏,患者在进行 MRI 检查后不久就被送进了手术室。(D)大体病理图像显示与影像学结果相对应的囊性和实性混合病变

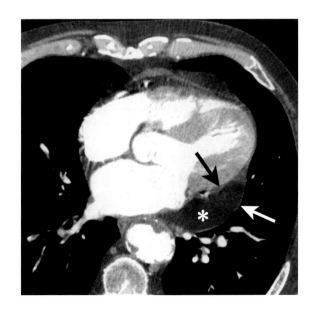

图 38.31　一位 78 岁的老人,心包内脂肪瘤偶然被发现,轴位 CT 显示脂肪团(星号)位于心包脏层(黑色箭)和壁层(白色箭)之间。脂肪瘤是良性病变,可出现在心包、心脏或纵隔

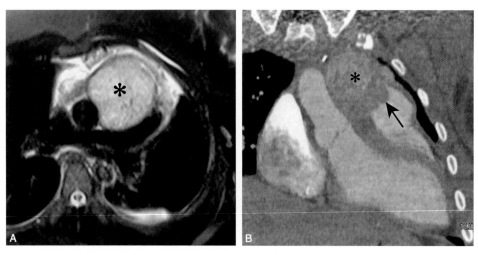

图 38.32 一位 32 岁高血压失控的女性心包内副神经节瘤。(A)T₂ 加权序列的轴向图像示位于主动脉和肺动脉之间的肿块(星号)。这个肿块在 T₂ 加权序列上非常亮。(B)10 个月后冠状位多平面重建,显示增大的肿块(星号)侵犯肺动脉(箭)。虽然副神经节瘤是良性的,但它们可能具有局部侵袭性并侵犯周围结构

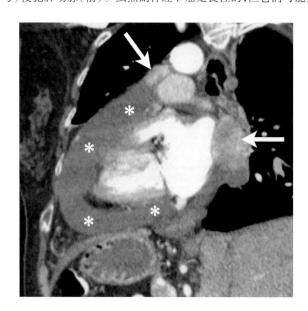

图 38.33 一例 71 岁女性肾细胞癌心包转移。斜矢状位多平面重建显示大量的心包积液(星号)。可见两个增强的心包肿块(箭)。治疗性心包穿刺术显示大量的恶性细胞。心包转移比原发性心包肿瘤更常见

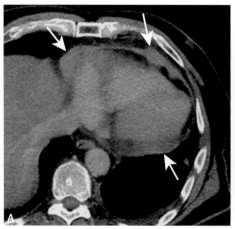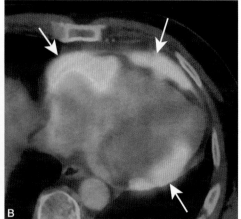

图 38.34 一位 44 岁男性弥漫性大 B 细胞淋巴瘤转移至心包。(A)轴位 CT 图像显示心包结节状增厚(箭)。(B)同水平 PET-CT 融合图像心包结节区明显的氟代脱氧葡萄糖摄取(箭)。活检诊断为心包淋巴瘤

参考书目

Abbas AE, Appleton CP, Liu PT, Sweeney JP. Congenital absence of the pericardium: case presentation and review of literature. Int J Cardiol. 2005;98:21–25.

Akiba T, Marushima H, Masubuchi M, et al. Small symptomatic pericardial diverticula treated by video-assisted thoracic surgical resection. Ann Thorac Cardiovasc Surg. 2009;15:123–125.

Alter P, Figiel JH, Rupp TP, et al. MR, CT, and PET imaging in pericardial disease. Heart Fail Rev. 2013;18:289–306.

Bertog SC, Thambidorai SK, Parakh K, et al. Constrictive pericarditis: cause and cause-specific survival after pericardiectomy. J Am Coll Cardiol. 2004;43:1445–1452.

Bogaert J, Francone M. Cardiovascular magnetic resonance in pericardial diseases. J Cardiovasc Magn Reson. 2009;11:14.

Bogaert J, Francone M. Pericardial disease: value of CT and MR imaging. Radiology. 2013;267:340–356.

Bull RK, Edwards PD, Dixon AK. CT dimensions of the normal pericardium. Br J Radiol. 1998;71:923–925.

Burazor I, Aviel-Ronen S, Imazio M, et al. Primary malignancies of the heart and pericardium. Clin Cardiol. 2014;37:582–588.

Carretta A, Negri G, Pansera M, et al. Thoracoscopic treatment of a pericardial diverticulum. Surg Endosc. 2003;17:158.

Carsky EW, Mauceri RA, Azimi F. The epicardial fat pad sign: analysis of frontal and lateral chest radiographs in patients with pericardial effusion. Radiology. 1980;137:303–308.

Caudron J, Fares J, Bauer F, Dacher JN. Evaluation of left ventricular diastolic function with cardiac MR imaging. Radiographics. 2011;31:239–259.

Chiles C, Woodard PK, Gutierrez FR, Link KM. Metastatic involvement of the heart and pericardium: CT and MR imaging. Radiographics. 2001;21:439–449.

Choe YH, Im JG, Park JH, et al. The anatomy of the pericardial space: a study in cadavers and patients. AJR Am J Roentgenol. 1987;149:693–697.

Choi YW, McAdams HP, Jeon SC, et al. The "high-riding" superior pericardial recess: CT findings. AJR Am J Roentgenol. 2000;175:1025–1028.

Chong HH, Plotnick GD. Pericardial effusion and tamponade: evaluation, imaging modalities, and management. Compr Ther. 1995;21:378–385.

Cohen R, Mirrer B, Loarte P, Navarro V. Intrapericardial mature cystic teratoma in an adult: case presentation. Clin Cardiol. 2013;36:6–9.

Cracknell BR, Ail D. The unmasking of a pyopericardium. BMJ Case Rep. 2015;2015.

Eisenberg MJ, Dunn MM, Kanth N, et al. Diagnostic value of chest radiography for pericardial effusion. J Am Coll Cardiol. 1993;22:588–593.

Faridah Y, Julsrud PR. Congenital absence of pericardium revisited. Int J Cardiovasc Imaging. 2002;18:67–73.

Feigin DS, Fenoglio JJ, McAllister HA, Madewell JE. Pericardial cysts. A radiologic-pathologic correlation and review. Radiology. 1977;125:15–20.

Feng D, Glockner J, Kim K, et al. Cardiac magnetic resonance imaging pericardial late gadolinium enhancement and elevated inflammatory markers can predict the reversibility of constrictive pericarditis after antiinflammatory medical therapy: a pilot study. Circulation. 2011;124:1830–1837.

Francone M, Dymarkowski S, Kalantzi M, Bogaert J. Real-time cine MRI of ventricular septal motion: a novel approach to assess ventricular coupling. J Magn Reson Imaging. 2005;21:305–309.

Francone M, Dymarkowski S, Kalantzi M, et al. Assessment of ventricular coupling with real-time cine MRI and its value to differentiate constrictive pericarditis from restrictive cardiomyopathy. Eur Radiol. 2006;16:944–951.

Frank H, Globits S. Magnetic resonance imaging evaluation of myocardial and pericardial disease. J Magn Reson Imaging. 1999;10:617–626.

Groell R, Schaffler GJ, Rienmueller R. Pericardial sinuses and recesses: findings at electrocardiographically triggered electron-beam CT. Radiology. 1999;212:69–73.

Hammer MM, Raptis CA, Javidan-Nejad C, Bhalla S. Accuracy of computed tomography findings in acute pericarditis. Acta Radiol. 2014;55:1197–1202.

Hynes JK, Tajik AJ, Osborn MJ, et al. Two-dimensional echocardiographic diagnosis of pericardial cyst. Mayo Clin Proc. 1983;58:60–63.

Ishihara T, Ferrans VJ, Jones M, et al. Histologic and ultrastructural features of normal human parietal pericardium. Am J Cardiol. 1980;46:744–753.

Jeudy J, Kirsch J, Tavora F, et al. From the radiologic pathology archives: cardiac lymphoma: radiologic-pathologic correlation. Radiographics. 2012;32:1369–1380.

Kalam K, Harmse W, Merchant N, Fu W. The role of cardiac MR in identifying annulus paradoxus, a specific marker for constrictive pericarditis. J Cardiovasc Magn Reson. 2015;17:P362.

Kellman P, Arai AE, McVeigh ER, Aletras AH. Phase-sensitive inversion recovery for detecting myocardial infarction using gadolinium-delayed hyperenhancement. Magn Reson Med. 2002;47:372–383.

Klein AL, Abbara S, Agler DA, et al. American Society of Echocardiography clinical recommendations for multimodality cardiovascular imaging of patients with pericardial disease: endorsed by the Society for Cardiovascular Magnetic Resonance and Society of Cardiovascular Computed Tomography. J Am Soc Echocardiogr. 2013;26:965–1012 e15.

Kodama F, Fultz PJ, Wandtke JC. Comparing thin-section and thick-section CT of pericardial sinuses and recesses. AJR Am J Roentgenol. 2003;181:1101–1108.

Kojima S, Yamada N, Goto Y. Diagnosis of constrictive pericarditis by tagged cine magnetic resonance imaging. N Engl J Med. 1999;341:373–374.

Lee KY, Oh YW, Noh HJ, et al. Extraadrenal paragangliomas of the body: imaging features. AJR Am J Roentgenol. 2006;187:492–504.

Leeman DE, Levine MJ, Come PC. Doppler echocardiography in cardiac tamponade: exaggerated respiratory variation in transvalvular blood flow velocity integrals. J Am Coll Cardiol. 1988;11:572–578.

LeWinter MM. Clinical practice. Acute pericarditis. N Engl J Med. 2014;371:2410–2416.

Little WC, Freeman GL. Pericardial disease. Circulation. 2006;113:1622–1632.

Maisch B, Seferovic PM, Ristic AD, et al. Guidelines on the diagnosis and management of pericardial diseases executive summary; the task force on the diagnosis and management of pericardial diseases of the European Society of Cardiology. Eur Heart J. 2004;25:587–610.

Myers RB, Spodick DH. Constrictive pericarditis: clinical and pathophysiologic characteristics. Am Heart J. 1999;138:219–232.

Nasser WK. Congenital diseases of the pericardium. Cardiovasc Clin. 1976;7:271–286.

Natanzon A, Kronzon I. Pericardial and pleural effusions in congestive heart failure—anatomical, pathophysiologic, and clinical considerations. Am J Med Sci. 2009;338:211–216.

Nishimura RA. Constrictive pericarditis in the modern era: a diagnostic dilemma. Heart. 2001;86:619–623.

Oh KY, Shimizu M, Edwards WD, et al. Surgical pathology of the parietal pericardium: a study of 344 cases (1993-1999). Cardiovasc Pathol. 2001;10:157–168.

O'Leary SM, Williams PL, Williams MP, et al. Imaging the pericardium: appearances on ECG-gated 64-detector row cardiac computed tomography. Br J Radiol. 2010;83:194–205.

Peebles CR, Shambrook JS, Harden SP. Pericardial disease—anatomy and function. Br J Radiol. 2011;84(Spec3):S324–S337.

Psychidis-Papakyritsis P, de Roos A, Kroft LJ. Functional MRI of congenital absence of the pericardium. AJR Am J Roentgenol. 2007;189:W312–W314.

Pugatch RD, Braver JH, Robbins AH, Faling LJ. CT diagnosis of pericardial cysts. AJR Am J Roentgenol. 1978;131:515–516.

Rajiah P. Cardiac MRI: part 2, pericardial diseases. AJR Am J Roentgenol. 2011;197:W621–W634.

Restrepo CS, Lemos DF, Lemos JA, et al. Imaging findings in cardiac tamponade with emphasis on CT. Radiographics. 2007;27:1595–1610.

Restrepo CS, Vargas D, Ocazionez D, et al. Primary pericardial tumors. Radiographics. 2013;33:1613–1630.

Rienmuller R, Groll R, Lipton MJ. CT and MR imaging of pericardial disease. Radiol Clin North Am. 2004;42:587–601, vi.

Riquet M, Le Pimpec-Barthes F, Hidden G. Lymphatic drainage of the pericardium to the mediastinal lymph nodes. Surg Radiol Anat. 2001;23:317–319.

Roberts WC. Pericardial heart disease: its morphologic features and its causes. Proc (Bayl Univ Med Cent). 2005;18:38–55.

Sagrista-Sauleda J, Angel J, Sanchez A, et al. Effusive-constrictive pericarditis. N Engl J Med. 2004;350:469–475.

Scheuermann-Freestone M, Orchard E, Francis J, et al. Images in cardiovascular medicine. Partial congenital absence of the pericardium. Circulation. 2007;116:e126–e129.

Shabetai R, Meaney E. Proceedings: haemodynamics of cardiac restriction and tamponade. Br Heart J. 1975;37:780.

Shah AB, Kronzon I. Congenital defects of the pericardium: a review. Eur Heart J Cardiovasc Imaging. 2015.

Sharma R, Harden S, Peebles C, Dawkins KD. Percutaneous aspiration of a pericardial cyst: an acceptable treatment for a rare disorder. Heart. 2007;93:22.

Spodick DH. Macrophysiology, microphysiology, and anatomy of the pericardium: a synopsis. Am Heart J. 1992;124:1046–1051.

Suman S, Schofield P, Large S. Primary pericardial mesothelioma presenting as pericardial constriction: a case report. Heart. 2004;90:e4.

Talreja DR, Edwards WD, Danielson GK, et al. Constrictive pericarditis in 26 patients with histologically normal pericardial thickness. Circulation. 2003;108:1852–1857.

Thavendiranathan P, Verhaert D, Walls MC, et al. Simultaneous right and left heart real-time, free-breathing CMR flow quantification identifies constrictive physiology. JACC Cardiovasc Imaging. 2012;5:15–24.

Thomason R, Schlegel W, Lucca M, et al. Primary malignant mesothelioma of the pericardium. Case report and literature review. Tex Heart Inst J. 1994;21:170–174.

Thurber DL, Edwards JE, Achor RW. Secondary malignant tumors of the pericardium. Circulation. 1962;26:228–241.

Truong MT, Erasmus JJ, Gladish GW, et al. Anatomy of pericardial recesses on multidetector CT: implications for oncologic imaging. AJR Am J Roentgenol. 2003;181:1109–1113.

Truong MT, Erasmus JJ, Sabloff BS, et al. Pericardial "sleeve" recess of right inferior pulmonary vein mimicking adenopathy: computed tomography findings. J Comput Assist Tomogr. 2004;28:361–365.

Verhaert D, Gabriel RS, Johnston D, et al. The role of multimodality imaging in the management of pericardial disease. Circ Cardiovasc Imaging. 2010;3:333–343.

Vesely TM, Cahill DR. Cross-sectional anatomy of the pericardial sinuses, recesses, and adjacent structures. Surg Radiol Anat. 1986;8:221–227.

Vogiatzidis K, Zarogiannis SG, Aidonidis I, et al. Physiology of pericardial fluid production and drainage. Front Physiol. 2015;6:62.

Waller BF, Taliercio CP, Howard J, et al. Morphologic aspects of pericardial heart disease: part I. Clin Cardiol. 1992;15:203–209.

Wang ZJ, Reddy GP, Gotway MB, et al. CT and MR imaging of pericardial disease. Radiographics. 2003;23(Spec No):S167–S180.

Welch TD, Ling LH, Espinosa RE, et al. Echocardiographic diagnosis of constrictive pericarditis: Mayo Clinic criteria. Circ Cardiovasc Imaging. 2014;7:526–534.

Yared K, Baggish AL, Picard MH, et al. Multimodality imaging of pericardial diseases. JACC Cardiovasc Imaging. 2010;3:650–660.

Zurick AO, Bolen MA, Kwon DH, et al. Pericardial delayed hyperenhancement with CMR imaging in patients with constrictive pericarditis undergoing surgical pericardiectomy: a case series with histopathological correlation. JACC Cardiovasc Imaging. 2011;4:1180–1191.

第六部分

特殊情况

第39章
重症监护影像

Steven Zangan, Rishi Ramakrishna

本章概要

■ 重症监护室每日常规胸部 X 线检查的价值

确定需要 X 线检查的患者类型

重症监护室(intensive care unit, ICU)患者的影像学检查是一项艰巨的任务,它依赖于临床护理团队和医疗团队之间的密切合作。这些危重患者病情复杂,其中大多数人身上都有医疗支持设备,导致他们每天都要进行常规胸部 X 线检查,尤其是机械通气的 X 线检查,以评估病情变化或并发症。然而最近的研究表明,取消每日常规的胸部 X 线检查不会显著影响患者病死率或住院时间。根据美国放射学会的标准,无须每日进行常规胸部 X 线检查。相反,应该在临床状况发生变化或气管导管、鼻胃管、

Swan-Ganz 导管、中心静脉导管、胸管或其他生命支持设备的初始放置位置发生变化而引起并发症时行影像学检查。这些支持设备的影像学随访取决于临床状况或新并发症的发生,而不是每日的常规检查。

■ 呼吸系统

气管插管的位置

气管导管种类繁多,应根据患者的身体状况选择大小。宽度最好是气管宽度的一半至三分之二。这些导管多数具有可充气的袖带,由此可以密封气管,防止空气泄漏并降低误吸的风险。通常认为气管导管的位置是管尖到气管隆嵴的距离。隆嵴通常位于 $T_4 \sim T_5$ 之间(图 39.1A)或主动脉弓的下缘;当

气管隆嵴显示不清时,这些是有用的标记。理想情况下,将导管置于气管中部,尖端位于隆嵴上方 3～6cm,因为颈部的屈伸可能会导致导管下降和上升约 2cm。使用双腔气管导管可以允许选择性减压或通气每侧肺(图 39.2)。对于进行气管切开插管的患者来说,理想情况下尖端位于气管宽度的一半至三分之二,位于气孔隆嵴距离的一半到三分之二,插管尖端不应紧贴在气管壁上。

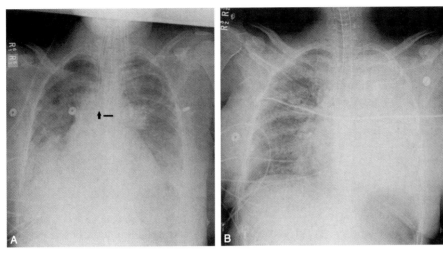

图 39.1　(A)床旁胸部 X 线片显示气管导管顶端位于隆嵴上方 2cm 处(箭),位于 T_5 水平(黑线表示 T_5 的下终板)。胃内也有鼻胃管。左锁骨下双腔胸壁输液港的尖端位于上腔静脉-右心房交界处。心影增大、肺水肿、胸腔积液和非特异性基底部实变,提示充血性心脏衰竭。(B)进一步将气管导管插入右主支气管导致左肺不张

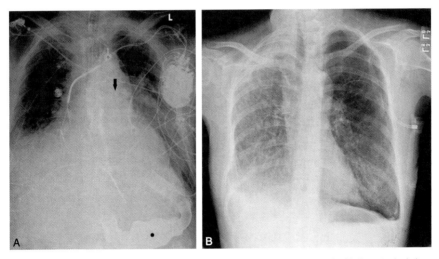

图 39.2　(A)床旁胸部 X 线片显示了一个双腔气管导管,其左侧管位于左主支气管内(箭),右侧管位于右主支气管口上方。左心室辅助装置可见(星号)。植入型自动心律转复除颤器导线位于右心耳和右心尖部。右胸管指向右心尖。(B)这张床旁胸部 X 线片显示左侧胸管位于胸膜腔外,有持续性气胸

当进针气管导管的位置过低时,针尖会首先进入右主支气管,因为它的方向更垂直。这可能导致左肺肺不张(图 39.1B)。当导管进一步进入时,尖端将进入中间段支气管并阻塞右肺上叶支气管,致右肺上叶肺不张。当插管不够深时,可能会导致针尖进入食管。因此必须密切关注插管与气管的关系。当插管位于食管时,导管可能会留在气管边缘的左外侧,胃可能充气扩张,右后斜位或侧位 X 线片可以更好地显示相关的解剖结构。如果导管在气管轮廓之外且不在食管内,则应考虑气管破裂,尤其是存在气胸、纵隔气肿或皮下气肿时。管套或气囊的过度充气可能表现为气管壁膨出,急性情况下可能会导致气管穿孔,慢性情况下导致气管狭窄或瘢痕。

胸部置管的位置

　　胸管的目标位置很大程度上取决于插管放置的目的以及空气、液体的物理特性。由于空气向前上方集聚,因此引流气胸的胸管应放置在前上方。相反,游离积液聚集在肺的背侧,因此用于胸腔积液或积血的引流管应指向底部。而包裹性积液的引流需准确定位。

　　多数口径较大的胸管都有一个不透射线的线,表示该管中最后一个开孔的远端点(图 39.2A),并且该线应在胸腔内。如果侧孔位于胸膜腔外,则可能会损害胸管功能,并可能导致皮下气肿(图39.2B)。当胸管位于叶间裂内,也会因胸膜贴壁或阻塞管子而功能不良。

腹部置管的位置

　　鼻胃管和口胃管可用于进食或减压。管子的侧面端口应位于食管胃结合部的下方,以确保其功能正常并减少误吸风险。如果不能很好地观察到侧孔,则应在食管胃结合部下方接约 10cm 的管道。用于进食的肠管通常有一个加重针尖,针尖应放置在幽门后方。

　　任何尖端位于膈上的导管均应被仔细观察,以确保其不在气管或食管内(图 39.3)。若管子在腹部内完全垂直,则提示可能存在穿孔。对于食管切除伴胸腔胃的患者,应关注胸管的位置。食管裂孔疝或胸腔胃也可能导致管位置发生改变。

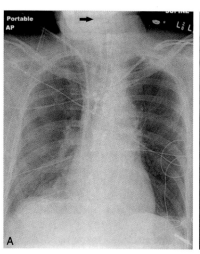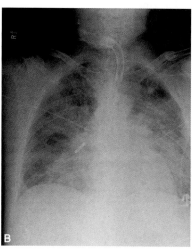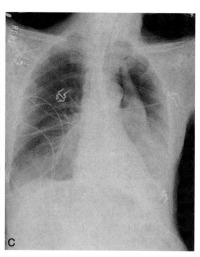

图 39.3　(A)床旁胸部 X 线片显示卷曲在下咽部的鼻胃管(箭)。气管插管顶端在隆嵴上方。Swan-Ganz 导管位于主肺动脉内。双侧胸管可见。(B)床旁胸部 X 线片显示 Dobhoff 鼻饲管进入右主支气管。(C)床旁胸部 X 线片显示鼻胃管进入左肺,致气道损伤和左侧气胸

■ 心血管系统

中心静脉导管的最佳位置

　　中心静脉导管尖端的最佳位置取决于其预期用途,并根据相关准则而有所不同。尽管尚无共识,但腔静脉-右心房交界处是公认的合适位置。尖端位置较高的导管流速可能较低,更容易发生故障和血栓。当尖端和导管的走向相对垂直于管壁时,尤其对于左侧短导管而言,也会存在侵蚀上腔静脉(SVC)的风险。以往的研究已有关于血管侵蚀引起心脏压塞的报道。然而,这些报道中部分较早研究使用的硬导管,现在已不常用。SVC 通过由界嵴和分隔形成的增厚组织环流入右心房。界嵴代表从静脉窦到心房的胚胎过渡,并形成解剖上的窦房结。

由于腔房交界在 X 线上不显示,因此可用右侧气管支气管角和隆嵴等结构来替代,窦房结通常位于这些结构下方 3~4cm 处。插管尖端位置也可能由于严重充气不足/过度充气或 X 线投照角度的不同而存在较大的差异。

　　沿脊柱左侧垂直走行的导管,可能位于左或双上腔静脉、纵隔或胸廓内动脉、主动脉,或者在血管外(图 39.4)。当尖端向后外侧走行时,导管可能已经进入了奇静脉(图 39.5)。纵隔增宽、主动脉轮廓消失、肺尖帽、周围结构的占位效应可能见于纵隔血肿。肺尖帽征也可能继发于胸膜外血肿。

中心静脉导管常见并发症

　　为了判断导管是否存在扭结情况,应该密切关注管的走行。靠近第一肋骨和锁骨交界处的锁骨

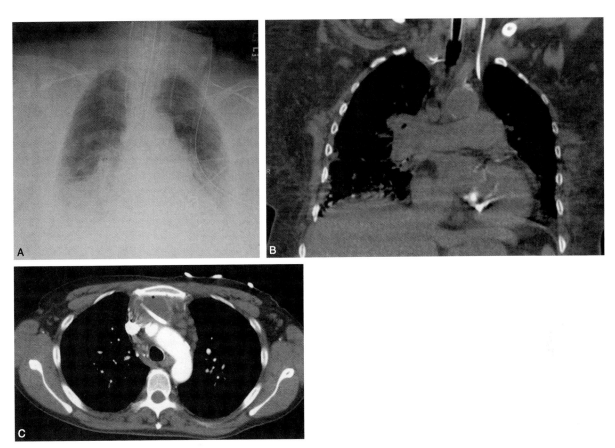

图 39.4　（A）床旁胸部 X 线片显示左颈静脉导管距主动脉弓水平上方约 1cm，在左颈静脉预期位置的外侧和下方，可能位于血管外。（B）CT 平扫证实了中心静脉导管位于血管外。（C）另一位患者的增强 CT 显示了由血管外静脉导管导致的前纵隔血肿

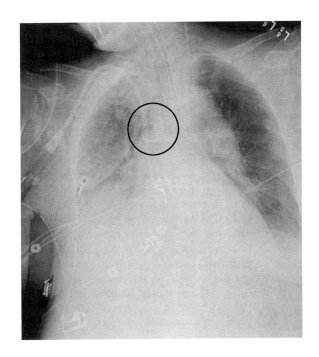

图 39.5　前后位胸部 X 线片显示左侧中心静脉导管的尖端位于奇静脉弓（圆圈）。注意右颈静脉透析管呈直线走行的位置

下线容易发生导管夹断。锁骨韧带和锁骨下肌反复压迫导致导管变软。最初导管变形但不发生管腔变窄，进一步会发展为管腔变窄或导管破裂，并且远端可能栓塞到心脏或肺动脉中（图39.6）。

插入新的中心静脉导管后，X 线片上必须认真观察两侧是否有气胸。尽管新的导管可能出现在一侧，对侧放置失败而留有针刺伤也完全有可能。若出现新的胸腔积液，提示有血胸。

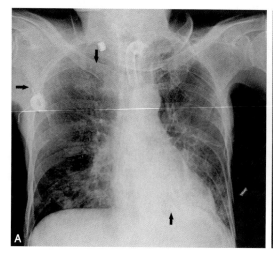
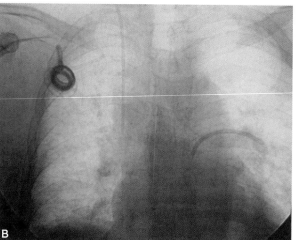
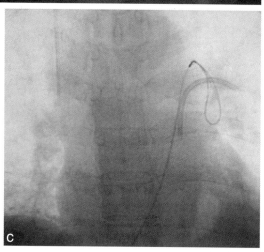

图 39.6　（A）床旁胸部 X 线片显示远端右胸导管（垂直箭）栓塞入右心室。在这种情况下，管子与端口分离（水平箭）。（B）导管栓塞的另一个原因是在第一肋骨和锁骨处导管脱离和碎裂。在床旁胸部 X 线片上，断裂发生在该位置，且碎片已栓塞到左肺动脉。另一个右颈导管被临时放置。（C）这个导管碎片经右股动脉经皮穿刺入路取出

■ 起搏器和植入型心律转复除颤器

起搏器的定位

起搏器的具体型号和配置取决于适应证，起搏器的导线通常通过左锁骨下静脉引入。放置后应仔细观察导线的位置是否正确，是否存在气胸或血胸（图39.7A）。一个电极将正对右心室尖部。它沿着右心室走行，在正位片上位于中线左侧，在侧位片上位于前下方。尖端应在心外膜脂肪垫的 2～4mm 之内；若尖端发生进一步移位，可能提示心肌穿孔（图39.7B 和 C）。第二根导线可能会进入右心耳。在正位片上，导线终止于右心上缘，

通常向头侧弯曲。从侧位观察，导线随着心脏中部弯曲。放置在冠状静脉中的第三个电极横穿冠状窦向上和横向走行。在侧位片上，该导线将在后方走行。

区分植入型心律转复除颤器和起搏器

植入型心律转复除颤器显得稍大，并且可以通过高压除颤或电击线圈来识别（图39.2）。导线断裂可能发生在靠近尖端的应力点，靠近起搏器发生器，或在静脉通路处。近年来已经开发出了无线起搏器，可以通过经皮插入的导管来输送。所有组件都存在于位于右心尖的圆柱形起搏器中（外观类似 AAA 电池）（图39.7D）。

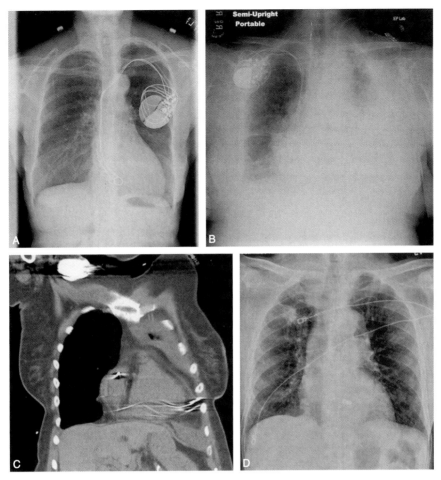

图 39.7　（A）便携式胸片显示自动植入式心律转复除颤器的右心室（RV）电极错位,尖端短于 RV 心尖,导线在三尖瓣附近成环。（B）便携式胸片显示右心室电极导线的异常外周走行,同时可见左侧胸腔积液。（C）冠状位重建平扫 CT 证实心肌穿孔。（D）便携式胸片显示右心室内有一个无导线起搏器。右上叶肺结节

■ 肺导管

肺动脉导管的理想位置以及因错位发生的并发症

　　肺导管插入通常为了进行血流动力学监测,但也可用于药物的输送,如溶栓。这些静脉导管一般从上方通过颈静脉或锁骨下静脉插入,也可从下方通过股静脉插入。导管将横越三尖瓣和肺动脉瓣走行,尖端应居于右主支气管或左主支气管的中央,最好是靠近小叶间肺动脉。

　　导管末端的可充气球囊有助于估计肺动脉压力。球囊通常在 X 射线下不显影。当球囊膨胀时,导管向远侧移动,楔入较小的动脉中。该楔入压可代表肺动脉压。如果导管太远,可能会导致肺梗死或出血,表现为导管远端的楔形实变（图 39.8）,也会导致肺动脉假性动脉瘤形成。当导管在右心打圈时,可能会发生瓣膜损伤或心律失常。

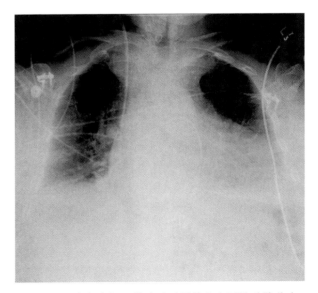

图 39.8　床旁胸部 X 线片显示了伸入右下肺动脉分支的错位的右颈 Swan-Ganz 导管。导管位置偏远会引起发生肺梗死或肺动脉损伤（例如假性动脉瘤）的风险

■ 主动脉和心脏导管

动脉导管的类型和位置

主动脉内球囊反搏术可作为心肌缺血而导致严重血流动力学损害的患者的临时治疗方法。心脏舒张期球囊充气时,冠状动脉血流得到改善。心脏收缩期球囊排气,后负荷通过真空效应而下降。导管可以通过股动脉或锁骨下动脉插入。

尖端有个不透射线的标记,最好放置在主动脉结上轮廓的下方(即左锁骨下动脉的远端)。如果距离太近(图 39.9A),可能会影响主动脉弓起源的血管,并可能导致脑栓塞。如果距离太远,则心肌灌注可能欠佳(图 39.9B)。

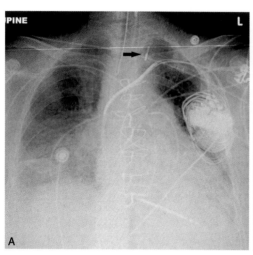
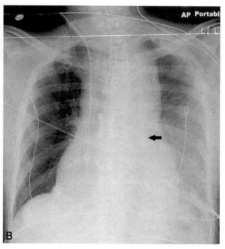

图 39.9 　(A)床旁胸部 X 线片显示主动脉内球囊泵(IABP)标记向头侧偏离,可能位于左颈总动脉或锁骨下动脉内(箭)。(B)床旁胸部 X 线片显示,IABP 标记向足侧偏离(箭)。垂直方向的圆柱形透光区代表充气的球囊,表明 X 线片是在舒张期拍的。注意由纵隔血肿和主动脉夹层引起的纵隔增宽

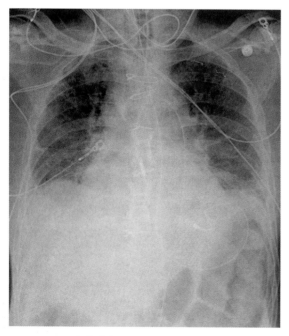

图 39.10 　床旁胸部 X 线片显示经皮插入的左心室辅助装置。可以从图像的下边缘开始跟踪该设备,它向头侧走行,到达主动脉弓上,然后通过主动脉瓣下降至左心尖

心室辅助装置是通过手术植入的机械循环设备,通常用于心脏移植的体外循环(图 39.2)。在腹膜前间隙或腹膜腔中植入这些设备,并提供持续灌注。流入的套管从左心室接收血液,然后将血液循环至升主动脉,这些导管不是完全不透射线的。同时也有双心室或右心室的辅助装置,它们可以依靠电池供电,连接至机械传动系统。极少数情况下,传动系统会断裂。血清肿、脓肿、血肿也可能发生。较小的泵可以经皮经股动脉插入,进入升主动脉,并穿过主动脉瓣进入左心室。入口位于左心室,然后血液通过导管排入升主动脉(图 39.10)。

■ 肺部疾病

肺不张

肺不张常见于左肺下叶,可能继发于心脏对左肺下叶支气管的压迫。在 X 线片上,肺不张常引起正常肺组织密度增高,通常位于心脏左后方,也称象牙心征(图 39.11)。

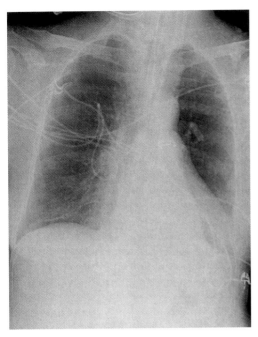

图 39.11 床旁胸部 X 线片显示左肺下叶肺不张。膈顶轮廓消失,左心缘可见两个密度增高影

原因

任何减少肺泡通气的原因都会引起肺不张,包括肿块或黏液阻塞,全身麻醉继发的通气不足,感染,继发于疼痛的浅呼吸。伴胸腔积液或肿块时,可见压迫性肺不张。

影像学特性

肺不张的特征是肺容积减小。膈肌抬高,叶间裂移位,血管集聚,未受累肺叶血管扩张,纵隔移位,正常轮廓消失和气管移位均提示肺不张。肺不张可表现为亚段肺不张所见的条带影,以及肺叶不张所见的大片均匀致密影(图 39.11)。

误吸

影像学特性

大多数 ICU 患者是斜卧位或半直立位的,因此吸入的物质会进入肺的后部和下部。上叶后段和下叶基底段容易受累。吸入的物质可能导致不同的后果。例如,胃内容物的吸入可导致化学性肺炎和非心源性肺水肿,而普通的吸入可无并发症发生。X线片显示肺门周围或肺基底部的斑片影,阴影密度增高提示肺炎进展。

肺炎

肺炎的常见原因和类型

医院获得性肺炎可由多种病原体引起,可能是微生物或涉及耐多药病原体。医院获得性肺炎是医院获得性感染中主要的死亡原因之一。根据定义,入院后 48h 发生的肺炎称为医院获得性肺炎,插管后 48~72h 发生的肺炎称为呼吸机获得性肺炎。肺炎的放射学表现与其他肺部疾病相重叠。诊断取决于临床表现和放射学检查结果。如果患者发热、白细胞增多、化脓性痰和氧合过低,胸部 X 线片新发阴影,应考虑肺炎的诊断。

肺水肿

常见影像学表现

当过多的血管内液体进入肺泡时,就会导致肺水肿。在心源性肺水肿中,较高的肺毛细血管压促使水肿的发生。在非心源性肺水肿中,其他因素(例如毛细血管渗透性增加)会引起这种改变。心源性肺水肿与非心源性肺水肿通常难以区分,尤其在影像学上,这两种情况也可同时出现。心力衰竭的征象,如心脏增大,间隔线增厚及胸腔积液,提示心源性肺水肿。脑钠肽水平测定,超声心动图和右心导管检查有助于鉴别诊断。肺部的基本病变(例如肺气肿或纤维化)可能导致肺水肿表现及分布不典型。

早期轻度肺水肿通常影像学表现不明显。当肺毛细血管压增至约 15mmHg 时,可见血管的血流重新分布。上肺血管不对称性扩张。肺动脉与相邻上叶支气管之间的比值大于 1∶1,提示肺血流量增加。血管蒂的宽度是评估患者液体总量的可靠指标。血管蒂宽度从上纵隔 SVC 的右外侧边界开始测量,该宽度是从主动脉弓处穿过右主支气管到左锁骨下动脉的外侧边界。直径最大范围为 38~58mm,连续胸部摄片上直径变化可用于估计患者的血流状态。血容量过多的另一个可靠指标是奇静脉扩张大于 1cm(图 39.12)。当毛细血管压超过 20mmHg 时,通常会出现间质性水肿。液体在小叶间隔内积聚,形成细的线性不透明影,延伸至胸膜表面(Kerley A 线)或肺门周围的中央线性不透明影(Kerley A 线)。实际上,通常不进行这种区分,使用术语间隔线就足够了。在更高压力下(通常超过 25mmHg),会出现肺泡性肺水肿,典型表现为肺门周围蝙蝠翼状分布的斑片影(图39.13)。

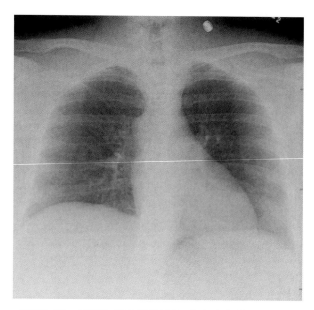

图39.12　床旁胸部X线片显示,右主支气管上方最易观察奇静脉的扩张。在本例患者中,奇静脉扩张是由先天性下腔静脉中断引起的。在容量超负荷的情况下,心脏增大、间隔线和胸腔积液通常同时可见

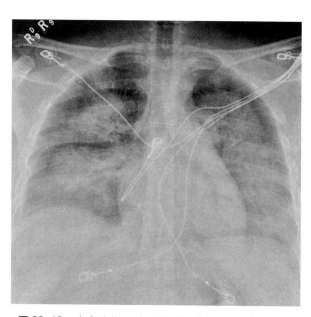

图39.13　床旁胸部X线片显示肺水肿,肺门旁间隔线和斑片影(蝙蝠翼状分布)

　　必须考虑到床旁胸部X线片在ICU评估心脏大小中的局限性。传统上心胸比例大于50%提示心脏增大,然而在ICU床旁胸部X线片上这个值会高估心脏的大小。在前后位床旁X线片上,发散的线束从前方射入,射线源和探测器之间的距离更短,导致心脏增大。此外,危重和/或通气的患者的X线片通

常显示通气不足,这也导致心脏大小被高估,因为随着膈肌抬高,心脏的横径会变宽。在相对的弓位投照中,心脏轮廓会变大。

■ 急性呼吸窘迫综合征和急性肺损伤

急性呼吸窘迫综合征的常见原因

　　急性呼吸窘迫综合征(acute respiratory distress syndrome,ARDS)是一种急性弥漫性炎症性肺损伤,肺血管通透性增加,导致间质液和肺泡液过多。病理特征是弥漫性肺泡损伤。ARDS与很多风险因素和病因相关;由于病理生理学和治疗方法相同,将它们归为一类。脓毒症是ARDS最常见的原因。

　　社区获得性肺炎,严重创伤以及输血和与输血有关的肺损伤是其他主要原因。如果患者患有急性低氧血症型呼吸衰竭,伴与肺水肿范围一致的双肺斑片影,则可得出ARDS的诊断。呼吸衰竭与心力衰竭或液体超负荷无关,肺部阴影也不能通过胸腔积液,肺不张或其他肺部病理变化进行充分解释。

ICU患者的影像学表现

　　损伤24h内,X线片通常是正常的。随后几天,X线片将出现异常,表现为双侧外周斑片状气腔实变影,实变会逐渐扩大、融合。在诊断ARDS时,肺部阴影不一定是弥漫的或严重的。一般在7~10d后,进入增生阶段,水肿消退,但Ⅱ型肺泡细胞增生且胶原沉积。在此阶段,网状影更为常见(图39.14)。斑片进展提示合并肺炎,尤其是局灶性斑片。通常需要机械通气以维持氧合。较高的呼吸机压力可能会导致气压伤,气胸和纵隔气肿,但由于小潮气量机械通气的应用,这些情况已不那么普遍。一些患者进展到纤维化阶段,会形成囊状改变。

　　考虑到诊断医生不易获取临床信息,应提醒读者注意,发现以下影像学表现,仅凭影像学表现就可能诊断ARDS,而不是诊断心源性水肿:

- 放射学异常滞后于临床表现
- 心脏大小正常
- 阴影相对分布于外围
- 线状小叶间隔增厚和胸腔积液不可见
- 影像学表现变化缓慢,持续时间更长

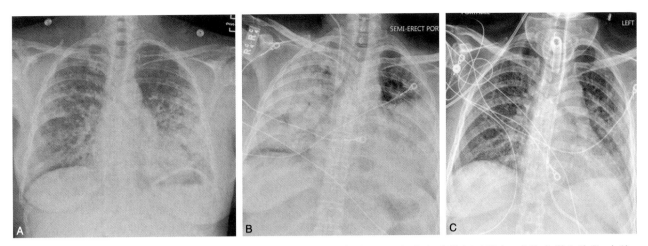

图39.14 （A）急性呼吸窘迫综合征的进展。最初，外周散在斑片影。（B）几天后，斑片相互融合。（C）在增生阶段，水肿消退，但由于纤维化或瘢痕形成，网状影可能更为明显

■ 肺栓塞的影像学特征

胸部 X 线片对肺栓塞的诊断既不敏感也不特异，经常会伴随肺不张，肺实质病变，胸腔积液或心脏增大等异常。在高达 20% 的情况下，X 线片可以是正常的。胸部 X 线片通常用于排除可能导致类似临床症状的其他诊断。汉氏驼峰征（胸膜下楔形实变影）和 Westermark 征（肺血管突然截断，远端肺段灌注不良）的典型表现很少见。

■ 气体异常聚集

考虑是否出现皮下气肿

皮下气肿可继发于经皮放置的引流管，胸管或其他装置。同样，呼气末正压通气引起的创伤性气管插管和气压伤可能会促进皮下组织筋膜中出现气体。单独的颈部皮下气肿要怀疑气管插管引起的上呼吸道损伤，皮下气肿可能会影响气胸的诊断。

气胸的影像学表现

床旁 X 线片诊断小范围气胸可能很困难。可以通过发现脏胸膜边缘（明显的细白线），以及脏胸膜和壁胸膜之间出现透光区来确诊气胸。无肺纹理区应该出现在脏胸膜边缘的上方和外侧。空气将移至胸部的最高位置。当患者直立时，气体会在顶部积聚，50mL 以上的气体才可见。仰卧位时，空气聚集在前纵隔和肺下（图 39.15）。这将使肋膈角向下移位，并形成所谓的深沟征。与正位片相比，仰卧位上需要有更多的气体量才能自信地做出气胸的诊断。

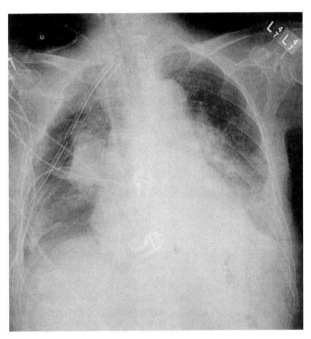

图39.15 床旁胸部 X 线片显示了右下气胸。右胸管指向中上方。侧孔清晰可见，位于胸膜腔内

与对侧肺相比，肺透过度的增加可能提示气胸。可以通过卧位摄片确诊。尽管一些操作者发现 X 线片呼气相对诊断有帮助，但大多数临床实践中并未使用此技术。对于合并胸腔积液（液气胸），有些投照角度可能看不到气-液平面。

气胸胸膜线容易与皮肤皱襞、管和线以及肩胛骨内侧缘混淆（图 39.16）。这些结构更应该描述为边缘（一侧密度一侧透光区），而不是线条（两边都有透光区），并且将延伸到胸膜腔之外。该线在中心变窄，在外围呈扇形散开，肺纹理将延伸到该线之外。可能会看到多个平行边缘，有时是双侧，有助于确定诊断。此外，有时无法将严重的肺尖大疱性肺气肿与气胸区分开，因为在上胸部没有看到明显的

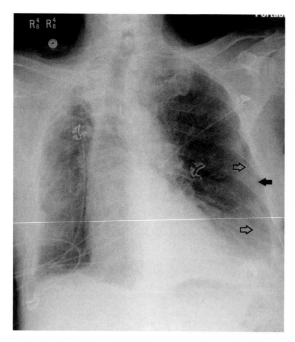

图39.16 床旁胸部X线片显示左侧气胸伴纵隔移位。注意区别脏胸膜线(黑色箭)和重叠的皮肤皱襞(空心箭)

表现。即使在CT上,也会容易造成混淆,因此与以前的X线片进行比较具有很大的价值。

床旁超声已越来越多地用于快速诊断气胸。通常,由于脏胸膜和壁胸膜之间的滑动,在灰阶超声上可以看到所谓的肺滑动。如果不可见,则提示气胸。光滑的水平回声线将界定脏胸膜线。一些研究表明,床旁超声检测气胸的灵敏度已超过X线检查。

间质性肺气肿的意义

当空气积聚在肺静脉和淋巴管周围时,就会出

现肺气肿。ARDS患者可见肺气肿,并常与间质性肺炎同时出现。尽管通常无症状,但气体可能积聚在中部,导致纵隔气肿(图39.17),气囊或气胸。在创伤患者中,Macklin效应,即肺泡破裂,沿支气管血管鞘的空气积聚以及沿纵隔扩展,是纵隔气肿更常见的发生机制,而不是气管支气管损伤。

纵隔气肿的放射学评价

纵隔气肿表现为勾勒出纵隔轮廓的透光影。已经描述了胸腺帆征(勾勒出抬高的胸腺轮廓),管状动脉征(勾勒出主动脉分支)和双支气管壁征(勾勒出气管和近端支气管)。尽管大多数ICU患者都没有接受侧位胸部X线检查,但应注意,在侧位胸部X线片上沿着或围绕右肺动脉的透亮影称为动脉周围环形征。当气体扩散到膈肌上方,使膈肌与心脏分离,称为膈肌连续征。Naclerio "V"征(空气勾勒出降主动脉的轮廓,并延伸到壁胸膜和左侧膈肌的内侧)和胸膜外征(气体夹在壁胸膜和一侧膈肌之间)也已经被描述。仔细观察后,经常可以看到空气扩散到颈部。与气胸不同,空气不会移动到最高位置,因为气体被筋膜紧紧包住。因此,纵隔气肿不会随着患者位置的改变而发生显著改变。

然而,纵隔气肿和气胸常常并存(图39.18A)。心包气肿需与纵隔气肿相鉴别。心包积气时,尽管在卧位时气体会移位,但在心包上方大血管根部周围不应存在气体(图39.18B)。单发心包气肿不像纵隔气肿那么常见,几乎仅在成人手术后和婴儿机械通气中发现。最后,马赫带可以模拟纵隔气肿。这描述了与视网膜增强效应有关的声学现象,当患

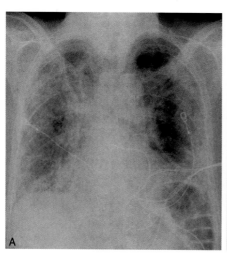
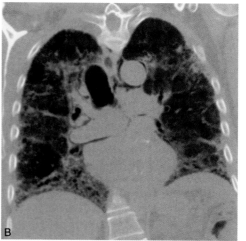

图39.17 (A)床旁胸部X线片显示间质性肺疾病,并伴有间质性肺气肿和纵隔气肿。空气勾勒出主动脉结的轮廓(称为管状动脉征)。(B)CT平扫的冠状动脉重建图像对病变显示更清楚

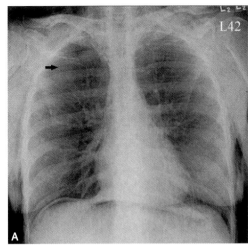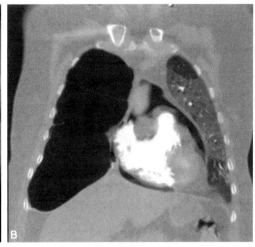

图 39.18 (A)患者同时存在皮下气肿和纵隔气肿,使右侧气胸的检测更加困难。箭指示脏胸膜线。气腹也存在。(B)在另一例患者中,CT 增强冠状位重建图像显示了心包气肿,心包内有气体

者的凸面和凹面相交汇时,X 线片上就会出现一条暗线或亮线(例如心脏边缘)。纵隔气肿往往有一条叠加的不透光的线,代表心包膜。

参考书目

Amorosa J, Bramwit M, Mohammed T, et al. ACR appropriateness criteria routine chest radiographs in intensive care unit patients. *J Am Coll Radiol.* 2013;10(3):170–174.

Chasen MH. Practical applications of Mach band theory in thoracic analysis. *Radiology.* 2001;219(3):596–610.

Ginat D, Massey H, Bhatt S, et al. Imaging of mechanical cardiac assist devices. *J Clin Imaging Sci.* 2011;1(21).

Godoy M, Leitman B, Groot P, et al. Chest radiography in the ICU: part 1, evaluation of airway, enteric, and pleural tubes. *Am J Roentgenol.* 2012;198(3):563–571.

Godoy M, Leitman B, Groot P, et al. Chest radiography in the ICU: part 2, evaluation of cardiovascular lines and other devices. *Am J Roentgenol.* 2012; 198(3):572–581.

Kalanuria A, Zai W, Mirski M. Ventilator-associated pneumonia in the ICU. *Crit Care.* 2014;18(2):208.

Khan A, Al-Jahdali H, Al-Ghanem S, et al. Reading chest radiographs in the critically ill (part I): normal chest radiographic appearance, instrumentation and complications from instrumentation. *Ann Thorac Med.* 2009;4(2): 75–87.

Khan A, Al-Jahdali H, Al-Ghanem S, et al. Reading chest radiographs in the critically ill (part II): radiography of lung pathologies common in the ICU patient. *Ann Thorac Med.* 2009;4(2):149–157.

Sigakis CJG, Mathai SK, Suby-Long TD, et al. Radiographic review of current therapeutic and monitoring devices in the chest. *Radiographics.* 2018;38:1027–1145.

Vesely TM. Central venous catheter tip position, a continuing controversy. *J Vasc Interv Radiol.* 2003;14(5):527–534.

第 40 章

心脏 CT 对急诊科急性冠脉综合征的评估

Christopher G. Brown，Charles S. White

■ 引言

　　每年超过 800 万美国人因急性胸痛到急诊科（emergency department，ED）就诊。医生必须将致命性疾病[包括急性冠脉综合征（acute coronary syndrome，ACS）、主动脉夹层和肺栓塞]与导致胸痛的良性病因区分开来，这给医生们提出了诊断方面的挑战。

　　多数胸痛患者出院时被诊断为非心源性，仅 12%~15% 的胸痛患者为 ACS，包括不稳定型心绞痛、非 ST 段抬高心肌梗死（non-ST elevation myocardial infarction，NSTEMI）和 ST 段抬高心肌梗死（ST elevation myocardial infarction，STEMI）。

　　胸痛的常规检查每年花费近 80 亿美元，通常要求患者入院治疗直至没有致命性或心源性胸痛。尽管诊断方法有所进展，仍有 2%~4% 的 ACS 患者被误诊而出院回家，相较确诊入院并接受标准护理的患者，这部分患者的病死率是其两倍。这些缺陷突出显示了改进诊断方法来评估急性胸痛患者的必要性，而非侵入性影像学具有帮助此类患者排除 ACS 的潜力，以防入院治疗或做多余的心脏检查。

■ 急性冠脉综合征的标准诊断方法

　　ACS 是涵盖不稳定型心绞痛及心肌梗死（myo-cardial infarction，MI）（NSTEMI 或 STEMI）的特异性综合征，通常由动脉粥样硬化斑块破裂和血栓形成所致冠状动脉明显狭窄或闭塞引起。当心肌对氧的需求量超过冠状动脉血供氧量时则会出现症状，导致可逆性心肌缺血（不稳定型心绞痛）或 MI（NSTE-MI 或 STEMI）。

　　胸痛是 ACS 最常见的相对非特异性临床表现。它可出现于其他致命性疾病，如主动脉夹层、肺栓塞、张力性气胸、心脏压塞和纵隔炎，亦可出现于其他更常见的非致命性疾病，如胃食管反流病、肌肉骨骼疼痛和肺炎。

　　患者入院时，病史和体格检查有助于识别导致胸痛的因素，以怀疑或排除 ACS。心肌缺血或 MI 引起的胸痛通常是逐渐发作且被描述为胸部不适，左上肢和下颌的放射痛对 ACS 更具特异性。其他的非特异性症状包括出汗、恶心、呕吐、呼吸困难、晕厥和心悸。需要注意老年人、女性或者糖尿病患者可能伴有非典型症状，如虚弱、呼吸困难和腹痛，因为他们具有更高的误诊或延迟治疗风险。

　　硝酸甘油可缓解心脏原因（或食管痉挛）导致的疼痛，但这不是区分心源性疼痛和非心源性胸痛的可靠指标。虽然心脏危险因素或冠脉疾病（coronary artery disease，CAD）的存在增加了 ACS 的风险，但紧急情况下其并非可靠的预测因子，因为胸痛本身对

ACS 的预测价值远高于心脏危险因素。

所有患者均行十二导联心电图（electrocardio-gram，ECG）检查以获取缺血或梗死的证据，如新近 ST 段抬高（ACS 最特异的发现）或两个相邻导联出现压低，Q 波>30ms，以及胸导联 T 波倒置。心肌肥厚、束支传导阻滞或心室起搏引起的 ECG 基线异常可掩盖缺血性改变。多数 ACS 患者的 ECG 是正常或无法诊断的，因此建议将患者置于每 5~10min 获取一次的连续 ECG 遥测系统中，以评估疑似 ACS 患者进行性缺血的情况。

血清生物标志物也用于评估心肌损伤。ACS 的背景下，许多血清生物标志物已被研究，如肌钙蛋白、血清肌酸激酶同工酶（creatine kinase-muscle/brain，CK-MB）、钠尿肽、C 反应蛋白（C-reactive protein，CRP）、髓过氧化物酶，而心脏肌钙蛋白在 ED 是最常用的生物标志物，普遍可获取且对心肌损伤有高度灵敏度和特异度。然而，心肌损伤对 ACS 并无特异性，肌钙蛋白水平可在创伤、肾衰竭、脓毒症、高血压危象、肺栓塞和其他疾病中升高。在 ACS 的情形下，肌钙蛋白水平在症状发作后 4 至 6h 内可能无法检出，因此目前的指南建议每 6~8h 连续检测肌钙蛋白水平以提高 ACS 检出率。高敏感性肌钙蛋白用于检测 ACS 早期的梗死，但这会增加假阳性率并可能导致不必要的检查。

获取病史、体格检查、原始 ECG 和心脏生物标志物之后，需要进一步研究，这就由非侵入性或侵入性成像来决定风险分层。

■ 患者分层在急性冠脉综合征评价中的应用

从非侵入性成像的角度看来，患者可以根据其 ACS 的风险因素以及进一步评估和检查的需要分为三组。第一组患者包括基于体格检查、ECG 和心脏生物标记物的高危或明确 ACS，此类患者会入院并进行侵入性冠状动脉造影和可能的经皮或外科干预。非侵入性成像在这些患者中不会改变导管术的需要，因此是不必要的。

第二组患者有明确非心源性和非致命性诊断，ECG 和心脏生物标志物正常，ACS 可以被绝对排除。这些患者可以安全地从 ED 出院而不需要观察或心脏成像。

第三组患者数量最多，包括介于其他两组之间的患者。此类患者常有非特异性或非典型胸痛，

ECG 正常或无法诊断，心脏生物标志物正常。这一组通常代表低到中等风险的 ACS 患者群体，他们需要进一步的评估以诊断或合理排除 ACS。不稳定型心绞痛患者通常属于这一组，根据定义，他们的心脏生物标志物正常且常伴正常或阴性 ECG。这组患者通常被收入观察室进行连续 ECG 和心脏生物标志物检测；根据患者特点，进行附加的压力测试或无创成像技术检查。

多个评分系统被用于评估 ACS 后的临床风险；它们主要基于体格检查、病史、ECG 和生物标志物结果。两个广泛使用的评分系统包括心肌梗死溶栓治疗（Thrombolysis In Myocardial Infarction，TIMI），用于评估 ACS 后 14d 病死率和 MI 的风险；急性冠脉事件全球登记库（Global Registry of Acute Coronary Events，GRACE），用于索引 ACS 后住院病死率和 6 个月的病死率。虽然这些风险评分系统侧重于结果而不是用来诊断 ACS，但它们通常被用作风险分层的一部分以指导可疑 ACS 患者的管理。病死率较高的患者通常会立即进行侵入性冠状动脉造影检查。

■ 无创性成像在急性冠脉综合征常规评估中的作用

胸部 X 线检查

多数 ACS 患者的胸部 X 线片为阴性。但是，实际上所有就诊于 ED 的胸痛患者都会拍摄胸部 X 线片，因为其给出对胸部解剖的整体检查，且能够快速排除潜在致命性疾病（例如需要立即干预的气胸），或更常见的非紧急或非致命性疾病（例如肺炎或肋骨骨折）。其他异常可能会给潜在诊断提供线索——约 90% 的主动脉夹层患者可观察到纵隔增宽，楔形肺梗死（汉氏驼峰征）可出现于肺栓塞，纵隔气肿在食管穿孔时更为明显。心肌钙化提示既往 MI（图 40.1），冠状动脉钙化提示 CAD，但这些征象对 ACS 不具敏感性或特异性。

运动负荷试验

多年来，运动负荷试验（exercise tolerance test，ETT）因其成本低、适用范围广，已成为适应证患者检测诱发性缺血的首选方法。标准的 ETT 可以在跑步机或健身脚踏车上进行，并随着患者从静息态向应激态进展，ECG 被持续监测以检测缺血改变。虽然荟萃分析显示检测 CAD 的灵敏度和特异度不高，

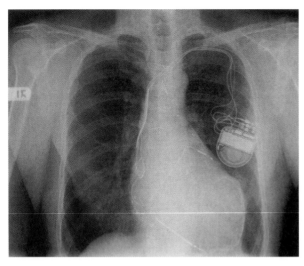

图 40.1　66 岁男性胸痛患者胸部 X 线片。胸部正位片示左心缘勾边样钙化,符合既往心肌梗死病史

ETT 对急性冠脉综合征(ACS)的阴性预测值大于 98%,是排除 ACS 的极好筛检试验。ETT 的主要局限性在于相当数量的患者因身体限制难以适用,无法达到必要的心率(最大心率的 85%),或静息 ECG 异常使缺血性改变难以识别(例如 ST 段变化、左束支阻滞、心律失常)。ETT 阴性结果的患者通常可以出院,但异常或无法诊断的结果则需要进一步心脏成像的评估。

超声心动图

静息超声心动图可以通过观察局部室壁运动异常来检测缺血和梗死,但其有效性受到检查时机和缺血或梗死心肌大小的限制。ACS 是一个动态过程,在没有表现持续缺血或梗死症状的情况下,超声心动图不太可能显示室壁运动异常。此外,心肌肥厚超过 20% 必定会涉及室壁运动异常。考虑到这些局限性,阴性预测值的显著变异性从 57% 到 98% 也就不足为奇了。当症状消失后再行超声心动图检查,其预测未来不良心脏事件和需要血运重建的可靠性较差。因此,在急性胸痛的情况下,静息超声心动图在患者有症状时或在临床表现的几小时内检测 ACS 最有用。

负荷超声心动图可检测诱发性缺血,可在运动或通常使用药物(例如多巴酚丁胺)时进行。多项研究发现,阴性预测值始终很高,介于 96% ~ 100% 之间,这为阴性结果的患者从 ED 出院提供了支持。多项研究也表明负荷超声心动图为早期和晚期心脏事件提供了重要的预后信息。

超声心动图可能具有的优势包括能够检测其他疾病,如主动脉近端夹层、较大肺栓塞、心包炎和心肌病,以及 MI 的并发症。超声心动图还提供重要的心脏解剖和生理信息,包括心室功能、瓣膜功能和射血分数。新近微泡对比剂的使用已被证明可以提高检测室壁运动异常的能力,这可能会提高检测 ACS 的灵敏度。不足之处在于非工作时间期间超声医生和心脏病医生的沟通有限。

■ 核素心肌灌注成像

心肌灌注显像(myocardial perfusion imaging, MPI)评估冠状动脉血流的分布,为缺血或梗死提供直接证据,明确异常部位和程度。陈旧性梗死与新梗死通常有相同表现,但可通过心脏生物标志物的存在或缺失来区分。

要进行 MPI,需要注射一种心脏特异性示踪物质,并使用单光子发射计算机体层摄影(SPECT),如图 40.2 所示。锝示踪剂已取代铊示踪剂使用,因为铊会迅速重新分布,需要在注射后几分钟内成像,但锝示踪剂可以在注射后 2~4h 内成像。注射的时间很关键,因为随后获得的图像反映了注射时的血流和心肌灌注。有证据表明灌注异常可在症状消失后持续数小时,但在患者出现症状时 MPI 的灵敏度最高。目前指南建议,应在患者出现症状时或在症状消失后的 2h 内注射。

静息 MPI 被证实对导致 ACS 患者缺血的梗阻性 CAD 有高达 97% 的灵敏度,并已被推荐作为有急性胸痛但 ECG 阴性和心肌酶学标志物正常的患者的一级适应证。其阴性预测值为 97% ~ 100%,这使得患者在正常静息 MPI 下发生 ACS 的可能性极低。随机临床试验发现,相较标准护理,诊断评估中使用静息 MPI 可减少可疑 ACS 的不当入院,缩短住院时间,降低总费用。

症状已得到缓解的稳定患者中,将负荷 MPI 与运动或药物结合使用可能会提高检出 ACS 灵敏度,尽管关于负荷 MPI 相比静息 MPI 的优越性的研究结果不尽相同。另外,血管舒张药(例如双嘧达莫、腺苷)可优先扩张正常冠状动脉,并在病变血管供应的心肌中产生相对灌注不足。

MPI 的不足包括进行 SPECT 扫描时有辐射暴露。从技术观点来看,诊断价值可能受到软组织密度的限制,因为其会造成类似或混淆灌注缺损的衰减伪影。此外,多数机构只有有限的核医学人员在工作时间之外执行和解释这项检查。

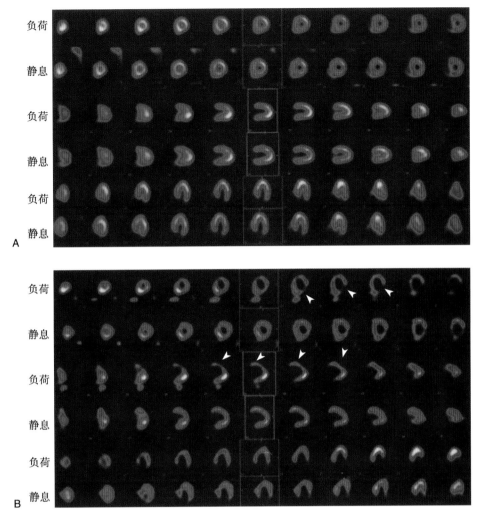

图 40.2　正常和异常的心肌灌注试验。（A）16 岁男性胸痛患者。平板运动试验后,静脉注射铊-201 并进行负荷断层显像。患者 2h 后返回,再进行静息再分配断层成像。运动负荷心肌灌注 SPECT 显示无心肌缺血或梗死的证据。患者左心室大小、室壁运动和收缩功能正常,左心室射血分数（LVEF）为 61%。（B）56 岁女性患者,有已知冠状动脉疾病史和心电图异常。静脉注射铊-201 并进行负荷断层显像。患者 2h 后返回,进行静息再分配断层成像。心肌灌注 SPECT 扫描显示左心室前壁、前间壁（左前降支血管区）和中至基底下外侧区（旋支血管区）的心肌缺血（箭头）。整体表现为运动减弱,左心室扩张并收缩功能减弱,LVEF 为 24%（Courtesy Dr. Qi Cao,University of Maryland Medical Center,Baltimore）

磁共振成像

心脏 MRI 评估急性胸痛的作用有限。MRI 的优势在于它能够在一次检查中评估心脏功能、灌注和组织特征。与其他成像方法不同,它可以识别可逆性和不可逆性损伤区域并区分急性梗死（图40.3）和慢性梗死。然而,由于缺乏数据、需要将患者从急诊室的监测环境中移出,检查时间较长,不推荐在急性胸痛的情况下使用心脏 MRI。现在有少量研究显示令人鼓舞的结果,Kwong 等的研究中 161名可疑 ACS 患者接受灌注、左心室功能和钆增强MRI 检查,其对 ACS 灵敏度为 84%,特异度为 85%。Cury 等的另一研究中,T2 加权成像的加入使 ACS 的检出准确度从 84% 提高到 93%,特异度从 84% 提高到 96%,但仍需更多的试验来充分了解心脏 MRI 在急性胸痛中的作用。

计算机体层成像钙化积分

冠状动脉钙化（coronary artery calcification,CAC）与心血管疾病和病死率有显著联系。当钙沉积在成熟动脉粥样硬化斑块时就会发生 CAC,其数量与动脉粥样硬化斑块的总负荷有关。20 世纪 80 年代,Agatston 描述了一种使用电子束 CT 来量化 CAC 数量的方法,此方法被称为 Agatston 评分,它是根据每个钙化斑块的面积和最高密度得出的数值总和。Agatston 评分常用的解释如下:0 代表未识别病变,1~99 代表轻度病变,100~399 代表中度病变,≥400代表严重病变。

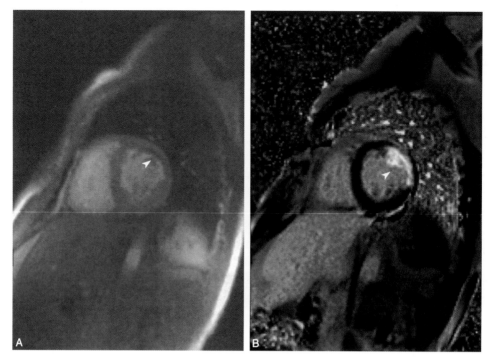

图40.3　异常心脏磁共振灌注。（A）静脉注射钆剂后首过灌注成像的短轴显示心内膜下左心室前外侧壁的灌注缺损。（B）给予钆剂10min后获得的短轴图像显示左心室前外侧壁同一区域明显的心内膜下延迟强化，延迟性心肌增强区超过心肌厚度的50%，部分呈透壁性。电影序列（未显示）可见左心室前侧壁明显的局灶性运动减弱

由于冠心病的患病率在不同人口统计群体中有所变化，钙化百分数得分通常是根据患者年龄和性别来计算的。例如在一项研究中，95%无明显狭窄在小于40岁的男性中对应Agatston评分为8分及以下；而在大于70岁的男性中对应Agatston分数为134分及以下。由此可见，相对狭窄的严重程度，Agatston评分是更好的动脉粥样硬化的标记，它体现在其对梗阻性CAD的高灵敏度和低特异度。

一般而言，CAC的存在表明至少有一定程度的CAD。随着CAC评分的增加，动脉粥样硬化总负荷、梗阻性CAD的可能性和心脏事件的风险也随之增加（图40.4）。CAC评分为0表示没有可识别的动脉粥样硬化但并不排除CAD，因为并不是所有的动脉粥样硬化都含有钙化（图40.5）。对于无症状患者，CAC评分显示出良好的预后能力，并且是预测心脏事件、心肌梗死（MI）和全因死亡率的预测因子。缺失CAC的无症状患者预测10年生存率为99%。2010年美国心脏病学会/美国心脏协会指南指出，CAC扫描对无症状中等风险的成人（10年风险率10%~20%）的心血管风险评估是合适的。

然而，CAC评分对有症状的急性胸痛患者的应用目前尚无共识。CAC评分用于评估ACS的局限性在于，不像传统的无创成像技术，它不提供任何直接的解剖和功能信息来提示缺血或梗死。相反，CAC评分可能在ACS的评估上有用，因为它可以作为梗阻性CAD的替代标记。

仅有CAC在评估ACS时并非特别有用，因其对梗阻性CAD缺乏特异性，尤其对于已有CAD的老年患者，此类患者中的CAC是寻常的发现。使用特定的临界值将患者分类（例如，评分400分通常解释为严重的动脉粥样硬化疾病）是一个不够可靠的诊断策略，因为灵敏度降低而特异度增加（CAC 400分对无症状患者的梗阻性CAD的灵敏度为60%，特异度为88%），这将遗漏相当数量梗阻性CAD患者。CAC的缺失在ACS的情况下具有临床价值，因为它表明没有可识别的动脉粥样硬化和最低风险的梗阻性CAD，使ACS成为不太可能的诊断。在此基础上，CAC评分可能成为排除CAC评分为0的低危患者ACS的筛选工具。

几项研究已证实这一观点。Tota-Maharaj等对13项研究的荟萃分析表明，在3 035例有症状的低至中等风险患者中，CAC缺失对梗阻性CAD和心脏事件的灵敏度为94%，阴性预测值为99.4%。这些发现支持了CAC评分作为是否需要进一步心脏检查的守门人的潜力。在此评估可疑ACS的方法中，具有正常或ECG阴性、生物标志物正常和CAC评分为0的低风

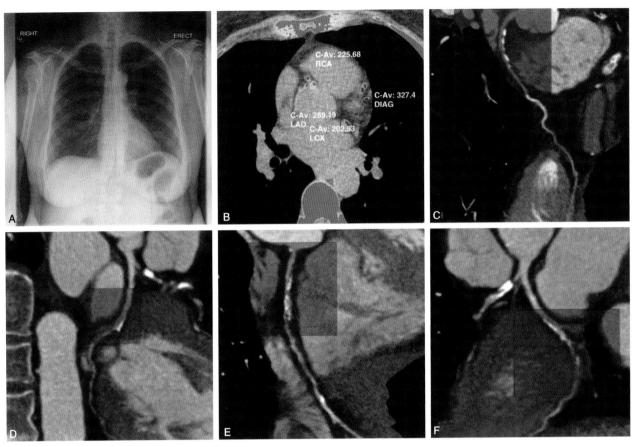

图 40.4　56 岁女性胸痛患者。(A)正常胸部 X 线片。(B)根据 Agatston 方法计算的钙化积分为 1 217,再根据年龄和性别调整,她的风险位于第 100 百分位。(C-F)冠状动脉曲面重建图像显示左前降支(LAD;C)、左旋支(LCX;D)、右冠状动脉(RCA;E)、钝缘支(F)广泛的动脉粥样硬化疾病。无肺栓塞或急性主动脉疾病的证据。随后的腺苷药理学负荷铊心肌灌注检查显示,在前间壁和下外侧壁存在可逆的灌注缺陷。患者行心导管置入术在钝缘支放置金属支架。C-Av,平均钙化分数;DIAG,对角支

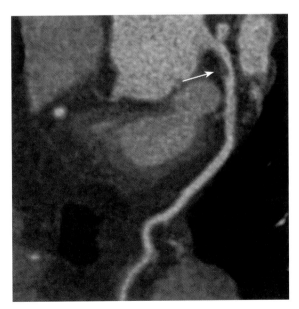

图 40.5　56 岁男性胸痛患者。Agatston 评分为 0。左冠状动脉前降支曲面多平面重建显示至少 50% 的近端狭窄是由非钙化斑块引起的(箭)

险患者出院可能是安全的。任何高于 0 分的 CAC 都被视为异常,需要行进一步的心脏检查。

对有症状患者的 CAC 评分也显示出较强的长期预后效用。Georgiou 等的一项研究中,192 例可疑 ACS 患者平均被随访 50 个月。CAC 评分为 0 的患者年发病率极低,仅为 0.6%。对于有 CAC 的患者,分数的增加和百分位数的调整与心脏事件的发生率密切相关。

尽管有这些可靠结果,CAC 评分并未被推荐用于 ACS 的评估,因为其他几项研究已经表明,CAC 评分为 0 的患者存在功能性显著的梗阻性 CAD。Rubenshtein 等的一项研究表明,7% 的 CAC 评分为 0 的有症状患者在冠状动脉 CT 血管成像(coronary computed tomography angiography,CCTA)和侵入性冠状动脉造影中都存在梗阻性 CAD。此类患者都有单支血管疾病,多是年轻人,尤其是年轻女性。Henne-man 等的另一项研究表明,13 名可疑 ACS 和 CAC 评分为 0 的中等风险患者中,11 例(85%)有动脉粥样

硬化斑块,5 例(39%)有明显的血管狭窄。因此,他们认为缺少 CAC 并不能可靠排除梗阻性 CAD 的存在,且不应用其来排除 ACS。

用 CAC 评分评估急性胸痛仍需大型多中心试验验证后才能纳入常规临床实践。在有症状患者中观察到的排除梗阻性 CAD 的能力差异可能是由于患者选择偏倚。现有研究表明,CAC 评分为 0 在低风险患者中具有最高的阴性预测值,这说明其作为 ACS 筛查工具仅适用于低风险人群。由于 CAC 随着年龄增长而增加,只有极少的老年患者 CAC 评分为 0,因此这种筛查方法对老年人群的益处不大。

就安全性而言,使用 CAC 评分比其他无创成像方法更具优势。它无需对比剂,辐射剂量低于 SPECT(3mSv vs. 25mSv),相比 CCTA 的辐射剂量则取决于使用的扫描方案。

冠状动脉 CT 血管造影

虽然传统无创成像技术(例如 ETT、超声心动图、MPI)提供了检测缺血或梗死的功能性信息,但 CCTA 可提供有关冠状动脉的解剖信息。尽管冠状动脉成像的金标准仍然是有创冠状动脉造影术,而并发的风险、有创性和手术费用使其应用受到了限制。CCTA 是一种有吸引力、非侵入性、可替代性的方式,自引入以来就被广泛研究,目前在检测 CAD 和评估急性胸痛中发挥着重要作用。

CCTA 可在任何现代 64 层 CT(或更高级扫描仪,如 256 层或 320 层 CT)上进行扫描并广泛获取。早期心脏图像由电子束 CT 生成,诊断效能受较低空间分辨率限制。随着螺旋扫描、多排 CT(MDCT)(通常是 64 排至 320 排)、更快的旋转架(<300ms/r)和双能量程序的使用,多种技术得以发展。目前最先进的 CT 技术使冠状动脉成像的空间分辨率达0.4mm,时间分辨率小于 100ms,总扫描时间常小于10s,有些扫描仪甚至可以小于 1s。

在可疑 ACS 的急性胸痛患者中,冠状动脉造影(包括 CT 和有创冠状动脉造影)的价值是基于 ACS 的病理生理学因素,即动脉粥样硬化斑块血栓破裂导致有血流动力学意义的冠状动脉狭窄。冠状动脉血管造影可以直接显示冠状动脉管腔,并识别狭窄的位置和严重程度。CCTA 对于检测 ACS 和 CAD 的冠状动脉狭窄显示出卓越的能力。2007 年 Abdulla 等研究发现 CCTA 与侵入性冠状动脉造影相比,检测 ACS 的灵敏度为 97.5%,特异度为 91%。2008年 Mowatt 发现 CCTA 与有创冠状动脉造影相比,检测 CAD 的灵敏度为 98%,特异度为 89%,阴性预测值为 100%。

许多研究在可疑 ACS 的急性胸痛患者中比较了 CCTA 和传统方案的应用。基本前提是无或轻微冠状动脉狭窄的患者发生 ACS 的风险极低,可以安全地从 ED 出院(图 40.6)。迄今为止,已有三个主

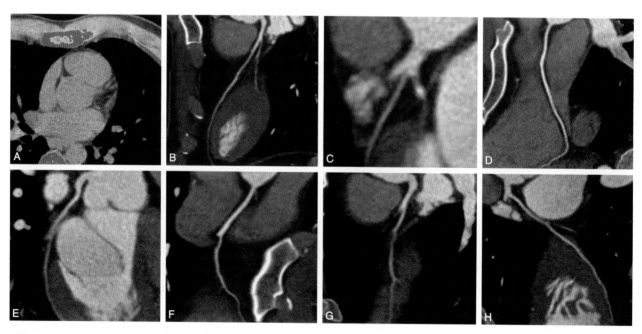

图 40.6 44 岁男性患者伴胸痛及呼吸急促。(A)Agatston 评分为 0,根据年龄及性别调整的风险百分比,患者风险低于第 25 百分位。(B-H)冠状动脉多平面重建显示左冠状动脉(B),左前降支,中间支(C),右冠状动脉(D),左回旋支(E),锐缘支(F),对角支(G)或钝缘支(H)均无钙化斑块。该患者无肺栓塞或急性主动脉疾病

要的随机对照试验（randomized controlled trial, RCT）——CT-STAT、ACRIN-PA 和 ROMICAT-Ⅱ。

CT-STAT 试验是一个多中心随机对照试验，699 名低风险急性胸痛患者被随机分到 CCTA 或静息 MPI 的治疗策略中。主要纳入标准包括正常或非诊断性 ECG、正常心肌标志物、TIMI 评分≤4，排除标准包括已知的 CAD 或心肌病。在 MPI 组，若 MPI 正常，患者可出院回家；若 MPI 异常或不明确，则建议患者进行有创冠状动脉造影。在 CCTA 组，如果狭窄区域<25% 和/或 Agatston 评分<100，患者可出院回家；狭窄区域>70% 的患者被推荐进行有创冠状动脉造影；中度狭窄的患者则推荐进行 MPI 检查。

CT-STAT 试验的结果是，相比 MPI 更倾向于使用 CCTA。接受 CCTA 的患者诊断时间更短（2.9h vs. 6.2h），ED 总成本降低（2 137 美元 vs. 3 458 美元），有效辐射剂量较低（中位数 11.5mSv vs. 12.8mSv）。安全性方面，6 个月的随访期内主要不良心脏事件（major adverse cardiac event，MACE）没有差异。

ACRIN-PA 试验是多中心 RCT，纳入 1 370 名低至中度 ACS 风险患者随机接受 CCTA 或传统护理。主要纳入标准包括 ECG 无缺血迹象和 TIMI 评分≤2。传统护理组中，检测方法由治疗医生自行决定，大多数患者（87%）进行了负荷成像。临床上 CCTA 将显著狭窄定义为狭窄大于主冠状动脉的 50%。

ACRIN-PA 试验结果显示，接受 CCTA 的患者出院率较高（49.6% vs. 22.7%），住院时间较短（中位数 18.0h vs. 24.8h），冠心病诊断率较高（9.0% vs. 3.5%）。两组间侵入性冠状动脉造影或血管再通的发生率没有差异。有趣的是，被推荐进行侵入性冠状动脉造影术的 CCTA 组患者较传统护理组更少出现阴性结果，这表明 CCTA 能更好地预测患者是否适合侵入性冠状动脉造影术。随访 30d 期间，任何一组都没有心源性死亡，而有相近数量的 MI（1%）。研究者得出 CCTA 是诊断 ACS 的有效方法，符合多数 ED 所接受的安全阈值。

ROMICAT-Ⅱ 试验是多中心随机对照临床试验，纳入 100 名胸痛患者和疑似 ACS 患者随机接受 CCTA 或传统护理。主要排除标准包括已知的冠心病、ECG 缺血性改变和心肌肌钙蛋白水平升高。其结果显示，接受 CCTA 的患者的诊断时间更短（10.4h vs. 18.7h），出院率更高（47% vs. 12%），住院时间更短（中位数 8.6h vs. 26.7h）。没有识别未检测到 ACS 的病例，两组发生 MACE 数量相近。CCTA

组患者平均接受了更多辐射照射，但 CCTA 的平均辐射暴露量低于 SPECT（11.3mSv vs. 14.1mSv）。关于资源利用，CCTA 组的患者接受了更多诊断检查，有较高的急诊费用，但在 28d 随访期间，两组的总费用相近。研究者得出 CCTA 在不影响患者安全的情况下，具有更短住院时间和更高出院率，提高了医疗效率。

Hulten 等的荟萃分析采用了以上三种 RCT（CT-STAT、ACRIN-PA、ROMICAT-Ⅱ）。由 Goldstein 等所做的较小 RCT 评估了 CCTA 和 ED 常规护理后相比的结果。他们得出使用 CCTA 评估 ACS 是安全的做法。在病死率、MI、急诊复诊和心源性反复住院方面，CCTA 和常规护理之间无差异，每个试验中 CCTA 的使用都缩短了住院时间。一个显著发现是，CCTA 增加了 2% 的侵入性冠状动脉造影和血管再通的需要，但由于数据不足，不能分析造成这种差异的原因，作者推测这可能是因为 CCTA 组过度使用或传统护理组利用不足。

使用 CCTA 评估 ED 胸痛患者的长期随访表明 CCTA 有良好的预后效果。Schlett 等的研究分析了来自 ROMICAT 研究（评估 CCTA 在可疑 ACS 患者中有效性的早期观察性研究）的 368 名患者，并随访 2 年。CCTA 显示无冠心病的患者在 2 年随访中未发生 MACE，这说明正常 CCTA 患者至少 2 年没有发生 MACE 的风险。非梗阻性和梗阻性 CAD 患者 2 年内发生 MACE 风险更高（分别为 4.6% 和 30.3%）。冠脉狭窄和局部室壁运动异常的患者 2 年内发生动脉栓塞的风险最高（62.4%）。

CCTA 不仅提供了精确的无创冠状动脉造影方法，还可显示动脉粥样硬化斑块形态特征。有破裂风险和导致急性心脏事件的斑块被定义为不稳定或高风险的斑块，通常有坏死的、富含脂质的核心和薄纤维帽，而更稳定的斑块具有较厚纤维帽。不稳定斑块合并正性重构（动脉壁向外扩张）以利于保持狭窄区域血液流动。相比而言，稳定斑块多与负性重构（动脉壁收缩）有关，常见于稳定型心绞痛患者。这些斑块特征可以在 CCTA 上检测到，并有助于识别高危 ACS 患者。

Motomaya 等将 ACS 患者与稳定型心绞痛患者的斑块形态进行了比较，发现 ACS 患者的斑块有明显更多的正性重构（87% vs. 12%）、低密度斑块（79% vs. 9%）和斑点状钙化（63% vs. 21%）。

Motomaya 等的研究检测了两种不稳定性斑块的 CT 特征——低密度斑块和正性重构——与急性心脏事件发展之间的关系。结果发现，同时具有这两种特征的患者中有 22% 随后发生急性心脏事件,而具有一种特征的患者中只有 3% 发生,不具有这些特征的患者中只有 0.5% 发生。ROMICAT-Ⅱ 试验结果显示,不稳定性斑块更常见于 ACS 患者,是 ACS 的重要预测因子(比值比 8.9),且与 CAD 病史、年龄、性别和其他心脏危险因素无关。

高危斑块的另一 CT 形态特征被称为餐巾环征（napkin ring sign）,见于冠状动脉腔的横断面（图40.7）。餐巾环征是指狭窄的管腔结构由中央的低密度区（表示坏死核心）和环绕周围的高密度薄边（表示发炎的纤维帽）组成。Otsuka 前瞻性地随访了895 名接受常规 CCTA 检查的患者,发现餐巾环征的存在是发生心脏事件的独立预测因子,41% 的餐巾环征患者进而发展为 ACS。

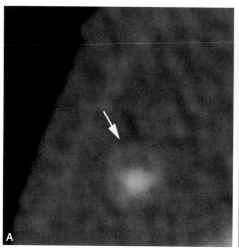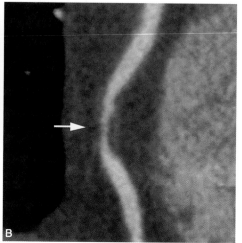

图 40.7　42 岁男性接受 CCTA 筛查,发现右冠状动脉中段有不稳定性斑块。(A)横断面显示餐巾环征(箭)。(B)纵向重建显示非钙化性斑块,正性血管重塑(箭)。两个月后患者经历了非 ST 段抬高心肌梗死(Courtesy Dr. Seung Min Yoo, Department of Diagnostic Radiology, CHA University Bundang Medical Center, Sungnam, South Korea)

CCTA 的使用得到目前多家机构指南的支持。2010 年,美国心脏病学会基金会、适用标准工作组、心血管计算机体层成像协会、美国放射学会（American College of Radiology, ACR）、美国心脏协会、美国超声协会、美国核心脏病学学会、北美心血管成像学会、心血管造影和介入治疗协会以及心血管磁共振协会共同发布了一份概述 CCTA 适用标准的文件。CCTA 被认为适用于评估无 CAD 病史、可疑 ACS 急性症状、正常或非诊断的 ECG、正常的心肌标志物以及低到中等风险 ACS 的患者。

2012 年 ACR 适用性标准指南将 CCTA 的使用评定为"通常适用"于低 CAD 概率的急性非特异性胸痛的评估。相比而言,相同临床情况下静息超声心动图也被评定为"通常适用",MPI 被评为"可能适用"。评估 ACS 患者的急性胸痛时,有创性冠状动脉造影、MPI 和负荷超声心动图被评定为"通常适用",而静息超声心动图和 CCTA 被评定为"可能适用"。

替代性 MDCT 成像方案可用来评估 ED 急性胸痛患者。所谓的三重排除方案使整个胸部显像,这不仅可以评估冠状动脉(例如专用 CCIA),还能评估肺血管和大血管。因其常规扫描可有效排除 ACS、肺栓塞(图 40.8)和主动脉夹层(图 40.9),故被称为三重排除方案。该方案可用双相或三相注射静脉对比剂和一次屏气获取所有图像。重要的是,两种方案的冠状动脉图像质量没有显著差异。三重排除方案不仅排除了上述致命性疾病,还可以识别其他疾病,如肺炎、肋骨骨折和肺癌。相比 CCTA 三重排除方案的主要缺点是较高的辐射剂量和较大的对比剂剂量。

Takakuwa 和 Halpern 研究发现,三重排除方案为低至中度 ACS 风险的患者确定了一个非冠状动脉的诊断,解释了 11% 的患者的临床表现。并且发现 11% 的患者有中度至重度的冠心病,这些患者多数没有附加心脏检查,30d 内无任何不良后果。

Madder 等研究发现,对于急性胸痛患者的冠状动脉狭窄,三重排除方案与 CCTA 的诊断率相似(分别为 14.3% 和 16.3%),但对肺栓塞(1.1%)和主动脉夹层(0)的诊断率较低。这表明,多数急性胸痛患者的肺栓塞或主动脉夹层的预测概率较低。三重排

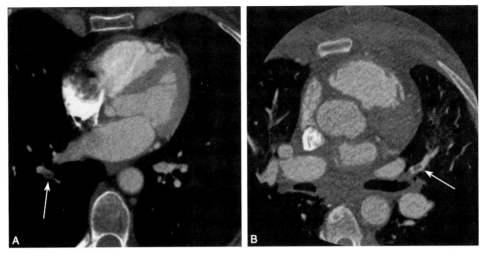

图 40.8　两例胸痛患者,无斑块。(A)右下肺急性肺栓塞(箭)。(B)小叶急性肺栓塞(箭)

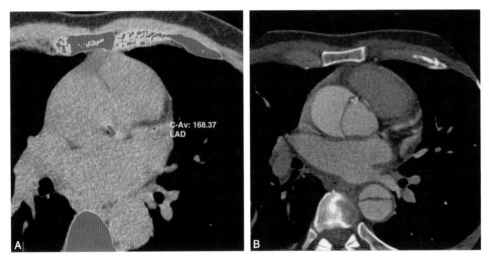

图 40.9　58 岁男性胸痛患者。(A)左前降支(LAD)发现小钙化斑块,Agatston 钙化评分为 6.6,根据年龄和性别进行调整,此患者位于第 50 到 75 百分位之间。(B)增强 CT,该患者示 A 型主动脉夹层,于升主动脉和降主动脉可见内膜瓣。C-Av,平均钙化分数

除方案最有用的临床情况可能是患者并发 ACS、肺栓塞和主动脉夹层。通过适当的患者选择标准,三重排除方案因其附加功能可能比单独使用 CCTA 有更高的检出率。

CCTA 的使用对某些患者特征有一定限制。一般而言,碘化对比剂禁用于对比过敏或肾功能受损的患者,但如果检查是必要的,则存在几种方案以尽量降低过敏反应的风险或预防对比剂肾病。为了减少呼吸运动伪影,患者必须能在图像采集期间屏住呼吸(通常<10s)。这对肺功能受损或不合作的患者来说可能是困难的,但使用先进的 CT 扫描仪可缓和这个问题,这些扫描仪可快速获取完整心脏扫描影像,常常不到 1s。为使心脏运动最小化并允许心电门控图像采集,患者应心律正常,且心率不超过 60~70 次/min,具体取决于 CT 扫描仪。多数患者口服或静脉注射 β 受体阻滞剂以降低心率,但这种策略并不总是达到预期降低心率的效果,且哮喘或严重心脏传导阻滞的患者对 β 受体阻滞剂可能不能耐受。硝酸甘油有时也用于扩张冠状动脉,但应避免用于低血压或血压已被降低的患者。

其他限制是基于 CT 成像特征。由于 CT 伪影,评估广泛颈动脉插管或心脏支架患者的冠状动脉管腔可能不理想。目前的 MDCT 技术对直径<1.5mm 的冠状动脉往往难以准确评估。

辐射是另一个令人担忧的问题,因为恶性肿瘤的风险随辐射暴露增加而增加。据估计,CCTA 的平均辐射剂量为 12mSv,这是胸部 X 线检查辐射剂量的 120 倍左右。随着高效探测器和双能量的发展,CT 设备技术进步大大降低了这一水平的辐射剂量,并制定了根据患者身体习惯调整参数的协议。另一

重要进展是从回顾性 ECG 门控到前瞻性 ECG 门控的转换,实现了约 75% 辐射剂量的减少。在前瞻性 ECG 门控下,只有心动周期的关键时期(舒张期)才会发射电子束。这不同于回顾性 ECG 门控,其持续发射电子束以获取多个完整的心动周期,然后重建对应特定部分的心动周期图像而生成最终图像以供诊断。最后,计算能力的进步使复杂的图像重建算法得以发展,并允许使用较小辐射剂量。滤波反向投影技术因其速度快、计算能力要求低而一直被使用。较新的迭代重建算法生成的图像显著减少了噪声,在不牺牲图像质量的情况下将辐射剂量减少了 40%~50%。通过将这些技术与现代 CT 设备结合使用,总辐射剂量可能减少 80%~90%。

CCTA 的未来发展方向包括更广泛地使用 CT 灌注直接显示缺血和梗死区域,以及计算血流储备分数以评估导致狭窄的斑块的血流动力学意义。一些研究表明,这些技术有望在门诊患者中评估梗阻性 CAD,但仍需进一步研究来评估其在急性胸痛中的临床应用。

总之,大量证据表明 CCTA 能快速可靠地评估处于低到中等风险的急性胸痛患者。使用 CCTA 的常规程序中,CCTA 上无明显狭窄(<50%)的患者被认为可以安全出院,而有明显狭窄的患者常需要入院治疗并进行 MPI 或有创冠状动脉造影评估。

■ 总结

急性胸痛有广泛的鉴别诊断,涵盖潜在的致命性疾病。鉴于发病率和病死率,漏诊可造成严重后果。尽管多种无创成像技术可用于评估胸痛,MDCT 能够快速、准确地获得诊断信息,对急性胸痛患者进行分类。证据表明,CCTA 扫描阴性的特定患者无需进一步心脏检查即可安全出院回家,这可降低患者费用并提高资源利用。

CCTA 已被证实可用于评估低至中度风险的可疑 ACS 急性胸痛患者,但其在 ED 被不同程度地应用。急诊内科医生、放射科医生和心脏科医生必须继续发展一种明确的法则,概述可从 CCTA 中获益的特定适应证和患者群体。CAC 评分被推荐用于 ED 之前,仍需进一步研究。

CT 的使用引发了对包括恶性肿瘤在内的辐射相关并发症的关注。然而,心脏 CT 可通过减少下游和远期检查的需要来降低总的累积辐射暴露,而 SPECT 和有创冠状动脉造影通常比 CCTA 和 CAC 扫描有更多辐射暴露。随着心脏 CT 在各种临床情况下更广泛应用,需要长期随访数据来评估安全性、诊断价值和患者预后。

参考书目

Abdulla J, Abildstrom SZ, Gotzsche O, et al. 64-Multislice detector computed tomography coronary angiography as potential alternative to conventional coronary angiography: a systematic review and meta-analysis. *Eur Heart J.* 2007;28:3042–3050.

Cury RC, Shash K, Nagurney JT, et al. Cardiac magnetic resonance with T2-weighted imaging improves detection of patients with acute coronary syndrome in the emergency department. *Circulation.* 2008;118(8):837–844.

Georgiou D, Budoff MJ, Kaufer E, et al. Screening patients with chest pain in the emergency department using electron beam tomography: a follow-up study. *J Am Coll Cardiol.* 2001;38(1):105–110.

Goldstein JA, Chinnaiyan KM, Abidov A, et al. The CT-STAT (coronary computed tomographic angiography for systematic triage of acute chest pain patients to treatment) trial. *J Am Coll Cardiol.* 2011;58(14):1414–1422.

Henneman MM, Schuijf JD, Pundziute G, et al. Noninvasive evaluation with multislice computed tomography in suspected acute coronary syndrome: plaque morphology on multislice computed tomography versus coronary calcium score. *J Am Coll Cardiol.* 2008;52(3):216–222.

Hulten E, Picket C, Bittencourt MS, et al. Outcomes after coronary computed tomography angiography in the emergency department. *J Am Coll Cardiol.* 2013;61:880–892.

Kwong RY, Schussheim AE, Rekhraj S, et al. Detecting acute coronary syndrome in the emergency department with cardiac magnetic resonance imaging. *Circulation.* 2003;107(4):531–537.

Madder RD, Raff GL, Hickman L, et al. Comparative diagnostic yield and 3-month outcomes of "triple rule-out" and standard protocol coronary CT angiography in the evaluation of acute chest pain. *J Cardiovasc Comput Tomogr.* 2011;5(3): 165–171.

Motoyama S, Sarai M, Harigaya H, et al. Computed tomographic angiography characteristics of atherosclerotic plaques subsequently resulting in acute coronary syndrome. *J Am Coll Cardiol.* 2009;54:49–57.

Motoyama S, Sarai M, Narula J, Ozaki Y. Coronary CT angiography and high-risk plaque morphology. *Cardiovasc Interv Ther.* 2013;28:1–8.

Rubenshtein R, Gaspar T, Halon DA, Goldstein J, Peled N, Lewis BS. Prevalence and extent of obstructive coronary artery disease in patients with zero or low calcium score undergoing 64-slice cardiac multidetector computed tomography for evaluation of a chest pain syndrome. *Am J Cardiol.* 2007;99:472– 475.

Schlett CL, Banerji D, Siegel E, et al. Prognostic value of CT angiography for major adverse cardiac events in patients with acute chest pain from the emergency department: 2-year outcomes of the ROMICAT trial. *JACC Cardiovasc Imaging.* 2011;4(5):481–491.

Takakuwa KM, Halpern EJ. Evaluation of a "triple rule-out" coronary CT angiography protocol: use of 64-section CT in low-to-moderate risk emergency department patients suspected of having acute coronary syndrome. *Radiology.* 2008;248(2):438–446.

Tota-Maharaj R, McEvoy JW, Blaha MJ, et al. Utility of coronary artery calcium scoring in the evaluation of patients with chest pain. *Crit Pathw Cardiol.* 2012;11:99–106.

第41章

肺与心脏移植

Brett M. Elicker，Karen Ordovas

■ 肺移植

自从 1963 年第一例肺移植实施后，在外科技术及器官移植受者的移植后管理上有了很大的提升。对于很多晚期肺疾病患者，肺移植代表了唯一有效的治疗选择。尽管对移植受者疗护的理解在不断提升，其长期生存率的提升仍受到并发症的限制，其中主要是原发性慢性移植物功能不全。放射学在检查和描述移植并发症方面起到了重要作用。本文的目的是讨论这些并发症的成像发现及放射学在多学科治疗肺移植受者中的作用。

决定谁接受肺移植

在 2013 年，据器官获取与移植网络统计，美国实施了大约 1 900 例肺移植手术。相比其他器官移植，包括肾移植（约 17 000 例）和肝移植（约 6 500 例），肺移植数量较少。接受肺移植的患者患有多种多样病因的晚期肺部疾病（表 41.1）。过去 10 年的趋势显示，相比于慢性阻塞性肺疾病，间质性肺疾病患者接受更多的肺移植手术，其中主要是特发性肺纤维化。

表 41.1 肺移植的指征（1995—2011）

指征	肺移植百分比/%
慢性阻塞性肺疾病（除外 α1-抗胰蛋白酶缺乏症）	33.5
间质性肺疾病	23.7
囊性纤维化	16.63
α1-抗胰蛋白酶缺乏症	5.8
特发性肺动脉高压	3.1
结节病	2.5
结缔组织病	1.3
淋巴管平滑肌瘤病	1.0

选择过程

肺移植受者的选择基于他们的肺分配评分。这套体系在 2005 年建立，目的是根据候选人的需求和预期移植后生存率为他们排序。那些手术后能比不做手术存活显著超过一年的患者会享有优先权。肺分配评分中某些变量包括年龄、体重指数、诊断、肺功能（例如用力肺活量）、需氧量、二氧化碳分压水平、肺动脉收缩压和诸如糖尿病、肾衰竭等并存疾病。

肺移植的绝对禁忌包括两年内的恶性肿瘤史（非皮肤）、无法治疗的非肺的主要器官功能不全、不可治愈的感染（例如乙型病毒性肝炎）和明显胸壁畸形。

基于 CT 和 PET 的问题解析

放射学用于肺移植前肺癌筛查是很有价值的。晚期肺病患者相比整体人群具有更高的支气管肺癌发病率。当一个候选人的肺分配评分合理地预计出近期有接受肺移植可能时，会常规进行胸部容积 CT 扫描。需要重点注意的是，晚期肺病患者由于肺结构的显著变形，支气管肺癌可能具有不典型的影像学表现（图 41.1）。任何持续存在的局灶性肺部阴影均应被看成有恶性肿瘤的可能性。[18]F-FDG PET 对于 CT 显示有无法定性的异常的患者是很有用的，并且特别有助于区分恶性肿瘤与肺纤维化患者的瘢痕。

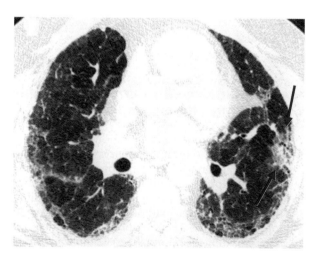

图 41.1 原发性支气管肺癌，移植前。一例特发性肺纤维化接受双肺移植患者。移植肺的病理回顾表明肺黏液腺癌出现（箭），但是非常类似于肺纤维化

肺移植是如何实施的

肺移植可以做单肺移植，也可以做双肺移植。有诸如囊性纤维化的慢性感染患者需要行双肺移植。很多机构中也对所有患者实施双肺移植，因为有证据表明这与单肺移植相比具有更高的生存率。单肺移植更适合于外科风险高的患者，例如老年患者。也可能在发生并发症，例如出血，需要尽早结束手术。

外科的程序是每次进行一个肺的移植。肺的静脉、动脉、支气管被分离出来。然后往往采用相反的顺序与移植物相吻合。值得注意的是，移植并不需要重新建立淋巴管、支气管动脉和神经的连接。特定的患者可能需要建立心肺旁路。

常见外科并发症

过去数十年技术的发展使得重要的术后并发症已经变得不那么常见了。最常见的并发症包括术后胸膜腔血肿、胸骨裂开和吻合问题。

基于胸部 X 线检查和 CT 的问题解析

术后胸膜腔血肿可能出现在术后的头几天，在那些移植前有显著的胸膜炎症及粘连形成的患者中更为常见，如囊性纤维化患者。胸部 X 线片常能发现胸膜腔血肿，表现为术后即刻或头几天内出现的大量胸膜腔积存。

胸骨裂开常常是感染导致骨质变薄弱的结果。通常出现在移植后最初的几个月内。典型的 CT 发现有胸骨碎片的分离、骨溶解区和与胸骨毗邻的显著的液体积存。矢状位和冠状位图像重建可能有助于胸骨三维结构畸形的可视化。

吻合口瘘常涉及支气管的连接，通常见于移植后第一个月。纵隔气肿和/或气胸可能提示吻合不完整。在术后的前几周纵隔内出现气体是正常的，但主要以支气管吻合口周围为主的应该引起注意，警惕吻合口裂开（图 41.2）。此外，几周后显著的纵隔气体也应当引起重视。管腔外的气体不应与支气管重叠吻合的正常发现相混淆。

肺动脉或静脉的吻合口破裂罕见，但死亡率很高。这表现为在吻合位置出现囊状腔外积存。血管的吻合处也会出现狭窄。

典型的移植后治疗方案和正常监测方案

接受移植之后，移植受者需要接受终身的免疫抑制治疗。肺是很独特的器官，它不断暴露于环境的感染因素中；因此，免疫抑制是一种介于感染风险和排斥反应之间的平衡。典型的方案包括钙调神经蛋白抑制剂（例如他克莫司）、抗代谢药物（例如吗替麦考酚酯）和皮质类固醇。无症状的患者常规接受支气管镜检查，肺功能检查（pulmonary function test，PFT）和 CT 扫描。这些监测在移植后的第一年里强度最大，随之会有规律地减少。任何有症状的患者也都会接受类似的诊断性评估。

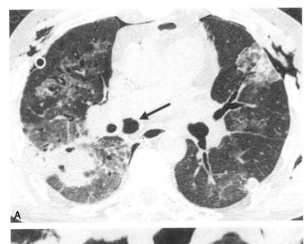

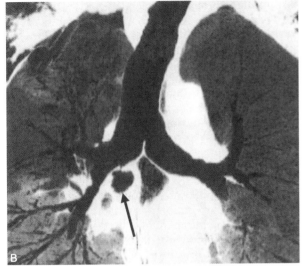

图 41.2　支气管吻合口瘘。轴位(A)和冠状位最小密度投影(B)CT 图像显示在移植后一个月,腔外的气体存留邻近右主支气管吻合处(箭)。支气管镜检查确定吻合处裂开

基于胸部 X 线检查和 CT 的问题解析

采用容积 CT 扫描或轴向高分辨率 CT(HRCT)可以进行常规影像学监测。采用跳跃层面 HRCT 对大部分异常症状都很敏感,而且具有辐射暴露量更低的优势。这很适合常见的并发症的监测,如感染、急性排斥反应和慢性排斥反应。容积扫描对局灶性并发症如支气管狭窄和自体肺的恶性肿瘤更为敏感。在那些偏好采用轴向 HRCT 做常规影像学检查的机构,应该定期行容积 CT 扫描以评估局灶性异常。

肺移植最常见的并发症及影像学在监测并发症中的作用

肺移植的并发症可能是手术本身、免疫抑制方法或抗移植物的免疫排斥反应所导致。这些并发症

的诊断是多学科综合努力的结果,其中包含了临床症状、实验室检查、支气管镜检查、病理学信息和影像学结果。其中影像学是检查并描述异常情况的关键组成部分。并发症一般在移植后的特定时间段内出现。影像学检查必须在这个背景下进行(表41.2)。影像学检查的作用如下。

影像学的作用

检测

影像学可以早在临床症状隐匿期之前发现并发症。在某些情况下,影像学比临床症状或 PFT 异常更灵敏。通过早期发现并发症,可以尽早开始治疗以防止进一步的损害。

特征描述

并发症可以表现为重叠的临床表现、实验室结果和 PFT 结果的异常。在明确并发症时,影像学增添了额外的重要信息。例如,慢性移植物功能不全和支气管狭窄会导致呼吸困难和 PFT 呈现气流阻塞,然而这些通过影像学可以很容易分辨开来。

评估对治疗的反应

影像学在评估并发症范围和严重性上很准确。它提供了肺部异常的全面评估,从而可以通过间歇的随访成像来判定是否出现恰当的治疗反应。

原发性移植物功能不全

原发性移植物功能不全(primary graft dysfunction,PGD)是肺移植 72h 内出现的急性肺损伤的一种形式。这是与移植物获取及再植相关的多种因素的结果,包括缺血性损伤、保存流程和再植的再灌注损伤。PGD 替代了先前使用的术语,如再灌注水肿、再植水肿和原发性移植物衰竭。10%~50% 的肺移植患者会出现 PGD,而且 PGD 是早期死亡的最常见原因。这会使患者倾向于发生名为慢性移植物功能不全的晚期并发症。对 PGD 可以采用两个参数进行分级(0~3),分别是氧合指数(PaO_2/FiO_2)和影像学上有无与肺水肿一致的渗出物表现。

基于胸部 X 线检查和 CT 的问题解析

PGD 典型的 X 线片或 CT 特征包括移植后 72h 内出现弥漫或双侧对称的实变和/或磨玻璃影(图41.3)。CT 通常可见到代表着间质性水肿的小叶间隔增厚。为了确定 PGD 诊断,应该排除弥漫的肺部阴影的其他原因,包括超急排斥反应、静脉吻合梗阻、心源性肺水肿和肺炎。各种异常在移植后头两周内最为严重,但通常至少在 12 周时会显著改善。

表 41.2　肺移植后并发症出现的时期

时期	并发症	评价
移植后期	原发性移植物功能不全	72h 内弥漫性阴影最常见的原因
	超急排斥反应	原有抗体的即刻反应;罕见
	静脉吻合口狭窄	罕见
	胸膜腔血肿	前几天内出现的大量胸膜腔积存物
早期并发症(通常在一年内)	感染	细菌和真菌的感染高峰在 1 个月时,病毒感染高峰大约在 150d 时
	急性细胞性排斥反应	最初在第一年出现,但复发可能会在几年后
	吻合问题	支气管、动脉、静脉狭窄或裂开
	支气管狭窄	通常在移植后 2 到 10 个月出现
	移植后淋巴组织增殖性疾病	发病高峰在 1 年时
晚期并发症(通常在一年后)	感染	移植后可终生出现的病变常见原因
	慢性排斥反应	最常见的死亡原因,经常在 1 年后出现
	原发疾病复发	可早可晚
	自体肺的并发症(例如恶性肿瘤或感染)	可早可晚

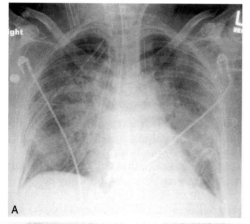

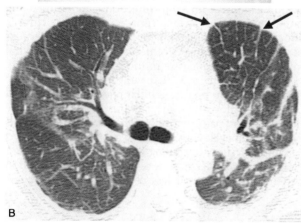

图 41.3　原发性移植物功能不全(PGD)。(A)特发性肺纤维化患者行双肺移植后即刻,患者出现与 PGD 相符的广泛的双侧实变。(B)1 个月后,CT 上仅留下小叶间隔轻度增厚(箭)

感染

　　移植肺持续暴露在环境中,导致肺移植患者感染风险很高。同样,他们接受的免疫抑制方案与大多数其他实体器官移植患者相比也特别密集。方案的制订是在感染和排斥反应之间不断地寻找平衡。

　　其他可能使患者容易受到感染的特征包括移植物失神经支配、咳嗽反射减弱、淋巴引流受损、缺乏支气管动脉血供。感染是移植后第 31 天到 1 年死亡的主要原因,但仍然是移植受者终生发病和死亡的普遍原因。

基于胸部 X 线检查和 CT 的问题解析

　　感染的 X 线表现在移植患者和非移植患者身上是几乎相同的。不同机体的影像学表现有显著重叠,所以影像学需要结合临床和实验室结果进行解释。感染影像学表现的全面回顾见第 16 章。然而,重要的是,放射科医生要了解肺移植患者特有的问题以及提示某些病原体的特殊 CT 表现。

　　细菌感染在所有感染中是最常见的。其早期发病高峰约在移植后一个月。细菌感染(特别是感染早期)常见到单侧或双侧不对称的肺实变,伴或不伴小叶中心结节以及树芽状模糊影。

　　双侧大的结节或圆形的边界不规则的实变区域常常提示真菌感染,尤其是曲霉(图 41.4)。真菌感

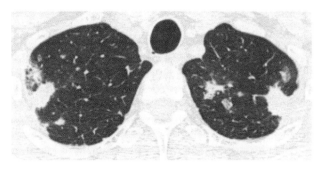

图 41.4 真菌感染。肺移植患者曲霉性肺炎，双侧可见结节状和大块状实变区域

染是第二种常见感染类型。与细菌感染类似，其发病高峰也出现在移植后早期。

弥漫或双侧对称磨玻璃影常见于病毒感染（图41.5）。虽然病毒感染也可见到实变结节及树芽状模糊影，但对称性分布以及显著的磨玻璃影尤其提示病毒原因。病毒感染的发病高峰比细菌及真菌感染晚，大约发生在移植后 150d。病毒感染非常重要，易导致慢性移植物功能不全（闭塞性细支气管炎）。鉴于这种原因，许多医学中心在抗排斥反应方案中特别注重急性病毒感染的治疗。需要注意的是，单独依靠影像学是不能区分病毒感染和急性细胞性排斥反应（acute cellular rejection，ACR）的。尽管一般的抗病毒预防措施已经降低了巨细胞病毒感染的发病率，但巨细胞病毒仍是最常见的病原体。

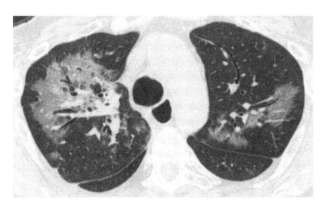

图 41.5 病毒感染。肺移植患者巨细胞病毒肺炎，可见双侧斑片状磨玻璃影。双侧分布及磨玻璃影为主提示病毒感染或急性细胞性排斥反应

肺移植患者中可见到的其他病原体包括分枝杆菌、肺孢子菌和诺卡菌，但是比上述讨论的感染发病率少。非结核性分枝杆菌感染更常见于囊性纤维化患者。脓肿分枝杆菌是一种特殊的病原体，一旦发现，则是肺移植的相对禁忌证。其 CT 特征与其他非结核性分枝杆菌感染的特征相重叠，包括小叶中心结节、树芽状模糊影、支气管扩张以及空洞。

排斥反应

肺移植后存在不同类型的排斥反应。

抗体介导的排斥反应

抗体介导的排斥反应（antibody-mediated rejection，AMR）罕见，在体液免疫系统把同种异体移植物作为攻击目标时发生，这与主要由 T 细胞介导的急性细胞性排斥反应（ACR）相反。由于移植受者体内预先存在抗体，AMR 在移植后即刻发生，被称为超急排斥反应。主要的病理表现是急性肺损伤，异体移植物损伤常见。影像学表现与 PGD 无法区分，包括弥漫性或对称性磨玻璃影以及移植后即刻出现的实变。

AMR 也可以迟发，常发生于移植后的头一年内，是由于抗移植物的抗体反应间歇发生。病理显示弥漫性肺泡损伤，常伴有毛细血管炎。影像学表现与超急排斥反应的表现相似，具有弥漫性或对称磨玻璃影及实变。AMR 存活下来的患者有很高风险发展为闭塞性细支气管炎综合征（bronchiolitis obliterans syndrome，BOS）。

急性细胞性排斥反应

超过 50% 的肺移植受者发生过 ACR。尽管第一次 ACR 通常发生在移植后第一年内，有些患者可能在最初的一年后很长时间复发。ACR 占肺移植死亡率的比例小于 5%，却是发展为 BOS 的首要危险因素。从组织病理学上讲，ACR 的特征是血管周围单核为主的炎症，常伴有淋巴细胞性细支气管炎。临床表现变化不一。ACR 可能在无症状患者支气管镜检查时偶然发现，或者见于严重的呼吸困难或低氧血症患者。

支气管镜检查是 ACR 诊断的基础。经支气管镜活检结果是基于严重程度分级（0~4）以及排斥表现形式分级，包括 ACR（A）、淋巴细胞性细支气管炎（B）、闭塞性细支气管炎（C）。通常给中度细胞性排斥反应（A2）或中度以上细胞性排斥反应患者脉冲剂量皮质类固醇治疗。

基于 CT 的问题解析

ACR 最常见的 CT 发现是磨玻璃影、实变和小叶间隔增厚（图 41.6）。

这些改变通常是双侧且对称的，偶尔也会呈现单侧或不对称的。胸腔积液可能是 ACR 的唯一证据，但也可见于与其他结果相关的情况。这些发现

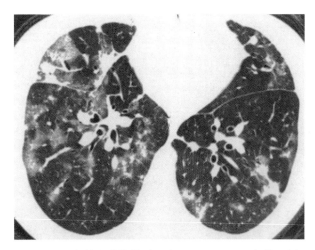

图 41.6　急性细胞性排斥反应（ACR）。ACR 患者双侧斑片状磨玻璃影及实变。无法区分感染，尤其是病毒感染

很大程度上与感染尤其是病毒感染相重叠，因而支气管镜检查是用来鉴别的主要检查方法。

慢性移植物功能不全

　　BOS 是与肺移植受者慢性移植物功能不全相关的主要形式，并且是长期死亡率的主要原因。从病理学角度看，BOS 表现为累及支气管壁及支气管周围组织的同心纤维化组织。这导致小气道阻塞和通气量减少。BOS 定义为在 PFT 时呈现持续不可逆的气道阻塞，并能除外造成 PFT 异常的其他原因。经常发生于移植后一年以后。BOS 主要的风险因素是 ACR 和感染，尤其是病毒感染。BOS 没有持续证实有效的治疗方法。免疫抑制方案可能发生变化，阿奇霉素的应用取得了些许成功。

　　除了 BOS 之外，近来有人描述了另外两种慢性移植物功能不全的独特表现：限制性同种异体移植综合征和急性纤维蛋白性机化性肺炎（acute fibrinous and organizing pneumonia，AFOP）。限制性同种异体移植综合征的病理表现与一种非移植患者中罕见的发病原因——特发性胸膜肺弹力纤维增生症的病理表现是相同的。AFOP 呈亚急性发作，并且与 BOS 相比通常伴随肺功能快速下降及高病死率，呈现出更加急剧的过程。

基于 CT 的问题解析

　　对于可疑慢性排斥反应的患者来说，CT，特别是 HRCT，对诊断评估来说是非常重要的因素。根据慢性移植物功能不全的原因不同，CT 表现也是各不相同的。BOS 是最常见的表现。CT 检测 BOS 的灵敏度是非常高的，可能比 PFT 更加敏感。CT 在区分 BOS 与其他原因造成的 PFT 时气道阻塞上也同样有价值。慢性移植物功能不全 BOS 的 CT 发现也反映了其他原因造成的闭塞性细支气管炎的 CT 发现。马赛克灌注和气体陷闭常常孤立出现。呼气图像可以增加结果的敏感性，因此应常规摄取。从小叶范围的肺透亮区到弥漫性肺透亮区都可以出现（图 41.7）。严重病例可以发展为支气管扩张。

　　限制性同种异体移植综合征的影像学显示逐渐进展的肺尖为主的肺纤维化和胸膜增厚。AFOP 的 CT 表现为双侧的磨玻璃影，伴有可能进展为弥漫性肺纤维化的结节状实变区域（图 41.8）。

其他并发症

　　其他并发症包括支气管狭窄、肺原发疾病复发、自体肺并发症和移植后淋巴组织增殖性疾病（posttransplantation lymphoproliferative disorder，PTLD）。

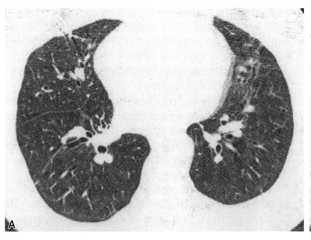
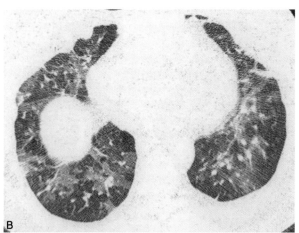

图 41.7　闭塞性细支气管炎综合征（BOS）。中度 BOS 患者吸气（A）和呼气（B）CT 图像显示斑片状的双侧气体陷闭区域。吸气图像正常

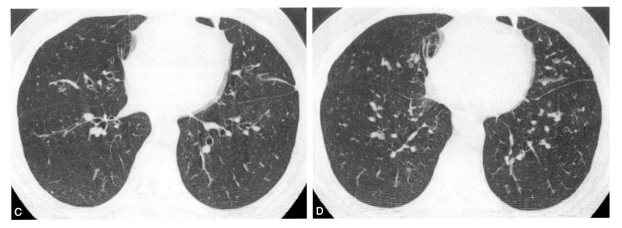

图 41.7(续)　另一例严重弥漫 BOS 患者吸气(C)和呼气(D)CT 图像显示弥漫的肺透亮区和气体陷闭。呼气图像中肺的密度没有变化

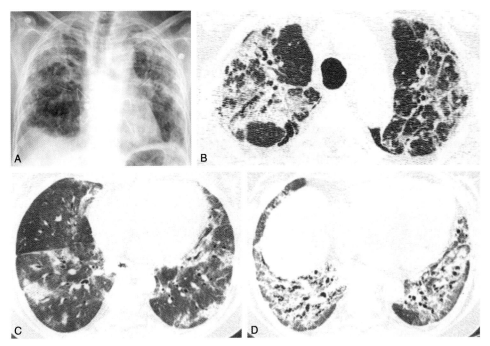

图 41.8　慢性排斥反应。(A)限制性同种异体移植综合征患者 X 线片显示肺尖为主的胸膜增厚及纤维化。(B)对应的 CT 图像显示上肺叶内网格状改变、牵拉性支气管扩张及结构扭曲。(C)急性纤维蛋白性机化性肺炎(AFOP)是慢性排斥反应的另一个证据,展示广泛的双侧磨玻璃影和结节状实变区域。(D)两年后同一患者同一区域进展为广泛的纤维化

支气管狭窄

中央气道狭窄可能发生在主支气管吻合术后。随着外科技术的进步,此种并发症越来越少了。狭窄也可发生在中央支气管、肺叶或肺段支气管吻合的远端。狭窄的产生很可能是由局部缺血、慢性炎症和/或感染共同造成的。这种并发症通常发生在移植后 2~10 个月。

基于 CT 的问题解析

尽管支气管镜检查被认为是诊断气道狭窄的金标准,CT 在检测和评估这种并发症方面仍是有价值

的(图 41.9)。与支气管镜检查相比,CT 能够更好地评估狭窄的长度和狭窄远端气道状态,这在做扩张或支架置入治疗计划时是非常重要的。鉴于 HRCT 跳过去的部分有漏掉病变的可能,容积扫描也是影像学检查的选项。由狭窄气道供气的肺范围内常可见气体陷闭现象。这种气体陷闭呈肺叶分布,这与 BOS 不同,后者常常并不累及整个肺叶。

肺原发疾病复发

大约在 1% 的患者中会发生移植前肺疾病的复发。结节病是最常见复发的疾病,可见于超过 30%

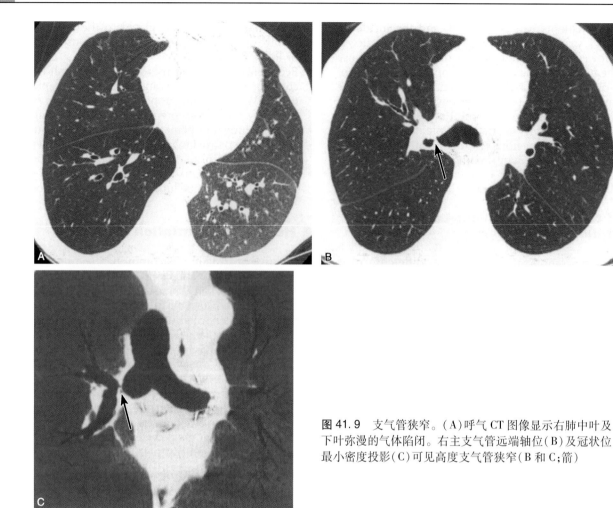

图 41.9 支气管狭窄。(A)呼气 CT 图像显示右肺中叶及下叶弥漫的气体陷闭。右主支气管远端轴位(B)及冠状位最小密度投影(C)可见高度支气管狭窄(B 和 C;箭)

的移植患者。其他可能复发的疾病包括肺淋巴管平滑肌瘤病、朗格汉斯细胞组织细胞增生症、肺泡蛋白沉积症。复发的疾病可能在影像学上难以发现,而仅仅能通过支气管镜检查被发现。此外,与移植前的图像相比,复发的疾病还可能呈现出不同的 CT 表现。

自体肺并发症

单肺移植受者自体肺也可以发生并发症。这也部分解释了单肺移植受者相比双肺移植受者病死率更高的原因。主要的自体肺异常包括感染(图 41.10)和恶性肿瘤。CT 在检测这些并发症方面是

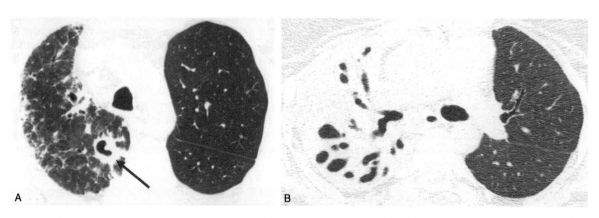

图 41.10 自体肺感染。(A)一例特发性肺纤维化行单肺移植患者自体肺内可见空洞样病变(箭)。支气管镜检查诊断为非结核性分枝杆菌感染。(B)另一位患者因终末期限制性细支气管炎行单肺移植,是窄食单胞菌感染引起的自体肺弥漫性实变及支气管扩张

很有价值的,因为患者可能直到疾病进展都没有出现临床症状。

移植后淋巴组织增殖性疾病

PTLD 覆盖了从淋巴组织增生到晚期淋巴瘤各种严重程度的疾病。其与 EB 病毒感染密切相关。有 3%~8% 的肺移植患者会发病,发病高峰在移植一年后。由于免疫抑制方案的改变,现在发病率已经较 2000 年前明显下降了。PTLD 最常见受累的器官是肺和胃肠道。纵隔和肺门淋巴结病变常见。肺的 PTLD 通常表现为多发大结节、包块或包块状的实变区。FDG-PET 对于评估 PDLT 程度非常有帮助。

在肺移植后的影像中寻找什么

- 不同的并发症发生在移植后不同时间内。必须先弄明白什么时候做的移植手术,在这种背景下才能解释各种异常。
- 肺移植后即刻发生的并发症包括原发性移植物功能不全(PGD)、抗体介导的排斥反应(AMR)、心源性肺水肿、静脉吻合梗阻造成的水肿。外科并发症(例如胸膜腔血肿)也可发生在这一时期。
- 早期并发症(通常一年内或一年左右)包括感染、急性细胞性排斥反应(ACR)、支气管狭窄和移植后淋巴组织增殖性疾病(PTLD)。
- 移植一年后发生的并发症包括感染和慢性排斥反应。
- 某些并发症,例如原有疾病的复发或自体肺并发症,可能在任何时间发生(早期或晚期均可)。
- 跳跃的轴向层面的 HRCT 可以用于日常监测,但要知道对某些重要异常的灵敏度会下降。应对那些局灶性的异常情况定期行容积扫描监测,如原有肺的支气管狭窄和恶性肿瘤。
- PGD 是最常见的并发症,移植后即刻发生并表现为双侧实变或磨玻璃影。
- ACR 和感染无法在影像学上区分开来。二者都可以呈磨玻璃影、实变和结节。树芽状阴影常提示感染。
- 移植后第一年最重要的并发症是慢性排斥反应,主要是指闭塞性细支气管炎综合征(BOS)。
- BOS 的 CT 表现包括马赛克灌注、气体陷闭和支气管扩张。CT 能够在症状出现之前或 PFT 异常之前检测到早期疾病。
- 尽管 BOS 是慢性排斥反应最常见的表现,另外两种情况也可以认定为慢性排斥反应:限制性同种异体移植综合征和急性纤维蛋白性机化性肺炎(AFOP)。

- 限制性同种异体移植综合征表现为进展性肺尖为主的纤维化和胸膜增厚。
- AFOP 呈亚急性,表现为弥漫性磨玻璃影,伴有局灶性或结节状实变。
- 支气管狭窄与邻近支气管的吻合无关,可能引起单侧肺或肺叶气体陷闭。
- 移植物原有疾病最常见的是结节病,且常在影像学上是隐匿的。CT 上可见到的影像学异常可能与移植前并不相同。
- 对于单肺移植患者,应该注意患者的自体肺,它也可能发生并发症,主要是感染和恶性肿瘤。
- PTLD 通常发生在第一年,CT 上可以呈现为淋巴结肿大、肺结节或者包块。

■ 心脏移植

充血性心力衰竭是很常见的,在北美地区约有 750 万患者。对那些已经没有其他医疗选项的终末期心力衰竭患者来说,心脏移植被认为是治疗选择。每年等待心脏移植患者的死亡率大约为 14%。过去十年这一数字已经得到了显著改善,这主要得益于植入型心律转复除颤器及心脏再同步化治疗的广泛应用。尽管进行了严格的病例选择以及移植后疗护有很大的进步,移植后的死亡率还是很高,其主要原因是排斥反应。影像学在发现移植后并发症的特征方面起着重要的作用。

决定谁接受心脏移植

几种心脏损伤和疾病可能会导致晚期心力衰竭。如果经过最佳药物治疗不能改善症状或停止潜在疾病的进程,无论病因如何,晚期心力衰竭(纽约心脏协会分级Ⅳ级)患者应该行心脏移植。对于那些心脏移植的候选者,应该由一个高级心力衰竭小组判定病情是不可逆的或不能外科矫正的。最常见的心脏移植指征见表 41.3。

表 41.3　心脏移植指征

指征	心脏移植百分比/%
非缺血性心肌病	54
缺血性心肌病	37
心脏瓣膜病	3
再次移植	2
先天性心脏病	3
其他	2

资料来源:Stehlik J, Edwards LB, Kucheryavaya AY, et al. The registry of the international society for heart and lung transplantation:29th official adult heart transplant report—2012. J Heart Lung Transplant. 2012; 31(10):1052-1064.

心脏移植是如何实施的

双心房法原位心脏移植是最初发展起来的外科技术并且成功应用了很多年。在这种方法中,供者心脏在左心房中部和右心房中部被横断。随后分别被吻合在移植受者包含有自体肺静脉连接的左心房后壁上,以及包含腔静脉的右心房后壁上。主动脉和肺动脉连带各自的瓣膜用一种瓣上吻合的方式吻合起来。

双腔静脉法原位心脏移植是近年来常用的另外一种可选方式。这种方法步骤与双心房法不同的地方在于移植受者腔静脉分别被吻合在供者完好无缺的右心房上。近期资料显示双腔静脉法结果更优,因为它保持了右心房的电解剖学结构。

值得注意的是,连接自体和供者左心房的外科技术在图像上可以模拟出一个扩大的左心房(图41.11)。

最常见的并发症

尽管近几十年来心脏移植的临床及外科治疗手段有了进步,死亡率却仍然较高,5 年死亡率达到 25%。源于术后急性并发症的死亡率很低(很多中

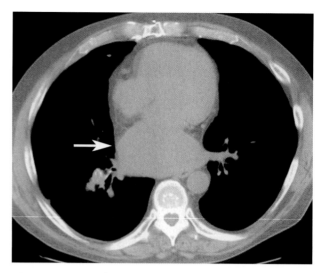

图 41.11   双心房法心脏移植。轴位平扫 CT 图像显示左心房显著增大(箭)。这是双心房法心脏移植术后的正常结果

心<1%),通常都是由于原发移植物衰竭。可以从早期诊断和治疗中获益的术后并发症有心包积液、纵隔血肿和纵隔炎。术后急性期后死亡率和发病率的主要病因包括第一年内发生 ACR 和纵隔炎。晚期死亡率常常是由于心脏同种异体移植血管病(cardiac allograft vasculopathy, CAV)和恶性肿瘤(表41.4)。

表 41.4   心脏移植后并发症出现的时期

时期	并发症	评价
手术后期	原发移植物衰竭	术后 1 个月内最常见死因;术后影像学立即显示水肿
	心包积液	最常见并发症;可能为出血性
	纵隔血肿	可能需要再次介入;最好用 CT 诊断
	纵隔炎	可能需要与术后正常表现相鉴别
早期并发症(通常第一年内)	急性细胞性排斥反应	最早发作常在第一年,但是复发可在几年后;心脏 MRI 是有前景的诊断方法
	纵隔炎	是造成移植后第一年 30% 死亡的原因
晚期并发症(通常第一年后)	心脏同种异体移植血管病	最常见移植后综合原因;可在术后 1~3 个月发生;可以用冠状动脉 CT 血管成像诊断
	恶性肿瘤	多种恶性肿瘤发生率增加;年龄大,排斥反应出现早,则风险增加

原发移植物衰竭

原发移植物衰竭是移植后 30d 内最常见的死亡原因。诊断基于在移植后第一个 24h 内出现了心室(左心室、右心室或双心室)功能障碍的证据,这时已经能排除其他引起急性移植物衰竭的原因,如心

脏压塞、超急排斥反应。患者通常表现为血流动力学不稳定和心源性休克。

基于胸部 X 线检查和 CT 的问题解析

胸部影像学传统上用来证实移植后 24h 内急性及严重的肺水肿。CT 的主要作用在于除外包括大量心包积液和纵隔血肿在内的临床失代偿的其他

原因。

心包积液和纵隔血肿

心包积液是最常见的心脏移植后即刻出现的并发症。某些情况下积液可以没有症状，但大量积液可能导致有害的血流动力学效应，特别是当积液迅速积存时。超声心动图仍是证实心包积液第一线的检查。然而，超声心动图区分简单的心包积液和复杂心包积存物或心包血肿上作用有限。

基于胸部 X 线检查、CT 和 MRI 的问题解析

移植后即刻行术后便携式胸部 X 线摄片来常规监测并发症。采用这种方式可以发现大量心包积液。其关键特征是在系列检查中发现心包轮廓大小的增加（图 41.12）。CT 及 MRI 在检测小到中等量

积液时优于 X 线摄影，也可以用来描述复杂心包内积存物的特征。此外，采用横断面图像可以清晰地勾勒出一些不常见分布的复杂心包积液。这在计划处理方案时是必需的。在胸部 CT 上，心包血肿的特征是密度增加，可达 40~60HU（图 41.13）。在多数移植后急性患者中，心包积存物是浆液性的，密度稍高于单纯心包积液。在 MRI 上，心包积存物特征性的信号依赖于出血的缓慢程度。在术后急性期，心包积存物在 T_1 加权像双反转恢复快速场回波序列（图 41.13B）中既可以是高信号（急性），也可以是中间信号（亚急性）。

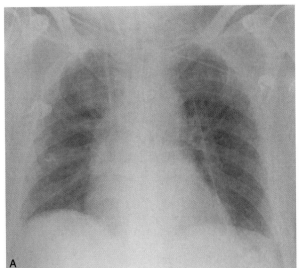

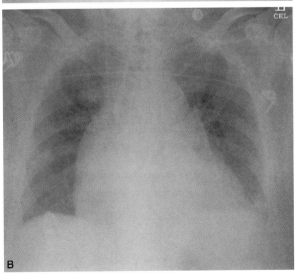

图 41.12　心包积存。心脏移植术后第 1 天（A）及第 3 天（B）的正面便携式胸部 X 线片。注意从术后第 1 天到第 3 天纵隔引流拔出后心脏轮廓大小的增加。这一结果高度提示心包积存

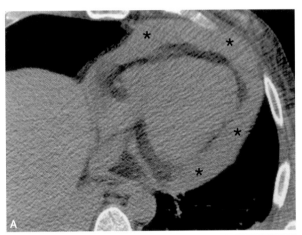

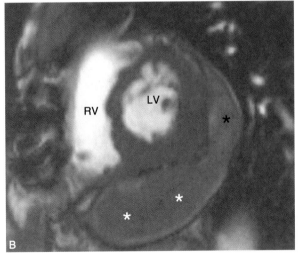

图 41.13　心包血肿。（A）心脏轴位平扫 CT 图像显示心包内（星号）高密度（50HU）积存物。符合血肿。（B）另一个心脏移植患者稳态自由进动（SSFP）MRI 扫描短轴平面图像显示心包下部（星号）中等密度积存物。符合亚急性血肿。LV，左心室。RV，右心室

纵隔血肿

当患者移植后出现血流动力学不稳定，通常会考虑纵隔血肿。鉴于患者可能需要再次手术，早期

检查非常重要。

基于胸部 X 线检查、胸部 CT 及 MRI 的问题解析

胸部 X 线片上最常见提示血肿的表现是纵隔轮廓大小的增加。CT 是检查及描述术后纵隔积存物特征与分布的可选方法。纵隔出血典型的 CT 表现是与心脏、大血管相连续的高密度的积存物,特别是与吻合处相毗连的地方。缓慢出血的密度可以介于血肿和液体之间。采用动脉相和延迟相(对比剂注入后 90s)增强 CT 对鉴别出血来源是非常重要的。同样,纵隔积存出现动脉相和延迟相的密度较平扫图像密度增加,提示有活动性出血(图 41.14)。

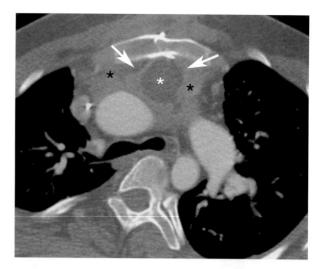

图 41.15 纵隔炎。胸部增强 CT 图像显示心脏移植术后纵隔炎患者的前纵隔内邻近胸骨处有一个边缘强化的片影(箭头,白色星号)。注意邻近的高密度影(黑色星号),与相关血肿一致

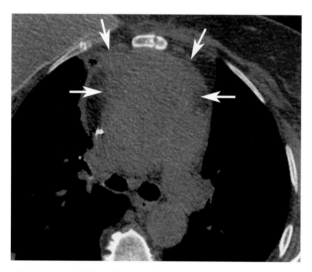

图 41.14 纵隔血肿。心脏移植术后,胸部轴位 CT 平扫图像显示胸骨和升主动脉附近有高密度影(箭头),与纵隔血肿一致

纵隔炎

纵隔炎是造成心脏移植第一年内 30% 移植受者死亡的原因。通过 CT 评估来区分移植后患者术后正常结果和纵隔炎是最常见的影像学困境。把图像发现与临床表现和系列变化关联起来是非常重要的(图 41.15)。体积增加的积存物更容易划出界限,出现气体成分要特别警惕纵隔炎发生。放射科医生应该认识到,直到术后 20~30d,正常状态的术后纵隔内都可能见到表现复杂的积存物。

急性细胞性排斥反应

急性细胞性排斥反应(Acute Cellular Rejection,ACR)是最常见的排斥反应类型,常见于治疗后第一年内,发病率约为 8%。这种类型的排斥反应的特征是心肌水肿和 T 细胞介导的免疫反应导致的坏死。经颈静脉心内膜活检是诊断的金标准,可准确地评估

疾病的严重程度。鉴于疾病早期可能是没有症状的,移植的患者在术后第一年内要进行严格的扫描检查,这关系到是否需要频繁地进行心内膜活检。

基于 MRI 的问题解析

在考虑心肌组织的特性,特别是出现心肌水肿时,MRI 是一种强有力的技术。几种 MRI 变量已经显示与活检结果有很好的相关性。其中相关性最强的是 T_2 定量评价或 T_2 mapping 图。所以,MRI 是未来非常有前景的非侵入性筛查 ACR 的工具,并且可能替代侵入性筛查步骤。

心脏同种异体移植血管病

CAV 是心脏移植患者晚期死亡的首要原因。前期采用传统血管造影方法进行的研究记录显示,10% 的移植患者在 1 年内、50% 的患者在 5 年后出现 CAV。应用血管内超声(intravascular ultrasound,IVUS)评估可能会得出更高的发生率。实际上,这种疾病在临床上是隐匿的,一直到心力衰竭、心肌梗死甚至死亡都可能没有给出任何临床提示。CAV 是一种冠状动脉的缓慢过程,与动脉粥样硬化相比,其产生同轴性和非钙化病损更加普遍。

目前的治疗标准包括免疫抑制。血管成形术适用于经过选择的局灶性病变的患者。有人提倡在移植术后头几年内进行介入性的筛查方案,包括频繁地进行介入性冠状动脉造影及 IVUS。

基于 CT 的问题解析

近期研究表明,冠状动脉 CT 血管成像(CT angiography,CTA)在检查心脏移植术后患者冠状动脉狭

窄方面具有很好的准确性（图 41.16）。与介入冠状动脉造影术相比，冠状动脉 CTA 在检查大于 50% 的狭窄上准确性很好，并且可以作为一种检查此类阻塞性病变的临床工具。弥漫性同轴的冠状动脉增厚是 CAV 的一种早期证据，可以采用 IVUS 联合心导管检查共同检测。通过 CT 与 IVUS 测量冠状动脉血管壁面积范围也显示出具有良好的相关性。

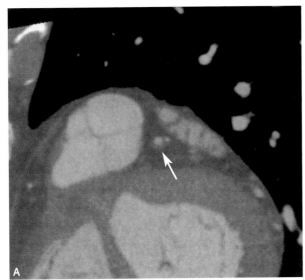

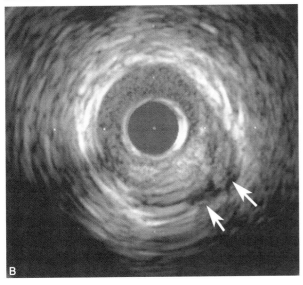

图 41.16　心脏同种异体移植血管病。（A）一例心脏同种异体移植血管病患者的冠状动脉 CT 血管成像断层图像显示偏心、非钙化的管壁增厚（箭）。（B）同一患者冠状动脉血管内超声图像证实出现管壁增厚（箭）

恶性肿瘤

心脏移植后包括 PTLD 在内的恶性肿瘤的发生率在增加，这一点已经引起关注。鉴于从心脏移植并发症中存活下来的患者逐渐增加，移植术后恶性肿瘤成为这一人群中的重要临床问题。高龄和早期出现移植物排斥反应是恶性肿瘤的主要预测因素。

经常遇到但心脏移植术后可能成为常态的遗留物

由于可能发现遗留各种线、金属丝和碎片，心脏移植后图像的解读可能会是很复杂的。这些情况普遍存在，临床上是术后正常发现。典型的例子是遗弃在锁骨下静脉内的血管内起搏器导线。起搏器导线经常在术前被长时间置入。外科医生在术中尝试拔除血管内起搏器导线时经常会到阻力。考虑到血管损伤的可能性，这些东西经常会被遗留在原位并且应该不会产生临床问题（图 41.17A）。然而需注意的是，目前认为血管内遗留的起搏器导线是 MRI 检查的禁忌证。

另一种心脏移植术后常见的遗弃金属丝线是一个或多个临时性心外膜起搏器导线（图 41.17B）。长时间住院后由于粘连形成，这些很细的导线可能很难移除。没有证据表明这会增加感染或其他与遗弃心外膜导线相关并发症的风险。

最后，很多心脏移植的患者放置过临时性左心室辅助装置（left ventricular assist device，LVAD）作为移植的过渡。原先安置过 LVAD 的部位通常会放置涤纶补片，这可能会与外科手术遗留材料（特别是海绵）相混淆。

在心脏移植后的影像中寻找什么

- 不同的并发症发生在移植后不同时间内。必须在先弄明白什么时候做的移植手术，在这种背景下才能解释各种异常。
- 术后即刻发生的并发症包括原发移植物衰竭、心包积液或血肿、纵隔血肿和纵隔炎。
- 早期并发症（通常发生在第一年左右或以内）包括 ACR 和纵隔炎。
- 可能在第一年后出现的原发并发症是 CAV。
- 一些特定的并发症可能发生在任何时间，包括感染和恶性肿瘤。
- 原发移植物衰竭会在移植后头 24h 内出现肺水肿。
- 术后心包及纵隔积液常通过影像学监测发现。CT 及 MRI 在进一步描述液体性质及设计解决方案时是很有用处的。
- ACR 通常在第一年出现，采用经颈静脉心内膜活检来进行评估。将来 MRI 有可能成为一种重要

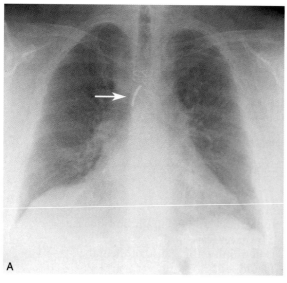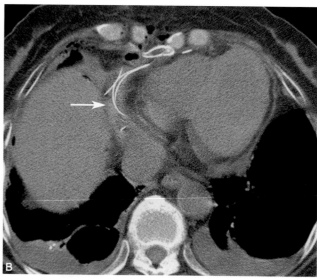

图 41.17　心脏移植术后遗留物。(A)一例心脏移植术后患者正位胸部 X 线片显示血管内一段遗留的起搏器导线(箭)。(B)另一例轴位平扫 CT 胸部图像显示多个遗留的心外膜起搏器导线(箭)

的非侵入性筛查方法。

- CAV 是晚期死亡的主要病因。通常采用传统冠状动脉造影的方法评估。但冠状动脉 CTA 是一种非侵入性的评价手段,准确性很好。
- 心脏移植后遗留材料是常见的,并且应该被视为预料之内的事情。包括锁骨下静脉内的起搏器导线、心外膜起搏器导线和心包补片。

■ 心肺移植

　　心肺移植实施很少。2013 年美国实施了大约 23 例。最常见的指征包括先天性心脏病(35.7%)、肺动脉高压(27.6%)、囊性纤维化(14.1%)和获得性心脏病(5.0%)。心肺移植比单独行肺移植生存率减少,特别是在第一年内生存率之比为 63%:79%。然而,第一年能够存活下来的患者的预后还不错,平均可存活 10 年。患者可能会产生心脏或肺移植特有的并发症,但涉及肺的并发症是主要的。例如,在移植后 5 年的时间点上,约 40% 的患者可能会有 BOS 的证据,然而只有 10% 的患者会有冠状动脉血管病变的证据。

参考书目

Belperio JA, Weigt SS, Fishbein MC, Lynch JP. Chronic lung allograft rejection: mechanisms and therapy. *Proc Am Thorac Soc.* 2009;6(1):108–121.

Boasquevisque CHR, Yildirim E, Waddel TK, Keshavjee S. Surgical techniques: lung transplant and lung volume reduction. *Proc Am Thorac Soc.* 2009;6(1):66–78.

Burguete SR, Maselli DJ, Fernandez JF, Levine SM. Lung transplant infection. *Respirology.* 2013;18(1):22–38.

Butler CR, Thompson R, Haykowsky M, et al. Cardiovascular magnetic resonance in the diagnosis of acute heart transplant rejection: a review. *J Cardiovasc Magn Reson.* 2009;11(1):7.

Christie JD, Edwards LB, Kucheryavaya AY, et al. The registry of the International Society for Heart and Lung Transplantation: 29th adult lung and heart-lung transplant report—2012. *J Heart Lung Transplant.* 2012;31(10):1073–1086.

Collins J, Hartman MJ, Warner TF, et al. Frequency and CT findings of recurrent disease after lung transplantation. *Radiology.* 2001;219(2):503–509.

Davies RR, Russo MJ, Morgan JA, et al. Standard versus bicaval techniques for orthotopic heart transplantation: an analysis of the united network for organ sharing database. *J Thorac Cardiovasc Surg.* 2010;140(3):700–708.

Gradek WQ, D'Amico C, Smith AL, et al. Routine surveillance endomyocardial biopsy continues to detect significant rejection late after heart transplantation. *J Heart Lung Transplant.* 2001;20:497–502.

Hunt SA, Abraham WT, Chin MH, et al. 2009 focused update incorporated into the ACC/AHA 2005 guidelines for the diagnosis and management of heart failure in adults: a report of the American College of Cardiology Foundation/American Heart Association task force on practice guidelines developed in collaboration with the International Society for Heart and Lung Transplantation. *Circulation.* 2009;119:e391–e479.

Kremer BE, Reshef R, Misleh JG, et al. Posttransplantation lymphoproliferative disorder after lung transplantation: a review of 35 cases. *J Heart Lung Transplant.* 2012;31(3):296–304.

Krishnam MS, Suh RD, Tomasian A, et al. Postoperative complications of lung transplantation: radiologic findings along a time continuum. *Radiographics.* 2007;27(4):957–974.

Lee JC, Christie JD. Primary graft dysfunction. *Proc Am Thorac Soc.* 2009;6(1):39–46.

Lindenfeld J, Miller GG, Shakar SF, et al. Drug therapy in the heart transplant recipient: part I: cardiac rejection and immunosuppressive drugs. *Circulation.* 2004;110:3734–3740.

Lower RR, Shumway NE. Studies on orthotopic homotransplantation of the canine heart. *Surg Forum.* 1960;11:18–19.

Luckraz H, Goddard M, Charman SC, et al. Early mortality after cardiac transplantation: should we do better? *J Heart Lung Transplant.* 2005;24:401–405.

Paraskeva M, McLean C, Ellis S, et al. Acute fibrinoid organizing pneumonia after lung transplantation. *Am J Respir Crit Care Med.* 2013;187(12):1360–1368.

Roger VL, Go AS, Lloyd-Jones DM, et al. Heart disease and stroke statistics—2011 update: a report from the American Heart Association. *Circulation.* 2011;123:e18–e209.

Sato M, Waddell TK, Wagnetz U, et al. Restrictive allograft syndrome (RAS): a novel form of chronic lung allograft dysfunction. *J Heart Lung Transplant.* 2011;30(7):735–742.

Stehlik J, Edwards LB, Kucheryavaya AY, et al. The registry of the International Society for Heart and Lung Transplantation: 29th official adult heart transplant report—2012. *J Heart Lung Transplant.* 2012;31(10):1052–1064.

Yancy CW, Jessup M, Bozkurt B, et al. 2013 ACCF/AHA guideline for the management of heart failure: a report of the American College of Cardiology Foundation/American Heart Association task force on practice guidelines. *J Am Coll Cardiol.* 2013;62:e147–e239.

第 42 章
胸部介入

Florian J. Fintelmann, Jo-Anne O. Shepard, Amita Sharma

本章概要

■ 引言

胸部介入用于诊断和治疗胸部的局灶性病变。影像引导经皮活检用于获取组织,以诊断良性和恶性病变。从胸膜腔或纵隔引流液体或空气有助于诊断和治疗,消融治疗可治疗肺和胸壁的原发性或继发性恶性肿瘤。

■ 肺和纵隔穿刺活检

技术原理

肺或纵隔病变的组织可以使用 CT 引导经皮穿刺获得。同轴技术允许一次胸膜穿刺进行多个活检,从而减少并发症。19 号导引针,结合 22 号抽吸针和 20 号自动弹簧芯针,可为肺活检提供足够的组织,但建议使用更大的导引针,如 17 号导引针进行纵隔活检,尤其是在怀疑淋巴瘤的情况下。可能的话,应使用适度镇静,因为它将最大限度地减少呼吸运动,最大限度地提高患者的舒适度和不动性,无须呼吸指导。如果患者合作,也可仅使用局部麻醉进行这些活检。

肺和纵隔活检的适应证和禁忌证

活检的适应证包括建立感染和肿瘤的诊断,并使转诊医生能够确定病变的最佳处理。

对于非手术患者,可以进行活检以证明放射治疗的合理性或证明图像引导热消融的可行性。在已知的肺癌病例中,组织分析允许对靶向化疗进行分子测试,并识别对靶向治疗的耐药机制。纵隔病变应进行活检以区分胸腺上皮性肿瘤和淋巴瘤,因为后者需要化疗而不是切除。也可以进行肺活检以确认良性过程,如错构瘤,从而避免手术切除。

严重的心肺损害、无法纠正的凝血功能障碍和不合作的患者是绝对禁忌证。相对禁忌证包括右心室收缩压>50mmHg 的肺动脉高压、既往肺切除术、严重肺气肿或第 1 秒用力呼气量(FEV₁)<35% 的间质性肺疾病。如果持续气道正压(continuous positive airway pressure,CPAP)治疗阻塞性睡眠呼吸暂停的患者,能够在不使用 CPAP 机的情况下进行治疗,并在手术过程中和术后 24h 内保持足够的通气,则可以进行肺活检。

确定哪些患者将受益于非肺活检的获得组织的替代方法

对于疑似肺癌和肺外发现的患者,应对可能导致最高阶段的病变进行活检。此类病变包括肾上腺肿块、肝肿块和纵隔淋巴结病。对于位于中心的肺部肿块,建议使用支气管内超声或支气管镜检查。导航支气管镜可用于采集更多周围肺病变,尤其是在肺气肿患者中。对高危患者,如严重肺气肿和高度可疑的肺部病变患者,可以考虑进行明确的治疗,如放射治疗,即使没有组织确认,CT 扫描和氟代脱氧葡萄糖(FDG)摄取之间的间隔增长有助于确定可能的原因。如果怀疑感染,在对社区获得性肺炎进行经验性治疗后,患者最好进行短时间的 CT 随访(图 42.1)。

弥漫性肺疾病的诊断取材最好采用电视胸腔镜手术楔形切除术,因为经皮穿刺活检的有限组织通常不充分。

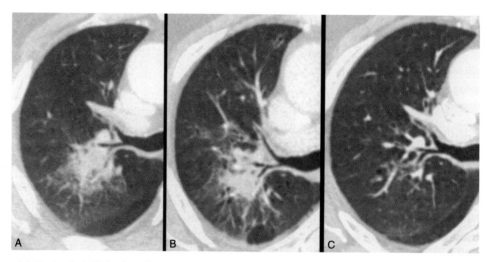

图 42.1　(A)轴位对比增强 CT 图像显示右肺上叶邻近斜裂实变影,周围为磨玻璃影。(B)3 周后,病变缩小,支气管镜检查结果为肺炎球菌。(C)经过治疗,感染在 3 个月时完全吸收

如何确定活检在技术上是否可行

纵隔病变的穿刺活检在技术上是可行的,前提是可以将针插入病变,而不会对邻近的关键结构造成损伤,特别是胸廓内动脉、主动脉和心脏。胸骨旁入路的针头远离心脏和主动脉通常是安全的(图 42.2)。

肺活检的可行性取决于病变大小、位置和任何并发肺部疾病,如肺气肿和间质性肺疾病。一般情况下,大于 1cm 的病变可接受 CT 引导的穿刺活检。然而,如果结节位于特定位置,如肺基底,呼吸运动可能妨碍活检成功。这就解释了为什么位于肺尖或下叶上段的小结节比位于肺底的小结节更容易活检。由于血管、气道和叶间裂的干扰,中央病变可能无法触及。

肺或纵隔肿块需要进行术前检查

需要审查药物、血小板计数和凝血参数,以评估出血风险。尽管低剂量阿司匹林是允许的,但理想情况下,患者应及时停止所有抗凝治疗,以便在活检时效果消失。专业学会的建议包括在中度出血风险的手术中进行肺活检,即血小板计数>50×10⁹/L,但更倾向于对血小板计数>100×10⁹/L 的患者进行活检。需要回顾既往病史,以确定中度镇静的相对禁忌证,例如左心室射血分数<30%,近期心肌梗死,主动脉瓣或颈动脉的严重狭窄。肾功能或肝功能衰竭是考虑不使用中度镇静的另一个原因。如果使用中度镇静,患者需要至少 8h 内不进食,并在手术后护

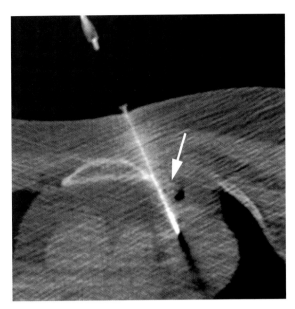

图 42.2　轴位非对比增强 CT 显示左胸骨旁入路对前纵隔肿块进行活检。穿刺针在胸骨外侧皮质和胸廓内动脉之间行进(箭)

送回家。在获得知情同意书的同时,操作员应检查是否有人在手术后陪同患者过夜,以防出现延迟性气胸。

如何进行肺活检

　　将患者舒适地放置在 CT 台上,并开始镇静。在患者皮肤上放置带有不透射线标记的网格。通过安静呼吸获得初步 CT 图像,以评估皮肤和活检目标之间的清晰路径(图 42.3)。

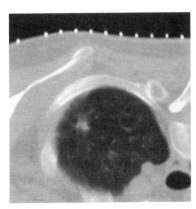

图 42.3　轴位非对比增强 CT 图像显示活检靶点为左肺尖结节。患者俯卧位,活检网格位于上背部皮肤上。请注意,肋骨阻挡了从皮肤到目标的路径

　　可能需要机架角度来证明皮肤和目标之间的清晰径。倾斜机架也有助于通过更上的肋间隙接近位于裂隙前方的上叶结节。矢状面和冠状面重建有

助于显示该操作如何将肋骨、裂缝和大血管移出活检路径(图 42.4)。

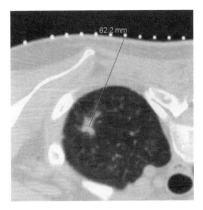

图 42.4　将机架头向倾斜 10° 后获得的轴向非对比增强 CT 图像显示了通向活检目标的清晰路径。皮肤到目标的距离为 6.2cm,此时操作员可以选择合适长度的导引针

　　然后清洁覆盖在靶上的皮肤,并建立无菌区。用 25 号针对皮肤进行局部麻醉,并将针留在原位。进行重复成像以评估利多卡因针标记的皮肤进入部位是否与目标对齐,皮肤和胸膜之间的距离,以及皮肤到目标病变的距离(图 42.5)。

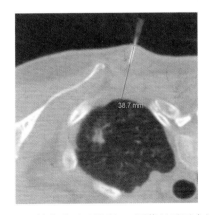

图 42.5　轴位非对比增强 CT 图像显示了由局部麻醉针和活检靶标记的皮肤进入部位之间的清晰路径。注意到胸膜的距离为 3.7cm

　　局部麻醉用于胸部软组织。随后,引导针平行于 CT 机架前进。注意前进距离小于从皮肤到胸膜的距离,以避免气胸(图 42.6)。必要时进行重复成像,以检查针与成像平面的对准,并测量针尖到胸膜之间的剩余距离。

　　如果导引器不再在平面内,则可以调整针的方向或机架角度,以实现导引器和胸壁软组织中的目标的对准。在穿刺胸膜之前,将导引器与胸壁软组织中的目标对准是关键的。一旦尖端靠近壁胸膜,

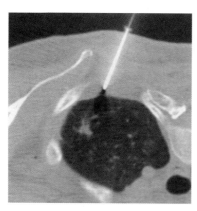

图42.6　轴位非对比增强CT图像显示,导引针牢牢固定在软组织中,针尖略低于胸膜。引导针与活检目标对齐

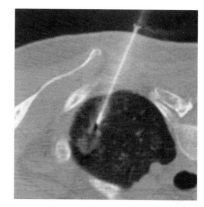

图42.8　轴向非对比增强CT图像显示了靶内的导引针。靶周围新的磨玻璃影反映了细针抽吸后预期的少量出血

则通过导引针注射1%利多卡因在穿刺前麻醉该敏感结构。

　　胸膜穿刺只能在确认导引器与胸壁软组织中的目标物对齐后进行,以避免必须从肺中拔出并冒额外胸膜穿刺的风险。故意将导引器推进2~3cm将刺穿胸膜(图42.7)。操作员可能会感到胸膜轻微爆破。

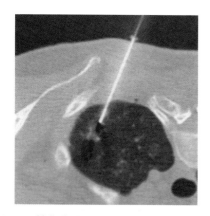

图42.7　轴位非对比增强CT图像显示了病变附近肺实质内的导管。注意壁胸膜附近的气泡,表明胸膜麻醉药已注射到预期平面内

　　导引器逐渐推进到病变中。获得细针抽吸时,注意不要将细针推进到病变远端边缘之外。用盐水填充同轴针头将潜在地防止针头交换期间的空气栓塞风险。应进行重复成像以评估并发症,如气胸、严重出血和空气栓塞,并确认针的位置。可以预见,活检靶周围有少量出血(图42.8)。

最大限度地提高肺和纵隔活检的产量

　　手术前,应回顾最近的对比增强CT和/或PET-CT检查。增强和/或FDG亲和力提示应首先瞄准的高产区。如果活检靶为囊性、空腔或坏死,则活细胞

更可能出现在病变壁中,而不是中心(图42.9)。选择的轨迹应显示从皮肤到病变的直接路径,无肋骨、大疱、裂缝和血管(尤其是直径大于5mm的血管)。

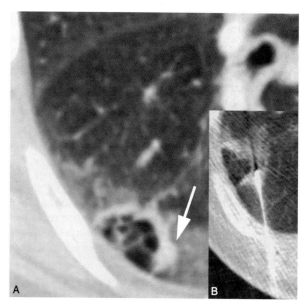

图42.9　(A)轴位对比增强CT图像显示右下叶囊性病变,并伴有明显壁结节(箭)。(B)结节活检显示为腺癌。靶周围的磨玻璃影表示预期的少量活检相关出血

　　当患者处于俯卧位时,通过背部接近肺部病变是有利的,因为患者看不到针,可以在仰卧位恢复。大多数患者会对俯卧几小时不动感到不适。后入路还可最大限度地减少呼吸运动,并允许进入较前入路更宽的肋间隙,同时避免锁骨下血管和肋软骨。这就是为什么对于肺尖病变,后入路优于前入路,尽管轨迹可能更长。然而,前上叶、右中叶和左肺舌叶的病变可能需要前入路,以避免穿过主裂。

　　选择合适的导引针长度非常重要。理想情况下,导引器至少比预期的针轨迹长3~5cm,以便为操

作员提供足够的针长度,应考虑机架角度,允许针重新定位,并确保在气胸的情况下可以触及结节。以一定角度定位患者可以减少活检道的长度,特别是对于中心病变(图 42.10)。

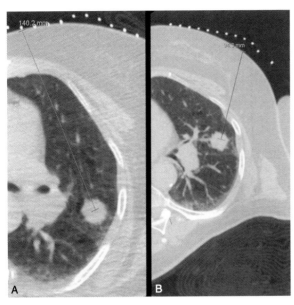

图 42.10 轴位非对比增强 CT 图像显示了位于主裂前方的左上叶结节的前入路。(A)在患者仰卧位时,与使用卷毯倾斜 45° 的患者(B)相比,路径更长,更接近较大的血管

最佳镇静药包括增加剂量的麻醉药和抗焦虑药,以实现持续、低偏移的呼吸运动和患者不动。过度镇静会导致严重的肺不张,这可能会使病变模糊或使其移出所选路径。它还可能导致不稳定的深呼吸。在穿过胸膜之前,通过导引针施用的局部麻醉药可防止疼痛和患者突然移动。

病理学家的快速现场评估已被证明可降低非诊断性肺活检的发生率。这可以确认诊断材料已采样,并有助于导引针重新定向(如有必要)。根据这一程序内评估,放射科医生可以决定进行核心活检,以获得更多的实体组织,或获得专用细针抽吸物,用于微生物分析、特殊染色或流式细胞术。组织核心增加了建立肿瘤特异性诊断的机会,并为额外的分子分析和分型提供了材料。作为一般原则,只要安全,就应获取组织核心,特别是在手术过程中没有病理学家可进行初步解释的情况下,以及怀疑良性实体,如错构瘤或肉芽肿。

肺和纵隔活检的并发症及处理

表 42.1 列出了与肺活检相关的并发症及其发生的可能性。在将导引针定位在活检靶附近之前发生的气胸是一个挑战,因为部分放气的肺将从胸壁移开,很难穿刺。在这种情况下,可以放置一个小的胸管来吸出空气以继续手术(图 42.11)。如果导引针穿过胸膜,但位置不当且无法重定向,则应将该针留在肺内,并放置第二根导引针。当通过第二根针进行活检时,第一根针用作锚定器,并且可以在手术结束时移除两个导引针。

表 42.1 肺活检并发症的可能性

并发症	概率/%
气胸	20
需要放置胸腔引流管的气胸	5
咯血	5
血胸	1.5
针道种植转移	0.6
死亡	0.15
空气栓塞	0.06~0.4

资料来源:Manhire A,Charig M,Clelland C,et al. Guidelines for radiologically guided lung biopsy. Thorax. 2003;58(11):920-936;Wu CC,Maher MM,Shepard J-AO. Complications of CTguided percutaneous needle biopsy of the chest:prevention and management. AJR Am J Roentgenol. 2011;196(6):W678-W682;Wiener RS,Wiener DC,Gould MK. Risks of transthoracic needle biopsy:how high? Clin Pulm Med. 2013;20(1):29-35。

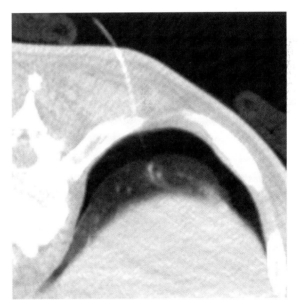

图 42.11 轴位非对比增强 CT 图像显示了一根 5Fr 导管,用于在肺活检过程中抽吸一个小的左侧气胸(未显示导引针)

手术结束时明显的气胸可在取出时通过导引针进行抽吸。此外,在手术结束时,通过导引器注入 10mL 患者自身的凝固血液(血液补片),已被证明可降低需要放置胸管的严重气胸的可能性。术后胸部 X 线片上发现的小气胸应在 1~2h 后触发另一次胸

部 X 线检查。如果患者保持无症状,且气胸不会因休息和鼻导管吸氧而扩大,则无需干预,身体最终会吸收小的非急性气胸,患者可以在护送下出院。

如果在手术过程中出现咯血,操作员应暂时停止手术,直到咯血消失。即使少量的血液也会刺激气道,静脉注射芬太尼可以减少这种刺激。应检查口腔并提供抽吸,以帮助排出血液。如果咯血持续,应停止手术,取出针头,将患者活检侧置于下方,以防止血液吸入对侧肺。应鼓励患者咳嗽并清洁气道。虽然轻度咯血是自限性的,但严重和长期咯血应考虑外科会诊。在长时间咯血的情况下,应考虑增强 CT 和弹簧圈栓塞评估。严重咯血时,可能需要进行支气管镜检查以清除气道中的凝块。插入支气管闭锁器可隔离出血部位,保护对侧肺免受血液误吸。

空气栓塞是一种罕见的并发症,在手术过程中通过左心室和全身动脉中的空气进行诊断。它可以表现为癫痫发作或心肌梗死。治疗包括将患者置于左侧卧位,头向下,以防止空气进入全身循环,应通过非呼吸面罩给予 100% 氧气。可能需要高压氧舱。

降低并发症风险

通过仅穿刺胸膜一次且不穿过裂缝,将气胸的风险最小化。不横穿充气肺可显著降低气胸的风险。形成胸膜粘连的既往手术史具有保护性。据报道,血液补片可减少严重气胸和随后放置胸管的发生率。取出导引针后,患者应立即将活检侧向下放置 3h,以引起该区域的肺不张和胸膜腔并置。

除了纠正任何出血倾向和避免使用影响止血的药物外,选择远离大、中血管的针轨迹,可以将出血风险降至最低。值得注意的是,尽管专业学会的建议包括中等出血风险的手术中的肺活检,但更倾向于对血小板计数 $>100 \times 10^9/L$ 的患者进行活检。对血小板功能或数量异常的住院患者,应格外小心,只有在讨论过风险并使用血小板输注将风险降至最低时,才应进行活检。抗凝治疗应在术后第二天恢复。

指导患者在手术过程中不要说话或咳嗽,这样可减少空气栓塞的风险。如果使用同轴技术,则应在针头交换之前和交换过程中通过将盐水滴入针座密封导管,以防止空气通过同轴针头进入胸腔。

最佳术后患者护理

应将患者放置在活检侧朝下的位置,并指示患者不要咳嗽、说话或移动,并在受监控的复苏室中观察 3h。每根鼻导管应提供氧气。术后 1h 和 3h 获取

X 线片,以评估气胸和出血。观察期结束且无并发症发生后,患者在护送下出院,并明确指示在接下来的 48h 内不得从事任何活动,如果出现症状,应寻求医疗护理。如果出现严重胸痛、呼吸急促或大咯血,患者应立即前往最近的急诊室。建议患者与转诊医生进行随访,讨论活检结果。

肺和纵隔活检后的特殊考虑

独居且并发症风险高的患者最好在夜间住院观察。如果在手术过程中或手术后记录到气胸,应指示患者不要乘飞机旅行,因为高空大气压力的降低可能导致飞行过程中先前无症状气胸的扩大。根据英国胸腔协会的建议,在胸部 X 线片记录创伤性气胸消退 2 周后,患者应能飞行。

■ 胸腔穿刺术

胸腔穿刺术描述了使用针或导管从胸膜腔中取出液体的操作。手术结束时不留导管。

胸腔穿刺的适应证和禁忌证

胸腔穿刺术用于缓解气短患者的症状,并调查胸腔积液的原因。如果患者不合作或有无法纠正的凝血功能障碍,则不可能进行胸腔穿刺。胸腔穿刺术被认为是一种出血风险较低的手术,共识指南建议按照表 42.2 所述评估和治疗凝血病。

表 42.2 低出血风险的影像引导介入手术凝血状态和止血风险的围术期管理[a]

参数	指南
术前相关检测	INR——通常推荐用于接受华法林抗凝治疗或已知或疑似肝病的患者 APTT——通常推荐用于接受静脉注射普通肝素的患者 血小板计数——不是常规推荐的 红细胞比容——不是常规推荐的
管理	INR>2.0——治疗阈值(例如 FFP、维生素 K) PTT——没有共识 红细胞比容——无推荐输血阈值 血小板输注——建议计数<$50 \times 10^9/L$ 氯吡格雷——手术前保留 5d 阿司匹林——不停 低分子量肝素(治疗剂量)——手术前保留一剂

注:APTT,活化部分凝血活酶时间;FFP,新鲜冰冻血浆;INR,国际标准化比值;LMWH,低分子量肝素;PTT,部分凝血活酶时间。
[a]介入放射学学会共识指南。

确定胸腔积液的原因

使用 Light 标准将胸腔积液分为渗出液或漏出液,该标准依赖于将胸腔积液中的胆固醇、乳酸脱氢酶和蛋白质水平与血清水平进行比较。为此,应将取出的胸膜液样本送至生化实验室。此外,应将单独的样品送至微生物实验室,要求进行革兰氏染色和敏感培养。如果怀疑恶性胸腔积液,应将第三份样本送病理科,并要求进行细胞计数。细胞计数阴性并不排除恶性胸腔积液,可能有必要重复胸腔穿刺以确认恶性胸腔积液的诊断。

如何进行胸腔穿刺术

在获得知情同意书后,讨论的可能并发症包括疼痛、出血、感染,以及气胸,伴或不伴需要放置胸管和复张性肺水肿。

胸腔穿刺可以在床边或介入放射学套件中使用超声引导进行。理想情况下,患者应坐在床边,靠在侧桌上,以增加肋骨之间的空间。如果患者不能坐直,则可在侧卧位下进行手术,积液侧朝下。使用矢状定向、弯曲的 3.5MHz 探头来显示最大的流体袋,并标记上覆皮肤以识别进入点(图 42.12)。轨迹应在肋骨上方,以避免损伤肋间神经血管束。现场消毒后,使用高达 20mL 的 1% 利多卡因对皮肤和壁胸膜进行局部麻醉。如果没有足够的液体容纳导管,则使用带无菌盖的超声探头将 20 号针头推进到液体中,使用 8Fr 导管,无需直接观察即可进入大型胸腔积液收集。

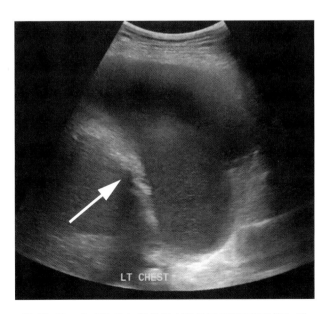

图 42.12　左半胸的矢状位超声图像显示肺不张(箭),周围有适量的胸腔积液。注意恶性肿瘤引起的胸膜增厚

导管通过导丝(Seldinger 技术)引入或安装在管心针(套管针技术)上。拔出导丝或管心针后,将导管连接至真空瓶。导管用手固定并固定到位。流体开始流动后,应立即采集样本进行分析。取出超过500mL 后,患者可能会因肺部开始扩张而有咳嗽的冲动。减慢液体的流动,直到咳嗽消失,这将降低气胸的风险。无法控制的咳嗽是停止并取出导管的标志。快速清除大量液体(>1L)可能导致单侧复张性肺水肿。拔除导管后,应获取正面胸部 X 线片,以评估气胸、残余液体和适当的肺扩张。

■ 胸腔引流术

胸腔引流不同于胸腔穿刺,因为导管留在胸膜腔中以允许持续引流。

胸腔引流的适应证和禁忌证

胸腔引流适用于气胸、包裹性胸腔积液、血胸,尤其是当怀疑胸腔感染时,以及心脏手术后复发性大量胸腔积液(图 42.13)。

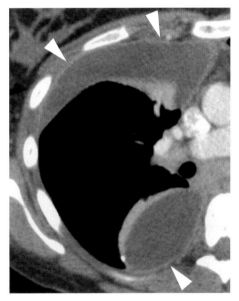

图 42.13　轴位增强 CT 图像显示右胸腔积液、胸膜增厚和增强(箭头),与胸膜分裂征一致。完全排空需要至少放置一个胸管和组织纤溶酶原激活剂

将导管留在胸膜腔允许随后通过导线进行操作,例如用更大的引流管替换(称为增大尺寸),注射对比剂以评估空间大小的变化,以及使用组织纤溶酶原激活剂(tissue plasminogen activator,tPA)和脱氧核糖核酸酶(deoxyribonuclease,DNase)来分解蛋

白质,从而促进残余液体的排出。

胸腔引流的禁忌证与胸腔穿刺相同。

如何进行胸腔引流术

在获得知情同意书时,除了胸腔穿刺术的详细风险外,可能要讨论的并发症包括引流管放置时间未知。大量胸腔积液的引流可以在床旁或介入放射学套件中进行,使用与胸腔穿刺类似的方式进行超声引导。最好在 CT 引导下引流泡状小积液或多个囊袋,以最大限度地减少将导管置入肺实质的风险。通过保持进入路径远离椎体后旁区域,可以最大限度地减少对肋间动脉的损伤,肋间动脉位于该位置的肋骨中间。在设置无菌区域之前,准备胸腔引流系统的水封非常重要。在选择导管时必须考虑到,虽然较大的导管会导致更多的不适,但它们能够更容易地排出较稠的液体。导管的选择范围通常为 10Fr 或 12Fr 以排出气胸,高达 16Fr 以抽出血液产物或脓胸。

使用 1% 利多卡因对皮肤和壁胸膜进行局部麻醉。使用 Seldinger 或套管针技术引入导管,并立即连接到引流系统,以防止医源性气胸。导管用丝线固定在皮肤上,并用气密敷料覆盖。随后,用布带固定导管与胸腔引流系统的连接,以防止意外断开,从而导致大气胸。胸腔引流系统设置为水封,并保持在患者下方,以便于排出液体。应获取正面胸部 X线片,以评估医源性气胸、残余液体或空气,并记录基线时的导管位置。

胸腔引流的并发症

除了气胸外,如果导管推进到肺实质中,胸腔引流管的放置可能导致气道损伤。这将表现为空气泄漏,尽管管道连接紧密。明亮的红色输出应引起对血管损伤的关注,并触发对患者生命体征和血红蛋白水平的监测,以及具有延迟图像的对比增强 CT。

管理

治疗有多种选择。

胸腔引流的治疗

在地板上,胸腔引流系统应连接至 20cmH$_2$O(空气泄漏时为 30cmH$_2$O)的壁吸管。管道应每次用 20mL 无菌盐水冲洗,以防止堵塞。需要记录输出,并应获取每日胸部 X 线片,以评估导管移动和残余液体或空气。

置管时间取决于放置导管的原因(图 42.14),应尽量减少置管时间,以防止感染通过导管进入胸腔。可在患者呼气或哼哼时切断保留缝线后在床边进行移除。应使用气密干燥敷料覆盖入口。明智的做法是在取出引流管后获取胸部 X 线片,以证明没

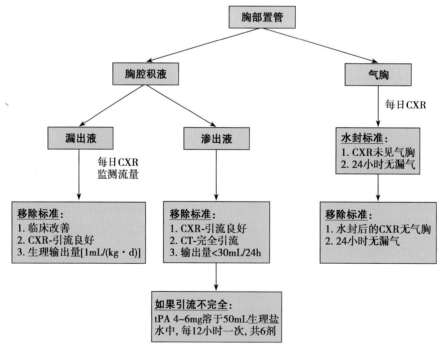

图 42.14　胸管处理流程。CXR,胸部 X 线片;tPA,组织纤溶酶原激活剂(From McDermott S,Levis DA,Arellano RS. Chest drainage. Semin Intervent Radiol. 2012;29:247-255)

有气胸。

胸腔引流术后胸膜液袋持续存在的选择

首先使用现有引流管将一个疗程 tPA 和 DNase 注射到胸腔中已被证明能有效改善未单独用导管引流的包裹性积液的引流。尽管预防性全身抗凝不会增加胸腔内施用 tPA 后的出血风险，在这种情况下，治疗性抗凝与胸膜出血的风险显著增加相关。通过使用 CT 引导放置额外导管，可以对这种难治性液体囊进行冲洗。

■ 肺和纵隔引流术

经皮肺和纵隔引流的适应证包括抗生素治疗失败的肺及纵隔脓肿和食管吻合口瘘。如果患者患有无法纠正的凝血病，则不可能在肺和纵隔放置引流管，因为这些手术被认为与中度出血风险相关。共识指南建议按照表 42.3 所述评估和管理凝血病。

表 42.3　中等出血风险的影像引导介入手术凝血
状态和止血风险的围术期管理[a]

参数	指南
术前相关检测	INR——推荐
	APTT——推荐用于接受静脉注射普通肝素的患者
	血小板计数——不是常规推荐的
	红细胞比容——不是常规推荐的
管理	INR——修正为<1.5
	PTT——没有共识
	红细胞比容——无推荐输血阈值
	血小板输注——建议计数<50×10^9/L
	氯吡格雷——手术前保留 5d
	阿司匹林——不停
	低分子量肝素（治疗剂量）——手术前保留一剂

注：APTT，活化部分凝血活酶时间；INR，国际标准化比值；LMWH，低分子量肝素；PTT，部分凝血活酶时间。

[a] 介入放射学学会共识指南。

如何进行肺和纵隔引流术

导管通常在 CT 引导下插入，并伴有中度（程序性）镇静。串联套管针和 Seldinger 技术都是有效的方法。应尽量避开正常肺，以最大限度地减少感染性支气管胸膜瘘、脓胸和出血的风险。

■ 肺消融

肺消融是通过一个或多个经皮引入的探针集中施加能量以实现细胞死亡。细胞被交变电流（射频）、电磁波（微波能）或快速膨胀气体产生的冷（冷冻疗法）所破坏。

肺消融的适应证和禁忌证

肺消融有各种适应证和禁忌证。

适应证

一般而言，跨学科肿瘤委员会应确定消融的候选人。对于早期原发性肺癌患者，由于合并症或有限的肺储备而不是外科手术候选人，并且没有资格或不希望接受放射治疗，可以考虑该手术。手术和/或放射治疗后出现肺、胸膜或胸壁新发或复发肿瘤的患者也可能受益于消融。此外，胸外癌寡转移的患者可能更受益于消融而非切除。

绝对和相对禁忌证

禁忌证与肺和纵隔活检的禁忌证相似。然而，与活检不同，消融不应在没有适度镇静的情况下进行，因为手术时间更长，可能更痛苦。适度镇静可确保患者舒适和不动，从而降低并发症风险。

有起搏器或植入型自动心律转复除颤器的患者应注意什么

只有射频消融（radiofrequency ablation，RFA）和微波消融（microwave ablation，MWA）干扰这些设备。手术前应获得心脏病学咨询。作为预防措施，起搏器应设置为自动模式，并且在手术期间应关闭除颤器。起搏和除颤器系统应处于备用状态。手术完成后，建议由电生理实验室对植入装置进行重新评估。

如何进行肺消融

在手术前，操作员必须确定 RFA、MWA 或经皮冷冻治疗（或冷冻消融）是目前治疗病变的最佳技术。病变的大小和位置，以及特定技术的操作员经验都参与了选择。一般来说，消融最适合于位于肺实质外围三分之二的肿瘤，完全被肺包围，不与大血管、胸膜表面或纵隔结构接触。也可以考虑中心病变的消融。在消融靶附近直径大于 3mm 的血管可能会在施加热能期间导致散热。这种现象称为热沉,可能导致不完全消融。胸壁、神经、骨骼、食管、心包和支气管等结构可能受损。表 42.4 更详细地比较了不同技术的优缺点。

表 42.4　肺消融技术的优缺点比较

参数	消融技术		
	射频	微波	冷冻
与起搏器-植入型自动心律转复除颤器和手术夹的兼容性	无	一些问题	没问题
热沉风险	+++	+	++
疼痛风险	+++	++	+
出血风险	++	+	+++
支气管损伤风险	+++	++	+
覆盖≤3cm 肿瘤的能力	+++	+++	+++
覆盖>3cm 肿瘤的能力	+	+++	++
适用于肺部病变距胸膜≤1.5cm	+(疼)	+(漏气)	+++
胸壁病变的适用性	+	++	+++
纵隔病变的适用性	+	+	++

注:+,罕见;++,偶尔;+++,常见。

治疗探头在 RFA 中被称为电极,在 MWA 中被称作天线,在冷冻消融中被称为冷冻探针。CT 引导允许在肺部精确放置探头,超声可用于靶向胸壁病变。参考制造商说明以了解特定探头在何处发射能量,这一点至关重要。该活性部分应理想地定位在目标病变内或尽可能靠近目标病变。一旦确定了位置,RFA 和 MWA 将施加能量,消融区取决于探头的数量、使用的频率(MHz)和发电机功率(W),以及与目标相关的活性部分的几何结构(图 42.15)。对于冷冻消融,消融区取决于探针的数量、探针的活性部分与目标的关系以及使用的冻融方案(图 42.16)。在手术过程中经常监测治疗区的大小是很重要的。

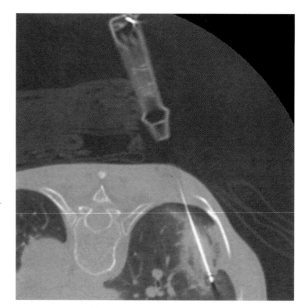

图 42.15　轴位非对比增强 CT 图像显示右下叶肺结节中的射频消融探头。探头轴周围的磨玻璃影表明治疗已开始。注意小气胸

肺消融的并发症

并发症包括肺活检过程中可能出现的并发症,如表 42.1 所示。此外,根据治疗病变与胸壁的距离以及探头与胸壁和纵隔神经的关系,存在神经和肋骨损伤的风险。支气管胸膜瘘可能发生在外周的肺部病变治疗后。不完全治疗和需要再治疗是可能的结果,并可能被视为并发症。最后,患者应做好在消融后第一周出现不适的准备,这是消融后综合征的一部分。除了肺活检后提供的术后护理外,患者通常住院过夜观察,特别注意疼痛控制。

肺消融后的出院和随访说明

指导患者不要进行剧烈活动,并且在一个月内不要使用持续气道正压(CPAP),以尽量减少并发症的风险。1 周后,患者应接受胸部 X 线检查随访,并拨打电话或预约诊所,以评估延迟并发症。1 个月

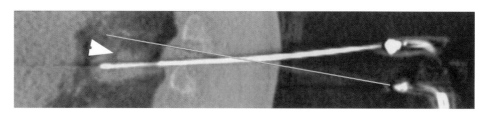

图 42.16　非对比增强 CT 图像的矢状面重建显示了使用筷子技术的两个冷冻消融探头靶向的结节。探头的活性部分沿着结节(箭头),其尖端朝向下方。白线表示部分成像探头的路径,探头尖端指向上方。注意,结节被磨玻璃影和实变影所包围,与治疗诱导的冰和血液产物相对应

时应进行胸部 CT 检查,如有可能,应进行增强检查,如可用,应进行双能量检查。此后,在 3 个月后进行 FDG PET-CT,而后每 6 个月进行一次(与每 6 个月单独进行一次 CT 交替),直到术后 2 年。由于急性炎症、水肿和出血,消融区在术后第一周内可能会增大。虽然消融区可能比切除后 1 个月的原始肿瘤大,但随着时间的推移,消融区的大小预计会减小(图 42.17)。提示残留或复发性疾病的成像特征包括消融区增强程度增加,消融区内的对比剂摄取量高于治疗前。消融区周围增强可能持续 6 个月,但

应平滑,且随着时间的推移,其厚度应减小。不规则结节周围强化测量值>10mm,消融后 3 个月消融区生长,6 个月后局部或远处淋巴结增大,提示残留或复发疾病高度可疑。消融后 2 个月,FDG 活性不应增加,并且在治疗病灶的位置(通常是消融区的中心)不应显示局灶性 FDG 摄取。

参考书目

Abtin FG, Eradat J, Gutierrez AJ, et al. Radiofrequency ablation of lung tumors: imaging features of the postablation zone. *Radiographics*. 2012;32(4):947–969.

Ahmedzai S, Balfour-Lynn IM, Bewick T, et al. Managing passengers with stable respiratory disease planning air travel: British Thoracic Society recommendations. *Thorax*. 2011;66(suppl 1):i1–i30.

Chheang S, Abtin F, Guteirrez A, et al. Imaging features following thermal ablation of lung malignancies. *Semin Intervent Radiol*. 2013;30(2):157–168.

Dewhurst C, O'Neill S, O'Regan K, Maher M. Demonstration of the course of the posterior intercostal artery on CT angiography: relevance to interventional radiology procedures in the chest. *Diagn Interv Radiol*. 2012;18(2):221–224.

Dupuy DE. Image-guided thermal ablation of lung malignancies. *Radiology*. 2011;260(3):633–655.

Gervais DA, Levis DA, Hahn PF, et al. Adjunctive intrapleural tissue plasminogen activator administered via chest tubes placed with imaging guidance: effectiveness and risk for hemorrhage. *Radiology*. 2008;246(3):956–963.

Malone LJ, Stanfill RM, Wang H, et al. Effect of intraparenchymal blood patch on rates of pneumothorax and pneumothorax requiring chest tube placement after percutaneous lung biopsy. *AJR Am J Roentgenol*. 2013;200(6):1238–1243.

Manhire A, Charig M, Clelland C, et al. Guidelines for radiologically guided lung biopsy. *Thorax*. 2003;58(11):920–936.

McDermott S, Levis DA, Arellano RS. Chest drainage. *Semin Intervent Radiol*. 2012;29(4):247–255.

Patel IJ, Davidson JC, Nikolic B, et al. Consensus guidelines for periprocedural management of coagulation status and hemostasis risk in percutaneous image-guided interventions. *J Vasc Interv Radiol*. 2012;23(6):727–736.

Pereira PL, Masala S, Salvatore M. Standards of practice: guidelines for thermal ablation of primary and secondary lung tumors. *Cardiovasc Intervent Radiol*. 2012;35(2):247–254.

Rahman NM, Maskell NA, West A, et al. Intrapleural use of tissue plasminogen activator and DNase in pleural infection. *N Engl J Med*. 2011;365(6):518–526.

Sharma A, Abtin F, Shepard J-AO. Image-guided ablative therapies for lung cancer. *Radiol Clin North Am*. 2012;50(5):975–999.

Wiener RS, Wiener DC, Gould MK. Risks of transthoracic needle biopsy: how high? *Clin Pulm Med*. 2013;20(1):29–35.

Wilcox ME, Chong CAKY, Stanbrook MB, et al. Does this patient have an exudative pleural effusion? *JAMA*. 2014;311(23):2422.

Wu CC, Maher MM, Shepard J-AO. Complications of CT-guided percutaneous needle biopsy of the chest: prevention and management. *AJR Am J Roentgenol*. 2011;196(6):W678–W682.

Wu CC, Maher MM, Shepard J-AO. CT-guided percutaneous needle biopsy of the chest: preprocedural evaluation and technique. *AJR Am J Roentgenol*. 2011;196(5):W511–W514.

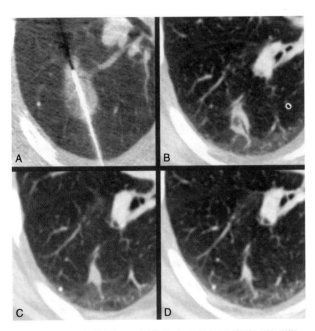

图 42.17　系列轴位 CT 图像的合成显示了消融区的预期退化。(A)消融探头就位后的术中图像显示消融区,该消融区延伸至肿瘤以外,形成安全边界。在 1 个月(B)、6 个月(C)和 12 个月(D)的随访中,消融区的尺寸减小

第 43 章

胸部损伤影像学

Saurabh Agarwal, Constantine Raptis, Sanjeev Bhalla

■ 引言

胸部损伤是急性创伤的常见后遗症,在创伤患者中是仅次于头部和四肢损伤的第三大常见损伤。总病死率接近 25%,伴有急性主动脉、气管支气管和心脏损伤的患者往往预后更差。鉴于高病死率和对临床决策的影响,快速准确的胸部创伤影像学评估是必要的。

■ 成像模式和技术的适当性

何时进行 CT 检查

关于是否所有胸部创伤都应常规行胸部 CT 检查,目前文献中有不同意见。胸部 CT 在评估胸部创伤方面比胸部 X 线检查更精确,常规前后位胸部 X 线片至少有 50% 的气胸、肋骨骨折和肺挫伤被漏诊。一些研究表明,CT 改变了相当一部分患者的治疗策略,且可能会遗漏某些潜在的致命损伤,如主动脉撕裂等。另有一些研究表明,通过适当的临床评估和利用其他放射学与人口统计学数据分析,可以选择出在检出损伤方面胸部 CT 更具价值的患者群体,从而节约检查费用和减少辐射。2014 年美国放射学会对胸部钝性伤的适宜标准建议,"对于重度机械性创伤、胸部 X 线片异常、精神状态改变、分离伤或临床怀疑胸部损伤的患者,应强烈考虑行 CT 检查。CT 血管成像应常规用于怀疑急性主动脉撕裂的患者"。

恰当的成像协议

除对比剂过敏或肾衰竭等禁忌证外,所有胸部外伤的患者都应行增强 CT 扫描,这有助于更准确地评估血管损伤,血管损伤是胸部创伤发病率和病死率的重要原因。在大多数情况下,平扫图像不一定必要。选择具有一定重叠度的重建算法也很重要,以获得高质量的多平面重建,这对诊断某些类型的胸部损伤非常有帮助。

■ 异常气体和液体积聚

发生创伤时,气体和液体可以积聚在胸腔的不同位置,具有不同的病因和临床意义。认识到每种创伤的区别对于指导创伤患者获得适当的临床决策是很重要的。

气胸

气胸在胸部创伤中的发生率和隐匿性气胸

气胸或气体进入胸膜腔在急诊就诊的钝性伤患者中发生率高达 20% ~ 40%。可移动式射线照相术可能会遗漏高达 50% 的气胸(图 43.1A)。这些被称为隐匿性气胸,很少有症状表现。然而,在呼气末正压机械通气辅助呼吸下,积气可以显著增加,因此通常放置胸管引流。

诊断误区

在胸部 X 线片上,应该注意不要把皮肤皱襞误

认为气胸。气胸中的胸膜线可观察到为一条白色细线,在它以外的肺野没有肺纹理,而皮肤皱襞通常不太致密,在它以外的肺野存有肺纹理,并且其投射位置位于软组织内。马赫带是视错觉导致边界密度感知不正确,灰度变化,也可以在胸部 X 线片上被误认为气胸。在胸部 CT 中,使用锐利算法(例如骨骼算法)会导致类似气胸的伪影。

确定是否存在张力性病理生理改变

需要评估的重要征象之一是张力性改变,因为这对患者来说是致命的。气胸或血胸引起胸膜腔张力增高的迹象包括纵隔向对侧移位、患侧半膈变平或倒置,以及患侧胸部过度扩张(图 43.1B 和 C)。若观察到这些迹象,有必要行紧急减压,否则可能发生心力衰竭。

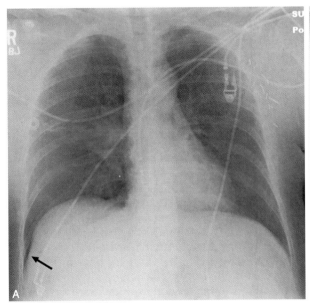
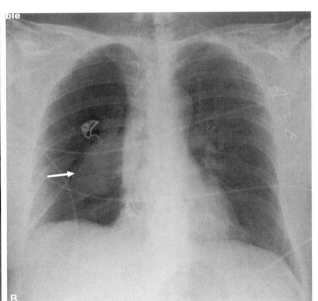
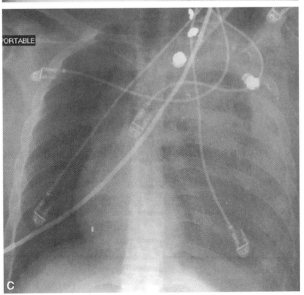

图 43.1　(A)一例机动车辆碰撞事故患者,仰卧位正位胸部 X 线片显示右侧肋膈角透亮且深(箭)。这一征象被称为深沟征,见于仰卧位片上气胸患者胸腔内的气体在下方聚集时。(B)该患者 1h 后复查图像显示右侧大量气胸,右侧肺向肺门塌陷(箭)。纵隔保持居中,右半膈没有移位,可知没有发生张力性气胸。(C)另一例患者,左胸枪伤后,显示继发于较大的张力性血气胸的左肺大片模糊影。张力性血气胸使纵隔向右移位,左半膈向下移位

相关损伤

气胸的发生通常与肋骨骨折有关,在创伤背景下看到气胸时,应仔细检查是否有肋骨骨折。多处相邻的肋骨骨折被称为连枷胸,其与需要手术治疗和长期机械通气的损伤有很高的相关性。

纵隔气肿

创伤中纵隔气肿的原因

胸部钝性伤所致纵隔气肿的大多数病例是由于Macklin效应,即肺泡破裂导致气体沿支气管血管周围鞘进入纵隔(图43.2)。这通常是由于气压伤或与闭合声门相对抗的增高的气道压力。

相关损伤

创伤发生时,应该始终仔细评估食管和气管支气管树,因为这些结构的直接损伤会导致纵隔气肿。

心包气肿

心包气肿及相关损伤的重要性

心包气肿,即空气进入心包腔,意味着心包有缺损,不常见于胸部钝性伤后,然而在穿透性创伤的情况下,如果见到心包气肿,则需要外科探查以评估心脏损伤。遇到这种情况时,应仔细评估心包是否有缺损,并寻找心脏损伤的迹象。CT不能排除心脏损

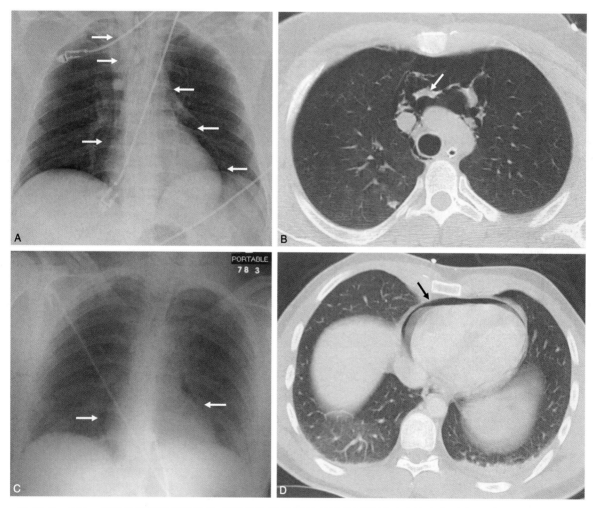

图43.2 (A)一例机动车辆碰撞后患者,仰卧位胸部X线片显示纵隔周围垂直轴方向透亮影(箭),与纵隔气肿相符。心脏左缘因气体存在而突显,气体向下蔓延而很难与心包气肿区分开。(B)该患者CT图像证实前纵隔存在纵隔气肿。纵隔气肿中的气体扩散入纵隔脂肪中,脂肪犹如密度增加的移位岛(箭)。(C)另一例胸部刺伤的患者的影像图像也显示了心脏轮廓因气体而突显(箭),但需注意纵隔上部没有气体。(D)该患者CT扫描图像显示气体位于心包腔(箭),与心包气肿相符。请注意,与(B)中显示的存在于纵隔潜在空间中的气体不同,这种气体存在于真实腔隙(心包腔)中,并且其中没有脂肪岛或组织链。考虑到存在心包气肿,患者接受了外科手术探查,发现心包缺损,但没有心肌损伤的证据

伤,因为右心室游离壁(心脏最靠前的部分),只有2~3mm厚,而且心肌撕裂伤通常不易被发现。

血胸

血胸的征象

血胸是指血液进入胸膜腔内。在发生创伤时,应常规地测量包括胸膜在内的任何体腔的液体密度,因为这有助于指导治疗(图 43.3A)。血液通常为 30~70HU。还应评估血池附近的高密度病灶区域,这些区域可能代表假性动脉瘤或活动性外渗,可能需要手术或血管内治疗(图 43.3B)。大多数血胸需要放置胸腔引流管来防止缩窄性纤维胸的发生。

大量血胸

引流也有助于指导治疗。若大量血胸首次引流超过 1L,或引流过快(100mL/h 持续 5h)可提示需要手术探查。

心包积血

心包积血和相关损伤的征象

心包积血是指血液进入心包腔。若心包腔内可见液体,测量液体的密度是很重要的,尤其是在发生外伤的情况下。在穿透性创伤中,若发现心包气肿、心包积血,则需进行外科探查。如果发现心包积血,一定要仔细检查心脏、主动脉和大血管,寻找潜在的来源。通常情况下,无法轻易确定来源。

胸膜外血肿

胸膜外血肿和相关损伤的征象

胸膜外间隙是存在于壁胸膜和体壁、膈肌、纵隔之间的潜在腔隙。当血液积聚在此间隙时,称为胸膜外血肿。在胸部创伤中相对不常见,发生率大约为 7%;然而,如果发生胸膜外血肿,大多与肋骨骨折有关,并且常并发血胸(图 43.3C)。血肿的形态有

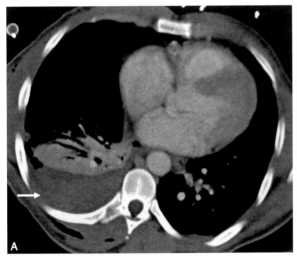
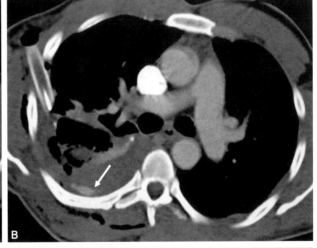
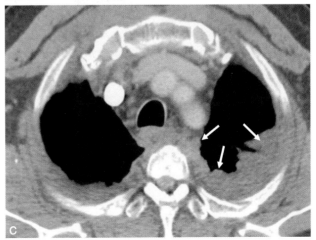

图 43.3 (A)右胸刺伤患者的图像显示高密度的右侧胸腔积液,与血胸相符(箭)。(B)该患者的薄层图像显示右侧血胸内后方高密度的病灶(箭),与肋间动脉的活动性外渗相符。识别活动性外渗很重要,因为它表明有持续性的出血进入胸膜腔;这可以为外科医生和介入医生提示出血部位。(C)另一例机动车辆碰撞患者的 CT 影像,该患者左侧肋骨骨折及胸椎骨折。图像显示创伤相关性左侧胸膜外血肿,呈分叶状,向肺凸起,并向后纵隔延伸(箭)

助于指导治疗,因为双凸形血肿被认为是由于动脉出血压力较高而形成,需要更频繁的手术减压。

胸部 X 线片和 CT 上的异常气体积聚定位

气胸和心包气肿是由气体进入真实的潜在间隙内引起的,而纵隔气肿是空气进入了假的间隙。因此,在胸部 X 线检查中,如果患者改变体位,气胸和心包气肿会移动到最不受限制的区域,而纵隔气肿通常不会移动。在胸部 CT 中,因为纵隔气肿是在假的间隙内的气体积聚,所以会有多个网状结构散布在积聚的气体之间,而心包气肿和气胸通常不会,可以借此区分不同解剖位置的积气。

诊断心脏压塞的征象

心脏压塞是指空气或液体积聚于心包腔内,导致血流动力学异常的临床综合征。影像学上心脏压塞的征象包括心腔的塌陷、心脏前界变平和 CT 上显示下腔静脉扩张。在正位胸部 X 线片上,当心脏轮廓突然减小时,称为小心脏征。

■ 肺实质损伤

肺挫伤

肺挫伤的影像学表现

肺挫伤是胸部钝性伤中最常见的肺损伤。其病理学改变是创伤性肺泡出血,但没有明显的结构性肺泡损伤。可以发生在受伤部位,有时以对冲的方式发生在受伤部位的对侧。CT 征象包括非节段性分布的斑片状模糊影和实变影。因为挫伤形似小叶中心结节,所以也可以观察到胸膜下保留。肺挫伤通常不限于正常的解剖边界,可跨叶间裂(图 43.4A和 B)。

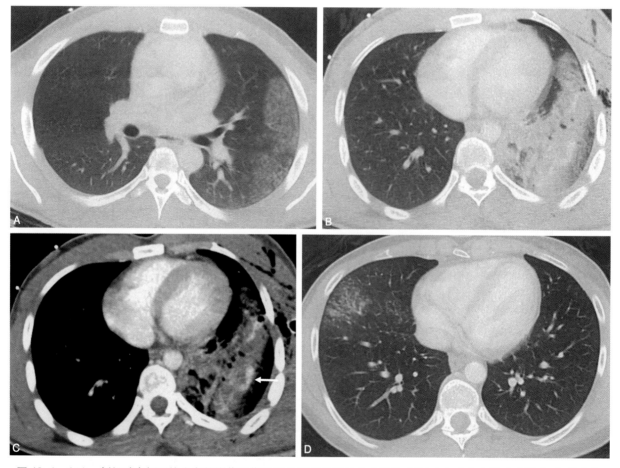

图 43.4 (A)一例机动车辆碰撞患者的影像图像显示位于跨斜裂的左上叶和左下叶小叶中心磨玻璃结节,与挫伤相符。磨玻璃结节代表肺泡中积聚的血液。肺挫伤的典型特征是损伤超出一个肺叶,而不受限于叶间裂,向相邻肺叶延伸。(B)另一例左前胸壁射击伤患者,CT 平扫肺窗示贯穿左肺的线样片状高密度影。(C)在软组织窗,可看到多个高密度区域(箭),与该肺撕裂患者的活动性外渗相符。应注意肺撕裂伤是肺结构被破坏或撕裂。(D)另一例机动车辆碰撞事故患者,其右下叶前部有一簇小结节影,其中部分呈树芽征。这些依赖性小结节影也可以是误吸的特征表现。误吸与肺损伤很难区分开来,但解剖边界及典型的相关位置通常有助于诊断误吸

肺裂伤

肺裂伤的影像学表现

肺裂伤指肺实质的破裂,肺的弹性回缩引起气体、液体或液气填充伤侧肺组织或胸腔,这种情况会持续较长一段时间。当发生肺裂伤时,应仔细寻找高密度区域,这提示有活动性出血(图43.4C)。

肺挫裂伤与误吸、肺炎及其他病理改变的鉴别诊断

肺挫伤的影像学表现随时相变化,这一点有助于将其与其他病变(例如误吸或肺炎)区分开来。肺挫伤在 6~12h 内达到高峰,24h 后开始消退。若伤后 24h 复查胸部 X 线片或 CT 可见新发肺内模糊影,应考虑到误吸、肺炎或其他病理改变,如在某些相关的病程中引发的脂肪栓塞(例如多发性长骨骨折)。肺挫伤发生常与创伤相关,影像学呈现病理改变不受限于正常解剖结构,这可能有助于将其与误吸区分,另外肺挫伤通常呈非节段性损伤,伴有胸膜下保留,这可能有助于将其与肺炎相区分(图 43.4D)。

■ 纵隔损伤

主动脉和大血管损伤

胸主动脉损伤通常是致命的,绝大多数患者在到达医院前已经死亡。最初活下来的患者中大约有50%因为没能得到恰当的治疗活不过 1 周。因此,放射科医生及时诊断此类损伤对指导治疗十分重要。主动脉峡部损伤是钝性伤所致的急性主动脉损伤中最常见的部位。

血管损伤的直接和间接迹象

了解血管损伤的直接和间接 CT 征象会非常有帮助。血管损伤的一个间接征象是疑似损伤血管的脂肪平面消失而被邻近血肿取代。当出现这种征象时,必须小心寻找血管损伤的任何直接征象,因为这一间接征象对于检测损伤有很高的敏感性,但不是非常特异。血管损伤的直接征象包括可见内膜或内膜片、血管轮廓的局部膨出、内膜不规则或偏心血栓、壁内血肿、血管内径变化和对比剂外渗(图

43.5A~C)。

微小主动脉损伤

主动脉损伤通常需要通过外科或血管内修复进行治疗。由于成像技术的最新进展,已经可以在患者中检出微小内膜不规则或微小主动脉损伤,这通常发生在降主动脉,表现为局灶性圆形或三角形腔内充盈缺损。在这部分患者中,血压控制和抗凝治疗的内科干预已显示出良好的效果。

常见大血管损伤

大血管损伤不如主动脉损伤常见。无名动脉是最常见的大血管损伤。血管损伤的直接和间接征象有助于诊断大血管损伤。当有外伤背景行胸部 X 线检查时,若上纵隔和右侧纵隔增宽,应怀疑大血管损伤(图 43.5D 和 E)。

发现细微的血管损伤

仔细观察上述间接和直接的血管损伤征象有助于发现细微的血管损伤。如果发现血肿占据可疑损伤血管的脂肪平面,但无直接损伤征象,需要考虑在 24h 内再次进行 CT 扫描,以观察血管损伤是否显现出来。

鉴别伪影与解剖皮瓣及其他损伤迹象和减少伪影

运动伪影可以与正常解剖皮瓣相混淆,并且在评估血管损伤时会造成诊断困难。当试图区分时,寻找其他血管损伤的迹象是有帮助的,如纵隔血肿。另一种方法是观察瓣是否延伸到相邻的结构中,如心腔,若有延伸可能提示运动伪影。如果无法区分,且临床治疗会受到影响,可考虑行门控 CT 扫描,可以消除大部分运动伪影。

食管损伤

食管损伤部位及相关 CT 表现

食管损伤通常发生在食管可移动段与固定段的移行处,即颈部和胸部交界处。因为食管在纵隔中受到很好的保护,所以损伤很少发生。在胸部钝性伤中,需要很大的力量才会造成食管损伤。相关的CT 表现包括下颈椎及上胸椎骨折、纵隔气肿、纵隔气液平和可引发误吸的气道疾病。

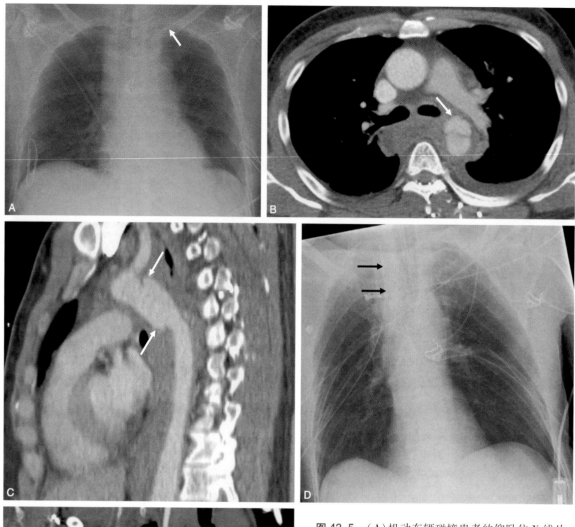

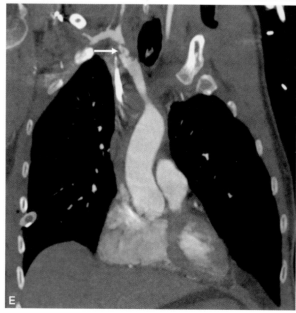

图43.5 （A）机动车辆碰撞患者的仰卧位X线片显示纵隔增宽,正常降主动脉轮廓消失,这些征象提示潜在纵隔血肿和急性创伤性主动脉损伤（ATAI）。此外,有模糊影横过左肺尖,与位于胸膜外的左锁骨下动脉的血管走行相一致(箭)。气管向右移位,左主支气管向下移位,这些征象也提示了潜在的血肿。（B）该患者的轴位CT图像证实存在纵隔血肿（主动脉损伤的间接征象）,表现为密度增加影取代正常纵隔脂肪。主动脉也有小叶外突(箭),这是ATAI的直接征象。（C）CT扫描矢状位重建证实了这些发现,并显示该患者的主动脉前后均有破裂(箭),该患者为主动脉横断。（D）另一例机动车辆碰撞事故患者的胸部X线片显示显著的右侧纵隔增宽(箭)。胸部X线片上见到上纵隔和右侧纵隔增宽时,应怀疑有大血管损伤。（E）该患者的冠状位动脉重建证实存在无名动脉损伤,显示无名动脉中断,且显著不规则(箭)

气管支气管损伤

可疑气管支气管损伤及相关 CT 表现

　　气管支气管树损伤很少得到成像,因为大多数患者会因无法充分通气而死于创伤发生时。支气管损伤较气管损伤常见,并且通常发生在隆嵴附近。CT 表现包括直接可见的气管支气管缺损和大量纵隔气肿。在已恰当放置胸管的情况下仍出现持续性气胸,也应怀疑气管支气管损伤(图 43.6)。气管支气管损伤的另一个征象是落肺征,即横切远端的肺塌陷后位置远离纵隔,与之形成对比的是肺不张,其表现为向纵隔的肺塌陷。

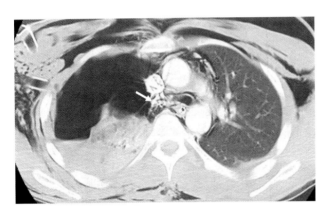

图 43.6　一例机动车辆碰撞患者的轴位 CT 图像显示大量皮下积气、纵隔气肿和右侧大量气胸。鉴于已放置胸腔引流管,但仍有大量持续性气胸,应怀疑潜在支气管损伤。右主支气管突然横断(箭),右肺向后移位。右肺的后移称为落肺征,是由于支气管损伤。手术探查证实有支气管损伤

■ 心脏损伤

　　心脏损伤是最致命的胸部损伤之一。在评估创伤患者时,应常规检查心脏项目。

诊断心脏损伤

　　心脏损伤的征象包括心肌密度减少(提示挫伤)、心包积血、对比剂外渗、心包气肿,以及较少见的心脏疝出。右心室位于心脏的前部,因此是最常见的损伤部位。心脏损伤通常不能直接观察到,但心电图异常或心肌酶水平升高可能提示存在心脏损伤(图 43.7)。

怀疑和诊断冠状动脉损伤

　　当心肌或心电图观察到缺血或梗死变化,或者临床实验室检测提示可能存在缺血或梗死时,应当

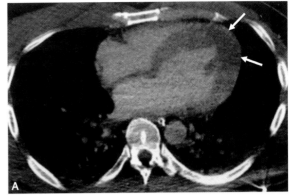

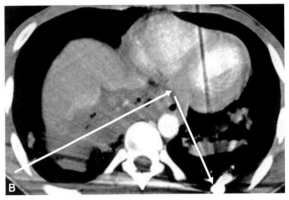

图 43.7　(A)一例打篮球中撞击到柱子的撞伤患者的轴向 CT 图像显示一低密度区,其尖锐的边缘涉及左心室心尖部(箭)。这是一例心脏钝性伤,随后证实该患者的心肌酶水平升高,导管插入术检查冠状动脉正常,射血分数急性降低,随后又恢复正常。虽然并不常见,但局部心肌低密度是提示心脏钝性伤的直接征象之一。(B)另一例右背部枪击伤患者的轴向 CT 扫描显示肝撕裂伤,子弹位于左右胸壁(箭显示弹道)。虽然没有观察到心脏损伤的直接征象,但该弹道本身提示可能涉及心肌损伤。患者随后进行手术探查,确认存在心包和左心室损伤

怀疑有冠状动脉损伤。对于疑似冠状动脉损伤的患者,确诊的检查方法是经导管血管造影术。

■ 膈肌损伤

膈肌损伤在胸部 X 线片和 CT 上的征象

　　膈肌损伤在胸部钝性伤中相对罕见,仅在少于5% 的病例中可见。因为膈肌是一个位于水平面上的薄层结构,冠状位和矢状位多平面重建对检测膈肌损伤非常有帮助。胸部 X 线片上膈肌损伤的征象包括半侧膈肌异常抬高或腹腔内容物疝入胸腔。CT 上的征象包括直接可见的膈肌缺损和项圈征,后者有许多其他的命名,是指形成疝的器官或组织在通过膈肌缺损时的狭窄颈部。术语内脏依靠征和器官倾倒征也被用来描述膈肌损伤,是指在轴位 CT 图像上可见疝入的器官向后胸壁倾倒(图 43.8)。

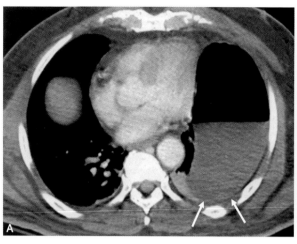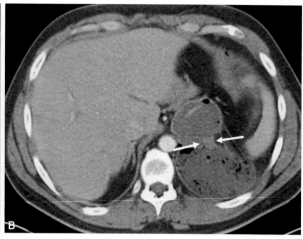

图 43.8 （A）一例机动车辆碰撞事故患者的轴位 CT 图像显示左侧腹腔器官的抬高，包括胃（箭）。胃移位至左侧后肋下方，这被称为器官倾倒征，它表示膈肌损伤。经手术探查证实左侧膈肌损伤。（B）另一例机动车辆碰撞事故患者的轴位 CT 扫描显示项圈征，表现为胃在穿过左侧膈肌缺损时的压迹（箭）。该患者经手术探查证实存在膈肌损伤

膈肌损伤与膈肌膨出的鉴别诊断

若观察到局灶性缺损或腹部器官疝入胸部，则有助于诊断膈肌损伤与膈肌膨出。在轴位图像上很难进行区别；多平面重建应常规应用在有创伤背景的影像学检查中，以评估膈肌损伤。

■ 总结

了解胸部创伤中常见的损伤模式、诊断误区和解决问题的技巧，有助于对胸部创伤患者采取适当的临床治疗策略。

参考书目

Ball CG, Kirkpatrick AW, Laupland KB, et al. Incidence, risk factors, and outcomes for occult pneumothoraces in victims of major trauma. *J Trauma.* 2005;59:917–924.

Barrios C Jr, Pham J, Malinoski D, et al. Ability of a chest x-ray and an abdominal computed tomography scan to identify traumatic thoracic injury. *Am J Surg.* 2010;200:741–744.

Brink M, Deunk J, Dekker HM, et al. Added value of routine chest MDCT after blunt trauma: evaluation of additional findings and impact on patient management. *AJR Am J Roentgenol.* 2008;190:1591–1598.

Brink M, Deunk J, Dekker HM, et al. Criteria for the selective use of chest computed tomography in blunt trauma patients. *Eur Radiol.* 2010;20:818–828.

Chung J, Carr R, Stern E. Extrapleural hematomas: imaging appearance, classification, and clinical significance. *J Thorac Imaging.* 2011;26:218–223.

Chung JC, Cox CW, Mohammed TH, et al. ACR appropriateness criteria blunt chest trauma. *J Am Coll Radiol.* 2014;11:345–351.

Cohn SM. Pulmonary contusion: review of the clinical entity. *J Trauma.* 1997;42:973–979.

Cummings K, Javidan-Nejad C, Bhalla S. MDCT on non-osseous trauma. *Semin Roentgenol.* 2014;49:134–142.

Exadaktylos AK, Sclabas G, Schmid SW, et al. Do we really need routine computed tomographic scanning in the primary evaluation of blunt chest trauma in patients with "normal" chest radiograph? *J Trauma.* 2001;51:1173–1176.

Gunn ML, Lehnert BE, Lungren RS, et al. Minimal aortic injury of thoracic aorta: imaging appearances and outcome. *Emerg Radiol.* 2014;21:227–233.

Ho AS, Ahmed A, Huang JS, et al. Multidetector computed tomography of spontaneous versus secondary pneumomediastinum in 89 patients: can multidetector computed tomography be used to reliably distinguish between the 2 entities? *J Thorac Imaging.* 2012;27(2):85–92.

Kaewlai R, Avery LL, Asrani AV, et al. Multidetector CT of blunt thoracic trauma. *Radiographics.* 2008;28:1555–1570.

Lee WA, Matsumura JS, Mitchell RS, et al. Endovascular repair of traumatic thoracic aortic injury: clinical practice guidelines of the society for vascular surgery. *J Vasc Surg.* 2011;53(1):187–192.

Macklin CC. Transport of air along sheaths of pulmonic blood vessels from alveoli to mediastinum: clinical implications. *Arch Intern Med.* 1939;64:913–926.

Mayberry JC. Imaging in thoracic trauma: the trauma surgeon's perspective. *J Thorac Imaging.* 2000;15:76–86.

Miller LA. Chest wall, lung, and pleural space trauma. *Radiol Clin North Am.* 2006;44:213–224.

Mirvis SE, Shanmuganathan K. Diagnosis of blunt traumatic aortic injury 2007: still a nemesis. *Eur J Radiol.* 2007;64:27–40.

Rashid M, Wikström T, Ortenwall P. Nomenclature, classification, and significance of traumatic extrapleural hematoma. *J Trauma.* 2000;49:286–290.

Restrepo CS, Gutierrez FR, Marmol-Velez JA, et al. Imaging patients with cardiac trauma. *Radiographics.* 2012;32(3):633–649.

Wagner RB, Crawford WO Jr, Schimpf PP. Classification of parenchymal injuries of the lung. *Radiology.* 1988;167:77–82.

Wintermark M, Schnyder P. The Macklin effect: a frequent etiology for pneumomediastinum in severe blunt chest trauma. *Chest.* 2001;120:543–547.

Young CA, Menias CO, Bhalla S, Prasad SR. CT features of esophageal emergencies. *Radiographics.* 2008;28(6):1541–1553.